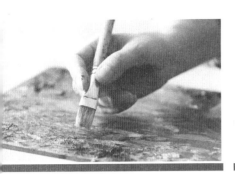
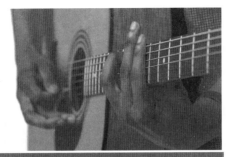
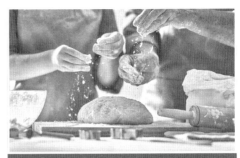

第3版

库珀 手治疗基本原理

常见上肢疾病的临床推理和治疗指南

编著　[美] 克里斯汀·M.维特利斯巴赫
　　　(Christine M.Wietlisbach)

主审　李曾慧平　张瑞昆　唐　丹
主译　李奎成　　黄锦文　王　骏

北京科学技术出版社

Elsevier（Singapore）Pte Ltd

3 Killiney Road, #08–0I Winsland House I, Singapore 239519

Tel：（65）6349–0200；Fax：（65）6733–1817

注　意

本译本由北京科学技术出版社有限公司完成。相关从业及研究人员必须凭借其自身经验和知识对文中描述的信息数据、方法策略、搭配组合、实验操作进行评估和使用。由于医学科学发展迅速，临床诊断和给药剂量尤其需要经过独立验证。在法律允许的最大范围内，爱思唯尔、译文的原文作者、原文编辑及原文内容提供者均不对译文或因产品责任、疏忽或其他操作造成的人身及（或）财产伤害及（或）损失承担责任，亦不对由于使用文中提到的方法、产品、说明或思想而导致的人身及（或）财产伤害及（或）损失承担责任。

著作权合同登记号　图字：01–2021–4531

图书在版编目（CIP）数据

库珀手治疗基本原理：常见上肢疾病的临床推理和治疗指南：第3版 /（美）克里斯汀·M. 维特利斯巴赫 (Christine M. Wietlisbach) 编著；李奎成，黄锦文，王骏主译. -- 北京：北京科学技术出版社，2025.4

书名原文：Cooper's Fundamentals of Hand Therapy：Clinical Reasoning and Treatment Guidelines for Common Diagnoses of the Upper Extremity, Third Edition

ISBN 978–7–5714–2998–0

Ⅰ.①库…　Ⅱ.①克…②李…③黄…④王…　Ⅲ.①康复医学—指南　Ⅳ.①R49–62

中国国家版本馆CIP数据核字(2023)第071261号

责任编辑：于庆兰	**网　址**：www.bkydw.cn
责任印制：吕　越	**印　刷**：天津联城印刷有限公司
图文制作：创世禧图文	**开　本**：889 mm × 1194 mm　1/16
出 版 人：曾庆宇	**字　数**：1150 千字
出版发行：北京科学技术出版社	**印　张**：39
社　　址：北京西直门南大街 16 号	**版　次**：2025 年 4 月第 1 版
邮政编码：100035	**印　次**：2025 年 4 月第 1 次印刷
电　　话：0086-10-66135495（总编室）	
0086-10-66113227（发行部）	
ISBN 978-7-5714-2998-0	

定　价：258.00 元

译者名单

主　审　李曾慧平　香港理工大学
　　　　张瑞昆　高雄长庚纪念医院
　　　　唐　丹　广州南方学院康复医学研究所
主　译　李奎成　黄锦文　王骏
副主译　杨永红　董安琴　蔡素芳　丘开亿

译　者（按姓氏拼音排序）

敖学恒　昆明滇池康悦医院
卞　立　浙江中医药大学附属宁波市中医院
蔡素芳　福建中医药大学附属康复医院
陈　丽　湘雅博爱康复医院
陈肖雨　Thousand oaks post acute
崔金龙　湘雅博爱康复医院
董安琴　郑州大学第五附属医院
耿　超　上海市第一康复医院
华　烨　福建中医药大学附属康复医院
黄　犇　苏州永鼎医院
黄锦文　香港职业治疗学院
金惠敏　同济大学附属养志康复医院
金敏霞　同济大学附属养志康复医院
金雪明　郑州大学第五附属医院
黎景波　广东省工伤康复医院
李　红　石家庄市人民医院
李奎成　山东第二医科大学康复医学院
李　攀　成都市第二人民医院
李文兮　上海中医药大学附属岳阳中西医结合医院
刘昭臣　赣南医科大学
鲁　智　宜兴九如城康复医院
陆佳妮　同济大学附属养志康复医院
钱李果　北京大学第三医院
乔　彤　内蒙古医科大学附属医院
丘开亿　广东省工伤康复医院
邱雅贤　广州医科大学附属第五医院

史东东　马来西亚国立大学

屠金康　上海市老年医学中心（复旦大学附属中山医院闵行梅陇院区）

王凤怡　四川大学华西医院

王　骏　无锡市第九人民医院

王　权　同济大学附属养志康复医院

危昔钧　南方医科大学深圳医院

吴　嬿　上海中医药大学

肖剑秋　南京医科大学

徐　丽　四川省医学科学院·四川省人民医院

徐　睿　中南大学湘雅二医院

徐远红　湖北省十堰市太和医院

许志生　浙江大学医学院附属第一医院

杨　琼　华中科技大学同济医学院附属同济医院

杨惟翔　无锡市第九人民医院

杨蓊勃　南京市第一医院

杨永红　四川大学华西医院

伊力法特·安尼瓦尔　广州医科大学附属第五医院

张　丽　无锡市中心康复医院

张培珍　北京体育大学

张裴景　河南中医药大学第一附属医院

张妍昭　华中科技大学同济医学院附属协和医院

张　莹　郑州大学第五附属医院

张莹莹　南方医科大学深圳医院

张玉婷　四川大学华西医院

张祝筠　深圳市人民医院

赵　刚　无锡市第九人民医院

周　丹　无锡市中心康复医院

周欢霞　上海中医药大学附属第七人民医院

周　晶　南方医科大学珠江医院

秘　书　史东东　鲁　智

编者名单

Sarah Baier, BSc, BPHE, MScOT, CHT
Occupational Therapist
Roth McFarlane Hand and Upper Limb Centre
St. Joseph's Health Care London
London, Ontario, Canada

Prosper Benhaim, MD
Associate Professor and Chief of Hand Surgery
Department of Orthopaedic Surgery
UCLA Medical Center
Los Angeles, California

Andrea Bialocerkowski, PhD, BAppSc(Physio), MAppSc(Physio), GradDipPubHlth
Professor
School of Allied Health Sciences
Griffith University
Gold Coast, Queensland, Australia

Michael John Borst, OTD, MS, BA, CHT, OTR
Associate Professor
Occupational Therapy
Concordia University Wisconsin
Mequon, Wisconsin

Mark Butler, PT, DPT, OCS, Cert. MDT
Adjunct Associate Professor
School of Health Professions
Rutgers University
Blackwood, New Jersey

Lecturer
Physical Therapy
Stockton University
Galloway, New Jersey

Lecturer
Doctor of Physical Therapy Program
DeSales University
Center Valley, Pennsylvania

Center Manager
NovaCare
Select Medical
Medford, New Jersey

Angela C. Chu, BAppSc(OT)
Occupational Therapy Department
Austin Health
Heidelberg, Victoria, Australia

Cynthia Cooper, MFA, MA, OTR/L, CHT
Cooper Hand Therapy
Carlsbad, California

Lori DeMott, OTD, OTR/L, CHT
Associated Faculty
The Ohio State University
Occupational Therapy Division
College of Medicine School of Health & Rehabilitation Sciences
Columbus, Ohio

Lisa Deshaies, OTR/L, CHT
Clinical Specialist
Outpatient Therapy Services
Rancho Los Amigos National Rehabilitation Center
Downey, California

Adjunct Clinical Faculty
Division of Occupational Science and Occupational Therapy
University of Southern California
Los Angeles, California

Goldie Eder, LICSW, BCD
Lecturer
Psychiatry
Harvard Medical School
Cambridge, Massachusetts

Associate Clinical Professor
School for Social Work
Smith College
Northampton, Massachusetts

Lori Falkel, PT, MOMT, CHT, DPT
Peace Corps Community Health Volunteer
Vancouver, Washington

Sharon R. Flinn, PhD, MEd, OTR/L, CHT, FAOTA
Professor Emeritus
The Ohio State University
Columbus, Ohio

Louann Gulick Gaub, MSA, OTR/L, CHT
Hand Therapy Manager
Hand Therapy, Sawmill Location
Orthopedic ONE
Upper Arlington, Ohio

Luella Grangaard, MS, OTR/L, CHT
Manager
Occupational Therapy
Eisenhower Health
Rancho Mirage, California

Mojca Herman, MA, OTR/L, CHT
Owner/Therapist
Hand and Upper Extremity
Advanced Therapy Center
Torrance, California

Bridget Hill, PhD, Grad Dip Physio
Epworth Monash Rehabilitation Medicine Unit
Epworth HealthCare
Melbourne, Australia

Melissa J. Hirth, BOT, MSc (Hand & Upper Limb Rehab)
Occupational Therapy
Austin Health
Heidelberg, Victoria, Australia

Julianne Wright Howell, MS, PT, CHT
Self-Employed
Saint Joseph, Michigan

Kendyl Brock Hunter, OTR/L, CHT
Clinical Specialist
Hand Therapy
BenchMark Rehab Partners
Cleveland, Georgia

Cynthia Clare Ivy, MEd, OTD, CHT
Associate Clinical Professor
Occupational Therapy
Northern Arizona University
Phoenix, Arizona

Assistant Professor
Physical Medicine Rehabilitation
Mayo Clinic
Phoenix, Arizona

Certified Hand Therapist
Hand Therapy
Mayo Clinic
Phoenix, Arizona

Saba Kamal, OTR, CHT
Director
Hands-On-Care
San Jose, California

Steven Kempton, MD
Hand Surgeon
Orthopedic Surgery
UCLA Medical Center
Los Angeles, California

Linda Klein, OTR, CHT
Hand Therapy Manager
Hand to Shoulder Specialists of Wisconsin
Glendale, Wisconsin

Paige E. Kurtz, MS, OTR/L, CHT
Advanced Clinical Rehabilitation Specialist
Hand Therapy
Sentara Therapy Centers
Chesapeake and Virginia Beach, Virginia

Adjunct Faculty
School of Rehabilitation Sciences, Doctorate in Physical Therapy
Old Dominion University
Norfolk, Virginia

Renee B. Lonner, LCSW, BCD
Licensed Clinical Social Worker
Private Practice
Sherman Oaks, California

Kathryn S. McQueen, OTD, OTR/L, CHT
Occupational Therapist
Occupational Therapy, Milliken Hand Rehabilitation Center
Washington University School of Medicine
Saint Louis, Missouri

Sarah Mee, MSc Hand Therapy, PG Dip Biomechanics, DipCOT
Consultant Hand Therapist
Hand Therapy Department
Chelsea and Westminster NHS Foundation Trust
London, United Kingdom

Lecturer and Director
NES Hand Therapy Training
London, United Kingdom

Joel Moorhead, MD, PhD
Physician Advisor
Tucson Medical Center
Tucson, Arizona

Anne Michelle Moscony, OTD, OTR/L, CHT
Contributing Faculty
Occupational Therapy
University of St. Augustine
St. Augustine, Florida

Certified Hand Therapist
Occupational Therapy
Ability Rehabilitation
Orlando and Winter Park, Florida

Lisa O'Brien, PhD, MClinSci, BAppSci(OT)
Associate Professor
Occupational Therapy
Monash University
Melbourne, Victoria, Australia

Aida E. Olvera-Dyckes, MSOP, BS/OT
Occupational Therapist
Ascension Health, Outpatient Hand Therapy
Southfield, Michigan

Carol Page, PT, DPT, CHT
Program Director, Hand Therapy Fellowship
Rehabilitation
Hospital for Special Surgery
New York, New York

Senior Director
Rehabilitation
Hospital for Special Surgery
New York, New York

Julie Pal, BSOT, OTR/L, CHT
Dept of Occupational Therapy/Outpatient Rehabilitation
Saint Luke's Hospital
Kansas City, Missouri

Tim Pemberton, MSOT, OTR/L
Occupational Therapist
Occupational Therapy, Milliken Hand Rehabilitation Center
Washington University School of Medicine
St. Louis, Missouri

Gillian Porter, MA, MOT
Occupational Therapist
Occupational Therapy
SWAN Rehab
Phoenix, Arizona

Luke Steven Robinson, BOccTherapy(Hons), PhD Candidate
Lecturer
Occupational Therapy
Monash University
Melbourne, Victoria, Australia

Deborah A. Schwartz, OTD, OTR/L, CHT
Product and Educational Specialist
Physical Rehabilitation
Orfit Industries America
Leonia, New Jersey

Emily Seeley, BScOT, CHT
Occupational Therapist
Division of Hand Therapy, Roth McFarlane Hand and
Upper Limb Centre
St. Joseph's Health Care London
London, Ontario, Canada

Gary Solomon, MS, OTR/L, CHT
Director
Hand Therapy
Chicago Metro Hand Therapy, LLC
Arlington Heights, Illinois

Peggy Stein, OTD, OTR/L, CHT
Active Wellness, LLC
Corvallis, Oregon

Susan Watkins Stralka, BS, MS, DPT
Consultant /Physical Therapy
Plymouth, Massachusetts

Mike Szekeres, PhD, OT Reg(Ont.), CHT
Associate Scientist
Occupational Therapy
Lawson Health and Research Institute
London, Ontario, Canada

Director
Hand Therapy
Hand Therapy Canada
London, Ontario, Canada

Lara Taggart, EdD, OTR/L
Lecturer
Occupational Therapy Doctoral Program
Northern Arizona University
Phoenix, Arizona

Jackie Wallman, BSOT, OTR/L, CHT
Manager
Outpatient Rehabilitation Services
Saint Luke's Hospital
Kansas City, Missouri

Maura Ann Walsh, OTR/L, CHT
Senior Occupational Therapist
Certified Hand Therapist
Rehabilitation Services
Newton Wellesley Hospital-Ambulatory Care Center
Newton, Massachusetts

Susan Weiss, OTR/L, CHT
Director
Education Department
Exploring Hand Therapy
Saint Petersburg, Florida

Colleen West, MS, OTR/L
Occupational Therapist
Advanced Home Health
Mesa, Arizona

Adjunct Faculty
Occupational Therapy
A.T. Still University
Mesa, Arizona

Christine M. Wietlisbach, OTD, CHT, MPA
Hand Therapist
Eisenhower Health
Palm Springs and Rancho Mirage, California

Adjunct Assistant Professor
Occupational Therapy Program
West Coast University
Los Angeles, California

Lecturer and Clinical Faculty
Occupational Therapy Program
Loma Linda University
Loma Linda, California

Adjunct Assistant Professor
Occupational Therapy Program
Rocky Mountain University of Health Professions
Provo, Utah

审稿

Rhonda Powell, OTD, OTR/L, CHT
Occupational Therapist
Occupational Therapy, Milliken Hand Rehabilitation Center
Washington University School of Medicine
Saint Louis, Missouri

致我过去、现在和将来的所有学生们：
是你们让我享受在课堂和临床教学中的乐趣，
谨将本书献给你们。

译者前言

人们日常生活和工作中各项任务的完成都离不开手,因此与手相关的急性损伤和慢性劳损在临床上较为常见。由于手部结构复杂、功能精细,治疗者需要有扎实的专业知识储备才能在临床中正确地处理各种情况,争取为康复对象提供更好的疗效和更高的康复效率。因此,在一些欧美国家和亚太发达地区,手康复治疗已经成为独立的康复亚专科,多个国家和地区已经建立了手治疗师注册和执业制度。

一本好的参考书是一个专业或职业不可多得的财富,《库珀手治疗基本原理:常见上肢疾病的临床推理和治疗指南》就是手治疗师不可多得的工具书;它特别适合手治疗的初学者作为教材使用。此书由 Cynthia Cooper 教授分别于 2007 年和 2014 年主编了前两版,Christine M. Wietlisbach 教授于 2020 年主编了第 3 版。第 3 版在保留前两版经典内容的基础上进行了修订和补充,增加了循证实践等章节内容。原书编者主要是来自美国、加拿大、澳大利亚、英国等手治疗工作开展较好的国家的手外科医生和手治疗专家,这些手治疗专家的专业背景又包括作业治疗师、物理治疗师和社会工作者等。专家们通过多领域的合作将国际上先进的手治疗理念和实践指南通过本书奉献给广大读者。

全书共 39 章,分为基础篇和实践篇两大部分,全面地介绍了手治疗的理念、技术和临床实践,特别将临床推理和循证实践贯穿全书。在常见的上肢疾病和损伤的临床实践章节中,每一疾病或损伤的介绍又包括了诊断和病理、愈合时间轴、非手术治疗、手术治疗、咨询医生的问题、对康复对象说的话、评估要点、影响临床推理的特异性诊断信息、专业提示、预防措施和注意事项、临床精要、案例分析等内容。本书通过以导师指导学生的述叙角度通俗易懂且系统地介绍了常见的手部疾病或损伤的康复内容。书中还特别强调了与专业人员和康复对象的沟通、治疗依从性的促进、人文关怀等内容。

为较好地完成翻译工作,我们召集了海峡两岸的手治疗及相关专业人员组成译者团队,这些译者包括手外科医师、康复医师、物理治疗师、作业治疗师、康复专业教师,译者全部具备中级以上职称和(或)硕士以上学位,并在手治疗领域有着丰富的工作经验,多数译者具有海外学习或工作经历。本书的翻译还得到了亚太手治疗师协会创会会长、秘书长,香港理工大学的李曾慧平教授,亚太手治疗师协会上任会长、高雄长庚纪念医院张瑞昆教授和著名康复专家唐丹教授等专家的指导和支持,三位教授也是本书的主审。

本书适合从事手治疗相关工作的手外科医师、护士、康复医师、物理治疗师、作业治疗师、康复专业教师、康复治疗专业医学生使用,并可作为临床教学的教材。全书的翻译过程包括译者初译、译者互审、副主译审稿、主译审稿和译者多轮修订等多重环节,力求将原书精髓完美呈献。但由于翻译水平所限,以及不同国家文化和临床实践上的差异,难免存在错漏和不当之处,请读者不吝指正!

李奎成　黄锦文　王骏

2024 年 5 月

序言

欢迎来到《库珀手治疗基本原理：常见上肢疾病的临床推理和治疗指南》第 3 版。这本书长期以来一直被认为是初入手治疗领域的学生和治疗师的重要参考读物，我很荣幸有机会就本书新版发表一些看法。这是一本很重要、也很独特的专业书，它针对入门级的手治疗师。采用了通俗易懂的语言，以读者友好的形式阐述了专业实践理念。前两版的主编 Cynthia Cooper 以一种"导师与学生对话"的风格出色地完成了这本书的编写工作；Christine M.Wietlisbach 以堪称典范的方式将这一理念向前推进。例如，本版每一特定疾病章节都包括"咨询医生的问题""对康复对象说的话"和"专业提示"，使全文易于阅读，并让读者感觉如有一位经验丰富的手治疗师在进行指导。这本书的内容不仅是告诉新晋手治疗师该做些什么，还指导他们思考如何对上肢功能障碍患者进行管理。

来自不同编者和多样化主题是本书的两大亮点。来自美国、加拿大、澳大利亚和英国的编者们提供了多个主题的全球化视角。虽然各地的实践模式可能有所不同，但这些编者做出的多样化贡献强调了一个事实，那就是手治疗实践的基本原理和上肢管理的一般原则超越了地理限制。这本书通过 39 章的内容介绍手治疗师常见的各种诊断并将这基本原则贯穿全书。本书的第 2 章"循证实践：基本工具"是深受临床欢迎的内容。这一章探讨了如何批判性地审视研究并帮助新手治疗师理解他们在各类出版物中读到的内容。

治疗师应始终尝试将最佳可用证据纳入临床决策。这首先要具备批判性地评价主要研究论文的能力，并理解在实践中如何将论文内容应用于特定的临床场景。这一新的章节为理解文献的评价提供了一个起点，并有望激励读者尽可能在日常实践中应用合适的证据。虽然本书中的所有章节都是由公认的专家撰写的，他们被鼓励用最新发表的研究来充实自己撰写的内容，但不断发表的大量新研究论文使所有教科书在出版后不久就过时了。通过理解如何成为研究的受益者，治疗师可以将本书作为了解手治疗基本原理的可靠基础，然后通过进一步的文献回顾和分析来补充相关知识，从而在实践中做出基于循证的决策。

我很荣幸 Christine M. Wietlisbach 邀请我为本书写这篇序言。我强烈向学生和新进入手治疗领域的治疗师们推荐本书，因为它十分具有可读性，提供了大量有价值的临床提示和建议，并且涵盖了专家编者们在广泛的相关主题中所能获得的循证信息。

迈克·塞凯赖什（Mike Szekeres）

博士

注册作业治疗师（安大略）

认证手治疗师

前言

有很多优秀书籍涵盖了各种各样的手治疗主题。在我个人书房的书架上也摆放着几本这样的书，在增进我对这一奇妙的专业实践领域知识了解的同时，我也享受阅读它们的乐趣。然而，当我在为南加州洛马琳达大学（Loma Linda University）的手治疗课程寻找新教材时，我完全被《库珀手治疗基本原理：常见上肢疾病的临床推理和治疗指南》这本书迷住了。当时，这本书还是第 1 版。我发现这本专业书的不同寻常之处在于，它不仅为学生和入门级手治疗师们介绍了常见的手部伤病，还教他们思考如何来治疗这些伤病。本书中有关临床推理的内容是促使我购买本书的最初原因，从那以后，它一直是我的必读教材。

当 Cynthia 让我接任她，做这本书第 3 版的主编时，我感到非常荣幸。作为一名教师和临床工作者，没有什么是比培养下一代手治疗师更为重要的事情了，我相信编写本书是这项使命的重要组成部分。本书分为两部分。前半部分重点介绍了与手治疗从业者相关的基础知识，如功能解剖、上肢评估和矫形器。第 3 版加入了手治疗的循证实践，物理因子在手治疗中的应用，以及促进落实手治疗计划的新的基础章节。

本书的后半部分涵盖了上肢常见伤病的临床推理和实践指南。我保留了 Cynthia 的组织形式，具体

疾病章节包括以下信息：

- 解剖学
- 诊断和病理
- 愈合时间轴
- 非手术治疗
- 手术治疗
- 咨询医生的问题
- 对康复对象说的话
- 评估要点
- 影响临床推理的特异性诊断信息
- 专业提示
- 预防措施和注意事项
- 临床精要
- 案例分析

Cynthia Cooper 为全球的物理治疗和作业治疗学生以及入门级手治疗师提供了一本友好、通俗易懂的专业书，我相信第 3 版《库珀手治疗基本原理：常见上肢疾病的临床推理和治疗指南》会延续这一理念。我由衷希望，无论你是手治疗教师还是学生，都能像我一样喜欢这本书。

克里斯汀·M. 维特利斯巴赫
（Christine M. Wietlisbach）

目录

第 1 章

手治疗概念与
治疗技术基础

Cynthia Cooper

对某事的细节了解得越多，对它的总体知道的就越少。
——引自《时间中的孩子》（ *The Child in Time* ），
Anchor Books，1987

手是外露的、富有表现力而又脆弱的。当人们用手穿衣服、进食、触摸、做手势或交流时，便是在执行精细而复杂的动作。手部运动受限或者哪怕是有一个小小的瘢痕，都可能会对一个人的生活产生巨大的影响[1]。当我们触摸康复对象的手时，我们也在感知他们的生活。虽然熟知手部解剖的细节和治疗中的特定结构非常重要，但同样重要的是不要忽略了我们正在治疗肢体所属的个体。我们必须不断鼓励康复对象描述他们的需求，以便能够有针对性地进行治疗并获得成功。在逐步了解我们正在治疗的个体的同时，我们也可以向其介绍我们的干预措施及康复对象的家庭计划如何发挥作用。我发现一个规律，如果我乐于倾听，康复对象通常会用通俗易懂的语言准确地向我描述他们运动或功能丧失的情况。挑战在于如何有效地识别和针对性地治疗康复对象的特定组织，与此同时又不忘记他们是有血有肉的个体。

手治疗概念

手部的解剖结构复杂，有许多跨越多个关节的结构（ multiarticulate ），其功能几乎不可能不受瘢痕组织或肿胀的进展而影响功能。手的一个部位受伤会导致其他未受伤的部位僵硬，战车效应（ quadriga effect ）就是一个很好的证明，它说明了手指的相互关联性。当伸直的环指被另一只手抓住时，试着握拳，你会发现整只手的活动都会受限。在这个例子中，多个手指的指深屈肌（ flexor digitorum profundus，FDP ）的肌腱共用一个肌腹，限制一个手指的活动也会限制其他手指的活动。这提醒我们，康复对象的未受伤部位也会存在活动受限。因此，治疗师在治疗有手部问题的康复对象时，需要对未受伤部位进行综合评估。

为了能够胜任手治疗工作，治疗师不能仅关注关节活动范围（ range of motion，ROM ）的减小，还必须找出是哪些结构活动受限，以及这些限制如何影响功能（例如，康复对象由于指深屈肌粘连而导致手指屈曲受限，使其无法握住方向盘），然后才能针对这些特定组织进行治疗。这是手治疗师决策的一部分。随着治疗的继续，通过再评估寻找新的需要进行针对性治疗的组织，并对治疗方案做出适当的修改和升级。本章阐述了手治疗的治疗概念和技术，并汇总了一些能激发临床推理的思路。

愈合时间轴

组织的愈合遵循可预测的规律分为不同阶段，而这些阶段的长短取决于康复对象的变量，如年龄和健康状况。愈合的三个阶段分别是炎症期、纤维增生期和成熟（也称为重塑）期。在炎症期（inflammation phase），血管先收缩，随后扩张，白细胞迁移以促进吞噬作用（phagocytosis），为进一步愈合做准备。在这个持续几天的阶段中，根据诊断的具体情况，通常会建议患者制动[2]。如果存在伤口污染或导致伤口延迟愈合的因素，这个阶段的持续时间可能会延长[3]。

纤维增生期（fibroplasia phase）大约始于损伤后第 4 天，并持续 2~6 周。在此阶段，成纤维细胞开始形成瘢痕组织。成纤维细胞沉积形成新的胶原蛋白，毛细血管芽在其上生长，使得组织的抗拉伸强度逐渐增大。在此阶段，通常使用主动关节活动范围（active range of motion，AROM）训练和矫形器促进手部平衡和保护愈合结构[2]。

成熟（重塑）期［maturation（remodeling）phase］的时间长短差异较大，这一阶段甚至可能持续数年。在成熟期，组织的结构发生变化，胶原纤维的排列得到改善，抗拉伸强度进一步增大。如果及早开始适当的治疗，组织的反应会更灵敏，重塑得更好。在此阶段，可适当进行温和的抗阻运动，同时应监测是否存在炎症反应（inflammatory responses），也称为潮红反应（flare response）。使用动态或静态矫形器也可能有所帮助[2]。

抗畸形体位

受伤的上肢（upper extremity，UE）会受到可预测的变形力的作用。水肿 / 肿胀（edema /swelling）通常会在损伤后出现，导致组织张力增高。由此产生的常见畸形姿势是腕关节屈曲、掌指（metacarpophalangeal，MP）关节过伸、近端指骨间（proiimal interphalangeal，PIP）关节和远端指骨间（distal interphalangeal，DIP）关节屈曲以及拇指内收[4]。

这种畸形是由手背水肿引起的外在肌紧张所致。

建议在受伤后固定于抗畸形位（antideformity position），又称为内在肌阳性位（intrinsic-plus）、安全位，除非有明确的禁忌证（如屈肌腱修复术）。抗畸形位为腕关节处于中立位或伸展位，掌指关节屈曲，指骨间关节伸展（指骨间关节包括指近端指骨间关节和远端指间关节），拇指处于外展对掌位（图1.1）。抗畸形位有利于维持容易发生挛缩的侧副韧带的长度，并抵消变形力。

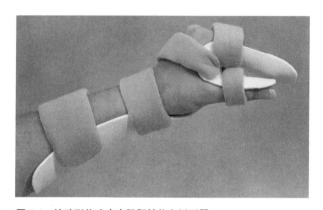

图 1.1　抗畸形位（内在肌阳性位）矫形器
（引自 Coppard BM, Lohman H, eds. *Introduction to Splinting: A Clinical-Reasoning and Problem-Solving Approach*. 2nd ed. St Louis, MO: Mosby; 2001.）

关节和肌肉肌腱紧缩

关节紧缩（joint tightness）是一个被动关节活动范围（passive range of motion，PROM）在近端或远端关节改变位置后没有发生变化。肌肉肌腱紧缩（musculotendinous tightness）是一个关节的 PROM 随着与该特定肌肉 – 肌腱单元重叠的相邻关节位置的改变而改变[5]。

关节紧缩和肌肉肌腱紧缩可通过系列石膏、动态矫形器、静态渐进式矫形器或系列静态矫形器进行治疗（参见第 7 章以及本章的矫形器部分）。对于关节紧缩，矫形器可以仅用于僵硬的关节上，而不需要考虑近端或远端关节的位置。对于肌肉肌腱紧缩，由于紧缩发生在跨越多个关节的结构中，使用矫形器时必须小心控制近端（可能还有远端）关节的位置，以便沿着该肌肉肌腱单元有效地塑形。

图 1.2A 中康复对象的示指近端指骨关节感染，因此他住院接受抗生素和关节清创术治疗。他比医生要求的时间晚了 2 周进行康复治疗，没有使用矫形器，关节存在明显肿胀，并有严重的近端指骨间

关节屈曲挛缩。因为僵硬仅局限于近端指骨间关节，所以只需要为该关节提供一个手指伸展矫形器。图 1.2B 显示了肿胀得到改善及基于手指的系列静态矫形器治疗 2 周后的进展情况。

　　肌肉肌腱紧缩可导致关节挛缩。外在屈肌紧缩的康复对象（即腕在伸展位时手指不能伸展）有发生指骨间关节屈曲挛缩的风险。指导这些康复对象被动地将掌指关节置于屈曲位，然后轻轻地、被动地伸展指骨间关节，以保持近端和远端指骨间关节的运动。在这些情况下，虽然应该考虑使用夜间矫形器固定于复合伸展位以延长外在屈肌，但更好的方法可能是使用改良的抗畸形体位矫形器，使掌指关节屈曲，以支持指骨间关节充分伸展。这有助于防止指骨间关节屈曲挛缩。

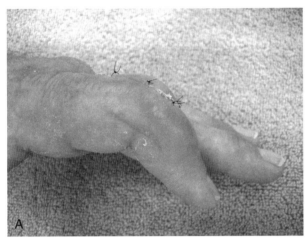
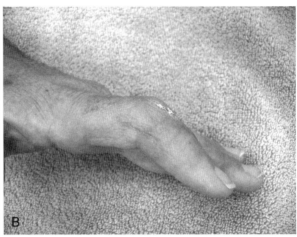

图 1.2　（A）手术后存在感染的示指，未使用矫形器。（B）2 周后肿胀得到改善，伸展活动范围扩大

内在肌或外在伸肌紧缩

　　内在肌（intrinsic muscles）是手部的小肌肉，外在肌（extrinsic muscles）是起源于手外部近端的较长的肌肉肌腱单元，通过牵伸这些肌肉来测试内在肌和外在伸肌的紧缩。当掌指关节被动伸展和被动屈曲时，可通过比较手指近端和远端指骨间关节屈曲的 PROM 来判断紧缩程度。若存在骨间肌紧缩（interosseous muscle tightness），当掌指关节被动伸展或过度伸展时，近端和远端指骨间关节的被动屈曲受限（图 1.3）；若存在外在伸肌紧缩（extrinsic extensor tightness），当掌指关节被动屈曲时，近端和远端指骨间关节屈曲受限（图 1.4）[5]。

　　为了治疗内在肌紧缩，可以在掌指过伸位进行近端和远端指骨间关节屈曲。在进行日常活动时，功能性矫形器有助于分离特定的运动以恢复内在肌的长度（参见矫形器部分）。为了治疗外在伸肌紧缩，可以通过矫形器、轻柔牵伸和运动促进复合运动（composite motions）（即腕关节、掌指关节和指骨间关节的复合屈曲运动）。指导康复对象使手腕在不同姿势下进行这些练习是有帮助的。

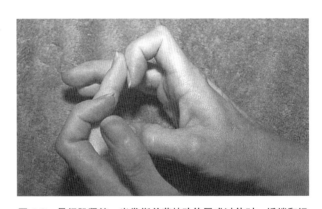

图 1.3　骨间肌紧缩。当掌指关节被动伸展或过伸时，近端和远端指骨间关节被动屈曲受限

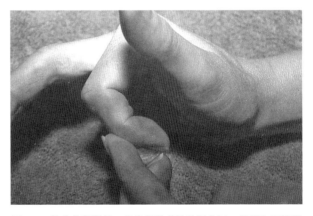

图 1.4　外在伸肌紧缩。当掌指关节被动屈曲时，近端和远端指骨间关节被动屈曲受限

外在伸肌或屈肌紧缩

外在肌紧缩可能涉及屈肌或伸肌。测试紧缩时，将多关节肌的近端关节置于伸展位。当存在外在伸肌紧缩时，在腕关节屈曲时被动复合指屈要比腕关节伸展时更为受限。

若外在屈肌紧缩时，在腕关节伸展时被动复合指伸比在腕关节屈曲时更为受限[5]。

滞后或挛缩

> ◎ 临床精要
>
> 当一个关节的 PROM 大于 AROM，这种主动不足称为滞后（lag）。

近端指骨间关节伸肌滞后的康复对象主动伸展近端指骨间关节时，无法达到被动伸展角度（不一定是完全伸展）。滞后可能由粘连、肌肉肌腱单元断裂或肌力不足导致。

> ◎ 临床精要
>
> 当存在关节被动活动同样受限时，这种限制称为关节挛缩。

关节挛缩（joint contractures）可由副韧带紧缩、粘连或机械阻滞所致。关节屈曲挛缩（joint flexion contracture）的特点是关节僵硬于屈曲位，主动和被动伸展不足。关节屈曲挛缩的康复对象被动伸展功能得到改善后，可能会由屈曲挛缩发展为伸肌滞后。在治疗沟通和病历记录中，准确描述此类变化，正确使用这些术语并具体到某个关节和运动中非常重要。例如，你应该记录，"康复对象近端指骨间关节被动伸展正常，但存在 30° 的近端指骨间关节伸展滞后"。

当出现滞后（PROM 超过 AROM）时，治疗应侧重于促进主动运动。锁定练习（blocking exercises）（图 1.5）、不同肌腱的滑动练习（gliding exercises）（图 1.17）、放置 – 保持练习（place and hold exercises）（图 1.18）以及使用动态或静态功能矫形器（图 1.6）会有所帮助。如果出现挛缩，可通过同样的练习和矫形器促进 PROM 和 AROM，矫形器可以是动态矫形器、静态渐进式矫形器、系列静态矫形器或石膏型矫形器。

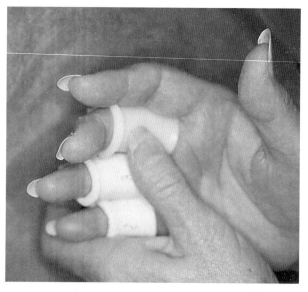

图 1.5　掌指关节处于不同位置时的近端指骨间关节锁定练习

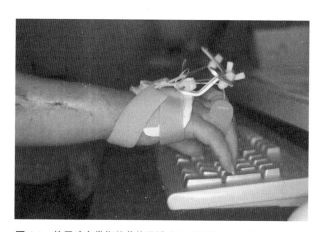

图 1.6　使用动态掌指关节伸展辅助矫形器帮助康复对象操作键盘

关节终末感

软终末感（soft end feel）是指在关节活动范围末端具有类似海绵样的感觉。这种良好的感觉表明关节有重塑的潜力。针对软终末感的关节矫形器可以是静态型矫形器或低负荷、长持续时间矫形器。

硬终末感（hard end feel）是指在关节活动范围末端为类似坚硬质地的感觉。这是较僵硬的关节，矫正可能需要系列石膏或静态渐进式矫形器，并需要较长时间佩戴[2]。记录末端感觉并向康复对象解释这种现象的含义非常重要。

伤害性疼痛与神经病理性疼痛[6]

并非所有的疼痛在生理上或症状上都是相同的。伤害性疼痛（nociceptive pain）是由结构性功能异常引起的，如腕关节炎。应用矫形器来支撑受累的结构可以减轻疼痛。神经病理性疼痛（neuropathic pain）是由某种形式的周围神经功能障碍引起的，是一种难以用语言描述的典型的感觉性疼痛。例如，烧灼痛或电击痛。感觉保护和最小化周围神经刺激可减少此类疼痛的产生。

接受手治疗的康复对象可能有伤害性疼痛或神经病理性疼痛，或两者兼有。与他们一起解决这一问题是很重要的，以确保治疗是针对特定性疼痛的性质，从而取得最大的效果。

预防疼痛

注意事项：治疗中的疼痛是发生损伤的信号。当康复对象或其家人，或者治疗师使用引起疼痛的力和被动运动而损伤组织时，可能会导致损伤不可逆转。在手治疗训练过程中要避免手部疼痛。不要过分关注或忽视组织不耐受的体征。

告知康复对象及其家人引起疼痛的治疗会适得其反，是具有挑战性的。康复对象通常会带着"没有疼痛就没有进步"的心态来接受治疗。更糟糕的是，他们的医生和朋友也会经常强化这一理念。治疗师有责任向康复对象解释，施加、延长或加剧疼痛会延缓愈合过程，导致出现更多瘢痕和僵硬，并延缓或丧失进一步治疗的机会。

> ◎ **临床精要**
>
> 永远不要告诉康复对象"练习以能耐受的疼痛为度"或"直到出现疼痛"。相反，要告诉他们练习时要避免疼痛。感觉到无痛的牵拉感是可以的，但练习时感觉到疼痛是要避免的。

注意被动关节活动范围

进行手部被动关节活动时要轻柔和谨慎。

注意事项：被动活动可损伤肿胀和存在炎症的关节和软组织。Colditz[5] 认为，手部被动活动唯一安全的关节是那些具有软终末感的关节。然而，康复对象可能会要求更激进的治疗。他们甚至可能在家中被动牵伸肿胀僵硬的手部组织。治疗师详细询问这一点并加以制止是非常重要的。要向康复对象说明激进的治疗容易适得其反，强调脆弱的手部组织容易受伤。

注意事项：被动活动可引发炎症反应，导致额外的瘢痕生成、疼痛和僵硬。被动活动不当或导致疼痛的活动可引起复杂区域性疼痛综合征（complex regional pain syndrome，CRPS），也称为反射性交感神经营养不良（reflex sympathetic dystrophy，RSD）。

（ ）对康复对象说的话

如果医生要求"激进治疗"

当一位医生要求康复对象采用激进治疗时，我会告诉康复对象："你的医生希望你取得很好的进展。然而，现实情况是，手部组织非常脆弱，很容易被过多的力或压力伤害。我们将努力纠正受限或恢复受损，通过向适当的结构施加受控的力，取得最佳进展。疼痛、损伤性的治疗或练习只会延长疗程甚至有损效果。我们要做的是积极改进治疗计划并取得最大成效。"

希望医生们能意识到用积极（progressive）代替激进（aggressive）。在此之前，向康复对象说明无痛的、受控制的牵伸和重塑已被证明是治疗脆弱的手部组织的最佳策略。

运动质量和不协调的共同收缩

不协调的共同收缩（dyscoordinate cocontraction）是一种质量不佳的运动，可由拮抗肌共同收缩引起。当康复对象在运动中过度用力，或在运动或被动运动时害怕疼痛或是有习惯性疼痛时，就可能表现出不协调的共同收缩。由此产生的运动可令人不快和笨拙。例如，当康复对象尝试激活屈肌时，治疗师可能会感觉到伸肌的收缩。不要忽视不协调的共同收缩，相反，要教会康复对象进行无痛、舒适而流畅的运动。用有目的性或功能性的活动代替单纯的练习，尝试近端振动（小的、温和的、有节奏的运动），以促进更有效的运动。生物反馈或电刺激也可能有所帮助，同时想象也提供了额外的可能性（例如，要求康复对象想象在凝胶或水中活动肢体）[7]。不要对康复对象大叫"放松"，声音和语言提示尽可能轻柔。

辅助治疗

浅层热疗（superficial heating agents）可有利于镇痛、血液流动、代谢和结缔组织效应产生有益作用。镇痛效应表现为疼痛减轻和疼痛耐受性增强。血液流动效应体现在肌肉痉挛减少和疼痛缓解。代谢效应与改善组织的血流和供氧有关，伴随营养供应的改善和炎症介质的消除。结缔组织效应包括降低僵硬程度和改善组织的延展性[8]。

许多康复对象认为热身有助于组织为锻炼和活动做好准备。有氧运动是手治疗对象热身最安全的方法，除非由于医学原因禁止进行这种运动。例如，太极可以增加多关节活动范围，有助于放松和产生心脏效应。

在许多诊所里，应用外部加热（如热敷）是一种流行的方法。虽然在没有禁忌证的情况下可以使用热疗，但要注意热疗会加剧水肿，而水肿可能会导致僵硬。加热会降解胶原蛋白，并可能导致软组织的微小撕裂[9]。基于这些原因，如果在加热后进行被动关节活动则要非常轻柔和谨慎，监控这种情况以确保热疗的总体益处大于可能发生的不良反应。测量水肿是客观体现这些不良反应的有效方法。

冷冻疗法（也称冷疗）传统用于减轻疼痛，以及减轻损伤后的炎症和肿胀，有时过于激进的治疗会引起炎症和肿胀。冷疗通常用于急性损伤后，通过促使血管收缩减少出血。冷疗可以减轻损伤后的水肿和炎症，提高痛阈。然而，冷疗也可能对组织有损害，使用这种疗法要慎重。

注意事项：不要对患有神经损伤或神经修复术后、感觉障碍、外周血管疾病、雷诺现象、狼疮、白血病、多发性骨髓瘤、神经病变、其他风湿性疾病或对冷不耐受的康复对象使用冷疗。

历史上，在手治疗过程中也曾使用过其他治疗方式。治疗师应该进一步研究这些方法并遵守其执业法及所在国家许可证颁发机构关于使用这些方法的规定。切勿使用无法证明有效的方法。

瘢痕管理

瘢痕需要数月才能完全愈合。瘢痕敏感者可用脱敏疗法。如果敏感导致功能受限，则需提供保护，如使用衬垫或硅胶。当瘢痕苍白、柔软、平坦且不再敏感时提示其已经成熟。轻度压力可促进瘢痕成熟（如使用非黏附性包扎、弹力套或防水肿手套）。

注意事项：经常进行检查，以确保瘢痕加压适度（即包扎、弹力套或手套不要过紧）。

由填充材料或硅胶垫制成的压力垫也有助于促进瘢痕成熟[10]。这种压力垫被认为可以促使受压部位温度适当，并可能减少胶原蛋白的供氧，从而促进胶原蛋白的成熟。瘢痕管理的其他选择还有一旦发生上皮化，沿切口纵向使用纸胶布[11]。这对康复

对象来说是非常有效和节约成本的。此外，纸胶布有助于减轻神经病理性疼痛。

指导康复对象在瘢痕还未成熟时（即呈粉红或红色、厚、痒或敏感）避免阳光照射。阳光会灼伤脆弱的瘢痕，使其颜色变暗，影响瘢痕成熟时的美观。强烈建议经常使用防晒霜（见第 30 章）。虽然瘢痕按摩经常使用，但监测康复对象的组织反应是非常重要的。

注意事项：如果瘢痕按摩过于激进，可能会引发炎症，并导致瘢痕组织更广泛的发展或增厚。

不要鼓励康复对象进行激进的按摩，相反，教育康复对象进行不会引起组织炎症的温和的按摩。这方面还需要进一步研究。

治疗技术

矫形器

使用和制作矫形器是治疗上肢问题的主要手段之一。矫形器具有提供固定或选择性活动的作用。它们可以用于训练或促进功能。矫形器的主题超出了本章的范围（见第 7 章），强烈建议读者学习关于这一主题的更全面的资源[2, 12]。除了学习矫形器制作外，读者还应该学习固定带的放置，以提供良好的机械力和舒适性。

静态矫形器（static orthoses）用于固定组织、预防畸形、预防软组织紧缩以及代偿丧失的运动功能。系列静态矫形器（serial static orthoses）用于固定组织使其延展，并每隔一段时间需要重新调整塑形。静态矫形器会导致失用、僵硬和萎缩，因此，不宜过度使用。静态渐进式矫形器（static progressive orthoses）也被称为非弹性活动矫形器，它通过非移动部件，如单丝、尼龙搭扣或螺丝钉施加活动力。动态矫形器（dynamic orthoses）也被称为活动矫形器（mobilization orthoses）或弹性活动矫形器（elastic mobilization orthoses），通过使用可移动部件，如橡皮筋或弹簧钢丝施加柔和的力。这些矫形器用于矫正畸形、替代丧失或受损的运动功能、提供受控的运动、促进伤口愈合或帮助骨折对线[12, 13]。

基于前臂的矫形器应覆盖大约 2/3 的前臂，使康复对象屈肘，并记录前臂与肱二头肌接触的位置。矫形器的近端边缘应在该位置的远端 1/4 英寸（约 0.64 cm）处，以便当康复对象屈曲肘关节时，矫形

器不会被推向远端。使矫形器的近端边缘外翻对于确保矫形器在手臂上保持原位也很重要[14]。要露出远端掌横纹，如果矫形器超过掌横纹，掌指关节屈曲将受阻。当制作基于前臂背侧的矫形器或基于前臂的半槽式矫形器时，需在尺骨头区域加入填充垫，因为此处骨突可能成为受压区。要在矫形器的成型过程中加入填充垫而不是在成型后把它放在内部作为一个补充。使用活动矫形器时，最好的方法是为康复对象提供一个能够长期耐受的矫形器。

◎ 临床精要

使用较长时间可耐受且稳定的低张力矫形器比短时间内施加强大的张力更有效。

手部可承受的安全的力为 100~300 g[15]。康复对象经常会要求在矫形器中使用更大的力。要对这些康复对象反复教育，告诉他们持续时间长的低负荷是重塑组织和取得临床进步最安全、最有效的方法。

注意事项：引起疼痛的矫形器可能是有害的。

皮肤发白是高张力或不正确的矫形力学的提示信号[3]。静态渐进式矫形器或动态矫形器中可动部件上的拉力线必须与支撑架（outrigger）（力指向的结构）成 90° 角。支撑架可以是高轮廓或低轮廓的（图 1.7）。高轮廓支撑架可调节，且具有一定的力学优势，但体积更大，牵引力更弱[16]。

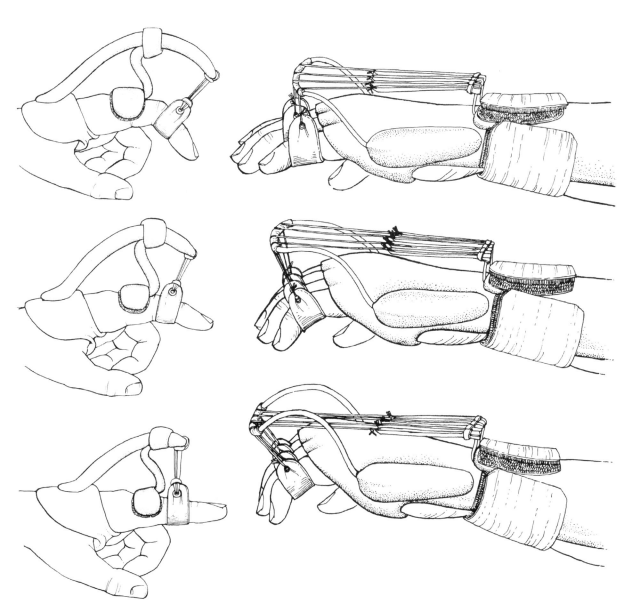

图 1.7　通过高轮廓和低轮廓支撑架的 90° 角拉力示例

（引自 Fess EE. Principles and methods of splinting for mobilization of joints. In: Mackin EJ, Callahan AD, Skirven TM et al. eds. Rehabilitation of the Hand and Upper Extremity. 5th ed. St Louis, MO: Mosby; 2002.）

用于训练的矫形器

背侧穿脱矫形器可用于矫正手指屈曲或外在伸肌紧缩。将矫形器塑形于舒适的伸展位置。根据需要使用固定带将其固定在合适的位置。康复对象应尝试轻轻地屈曲手指使其尽可能离开矫形器（图1.8）。设置一个物体作为够取目标，会很有助于训练。

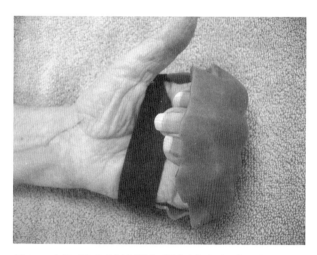

图1.8 康复对象在背侧穿脱矫形器中进行主动手指屈曲

矫形器可用于获得各种不同的掌指关节位置。图1.9中的差异性掌指关节矫形器，也称为轭（yoke），可将中指掌指关节置于比示指和环指更低的屈曲位置。在这种矫形器中，示指和环指的掌指关节主动屈曲有助于中指屈曲。图1.10显示了相反的差异性掌指关节矫形器，中指掌指关节比相邻手指伸展的角度更大。小指掌指关节屈曲度大于环指的轭式矫形器适用于伴有掌指关节屈曲受限的小指掌骨骨折。这种矫形器在不同掌指关节位置的主动

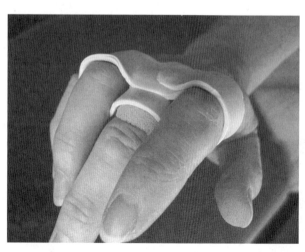

图1.9 差异性掌指关节定位矫形器，中指掌指关节比相邻手指的屈曲角度更大

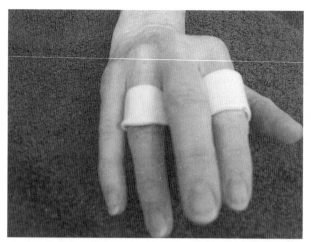

图1.10 差异性掌指关节定位矫形器，中指掌指关节比相邻手指的伸展角度更大

屈曲和伸展近端指骨间关节也改善了近端指骨间关节的活动范围和肌腱滑动。这种矫形器可以在渐进式抓握活动中使用，如抓住一把豆子，抓紧并从手中漏出一些，然后进一步抓紧。

可使用小块热塑性材料制作抓握练习的圆柱体，以便于更适应康复对象受限的握拳情况。持续握紧或握住此圆柱体，并进行"泵式活动"（pumping）以屈曲和伸展圆柱体周围的手指，可增强手指复合屈曲能力。

碎屑袋

碎屑袋（chip bag）可纳入矫形器方案，以最大限度地促进淋巴流动，减少僵硬和粘连，否则情况会因水肿而恶化。碎屑袋是一种填充了各种密度的小泡沫片的棉质弹力织物袋（图1.11）。泡沫可以来自各种材料，包括泡沫练习块、各种填充物和柔软的尼龙材料。碎屑袋传统上用于治疗淋巴水肿，被放置在压力衣或多层弹性绷带下的硬化水肿区域。碎屑袋能够对皮肤提供轻微的牵引力、促进淋巴流动和自然产热。所有这些作用都有助于减轻水肿。碎屑袋下升高的体温和袋子施加的轻微压力有助于软化增厚或纤维化的组织。

在某些情况下，碎屑袋可单独使用，无需同时使用矫形器。在这些情况下，可以使用弹力织物或柔软的软尼龙粘扣带将其固定在合适的位置。有时一种技术需求较低的方法（例如，同时使用矫形器和碎屑袋）是一种非常有效的选择。碎屑袋也可以放置在矫形器内部或与矫形器结合使用，以最大限度地控制水肿，减少瘢痕粘连。有些康复对象会发

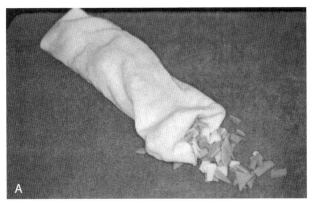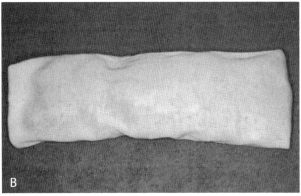

图1.11　（A）碎屑袋的内容物由小泡沫片组成；（B）碎屑袋的两端可以折回并用胶带封住

现碎屑袋很舒适。有些康复对象把碎屑袋称为"枕头"，这可能表达了他们使用它时的舒适感。

软四指搭扣带

软四指搭扣带由柔软的尼龙搭扣环制成，以提供横向支撑，促进外在屈肌和伸肌更有效地发挥主要功能。此带有助于进行复合屈伸时的AROM，以及进行单独的指总伸肌（extensor digitorum communis，EDC）和指深屈肌的肌腱滑动。也可促进掌侧近节指骨处的淋巴流动，类似于碎屑袋。当发生手部僵硬时，软四指搭扣带可缓解疼痛并改善AROM。它也有助于伴有指总伸肌受累和握拳痛的肱骨外上髁炎（网球肘）康复对象的症状管理[17]。

案例分析

案例分析 1.1 ◼

一位康复对象的手被门夹伤。康复对象之前是因右侧桡骨远端骨折合并右侧桡尺关节脱位和拇长伸肌（extensor pollicis longus，EPL）断裂而就

诊，接受了开放性腕管松解术，桡骨远端骨折的切开矫正、内固定和植骨术，以及使用示指内在伸肌（extensor indicis proprius，EIP）进行拇长伸肌腱移植术。当开始进行作业治疗时，她的手严重肿胀和僵硬，并且有严重的外在伸肌紧缩，充分握拳受限。她曾患上CRPS，已通过星状神经节阻滞和手治疗成功治愈。注意手背部瘢痕和水肿（图1.12A）。图1.12B所示的是与掌侧腕矫形器相结合的碎屑袋的治疗。这位女士的治疗积极性很高。疗程结束时，她的手功能恢复良好。

案例分析 1.2 ◼

一位Dupuytren挛缩（掌腱膜挛缩）松解术后的康复对象发生了潮红反应。注意切口处瘢痕和手部尺侧肿胀（图1.13A），以及手指复合屈曲受限（图1.13B）。该康复对象在一个用于锁定掌指关节、促进近端和远端指骨间关节屈曲活动的矫形器内使用了一个碎屑袋，目的是解决内在肌紧缩、促进手指复合屈曲。在2周时间里，患者获得了非常好的治疗效果（图1.13C）。

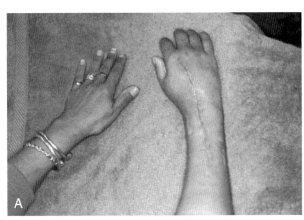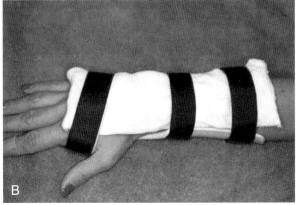

图1.12　（A）手背侧瘢痕和水肿；（B）结合置入掌侧腕矫形器中的碎屑袋

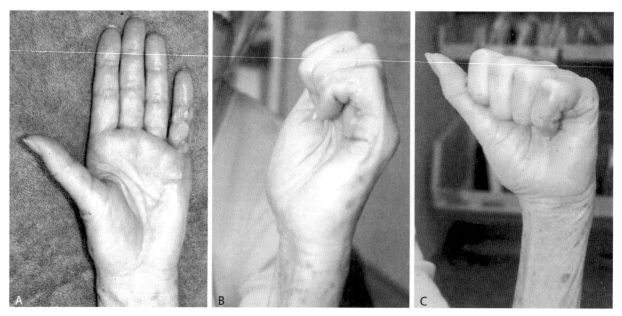

图 1.13 （A）Dupuytren 挛缩松解术后形成的扩张切口瘢痕；（B）主动复合屈曲活动受限；（C）2 周后完全主动复合屈曲

案例分析 1.3 ■

　　一名女士在徒步旅行时摔倒，导致桡骨远端骨折伴移位，需要外固定和经皮穿刺固定。她跌倒一周后才去就诊。这位女士的解释是她患有注意缺陷障碍（attention deficit disorder）。她在外固定器周围使用过紧弹性绷带且不规则地固定 1 天后来接受手治疗。绷带缠绕后在她皮肤上留下了压痕（图 1.14A）。本例中碎屑袋结合敷料和矫形器一起使用（图 1.14B），康复对象的治疗进展良好。在出院时，她的手指主动复合伸展和屈曲功能良好（图 1.14C、D）。

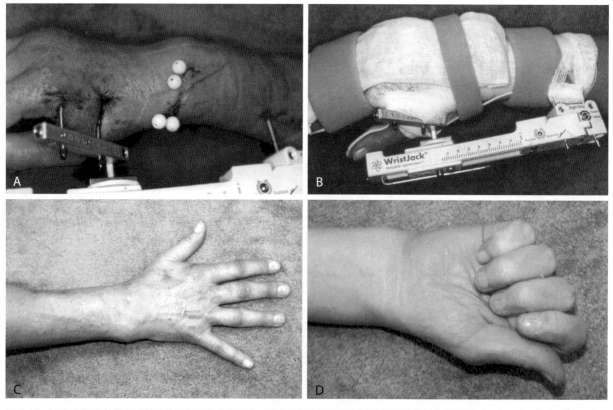

图 1.14 （A）康复对象使用过紧的弹性绷带造成的压痕；（B）外固定器和销钉固定后所用敷料和碎屑袋；（C）和（D）出院时水肿消退且手指主动复合伸展、屈曲功能良好

针对上肢治疗的训练

注意事项：肩部僵硬可能会在不知不觉中发生，并且可能伴严重运动受限。

首先检查康复对象的姿势和近端运动，然后每隔一段时间检查一次。将近端 AROM 纳入所有家庭训练计划（home exercise program，HEP），即便这只是一项预防措施（见第 18 章）。

反复多次进行短而温和的训练要比进行长而密集的训练要好。有些康复对象一开始表现得不错，每天 5 次，每次重复 5 组，然后逐渐进阶到每小时 1 次，每次重复 10 组。应向患者说明锻炼过程简短且经常做，训练效果会比较好。

在进行单独的腕关节伸展时，一定要确保对桡侧腕短伸肌（extensor carpi radialis brevis，ECRB）进行独立训练，并教会康复对象如何在掌指关节屈曲并轻轻握拳的同时伸展腕关节。可以让他们拿着一个物品，以使掌指关节屈曲。对桡侧腕短伸肌进行再训练时进行腕关节伸展练习至关重要。如果没有这种分离运动，康复对象可能会用指总伸肌代偿进行伸腕，而不是使用桡侧腕短伸肌。

◎ 临床精要
用指总伸肌代偿腕伸肌的习惯一旦形成，将很难纠正。

在进行腕关节主动 / 主动辅助（active/active assistive range of motion，A/AAROM）关节活动范围训练时，可将一条毛巾放在桌上，然后将咖啡罐［不大于 3 磅（约 1.4 kg）］平放在毛巾上。指导康复对象将受累的手放在罐上，并用另一只手将受累手放平。然后指导康复对象通过 A/AAROM 前后滚动罐子。康复对象喜欢这种运动的感觉，这能改善近端 ROM 并促进淋巴流动。

与此相反，如果存在外在屈肌紧缩的问题，康复对象需要在进行手指伸展训练的同时进行手腕伸展训练。但是，腕关节伸展的训练应该主要在包括掌指关节屈曲的握拳状态下完成。

在进行手指训练时，始终要注意康复对象的手腕位置。避免在手腕屈曲的情况下训练或诱使手指屈曲，除非有意牵伸外在伸肌。在生物力学上，在腕关节伸展时更容易实现手指屈曲，在掌指关节伸展时更容易实现近端指骨间关节屈曲，在掌指关节屈曲时更容易实现近端指骨间关节伸展。如果康复

对象无法保持手腕中立位或伸展位，则在进行手指练习时，使用矫形器或让其用另一只手支撑手腕。

指导康复对象在进行前臂旋转练习时，应始终将上臂固定在身体一侧。

◎ 临床精要
不要将肘部放在桌面上甚至枕头上进行前臂旋转练习；这可以阻止前臂旋转的分离运动，并允许肱骨代偿运动。

可以建议康复对象用手臂将毛巾卷夹在身体一侧进行前臂旋转练习，因为这需要肘部时刻保持靠近身体。

在某些情况下，通过功能性活动和训练进行的 AROM 训练可能是使康复对象恢复完整的上肢灵活性和功能所需的全部。当需要更多分离和针对特定结构练习时，以下内容讨论的练习可能会有所帮助。

锁定练习

锁定练习（blocking exercises）指对某个特定部位的近端提供支撑，以支持其分离运动的训练。它们对 AROM 或 PROM 受限，或两种受限都存在的康复对象很有帮助。锁定练习会比非锁定练习产生更大的力量。

◎ 临床精要
通过锁定练习，指导康复对象在舒适的活动范围末端内保持姿势 3~5 秒；这有助于组织重塑。

锁定练习可以通过多种方式完成。康复对象可以使用市售器具或由矫形材料的废料制成的个性化器具进行。跨过指骨间关节的手指槽或箍有助于分离掌指关节屈曲和伸展。如果箍较短，使远端指骨间关节能够自由活动，则可以进行远端指骨间关节锁定练习。这些练习可以在掌指关节伸展或不同的屈曲角度下进行。通常情况下，康复对象施展的收缩力太强，会导致近端指骨间关节在锁定矫形器内屈曲。因此，应向康复对象解释，仅进行远端指骨间关节的分离运动需要轻柔收缩，以便不被其他结构代偿。在掌指关节屈曲时远端指骨间关节屈曲要比在掌指关节伸展时对指深屈肌的生物力学挑战更大。因此这一位置可用于进阶练习。

◎ 临床精要
当应用近端指骨间关节锁定促进小指的掌指关节屈曲时，它对稳定小指掌骨非常有帮助。

与示指和中指掌骨相比，环指和小指掌骨在腕掌（carpometacarpal，CMC）关节处的活动性更强。如果掌骨由治疗师的手或康复对象的另一只手支撑，则掌指关节可以进行更有效的分离运动。这种分离和近端支撑对小指掌骨骨折后要恢复掌指关节屈曲的康复对象非常有帮助。

掌指关节屈曲的锁定矫形器有助于分离近端指骨间关节主动伸展运动（图 1.15）。当掌指关节屈曲时，近端指骨间关节伸展在生物力学上更容易，因为这个位置促进了中央腱束的功能。锁定矫形器同样也能促进复合屈曲运动，并有助于恢复外在肌紧缩。相反，掌指关节伸展的锁定矫形器（图 1.16）有助于分离指骨间关节主动屈曲和指深屈肌滑移，并解决内在肌的紧缩。这些类型的矫形器可用于功能性活动，也可以仅用于训练。

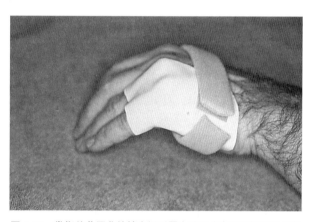

图 1.15　掌指关节屈曲的锁定矫形器有助于分离近端指骨间关节伸展并促进外在伸肌伸展

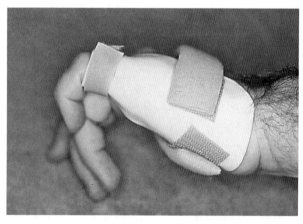

图 1.16　掌指关节伸展的锁定矫形器有助于分离主动的近端指骨间关节屈曲和 FDP 滑移，并有助于解决内在肌的紧缩

远端指骨间关节腱帽或屈曲锁定可将指深屈肌滑动转移到近端指骨间关节，从而在掌指关节和近端指骨间关节屈曲、远端指骨间关节伸展的情况下

促进指浅屈肌（flexor digitorum superficialis，FDS）的分离运动。这种锁定装置还可以帮助康复对象更容易地锻炼指浅屈肌的握拳位（见下文）。

差异性肌腱滑动练习

差异性肌腱滑动练习（differential tendon gliding exercises）是大多数康复对象在家训练的主要内容，因为它们易于执行，并能够非常有效地促进运动功能改善（图 1.17）[18]。差异性肌腱滑动练习是腕管综合征保守治疗的标准训练，也可在腕管松解后使用。这些练习对于所有手部或腕部僵硬的康复对象来说都是一个重要的选择。在手掌中上下滚动粗大的荧光笔是进行指深屈肌滑动的有效方法。

放置 – 保持练习

当 PROM 大于 AROM 时，放置 – 保持练习可能会有所帮助（图 1.18）。轻柔进行 AAROM 以定位手指（如在复合屈曲位），然后要求康复对象在松开辅助手的同时舒适地保持该姿势。辅助手可以是治疗师的，也可以是康复对象的另一只手。当康复对象试图保持这个练习姿势时，要注意避免协同收缩或用力过猛。将锁定练习与放置 – 保持练习结合起来会非常有成效。此外，也可以试着用一个锁定矫形器来进行放置 – 保持练习。

当康复对象持续收缩后放松时，有时可能会感到僵硬的关节部位疼痛。例如，当康复对象在进行复合握拳的放置 – 保持练习时，在松开拳头时可能出现近端指骨间关节不适，可以让康复对象放松收缩的肌肉，但保持相同的握拳姿势。当康复对象保持这个姿势时，逐渐协助他们轻轻地伸展一个或多个手指（如果没有禁忌，最小限度的关节分离松动也会有帮助）。接下来，让康复对象在剩下的关节活动范围内慢慢地主动伸展手指。这项技术有助于消除与活动范围末端和 AAROM 相关的疼痛。

抗阻训练

在康复对象接受医学检查后，使用抗阻训练进行强化训练和改善粘连组织的滑移。有时，康复对象希望使用对他们来说超出安全范围的负荷。治疗师应教导康复对象，对于单独的腕部屈曲运动而言，不应像肱二头肌屈曲抗阻训练那样使用重物。

注意事项：如果康复对象正处于骨折恢复期、

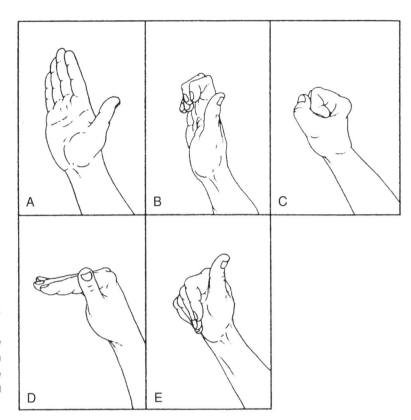

图 1.17　不同的肌腱滑动练习。（A）直指；（B）勾拳；（C）复合拳；（D）直角；（E）直拳［引自 Rozmaryn LM, Dovelle S, Rothman ER, et al. Nerve and tendon gliding exercises and the conservative management of carpal tunnel syndrome. J Hand Ther. 1998; 11（3）: 171–179.］

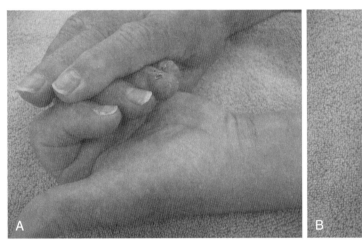

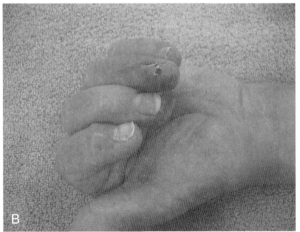

图 1.18　（A）手指屈曲的放置练习；（B）手指屈曲的保持练习

曾患有肌腱炎或存在关节退行性变的风险，则应仔细和批判性地考虑康复对象的腕部情况。进行手腕桡偏和尺偏肌力训练时要非常小心，因为这可能会引发肌腱炎。

　　一般来说，进行抗阻训练最安全的方法是低负荷多频次训练。这种方法可以提高耐力（有关抗阻训练的详细内容请见第 10 章）。

　　抗阻训练可以采取多种形式，包括渐进性抗阻训练（progressive resistive exercises，PRE）和使用分级握力器、橡筋带、挤压球、分级衣夹和橡皮泥

团进行的训练。例如，可以将弹珠或其他物体嵌入泥团中，需要用手捏动，即手指具有足够灵活性才能将弹珠取出。

功能性活动

　　将康复对象的训练成果泛化到家庭和工作中的功能性上肢使用中是必不可少的，在治疗中练习或模拟相关活动可以强化这一点。这类活动的例子包括系鞋带、叠衣服、拿硬币、用改良笔写字、用患手握手、捶打、使用螺丝刀或举重物。可以用泥团

来模拟活动，如转动钥匙。让模拟活动更加可视化能够增强治疗效果。作业治疗或物理治疗的实践范围决定了治疗选择。

　　滚球可用于训练手腕主动活动、复合牵伸、负重和闭链运动。运球或投球可用于强化训练或运动模拟。气球也可以用手投掷或击打。

　　干的豆子可用于抓握和释放训练，用于渐进性抓握训练，也可以用于训练从豆子中查找和移除其他物体（如弹珠）。指导康复对象抓取豆子，然后通过手指完全伸展来放开。腕关节的运动可以是多样的，并且可以合并进行肌腱固定练习。还可以让康复对象用拇指与每个手指对指以拾取豆子，然后手指完全伸展将其放开。

　　利用不同大小的木钉可进行肌腱滑动、感觉刺激和关节活动训练。精细运动（如穿珠子、手内操作弹珠和堆叠积木）可通过锁定矫形器进行改良训练形式，以改善单关节的活动范围或肌腱滑动。

♡ 专业提示

- 带着兴趣和好奇心看待所有的康复对象和他们的手。例如，你在图 1.19 中看到了什么？

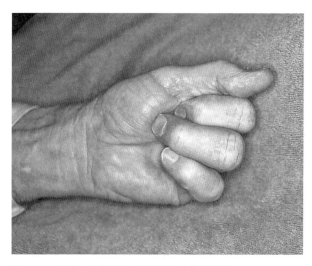

图 1.19　思考：这位康复对象的手存在什么问题

- 触摸康复对象时要温柔。如果治疗师的手是凉的，在触摸康复对象之前要先把手暖热。
- 记住，没有必要在第一次见面时就评估和治疗所有问题。
- 切勿对康复对象大喊大叫或命令其"放松！"。相反，用平静、缓慢的语气鼓励他们放松。
- 针对一个僵硬部位的治疗有时也能解决另一个部位的僵硬问题。

- 示例 1：一名桡骨远端骨折的康复对象存在腕关节屈曲和伸展的 AROM 和 PROM 受限，桡侧腕短伸肌滑移减少（即被动腕关节伸展超过主动腕关节伸展）。伸展可以改善腕关节的屈曲，这也有助于减少桡侧腕短伸肌粘连，从而改善腕关节的伸展。
- 示例 2：一名康复对象桡骨远端骨折后出现外在屈肌紧缩，伴有肿胀、腕关节和手部 AROM 受限。随着外在屈肌紧缩得到解决（恢复了完全被动复合伸展），主动屈指也得到了改善，因为延长了的手指屈肌有更好的机械功能。
- 在治疗中避免疼痛、潮红反应，保持时间轴开放以获得更大进展。
- 作为一名手治疗师，你不可能解决每个病例的所有问题。如果存在长期的僵硬，康复对象有高度纤维化的组织反应，或者康复对象的依从性很差，可能存在超出治疗师纠正能力的残留障碍。
- 如果康复对象依从性不佳是一个因素，则要明确记录。例如，一位康复对象在搬运一张破碎的玻璃桌时右利侧前臂被割伤，多条屈肌腱、正中神经及尺神经被割断。他错过了多次约定治疗并没有执行家庭训练计划（见第 27 章）。当他恢复治疗时，被动屈指非常差，关节严重肿胀，皮肤浸软（skin maceration）。在这种情况下，记录将包括以下内容："已指导康复对象执行每小时一次的家庭训练计划，但他并未执行。他表示，他理解按照指导进行训练的必要性。他还表示，他理解如果他不能很快获得被动屈指功能，可能会失去获得最大临床改善的机会。"如果合适，应在给这位康复对象的医师的进度记录中说明，这位康复对象现在同意增加家庭训练计划的频率，正如先前指导他所做的家庭训练计划。
- 如果康复对象没有按照指导执行治疗计划，治疗师调查发生这种情况的原因并与康复对象合作纠正这种情况非常重要。康复对象可能有很多原因导致无法遵从治疗计划。他们可能不了解家庭训练计划的重要性，认为自己可以在以后跟上并取得进步；他们也可能有其他目的，如避免重返工作岗位；他们还可能存在情绪低落；或者他们需要帮助以将家庭训练计划成功地融入日常生活。
- 帮助康复对象保持耐心。鼓励他们继续进行家庭训练计划，并庆祝每个小的进步。如果有一项他们喜欢的活动暂时中断，协助他们找到有意义的方式来利用时间（如找到新的兴趣和爱好）。

- 补充自己的知识储备，以便拥有复杂临床情况下所需的信息。开始治疗前做几次深呼吸，把康复对象作为完整的个体来关注。试着去感受康复对象遭受伤害的感觉。仔细检查康复对象手部的习惯性伸展，即手指习惯性保持的伸展姿势。示指特别容易出现这种反应。习惯性伸展可以发生在被纸割伤这样简单的损伤后。重要的是要识别这种现象并尽快纠正它，使其不会成为永久性姿势，从而避免出现关节僵硬。邻指搭扣带（buddy straps）和矫形器可能会对纠正有帮助。

- 治疗要每天进行，不要叠加。每次治疗时都要用新的眼光审视康复对象。询问他们有什么改善，他们注意到手有什么变化，他们现在能完成的功能，以及他们还不能完成的功能。

跳出治疗框架思考

何时联合和搭配治疗方案

联合和搭配治疗方案可在读完本书的其余部分后，试着跳出治疗框架思考。要有创意，并寻找一些乐趣。例如，为什么不让大多数康复对象进行早期保护性运动？例如，放置 – 保持腱固定动作。

少即是多

向康复对象传授"少即是多"的上肢练习方法的好处非常重要。例如，一名 12 岁女孩接受了屈肌腱移植术。在治疗中，当她试图在近端指骨间关节被锁定的情况下分离远端指骨间关节处的指深屈肌运动时，反而是在共同收缩并引起近端指骨间关节屈曲。治疗师应教她更轻柔地收缩，以更有效地分离指深屈肌。治疗师使用了一些有效的语言提示，如"不要太用力""完全停止尝试"和"停止思考"。治疗师以柔和、温柔的声音给出这些提示，并确保在女孩的分离动作质量更好时对她进行表扬并微笑。在这项活动之后再进行放置 – 保持练习时，成功获得了进步。尽管这位康复对象很年轻，但她很好地学会了有质量的分离运动，认识到"少即是多"的道理。而且她还能看到自己能力的提升。

何时停止训练几天

要告诉康复对象什么时候要停止训练一小段时间。例如，一名 53 岁的右利手女性在购物时摔倒，导致桡骨远端骨折。她的肩部、肘部、前臂和手出现了明显的弥漫性水肿和僵硬。这名康复对象在逐渐加强训练后出现潮红反应的体征。她所有的手指都有指骨间关节屈曲挛缩的风险。她的朋友来看望她，并带她去做了 4 天水疗（spa）。在这期间，她停止了上肢训练，并在水疗中心彻底放松自己。当恢复治疗时，她的潮红反应减轻，肿胀减轻，整个上肢的 ROM 有所改善。这极大地帮助了她，使她不再那么紧张，接着可以继续训练，她对自己的组织耐受性有了更好的感觉。

何时应接受一只僵硬的手并继续生活

不幸的是，手治疗师无法解决所有问题。在某些情况下，康复对象的损伤可能太严重而无法完全康复。在其他一些病例中，医疗费用可能会阻止康复对象继续及时治疗。在这些情况下，康复对象的最佳做法是接受残留的僵硬或限制并努力恢复正常生活秩序。治疗师可以在确定和教授代偿技术上发挥重要作用，以最大限度地发挥康复对象的功能[19]。此外，有时治疗师有责任识别临床平台期，并帮助康复对象意识到他们在当时的情况下可能已经实现了所有可能的目标。

总结

本章介绍了促进临床推理的手治疗的基本概念。也强调了治疗技术，并提供了指导思路，以促进安全和合适的干预措施。大多数治疗技术不是针对特定诊断的，而是可以应用于多种疾病。作为一名手治疗师，你所面临的挑战是要针对特定的组织了解临床预防措施，并根据给定的诊断选择并调整技术以提供适当的治疗。当你继续读这本书的时候，我鼓励你问问自己："什么样的干预措施最合适？为什么？"我还建议你在读完这本书的其余部分后回到这一章重新阅读。那时重读本章将有助于你领会所学到的内容：即如何应用临床推理为有许多不同诊断的康复对象选择安全的治疗方案。

（李奎成　译, 钱李果　蔡素芳　黄锦文　审）

参考文献

1. Tubiana R, Thomine J-M, Mackin EJ, editors: Examination of the hand and wrist, ed 2, London, UK, 1996, Martin Dunitz.

2. Fess EE, Gettle KS, Philips CA, et al.: Hand and upper extremity splinting: principles and methods, ed 3, St Louis, MO, 2005, Elsevier.

3. Strickland JW: Biologic basis for hand and upper extremity splinting. In Fess EE, Gettle KS, Philips CA, et al.: Hand and upper extremity splinting: principles and methods, ed 3, St Louis, MO, 2005, Elsevier.

4. Pettengill KS: Therapist's management of the complex injury. In Skirven TM, Osterman AL, Fedorczyk JM, et al.: Rehabilitation of the hand and upper extremity, ed 6, Philadelphia, PA, 2011, Elsevier.

5. Colditz C: Therapist's management of the stiff hand. In Mackin EJ, Callinan N, Skirven TM, et al.: Rehabilitation of the hand and upper extremity, ed 6, Philadelphia, PA, 2011, Elsevier.

6. Gutierrez-Gutierrez G, Sereno M, Miralles A, et al.: Chemotherapyinduced peripheral neuropathy: clinical features, diagnosis, prevention and treatment strategies, Clin Transl Oncol 12(2):81‑91, 2010, https://doi.org/10.1007/S12094-010-0474-z.

7. Cooper C, Liskin J, Moorhead JF: Dyscoordinate contraction: impaired quality of movement in patients with hand disorders, OT Practice 4:40‑45, 1999.

8. Bracciano AG: Physical agent modalities. In Radomski MV, Latham C, editors: Occupational therapy for physical dysfunction, ed 6, Baltimore, MD, 2008, Lippincott Williams & Wilkins.

9. Chen J-J, Jin P-S, Zhao S, et al.: Effect of heat shock protein 47 on collagen synthesis of keloid in vivo, ANZ J Surg 81(6):425‑430, 2011.

10. Anzarut A, Olson J, Singh P, et al.: The effectiveness of pressure garment therapy for the prevention of abnormal scarring after burn injury: a metaanalysis, J Plast Reconstr Aesthet Surg 62(1):77‑84, 2009, https://doi.org/10.1016/j.bjps.2007.10.052.

11. von der Heyde RL, Evans RB: Wound classification and management. In Skirven TM, Osterman AL, Fedorczyk JM, et al.: Rehabilitation of the hand and upper extremity, ed 6, Philadelphia, PA, 2011, Elsevier.

12. Coppard BM, Lohman H: Introduction to splinting: a clinical reasoning and problem-solving approach, ed 3, St Louis, MO, 2003, Mosby.

13. Deshaies LD: Upper extremity orthoses. In Radomski MV, Latham C, editors: Occupational therapy for physical dysfunction, ed 6, Baltimore, MA, 2008, Lippincott Williams & Wilkins.

14. Lashgari D, Yasuda L: Orthotics. In Pendleton HM, Schultz-Krohn W, editors: Pedretti's occupational therapy practice skills for physical dysfunction, ed 7, St Louis, MO, 2013, Mosby.

15. Krotoski JAB, Breger-Stanton D: The forces of dynamic orthotic positioning: ten questions to ask before applying a dynamic orthosis to the hand. In Skirven TM, Osterman AL, Fedorczyk JM, et al.: Rehabilitation of the hand and upper extremity, ed 6, Philadelphia, PA, 2011, Elsevier.

16. Fess EE: Orthoses for mobilization of joints: principles and methods. In Skirven TM, Osterman AL, Fedorczyk JM, et al.: Rehabilitation of the hand and upper extremity, ed 6, Philadelphia, PA, 2011, Elsevier.

17. Cooper C, Meland NB: Clinical implications of transverse forces on extrinsic flexors and extensors in the hand, Seattle, WA, 2000, Unpublished paper presented at the annual meeting of the American Society of Hand Therapists, pp 5‑8.

18. Bardak AN, Alp M, Erhan B, et al.: Evaluation of the clinical efficacy of conservative treatment in the management of carpal tunnel syndrome, Adv Ther 26(1):107‑116, 2009, https://doi.org/10.1007/s12325-008-0134-7.

19. Merritt WH: Written on behalf of the stiff finger, J Hand Ther 11(2):74‑79, 1998.

第 2 章

Michael John Borst

循证实践：基本工具

循证实践（evidence-based practice，EBP）是治疗康复对象时的一种方法，目的在于确保治疗师在做出临床决策时考虑到最高质量和最客观的信息。它是三方面的整合：研究的最佳证据、治疗师的临床专业知识、康复对象个体化的价值观和状况[1]。因为循证实践涉及治疗师的专业知识和康复对象的观点，不同治疗师－康复对象团队可能会做出不同的基于循证的决策。因为循证实践涉及每个康复对象的情况，同一个治疗师在处理两位不同的康复对象时，可能做出不同的决策，但二者都是基于循证的。循证实践就像一个三脚凳，需要三条腿支撑才能正常发挥作用。本章介绍了用于理解、应用和分析循证实践证据和其他资源的术语和框架。当你继续循证实践之旅，你会希望查看更全面的资源[1-5]或者寻求这一领域的继续教育。

循证实践的五个步骤

手治疗师在临床工作中会提出各种类型的问题。最典型的问题通常是治疗性干预，但治疗师也会询问诊断、预后和其他方面的问题[1, 6]。本章概述了 EBP 实践者如何采取五步流程来处理干预和诊断的问题的[1, 7]。

循证实践步骤 1：问一个可回答的问题

治疗师在实践中会询问两类关于临床情况的问题：背景问题（background questions）和前景问题（foreground questions）[1, 3]。背景问题指治疗师在遇到新的诊断或康复对象情况时所问的一般性问题。例如：①该疾病涉及哪些解剖和生理因素？②病历上的术语是什么意思？③对于该疾病有哪些可行的治疗方案？④对于该疾病的干预，有哪些预防措施和禁忌证？教科书、参考书、方案手册和有效的网络资源可以有效地回答背景问题。

前景问题关注于需要对康复对象做出的特定选择。当治疗师已经有处理特定疾病的康复对象的经验之后，才会询问前景问题。教科书和方案手册通常不能提供前景问题的循证答案。

前景问题通常使用 PICO 问题（PICO question）模板进行措辞表达[1, 3]：人群（Population）、干预（Intervention）、对照干预（Comparison intervention）和结果（Outcome）。例如，"在患有腕管综

合征少于 6 个月的中年女性（人群）中，一组采用包括佩戴腕关节固定在 0° 的腕手矫形器并进行肌腱和正中神经滑动训练与活动调适的治疗方案（干预），与一组采用腕横韧带松解术（对照干预）对比，这组治疗方案症状缓解（使用波士顿腕管问卷评估）和治疗的效果如何（结果）？"

这个措辞严谨的问题可以通过最佳研究证据来回答。

循证实践步骤 2：寻找最佳证据

循证实践的第二步是寻找回答问题的最佳证据。研究通常可以分为两类：定量研究（quantitative research）和定性研究（qualitative research）。定量研究使用数字和统计来测量和分析数据。定性研究收集数据，归纳建立概念或理论，并通过描述进行分析。

定量研究通常用于描述事件的频率［例如，在特定人群中某一疾病的患病率（prevalence）］，事件之间的相关性（例如，社会经济地位和医疗保健结果之间的关系），以及因果关系（例如，吸烟和肺癌之间的因果关系）。这些"事件"在定量研究中统称为变量。定性研究用于治疗场景中，用以了解康复对象的体验，以及康复对象如何解释个人的体验[8]。同时使用定量研究和定性研究的方法被称为"混合方法"。循证实践的"证据"部分通常来源于定量研究，尽管也有人主张在循证实践中使用定性研究[9, 10]。在定量研究中，通常定义"最佳"证据为具有高内部效度和高外部效度的研究。

内部效度（internal validity）指一项研究进行的良好程度，从而达到准确可信的结果。一个内部效度高的干预研究可以被可信地用于判断变量之间真正的因果关系[2]。内部效度是通过对研究的批判性评价（见循证实践步骤 3）和证据等级（evidence hierarchy）来评估的。

根据避免系统性偏倚的能力，证据等级将研究设计排列为不同的证据层次。一项研究的偏倚越小，结果有效的可能性越高。不同类型的循证实践问题（干预、诊断、预后等）有不同的证据等级[2, 6, 7]。例如，随机对照试验（randomized controlled trials，RCT）能很好地回答干预有效性的问题，但对于诊断类问题没有帮助。病例报告和其他无对照组的研究有助于确定需要进一步研究的领域，但通常不足以作为临床决策的依据。不同的学者提出了不同的证据等级结

构[1-6, 9]。干预研究[11]的简单证据等级见表 2.1。

表 2.1　干预研究的证据等级

证据等级	说明
等级 1（偏倚可能性最低）	随机对照试验的系统综述或荟萃分析；随机对照试验（两组比较，随机分为干预组或对照组）
等级 2	两组比较（干预组和对照组），不随机分组
等级 3	一组受试者，在干预前后进行测量，病例对照研究（两组回顾性分析，一组有特定结果、另一组没有）
等级 4	病例系列的结果分析
等级 5（偏倚可能性最高）	病例报告、专家意见、叙述性综述、基于机制的推理

（修订自 Arbesman, Scheer, and Lieberman, 2008）

需要重点注意的是，某一特定等级的证据并不能保证其质量。例如，一个设计不佳的等级 1 研究，其内部效度可能比一个设计良好的等级 3 研究的内部效度更低。一项研究的统计方法也可以改变证据的等级。例如，如果一个 RCT 研究（等级 1）报告干预组内干预前和干预后之间的统计学差异，而不是干预后对照组和干预组之间的差异，那么这一研究的等级则降为等级 3（一组受试者，在干预前后进行测量）。

外部效度（external validity）指研究结果可以推广或应用于另一情况的程度。要使一项研究具有外部效度，那么该研究中的康复对象应该与你的康复对象情况类似，进行该研究中的场景应该与你的临床场景类似，以及该研究应用的干预应该在你的临床场景中可以实现。

循证实践步骤 3：批判性评价证据

批判性评价是对一项研究完成情况的评价。对于治疗干预的定量研究，治疗师可使用多种工具进行批判性评价，包括 7 个条目 Cochrane 协作网的风险偏倚评估工具[12]，10 分值的 PEDro 量表，[13] CanChild 批判性审查表和指南（CanChild's Critical Review Form and Guidelines）[14]，以及 24 个条目的实验设计有效性评估（Evaluation of Effectiveness Study Design）[7]等。临床循证实践指南对循证实践者来说是有用的工具，并通过指南研究与评价的评审工具［Appraisal of Guidelines for Research &

Evaluation（AGREE Ⅱ）Instrument］[15]进行批判性评价。值得注意的是，许多网络提供的临床实践指南并不是基于循证基础的，因此，对于回答前景问题没有什么价值。

在为实践者收集和评价证据的文章和数据库中可以找到预评价证据。系统综述和荟萃分析可收集关于一个主题的所有高质量证据，并整合研究得出结论。这些研究应包括《系统综述和荟萃分析优先报告的条目声明》［Preferred Reporting Items for Systematic Reviews and Meta-Analyses（PRISMA）statement］[16]中描述的项目，可在相关网站免费获得。声明提供了一篇优秀的系统综述或荟萃分析的结构和要素的标准。综述文章应该是系统性评价，而不是叙述性评价。一些网站已为治疗师提供了文章或主题的预评价，如：

www.pedro.org.au

www.otseeker.com

www.aota.org/Practice/Researchers/Evidence-Exchange/RDP.aspx

www.ptnow.org

www.cochranelibrary.com/cochrane-database-of-systematicreviews/index.html

任何批判性评价都应该包括统计学上显著差异和临床上重要差异之间的差异讨论。在干预研究中，当统计量的 $P \leqslant 0.05$ 时（即组间差异偶然发生的概率为 5% 或者更小），我们通常推断干预后干预组和对照组之间的差异有统计学意义（statistically significant）[2]。有时 95% 置信区间（confidence intervals，CI）可用于此目的。在这种情况下，我们有 95% 的把握确定两组之间的真正差异介于 95% 置信区间的上限和下限之间。因此，如果数字 0 在组间差异的 95% CI 内，我们可以得出两组之间可能不存在真正的差异的结论。

一旦一项研究发现干预措施之间存在显著性的统计学差异，我们需要确定这种差异是否具有临床意义。有可能干预导致的显著性统计学差异很小，不会影响康复对象以有意义的方式参与他们期望的日常活动的能力。在治疗中，最小临床意义变化值（minimal clinical important difference，MCID）是可导致康复对象能力或结果发生有意义变化的最小差异。有时也被称为"最小临床重要变化"或"最小重要差异"[17]。

例如，波士顿腕管问卷症状严重程度量表（评分范围为 1~5 分）对术后 6 个月非糖尿病康复对象的 MCID 为 1.6[17]。一项研究可能发现，接受了针对腕管综合征干预的康复对象，症状严重程度的评分优于对照组 0.5 分，且差异具有统计学意义。然而康复对象可能认为这种差异"不重要"或"不值得"，因为其远低于这个量表的 MCID。如果某项干预研究显示的结果具有统计学意义，但在临床上不重要，那么它可能不值得投入资源来实施。

循证实践步骤 4：做出决定

在收集并批判性评价现有的一些最佳证据后，我们会和康复对象一起讨论治疗方案。我们首先要确定康复对象的治疗目标，再讨论达到目标可能的干预成本、风险和收益。通过这种做法，利用临床专业知识将研究成果与康复对象的价值观和现状相结合，创建一个共同发展的、以康复对象为中心的计划。

循证实践步骤 5：评估结果

在我们选择并实施基于循证的干预或诊断后，重要的是要反思哪些方面进展顺利，哪些方面可以改进。可以考虑以下问题：①我们查找、评价和使用证据的情况如何？②循证实践流程对康复对象的效果如何？这些问题的答案将帮助治疗师提高循证实践的技能。

鉴别诊断

鉴别诊断（differential diagnosis）指"通过系统性的比较体征和症状来分辨两种或多种症状相似的疾病"[18]。所有的手治疗师在确定康复对象症状的潜在病因时，都要进行鉴别诊断。即使医师提供了诊断，治疗师仍有责任去确定该诊断是否是康复对象问题的真正根源。了解如何评价证据和解释诊断性测试对这一过程很重要。

鉴别诊断步骤 1：访谈

手治疗师通过与康复对象谈话来收集症状表现和活动受限的细节，开始鉴别诊断的过程。治疗师会询问症状的性质、严重程度和具体部位；症状表现如何和什么时候开始、症状是如何进展，以及哪些活动会使症状加重。康复对象通常会告诉治疗师最困扰他们的症状，但可能不包括正在经历的所有细节。治疗师通常需要询问康复对象许多明确的问题，来确认康复对象掌握了全部情况。不要因为康复对象没有提到某个症状就认为其不存在。

收集了详细病史后，将康复对象的症状表现与各种疾病的典型临床表现相对比，看哪些最匹配，然后创建一个简短的可能存在的疾病列表，以进一步辨别。

鉴别诊断步骤 2：测试

一旦将导致康复对象症状的原因范围缩小到几个可能的疾病后，可以使用诊断性测试（有时也称为特殊测试）来进一步确定对应的病因。特殊测试通常有对立的两个结果：阳性（表示康复对象患有疾病）或阴性（表示康复对象没有疾病）。然而，测试结果也可能是不正确的，必须用证据来解释，表明结果正确或不正确的概率，以及倾向于错误的程度。表 2.2 说明了在使用特殊测试进行鉴别诊断时的四种可能性：

真阳性（true positive，TP）指测试结果为阳性，且康复对象确实患有疾病（即阳性的测试结果是正确的）；

真阴性（true negative，TN）指测试结果为阴性，且康复对象确实没有疾病（即阴性的测试结果是正确的）；

假阳性（false positive，FP）指测试结果为阳性，但康复对象实际上没有疾病（即阳性的测试结果是错误的）；

假阴性（false negative，FN）指测试结果为阴性，但康复对象实际上有疾病（即阴性的测试结果是错误的）。

遗憾的是，没有测试只会给出正确的结果，但我们可以根据测试提供正确或错误结果的概率及导向来选择测试并解释测试结果。

表 2.2　使用特殊测试进行鉴别诊断时的四种可能性

		事实（由金标准测试确定）	
		疾病存在	疾病不存在
测试结果	+	TP	FP
	−	FN	TN

注：TP，真阳性；FN，假阴性；FP，假阳性；TN，真阴性。

敏感性和特异性：决定使用哪种测试

敏感性（sensitivity）和特异性（specificity）是

效度的衡量标准，帮助治疗师决定使用哪种特殊测试。

敏感性表明实际患有疾病的康复对象在测试中结果为阳性的百分比。高敏感性测试能很好地纳入有某种疾病的大多数人群。因此，高敏感性测试的阴性结果能够可信地排除特定个体患病。敏感性本身并不能告诉我们某个测试正确判断疾病的能力。敏感性 =TP/（TP+FN）。

特异性表明实际没有疾病的人在测试中结果为阴性的比例。高特异性测试能很好地排除大多数无患病人群。因此，高特异性测试的阳性结果可以可信地判断特定个体患病。特异性本身并不能告诉我们某个测试排除疾病的能力。特异性 =TN/（FP+TN）。

助记符 SpPin 和 SnNout 可以帮助我们记住如何利用敏感性和特异性选择特殊测试[1]：

如果一项测试具有极高的特异性（Specificity），且测试结果为阳性（Positive），那么可以确定该疾病存在（in），即 SpPin。

如果一项测试具有极高的敏感性（Sensitivity），且测试结果为阴性（Negative），那么可以确定该疾病不存在（out），即 SnNout。

理想的测试是既敏感且特异的。例如，如果测试 A 认为世界上每个人都患有腕管综合征，那么它的敏感性是 100%，但特异性是 0%，这显然是没有诊断价值的。至少，敏感性 + 特异性应该＞ 100%。如果低于这一数值，测试的总体准确性会比猜抛硬币时正反面的正确率更差。如果测试的敏感性和特异性都＞ 70%，那就更好了，因为这一测试能够同时基于阳性和阴性的测试结果做出足以改变疾病存在概率的推断。

例如，针对腕管综合征 Phalen 的试验（肘关节屈曲 30°，前臂旋后，检查者将受试者的手腕被动置于完全屈曲位 60 s，阳性结果是在腕管远端正中神经分布区域重新出现症状）的敏感性为 77%、特异性为 40%[19]。这一研究结果表明，Phalen 试验的阴性结果有一定的排除腕管综合征的能力，但由于其低特异性（40%），阳性结果不能用于腕管综合征的诊断。因此，如果主要目的是确诊腕管综合征，我们不会选择 Phalen 试验。

敏感性和特异性可以让我们大致了解某项测试是否适合纳入（高特异性）、排除（高敏感性），或二者兼有，但不能向康复对象准确解释测试结果。为了解释测试结果，我们有其他工具：似然比和预测值。

解释测试结果

似然比

似然比（likelihood ratios，LR）有助于确定有特定测试结果的康复对象出现特定疾病的可能性。似然比可用于解释测试结果。然而，在使用似然比之前，我们需要在测试之前根据我们已有的信息判断康复对象患有某一疾病的可能性有多大，这被称为验前概率（pretest probability）。康复对象到手治疗师处就诊时，患有某种疾病的验前概率取决于多种因素，例如，转诊来源、就诊环境、明确的诊断、已完成的诊断性测试的数量和质量、人口学信息等。

例如，在某项研究中，医师转介疑似腕管综合征（carpal tunnel syndrome，CTS）或神经根型颈椎病的康复对象进行神经生理学测试，只有 34% 的康复对象患有 CTS[19]。这个情况提供了 CTS 患病率的合理估计，在转介评估手部症状（可能是 CTS 或神经根型颈椎病）的康复对象中，CTS 的患病率为 34%。许多治疗师认为，只有 34% 的诊断正确率不

足以针对这种疾病进行治疗。

LR 告诉我们，给定测试结果，康复对象患有特定疾病的概率会增加或减少多少。如果康复对象的临床测试是阳性的，那么该测试的阳性似然比（LR+）提示康复对象患病的可能性增加多少。如果康复对象的临床测试是阴性的，那么该测试的阴性似然比（LR−）提示康复对象患病的可能性减少了多少。使用以下公式，根据敏感性和特异性计算似然比[1]：

LR+= 敏感性 /（1− 特异性）

LR−=（1− 敏感性）/ 特异性

让我们回到上述案例，康复对象被诊断为腕管综合征或神经根型颈椎病，但没有进行电生理检查。这种情况下，腕管综合征的验前概率（或患病率）为 34%。如果治疗师进行 Phalen 试验并得到阳性结果，治疗师可以使用 1.3 的 LR+ 值[19]来计算验后概率。这个计算是使用 Fagan 诺模图来完成的（图 2.1A）。如果从验前概率值 34% 到 1.3 的 LR+ 值画一条直线，线段将与验后概率值 40% 相交（图 2.1B）。然后可以使用 40% 作为新的验前概率值进行接下来的测试。

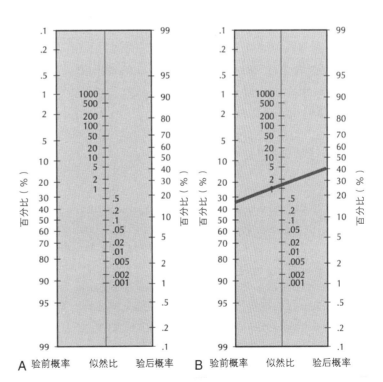

图 2.1 （A）Fagan 诺模图；（B）用给定的验前概率值 34% 和 1.3 的 LR+ 值，计算验后概率

测试可以按顺序"连接"，在测试彼此独立的情况下（即以不同的方式测试同一种症状），每一个测试的验后概率可作为下一个测试的验前概率[1]。

Phalen 试验（腕关节被动屈曲 60 秒）和反向 Phalen 试验（腕关节被动伸展 60 秒）就可能不是相互独立的，因为二者都依赖于腕关节的位置以增加腕管

的压力。Phalen 测试和 Tinel 征（Tinel's sign，而不是 Tinel's test）（用反射锤敲击正中神经）是独立的，因为二者用不同的方式检查腕管综合征。

临床精要

要在临床中使用诺模图，可以从 https://www.cebm.net/2014/02/likelihood-ratios/ 下载打印，或者在 http://araw.mede.uic.edu/cgi-bin/testcalc.pl 上使用交互式诺模图。

表 2.3 表明以一种有益的方式改变概率所需的似然比数值。

表 2.3 测试所需的似然比[3]		
测试的有效性	LR+	LR−
不能改变概率	1~2	1~0.5
概率有小的改变	2~5	0.5~0.2
概率有中等程度改变	5~10	0.2~0.1
概率有极大或决定性改变	> 10	< 0.1

阳性 / 阴性预测值

阳性预测值（positive predictive value，PPV）和阴性预测值（negative predictive value，NPV）用于解释所获得的测试结果（与使用似然比的目的相同）。根据表 2.2，PPV=TP /（TP+FP）。PPV 表明测试结果阳性的个体实际患病的百分比。NPV 表明测试结果阴性的个体实际无患病的百分比。NPV=TN /（FN+TN）。可以使用 PPV 和 NPV 来估计测试结果的正确率。例如，NPV 为 0.65 意味着测试结果为阴性的康复对象中，65% 实际无患病（35% 患病）。PPV 和 NPV 的一个缺点是将某种疾病的患病率考虑在内，但任一特定研究中的患病率可能与所在的临床环境的患病率差异巨大。在使用某一研究的 PPV 和 NPV 之前，实践者必须确认该研究中疾病的患病率与所在实践环境中疾病的患病率相同。

寻找鉴别诊断的证据和工具

有许多资源可以提供特殊测试的敏感性、特异性和似然比。两本基于循证的骨科检查的相关图书提供了鉴别诊断中特殊检查的信度和效度（敏感性、特异性和 LR）的丰富证据[20, 21]。我们也可以通过 www.pubmed.gov 找到关于鉴别诊断的系统综述或研究，点击"Pubmed 工具（PubMed Tools）"下的"临床查询（Clinical Queries）"，在搜索框中输入诊断，然后查看"系统综述（Systematic Reviews）"主题下的文章，或者在"临床研究类别（Clinical Study Categories）"主题下选择"诊断（Diagnosis）"类别。

也许最难获得的数据是某一疾病的验前概率（或患病率）。理想情况下，这应该是某一临床环境下的患病率。有时这可以通过证据来说明（如本章列举的腕管综合征）。其他时候只能估计临床人群中的患病率；无论以何种方式，我们可以利用临床数据做出这样的估计。

（张妍昭 译，徐丽 蔡素芳 黄锦文 审）

参考文献

1. Straus SE, Glasziou P, Richardson WS, et al.: Evidence-based medicine: how to practice and teach EBM, ed 5, New York, NY, 2019, Elsevier.

2. Portney LG, Watkins MP: Foundations of clinical research: applications to practice, ed 3, Upper Saddle River, NJ, 2009, Pearson Prentice Hall.

3. Guyatt G, Rennie D, Meade MO, et al.: Users' guides to the medical literature: a manual for evidence-based clinical practice, ed 3, McGraw-Hill Education, 2015.

4. Fetters L, Tilson J: Evidence-based physical therapy, Philadelphia, PA, 2012, F. A. Davis.

5. Law M, MacDermid JC, editors: Evidence-based rehabilitation: a guide to practice, ed 3, Thorofare, NJ, 2014, SLACK Inc.

6. OCEBM Levels of Evidence Working Group: The Oxford 2011 levels of evidence, Oxford, United Kingdom, 2011, Oxford Centre for Evidence-Based Medicine. http://www.cebm.net/index.aspx?o=5653. [Accessed 20 May 2019].

7. MacDermid JC: An introduction to evidence-based practice for hand therapists, J Hand Ther 7(2):105–117, 2004. https://doi.org/10.1197/j.jht.2004.02.001.

8. Merriam SB, Tisdell EJ: Qualitative research:a guide to design and implementation, ed 4, San Fransisco, CA, 2015, Jossey-Bass.

9. Tomlin G, Borgetto B: Research pyramid: a new evidence-based practice model for occupational therapy, Am J Occup

Ther 65(2):189－196, 2011. https://doi.org/10.5014/ajot.2011.000828.

10. Tickle-Degnen L, Bedell G: Heterarchy and hierarchy: a critical appraisal of the "levels of evidence" as a tool for clinical decision making, Am J Occup Ther 57(2):234－237, 2003. https://doi.org/10.5014/ajot.57 .2.234.

11. Arbesman M, Scheer J, Lieberman D: Using AOTAs critically appraised topic and critically appraised paper series to link evidence to practice, OT Practice 13(5):18－22, 2008. https://communot.aota.org/ viewdocument/05-march-31-2008.

12. Higgins JPT, Altman DG, Sterne JAC: 8.5 The Cochrane Collaboration's tool for assessing risk of bias. In Higgins JPT, Green S, editors: Cochrane handbook for systematic reviews of interventions. Version 5.1.0, The Cochrane Collaboration, 2011. http://handbook-5- 1.cochrane.org/.

13. Centre for Evidence-Based Physiotherapy: PEDro scale Sydney, New South Wales, Australia, University of Sydney, 1999. https://www.pedro.org.au/e nglish/downloads/pedro-scale/2018. [Accessed 20 May 2019].

14. Law M, Stewart D, Pollock N, et al.: Critical Review Forms and Guidelines, Hamilton, Ontario, 1998, Canada McMaster University. http s://www.canchild.ca/en/resources/137-critical-review-forms-and-guidelines2018. [Accessed 1 April 2019].

15. AGREE Next Steps Consortium: The AGREE II Instrument 2017. https: //agreetrust.org. [Accessed 20 May 2019].

16. Moher D, Liberati A, Tetzlaff J, et al.: Preferred reporting items for systematic reviews and meta-analyses: the PRISMA statement, BMJ 339:b2535, 2009. https://doi.org/10.1136/bmj.b2535.

17. Rodrigues JN, Mabvuure NT, Nikkhah D, et al.: Minimal important changes and differences in elective hand surgery, J Hand Surg Eur Vol 40(9):900－912, 2015. https://doi.org/10.1177/1753193414553908.

18. Mosby: Mosby's medical dictionary, ed 9, St. Louis, MO, 2013, Elsevier Mosby. 2013;533.

19. Wainner RS, Fritz JM, Irrgang JJ, et al.: Development of a clinical prediction rule for the diagnosis of carpal tunnel syndrome, Arch Phys Med Rehabil 86(4):609－618, 2005. https://doi.org/10.1016/j.apmr.2004.11.008.

20. Cleland JA, Koppenhaver S, Su J: Netter's orthopedic clinical examination: an evidence-based approach, ed 3, Philadelphia, PA, 2016, Elsevier.

21. Cook CE, Hegedus EJ: Orthopedic physical examination tests: an evidencebased approach, ed 2, Upper Saddle River, NJ, 2013, Pearson Education.

第 3 章　功能解剖学

Lori DeMott，Sharon R. Flinn

引言

解剖学是研究人体内部物理结构的一门学科。骨骼起支撑作用，肌肉附着于骨骼的起止点或穿于两骨之间形成骨连接并且对关节活动有作用。对神经系统的了解有助于我们理解肌肉控制，包括肌腱及肌肉的活动。骨骼、肌肉和神经系统的相互关联性（即功能解剖学）有助于我们理解身体在日常生活活动中从简单任务到整体表现的工作方式。了解这些系统和它们之间的相互关系，以及它们如何影响运动的效能和效率，将有助于治疗干预，从而改善康复对象的康复结果。

功能解剖学的原理源于对三个系统分别所包含的内容的理解，即了解骨骼支撑、肌肉走行和位置以及肌张力对特定动作的影响。神经肌肉骨骼系统中的相互影响对解释人体可被观察到的动作具有重要作用。理解身体整体表现的无意识和代偿机制的概念是达到改善功能目标的先决条件。对解剖学系统知识的充分了解、应用，以及对运动过程中各系统间相互关系的分析是解决运动功能障碍的主要指导。最终，在实践中，功能解剖学是评估康复对象任务表现等级的一个重要因素。

本章主要介绍一种复杂但尚可理解的神经肌肉骨骼评估方法。对解剖学细节的回顾是学习的基础。评估和分析身体系统的能力需要观察局部解剖结构并且能够区分各部分在整体功能活动中的局限性。有些情况（如鹅颈、手腕和手指的锯齿形畸形、圆肩）可能仅出现于身体的某个部分，但随着时间的推移，这种最初的变化可能会导致近端和远端的改变。本章内容按照身体部位来划分，在每个部分都涉及肌肉平衡并且结合运动整体分析。本章的最后一部分将通过案例分析总结从分析到综合学习的过程。这些常见的临床场景将展现由于组织失衡导致的姿势异常或功能障碍，这些示例将有助于快速学习功能解剖学。对影响身体执行功能的系统之间相互关系的分析，包括对那些将上肢运动与高级功能性移动技巧相结合的抗重力运动的分析。

功能解剖学的关键概念是正常的姿势力学、结构组成的对线、肌肉做功原理、姿势和身体对线（系统的相互依赖性），以及姿势异常对于躯体位置的影响。

标准的姿势力学

一些可被观察到的肌肉行为会影响我们的姿势和有目的的运

动，也被称为功能解剖学。在运动事件的初始静态位置和神经肌肉骨骼平衡的恢复及变化过程中，应对身体姿势的解剖特征进行本质区分[1]。静态姿势（static posture）是对抗重力的静止位置，而动态姿势（dynamic posture）是在运动和功能过程中不断变化的一系列位置。这两种姿势都需要肌肉系统的平衡，在放松、站立、坐或卧的过程中进行观察[1]。

由姿势运动学来定义的功能解剖学是基于一个可被预测的设计。参考人体解剖学的总体结构、肌纤维的排列、肌肉的位置以及肌肉起止点将有助于理解特定肌肉的自发张力和潜在力量。当我们身体结构中的拮抗肌、原动肌和协同肌以高效和有效的方式发挥作用时，就可以观察到标准姿势力学的协调运作。

如果发现身体初始位置与已知的标准、良好的平衡姿势不同，治疗师可以假设有潜在的运动学改变。研究发现，姿势改变与骨骼肌肉疾病之间有一定的关系[2]。治疗师对神经肌肉骨骼解剖学的了解对于确定具体的限制和由此产生的软组织变化是非常重要的。此外，一种已经确定的结构异常可能是运动功能障碍和疼痛产生的原因或结果。例如，头前伸圆肩（forward head，rounded shoulds，FHRS）姿势，与平衡姿势的标准位置不同，这种解剖学改变起始位置可能会造成运动链中近端和远端的中断。在伸展过程中，由于中心排列不齐引起的关节方向变化会给一些结构，如肩锁关节或起自肱骨外上髁的肌肉增加运动力学应力[2]。

◎ 临床精要
如果身体的起始位置与平衡状态时的0°位不同，解剖学改变会使运动链中断，增加了受压区域，如肩锁关节或起自肱骨外上髁的肌肉。

结构组成的对线

骨骼、韧带和关节

骨骼为人体提供刚性和整体基础结构。关节的解剖学设计允许在运动和休息的过程中肌肉力量的传递。了解关节结构有助于认识整体功能解剖和姿势结构。骨与骨的连结构成了关节，组成关节的骨骼彼此相互运动。骨骼表面的构造决定了关节的自由度，并构成了不同类型的运动铰链。

由于构成关节的骨骼彼此相互运动，大多数骨

关节有1~3个运动平面。通常，一个部分是稳定的，另一个部分则相对于该稳定部分移动。随着关节的运动，影响整体运动模式的关节可能不止一个。例如，肩带包括盂肱关节、肩锁关节、肩胸关节和胸锁关节，由肩胛骨、胸骨、锁骨及肱骨构成[3]。关节旋转轴的控制和稳定性直接关系到所有结构的关节方向。如果没有关节稳定性原则，最简单的运动可能也会因运动链上任何给定点的力学优势损失而减弱。这见于关节脱位、退行性病变和节段性骨折，导致运动无法被引出，或可见关节或骨处于异常角度。反之，如果骨骼走向不一致，关节运动轴改变，则外在肌肉的拉力可以被抵消，功能性运动将呈现功能失调且出现不理想的力学扭曲。在基于作业的框架中，康复对象将描述不同程度的适应，通常不是来自特定运动或那些无意识运动代偿的变化，而是对疼痛或有意义的活动的丧失的描述。

在身体中有许多运动轴。上肢运动涉及屈曲-伸展、内收-外展、内旋-外旋、桡偏-尺偏，以及旋前-旋后。腕关节有2个运动轴，肘关节在肱尺关节处有1个运动轴，盂肱关节是一个有3个运动轴的球窝关节。关节轴的正常平衡表现关系是可预测的，且可在静止和运动过程中进行评估。

◎ 临床精要
关节的病理改变在静止和运动过程中均可被观察且被触诊到。

关节软组织基质或骨性结构的改变会导致关节无法运动，并可能导致各种类型的关节塌陷和畸形[3]。关节松弛时，轴心向弱化和退化组织的方向移动。通常见于盂肱关节的退行性改变，关节囊前下方的松弛及薄弱。关节轴心的改变可导致关节囊前后张力的变化，随着时间的推移导致粘连。不稳定和粘连现象是由多种疾病引起的。所有这些最终都会涉及内在和外在肌肉等软组织结构发生变化，从而失去骨性关节面的内部平衡和韧带稳定性。关节稳定性的丧失将使肌肉不受限制地拉动构成关节的骨，从而导致畸形[4]。

神经系统

周围神经、中枢神经和自主神经系统结合在一起形成一个内部通信系统，用于感知内、外部刺激并对其做出反应[5]。上肢的运动和感觉功能来自颈

丛神经和臂丛神经。大多数神经有一个由传出运动纤维和传入感觉纤维排列成束的轴突。致密的结缔组织层被称为神经外膜、神经束膜和神经内膜，它们用来保护轴突。每一层都有独特的作用来支撑神经的最内层结构，调节压力和牵张力，并允许神经在神经束和周围的解剖结构之间滑动[6]。电脉冲通过郎飞结沿着神经通路快速传导，该通路起自脊髓和脑干，止于手指和脚趾。由于周围神经系统的连续性和生理功能，远端部位（如腕关节）的运动会增加臂丛神经的张力。同样，颈椎向对侧屈曲也会增加臂丛神经和臂部 3 条主要神经的张力[5]。在肌肉紧张状态下，神经组织可能难以传导电脉冲，应确保该部分有足够的血液供应，并能为其提供足够的轴突运输，特别是在运动期间[6]。

神经系统在肌肉活动中承担着保持身体平衡的复杂角色。神经 – 肌肉的连结是由高尔基腱器的受体和肌梭共同执行的同步肌肉协调。这两个本体感受器在肌肉内或肌肉附近。它们的功能是记录和反应肌肉张力和肌肉长度的变化，负责抑制主动肌和促进拮抗肌[4]。这种复杂的反馈系统，从感受器到脊髓、再到中枢神经系统以及返回，有助于产生有计划的和反射性的运动模式。

神经系统是我们休息和运动时肌肉的控制中心。神经系统控制肌肉的复杂性体现在单独控制或协同控制肌肉。神经（包括从脊髓到周围神经，或在骨骼肌的突触交界处的神经）的特定位置的解剖学知识，有助于我们理解发生在肌肉骨骼解剖中的变化类型。

肌肉

肌肉以肌群及运动模式工作。单块肌肉具有延长、收缩、应激和抑制的特性。收缩性（contractility）使肌肉强力缩短、被动伸长和移动。应激性（excitability）使肌肉对刺激做出反应并保持其细胞膜上的电位变化。延展性（extensibility）使肌肉根据需要反复大量地拉伸而不会受到损伤。弹性（elasticity）使肌肉在拉伸或缩短后可以恢复到正常的长度。肌肉功能的结果是力的应用。例如，在有意识地握拳时会发生协调的神经肌肉事件。腕伸肌和腕屈肌可以稳定腕关节在屈曲大约 35° 的位置，指总伸肌作为拮抗肌伸长到完全伸展的位置，同时，指深屈肌和指浅屈肌作为主动肌收缩。腕关节伸展25°~35° 和尺偏 7° 的自发选择的平衡位置可产生最

佳握力[7]。腕部协调的肌肉收缩有助于区分肌腱的滑动，从而允许末端的远端关节屈曲。同时，内在的蚓状肌和骨间肌的收缩增加了掌骨关节的屈曲、稳定和关节控制，并使手指屈曲在手掌内的某一并拢位置[4]。有助于肌肉平衡的肌肉肌腱结构的特征见专栏 3.1。总之，肌肉功能的原则是协调地改善单独肌肉和肌群的力量和灵活性。

> ◎ **临床精要**
> 腕部位置是改变施加在拇指及其余手指外在肌肉肌腱单位张力的关键。

专栏 3.1　促进平衡的肌肉肌腱的特征

1. 肌肉的静息长度是与肌纤维拉伸到完全收缩成比例分配的。
2. 在休息甚至在睡眠时，肌肉有收缩和抵抗拉伸的趋势。这一原理受到中枢神经系统和内部肌肉结构的影响，被定义为肌张力。
3. 由于拮抗肌的延长和协同肌的协调作用，我们所有参与的解剖结构的长度和拉力都是易变的，会影响休息或运动时的正常活动范围。
4. 重力和对骨骼稳定性的需求将改变静息时的肌肉张力，从而改变远端关节的位置。
5. 肌肉的长度和横截面积会影响滑动和肌肉弹性水平。
6. 一块肌肉跨越多个关节可产生复合运动；近端关节的稳定性是增加远端关节活动范围所必需的。
7. 被动的关节活动不受软组织弹性特性的影响。
8. 肌肉平衡是不自主的，随着时间的推移，静息长度可能会发生变化或因轴的改变而改变。当关节运动时，这些改变的力会造成失衡并导致活动受限或畸形。

姿势：身体对线

由姿势运动学观点定义的功能解剖学是基于一种稳定的、可预测的设计。这种身体姿势的组合被称为标准姿势（standard posture）。在观察过程中，通过设想潜在的骨骼位置来观察和分析骨骼结构。通过了解预设配置或默认设计，可以直观地构建肌肉解剖结构及肌肉对姿势的作用。对人体解剖学的总体结构、肌纤维排列、肌肉位置以及起止点的了解有助于理解特定肌肉的自身张力和潜在力量。

可以通过设想神经肌肉骨骼系统的潜在相互作用来观察和分析骨骼对线。姿势形成作为一个整体是由单个关节的改变或多个关节呈现的位置。肌肉在某一方向的缩短和延长对可观察到的姿势起主要或次要作用。许多不同的条件会导致这些结构发生显著变化。

缩短更名的肌肉并不是力量更强的肌肉。

解剖结构的中立静息平衡是默认状态或身体的 0° 位（zero position）[3]。0° 位与身体的解剖学姿势不同。它代表标准的静息平衡位置，在该位置，上肢在空间中抵抗重力对齐，运动停止，并且相应负荷被移除。在 0° 位时，上肢位于盂肱关节和前臂旋转的中间位置，手腕位于大约 10° 的伸展位，指关节位于大约 45° 的屈曲位置。如果不了解标准静息平衡位置，就无法理解功能解剖结构的异常变化。图 3.1 展示了 0° 位。

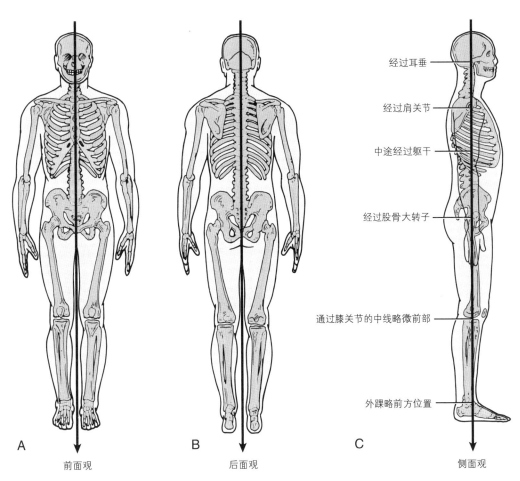

经过耳垂
经过肩关节
中途经过躯干
经过股骨大转子
通过膝关节的中线略微前部
外踝略前方位置

A 前面观　　　B 后面观　　　C 侧面观

图 3.1　躯体矢状面和冠状面的 0° 位。（A）前面观；（B）后面观；（C）侧面观（修改自 Cameron MH, Monroe LG. Physical Rehabilitation: Evidence-Based Examination, Evaluation, and Intervention. St Louis, MO: Saunders Elsevier; 2007.）

手相对于 0° 位的位置提示了肩胛骨的功能解剖结构，并说明了肩胛骨的方向及其在胸部的相对位置。

在大多数静止的身体姿势中，上肢恢复到默认的休息位或 0° 位。它是一个假定的关节对线的位置，位置肌肉活动的张力最小，起止点处于"休息"的位置，而关节处的组织的张力处于放松的韧带平衡状态。静止时的剩余肌肉张力是重力引起的肌肉收缩。重要的是，由于支撑面、重力的作用以及骨盆和肩胛骨的倾斜作用，上肢的休息位以及由此产生的张力在不同的体位（如坐位、仰卧位、俯卧位）中是不同的。

肌张力（muscle tone）被定义为肌肉连续的和被动部分的收缩或肌肉在静息状态下对被动拉伸的抵抗[4]。由此产生的关节角度及肌肉张力线，以及躯体的整体构造，都表明了肌肉和神经系统的协同作用。通常，参考点是解剖标志，并可以在两个身体平面中观察到。冠状面（coronal plane）是垂直的，将身体分为前后两部分[3]。从冠状面绘制一条线性垂线或重力线（line of gravity，LOG），会形成一个参考轴（axis of reference）。从康复对象的侧面观察，耳、肩、肘关节外侧、髋关节后侧、膝关节前侧和外踝的对线是身体平衡的标志，它们位于参考轴附近（如果不是，则直接在参考轴内）。从轴上可以观察到身体的屈曲、伸展、前后调整。同样，矢状面（sagittal plane）是垂直的，将身体分为左右两部分[3]。全方位观察姿势，包括明显的身体标志，如头部位置、肩高和关节盂方向、锁骨角度、肩胛骨位置、肘窝（如携带角/方向）、手部方向和髋的高度。图 3.1A、B 为矢状面，并展示了身体的前面观和后面观。图 3.1C 为冠状面，并展示了身体的侧面观，可以清晰地看到手臂的位置。

◎ 临床精要

肩胛骨倾斜（向前、向后、向上或向下）。肩胛骨倾斜改变了肢体静止时的方向，并有助于获得功能性活动范围。

功能解剖的筛查是通过观察解剖学标志的关键点以及骨节段来执行的，因为它们造成了不同于 0° 位描述的角度。改变的角度可以改变整体的高度或各部分之间的距离，并从垂直位或水平的"0°"位呈现一个移动的线段。这些角度或投射的差异被用来假设相关肌肉功能的影响。为了理解人体解剖学的姿势力学并在实践中利用这些概念，我们需要在休息和运动中应用最佳的骨骼和肌肉对线的正常方向。然后，这些"正常"的默认姿势可以与在解剖结构中有代偿性适应和限制的康复对象进行比较。

◎ 临床精要

了解正常的解剖学姿势和最佳的平衡位置对于识别康复对象的神经肌肉骨骼解剖的失衡至关重要。

身体和上肢的骨骼系统可以通过映射来确定初始位置的标准默认状态。映射（mapping）是一种将身体的角度和设计进行视觉绘图的技术，并形成一个对线的图片。一个虚构的覆盖在身体构造上的骨骼创建了关节和骨段的大致位置。映射的位置在运动平面上。身体的冠状面和矢状面产生静态和动态身体姿势的参考线。身体的前后观给出了最佳对称视图。

这些结构有助于识别重要的标志。标志（landmarks）指识别关节以外的特征的结构。如耳、前额褶皱、手掌和指甲的位置、携带角空间、指蹼间隙，以及背部和指纹的皮肤褶皱。图 3.1 的一个

重要标志是手臂和身体之间的空间。图 3.2 是手的映射。手的重要标志是指甲的位置、示指和拇指之间的空间、手指的分层屈曲、鱼际肌的隆起和尺骨头的突出部分。

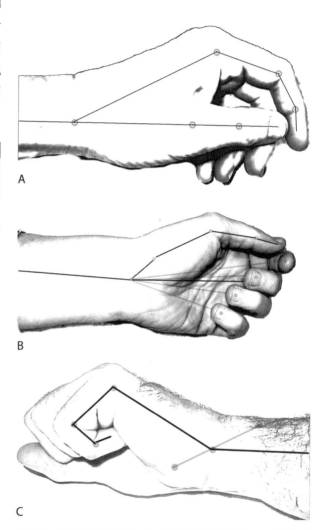

图 3.2　手休息位的映射。（A）旋前位的桡侧观；（B）前臂中立位尺侧观；（C）旋前位的尺侧观（引自 Donatelli RA. Orthopaedic Physical Therapy. 4th ed. St Louis, MO: Churchill Livingstone Elsevier; 2010.）

一旦确定了关节和标志的位置，就可以确定节段（segments）或关节表面之间的线。然后，使用预期的功能解剖结构来分析该设计，作为确定可能导致疼痛、力弱和运动受限的失衡的参考点。

使用两个解剖平面、参考轴和映射技术作为功能解剖学的筛查工具，允许治疗师将理想的姿势对线与康复对象的假定姿势对线进行对比。偏离理想姿势的程度从轻微到严重不等，这将指导评估人员

理解与关节和肌肉功能相关的问题。该工具可以在局部层面（关节）和整体层面（身体姿势）上确定导致解剖学对线异常的差异[8, 9]。肌肉短缩（如拮抗肌无力、关节疼痛、近端病变）可能导致姿势或关节屈曲、伸展、侧向旋转出现明显异常。治疗师可以通过辨别这些姿势的改变来描述神经肌肉事件的影响，并采用治疗干预解决功能解剖问题。

◎ 临床精要

通过实践进行解剖映射的治疗师会发现，这个过程是可以想象的，通过观察康复对象的形态，使用足、膝、髋、肩和耳这些标志作为关键的视觉标记，并将它们与正常的静息对线进行比较。

姿势异常对身体位置的影响

人体系统作为一个整体，就像一台活的机器，运行时与所有非生物结构的物理规律和原理相同。这些定律和原理描述了人体机器中相对有效的杠杆、滑轮和轮轴力学如何转化为运作的能源。来自身体姿势的能量称为储能或势能。运动产生的能量称为动能。这种能量是身体完成所需运动的能力和潜力。一旦执行，身体本身和躯体的行为都会产生潜在的结果。

力促使产生身体移动或影响身体运动。重力、即身体的重量，以及抵抗运动的那些结构上的摩擦力都是外力。身体的结构，即神经肌肉骨骼系统，在克服重力和负荷的需求时会产生内力[10]。这些力从一个部分传递到另一个部分。外力和内力对肌肉收缩、韧带约束和骨骼支撑很重要，因为如果没有内力来抵消外力，身体功能就会失效。这些力影响整个身体的行为方式，无论是熟练的运动效率还是力弱和疼痛的运动代偿性适应。为了完成一项活动，肌肉骨骼系统的身体组成部分会因执行该运动的需求而改变空间和时间的位置。这些需求就是那些为实现独立性所需执行的期望动作。

这些力是由内部和外部需求所引导的，这些需求是由动作产生或作为动作的结果。通过将力从一个地方转移到另一个地方、改变方向、增加力的大小或增加力的距离或速度，使身体功能变得高效[13]。为了有效地运行，机体必须克服摩擦力和每个动作中的负荷应力[4]。运动力学定律有助于理解在所有身体姿势和动作中应变和应力对身体姿势的影响。

就本章而言，对功能解剖学的理解包括系统的相互关系、作用在身体结构上的力以及该运动的生物力学。这些是导致康复对象抱怨功能性限制的因素。

力是产生或改变身体加速度（推或拉）的原因[4]。我们定义的力是那些对肌肉骨骼系统（骨骼、关节和软组织）造成的应力。身体姿势尝试尽可能有效地移动，以成功完成所期望的任务。重要的是，重力的外力持续作用于所有身体结构。不断变化的重心是所有部分相互平衡并沿运动链产生肌肉骨骼变化的集中点。在随着运动而发生的为了维持稳定性和灵活性的姿势变化期间，神经肌肉结构的延长和缩短会对抗重力，以使身体保持在最佳的直立和稳定位置。内力和外力对身体的影响会改变力学平衡和重心。高效的力学平衡基于其重量在整个运动过程中的稳定分布。总之，活动期间的正确对线是基于身体利用肌肉收缩和放松的功能解剖结构来支撑和调整重力的能力。

内部力学应力（即拉伸、压缩、剪切、扭转和弯曲）如果持续存在，会导致神经肌肉骨骼形态的变化。形态变化可以在肌肉发达的健美者或演艺工作者身上看到，被称为慢性高张力。由于过度和（或）持续的应力，肌肉张力会改变身体肌肉的形状、体积或二者皆改变。由于萎缩导致拮抗肌失衡，其他改变运动模式的形态变化可以被观察到。肌肉的弹性、柔韧性和柔软度方面发生变化，会导致无法达到完全关节活动范围，无法恢复其原始形状，即使在消除应力后也无法从形变中恢复。

当神经损伤或单个肌肉、肌群完全失神经支配后发生肌肉萎缩时，可以观察到关节的局部变化。当主动肌在没有拮抗肌的情况下收缩并改变关节的位置时，关节将失衡。关节失衡可能是导致关节挛缩的主要原因和（或）可能是导致功能障碍的运动变化链的一部分。当施加力时，可见畸形加剧。功能性的运动包括加速度和重力的外力，它们将对神经肌肉关系产生反应。造成平衡或失衡的外力和内力随后会导致对线或不对线。

通过脊柱正常曲线的姿势变化可以观察到骨骼的改变造成整体影响的更广泛的画面。姿势变化可以在不同的组合中看到。错误的姿势可以单独作为主要问题，或者是继发远端和（或）近端运动代偿的促成因素。错误的核心姿势会影响上肢远端的运动力学，并加重我们运动的内部和外部应力。胸椎屈曲（后凸）、圆肩、头前伸、脊柱侧凸和腰椎伸展（前凸）是脊柱和肩胛骨运动线与重力线的距离增加时产生的错误姿势的例子。每一个姿势都会引起相应肌肉的缩短和延长，从而导致功能解剖结构的延伸、无力、缩短和（或）无效加强[12, 13]。

接下来会更详细地讨论并回顾解剖系统，包括与骨骼、关节、韧带、肌肉、肌腱和上肢神经血管系统相关的特征以及它们对运动姿势和力学的贡献。下面将讨论身体每个区域的信息，以识别和限定功能解剖结构内发生的变化。

手、腕、前臂和肘

由于疾病引起的姿势异常可以在类风湿关节炎或骨关节炎的康复对象手部观察到。随着时间的推移，可观察到掌指（MCP）关节半脱位和鹅颈畸形的解剖结构变化。常见的 MCP 关节改变是近端指骨节段向掌侧面倾斜，导致关节下降和半脱位。在静止时可以观察到掌骨头突出。肌肉收缩的内在力通过改变的关节轴和肌腱力矩臂的变化来传递。在这个例子中，指总伸肌腱会变成 MCP 关节的屈肌。旋转轴的变化不仅会改变施加到 MCP 关节的力，还会改变肌肉肌腱单元控制的所有关节的运动链。MCP 关节处长肌腱的解剖学方向改变，连同显著的关节变化，呈现出手指的锯齿形畸形，即近端指骨间（PIP）关节过度伸展和远端指骨间（DIP）关节屈曲。这些解剖学和运动学的变化导致了手指抓握功能丧失。随着病情的进展，锯齿形畸形会造成 PIP 关节过度伸展且呈现锁定状态，这限制了所有任务所需的手指屈曲。

◎ 临床精要

活动的运动链是受控的并且受近端影响最大。

关节的磨损可能是由于韧带松弛或拇指腕掌（CMC）关节的关节面疾病引起的[14]。在功能使用期间过度运动会导致骨表面腐蚀和韧带松弛。稳定的前深斜韧带（deep anterior oblique ligament，DAOL，也被称为喙韧带）松弛，会导致关节向桡骨和手掌方向半脱位。随着时间的推移，发生退行性改变的拇指 CMC 关节会表现出外观上的变化，即从拇指基底部的桡侧延伸出一个突起。关节稳定性的丧失改变了周围肌肉解剖结构的特征。拇短伸肌的力量减

弱，拇收肌收缩，无对抗。拇指 CMC 关节被拉入内收和转动旋后[4]。拇指内在肌的失衡改变了旋转轴，减少了通过掌指关节的屈曲力的传递，并将 MP 关节的休息位从屈曲姿势转移到伸展姿势。随着时间的推移，由于拇短伸肌（EPB）的力学优势，导致 MCP 关节过度伸展，进一步加重了对 CMC 关节的内收肌的牵拉，挛缩的严重程度增加。指骨间关节代偿 MCP 关节屈曲的丧失而过度屈曲，以产生功能性的指尖捏。当正常的联合力量变得病态时，级联事件是自我延续的。特定的使用模式改变了捏的功能模式。

拇指关节炎导致的解剖失衡主要表现在 CMC 关节水平，表现为骨侵蚀和关节囊不稳定，导致远端关节在静止和动态负荷期间的变化[14]。图 3.3 显示了正常和病理 CMC 关节的映射。两个拇指之间的差距很明显。运动线已从静态的屈曲姿势变为锯齿形。与正常拇指相比，病理性拇指的失衡可以通过 3 个明显的标志来识别：指甲旋转增加，MCP 关节过度伸展，以及因掌骨半脱位导致的 CMC 关节突出。

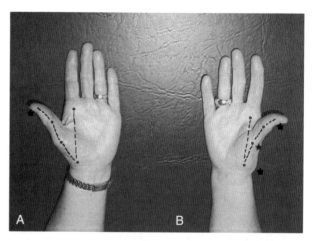

图 3.3 （A）正常拇指腕掌关节的映射。（B）病理性拇指腕掌关节的映射。点表示关节的位置，星表示骨性标志，虚线表示骨段

人体副韧带的功能是在多个运动平面内进行功能性活动时提供关节稳定性。图 3.4 展示了腕部的韧带。腕部掌侧韧带在腕骨之间提供支撑。腕部背侧韧带在腕骨和桡骨之间提供支撑。掌面桡骨月状韧带为桡骨、舟骨和月骨提供支撑。三角纤维软骨复合体（triangular fibrocartilage complex，TFCC）在腕骨、尺骨和桡尺远端关节之间提供支持。在腕关节伸展、屈曲、桡偏和尺偏的极端范围内，每个支撑结构对稳定腕关节都很重要[8]。关节的稳定性不

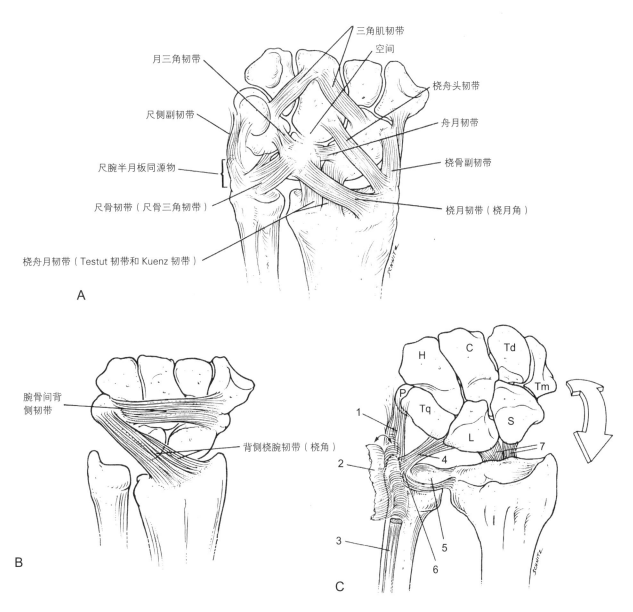

图 3.4　手腕的韧带解剖学。(A)腕部掌侧韧带。(B)腕部背侧韧带。(C)腕关节屈曲的背面观,包括三角形纤维软骨。1. 尺侧副韧带;2. 韧带的鞘;3. 尺侧腕伸肌腱;4. 尺月韧带;5. 三角纤维软骨;6. 尺腕半月板同源物;7. 掌面桡舟月韧带;C. 头状骨;H. 钩骨;L. 月骨;P. 豌豆骨;S. 舟骨;Td. 小多角骨;Tm. 大多角骨;Tq. 三角骨(引自 Fess EE, Gettle K, Phillips C, et al. Hand and Upper Extremity Splinting: Principles and Methods. 3rd ed. St Louis, MO: Mosby; 2005.)

仅会影响活动性,如果腕关节尺侧边缘没有足够的支撑,桡侧的捏力就会减小。

　　病理性原因会引起腕关节失衡。对于移位和成角的掌骨骨折,骨骼长度的改变和缩短会限制伸肌腱完全伸展 MCP 关节的能力。MCP 关节伸展在抓握大物体、将手放入口袋以及使用键盘等精细操作时是一个重要的功能。腕部韧带本身的损伤具有稳定作用,可以改变外在长肌腱的拉力和平衡。这见于远端桡尺关节(distal radioulnar joint,DRUJ)不稳定的康复对象。前臂旋前时,尺骨向背侧移动,尺骨茎突突出。小指 CMC 关节有轻微的改变,但明显的近

端塌陷会造成视觉中央凹或凹陷。止于第五掌骨的尺侧腕伸肌腱(ECU)现在变得效率低下,在主动抓握时失去了稳定掌骨于伸展位的能力。手的外观随着小指掌骨关节弓的上升而改变,随着时间的推移,在抓握和捏的任务中,整个手呈桡偏状态。由于疾病和轴改变造成的过载,最终会导致韧带不稳定和关节塌陷。图 3.5A、B 绘制了同一位康复对象的预期失衡情况,康复对象伴有韧带不稳定,与桡骨远端骨折典型畸形愈合有关。在图 3.5A 中,桡骨和腕关节塌陷导致的短缩表现为腕关节桡偏。随着尺骨茎突的突出增加,可以观察到标志。在图 3.5B 中,第五掌

骨的近端抬高是尺侧腕韧带松弛的结果。这种不稳定导致远端横弓被破坏。同时，可见萎缩的小鱼际肌和明显的小指伸肌，这有助于腕部的伸展。可以观察到其他标志，包括掌骨角异常凹陷和尺茎突突出；两者都表明腕关节可能出现半脱位和 DRUJ 失衡。

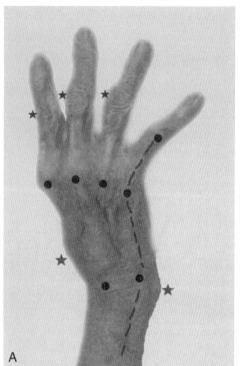

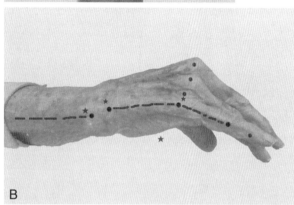

图 3.5　桡腕关节、尺腕关节和远端桡尺关节的韧带不稳定引起的预期远端失衡的映射。点表示关节的位置，星表示骨性标志，虚线表示骨段（引自 Sahrmann SA: Movement system impairment syndromes of the extremities, cervical and thoracic spines: considerations for acute and long-term management, St. Louis, 2011, Elsevier Mosby.）

手指的韧带结构与手腕不同。图 3.6 回顾了手指 MCP 和 PIP 关节的支撑结构。侧副韧带的设计是为了确保侧向支撑。当 MCP 关节屈曲时，侧副韧带延长以适应运动并稳定关节。同样，当 MCP 关节完全伸展时，侧副韧带松弛。除了关节的侧向支撑外，

还通过与副韧带的牢固膜连接提供掌侧加强。手掌（又称掌侧）板在屈曲时松弛，关节伸展时绷紧，从而保护关节免受过度伸展应力或脱位的影响。手指韧带不稳定的常见姿势改变可能包括手指的鹅颈畸形。在 PIP 关节的静态和动态位置，手掌支撑随着时间的推移而减弱，侧带向关节轴的背面滑动，从而产生 PIP 关节过伸姿势。

正如预期的那样，拇指在 IP 关节、MCP 关节和

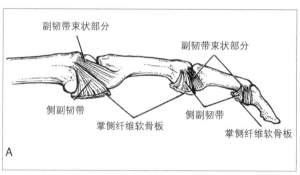

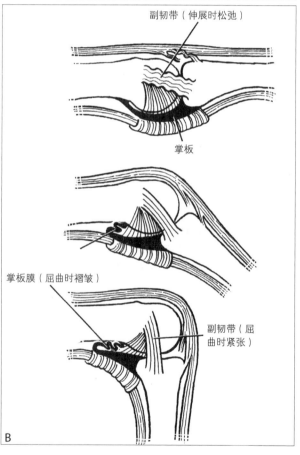

图 3.6　（A）手指关节的韧带结构。（B）在掌骨关节水平上，副韧带在伸展时松弛，但在屈曲时收紧（A，引自 Fess EE, Gettle K, Phillips C, et al. Hand and Upper Extremity Splinting: Principles and Methods. 3rd ed. St Louis, MO: Mosby; 2005; B, 修改自 Wynn–Parry CB. Rehabilitation of the hand. In: Fess EE, Gettle K, Phillips C, et al. Hand and Upper Extremity Splinting: Principles and Methods. 3rd ed. St Louis, MO: Mosby; 2005.）

CMC 关节处有韧带支撑。值得注意的是 MCP 关节的桡侧副韧带和尺侧副韧带（radial and ulnar collateral ligaments，RCLs/UCLs）。图 3.7 说明了这种强韧的组织带在支持捏的动作，特别是指尖捏和侧捏时的重要性。当进行指尖捏的动作时，韧带的不稳定性常会导致姿势不平衡。静止时不稳定的双侧 RCLs 的映射显示，拇指 MCP 关节的活动角度增加，拇指指甲旋后，鱼际隆起处的肌肉质量丧失（图 3.7A）。类似的变化可以在不稳定的 UCLs 的映射中观察到，在进行捏的动作时，MCP 关节桡偏和拇指指甲旋转（图 3.7B）

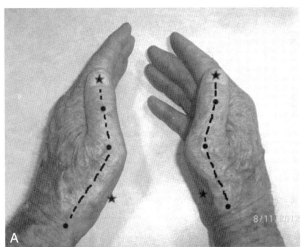
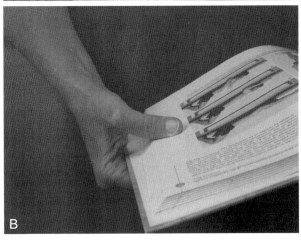

图 3.7　静态和动态姿势下的拇指 MCP 关节侧副韧带不稳定。（A）休息时双侧桡侧副韧带；不稳定（B）运动状态下尺侧副韧带不稳定（Martin Dunitz Ltd., 2001.）

起于肱骨内、外上髁的肌肉肌腱结构的适当平衡对于手在任务过程中远离身体是必要的。肘部伸展和屈曲、前臂旋转、腕部伸展和屈曲以及一些手指伸展和屈曲的动作由这些肌肉肌腱结构控制。由于这些组织的长度，它们的动作跨越多达 5 个关节，

并可能影响手的移取及位置。静态或动态的肌肉失衡会导致病理性关节应力、肌肉无力，最终可引起功能性移取和抓握模式的受限。

尽管起自肱骨外上髁的所有肌肉都受桡神经支配，但在观察它们对多关节同时运动的影响时，可以获得不同的功能图像。表 3.1 列出了 8 块肌肉、其起点及其动作[3]。很容易看出，有许多肌肉穿过肘部、前臂、腕部，有些还穿过手指。为了确保关节的充分运动，肌肉和结缔组织的柔韧性，以及起自肱骨外上髁的单个或一组肌肉的力量测试可能是有效的。在测试腕部和手的活动范围时，应考虑肘部和前臂的位置。例如，可通过肘伸展、前臂旋前、腕屈曲和手指完全屈曲，使起自肱骨外上髁的最长肌肉骨骼结构（即 EDC 肌肉）完全被动伸展。

在讨论起自肱骨内上髁的肌肉时，也可以得到类似的功能图像。表 3.2 列出了 5 块肌肉的起点及其动作[3]。在这里，所有的肌肉都由正中神经支配，除尺侧腕屈肌由尺神经支配。尽管神经支配有所不同，但这些肌肉的伸展原则与起自肱骨内上髁的肌肉的伸展原则相同。例如，通过肘部伸展、前臂旋后、腕伸展和手指完全伸展，使起自肱骨内上髁的最长肌肉骨骼结构（即 FDS）完全被动伸展。

对起自肱骨内、外上髁的肌肉进行功能性解剖筛查对于确定腕和手的正常姿势的偏差是必不可少的。在休息位时，失衡会导致起自外上髁的无拮抗的肌肉改变上臂关节的位置。在站立位或坐位时，康复对象会表现出肘部的提携角（carrying angle of the elbow）轻微增加、手掌向前、腕关节桡偏和手指的 MCP 关节轻微过伸。同样地，在休息位时，可观察到起自肱骨内上髁的肌肉的外在屈肌偏差，即手背更凸起以及腕关节尺偏。在运动过程中，康复对象可能难以到达每个运动平面，并且在负荷增加时可能出现更明显的姿势缺陷。过度的躯干屈曲和盂肱旋转运动弥补了肘部伸肌和腕关节偏移伸展受限。

功能解剖学筛查可用于评估急性和慢性神经损伤时的肌肉适应情况。肌肉平衡的改变，以及最终在休息和运动过程中姿势的改变，都是对疼痛的反应。在皮神经分布区或从损伤处到神经根的整个周围神经分布区，会出现神经疼痛的症状。神经对损伤的反应是限制关节活动时的伸展和移动。上肢的肌肉通过收缩相应的关节来限制运动弧度。例

表3.1 起自肱骨外上髁的肌肉

肌肉	起点	动作	足够肌肉肌腱柔韧时的位置
肘肌	肱骨干近端1/2外侧和后表面，以及外侧肌间隔	伸肘	肘屈曲，前臂旋前
肱桡肌	肱骨外侧髁上嵴和外侧肌间隔的近端2/3	屈肘，辅助前臂旋前、旋后	肘伸展，前臂旋前或旋后
旋后肌	肱骨外上髁、肘部RCL、桡骨环状韧带、尺骨旋后嵴	前臂旋后	肘伸展，前臂旋前
桡侧腕长伸肌	肱骨外侧髁上嵴与外侧肌间隔的远端1/3	腕伸展偏向桡侧，辅助肘屈曲	肘伸展，前臂旋前，腕屈曲偏向尺侧
桡侧腕短伸肌	肱骨外上髁、肘部RCL和前臂深窝	腕伸展，辅助腕桡偏	肘伸展，前臂旋前，腕屈曲
尺侧腕伸肌	肱骨外上髁、尺骨后缘腱膜和前臂深窝	腕伸展偏向尺侧	肘伸展，前臂旋前，腕屈曲偏向桡侧
指总伸肌	肱骨外上髁和前臂深窝	第2~5指MCP关节伸展；与蚓状肌和骨间肌联合，使第2~5指PIP关节伸展；辅助示指、环指和小指外展；以及辅助腕伸展偏向桡侧	肘伸展；前臂旋前；腕屈曲；手指的MCP、PIP和DIP关节屈曲
小指伸肌	肱骨外上髁和前臂深窝	小指MCP关节伸展；与蚓状肌、骨间肌联合，使小指PIP关节伸展；辅助小指外展	肘伸展；前臂旋前；腕屈曲；小指的MCP、PIP和DIP关节屈曲

注：DIP，远端指骨间关节；MCP，掌指关节；PIP，近端指骨间关节；RCL，桡侧副韧带。

表3.2 起自肱骨内上髁的肌肉

肌肉	起点	动作	足够肌肉肌腱柔韧的位置
旋前圆肌	肱骨内上髁、总屈肌腱和前臂深筋膜	前臂旋前，辅助腕屈曲	肘伸展，前臂旋后
桡侧腕屈肌	肱骨内上髁、总屈肌腱和前臂深筋膜	腕屈曲偏向桡侧；辅助前臂旋前和肘屈曲	肘伸展，前臂旋后，腕伸展偏向尺侧
尺侧腕屈肌	肱骨内上髁、总屈肌腱	腕屈曲偏向尺侧，辅助肘屈曲	肘伸展，前臂旋后，腕伸展偏向桡侧
掌长肌	肱骨内上髁、总屈肌腱和前臂深筋膜	手掌打开，腕屈曲，辅助肘屈曲	肘伸展，前臂旋后，腕伸展
指浅屈肌	肱骨内上髁、总屈肌腱、肘部UCL、前臂深筋膜	第2~5指PIP关节屈曲，辅助腕和MCP关节屈曲	肘伸展；前臂旋后；腕伸展；手指MCP、PIP、DIP关节伸展

注：DIP，远端指骨间关节；MCP，掌指关节；PIP，近端指骨间关节；UCL，尺侧副韧带。

如，尺神经损伤的康复对象，其肩、肘和腕关节通过将关节固定在限制和防止伸展或神经移动的位置来限制神经的张力和应力。当肘关节屈曲大于90°时，神经张力增加；当肩外展、前臂旋后和腕伸展时，神经束内压力增加。神经肌肉系统将通过控制关节运动来防止这种不必要的疼痛姿势。上肢复合关节的功能解剖筛查发现肘关节屈曲的手臂偏移小于90°，前臂运动范围从中立位到旋前位，以及腕关节屈曲。如果产生了额外的张力，如康复对象的头向对侧侧屈，肩带和肘部位置改变，以适应近端神经滑动而不增加神经张力。需要在干预中采取减少疼痛和神经肌肉反应的措施。固定是必要的，但忽略通过姿势改良来减轻疼痛的影响，可能会导致关节和肌肉适应的不良反应。

对于感觉和运动神经传导束严重丧失的神经损伤，功能解剖学筛查使用更为传统的失衡评估。通常，徒手肌力测试（MMT）是通过评估肌肉群的协同作用来进行的，如将腕伸肌或指屈肌作为一个整体进行评估。在现实中，MMT 可以是一个从其他角度看待肌肉平衡的有价值的工具。由于周围神经病变等疾病造成的不平衡，可以发现上肢未识别的损伤。

当选择由不同的神经分布支配的肌肉时，MMT

的结果会更加敏感。例如，图 3.8A 展示了与腋神经和桡神经支配相关的肌肉分布。值得注意的是，不止手指和腕的伸展可能会受到影响，尤其是当肱骨中段接近肘关节处的神经或臂丛区的神经损伤时。要评估的肌肉的选择应包括手腕和手指伸肌以及主要负责肘关节伸展、前臂中立位时肘关节屈曲、旋后和拇指伸展的肌肉。除了垂腕外，前臂旋前和拇指内收可能是桡神经损伤后在休息位时常见的姿势变化。

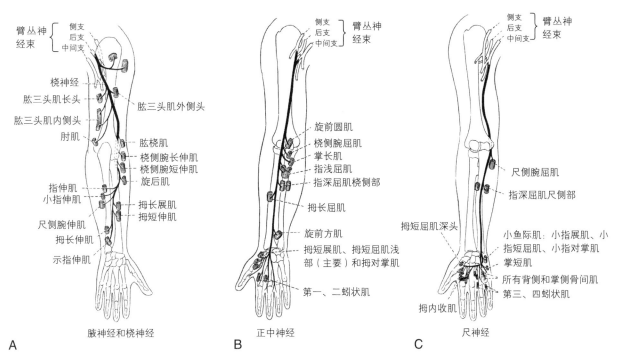

图 3.8 （A）腋神经和桡神经；（B）正中神经；（C）尺神经（引自 Jenkins DB. Hollinshead's Functional Anatomy of the Limbs and Back. 6th ed. Philadelphia, PA: WB Saunders; 1991. ）

当识别由正中神经支配的肌肉时，也可以使用同样的方法。图 3.8B 展示了由正中神经支配的肌肉分布。你可能会注意到一些外在肌（extrinsic muscles），即那些起自手外部的肌肉，受正中神经支配。在某些情况下，肌肉肌腱系统可以穿过肘、腕、拇指和其余手指。此外，还有一些内在肌（intrinsic muscles），即那些起自手部的肌肉，由正中神经支配并为拇指、示指和中指提供运动。在腕部正中神经损伤中，拇短展肌、拇对掌肌和部分拇短屈肌的运动丧失，表现为大鱼际隆起的体积损失。正中神经支配的肌肉张力丧失增加了尺神经支配肌肉的支配地位。拇指在休息位时展现为 CMC 关节内收，这种姿势被称为猿手（ape hand position）。拇指 CMC 关

节的方向变为扁平姿势，拇长屈肌在 MCP 关节处失去平衡。随着内在外展肌的张力丧失，拇指的 IP 关节屈曲。可能存在指尖捏及夹捏力量下降。图 3.9 显示了由于腕部正中神经损伤而造成的姿势失衡的映射。重要的标志是指甲方向的改变、示指 MCP 关节的突出，以及示指和拇指之间的平坦空间。

尺神经支配的肌肉如图 3.8C 所示。腕屈肌、环指和小指的屈肌，以及指部的许多内在肌的运动功能都由其支配。肘部尺神经受压可导致捏力减弱（由于环指和小指的指深屈肌力量减弱）以及侧捏力减弱（由于拇收肌力量减弱）。基于神经分布识别肌肉失衡的模式提供了一个功能图像，该图像与 MMT 和（或）标准化测试（如使用测力计和捏力计）获

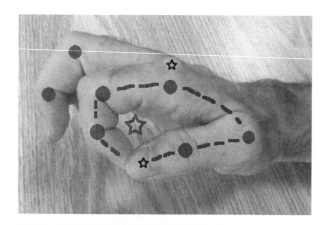

图 3.9   正中神经功能受限的手的映射（Lori DeMott）

得的图像非常不同。

　　手和腕在休息时的默认位置被描述为手的正常休息位。在这种姿势中，手腕大约伸展 30°，手指的 MCP 和 IP 关节大约屈曲 45°，手指外展且偏向桡侧。在休息时，拇指关节的姿势是 CMC 关节外展、MCP 关节屈曲和 IP 关节伸展。在休息位，拇指各关节的摆位是 CMC 关节外展、MCP 关节屈曲和 IP 关节伸展。腕、拇指和其余手指之间的平衡关系证实了腱固定（tenodesis）的原理。也就是说，肌肉肌腱结构的长度 – 张力（length–tension）和外在肌腱在其鞘内自由滑动而产生远端关节运动的能力会导致腕部的被动复位。在没有主动肌肉收缩的情况下，腕部伸展时拇指和其余四指屈曲，腕部屈曲时拇指和其余四指伸展。对于缺乏 C7 神经支配、振幅、角度和肌腱转移后的抗拉强度的个体，手腕的腱固定有助于粗大抓握、精细抓握和释放[15]。然而，关节和软组织问题可能导致腱固定轻微受限，如肌肉肌腱缩短、手腕畸形和外在肌腱粘连[15]。如果存在正常的 ROM 和肌肉骨骼结构的长度 – 张力，在期望远端关节屈曲和伸展时，功能解剖学筛查的重点应放在肌腱滑动（tendon gliding）通过鞘的质量上，当粘连出现在手和手臂的不同部位时会出现不同的情况。

　　如前所述，EDC 穿过肘部、前臂、腕和手指。除了考虑肌肉肌腱单位的长度外，伸肌腱的位置有助于了解其他结构对腱固定和肌腱滑动的影响[15]。图 3.10 指出了伸肌腱的 8 个位置或分区。伸肌腱滑动的另一个重要功能是背侧筋膜深层形成的 6 个隔室。图 3.11 指出了位于腕部每个背侧隔室的肌腱。测试每条伸肌腱的独立运动，可以更清楚地了解肌腱通过背侧滑车系统的有效性，并可以补充活动范

围测试或 MMT 的结果。VI区指伸肌腱的功能解剖筛查可能会显示手指 MCP 关节休息位的变化，即伸展角度增加。随着运动可以观察到腕部被动和主动屈曲受限以及手指过度伸展。

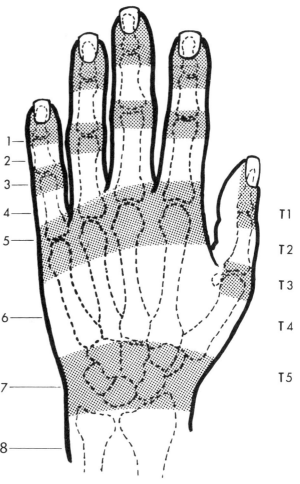

图 3.10   手外科学会国际联合会肌腱损伤委员会定义的伸肌腱分区（引自 Fess EE, Gettle K, Phillips C, et al. Hand and Upper Extremity Splinting: Principles and Methods. 3rd ed. St Louis, MO: Mosby; 2005.）

　　同样，对 II ~ IV 区手指伸肌腱的理解提供了位置如何影响肌腱滑动的不同视角。在图 3.12 中，PIP 关节的伸肌机制展现在背面观和侧面观中，伴有 MCP 关节屈曲和伸展。只有内在肌群和外在肌群之间平衡，手指才能完全伸展。为了评估外在肌肉组织对 PIP 关节伸展的作用，可以将腕关节和 MCP 关节固定在伸展位。在这个位置上，内在肌的力量被最小化。当 PIP 关节保持在伸展位和 DIP 关节主动屈曲时，侧韧带被动拉伸，最终促进了 PIP 和 DIP 关节之间的伸展平衡。对伸肌腱的解剖结构、分区位置以及周围结构的了解是手评估的重要考虑因素。

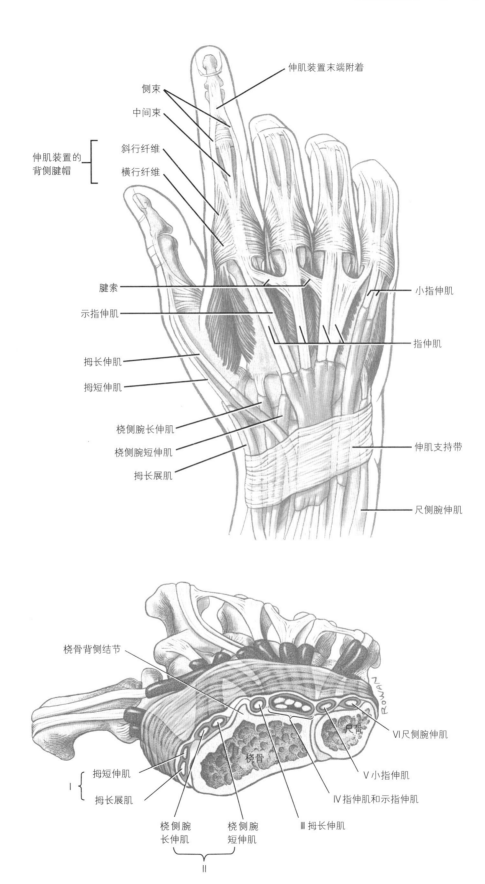

图 3.11　腕部 6 个背侧隔室中伸肌腱的排列（引自 Neuman D. Kinesiology of the Musculoskeletal System: Foundations for Rehabilitation. 2nd ed. St Louis, MO: Mosby; 2010.）

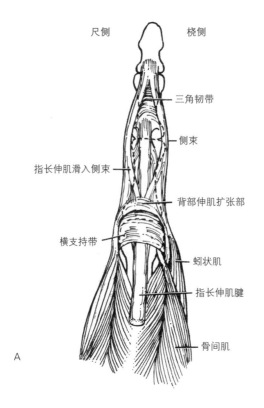

尺侧　　桡侧

三角韧带

侧束

指长伸肌滑入侧束

背部伸肌扩张部

横支持带

蚓状肌

指长伸肌腱

骨间肌

A

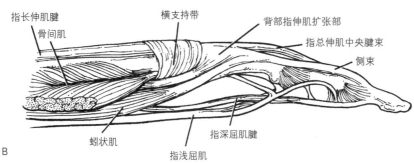

指长伸肌腱　　　　横支持带　　　背部指伸肌扩张部

骨间肌　　　　　　　　　　　　　　指总伸肌中央腱束

侧束

蚓状肌　　　指深屈肌腱

指浅屈肌

B

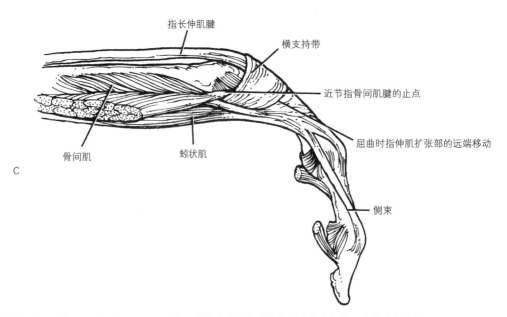

指长伸肌腱

横支持带

近节指骨间肌腱的止点

屈曲时指伸肌扩张部的远端移动

骨间肌　　蚓状肌

侧束

C

图 3.12　手指伸肌装置：背面观和侧面观。C 图显示了掌指关节屈曲时指伸肌腱扩张部的远端移动（引自 Fess EE, Gettle K, Phillips C, et al. Hand and Upper Extremity Splinting: Principles and Methods. 3rd ed. St Louis, MO: Mosby; 2005.）

在休息位，PIP 和 DIP 关节伸展的不平衡可以通过对 II ~ IV 区伸肌腱的功能解剖筛查判定。PIP 关节处掌板的损伤会引起掌侧支撑结构松动，导致伸肌腱不受拉力控制、侧韧带向背侧延伸，以及 PIP 关节的过伸。这种不平衡会导致 PIP 关节轴的改变，力学优势的丧失，以及远节指骨的屈曲异常。在休息位时，可观察到手指 PIP 关节伸展和 DIP 关节屈曲。MCP、PIP 和 DIP 关节共同屈曲的正常静息平衡也丧失，如严重鹅颈畸形。

手指屈肌与伸肌腱有相似性和对比差异性。图 3.13 显示了手指的 5 个屈肌腱分区和拇指的 3 个屈肌腱分区。IV 区包含腕管的结构，图 3.14 提供了其解剖结构的横截面视图。在检查该区域屈肌腱的滑动时，可以从浅到深评估腕管内结构。中指和环指的 FDS 是最浅层的结构，其次是示指和小指的 FDS，最后是所有手指的 FDP。此外，在腕管内，还包含拇长屈肌和正中神经两个结构，以及包裹和润滑屈肌腱的滑膜。通过分区分离屈肌腱的滑动是有用的。例如，与较深的损伤（如桡骨远端骨折）相比，IV 区较浅的损伤（如烧伤）对 FDS 的影响可能更大。对 IV 区屈肌腱的功能解剖筛查可以显示夸大的肌腱固定或随着腕关节伸展增加手指屈曲增加。

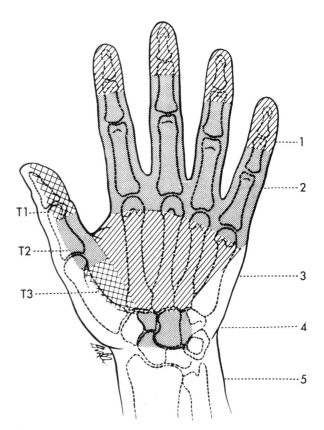

图 3.13 手的屈肌腱分区（引自 Kleinert HE, Schepel S, Gill T. Flexor tendon injuries. Surg Clin North Am.1981;61（2）:267–286.）

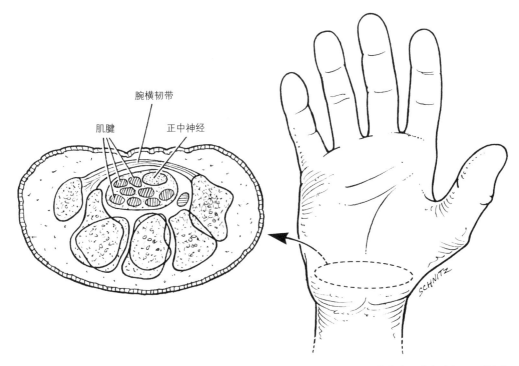

图 3.14 腕管横截面（引自 Fess EE, Gettle K, Phillips C, et al. Hand and Upper Extremity Splinting: Principles and Methods. 3rd ed. St Louis, MO: Mosby; 2005.）

应进一步考虑 I ~ II 区屈肌腱。在该区域，FDP 和 FDS 之间的关系发生了变化。在进入 II 区前，FDP 深入到 FDS 中。在 II 区，FDP 通过 FDS 的分叉，如图 3.15. 所示。当评估滑动的情况时，分离每一条肌腱都变得十分重要。测试 FDS 时，检查者必须将未测试手指的 DIP 关节伸直，并允许每个手指仅主动屈曲 PIP 关节，以消除 FDP 的影响。测试 FDP 时，PIP 关节保持在伸展位，仅允许 DIP 关节屈曲。用这种方法，进行单独的 ROM 训练可以促进这两个重要的屈肌腱对手的独立作用。I ~ II 区屈肌腱的功能解剖筛查可以发现失衡，如手部完全握拳时，DIP 关节屈曲不足。

胛骨的位置而变化。如果手的位置是旋前的，则呈现出肩胛骨外展位。因此，外展肩胛骨对肩袖肌群活动的起点和止点有直接的影响，可以假设这些结构的缩短或延长。表 3.3 指出了肩袖肌群的位置和具有的运动 [2]。肩袖肌群除了运动盂肱关节外，它们还作为力偶的一部分。力偶（force couples）负责通过肌肉共同收缩来稳定关节。这些力是平行的，大小相等，但方向相反。例如，三角肌和冈上肌作为一对力偶使盂肱关节外展或屈曲。三角肌和小圆肌作为一对力偶产生肱骨头的下降和稳定。另一个力偶是用于肱骨头下降和肱骨屈曲的三角肌和肩袖肌群 [11]。

治疗师还需要记住力的作用以及它们如何随着不同的位置和（或）姿势而变化。例如，粉刷天花板需要肩胛胸壁关节和盂肱关节近端的稳定，以保持肢体屈曲。问题是：当这个位置保持很长一段时间时，加上头部和颈椎，力是如何变化的？这可能导致各种症状，如头晕、腰部核心疼痛、肩袖肌群撞击、肱三头肌无力或手拇指侧的感觉改变。因此，当治疗肩袖损伤的康复对象时，治疗师需要考虑整个运动链、施加到上部的所有力以及运动的情景，而不仅仅是肩关节屈曲的单独运动 [16]。

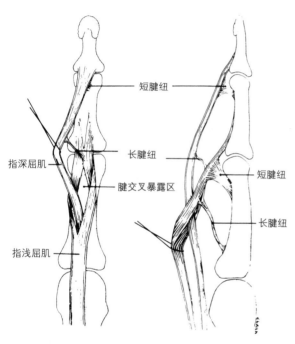

图 3.15　指深屈肌位于指浅屈肌深处，直到指深屈肌在掌指关节处分叉（引自 Schneider LH. Flexor Tendon Injuries. Boston, MA: Little Brown; 1985.）

肩部和上肢

盂肱关节依靠肩袖肌群来支撑，而不是依靠骨骼或韧带。图 3.16 显示了肩袖肌群的关系，包括肩胛下肌、冈上肌、冈下肌和小圆肌。肩关节是一种可在多个轴上运动的球窝滑膜关节。盂肱关节的运动由肩肘肌群提供，并与每一块肌肉的牵拉角度有关。在站立休息位下观察手和肩胛骨的平行方向可对正常功能解剖结构进行快速筛查。手的位置随肩

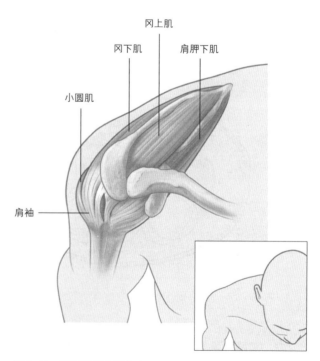

图 3.16　肩袖肌群（引自 Cummings NH, Stanley-Green S, Higgs P. Perspectives in Athletic Training. St Louis, MO: Mosby; 2009.）

表 3.3	肩袖肌群的位置和运动	
肌肉	位置	运动
冈上肌	近端附着点：肩胛骨冈上窝 远端附着点：肱骨大结节上部	外展和旋转
肩胛下肌	近端附着点：肩胛下窝 远端附着点：肱骨小结节	内旋和内收
冈下肌	近端附着点：肩胛骨冈下窝 远端附着点：肱骨大结节部	外旋
小圆肌	近端附着点：肩胛骨外侧缘 上部 远端附着点：肱骨大结节下部	外旋

对静态姿势的观察提供了关于身体静息状态的有价值的信息，即默认的 0° 静态平衡。通过从矢状面和冠状面观察结构，进行功能解剖的快速筛查。

利用正常肌肉位置和长度的解剖知识，比较观察到的姿势结构、所有关节的组合对线等，是评估功能性运动所需的关键分析。站立时，从前面观，眼睛、耳和肩从右到左呈水平对称。从后面观，头部和肩部的位置不应偏离虚构的铅垂线［重力线（line of gravity，LOG）］。当重力线通过外耳道、颈椎体部、肩峰和胸椎前方时，可以观察到正常的姿势。图 3.17 给出了头部正常位置和头前伸位的映射。两个头部位置之间存在差异。与正常头位相比，病态的姿势失衡可以通过 3 个明显的标志来识别，分别是下颌、耳和肩胛骨。姿势异常会影响神经肌肉系统，并对上肢产生运动学影响。

综上所述，由于身体上部神经血管束产生额外的张力，需要观察静态姿势和上肢的主动运动[17]。

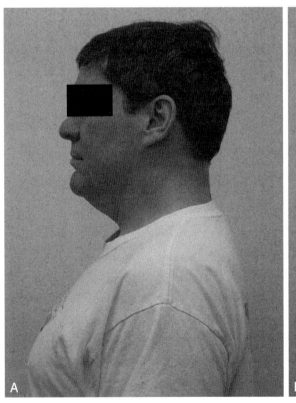 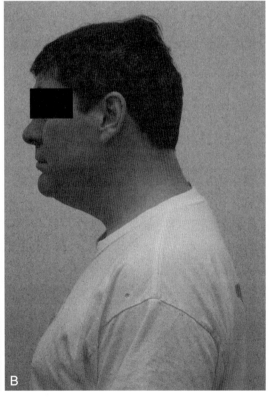

图 3.17　头正常位（A）和前伸位（B）的侧面观（引自 Sahrmann SA. Movement System Impairment Syndromes of the Extremities, Cervical and Thoracic Spines: Considerations for Acute and Long-Term Management. St Louis, MO: Elsevier Mosby; 2011. ）

感觉、运动或血管系统的常见不良症状是局部烧灼感、痉挛或皮肤温度降低，这些症状被认为在静止时遍及肢体，或者通常是由运动引起的。当刺激性运动随着时间的推移而反复出现时，由神经血管束压迫引起的暂时性症状会变得频繁或持续，并且有

些不可缓解。图 3.18 显示了随着上半身的运动，会常见肋锁位置神经血管压力增加。在这些部位出现的症状在解剖学[11, 18, 19]上通常被称为胸廓出口综合征（thoracic outlet syndrome）。

颈部对线对于肩部、手臂和手部健全的神经

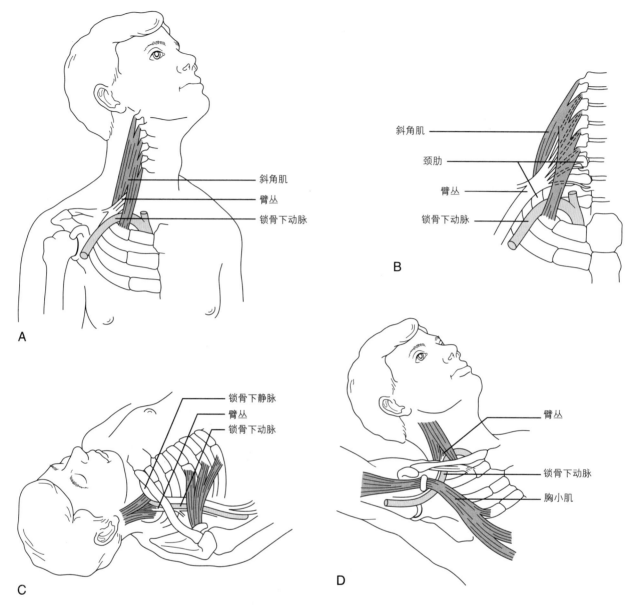

图 3.18　神经血管压力增加的常见肋锁部位。（A）前斜角肌综合征；（B）颈肋综合征；（C）肋锁综合征；（D）过度外展综合征（引自 Cummings NH, Stanley-Green S, Higgs P. Perspectives in Athletic Training. St Louis, MO: Mosby; 2009.）

和血管功能是必要的。骨、韧带、椎间盘、血管和神经的正常关系为颈椎提供了脊柱其他节段所不具备的良好的活动度。颈椎支撑着头部，允许头部向左右旋转、屈曲、伸展、向两侧侧屈，以及中间的所有动作。虽然这些结构的位置是为了增加颈椎的活动范围，但由于这些解剖关系，它们也容易受到损伤。

椎体、肌肉和软组织的对线保证椎动脉、椎静脉和颈深静脉的血流正常，确保与上肢功能相关的颈椎结构有足够的血流和引流。此外，这些结构的对线有助于 C1~C8 神经组织的正常传导和移位。图 3.19 展示了 C5~T1 神经的前支，它们构成臂丛神

经，并支配整个上肢。

颈椎错位的症状可能出现在原发损伤部位的远端，表现为感觉、运动或自主神经功能障碍。例如，头前伸姿势可能是导致头部、颈部、肩部或中背、下背部疼痛以及末梢感觉异常等的原因。当头部向前移动时，参考轴移动，颈椎被带动代偿性伸展，颈部伸肌缩短。另一个错误姿势是圆肩姿势，许多康复对象坐在电脑前办公或用手机发讯息时都会呈现出此种姿势。头前伸影响颈椎和胸椎，直接表现为肩胛骨代偿性位置。肩胛骨上提、外展及上旋，通过改变肩袖肌群的平衡来影响盂肱关节的轴心。关节盂的方向改变，使肱骨处于更向前和内旋的位

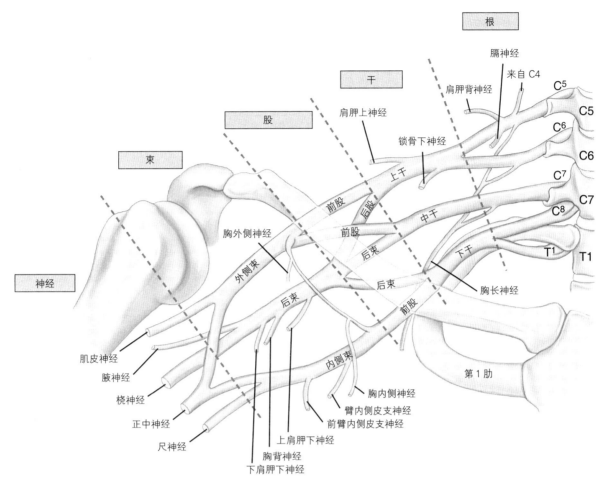

图 3.19 臂丛神经示意图（引自 Neuman D. Kinesiology of the Musculoskeletal System: Foundations for Rehabilitation. 2nd ed. St Louis, MO: Mosby; 2010. ）

置。经过一段时间后，随着胸小肌、前锯肌和斜方肌上部的缩短，一系列事件相继发生，如图 3.20 所示。起自胸椎、肋骨和肩胛骨上的外在肌也会引起肩胛骨上提和上旋。这种适应性的软组织缩短与神经压迫有关，因为神经丛从斜角肌到胸廓出口，影响肢体，导致远端的感觉障碍。表 3.4 和表 3.5 描述了由颈椎错位引起的其他疾病，这些疾病可能导致上肢功能受损。

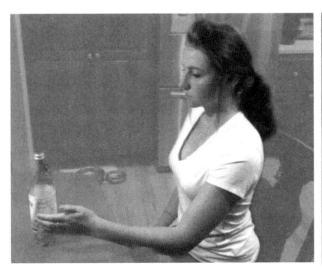

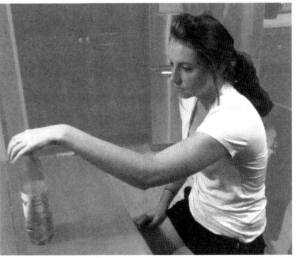

图 3.20 肩胛胸壁关节有或没有平衡的肌肉控制时，康复对象预期的够取能力（照片 Lori DeMott）

表 3.4　常见的颈椎损伤和疾病

解剖结构	损伤或疾病	症状
椎骨	半脱位、不稳定、骨折；骨发育异常；关节炎；移位；退行性变；狭窄；骨赘	上肢的感觉、运动或血管功能受损
肌肉	无力；紧张；失衡；高张力或低张力；痉挛；过度拉伸；扭伤或拉伤	神经组织压迫导致麻木、疼痛、无力和功能丧失；血管压迫导致中度疼痛和肿胀
软组织	椎间盘突出，韧带松弛；韧带撕裂；硬脊膜退化或增厚；粘连	上肢的感觉和运动功能破坏
血管	压迫；缩窄；机械性刺激；堵塞反射反应；出血；拉伸	上肢表现为与循环相关的交感神经症状。上肢组织的血流量减少；温度改变；疼痛；水肿；愈合时间减少
神经根和神经	运动和弹性下降；压迫；拉伤；刺激，轴突断裂，断离	压迫部位或沿上肢远端分布的疼痛；上肢的感觉、运动控制或力量减退或丧失；上肢深部腱反射减退；上肢肌张力减退；上肢的营养改变；深部痛觉；疼痛放射到肩部和手臂

表 3.5　与上部身体运动相关的神经血管症状

身体部分	运动	结果	症状
肩部	下压	周围神经：臂丛神经上干和中干受到牵伸，越过斜角肌，拉动下干进入由第 1 肋和斜角肌腱组成的角	麻木和疼痛，特别是尺骨分布区域；因体位导致夜间疼痛加重；一天中疼痛强度波动；上肢疲劳、力弱、手指抽筋、麻痹和刺痛、手冷、感觉过敏、萎缩、震颤和（或）手变色
		血管：锁骨下动脉未受压	
	后缩	周围神经：未受压	
		血管：锁骨下静脉受压是由锁骨下肌的肌腱导致的，而不是锁骨	
	外展和后缩	周围神经：锁骨压迫臂丛神经	
		血管：锁骨下动脉压迫斜角肌	
肩胛骨	后缩	周围神经：在锁骨和第 1 肋之间压迫臂丛神经	
		血管：在锁骨和第 1 肋之间压迫锁骨下动脉	

躯干和下肢

脊柱从头部延伸到骨盆后部，由 24 块独立的骨骼组成。每一块骨，即椎骨，都被设计用于满足脊柱三个区域的特定要求。颈段是指颈部区域，由 7 块椎骨组成。胸段包含 12 块椎骨，是构成胸廓的一部分。腰段由 5 块椎骨组成。在脊柱的矢状面上可以看到弯曲的弓形柱，形成平衡曲线。脊柱的轴线是一条 C1~L5 的假想线，这条线应该与重力线平行。

脊柱的力学功能对于支撑和转移位于骨盆后部的骶椎平面的重量，以及支撑头部的重量是必不可少的。由于运动的自由度降低，脊柱从无效的对线中调整的能力将影响整体功能。在代偿失调的过程中，姿势缺陷改变，运动链上可用运动减少。在坐、站、走、跑、跳时，来自地面的反作用力可以被脊柱的椎体和椎间盘吸收。当脊柱未对线时，肌肉和韧带必须参与反作用力的吸收，这可能导致肌肉过度拉伤和疼痛。

竖脊肌是一大块复杂的肌肉，起自骶骨，沿脊柱向上，呈扇形展开附着于脊柱，形成一系列较小的肌肉。这些肌肉与从头部向下延伸的颈部肌肉交织在一起。竖脊肌是由椎体之间较小的深层肌肉连接起来的，负责伸展和屈曲。

腹横肌、腹内斜肌和腹外斜肌是保护内脏的三层肌肉。这些肌肉负责大部分的躯干控制和运动。腹直肌从耻骨联合垂直延伸至胸骨，可以屈曲躯干，并抵抗重力的伸展。腹内、外斜肌同时提供侧屈和旋转。脊柱的充分旋转需要身体两侧内、外斜肌的协调。

腰方肌和髂腰肌是腹壁后肌。腰方肌的纤维主要是垂直的，作用是侧屈或伸展脊柱。腰大肌和髂肌构成髂腰肌，这两块肌肉合并形成一个肌腱附着在股骨粗隆下。髂腰肌使髋关节屈曲，并使骨盆前倾。当仰卧位时，一旦肩部离开地面，髂腰肌就会将躯干向上拉至坐位。髂腰肌的作用主要是屈曲髋关节，但也用于维持腰椎的前凸曲线，坐姿平衡，并使脊柱侧屈 [3, 14]。接着出现的骨盆和腹部核心的进一步姿势变化，与低平背姿势（骨盆后倾）、髋屈肌群拉长和减弱、髋伸肌群和前腹肌群缩短等肌肉骨骼变化有关。

如果一侧的腹外斜肌和另一侧的腹内斜肌横截面薄弱，会导致肋缘与对侧髂嵴分离，引起脊柱旋转和侧偏 [3]。这些变化导致呼吸效率下降和腹部脏器支撑减少。不平衡的结果是腹内、外斜肌的前部纤维缩短，引起胸部向前凹陷，导致躯干屈曲。站立时，易表现出驼背和含胸姿势，之后会导致运动伸展模式上的运动学变化。这些核心失衡同样发生在脊柱前凸姿势，伴有骨盆前倾和胸部姿势偏移。

髋关节是整个身体的中心支点。股骨关节是一个大的球窝关节，允许同时进行 3 个平面的运动。穿过身体的这 3 个假想运动平面（在解剖学姿势上），代表人体能够运动的动态运动平面。髋关节肌肉组织的功能需求需要强有力的和特定的激活，以支撑肢体 [21]。

姿势评估

作业治疗师和物理治疗师都应该评估姿势，因其与上肢功能相关。根据世界卫生组织（WHO），《作业治疗实践框架》（Occupational Therapy Practice Framework，OTPF）将影响表现技能的康复对象 / 个人的因素确定为身体功能和结构的相互关系 [20]。在许多疾病或损伤的病理条件下，在静息和动态身体姿势中可观察到神经肌肉骨骼系统（功能和结构）的内在本质。因此，评估整个上肢的骨性标志、关节角度和肌肉轨迹等关键姿势标记，提供了对相对的骨骼对线的理解。姿势分析以比较正常和异常对线的人体构造为基础，是功能解剖学的本质。通过对预测姿势和观察姿势的对比分析，可以识别特定

的解剖力学失衡。对肌肉因长度和力量（如短、长、弱、强）施加关节基本负荷的方式进行批判性分析，对于选择最合适的干预措施至关重要。

作为专业的治疗人员，我们依靠功能解剖学知识和综合推理评估康复对象运动能力和日常任务执行能力的决定性因素。很多时候，康复对象的支撑基础会影响他们上肢的运动。站立位时，支撑基础由脚的位置（空间和控制）控制，而坐位时，核心启动骨盆倾斜，有助于在够取过程中保持头前伸的位置和最终动态的手的位置。

从根本上说，观察和评估身体的对线是对神经肌肉骨骼系统如何运作的一种衡量。平衡和运动的概念有助于更好地了解人体解剖学，以及软组织损伤的原因。关键是姿势评估使治疗师可以评估整体肌肉平衡和身体对内部和环境压力的反应。然后，治疗师确定观察到的错误是否与康复对象的不良症状和（或）功能限制相关。

重要的是，康复对象应该多考虑他们想做什么，而不是想怎么做。通常，低效的功能性运动会导致关节的适应性改变，进而导致周围韧带和肌肉的超负荷或缩短。运动效率和功能障碍之间的相关性见于退行性关节病变和神经病变的个体。当康复对象出现功能受限和疼痛时，要明白这是身体对运动链问题的反应。作为第一道防线，个体会无意识地改变动作以减轻疼痛。当一个关节的运动弧度减小时，相邻关节会通过适应来减少应力、紧张和疼痛。适应性反应可能会产生异常的神经肌肉骨骼力量。康复对象的主诉无论是整体性和弥漫性的，还是精确的和局部性的，我们都不应该把病理的来源归因于一个特定的身体结构。我们必须始终考虑运动链和所有相关结构的相互关系。身体的运动学改变和神经肌肉骨骼对线的不平衡可导致力学病理。结果往往是康复对象的主诉"疼痛"。

◎ 临床精要

理解上肢是一个复杂系统的组成部分是很重要的，康复对象疼痛或力弱的主诉可能不是病因。

手治疗师必须理解功能解剖并调整临床观察技能。通过观察康复对象在静态和动态姿势中的"功能性"平衡，将有助于我们确定疼痛和运动效率低下的原因。康复对象的功能解剖状态，包括姿势和运动模式，将有助于我们了解影响他们日常活动满

意度的运动限制。熟练的评估技能对于与康复对象有效合作以及提供以康复对象为中心的实践（强调有意义的照护）至关重要[9]。最重要的是，准确的评估指导我们为康复对象选择可以产生最佳结果的干预措施。

在最初的访谈中，治疗师可以同时评估身体姿势和神经肌肉骨骼结构的平衡质量。观察可以在康复对象坐、站、卧时静态姿势下进行，也可以在康复对象第一次与我们握手、脱掉外套、走路、坐下或完成文书工作时等自发的动态运动下进行。在这些活动中，通过观察可以提供快速的功能解剖筛查。观察到的康复对象的姿势，以及在中心部位和远端肢体的任何适应性运动反应，都可以提供有用的信息，用来解释康复对象的躯体症状。

静息和动态姿势评估有助于制订治疗计划，提供神经肌肉骨骼平衡的预期改善和功能性任务两者之间明确的关系。对于上肢疾病和创伤后的恢复期，有一种系统的评估方法，即利用身体的中心和远端关节的功能解剖筛查，结合运动链、组织失衡以及代偿运动等知识进行观察[21]。

> ◎ 临床精要
>
> 理解对线和肌肉骨骼平衡，有助于指导治疗干预措施，以改善身体结构／姿势，从而达到提高康复对象对活动和参与的满意度的目标。可以确定康复对象的功能解剖体位，以减少原发性和继发性并发症，最终在有意义的活动中提供所需的运动效能。
>
> - 在出现明显失衡的情况下，我们需要在什么时候支持、加强或拉伸相关关节？我们的干预措施会影响哪些软组织结构？
> - 如果失衡加重，会发生什么？
> - 治疗师可以使用强化来克服关节挛缩吗？
> - 在什么情况下，近端对线／方向可以改善或限制远端控制？
> - 无痛的和增加的功能范围如何改善康复对象的功能性结局指标？

案例分析

案例分析 3.1 ▎拇指 CMC 关节姿势不稳

情况：拇指 CMC 关节骨关节炎，病因是骨撞击和韧带松弛两者中的一种，导致进行性退行性变。拇指 CMC 关节具有相对不一致的骨界面，极大依赖韧带、内在肌和外在肌的稳定性来实现功能性运动所需的广泛活动性。拇指 CMC 关节基础控制失稳是进行性失衡和功能性畸形的核心概念。

场景：一位 55 岁的女性，右利手，在打开罐子或瓶子，或转动钥匙时，会抱怨右手拇指根部敏感和压痛。最近，她开始担心掉东西和书写疲劳，并诉说她在大多数抓握和捏的活动中感到更无力。她是一名教师，喜欢蔬菜园艺和打牌。最近，她去看骨科医生，医生告诉她，她的拇指 CMC 关节患有骨关节炎。

标准姿势	观察静息状态下拇指的理想对线，即拇指 CMC 关节外展、伸展，MCP 关节屈曲以及 IP 关节伸展中立位	侧面观，稳定线通过桡骨、掌骨头，平分指甲中线 手掌前面观，CMC 关节处于相对伸展位、MCP 关节屈曲、IP 关节伸展
		在主动收缩进行功能性指尖捏和抓握时，CMC 关节屈曲和外展。MCP 关节屈曲位影响 CMC 关节对线
骨骼失衡	在静息和动态位置中，CMC 关节内收、旋后和 MCP 关节伸展的角度不同。在静止和活动的位置都可以观察到不稳定的病理力学。表现在拇指的外观，可以观察到第一掌指明显的骨基底（圆形突起），即表现为拇指内收和 MCP 关节伸展时的进行性塌陷	拇指 CMC 关节是一个双凹凸鞍状关节，由拇指的第一掌骨和腕骨的大多角骨组成。在早期影像学分析中观察到的常见关节磨损模式是手背桡侧大多角骨存在明显退化[1]。在晚期，CMC 关节表现出更严重的关节狭窄，有大于 2 mm 的骨赘和碎片[2] 在 CMC 失衡的晚期，由于运动链断裂所造成的不良姿势，MCP 关节受到压力，可能出现关节炎

肌肉失衡	韧带：前斜韧带（anterior oblique ligament，AOL） CMC 关节手背桡侧半脱位 -AOL 变弱 拇内收肌：缩短，虎口减小 拇短展肌：无力 拇对掌肌：无力导致用力捏的模式的缺失 第一骨间背侧肌（first dorsal interossei，FDI）：无力导致不稳定，作为牵拉稳定器，抵抗侧捏和握持的手背 – 桡侧的力[3] 拇长伸肌：运动链改变导致效率低下 拇长屈肌：在捏的过程中，无拮抗地过度屈曲拇指 IP 关节	研究发现，CMC-OA（腕掌关节 – 骨关节炎）可能是由拇指旋前造成的关节撞击导致的[1] CMC 关节缺乏骨性约束，有多条韧带起稳定作用，最重要的稳定韧带是前斜韧带（也被称为喙韧带） 适应性缩短：本章描述了当关节表面允许背侧滑动离开标准轴点时，CMC 关节的塌陷失衡。拇长展肌可以有力地拉动整个掌骨和拇指向近侧移动。由于缺乏内在稳定性（韧带的和关节的），拇收肌在没有拇短展肌拮抗作用的情况下缩短和被牵拉
代偿	拇指 CMC、MCP、IP 关节，由前向后、由近端至远端呈锯齿形畸形	肌腱和皮肤的力臂完全改变。高接触应力通过捏这一动作引发和（或）加剧 CMC、MCP 和 IP 关节的失衡。拇指 CMC 关节不稳，背侧半脱位，主要是运动轴改变
作业活动	工作、休闲、ADL 和社会参与	具体任务：用笔写字、手拿卡片、在花园里使用工具、穿有拉链和小纽扣的衣服
评估： 基于损伤基于表现自我报告的结局	X 线片 研磨试验 角度测定（Kapandji 指数） 徒手肌力测试（APB、OP、FDI） 感觉检查 疼痛评估 功能性姿势 PRO 测量	CMC 关节 OA 的分类（X 线检查） 研磨试验 +OA 的显示结果[4,5] CMC 关节主动活动范围（当给第一 CMC 关节 OA 康复对象测量时，拇指关节主动 ROM 测量误差似乎高于其他关节）[6] 视觉模拟评分 手臂、肩、手的失能[7]
治疗干预	基于作业表现	在 ADL/iADL 任务中，对抓握和捏的受限的适应、关节保护的教育和适应性装置的使用（卡片夹，辅助按钮）。 在书写、打开罐子和拔杂草中练习无负荷活动（人体工程学工具和适应性抓握模式）[7]
	治疗程序 矫形器干预 　a. 静止姿势的纠正 　b. 功能稳定性 动态稳定性 计划	a. 拇指 MCP 关节屈曲可以减少大多角骨掌面的负荷（MCP 关节屈曲 30° 会导致 60% 的接触沿大多角骨向背侧移位）[8] b. 为功能性使用提供稳定性[9] 鼓励关节运动和组织弹性（营养软骨和润滑关节），通过拇收肌牵伸以恢复虎口空间。利用等长收缩的练习、捏和抓握训练来保持功能性力量。通过神经再教育促进关节稳定，使肌肉平衡以吸收破坏性冲击负荷[10,11]

注：ADL，日常生活活动；APB，拇短伸肌；CMC，腕掌关节；FDI，第一骨间背侧肌；iADL，独立性日常生活活动；IP，指骨间关节；MCP，掌指关节；OA，骨关节炎；OP，拇对掌肌；PRO，康复对象报告结局；ROM，关节活动范围。

引自

1. Koveler M, Lundon K, McKee N, Agur A: The human first carpometacarpal joint: osteoarthritic degeneration and 3-dimensional modeling, J Hand Ther 17(4):393 – 400, 2004.

2. Gillis J, Calder K, Williams J: Review of thumb carpometacarpal arthritis classification, treatment and outcomes, Can J Plast Surg 19(4):134 – 138, 2011.

3. McGee C, O'Brien V, Van Nortwick S, Adams J, Van Heest A: First dorsal interosseous muscle contraction results in radiographic reduction of healthy thumb carpometacarpal joint, J Hand Ther 28(4):375 – 380, 2015. quiz 381 https://doi.org/10.1016/j.jht.2015.06.002.

4. Kennedy CD, Manske MC, Huang JI: Classifications in brief: the Eaton-Littler classification of thumb carpometacarpal joint arthrosis, Clin Orthop Relat Res 474(12):2729 – 2733, 2016.

5. Model Z, Liu AY, Kan L, Wolfe SW, Burket JC, Lee SK: Evaluation of physical examination tests for thumb basal joint osteoarthritis, Hand 11:108 – 112, 2016.

6. Jha B, Ross M, Reeves SW, Couzens GB, Peters SE: Measuring thumb range of motion in first carpometacarpal joint arthritis: the inter-rater reliability of the Kapandji Indexversus goniometry, Hand Therapy 21(2):45 - 53, 2016. https://doi.org/10.1177/1758998315616399.

7. O'Brien VH, McGaha JL: Current practice patterns in conservative thumb CMC joint care: survey results, J Hand Ther 27(1):14 - 22, 2014. https://doi.org/10.1016/j.jht.2013.09.001.

8. Armbruster EJ, Tan V: Carpometacarpal joint disease: addressing the metacarpophalangeal joint deformity, Hand Clin 24(3):295 - 299, 2008. https://doi.org/10.1016/j.hcl.2008.03.013.

9. Moulton MJ, Parentis MA, Kelly MJ, Jacobs C, Naidu SH, Pellegrini Jr VD: Influence of metacarpophalangeal joint position on basal joint-loading in the thumb, J Bone Joint Surg Am 83(5):709 - 716, 2001.

10. O'Brien VH, Giveans MR: Effects of a dynamic stability approach in conservative intervention of the carpometacarpal joint of the thumb: a retrospective study, J Hand Ther 26(1):44 - 51, 2013. https://doi.org/10.1016/j.jht.2012.10.005.

11. Valdes K, Marik T: A systematic review of conservative interventions for osteoarthritis of the hand, J Hand Ther 23(4):334 - 351, 2010.

案例分析 3.2 ■ 头前伸圆肩姿势

情况：上背部和颈部疼痛和头痛。

场景：一名研究生由于期末考试连续学习了 3 天。学习时，她坐在客厅的沙发上或床上看书写字。当感到不适时，她会改变姿势，但据她描述大多数时候主要是以长腿坐姿俯视笔记本电脑。参加考试时，她感到头痛，以及上背部和颈部疼痛。

标准姿势	头部和颈部的理想对线，即头部以最小的力保持平衡	侧面观，参考线（坐或站）与耳垂到肱骨头前部重合 后面观，参考线是从头部中线到颈椎棘突的线。头部不向上或向下倾斜，也不旋转或偏离中线
骨骼失衡	头前伸，颈后伸 骨性解剖：颅底与寰椎（C1，第 1 颈椎椎体）和枢椎（C2，第 2 颈椎椎体）形成枕–C1 关节和 C1–C2 关节	寰枕（atlantooccipital，AO）关节（正常活动范围：联合屈伸 10°~15°） 寰枢（atlantoaxial，AA）关节（旋转）（正常旋转 50°） C3~C7 关节突关节（屈曲 40°，伸展 25°） 头前伸的侧面观显示颈椎角增加，颈椎前凸减少 [1]
肌肉失衡	颈屈肌：头长肌、颈长肌、头前直肌	拉长和力弱
	颈伸肌：头斜肌、头后小直肌和头后大直肌	适应性缩短：头前伸姿势和颈椎前凸减少在伴有自发性颈部疼痛的年轻康复对象中更常见（引用）
		在运动时，这些肌肉受到胸锁乳突肌、前斜角肌、舌骨上肌和舌骨下肌的辅助
代偿	肩胛骨外展，胸椎后凸	当斜方肌上部缩短时，导致肩带升高，有助于颈椎的伸展，并导致胸椎的圆肩后凸
作业活动	教育 社会参与 工作 睡眠	研究结果表明，在无症状的办公室工作人员中，电脑工作增加了焦虑感、心功能需求并导致头前伸姿势。后颈近端部位的疼痛可能与在电脑前工作时头部过度向前伸姿势有关 [1]
评估	贴墙试验（Wall test） 功能性姿势评估 角度测量 仰卧位下 MMT 感觉测试 疼痛评估	姿势评估 [2] 用通用量角器测量肩关节的 AROM 肩部 ROM 的角度测量具有良好的可靠性 [3]
治疗干预	基于作业表现（从事某项作业活动时的姿势对线） 治疗程序 牵伸和强化，以达到平衡	睡眠准备和使用电脑时的人体工程学教育，作业活动过程中的人体力学教育（例如，骨盆前倾、下颌后缩以及颈部伸长），每隔 20 分钟进行一次站坐变换 恢复神经肌肉平衡以解决 FHRS 的适应性缩短：牵伸缩短的肌肉，强化力弱的肌群

注：AROM，主动关节活动范围；MMT，徒手肌力测试；ROM，关节活动范围。

引自

1. Sun A, Yeo HG, Kim TU, Hyun JK, Kim JY: Radiologic assessment of forward head posture and its relation to myofascial pain syndrome, Ann Rehabil Med 38(6):821－826, 2014.

2. Kendall F, McCreary E, Provance P, Rodgers M, Romani W: Testing and Function with Posture and Pain, Lippincoll Williams & Wilkins, 2005.

3. Hayes K, Walton JR, Szomor ZL, Murrell GA: Reliability of five methods for assessing shoulder range of motion, Aust J Physiother 47(4):289－294, 2001.

（董安琴　金雪明　张莹　译，黄犇　蔡素芳　黄锦文　审）

参考文献

1. Donatelli RA, WM: Orthopedic physical therapy, ed 4, 2010. St Louis, MO, Elsevier Health Sciences.

2. Thigpen CA, Padua DA, Michener LA, et al.: Head and shoulder posture affect scapular mechanics and muscle activity in overhead tasks, J Electromyogr Kinesiol 20:701－709, 2010.

3. Kendall FP, McCreary EK, Provance PG: Muscles: testing and function with posture and pain, Baltimore, MD, 2005, Lippincott Williams & Wilkins.

4. Brand PW, Hollister A: Clinical mechanics of the hand, St. Louis, MO, 1993, Mosby Year Book.

5. Walsh MT: Interventions in the disturbances in the motor and sensory environment, J Hand Ther 25:202－218, 2012, quiz 219.

6. Topp KS, Boyd BS: Peripheral nerve: from the microscopic functional unit of the axon to the biomechanically loaded macroscopic structure, J Hand Ther 25:142－151, 2012, quiz 152.

7. O'Driscoll SW, Horii E, Ness R, et al.: The relationship between wrist position, grasp size, and grip strength, J Hand Surg Am 17:169－177, 1992.

8. Hung CH, Lin CY: Using concept mapping to evaluate knowledge structure in problem－based learning, BMC Med Educ 15(1):212, 2015, https://doi.org/10.1186/s12909-015-0496-x.

9. Federolf PA: A novel approach to study human posture control: "principal movements" obtained from a principal component analysis of kinematic marker data, J Biomech 49(3):364－370, 2016, https://doi .org/10.1016/j.jbiomech.2015.12.030.

10. McHenry MJ: There is no trade－off between speed and force in a dynamic lever system, Biol Lett 7(3):384－386, 2011, https://doi. org/10.1098/rsbl.2010.1029.

11. Singla D, Veqar Z: Association between forward head, rounded shoulders, and increased thoracic kyphosis: a review of the literature, J Chiropr Med 16(3):220－229, 2017. https://doi.org/10.1016/j.jcm.2017.03.004.

12. Sun A, Yeo HG, Kim TU, Hyun JK, Kim JY: Radiologic assessment of forward head posture and its relation to myofascial pain syndrome, Ann Rehabil Med 38(6):821－826, 2014.

13. Neumann DA: Kinesiology of the hip: a focus on muscular actions, J Orthop Sports Phys Ther 40:82－94, 2010. https://doi.org/ 10.2519/ jospt.2010.3025.

14. Fess EE, Gettle KS, Philips CA, Janson JR: Hand and upper extremity splinting: principles and methods, St. Louis, MO, Mosby Inc, 2004.

15. Hurov J: Anatomy and mechanics of the shoulder: review of current concepts, J Hand Ther 22(4):328－343, 2009.

16. Pratt N: Anatomy of nerve entrapment sites in the upper quarter, J Hand Ther 18(2):216, 2005.

17. Rybski M: Kinesiology for occupational yherapy, Thorofare, NJ, 2012, SLACK.

18. Novak CB, Mackinnon SE: Repetitive use and static postures: a source of nerve compression and pain, J Hand Ther 10:151－159, 1997.

19. Novak CB: Physical therapy management of thoracic outlet syndrome in the musician, J Hand Ther 5:73－79, 1992.

20. Occupational Therapy Practice Framework: Domain and process (3rd Edition), Am J Occup Ther 68(Suppl 1):S1－S48, 2017, https://doi .org/10.5014/ajot.2014.682006.

21. American Occupational Therapy Association, Inc: Musculoskeletal disorders. AOTA Critically Appraised Topics and Papers Series, 2016. Retrieved from https://www. aota.org/~/media/Corporate/Files/Secure/Practice/CC L/MSD/CAT_MSD_Exercise.pdf.

第 4 章

手和上肢的评估

Linda J.Klein

康复对象的初始评估为成功康复奠定了基础。评估能够建立融洽的医患关系，确定功能障碍的区域，同时也是治疗和功能恢复的基础。只有通过准确的评估，治疗师才能根据康复对象的情况确定最佳治疗方案。完整的评估需要大量的评估过程和临床评估技能（图4.1）。患手的主要评估内容包括疼痛、创口和瘢痕状态、血管状态、关节活动范围（ROM）、肿胀、感觉、力量、当下及以前使用的矫形器，以及包括损伤自评（self-rated impairment assessment）在内的功能受限。近端运动、力量和姿势的筛查对于全面了解上肢远端的功能障碍很重要。定期的再评估也是必要的，它有助于了解治疗进展、确定新的或遗留的问题，以及重新制订治疗目标。

使用评估总结表很有帮助（见附录4.1）。该表格将指导治疗师完成评估的每个步骤，确保不会遗忘任何内容。若在组织愈合过程中的某个时间点不适合进行评估，或者康复对象无法承受评估程序，则推迟该部分的评估。有时需要额外的表格来进行完整的评估。例如，即使有单独的量表用于感觉测试（如 Semmes-Weinstein 单丝测试或两点辨别觉测试），评估总结表内也应有记录感觉的区域。在评估总结表上，简要描述康复对象感觉异常的部位和性质，包括麻木、刺痛、灼热或过敏。然后使用 Semmes-Weinstein 单丝测试、两点辨别觉测试或使用其他感觉表格来获取更具体和客观的信息。

评估总结表有助于临床推理，帮助治疗师组织思路，以及进行全面的、合乎逻辑与分类的交流。

访谈

获取病史

在评估康复对象手功能之前，收集有治疗需求的康复对象的损伤或症状的病史是必不可少的。了解症状的起因至关重要（例如，是急性创伤还是慢性损伤）。接下来，询问之前的所有相关医疗干预。有没有进行过手术、注射治疗及 X 线、MRI 或 CT 检查、神经学检查，以及采取过石膏制动？有没有使用矫形器或药物？医生有没有进行徒手肌力测试？或者，医生是否没有直接进行干预，而是将康复对象转介至专业的治疗师那里接受评估和治疗？

了解康复对象之前的医疗服务经历在很多方面都有助于当下的评估。它让康复对象相信治疗师了解了他之前所接受的医疗服务并建立

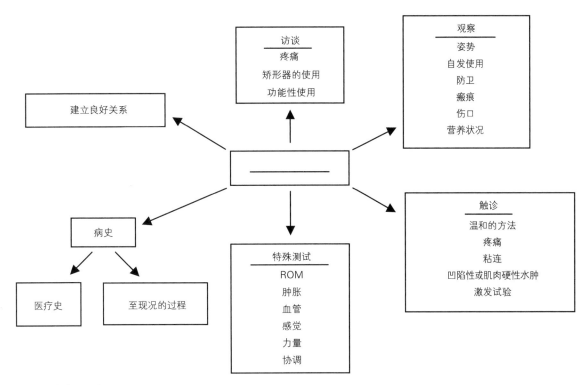

图 4.1　评估过程总结

信任，因为在许多情况下，治疗师可以向康复对象解释医师试图通过各种检查来确定的问题。对康复对象保持信任可使其更有可能充分参与评估和康复过程。除了了解与目前损伤或疾病的相关病史外，治疗师还必须了解康复对象的既往史，因为许多疾病（如糖尿病或外周血管疾病）都会影响愈合过程。目前，评估并发症也被要求作为评估记录的一部分。

观察

在与新的康复对象面谈并讨论他们的病史和症状的初始过程中，治疗师要使用一些观察技巧。观察康复对象的非语言交流，包括面部表情和肢体语言，以及康复对象如何握住和使用受伤的肢体和躯干。康复对象经常在初步评估时保护自己受伤的肢体，这可能是一种潜意识下避免疼痛的行为。康复对象在评估期间也会出现过度保护或夸大受限（如力量或运动）的情况，以确保治疗师能发现并理解他们功能障碍的程度。在这些情况下，可以观察到他们在自发情况下比在正式评估中发挥可有更高水平的功能。例如，一位肘部受伤的康复对象在正式评估期间肘关节伸展不足 40°，然而在他脱掉或穿上外套时能够观察到他肘关节伸展明显更大。另一个例子是康复对象在评估期间通过将手靠近身体来保护手，但在非正式交流中可以更自如地使用手并能产生不同手势。

观察康复对象在自发情况下和在正式评估时姿势和上肢使用的差异，为治疗师提供了肢体舒适度的线索。使用不同的方法从无法自在活动的康复对象那里引出舒适的反应。根据经验，大多数姿势异常（防卫姿势）的康复对象都没有意识到他们的上肢位置的异常，又急于改变。相比之下，促使那些可能有意识地控制自己在治疗中的反应的康复对象的积极参与则更具挑战性。我在提醒这些康复对象后续治疗的方案取决于他们当前的进展上有一些成功的经验。我发现，在这种情况下，保持不批判的态度，指出正式测试和观察之间的不一致，是最有效的方法。强调治疗师与康复对象将努力共同达成恢复的目标，这将最大限度地提高康复对象对康复过程的积极参与。

在讨论评估每个部分时，我将描述评估使用的工具和过程，同时还将指出需要注意的评估中的困难和不一致，并讨论何时应推迟部分评估。

疼痛评估

工具

不需要任何工具，但在初次评估时治疗师可以选择使用疼痛量表来总结康复对象对疼痛的整体感知。有多种疼痛量表可供选择（专栏 4.1）[1,2]。

方法

记录从康复对象那里获得关于疼痛程度、位置、疼痛类型、频率或原因，以及疼痛持续时间的口头或书面描述。此外，还要记录在其他评估中疼痛发生的情况，例如，AROM 或 PROM、力量测试或触诊。

- 疼痛程度：使用疼痛量表，让康复对象在量表上描述最严重时以及最轻时疼痛的程度，同时需要获得平均疼痛水平。大多数情况下，使用 0~10 分的疼痛量表或轻度、中度或重度的口头评级表。然后可以做相应的记录，如"疼痛被描述为从最轻时的轻度疼痛到最严重时的重度疼痛的变化。"
- 疼痛部位：让康复对象指出疼痛的部位。对于可能涉及更多上肢部位的弥漫性疼痛的康复对象，可使用身体图表，康复对象可以在该图表上圈出疼痛部位并评分。当康复对象有牵涉痛（如一个区域的触诊导致另一个区域的疼痛，最好也记录在身体图表上。牵涉痛的发生有多种原因，如神经损伤后，在神经损伤部位的近端或远端都可能会感到疼痛。
- 疼痛类型：要求康复对象将疼痛描述为跳痛、酸痛、锐痛、刺痛、抽搐痛、烧灼痛或对轻触敏感。
- 疼痛的频率或原因：确定疼痛是持续性的还是间歇性的。让康复对象描述疼痛发生的时间以及可

能导致疼痛的原因。如果医师没有提供明确的诊断，此信息有助于明确诊断。

- 疼痛持续时间：确定疼痛持续了多长时间。
- 慢性疼痛：慢性疼痛通常与抑郁、焦虑和其他心理问题有关，最好的治疗方法是与慢性疼痛管理领域的专家进行团队合作。
- 疼痛水平：注意评估期间出现的疼痛程度，如 AROM、PROM 或力量测试期间的疼痛。例如，评估可能会说明，"力量：右手握力 100#（握力单位），左手握力 50 #（握力单位），评估时左腕掌部有中度疼痛。"在初次评估文书中可以记录这一点并以此确定目标，如"将左手握力增加到 75#（握力单位），且无疼痛感。"与 PROM 评估中出现疼痛相比，肌腱炎更常与 AROM 评估疼痛相关。因此，评估期间有关疼痛的详细信息成为临床推理和治疗过程的一部分。

◎ 临床精要

一个部位的疼痛超过 6 个月通常被归类为慢性疼痛，而近期受伤后经历的疼痛为急性疼痛。

讨论

在评估新康复对象的损伤之前，要先与康复对象讨论他们的疼痛，并向康复对象保证评估不会加剧疼痛。一旦康复对象开始讨论疼痛，治疗师就有机会缓解他们的顾虑。许多康复对象对接受治疗时心存顾虑，担心治疗师可能会进行激发疼痛的测试、触摸或抓住敏感或压痛的区域，或者将肢体移动到不适的程度。知道治疗师意识到他们的疼痛有助于康复对象放松并参与其余的评估过程。

临床问题解决

有时，康复对象在没有转诊医生的明确诊断下被转介给治疗师评估和治疗手、腕、肘或肩的疼痛。疼痛的位置以及疼痛是在主动还是被动运动时发生，可以为治疗师提供有关疼痛原因的线索。在特定情况下使用激发试验，目的是重现主诉的神经压迫和肌腱炎或肌腱病的疼痛。

考虑以下内容。

- PROM 无疼痛而 AROM 有疼痛，很可能是由肌肉或肌腱问题引起。
- PROM 疼痛更可能是由于关节问题引起的，如关

节结构紧张、韧带损伤、软骨损伤或炎症，在这些情况下疼痛可能与 AROM 评估时疼痛相同。

- 当关节因疼痛而活动受限，且关节分离时出现疼痛，但关节挤压时未出现疼痛，疼痛最有可能因韧带或关节囊分离被拉伸而引发，挤压时得到缓解。
- 如果疼痛在关节挤压时出现，但通过分离可以缓解，则疼痛更有可能是由于关节面的问题引起，如软骨变薄或缺失、关节内炎症或其他异常（如骨赘）。

注意事项： 只有当医师允许将 AROM 和 PROM 运动作为治疗的一部分时，才能安全地使用积极的临床问题解决方法。这些方法不适用于肌腱、神经或韧带修复以及肌腱转移术后的急性期。

创口评估

开放性创口可能令人生畏。根据创口大小、深度、颜色、引流情况和气味进行评估是有帮助的。当创口已经闭合时，可跳过此部分内容继续进行瘢痕评估。

考虑以下内容。

- **大小：** 用尺子测量创口的长度和宽度。考虑使用透明校准网格跟进评估创口以便将来进行比较。除非是无菌用品，否则不要用尺子或其他测量设备接触创口。
- **深度：** 如果康复对象和治疗师双方能够接受此测量程序，可以用无菌棉签测量创口深度。
- **颜色：** 开放性创口可分为红色、黄色或黑色[3, 4]。许多创口有上述颜色的混合，并且创口会经历上述颜色的不同阶段。
  - ▲ 红色创口：创口的特点是湿润健康的肉芽组织（granulation tissue）。颜色范围从粉红色到红色。肉芽组织是在健康的创面上形成的带有微小血管的新结缔组织，是创口愈合的先决条件。
  - ▲ 黄色创口：创口的特征是软而黏的腐肉（slough）。颜色范围从奶油色到黄色。腐肉是一种坏死组织。它是黏附在创面的纤维蛋白、细菌、死亡细胞和创口渗出液的潮湿复合物。创口腐肉会增加感染的风险，必须去除。
  - ▲ 黑色创口：创口的特点是半硬至硬焦痂

（eschar）。颜色范围从灰色到黑色。焦痂是一种比腐肉干燥的坏死组织，黏附在创面，外观呈海绵状或皮革状。创口上的焦痂会增加感染的风险，使伤口裂开，必须在伤口愈合前将其去除。

◎ **临床精要**

创口几乎总是同时出现多种颜色。按阶段先处理最严重的；即先处理黑色到黄色组织，再处理黄色到红色组织。

- **引流（也称为渗出液）：** 尝试量化引流的量（轻度、中度、重度）和引流的颜色。创口有少量稀薄的水样渗出液，呈透明至淡粉红色，是正常的。黄色至棕褐色的混浊稀薄渗出液可能表明感染。绿色、棕色、棕褐色或黄色的浓稠渗出液绝不是正常的，常表明存在感染。
- **气味：** 注意创口发出的任何气味。难闻的气味通常表明存在感染。同样，气味很香的创口可能也是感染的迹象。
- **温度：** 将创口周围（创口周围的组织）的温度与未受影响区域的温度进行比较。可使用表面温度计或温度带。创口周围温度升高可能表明存在感染。

◎ **临床精要**

如果有任何感染问题，请让医师检查伤口。

瘢痕评估

评估瘢痕状态的特征包括颜色、范围、平坦或凸起，以及是否存在与下层或周围组织的粘连。

考虑以下内容。

- **颜色：** 瘢痕通常最初为深红色，随着时间的推移逐渐变浅。
- **范围：** 用尺子测量瘢痕的长度和宽度。
- **平坦或凸起：** 用观察法和触诊来评估瘢痕在皮肤水平上方凸起的程度，并使用轻度或中度等术语进行描述。有时浅表瘢痕可能是平坦的，但皮下可能有肿块。这种情况最常见于手背或腕部。表面瘢痕下的肿块是由瘢痕和液体组合而成的增厚物。这种肿块可以用大小和高度来描述（例如，"背侧切口瘢痕的长度为 3 cm，沿第三掌骨瘢痕周围皮下有一高 3 mm、宽 2~3 mm 的增厚区域。"）。
- **粘连：** 通过观察和触诊评估表面瘢痕与皮下组织

的粘连。有些粘连可以通过主动运动发现。当粘连在手背或手腕，以及腕关节或前臂掌侧时，由于浅表瘢痕与下层的筋膜和肌腱粘连，当尝试主动运动时，通常会看到瘢痕深陷或出现凹陷。还可以通过触诊评估皮肤与皮下组织的粘连情况。尝试滑动或提起瘢痕组织，并将其与周围未受损的组织进行比较。将粘连程度描述为轻度、中度或重度。

注意事项：重视新瘢痕的愈合程度及其可能粘连的组织。在拆线后的第1周内或当创口的一部分仍然开放时，避免尝试激进移动瘢痕组织。否则可能会损坏脆弱的愈合组织或可能使创口重新开放。在肌腱愈合早期的评估或治疗期间，避免对肌腱上的瘢痕进行强烈的操作。

血管状态评估

手的基本血管评估可以通过观察手部的颜色或营养（trophic）变化、疼痛程度、触诊［脉搏、毛细血管再充盈评估、改良艾伦（Allen）试验］和温度评估来完成。手部的血流可能会受到近端损伤或其他诊断的影响，如胸廓出口综合征、手部本身的损伤或雷诺现象等情况。

观察

观察包括评估手部的颜色和营养变化。皮肤出现白色［苍白（pallor）］、蓝色［发绀（cyanosis）］或红色加深［红斑（erythema）］是最常见的变化。

> ◎ **临床精要**
>
> 动脉阻断通常会导致受影响区域出现白色或灰色变色（苍白），而静脉阻断会出现充血而呈现紫蓝色[5]。暗蓝色可能提示存在慢性静脉功能不全。发红可能表明手部血流过多，也可能表明创口愈合的正常炎症阶段或存在感染。

可通过皮肤状态和指甲纹理的变化评估营养变化。交感神经或血管问题可能会导致营养状态发生变化。在初次评估中要留意患手的皮肤是否有干燥或湿度的加剧。还要注意开放性创口或坏死组织的存在。经常对这些情况重新评估以跟进进展。

2/3有上肢血管疾病的康复对象会出现疼痛[6]。疼痛可能被描述为酸痛同时伴有抽筋、紧绷或不耐

寒。疼痛可能与上肢暴露于寒冷的环境、振动或重复的活动有关。

注意事项：密切监测颜色和温度的变化很重要，如果情况恶化或没有得到改善，建议与转诊医师沟通。血管异常的原因很多，可能需要医师进行深入的评估和测试。

血管状态触诊测试

毛细血管再充盈测试

要进行毛细血管再充盈测试，可在指腹的远端或指甲上施加压力，直到组织变白[5, 6]。毛细血管再充盈时间是加压释放后颜色恢复正常需要的秒数。正常的毛细血管再充盈时间小于2 s，且可以与另一侧手的相同手指或未受伤的手指进行比较。

外周脉搏触诊

在腕横纹附近的桡动脉或尺动脉上施加轻微压力，以获得有关脉搏强度或手部血流量的信息[6, 7]。如果一侧腕部脉搏比另一侧的脉搏弱，则腕部附近的血流可能有潜在问题。

改良艾伦试验（Modified Allen's Test）

改良艾伦试验是通过在腕部的尺动脉和桡动脉施压来评估手内的血液供应状态[5~8]。进行测试时，可在腕横纹附近的桡动脉和尺动脉上施加稳定的压力；同时指导康复对象先握紧拳头再张开手指，反复进行，直到手掌变白。然后指导康复对象将手指放松到部分打开的位置；释放腕部一侧的压力，让血液流过其中一侧动脉；记录手部颜色恢复正常所需的时间。重复这个过程，释放腕部另一侧动脉的压力，记录手部颜色恢复正常所需的时间。正常反应是5 s或更短，可以与对侧肢体进行比较，以确认该康复对象的正常反应时间。

表面温度评估

表面温度计可用于比较前臂温度与指尖温度。如果前臂比指尖表面温度至少高4 ℃(39 ℉)，则可能表明血管受损。在温暖的房间［24 ℃［(75 ℉)］中待30分钟，然后将手在冰水中浸泡20秒，通过测量受累指尖的温度来评估雷诺现象。记录恢复到基线温度所需的时间。恢复体温的正常时间在10分钟内，但有雷诺现象的康复对象需要更长的时间。

ROM 评估

本章中 ROM 的评估仅限于前臂、腕、手指。评估 ROM 的方法较多，因此在学习操作 ROM 测试时，建议使用公认的技术参考来源[9-11]。前臂、腕和手的所有 ROM 都在康复对象处于坐位的情况下进行。解释 ROM 受限原因的临床问题解决思路很重要，如关节僵硬、内在肌紧缩会限制协同的掌指关节伸展和指骨间（IP）关节屈曲，而外在肌紧缩会限制腕和指在同一方向上的复合运动，根据测试结果才能够确定最合适的治疗方案。

方法

被动关节活动范围（PROM）

PROM 指在治疗师的手、康复对象的健侧手或重力等外力的作用下，关节在放松时被动通过正常运动弧的能力。PROM 受限表明关节内存在问题（例如，由关节囊或韧带紧缩引起的僵硬、关节间隙减小或骨赘）。PROM 也可能受到对抗被动运动的肌肉 / 肌腱群的紧缩程度的限制（例如，紧缩或粘连的伸肌 / 肌腱会阻止被动或主动屈曲达到最大活动范围）。

注意事项：在骨骼或关节的损伤愈合的急性期不能评估 PROM，或由医生确定只能评估 AROM，不能评估 PROM。外部强力进行 PROM 评估可能会再次损伤正在愈合的骨骼或韧带。在肌腱修复术后肌腱愈合的早期，不允许在可能拉伸肌腱的方向上评估 PROM。

主动关节活动范围（AROM）

AROM 是由肌肉肌腱收缩引起的关节运动具有的范围，常由随意肌收缩引起。AROM 受限可能由多种原因造成。这些原因包括肌无力不足，肌腱连续性丧失、肌腱粘连妨碍其运动、肌腱炎症或肌腱狭窄 / 紧缩，由于失去滑车系统（弓弦现象）导致肌腱机械效率降低或肌肉的神经支配中断。

注意事项：在多种肌腱修复或肌腱转移术后的肌腱愈合急性期，都不允许对修复过的肌腱进行 AROM 评估（即修复过的肌肉或肌腱主动收缩）。这种限制大约持续至修复后的第 4 周，除非外科医生进行的修复手术类型允许即刻的主动运动。请参阅第 26~28 章。

治疗师必须认识到 AROM 或 PROM 也可能受到疼痛的限制。如果康复对象在 ROM 测试期间出现疼痛，请在评估表上注明。

当 AROM 和 PROM 的测试没有医疗方面的限制时，重要的是要做到以下几点。
- 被动和主动运动都测量以获取关节活动受限原因的信息。
- 将患侧 ROM 与另一侧手进行比较，以了解该个体的正常情况。
- 在治疗过程中以一致的时间或顺序测量 ROM（例如，经常在运动之前或之后），以获得和进展相关的更准确的数据。
- 每次测量手指的 ROM 时，手和近端各关节的体位要一致。例如，腕关节屈曲时指关节屈曲比腕关节背伸时更难。当伸肌腱存在粘连时，单独或分别测量的每个指关节的屈曲度数，将比 3 个指关节同时屈曲时的屈曲度数更大。

总主动活动范围

手指的总主动活动范围（total active motion, TAM）用于描述手指主动活动的范围。TAM 测量为 3 个指关节的总屈曲度数减去各指关节无法完全伸直的度数：

TAM=（MCP+PIP+DIP 关节的屈曲度数）—（MCP + PIP + DIP 关节的伸展受限度数）

其中 MCP 是掌指关节，PIP 是近端指骨间关节，DIP 是远端指骨间关节。

◎ **临床精要**
因肌腱粘连限制运动且复合活动比单个关节活动更受限制的情况下，在报告 ROM 时使用 TAM。

总被动活动范围

手指的总被动活动范围（total passive motion, TPM）与 TAM 的评估过程相同，但是以被动方式测量。这有助于记录粘连的存在。

◎ **临床精要**
当屈肌腱滑动因粘连而受限时，TPM 评估优于 TAM。

标准塑料量角器适用于测量 TPM。对于较大的肘关节和肩关节，建议使用大的量角器［12.25 英寸（约 31 cm）］。标准量角器［6~7 英寸（15.2~

17.8 cm）〕用于测量前臂和腕关节（图 4.2 和图 4.3）。测量手指的 ROM 可用较短的量角器（图 4.4）。金属手指量角器的成本较高，并且在需要侧向放置时不具有透明量角器的优势。基于电子和计算机系统的量角器的成本要高得多。对于腕关节，我更喜欢带有圆形末端的 6 英寸（1 英寸 ≈ 2.54 cm）量角器，因为它可在测量腕关节屈曲与背伸时放在腕关节的背侧（图 4.5）。

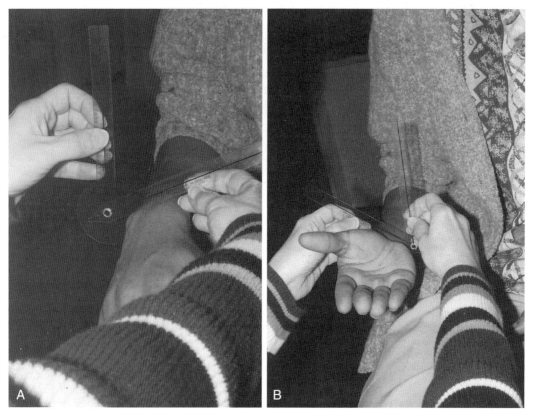

图 4.2 （A）用标准 6 英寸的量角器测量前臂旋前，显示尺骨远端背侧的运动轴。（B）用标准 6 英寸的量角器测量前臂旋后，显示尺骨远端掌侧的运动轴

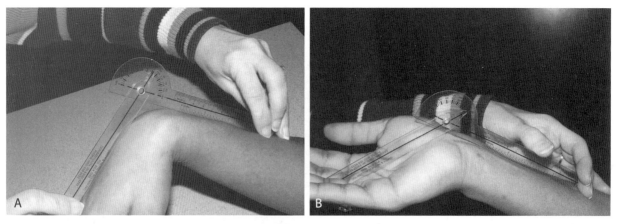

图 4.3 （A）使用标准 6 英寸的量角器在腕关节背侧中央测量腕关节屈曲度数。（B）使用标准 6 英寸的量角器沿腕关节掌侧中央测量腕关节背伸度数

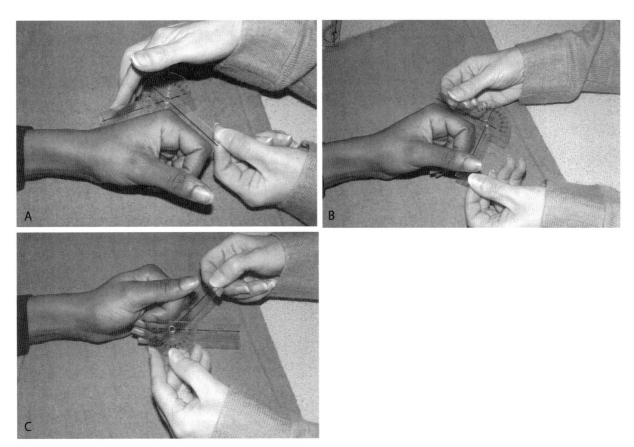

图 4.4　使用长度更短的标准为 6 英寸的量角器，在背侧测量手指屈曲度数。（A）显示掌指关节屈曲；（B）显示近端指骨间关节屈曲；（C）显示远端指骨间关节屈曲。请注意量角器臂的放置位置，以便远端指骨间在复合屈曲位置测量远端指骨间关节的屈曲度数

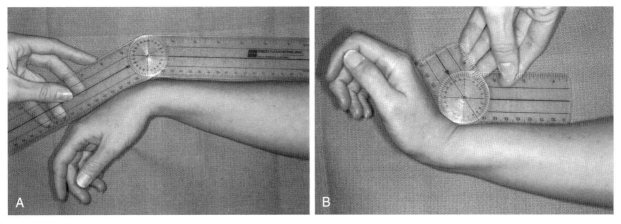

图 4.5　（A）测量腕关节屈曲的一种量角器，在腕关节背侧中央测量。（B）测量腕关节背伸的一种两端为圆形的量角器，在腕关节背侧中央测量

手指的过伸度数用加号（+）记录，完全伸展的受限度数用减号（−）记录。当由于瘢痕、肿胀或伤口而未使用量角器的标准测量体位时，记录量角器改良体位供将来参考，以便进行准确的比较。

前臂活动范围测量

对于前臂 ROM 的测量，请考虑以下事项。

- 前臂的运动是旋前和旋后。
- 起始位置是上肢在体侧内收，肘关节屈曲 90°，前臂和腕关节处于中立位。
- 运动轴是前臂的尺侧缘，旋前时（运动轴）在背侧，旋后时（运动轴）在掌侧。
- 量角器的放置：将量角器的两个臂横放在前臂远端，测量旋前时量角器轴心置于前臂尺骨背侧缘，

测量旋后时量角器轴心置于前臂尺骨掌侧缘。

- 测量前臂旋前时，量角器的固定臂保持在起始位置（笔直向上），而移动臂在旋前时始终紧贴前臂远端背侧。如果康复对象保持躯干和手臂的正确起始位置，量角器的固定臂保持在起始位置，此时应笔直向上并与肱骨对齐。量角器的移动臂将平放在前臂远端的背侧，与前臂远端的中心对齐，在尺骨和桡骨之间（见图 4.2A）。

- 测量前臂旋后时，量角器的固定臂保持在起始位置（笔直向上），而移动臂在前臂旋后时始终紧贴前臂远端掌侧。如果康复对象保持躯干和手臂的正确起始位置，量角器的固定臂保持在起始位置，此时应笔直向上并与肱骨对齐。量角器的移动臂平放在前臂远端的掌侧最平坦的部位，与前臂中心齐平（见图 4.2B）。

- 虽然一些来源认为量角器的起始位置应为笔直向下，但如果肱骨不是完全笔直向上和向下，测量结果将会不准确。如果由于身体结构或代偿倾斜而导致肱骨上下不直，我更倾向于将量角器的固定臂与肱骨对齐。这将有助于准确测量肱骨相关的前臂运动。在再次测量时以相同的方式操作很重要。

- 在测量旋前和旋后时经常会出现错误，因为量角器沿桡骨远端测量时可能会过度向下翻转，沿尺骨远端测量时可能会翻转不足，而不像在前臂远端的中间部分能够正确测量。其他常见的错误是康复对象身体倾斜或移动手臂远离肱骨内收的起始位置（紧靠体侧）。来自经验丰富的治疗师的反馈有助于学习前臂活动范围的测量。

腕关节活动范围测量

测量腕关节的 ROM 时要考虑以下几点。

- 腕关节的运动是屈曲、背伸、桡偏和尺偏。
- 起始位置是腕关节中立位。
- 运动轴是腕关节的中心。
- 根据美国手治疗师协会的建议，将量角器置于掌侧进行腕关节背伸评估，置于背侧进行腕关节屈曲评估，置于背侧进行桡偏和尺偏的评估。当瘢痕或肿胀使背侧或掌侧放置不准确时，适宜侧方放置。

- 测量腕关节的屈曲范围时，将量角器的一个臂沿前臂背侧放置，另一个臂沿手背上的第三掌骨放置（见图 4.3A）。

- 测量腕关节背伸范围时，将量角器的一个臂沿前臂掌侧放置，另一个臂沿手掌侧的第三掌骨放置（见图 4.3B）。

- 测量腕关节桡偏和尺偏时，将手平放在桌面上，量角器平放，量角器的一个臂放在前臂背侧，轴在腕关节的中心，另一个臂与第三掌骨对齐（图 4.6）。

将量角器放在掌侧以测量腕关节背伸可能很困难，因为测角器无法平放在有弧度的掌面上。两端呈圆形的量角器（见图 4.5）可在许多治疗用品供应商处找到，该量角器可以置于背侧以测量腕关节的屈曲和背伸。

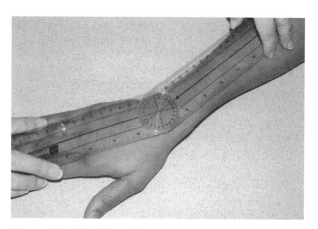

图 4.6　腕部背侧测量腕关节尺偏

手指活动范围测量

手指（第 4~5 指）的 MCP 关节、PIP 关节、远端指骨间（DIP）关节和拇指的 MCP 关节和 IP 关节使用相同的程序进行测量，步骤如下。

- 手指和拇指 MCP 关节和 IP 关节的运动是屈曲和伸展。手指的 MCP 关节还可以外展和内收，虽然这可以通过量角器测量[11]，但跟进所有手指完全外展的程度也是一种观察手随时间变化的有效方式。

- 测量手指屈伸的起始位置是伸直位。建议腕关节保持中立位以确保评估程序的一致性。
- 运动轴置于被测量关节背侧的中央。
- 测量手指的量角器放置在手指背侧。测量 MCP 关节的量角器其中一个臂与掌骨对齐，另一个臂与近节指骨对齐，轴心位于 MCP 关节背侧（见图

4.4A）。测量 PIP 关节的量角器一个臂放在近节指骨上，另一个臂放在中节指骨上（见图 4.4B）。测量 DIP 关节时量角器一个臂放在中节指骨上，另一个臂放在远节指骨上（见图 4.4C）。如果有肿块或其他异常导致量角器无法放置在手指背侧，则可沿手指侧面放置量角器。

- 测量活动范围时，记录每个关节的最大伸展程度，当手指运动至屈曲时，移动量角器的远端臂，以使其保持在手指背侧的位置（如前所述）。记录屈曲达到的度数。如果无法完全伸直，则用减号（–）记录；例如，MCP 关节活动范围为 –25°~50°，意味着 MCP 关节距离完全伸直还有 25°，并且屈曲能够达到 50°。对于关节过伸，使用加号（+）记录；例如，MCP 的关节活动范围为 +25°~50°，意味着 MCP 关节有 25° 过伸，并且关节能够屈曲至 50°。

使用标准的 6 英寸的量角器或 6 英寸的短版量角器均很难测量关节过伸，需要将量角器侧向放置。在腕关节 ROM 讨论部分提到的带有圆形末端的量角器（图 4.5）可在背侧放置以测量手指关节过伸。

◎ 临床精要

在初次评估期间，测量每个手指的完全复合屈曲和完全伸直（TAM）是很重要的。

如果单独测量，每个关节的活动范围可能接近正常，但当测量总主动屈曲和伸展时，由于肌腱滑动或瘢痕组织限制，ROM 可能会明显受限。在复合屈曲和伸展中测量手指的 TAM 能显示运动功能的受限。运动功能受限也可以通过测量复合握拳时从指尖到手的远端掌横纹的距离来说明。

拇指腕掌关节活动范围测量

对于拇指腕掌关节活动范围的测量，可以考虑以下几点。

- 运动包括掌侧外展、桡侧外展、内收和对指。
- 运动轴是在手背桡侧第一和第二掌骨向下延伸的交点。
- 测量桡侧外展时的起始位置是前臂旋前，手平放在桌面上；测量掌侧外展或对指时的起始位置是手的尺侧放在桌面上，前臂中立位。拇指向示指侧平放为内收。
- 量角器的放置是一个臂沿第二掌骨放置，另一个臂沿第一掌骨放置，置于背侧时用于测量桡侧外展，置于桡侧用于测量掌侧外展。量角器的轴心位于第一腕掌（carpometacarpal，CMC）关节，即第一掌骨与大多角骨和小多角骨连结之处。
- 为了测量拇指桡侧外展，放置在第二掌骨上的量角器的臂是固定臂，而放在第一掌骨上的臂为移动臂，当拇指进行桡侧外展时，移动臂与第一掌骨保持对齐（图 4.7A）。
- 为了测量拇指掌侧外展，放置在第二掌骨桡侧的量角器臂是固定臂，放置在第一掌骨背侧的臂为移动臂，当拇指进行掌侧外展时，移动臂与第一掌骨保持对齐（图 4.7B）。
- 可以通过多种方法测量对指。其中一种方法是测量拇指指尖和小指根部之间的距离[10]。还有一种方法是让康复对象用拇指触摸小指的指尖，评估拇指指甲是否垂直于小指指甲并平行于掌骨平面[11]。有许多不同的方法来评估对指，最重要的是要在文件记录中明确表述所使用的方法，并

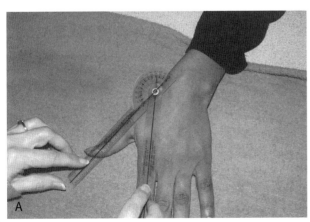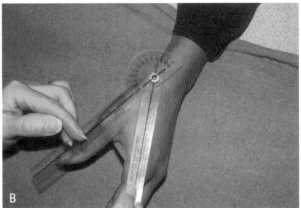

图 4.7 （A）用标准 6 英寸量角器在背侧测量拇指腕掌关节桡侧外展。（B）用标准 6 英寸量角器在桡侧测量拇指腕掌关节掌侧外展

在再次评估时保持一致。

拇指 CMC 关节的 ROM 测量很难持续进行，因为量角器的两臂位置是通过治疗师的视觉判断完成的。将量角器两臂正确地放置在第一和第二掌骨上，并将轴心置于 CMC 关节是很困难的，建议在有经验的治疗师的指导下进行练习。

临床问题解决

当手指 ROM 受限时，重要的是确定 ROM 受限的原因是关节僵硬、手外在肌腱紧张或粘连，还是手内在肌紧张。一旦允许主动或被动活动，就应立即进行该类活动的评估，因为可以通过确定受限的结构来决定最合适的治疗方案。

遵循以下步骤。

步骤 1：测量并记录腕关节中立位到轻微背伸位手指的复合屈伸情况。

步骤 2：比较腕关节完全背伸和完全屈曲位手指的复合屈伸角度（确定是否存在手外在肌腱紧张或粘连）。

步骤 3：在近端关节处于中立位的情况下，分别筛查每个手指关节的 ROM（无论近端关节位置如何，确定受限的活动是否是独立的）。

步骤 4：对手指进行被动活动。被动活动和主动活动的比较可以提供关于肌腱粘连限制主动活动的信息。

以下是对每个筛查位置手指关节活动受限的原因描述：

- 如果关节的 AROM 与 PROM 相同，并且无论近端关节的位置如何，活动范围均一致，那么其活动受限是由关节僵硬造成的。
- 如果被动屈曲优于主动屈曲，那么主动活动受限的原因可能是屈肌力量下降或失神经支配，也有可能是屈肌腱粘连或断裂。
- 如果被动伸展优于主动伸展，那么主动伸展受限的原因可能是伸肌力量下降或失神经支配，也有可能是伸肌腱粘连或断裂，或是伸肌腱半脱位。
- 如果主动屈曲和被动屈曲一致，且在近端关节伸展位下优于屈曲位，那么屈曲受限是由于手外在伸肌腱紧张或粘连所致。
- 如果主动伸展和被动伸展一致，且在近端关节屈曲位下优于伸展位，那么伸展受限是由于手外在屈肌腱紧张或粘连所致。

- 如果手指的 IP 关节在 MCP 关节屈曲时比在 MCP 关节伸展时能进一步地被动屈曲，那么其受限原因是手内在肌的紧张。

可以据此制订治疗计划。例如，当屈曲受限是由于伸肌腱紧张或粘连，治疗应解决伸肌腱的延伸和滑动能力，而不是单个关节的活动。这种情况经常发生在掌骨骨折切开复位和内固定术后，瘢痕组织与其下方伸肌腱粘连。治疗选择包括将手置于复合屈曲位进行热敷，并使用绷带将手被动置于屈曲位，使其处于舒适地牵伸状态。热敷后，组织处于延长的位置，手法操作包括按摩粘连的伸肌腱的背侧瘢痕，以及强调粘连部位远端手指复合屈曲的 ROM 训练。不要选择进行关节松动和单个关节拉伸，或对单个关节进行热疗。然而，如果评估显示单个关节僵硬，治疗选择将包括关节松动（允许被动活动时），对受限关节结构进行理疗，单个关节的 AROM 和 PROM 训练，以及复合运动，同时鼓励受伤手的功能性使用。

肿胀

肿胀会出现在手术后或受伤后，这是身体对受伤的正常反应，把有助于愈合的细胞带到受伤区域。正常的消肿在受伤或手术后 2 周内开始，但可能需要几个月才能完全消除。过度肿胀或持续肿胀超过 2 周是很麻烦的，因为它会让软组织变得更像凝胶，妨碍关节和肌腱的运动，以及手的功能性使用。

注意事项：认识肿胀和评估肿胀的程度和特点是至关重要的。

肢体会出现多种类型的肿胀（详见第 8 章）。在受伤、手术或其他损伤后发生的炎症肿胀最初呈液体状，但随着时间的推移可能变成海绵状，最终纤维化。消肿的方法对后两者来说效果较差。

肿胀的程度

手和腕关节的肿胀程度通常用围度和体积测量来评估。肿胀的特征通常通过观察和触诊来评估。

体积置换

工具

容积计套件应包括一个容积水箱，一个收集烧杯，一个量筒，量筒用来测量排出的水。手式容积计和臂式容积计都可用。

方法

通常每次测试都使用相同高度的操作平面。康复对象的手上不能佩戴首饰或其他物品。如无法摘除，则如实记录。

遵循以下步骤[12]。

步骤 1：在容积计内注水（温度为室温）至溢出点，使其具有准确的起始点。让多余的水流入收集烧杯，然后清空烧杯。

步骤 2：手掌面向康复对象，拇指指向容积计的出水口，手尽量保持垂直；避免与容积计侧壁接触（操作平面过高会妨碍康复对象将手臂垂直放入容积计）。

步骤 3：将手缓慢放入容积计，直到容积计的销钉紧贴在环指和中指之间。将排出的水收集到收集烧杯中。手不动，直到水停止滴入烧杯（图 4.8A）。

步骤 4：将收集烧杯中的水倒入量筒中进行最终测量（图 4.8B）。

步骤 5：如果想要平均结果来提高准确性，重复前面的步骤。

步骤 6：比较另一只手的体积，以确定相对正常的容积，并考虑是否发生了全身性肿胀。两侧之间的差异值是最有价值的信息，因为即使是未受伤的肢体，每天的体积也有正常的波动。该测试已被确定可准确到 5 ml 或手体积的 1%。因此，两侧测量中有 10 ml 的差异则被认为是一个显著的变化[13]。

注意事项：不应在有开放性伤口、血管状态不

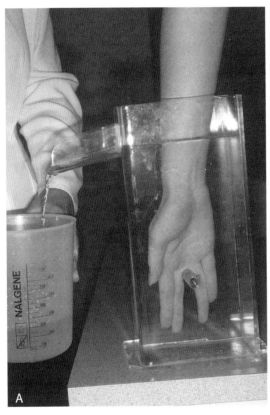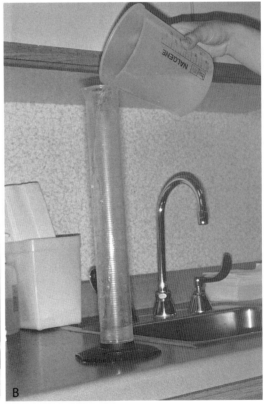

图 4.8　（A）用容积计测量肿胀程度。手和前臂浸入到容积计中，排出的水流入收集烧杯中。（B）把收集烧杯中的水倒进量筒中进行精确测量，容积测量完成

稳定、石膏、外固定架、经皮针固定或其他不可移动的支撑或附件的情况下进行容积测量。

讨论

根据我的经验，为了提高容积测试的可靠性，在第一次测量时，当前臂浸入水中时，可以用防水记号笔在前臂水平面处做标记。当肿胀减轻时，手和前臂有可能更深地进入到容积计中，因为手指指缝紧贴于销钉的位置可能会随着肿胀减轻而变深。有时我们会观察到手部肿胀明显减轻，但由于前臂在容积计中深入更多，导致容积读数几乎没有变化。重复测试时，应确保手和前臂降低到相同的深度，

以最大限度地减小上述变量。

围度测量

工具

卷尺或环形指带,可从治疗用品供应商处获得。当测量围度时,根据解剖标志确定要测量的区域,并在每次测试中使用相同的松紧程度。

方法

遵循以下步骤。

步骤 1:将卷尺环绕待测量区域。

步骤 2:轻轻收紧(图 4.9)。

步骤 3:记录周长。一定要准确地记录放置胶带的位置,如桡骨茎突近端 4 cm,桡骨茎突和尺骨远端

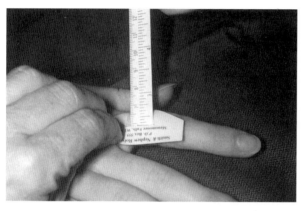

图 4.9　用环形指带测量肿胀,可从治疗用品供应商目录处获得

周围、近节指骨或 PIP 关节。注意记录姿势,如肘关节屈曲或伸展、腕关节中立位、手指放松或伸展。

讨论

由于卷尺的松紧程度会随着每次用力的不同而变化,因此用卷尺重复测量并保证一致性是很困难的。让同一名治疗师重复测量有助于提高测试的可靠性。

肿胀的特点

观察

当肿胀加重时,皮肤变得有光泽和紧绷,皮纹或关节褶皱减少或消失。皮肤外观的描述应记录在案。评估表可提供一个检查清单,可从各种选项中选择,如光泽、干燥、关节褶皱部分或完全消失。皮肤颜色也需要记录,可描述为发红(红斑)增加、泛蓝(发绀)或苍白(失去正常颜色)。

触诊

检查者用手指按压肿胀部位,可使肿胀处出现凹痕,并可以检查肿胀的硬度。如果检查者的手指能够迅速地推入柔软的肿胀组织,此为凹陷性水肿(pitting edema)的特征。凹陷性水肿是由于组织中有大量的游离液体,这些液体可因压力而移位,留下一个凹陷,当压力移除后,凹陷会慢慢地恢复[14](图 4.10)。

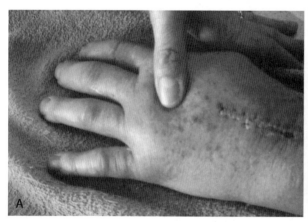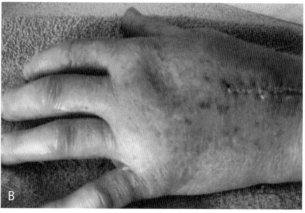

图 4.10　当检查者用手指往下压皮肤留下凹痕或"凹坑"时,可见凹陷性水肿

随着肿胀组织变成海绵样和凝胶样,凹陷将比液体性肿胀恢复更慢。随着时间的推移,如果肿胀组织变得非常坚硬,其中液体在压力下移动的能力

会降低,将不再出现凹陷的情况。这种较硬的肿胀称为肌肉硬性水肿(brawny edema)。肌肉硬性水肿通常是由于组织间液流的受阻,无法轻易移动[12]。

术语轻微、中等和严重可以用来划分凹陷性或肌肉硬性水肿的程度，但这都来自检查者的主观观察判断。

静态两点辨别觉

静态两点辨别觉测试可以测量神经支配密度（innervation density），即被测区域内存在的神经末梢的数量。测试屈肌腱 I 区和 II 区（远端掌横纹和指尖之间的区域）。两点辨别能力意味着区分 1 点和 2 点之间的区别，不仅涉及受试者能否感觉到某些物品，而且还涉及感觉到的是什么。

工具

用于这种测试的工具有两点辨别觉测试盘（Disk Criminator）或波利尺（Boley gauge），可以在治疗用品供应商处找到。

方法

遵循以下步骤[15, 16]。

步骤 1：在遮蔽视野的情况下，指导受试者对每次接触做出反应，说"1 点"或"2 点"。

步骤 2：支撑受试者的手，避免手指被接触时移动。通常使用胶泥作为手指的支撑物。

步骤 3：遮蔽受试者视野。从 5 mm 开始。随机地用 1 点或 2 点接触受试者指尖（图 4.11）。

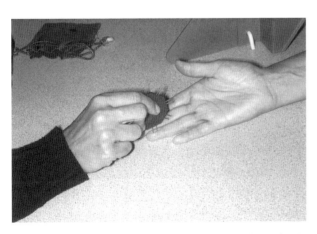

图 4.11　两点辨别觉测试，将点纵向放置在指尖皮肤上，施压力度刚好致皮肤发白

步骤 4：施压力度刚好使皮肤发白，方向为纵向，避免跨越手指指神经支配区域，压力垂直于皮肤。

步骤 5：增加或减少两点之间的距离。如果受试者在 5 mm 远处不能正确分辨两个点，则增加两点之间的距离。如果受试者能在 5 mm 范围内正确辨别 2 个点，则缩小距离，直到确定受试者能辨别两点的最小距离。

步骤 6：从远端开始，从指尖逐渐上移向远端掌横纹。

讨论

同一部位 10 个测试中有 7 个正确答案则视为可靠的"正确回答"。专栏 4.2 描述了两点辨别觉分值。

专栏 4.1　静态两点辨别觉分值[15, 16]
1~5 mm = 正常
6~10 mm = 尚可
11~15 mm = 差
仅有一点感觉 = 保护性感觉
无任何感觉 = 感觉丧失

动态两点辨别觉

根据 Dellon[17] 的描述，动态两点辨别觉在神经撕裂后总是比静态两点辨别觉更早恢复，约比静态两点辨别觉早 2~6 个月恢复正常。此测试用于确定神经损伤后感觉恢复的进展情况。

工具

用于这种测试的工具是两点辨别觉测试盘或波利尺。

方法

遵循以下步骤[17]。

步骤 1：向受试者描述测试。

步骤 2：完全支撑受试者的手。

步骤 3：遮蔽受试者视野。

步骤 4：指导受试者对所提供的刺激做出"1"或"2"的回答。

步骤 5：从近端到远端接触指尖远节指骨掌侧。触点是纵向的，与手指方向平行，压力垂直于手指。仅沿着指尖移动点位，从近端到远端。移动速度尚未统一。

步骤 6：开始时距离为 5~8 mm，根据需要增加或减少距离。

步骤 7：将点位同时离开指尖。不避免两个点前后从指尖离开，原则是让受试者由此感知两个点。

讨论

10 个测试中有 7 个正确答案则视为可靠的"正确回答"。2 mm 距离可分辨，即被认为是正常的动态两点辨别觉。在测试过程中压力过大，而施加在工具和皮肤上的压力不一致是影响该测试可靠性的主要问题。

触觉 / 压力阈值测试（Semmes-Weinstein 单丝测试）

该测试用于确定轻触觉阈值，对识别神经压迫损伤是有效的。

工具

5 根单丝或 20 根单丝的 Semmes-Weinstein 压力触觉计套件，可在治疗用品供应商处找到。单丝按颜色编码，绿色单丝表示正常范围内的轻触觉，蓝色单丝表示轻触觉减退，紫色单丝表示保护性感觉减退，红色单丝表示保护性感觉丧失。如果只能感受到最粗的单丝，说明只有深压觉存在；如果最粗的单丝都感觉不到，说明轻触觉"无法检测"（表 4.1）[15]。5 根单丝测试套件可用于测试正常、轻触觉减退、保护性感觉减退、保护性感觉丧失。

表 4.1 Semmes-Weinstein 单丝分类 / 计分 [15]

颜色编码	定义	单丝型号范围
绿色	正常轻触觉阈值	1.65 ~ 2.83
蓝色	轻触觉减退	3.22 ~ 3.61
紫色	保护性感觉减退	3.84 ~ 4.31
红色	保护性感觉丧失	4.56 ~ 6.65
无法检测	无法感觉最粗单丝	—

方法

遵循以下步骤 [15]。

步骤 1：向受试者描述测试。

步骤 2：用毛巾卷支撑受试者的手，防止手指因轻触而移动。

步骤 3：遮挡受试者的视野。

步骤 4：指导受试者在每次轻触时做出回应。

步骤 5：从正常类别的最粗单丝（型号为 2.83）开始。如果没有回应，则进行更粗的单丝测试。

步骤 6：对于细的单丝，如型号为 1.65~4.08（绿色、蓝色和紫色）的单丝，需要进行 3 次测试。3 次测试中只需 1 次回应正确即为正确反应。所有粗的单丝则只做 1 次测试。

步骤 7：从远端开始测试，向近端移动。

步骤 8：将单丝垂直于皮肤放置，直至单丝弯曲。慢慢接触皮肤，保持（1~1.5 秒），然后慢慢提起（1~1.5 秒）（图 4.12）。

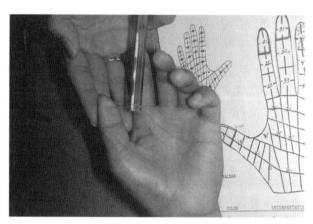

图 4.12　Semmes-Weinstein 单丝测试测量轻触觉阈值

步骤 9：在手的部位图上记录受试者能正确感知到的单丝型号。

轻触定位觉

轻触定位觉测试用于测定手部触觉定位的能力 [15]。在神经损伤修复后通常会发生轻触定位觉障碍，且往往在轻触阈值恢复后才逐渐恢复。

工具

所需工具为 Semmes-Weinstein 单丝（在前文描述的阈值测试中确定为正常触觉中所用的最细单丝）。如果没有单丝，可以使用棉球或橡皮擦。每次测试都使用相同的测试工具是很重要的。

方法

遵循以下步骤。

步骤 1：向受试者描述测试。闭眼时给予刺激，然后让受试者睁开眼并指出接触的位置。

步骤 2：在某个区域提供轻触刺激。在手部图上记录刺激点的位置。

步骤 3：根据受试者的反应，如果受试者感觉到的轻触位置与刺激位置不同，则画一个从刺激位置指向受试者感觉到的位置的箭头。如果受试者感觉的位置准确，则只用画点。

特殊检查

以下是评估感觉的特殊检查[15]。

- 茚三酮试验：用于评估分泌汗液的运动神经或交感神经系统的功能。它不需要受试者的主动反应，因此可用于儿童或有认知障碍的人。茚三酮喷雾剂是一种显色剂，当它与少量的汗液反应时就会变成紫色。清洁受试者的手并风干至少 5 min。然后将指尖放在铜版纸上 15 s 并勾勒痕迹。茚三酮喷雾剂喷涂铜版纸，按说明书干燥。然后用茚三酮固定剂喷洒，有汗渍的地方就会出现圆点。该试验用于确定最近的完全性周围神经病变后的汗液分泌的分布区域。在完全性神经撕裂之后，某一特定神经支配区域将不会出现汗液痕迹。

- O'Riain 皱纹试验：用于评估交感神经系统功能或完全性神经损伤后的恢复情况。把皮肤失去神经支配的手掌放在 42 ℃（108 ℉）的水中浸泡 20~30 min 后，手掌皮肤不会像正常一样出现皱纹。

- 振动觉：用于测定机械感受器末端器官的频率反应。30 cps 和 256 cps 的音叉是最常用的。目前没有控制力度和技术的工具[15]。

- Moberg 拾物试验：用于判断触觉感知觉或功能性辨别觉。使用特定的小物体，受试者用每只手拾起物体，并在有视觉和没有视觉的情况下进行计时。记录有视觉和无视觉时将物体放入盒子的时间，并观察手部运动的质量和特定手指的使用或失用情况。

讨论

虽然了解上述一系列感觉评估是有用的，但标准化的感觉筛查仅限于 1~2 种。建议在神经卡压后使用 Semmes-Weinstein 单丝（如腕管综合征或肘管综合征），在神经损伤或撕裂后选择单丝、两点辨别觉和功能性测试（如 Moberg 拾物试验）。神经撕裂后，触觉阈值（Semmes-Weinstein 单丝测试）将在触觉分辨能力（两点辨别觉）改善之前改善。

协调

协调是一种操作环境中物品的能力，包括从粗大协调到精细协调。有许多标准化的协调测试，每种测试都有相应的方法。标准化协调测试包括奥康纳灵活性测试（O'Connor dexterity Test）、九孔钉板测试（Nine-Hole Peg test）、Jebsen-Taylor 手功能测试、明尼苏达操作速度测试、Crawford 小件灵巧性测试以及普渡钉板测试（Purdue Pegboard Test）[18]。九孔钉板测试是一个快速筛查协调性的简单测试[18, 19]。该测试是标准化评估，允许使用市面上的或低成本自制的插板和柱子。Jebsen-Taylor 手功能测试评估功能性任务，如书写，以及操作不同大小的物品的能力[18, 20]。每种测试都有相应的方法，由于可供使用的测试太多，本章将不做详细说明。对于因无力、疼痛或神经损伤而影响协调性的康复对象，使用标准化测试是有帮助的。

力量测试

握力和捏力测试

握力和捏力测试是数十年来用于确定功能性抓握力量和捏持力量的标准方法。首次评估和定期重复评估可以判断手部力量是否改善。禁忌证将在下文讨论。

禁忌证

当抗阻活动未得到转介医生的许可时，不要进行这些测试。握力测试和捏力测试是最大抗阻测试。在前臂、腕部或手部的骨折、韧带修复、肌腱撕裂或肌腱转移完全愈合之前，以及未经转介医生确认之前，禁止进行该测试。

注意事项：急性关节、韧带或肌腱损伤，或指关节或腕关节扭伤，是最大握力或捏力测试的禁忌证，直到可以进行抗阻训练。

对于任何创伤性损伤，都将推迟握力测试或捏力测试，直到转介医生准许了抗阻训练或力量强化训练。对于逐渐发病的疾病或损伤（如肌腱病或腕管综合征），即便初步治疗计划可能不包括加强力量，但仍会在首次评估时测试力量。力量训练一般在康复对象疼痛水平下降后才开始进行。在对这种情况进行首次评估时，可修改指导语，并告诉康复对象在出现轻微疼痛时即停止抓握，以防止测试后疼痛加剧，并记录测试时出现疼痛的情况。肌腱病变或神经卡压的首次握力和捏力测试，对于确定未来的进展很重要。

◎ 临床精要

在进行力量测试之前，一定要确定该测试是否有可能破坏任何正在愈合的组织。

握力测试

工具

美国手外科协会和美国手治疗师协会推荐使用 Jamar 测力计进行握力评估[18, 21]。该测试已经被证实是准确可靠的。建议每年进行校准，在高使用率的情况下更应经常性地进行校准，不能忽略。可通过购买获得捏力计，但是没有一种特定的类型是上述协会认可的。

方法

受试者坐位，肩关节内收，肘关节屈曲 90°，前臂中立位，腕关节背伸 15°~30°、尺偏 0°~15°。治疗师将测力计放在受试者手中，同时轻轻扶住测力计底座，并指导受试者尽可能用力挤压握把。握力应平稳施加至少 3 秒，重复测试间至少休息 15 秒[18, 21]。

考虑以下因素。

- 标准握力测试：在第二个手柄宽度上进行 3 次测试。取平均值作为测试结果。
- 5 级握力测试：在 5 个手柄宽度上各进行 1 次测试。该测试用于绘制钟形曲线。最强的握力几乎总是在第二或第三手柄宽度。最弱的握力通常出现在最窄和最宽的位置，中间 3 个手柄宽度的数值落在最强和最弱的数值之间，数值连线形成一个类似于钟形的曲线。当 5 个手柄宽度的数值呈现为一条平线（所有手柄宽度上的读数几乎相同）或出现上 / 下 – 上 / 下类型的曲线时，提示受试者在测试过程中可能没有最大限度地用力。
- 快速交换握力测试：检查者快速移动测力计，让受试者的右手和左手交替测试，每只手测试 10 次。该测试是为了防止受试者对握力的主动控制，使受试者更难自我限制握力反应或采用低于最大力的握力[22]。最近，Shechtman 和其同

事[21, 23-25]明确提出了关于对临床实践者在握力测试中如何获得真实可靠的结果的担忧。他们的研究在这一问题上提供了一些发人深省的发现。

讨论

握力测试和捏力测试是有常模的[26]。此外，康复对象健侧的测试结果能够提供个性化的正常值以对比。

捏力测试

工具

使用的工具是捏力计（类型各不相同）。

方法

受试者坐位，肘关节屈曲 90°，上肢内收于体侧，前臂中立位，按以下步骤操作[18]。

- 侧捏（钥匙捏）：将捏力计置于示指桡侧与拇指之间，指导受试者尽量用力捏。
- 三指捏（三指夹捏）：将捏力计置于拇指指腹与示指、中指指腹之间。指导受试者尽量用力捏。
- 两指捏（指尖对指尖捏）：将捏力计置于拇指与示指指尖之间，指导受试者尽量用力捏。

讨论

每个测试重复 3 次，计算平均值。工具至少每年校准一次。

徒手肌力测试

当神经损伤或神经卡压引起肌力不足时，手部肌肉力量的测试及对其进步的记录是必要的。对特定神经支配的各种肌肉的力量测试，有助于确定神经损伤的程度和随时间推移的改善。对于因失用（如长期制动后）导致的肌肉力量下降，徒手肌力测试也有助于记录进展。

工具

徒手肌力测试是力量测试的一种形式，测试受试者能否抵抗重力活动被测试部位的能力，如果能够抗重力全范围活动，则测试受试者抵抗检查者的阻力并保持体位的能力。因此，唯一需要的工具就是一本参考书和一个记录结果的表格。

方法

徒手肌力测试是根据许多资料中所记录的方法来执行的。力量按正常、良好、尚可、较差和微小进行分级。力量尚可是指抗重力全范围活动身体部位的能力，但不能抵抗任何额外的阻力。也可以用数字分级，其中 5 对应正常，4 对应良好，3 对应尚可，2 对应较差，1 对应微小。描述手部、腕部和前臂每一块肌肉收缩时施加阻力的方法超出了本章介绍的范围。Kendall 等[27]的《肌肉：测试和功能》（*Muscles: Testing and Function*）一书为每块肌肉的特定测试程序提供了参考。推荐使用为徒手肌力测试而设计的表格，列出与神经支配相关的肌肉，如上述参考书中所述。

讨论

徒手肌力测试的禁忌证同握力测试和捏力测试，以及疼痛使康复对象无法充分用力时。由于徒手肌力测试是最大抗阻测试，任何可能使正在愈合的组织（骨、韧带和肌腱）再次受伤的情况都不应该进行该测试，除非由转介医生确定是安全的，或者已经到了术后允许抗阻的时间。

注意事项：手指或拇指肌腱修复要到术后 14 周才能进行该测试。

矫形器的使用

许多康复对象已经在使用个人矫形器或使用由医师提供的预制矫形器。治疗师应确定矫形器的使用方式、穿戴的时间及佩戴矫形器时可做的活动。这些信息有助于确定康复对象的功能受限情况，并让治疗师了解如何根据康复对象的情况使用合适的矫形器。

功能性能力

功能性能力是任何评估内容中都应包含的部分。这一部分的评估对于确定康复对象的功能目标以及为保险公司记录这些目标是非常重要的。确定日常生活活动中的困难可以帮助治疗师根据康复对象的需求设定目标，并让康复对象相信正在朝着共同的、有意义的目标努力。在记录疼痛、创口或瘢痕、ROM、感觉和力量情况之后，功能性能力是先前所述问题影响康复对象日常生活的反映。

工具

推荐使用康复对象自我报告的结局测量方法。有关合适的测量方法的具体信息，请参阅第 5 章。一份检查表也有助于协助康复对象思考他们在哪些领域取得了成功，哪些领域遇到了困难。类别包括自我照护技能、饮食准备、家居管理（室外和室内）和职业任务（附录 4.1）。

方法

通过与康复对象讨论、模拟活动和（或）完成自我报告来评估患肢的功能性使用情况。受伤后手指感觉过敏的康复对象在精细运动协调方面可能有困难。在这种情况下，诸如书写、系纽扣和系鞋带等特定任务可能会受到限制。与之相反的是，由于石膏、受伤或近期手术的限制，肢体可能几乎完全丧失功能。在这些情况下，我们不可能列出所有受限的功能性任务，可能更合适的限制报告是："除了前臂可以支撑较轻的物体外，右上肢无法完成任何功能性任务。"

在某些情况下，由于时间的限制，可能无法一次性地对上肢所有功能进行深入的评估。一次评估可能筛选一部分完成，而全面的评估则推迟到下一次评估进行。例如，通过询问康复对象的感觉来筛查感觉功能，而将单丝或两点辨别觉测试推迟到下次就诊时进行。

总结

通过评估总结表（见附录 4.1），可以增强对全面评估中应包括的内容的认识，这有助于有逻辑地安排评估步骤。

注意事项：意识到在哪些情况下进行何种评估是不安全的至关重要。

许多评估是通过观察来进行的。在评估过程中，当治疗师花时间与新的康复对象进行良好沟通时，治疗师的有效性就会提高。这不仅包括治疗师解释评估过程，也包括倾听康复对象的言语及非言语表述。评估过程中获得的信息是制订治疗计划的基础。同样，治疗师与每一位新的康复对象之间建立联系是康复对象对治疗过程形成信心的基础，两者同等重要。

参考文献

1. Fedorczyk JM: Pain management: principles of therapist's intervention. In Skirven TM, Osterman AL, Fedorczyk JM, editors: Rehabilitation of the hand and upper extremity, ed 6, Philadelphia, PA, 2011, Elsevier Mosby, pp 1461 – 1470.

2. Walton D: Pain. In Clinical assessment recommendations, ed 3, American Society of Hand Therapists, 2015, pp 47 – 70.

3. Cuzzell JZ: The new red yellow black color code, Am J Nurs 88(10):1342 – 1346, 1988.

4. von der Heyde RL, Evans RB: Wound classification and management. In Skirven TM, Osterman AL, Fedorczyk JM, editors: Rehabilitation of the hand and upper extremity, ed 6, Philadelphia, PA, 2011, Elsevier Mosby, pp 219 – 232.

5. Seiler III JG: Physical examination of the hand. Essentials of hand surgery. American society for surgery of the hand, Philadelphia, PA, 2002, Lippincott Williams & Wilkins, pp 23 – 48.

6. Taras JS, Lemel MS, Nathan R: Vascular disorders of the upper extremity. In Mackin EJ, Callahan AD, Skirven TM, editors: Rehabilitation of the hand and upper extremity, ed 5, St. Louis, MO, 2002, Mosby, pp 879 – 898.

7. Drudi L, MacKenzie K. Differential diagnosis of upper extremity ischemia. In: Dieter R, Dieter Jr. R, Dieter III R, Nanjundappa A, eds. Critical limb ischemia. Cham, 2017, Springer International Publishing Switzerland, pp 79–93.

8. Hay D, Taras JS, Yao J: Vascular disorders of the upper extremity. In Skirven TM, Osterman AL, Fedorczyk JM, editors: Rehabilitation of the hand and upper extremity, ed 6, Philadelphia, PA, 2011, Elsevier Mosby, pp 825 – 844.

9. Gibson G: Goniometry. In Clinical assessment recommendations, American Society of Hand Therapists, 2015, pp 71 – 80.

10. Seftchick JL, Detullio LM, Fedorczyk JM, et al.: Clinical examination of the hand. In Skirven TM, Osterman AL, Fedorczyk JM, editors: Rehabilitation of the hand and upper extremity, ed 6, Philadelphia, PA, 2011, Elsevier Mosby, pp 55 – 71.

11. Berryman Reese N, Bandy WD: Joint range of motion and muscle length testing, ed 3, St Louis, MO, 2017, Elsevier.

12. Villeco JP: Edema: therapist's management. In Skirven TM, Osterman AL, Fedorczyk JM, editors: Rehabilitation of the hand and upper extremity, ed 6, Philadelphia, PA, 2011, Elsevier Mosby, pp 845 – 857.

13. Waylett-Rendall J, Seibly D: A study of the accuracy of a commercially available volumeter, J Hand Ther 4(1):10 – 13, 1991.

14. Colditz JC: Therapist's management of the stiff hand. In Skirven TM, Osterman AL, Fedorczyk JM, editors: Rehabilitation of the hand and upper extremity, ed 6, Philadelphia, PA, 2011, Elsevier Mosby.

15. Bell Krotoski JA: Sensibility testing: history, instrumentation, and clinical procedures. In Skirven TM, Osterman AL, Fedorczyk JM, editors: Rehabilitation of the hand and upper extremity, ed 6, Philadelphia, PA, 2011, Elsevier Mosby, pp 894 – 921.

16. Dellon AL, Mackinnon SE, Crosby PM: Reliability of two-point discrimination measurements, J Hand Surg Am 12(5 Pt 1):693 – 696, 1987.

17. Dellon AL: The moving two-point discrimination test: clinical evaluation of the quickly adapting fiber/receptor system, J Hand Surg 3:474 – 481, 1978.

18. Fess EE: Functional tests. In Skirven TM, Osterman AL, Fedorczyk JM, editors: Rehabilitation of the hand and upper extremity, ed 6, Philadelphia, PA, 2011, Elsevier Mosby.

19. Mathiowetz V, Volland G, Kashman N, et al.: Adult norms for the ninehole peg test of finger dexterity, Am J Occup Ther 39(6):386 – 391, 1985.

20. Jebsen RH, Taylor N, Trieschmann RB, et al.: An objective and standardized test of hand function, Arch Phys Med Rehabil 50(6):311 – 319, 1969.

21. Shechtman O, Sindhu BS: Grip assessment. In Clinical assessment recommendations, American Society of Hand Therapists, 2015, pp 1 – 8.

22. Hildreth DH, Breidenbach WC, Lister GD, et al.: Detection of submaximal effort by use of the rapid exchange grip, J Hand Surg Am 14(4):742 – 745, 1989.

23. Shechtman O: Using the coefficient of variation to detect sincerity of effort of grip strength: a literature review, J Hand Ther 13:25 – 32, 2000.

24. Taylor C, Shechtman O: The use of rapid exchange grip test in detecting sincerity of effort, part I: administration of the test, J Hand Ther 13(3):195 – 202, 2000.

25. Shechtman O, Taylor C: The use of rapid exchange grip test in detecting sincerity of effort, part II: validity of the test, J Hand Ther 13(3):202 – 210, 2000.

26. Mathiowetz V, Kashman N, Volland G, et al.: Grip and pinch strength: normative data for adults, Arch Phys Med Rehabil 66(2):69 – 74, 1985.

27. Kendall FP, McCreary EK, Provance PG, et al.: Muscles testing and function with posture and pain, ed 5, Baltimore, MD, 2005, Lippincott Williams & Wilkins.

附录 4.1 评估总结表

受伤史 / 状况：_____

相关病史：_____

疼痛水平：　　0 - 1 - 2 - 3 - 4 - 5 - 6 - 7 - 8 - 9 - 10　　　最好：_____最差：_____
　　　　　　　（轻微）　　　　　　　　　　（无法忍受）

疼痛描述（圈出所有符合的项）：

　　　　触痛　　酸痛　　阵痛　　灼痛　　锐痛　　刺痛　　放射性疼痛

疼痛位置：_____

疼痛频率：间歇的（偶尔　经常）/ 持续性

　　　　　　休息时　使用时　训练时　　其他：_____

瘢痕　位置：_____

　　　凸起 / 平坦　　　　颜色：_____

　　　粘连情况（圈出符合的一项）：粘连　　部分粘连　　无粘连

创口（圈出符合的一项）：闭合性　　焦痂　　缝合　　开放性

　　　创口颜色：红　　黄　　黑　　混合性　　伤口大小：_____

　　　伤口位置：_____

　　　引流液量及颜色：_____

血管状况　颜色（圈出符合的一项）：正常 / 粉红 / 红 / 蓝 / 白 / 斑驳样

　　　　　　营养状况：正常　　干燥 / 湿润　　有光泽 / 无光泽　　位置：_____

　　　　　　外周脉搏强度 / 质量：右_____左_____

　　　　　　毛细血管再充盈时间：_____位置_____

　　　　　　Allen 试验：_____

　　　　　　表面温度：位置 / 度数_____

　　　　　　指腹变化：缩小 / 增厚 / 其他_____

固定装置　钢钉（内固定 / 穿出皮肤）_____

　　　　　　螺钉_____钢板_____

　　　　　　外固定_____其他_____

　　　　　　矫形器的使用（描述矫形器及使用时间）_____

肿胀　目视检查（圈出符合的一项）	**体积测量**
不明显	受伤手：_____ml
轻度	未受伤手：_____ml
中度	差别：_____ml
中度 +	
严重	凹陷性 / 肌肉硬性水肿位置：_____

围度测量（cm）

	右	左
前臂（位置_____）		
手（MCP）		
腕		
手指（圈出相应手指）	拇指 示指 中指 环指 小指	拇指 示指 中指 环指 小指
近节指骨		
PIP 关节		
中节指骨		
DIP 关节		

关节活动范围

		右	左			右	左
肩关节	屈曲			示指	MCP		
	伸展				PIP		
	外旋				DIP		
	内旋			中指	MCP		
肘关节	屈曲				PIP		
	伸展				DIP		
前臂	旋后			环指	MCP		
	旋前				PIP		
腕关节	背伸				DIP		
	掌屈			小指	MCP		
	桡偏				PIP		
	尺偏				DIP		
拇指 MCP				拇指 CMC	桡侧外展		
拇指 IP					掌侧外展		

感觉

圈出符合的一项：完好　过敏　刺痛　迟钝　　　　　频率：间歇性 / 持续性

发生时间：使用时 / 休息时 / 长时间固定后 / 反复使用时 / 夜间

Semmes-Weinstein 单丝测试 / 两点辨别觉测试 / 其他（参见单独表格）

力量	右	左
握力		
侧捏		
两指捏		
三指捏		

如果需要使用 5 级握力测试或快速交换握力测试，参见单独表格

如果需要使用徒手肌力测试，参见单独表格

协调性

观察情况：_____

测试结果（参见单独表格）

功能性使用

康复对象在以下哪些方面有困难（圈出所有符合的项目）：

自我照护	家居管理
穿衣	洗碗
系纽扣	膳食准备
进食	洗衣服
洗澡	打开容器
个人卫生	清洁——轻体力
洗发护发	清洁——重体力（地板、浴缸）
其他	草坪 / 室外维护
驾驶 / 启动车辆	去商店购物
开门	使用计算机
书写	

职业相关（描述）

使用电脑，装配，抬举重物

其他：_____

非职业相关（描述）

业余爱好，园艺

其他：_____

（张玉婷　王凤怡　杨永红　译，周晶　蔡素芳　黄锦文　审）

第 5 章　功能结局评估

Bridget Hill Andrea Bialocerkowski

选择一个恰当的结局评估指标极具挑战性，但也是循证实践的重要环节，且对于监测康复对象的进展、帮助临床决策和评价治疗效果不可或缺。但问题是我们如何决定一个评价工具对我们的评估目的是适当的或正确的？著名物理学家 William Thomson（更广为人知的名字是 Lord Kelvin）曾经说过："当你能够衡量你所谈论的对象并用数字表达它时，你就对它有所了解；但当你无法量化它，难以用数字来表达它时，你对它的了解则是贫乏的，不能令人满意的。"[1] 使用握力计、量角器类的测量器具能非常容易地将握力或关节活动范围赋值为一个具体的数字或者度数。这一类型的器具能给出客观的评估数值[2]，但是我们能不能给一些非具象的项目（例如，手臂的日常使用情况或康复对象的社会参与度）打分呢？如果能，那么我们如何确保这些测量结果对于这些复杂概念来说是恰当的呢？

由于各种原因，选择一种评价手臂的日常使用情况的结局评估是很复杂的。首先，有许多不同类型的结局评估选择，每种都有不同的特性及对康复对象和临床医生的要求。其次，手臂全天以不同的方式工作。在执行基本的生活任务时，我们使用手臂来稳定、够取、抓握和操纵物体[3]。此外，每个人的手臂或手都以各种不同的方式参与到各种既定的活动中[4]。活动可以是双手或单手的。进行双手活动时，两侧手臂经常扮演不同的角色：①手臂或手可以对称地工作，如用双手端托盘或推动物体；②手臂或手可以不对称地协同工作，如将水从水壶倒到玻璃杯中；③手臂或手可以进行完全不同的活动，如拿着包的同时打开门[5]。此外，当双臂协同工作时，会更多地使用优势侧，而非优势侧通常起到定位或稳定的作用[5]。

由于这些原因，损伤的影响取决于损伤涉及优势手还是非优势手。有证据表明，严重受伤或长期残障的人可能会随着时间的推移改变他们的优势手，或者只靠一侧手生活[6, 7]。因此，长期严重受伤的人可以非常熟练地使用代偿方法和技术，以至于他们认为自己的残疾程度不比那些功能损失比他们轻得多的人差甚至更好[8]。例如，Baltzer 等人表明，通过上肢功能障碍量表（Disability of the Arm, Shoulder and Hand，DASH）进行评估时，单侧手臂截肢者报告的残疾程度与 Dupuytren 挛缩、拇指关节炎或手指截肢者的残疾程度相似[9]。由于这些损伤的性质不同，截肢者群体的残疾程度预计会更高。然而，虽然 DASH 是一个以康复对象主诉的结局测量工具来评估功能与残疾程度，但它不能区分患侧或健侧手臂的使用情况。因此，它更可能评估出长期严重损伤的康复对象的代偿结果[8]。

有时，了解人们如何通过他们通常使用的策略进行日常管理会很有帮助。然而，结局评估的结果会随着时间而发生变化，但这个变化不能归因于针对其损伤的特定干预[7, 10]。此外，个体也可以通过避开患手转而熟练使用受伤前的非利手来学习书写或洗护以提升功能独立程度，从生物学上来说似乎是合理的。

所有这些因素意味着对手臂的评估需要一系列针对手臂使用的不同方面的评估工具。临床人员必须清楚地了解他们希望评估什么，了解结局评估工具的心理测量特性和可供选择的结局评估工具，以便选择符合需求的结局评估工具。本章提供了手治疗师需要掌握的基础知识。

国际功能、残疾与健康分类

为了明确定义被评估的变量，结局评估工具必须基于一个概念框架，该框架构建了其所含的项目与被测概念之间的关系[11]。国际功能、残疾与健康分类（International Classification of Functioning Disability and Health，ICF）是一个常用于支持制订新的结局评估工具和对现有评估工具进行分类的框架[12]。基于生物 - 心理 - 社会医学模式，ICF 确定了人类功能的三个层次：

1. 身体和身体部位的层面（即身体功能和身体结构，包括身体各大系统和身体解剖部位）。损伤是身体功能或身体结构的问题。

2. 全人层面（即活动、任务执行、个人行为）。活动受限是一个人在执行活动时出现困难。

3. 社会环境中全人层面（即参与）。参与受限是个人在真实生活场景中遇到的问题。

过去，包括手治疗师在内的医疗专业人员会测量身体功能（特别是力量、感觉和关节活动范围）（例如，1 级功能水平）来监测康复对象的结局和评估干预措施的有效性。然而，越来越多的证据表明，损伤变量在预测个人如何使用手臂或手进行日常活动时并不准确[13-17]。因此，评估活动和参与方面的项目结局很重要。

有两个限定词可用于对活动和参与进行区分。

• 限定词"表现（performance）"描述了一个人在日常环境中的行为，包括社会环境或生活经历。其反映了人们如何使用多种策略（包括代偿技巧或辅助器具）在自身环境中料理生活，也反映了影响日常生活的障碍。通常通过康复对象报告的结局评估工具或目标设定工具让康复对象直接报告。

• 限定词"能力（capacity）"描述了一个人在某个时间点和在标准化环境中执行任务或行动的能力。这通常发生在他们的生活经历之外（在临床环境中），并且没有使用代偿技巧或辅助器具。这意味着限定词"能力（capacity）"确定了无环境适应下可能的最高级别的功能。量化能力的结局评估工具通常涉及临床医师可以观察和评价的特定任务的表现。[例如，Jebsen 手功能测试（Jebsen Test of Hand Function）[18]或积木箱子测试（Box and Block）[19]]。

能力和表现之间的差距表明环境的阻碍可能会限制个体功能[12]。

表现的结局越来越被认为是了解损伤对个体影响的关键，并直接影响临床决策[20, 21]。在人工设置环境中完成的定时评价或观察者评价不能被确定是否可以转化为日常生活经验，与之不同的是由康复对象主诉的结局体现了向以康复对象为中心的医疗模式的转变。

ICF 由 1400 多个不同的条目组成[12]。为了使其更适用于临床医师的日常使用，其核心组合发展成为一个可以测量各种诊断变量的指引。为了描述手部疾病康复对象的功能，有两组核心组合——综合版（CCS-HC）[22, 23]和简要版（BCS-HC）[24]。两者均包含来自所有 ICF 组件的 ICF 类目。新的结局评估工具是基于综合版发展而来的，如 Brachial 评估工具（Brachial Assessment Tool，BrAT）[25]或现行评估工具可以与核心组合相关联（如 DASH）[26, 27]。将结局评估工具中的条目与适当的核心组合相关联有助于与其他评估工具进行直接比较[26, 28]，也可以分析条目是否涵盖了日常活动与角色的全部范围。

康复对象报告的结局评估

如上所述，由康复对象报告的结局评估是以康复对象为中心的模式的关键，也被越来越多地接受。大型临床试验现在使用康复对象报告的结局评估工具作为确定治疗有效性的主要结局指标[11, 20, 29, 30]。一些资助机构已授权使用[31]。

专为评估康复对象报告结果而设计的工具称为康复对象报告的结局评估[11]。许多工具涵盖了对个体造成直接影响的广泛变量。康复对象报告的结局评估可能针对某一种诊断，并且仅包含与该病症相关的项目。相比之下，特定于某个关节或身体部位的测量可用于限定于该关节或部位（如手臂）的许多诊断评估。最后，与健康相关的生活质量的一般结局评估对于神经系统、骨科或心肺疾病等广泛诊断的群体适用[32]。结局评估可以是单一维度的，仅评估一个结构，也可以是多维度的，包含多个模块，通过一种测量评估健康的几个方面。

如何选择结局评估指标

从海量的可能性中选择一个评估工具看起来令人生畏。例如，Roe 和 Østensjø[33] 将 17 份肩部专用问卷与 ICF 联系起来。其实，采用系统的方法可以帮助临床工作者获得丰富的资源。如何选择合适

的结局评估工具，有以下四个步骤[32, 34]。

（1）根据临床或研究要求。确定评估的内容以确定希望使用的结局评估的类型（例如，部位特异性、疾病特异性、关节特异性）。

（2）获取与治疗师要求一致的基于合理框架和基础结构的评估工具。

（3）为诊断群体寻找该评估工具的可重复性、效度和信度证据等测量属性。

（4）知晓所有利益相关者的评估负担，即该测量项目是否收费高昂，是否需要很长时间才能完成或评分等[34]。

康复对象报告的特定部位的结局评估工具

由康复对象报告的特定部位的结局评估工具可用于广泛的诊断、不同程度的损伤和各项干预措施[32]。目前有一些专为上肢设计的结局评估工具。表 5.1 总结并列出了有关这些结局评估工具的信息；然而，应当指出的是，对这些工具的心理测量特性的研究正在不断发展，在本章不详述。

表 5.1　功能结局评估属性概要

评估量表	项目数量	项目生成 / 删减	计分方式	维度	翻译版本	计分结果	回顾期
DASH	30 项加 8 项，专用于工作和体育 / 音乐	项目来自 13 个现有量表，专家意见和 20 个患者的预测试	5 分制	多维度	多语言	分数越高 = 残疾程度越高	1 周
Quick DASH	11 项加 8 项，专用于工作和体育 / 音乐	在原有的 DASH 项目上删减	5 分制	多维度	多语言	分数越高 = 残疾程度越高	1 周
M^{2}DASH	18 项	在原有的 DASH 项目上删减	5 分制	多维度	未知	分数越高 = 残疾程度越高	1 周
UEFI	20 项	项目来自现有量表，40 名患者的自我报告量表和专家意见	5 分制	活动受限，无参与受限		分数越高 = 功能越好	当天
ULFI	25 项加 5 项康复对象特定的活动和 1 项康复对象状态的 VAS	从现行 PROM 的 71 项中删减专用于 UL 或 HRQOL、同行和患者的项目	3 分制，分类计分	多维度	多语言	分数越高 = 残疾程度越高	过去数日
CTQ	11 项的症状特异性量表；8 项功能情况量表	专家小组包括外科医生、风湿病学专家和患者	5 分制	2 个独立模块，未计总分	多语言	分数越高 = 残疾程度越高	过去 2 周的 24 小时内

续表

评估量表	项目数量	项目生成 / 删减	计分方式	维度	翻译版本	计分结果	回顾期
WORC	5 个模块共 21 项	项目来自现有测量工具，30 名 RCD 康复对象及专家	VAS（100 mm 长）	多维度	多语言	分数越高 = 残疾程度越高	1 周
ABILHAND	27 项	项目来自现有问卷、作者的专业知识和 18 名 RA 康复对象	基于访谈的 3 分制计分	活动受限	多语言	分数越高 = 手部操作能力越好	过去 3 个月
ASES	2 个模块共 15 项	ASES 研究委员会和成员的意见	VAS 和 4 分制	多维度	多语言	分数越高 = 越少疼痛和残疾	未指明
CMS	4 个模块，疼痛、ADL、ROM 及力量	未指明	VAS、分类反应、测角仪和力量	多维度	多语言	分数越高 = 肩部功能越好	未指明
PRWE PRWHE	2 个模块 15 项	专家和患者调查	0~10 分制	多维度	多语言	分数越高 = 疼痛或残疾越重	过去 1 周
MHQ	左右手 6 个模块 37 项 1			多维度	多语言	分数越高 = 手功能越好、疼痛越重	过去 1 周 ADL 和疼痛；4 周的工作
SPADI	2 个模块 13 项	4 位专家	0~10 分制	多维度	多语言	分数越高 = 疼痛或残疾越重	过去 1 周
GAS	NA	NA	5 分制	个性化	多语言	分数越高 = 完成越好	现在
COPM	增加 5 项个人目标	NA	0~10 分制	个性化	多语言	分数越高 = 功能表现和满意度越好	典型的一天
PSFS	3 项个人目标	NA	0~10 分制	个性化	多语言	分数越高 = 活动受限越少	今天

注：ASES：美国肩肘外科医师标准化评估表（The American Shoulder and Elbow Surgeons standardized assessment form）；CMS：Constant Murley 肩关节功能评分（Constant Murley score）；COPM：加拿大作业表现测量表（Canadian occupational performance measure）；CTQ：腕管问卷（carpal tunnel questionnaire）;DASH：上肢功能障碍量表（disabilities of the arm, shoulder and hand）;GAS：目标达成量表（goal attainment scaling）;MHQ：密歇根手功能问卷（Michigan hand questionnaire）；M2DASH：曼彻斯特改良版上肢功能障碍量表（M2DASH, Manchester modified disabilities of the arm, shoulder and hand）；NA：不适用（not applicable）；PRWE：腕关节功能患者自评量表（patient-rated wrist evaluation）;PRWHE：腕手功能患者自评量表（PRWHE, patient-rated wrist hand evaluation）；PSFS：特定表现功能量表（performance specific functional scale）；QuickDASH：简短版上肢功能障碍量表（quick disabilities of the arm, shoulder and hand）；SPADI：肩痛和残疾指数（shoulder pain and disability index）;UEFI：上肢功能指数（upper extremity functional index）;ULFI：上肢功能指数（upper limb functional index）；WORC：西安大略肩袖指数（Western Ontario Rotator Cuff Index）；VAS：视觉模拟评分（visual analogue scale）；PROM：患者报告的结局测量（patient-reported outcome measure）；UL：上肢（upper limb）；HRQOL：健康相关生活质量（health-related quality of life）；RCD：肩袖肌腱病（rotator cuff disease）；RA：类风湿关节炎（rheumatoid arthritis）；ADL：日常生活活动（activities of daily living）；ROM：关节活动范围（range of motion）。L：左（left）；R：右（right）.

上肢功能障碍量表（DASH）[9]

　　DASH 是被使用和研究最广泛的上肢结局评估工具[35, 36]。它于 1990 年代初期被研发用于量化各种上肢疾病康复对象的身体功能和症状。它将上肢作为一个单一的工作单元[37]。除了身体结构和环境外，DASH 的 30 个项目与 63 个 ICF 类别的所有功能水平相关联[27, 38]。它评估了 6 个领域，包括日常活动、症状、社交功能、疼痛、睡眠和信心[26, 27, 38]。另外有两个 4 选项的题目可用于评估工作、运动和音乐。虽然 DASH 被广泛使用，但仍存在诸多问题。

- DASH 与下肢损伤的关系。Dowrick 和其同事表明，DASH 可以测量个体的手臂和下肢的障碍[39]。他们的假设可能是因为许多任务需要一定的下肢能力。例如，推开门需要个体能步行至门口。

- 对代偿的测量。个体的反应不全出自受累的肢体，受试者被要求根据他们的能力做出反应，却忽略了他们如何去执行这个任务。因此，个体反应更有可能代表代偿情况而非实际患肢的使用情况。

- 多维性。虽然 DASH 是用于测量"症状和身体功能"的单一因素，但 DASH 是多维的。此外，一些作者也报告了其评估项目的多维性。Franchignoni 等人使用 Rasch 分析确定了两组活动，他们称之为"肩部活动范围"和"手部操作功能"[40, 41]，而 Lehman 等人确定了两组活动项目，他们称之为"涉及整个手臂的粗大运动"和"使用因素分析的精细运动"[42]。应谨慎解释多维测量得出的分数，因为尚不清楚是哪些因素导致了观察到的变化[43, 44]。

- 最近对 DASH 的因素和 Rasch 分析表明，受试者在区分"轻度""中度"和"重度"级别时存在问题。这会影响测量的效度[41, 45]。此外，还有一些学者报道其中某些项目似乎不合适，因为它们与基础结构无关。其中包括第 21 项"性活动"（也是最常被受试者忽略的项目）和第 26 项"感到刺痛"[40, 42]。

- 作为身体特定部位的问卷，DASH 的特异性和反应性均低于那些适用于特定关节或诊断的评价工具[46]。

简短版 DASH（QuickDASH）

　　DASH 相对较长，因为它包含 30 个项目。此外，一些研究表明，项目冗余会使有些项目倾向于测量相同的概念[47]。2005 年，只包含 11 个项目的 QuickDASH 被开发出来，虽然 QuickDASH 比 DASH 具有优势，但关于两者测量结果的可比性的证据仍有争议。

　　Angst 和其同事认为，这些结果测量工具不具有可比性，因为它们衡量的是不同的结构[48]。在本研究中，尽管 QuickDASH 产生了与 DASH 相同的分数，但研究人员发现 QuickDASH 在一些患有特定关节疾病的人群中低估了症状（即报告了较低的严重程度）且高估了功能（即报告了较低的残疾程度）。与此同时，MacDermid 和其同事提出，在接受全肩关节置换和肩袖修复的康复对象中，QuickDASH 可以有效替代 DASH[17]。对 QuickDASH 的系统回顾结果表明，有证据支持其有适当的可靠性和效度以及有中等证据支持其结构效度[49]。然而，有强有力的证据表明，它对变化的反应敏感度不足。这对 QuickDASH 是否有随时间准确测量变化的能力提出了质疑。由于 QuickDASH 源自 DASH 派生而来的，因此它们也有许多共通的问题。

曼彻斯特改良版 DASH（Manchester modified DASH，M²DASH）[50]

　　Dowrick 和其同事证明了 DASH 受下肢残疾的影响[39]。为了解决这个问题，Khan 和其同事开发了包含 18 个项目的 M²DASH[50, 51]。M²DASH 优于 DASH 和 QuickDASH，因为它删减了可能涉及下肢的项目，包括"推开沉重的门""搬运物品"和非坐位下的"娱乐活动"。但它仍遗留了一些和 DASH 相同的问题。由于 M²DASH 不归因于受累肢体，它可能测量的是代偿而非患肢的实际使用情况。它也是多维度的测量，因此必须谨慎看待分数。

上肢功能指数（Upper Extremity Functional Index，UEFI）[52]

　　UEFI 用于评估手部和上肢功能障碍康复对象的上肢功能，是 1990 年代末开发的 20 项由康复对象报告的结局评估工具[52]。所有项目都归因于患肢，表明 UEFI 不太可能评估个体的代偿技术。但是，它仍然包含一个项目"开门"，这可能会受到下肢能力的影响。Hamilton 和 Chesworth 发布了 UEFI 的 15 项版本，因为 Rasch 模型不支持原始的 20 项版本[53]。因此，删除了 5 项："睡觉""平时的爱好""穿衣""投球"和"系鞋带"[54]。

上肢功能指数（Upper Limb Functional Index，ULFI）[55, 56]

ULFI 是在 2010 年发布的由康复对象报告的上肢功能评估工具。目的在于评估上肢状态和障碍，它包含了 25 个涉及活动受限和损伤的项目[55, 56]。主要针对患侧手臂。ULFI 已被翻译成多种语言。它是多维的，包含的评估损伤项目包括疼痛、睡眠、情绪、活动受限和参与受限。因此，ULFI 的总分应被谨慎看待。

诊断特异性结局评估工具

上一节中讨论的评估工具都隶属于特定的身体部位，可用于多种诊断的康复对象。然而，针对特定诊断的结果测量工具则更侧重于某一种诊断或健康状况，通常来说这一类评估工具对其相应的特定诊断群体的变化测量更为敏感。

腕管损伤

腕管问卷（Carpal Tunnel Questionnaire，CTQ）是腕管综合征最常用的结局评估方法[57]。由 Levine 等人于 1993 年首次发表，CTQ 由两个模块组成：11 项症状特异性评估量表（Symptom Specific Scale，SSS）和 8 项功能情况评估量表（Functional Status Scale，FSS）。两个模块的分数不是相加而是单独使用。CTQ 包含评估单手和双手任务以及一项利手活动——书写。虽然它是多维的，但每个量表都是可单独评分和解释的。据报道，与特定部位的评估工具相比，CTQ 可更敏感的反映腕管综合征康复对象的变化[58]。

肩袖疾病

许多由康复对象报告的结局评估工具已被用于评估肩袖疾病[59]。文献中最常报告的结局评估工具是西安大略肩袖指数（Western Ontario Rotator Cuff，WORC）[60]。此问卷是多维测量，包括 5 个模块（身体症状、运动和娱乐、工作、生活方式和情绪），一共由 21 项组成，每项按照视觉模拟评分法（visual analog scale，VAS）进行评分。WORC 有一些局限性，如每个领域中项目特异性的证据不足。此外，据报道，VAS 评分系统很复杂，它增加了受试者的作答和评分负担。不管怎样，WORC 仍是由康复对象报告的

肩袖疾病结局评估中反应性最好的[61]。

特定关节的结局评估工具

特定关节的结局评估工具包含测量与某一关节有关的活动项目。

双手操作能力问卷（ABILHAND）[62]

ABILHAND 用于测量类风湿关节炎接受腕关节融合术的成人的双手能力。该结局评估工具针对腕关节。ABILHAND 是在与临床医师面谈期间进行的，不属于康复对象自我报告的结局评估工具。作为仅用于双手活动的结果测量工具，ABILHAND 没有表面效度的问题，并且不太可能受到代偿的影响。但是，评分只能在线完成，ABILHAND 要求必须有临床医生在场的情况下完成，这增加了使用者的负担。

美国肩肘外科医师标准化评估表（American Shoulder and Elbow Surgeons Standardized Assessment Form，ASES）[63]

ASES 由美国肩肘外科医师研究委员会研发，用于评估肩部的功能受限和疼痛。它由两部分组成：①医师对损伤的评估；②自我报告部分，记录疼痛和日常生活活动。ASES 使用 VAS 评估疼痛（0 分"无痛"到 10 分"最痛"）。其中 8 个项目用于评估活动受限，2 个项目用于评估参与受限（工作和运动／娱乐）。作为一种多维度的结局评估工具，仍应谨慎看待分数。同样还有一套以类似方式设计的肘部功能标准化评估[64]。

Constant-Murley 肩功能评估量表（Constant-Murley Score，CMS）[65, 66]

欧洲肩肘外科学会（European Society for Shoulder and Elbow Surgery，ESSES）推荐使用 CMS 评估肩部功能。它分为 4 个模块：疼痛、日常生活活动、主动活动范围和力量。可通过 VAS 评估疼痛（0 分"无痛"到 10 分"最痛"）。4 个项目用于评估日常生活活动——作业、休闲／娱乐、睡眠和无痛手臂使用。使用量角器测量无痛下的主动活动范围，使用测力计或校准弹簧天平测量肩外展 90° 时的力量[66]。作为一个包括对损伤的客观评估和活动的自我报告的结局评估工具，CMS 优于其他结果测

量工具。但作为一个多维量表，仍应谨慎看待分数。此外，CMS 缺乏标准化的施测程序，已发表的研究中使用的测量方案的广泛差异证明了这一点[67]。

密歇根手功能问卷（Michigan Hand Outcome Questionnaire，MHQ）[68]

MHQ 是针对手部或手腕有疾病或受伤的康复对象而设计的手部特异性结局评估工具。MHQ 有 6 个模块，用于测量手部功能、日常生活活动（ADL）、疼痛、工作表现、美观和对手部功能的满意度。这 57 个项目可由自我报告的结局评估方式完成，或者由临床医师询问康复对象来完成。MHQ 具有数个优点，包括条目会涉及左侧手、右侧手或者腕关节，以及对一些康复对象来说很重要的外在美观度。然而，评分复杂会增加临床医师的负担。一些研究也表明该评估项目冗余[68]。为了解决这个问题，包含 12 个项目的简短版本被研发出来[69]。

腕关节功能患者自评量表（Patient-Rated Wrist Evaluation，PRWE）[70]和腕手功能自评量表（Patient-Rated Wrist Hand Evaluation，PRWHE）[71]

PRWE 用于评估腕部疾病康复对象的疼痛和功能障碍。它包括 15 个项目，分为 2 个模块：疼痛和功能。疼痛模块有 5 个项目，每个项目都使用 VAS 评估疼痛（0 分"无痛"到 10 分"最痛"）。功能模块包含 10 个项目：6 个项目用于评估活动受限，4 个项目用于评估日常活动，包括自我照护、家务、工作和娱乐。需对每一个项目都从 0 分"没有困难"到 10 分"没有能力做到"进行评分。

PRWHE 基于 PRWE 来评估手部疾病康复对象。使用相同的项目和评分系统；然而，"腕部"一词被"腕 / 手"取代。PRWE 和 PRWHE 都进行了 Rasch 分析[43, 72]，发现这两种评估都缺乏真正的双模块结构。此外，分析可以发现人们难以区分作答的选项间的不同。

肩痛和残疾指数（Shoulder Pain and Disability Index，SPADI）[73]

SPADI 旨在评估肩部疼痛和残疾程度。它包含 13 个项目，分为 2 个模块：疼痛（5 个项目）和残疾（8 个项目）。对 SPADI 的因素分析确认了基于疼痛和残疾模块的 2 个因素[74, 75]。SPADI 使用从 0 分"无疼痛 / 无困难"到 10 分"可想象的最严重的疼痛 / 非常困难需要他人帮助"的数字评定量表[76]。SPADI 是多维测量的，因此应谨慎看待分数。

康复对象主导的结局评估工具

到目前为止，本章讨论的所有结局评估工具都需要由每个康复对象回答一组必答问题，即使康复对象认为这些问题无相关性。康复对象主导的结局评估工具则是通过目标设定或问题识别来解决这一问题，以反映疾病或损伤对他们个人的影响。尽管在临床上使用起来通常相对简单，但目标设定需要临床医师有一定的技巧。这类量表的一个缺点在于很难比较不同的人之间的结果，因为康复对象选择评估的活动是不同的。但可以统计群组分数。

加拿大作业表现测量表（Canadian Occupational Performance Measure，COPM）[77]

COPM 旨在从 3 个领域获取一个人在日常生活中表现的自我感知：自我照护、生产和娱乐。采用半结构化访谈，康复对象确定他们在 3 个领域中的每个领域想要实现的活动目标，然后确定 5 个最重要的目标。每个目标都根据表现和满意度进行评分。由于目标难以确立，COPM 可能非常耗时且难以施测。COPM 受版权保护，必须在购买后使用。

目标达成量表（Goal Attainment Scaling，GAS 和 GAS-light）[78]

GAS 是通过数学技术来量化目标的达成。在使用 SMART 原则（具体的、可衡量的、可达成的、相关的或实际的和有时限性的）设定目标时，建立每个目标成功达成的标准是很重要的，这些目标是所有利益相关者的共同目标。每个预期结果都必须是客观的和可衡量的。然后根据重要性和难度对每个目标进行评级和加权。GAS 可以在计算机上使用 Microsoft Excel 的电子计算表（electronic calculation sheat）进行评分。GAS 以康复对象为中心；然而，它确实需要临床医师的一些经验才能与所有利益相关者建立清晰、结构良好的目标，而且完成起来也很耗时。此外，当目标没有达成时，临床医师通常不愿意给康复对象负分。因此，研究者开发了"GAS-

"light"模式以鼓励将达成目标作为临床决策的一部分。

患者特定功能量表（Patient Specific Functional Scale，PSFS）[79]

PSFS 可用于量化任何骨科疾病康复对象的活动受限和功能结局。PSFS 要求康复对象提出最多 3 项目前因病情而难以进行的重要活动。然后，康复对象采取从 0 分"无法进行活动"到 10 分"能够以与受伤前相同的水平进行活动"的数字评分量表对每项活动进行评分。在随访中，与每项活动相关的难度以同样方式评分。PSFS 已被证实在个人层面具有合适的信度、效度和对变化的反应性 / 响应性，但不能用于群体层面的比较[80]。

如何寻找结局评估工具

可以通过多种方式确定结局评估工具。已经发表的关于康复对象报告的手部损伤[28, 81]、肩部不稳定性[82]、肩部功能[33, 36]、上肢创伤[83, 84]、神经损伤[85, 86]、截肢[87, 88]和关节炎[89, 90]结局评估的心理测量特性的系统评价。还有专门提供有关各种结局评估信息的网站，包括以下内容。

- 康复评估数据库：https://www.sralab.org/rehabilitation-measures
- 牛津大数据研究所：http://phi.uhce.ox.ac.uk
- 美国骨科医师协会：https://www.aa os.org/Quality/Performance_Measures/Patient_Reported_O utcome_Measures/?ssopc=1
- 物理治疗专业维基百科：https://www.physio-pedia.com

一些比较成熟的结局评估工具会有专门的网站，提供有关测量方法和评分的信息，举例如下。

- 上肢功能受损程度问卷（DASH）：http://www.dash.iwh.on.ca
- 加拿大作业表现评估（COPM）：http://www.thecopm.ca
- 双手操作能力问卷（ABILHAND）：http://www.rehab-scales.org/abilhand.html
- 密西根手部结局问卷（MHQ）：http://mhq.lab.medicine.umich.edu

用户手册也可以通过互联网获取，举例如下。

目标达成量表（GAS）：https：//www.kcl.ac.uk/nursing/departments/cicelysaunders/attachments/Tools-GAS-Practical-Guide.pdf.

最后，寻求该领域专家的口碑推荐，特别是关于新的或刚兴起的结局评估工具。

测量属性

解决问题的第一步就是找到一个结局评估工具。接下来，重要的是要证明所选择的结局评估工具的心理测量属性符合该诊断的需求。结局评估应该是可重复的、有效的、对变化有反应的，并且不应给康复对象或临床医生带来过多的负担。过去，结局评估工具的测量属性及其定义一直存在一些混淆[91]。出于本章的目的，将使用研究人员在《基于共识的健康测量工具选择标准》（Consensus-Based Standards for the Selection of Health Measurement Instruments,COSMIN）中倡议的术语[92-95]。

可重复性

首先，测量必须是可重复的。可重复性由两个不同但必不可少的部分组成，即可靠性和一致性。

可靠性被定义为"由于人与人之间的真实差异而导致的测量总方差的比例"[96]。在实践中，这意味着相同情况下的样本在不同场合下测量产生的结果相近，且随着时间推移能够发现差异，这种差异是真实变化的结果而不是测量误差[97]。康复对象报告的结局评估工具最合适的信度类型是重测信度，即一个样本在两个不同场合完成相同测试并比较它们的结果。常用于体现可靠性大小的统计数据包括组内相关系数（Intraclass Correlation Coefficient，ICC）或加权 $Kappa \geq 0.70$[98]。分值越接近 1 表示可靠性越高。

一致性是指分数相同的程度。一致性统计，例如测量的标准误差（standard error of measurement，SEM）和最小可检测变量（minimal detectable change，MDC）或一致性限制，在结果测量中使用相同的单位表示，与绝对误差有关，并有助于理解和解释结局评估随时间推移的结果[99]。解释一致性统计数据的推导方式超出了本章的范围。然而，该领域有许多非常有用的文献，包括 Streiner 和 Norman[100]、Portney 和 Watkins[2]以及 De Vet[91]的文章。

为确保项目测量类似的事物（即同一个基础变量），重要的是项目之间以及项目与总分之间存在适度相关性[100]。内部一致性和可靠性是衡量量表同质性的指标[2, 91]。然而，相关性太高的项目可能会重复测量同一内容，对整体结果的贡献很小，并且可能是多余的[101]。找到介于 0.07 和 0.95 之间的 Cronbach alpha 系数作为内部一致性适当水平的证据[98]。

效度

虽然一个评价工具可能具有适当的信度（即它相对不容易出现误差并且能够区分个体），但它可能不一定具有效度[2, 100, 102]。例如，积木箱子测试是评估单侧粗大手功能灵巧度的可靠工具。然而，不能从它的测试结果中推断出人们在执行日常任务时如何使用他们的手臂 / 手[19]。效度被定义为："该工具是否准确测量出预期测量内容的程度。"[96]当测量工具量化了预期的内容时，可以从获得的结果中得出有意义的推论。效度包含三个独立且重要的测量属性[92]。

（1）内容效度："康复对象报告的结果 / 结局测量工具的内容是否充分反映所测量结构的适当程度。"内容效度是康复对象报告的结局评估工具的关键，缺乏内容效度将影响其他所有测量属性[95]。内容效度还包含表面效度，定义为"测量项目看起来反映所测量结构的适当程度。"虽然表面效度无法进行统计评估，但它非常重要。

（2）结构效度："由康复对象报告的结局评估工具的分数与其能有效测量要测量的结构的程度的这一假设的一致程度。"如前所述，定义一个无形的结构可能很困难。测试假定的基础结构的一种方法是确定两个结局测量指标之间的关联。评估相同结构的测量指标具有"收敛效度"，而测量不同结构的测量指标具有"分歧效度"[91]。

（3）校标效度：康复对象报告的结局评估工具的分数反映金标准的合适程度。COSMIN 检查表认为符合金标准的康复对象报告的结局评估不存在[103]，除非将现有测量的简版与原始版进行比较，例如 QuickDASH 与 DASH。

响应性

结果测量工具需要能够检测到随时间推移的变化（即如果将它们用于记录康复对象的进展，它们应该具有响应性）[2, 91]。此外，分数需要与人的实际变化成比例地变化，如果人们的状态没有改变，则保持稳定，并且对所有利益相关者都有意义[2]。COSMIN 专家组将响应性定义为："工具检测所测结构随时间变化的能力"[91]。与信度一样，关于哪个统计测试最能评价响应性，目前没有达成共识[91]。COSMIN 检查表建议测量结果与假设一致，或者受试者操作曲线（receiver operating curve，ROC）下的面积 ≥ 0.70[94]。

临床效用 / 可行性

基于以上讨论，现在已经确定了数个可以在临床环境中使用的结局评估方法。治疗师可以用此来测量基础变量，为诊断提供适当的心理测量属性，并且这些项目看起来满足所有利益相关者。最终选择使用哪个项目，还有许多其他考虑因素可以帮助决策过程（表 5.2）。

（1）在临床环境中，结局评估的实施和评分所花费的时间很重要。大多数康复对象报告的结局评估工具的执行和评分相对简单。但有些，如 ABILHAND，是在线评分或需要特定评分软件（如 MHQ）。这些结局评估工具需要更多时间来操作电脑，这可能使它们在日常临床使用中不太实用。

（2）实施方法。虽然已经证明结局评估工具的纸质或铅笔版本和电子版本之间通常是等效的[104]，但建议测量的开发者提供支持这一观点的证据[105]。

（3）处理缺失的作答很重要，关于处理这个问题的信息应免费提供且易于理解并予以实施。

（4）项目的回答选项可以是奇数或偶数。偶数迫使作答者做出选择，而奇数允许中性的回答。De-Vellis 则认为这两种形式不分伯仲[106]。然而，有些人可能不喜欢被迫做出决定。相比之下，如果选择了中性的回答，则可能不清楚作答者的意愿。

（5）某些测量工具可能使用起来很昂贵、需要许可证或难以获得。例如，COPM 只能在线获得，并且需要购买手册和纸质的副本。

（6）委托作答。康复对象和委托人作答之间的关系仍不清楚。虽然委托人作答可以获得更高的作答率，但需要承认委托人有给出更多消极作答的倾向性[107]。

（7）翻译。大多数结局评估工具都是用英语设计的，包括英式英语和美式英语。翻译结局评估工具很复杂，需要让语言相关人士进行明确定义的顺译和逆译[108]。语言差异极其细微，但非常重要。因此，有 DASH[109]和简版 –36 的英式英语版本，它们最初都是用美式英语开发的[110]。

（8）个人文字理解能力和结局评估工具的易读性都很重要。有许多工具可以帮助确定易读性，包括 Gunning Fog 量表和 Flesch–Kincaid 量表。推荐最低读写水平是 6 年级或 12 岁[111]。Gunning Fog 可在线计算，Flesch–Kincaid 可通过 Microsoft Word 获得。

为了量化其中一些因素，Connell 和 Tyson 开发了一种简单的方法来确定一个工具在实践中是否可行[34]。分数 ≥ 8/10 被认为是一个可行的工具。

总结

选择结局评估标准并不容易。然而，系统的方法可以帮助决策过程。以下清单概述了本章涵盖的要点。

- 明确被测变量的定义，以匹配想评估的内容。
- 明确定义概念框架，为所选结局评估的项目生成提供支持。
- 明确结局评估工具的目标人群。
- 清晰概述支撑该结局评估工具研发的统计学分析，包括恰当的先验假设。
- 结局评估工具的心理测量属性的清晰报告，包括评估和适当水平的重复性（包括可靠性和一致性统计）、内容和结构效度，以及有助于解释评分的响应性。
- 符合预期用途的说明，如评估受累肢体的变化或一个人如何执行活动的过程，而不管他们如何完成任务。
- 涵盖手臂使用范围的各种单手和双手活动。
- 明确与结局评估的预期目的相匹配的回忆期。
- 与评估目的相匹配的一致作答选项。
- 关于如何完成结局评估工具的明确说明，包括回忆期和肢体归因。
- 关于如何进行评分、评分需要多长时间以及如何处理作答缺失的明确说明。
- 关于如何实施测量的明确说明（例如，纸质版、电子版说明或面谈）。
- 最小的被测者和评估者负担（可行性评分 >8[34]）。
- 良好的表面效度，所有利益相关方都需要正确看待项目。

评估绝非易事。花时间审视所有可用的结局评估工具并根据临床或研究需求选择合适的评估工具并不是一个容易的过程，但确保有效的循证实践是核心。

表 5.2　可行性与内容效度

评估	完成时间	费用	特殊训练	工具可便携	属性影响	单侧 / 双侧活动	利肢活动	正常值
DASH	5~7 分	免费	否	是	否	单侧和双侧	是	是
Quick DASH	<5 分	免费	否	是	否	单侧和双侧	是	是
M²DASH	<5 分	免费	否	是	否	单侧和双侧	是	否
UEFI	5 分	免费	否	是	是	单侧和双侧	否	否
ULFI	<3 分	免费	否	是	是	单侧和双侧	否	否
CTQ	<10 分	免费	否	是	是	单侧和双侧	是	是
WORC	无记录	免费	否	是	是	单侧和双侧	否	否
ABILHAND	<10 分	免费	是	公文包	NA	双侧	否	是
ASES	<5 分	免费	否	是	左 & 右	单侧和双侧	是	是
CMS	未知	设备	是	否	左 & 右	单侧和双侧	否	是
MHQ	15 分	需要许可	否	是	左 & 右	单侧和双侧	否	是
PRWE, PRWHE	<5 分	免费	否	是	是	单侧和双侧	否	否
SPADI	<5 分	免费	否	是		单侧和双侧	否	否
Gas	人性化	免费	是	是	NA	NA	NA	NA

续表

评估	完成时间	费用	特殊训练	工具可便携	属性影响	单侧/双侧活动	利肢活动	正常值
Gas light	人性化	免费	是	是	NA	NA	NA	NA
COPM	30~45分	免费并提供手册	是	是	NA	NA	NA	NA
PSFS	人性化	免费	否	是	NA	NA	NA	NA

注：DASH：上肢功能障碍量表（disabilities of the arm, shoulder and hand）；QuickDASH：简短版上肢功能障碍量表（quick disabilities of the arm, shoulder and hand）;M2DASH：曼彻斯特改良版上肢功能障碍量表（M2DASH, Manchester modified disabilities of the arm, shoulder and hand）；UEFI：上肢功能指数（upper extremity functional index）;ULFI：上肢功能指数（upper limb functional index）；CTQ：腕管问卷（carpal tunnel questionnaire）;WORC：西安大略肩袖指数（Western Ontario Rotator Cuff Index）；ASES：美国肩肘外科医师标准化评估表（The American Shoulder and Elbow Surgeons standardized assessment form）；CMS：Constant Murley 肩关节功能评分（Constant Murley score）;MHQ：密歇根手功能问卷（Michigan hand questionnaire）；PRWE：腕关节功能患者自评量表（patient-rated wrist evaluation）;PRWHE：腕手功能患者自评量表（patient-rated wrist hand evaluation）;MHQ：密歇根手功能问卷（Michigan hand Questionnaire）；

SPADI：肩痛和残疾指数（shoulder pain and disability index）；GAS：目标达成量表（goal attainment scaling）;COPM：加拿大作业表现测量表（Canadian occupational performance measure）;PSFS：特定表现功能量表（performance specific functional scale）;L：左（left）；R：右（right）；NA：不适用（not applicable）。

（周晶　译；徐睿　蔡素芳　黄锦文　审）

参考文献

1. Thomson W: Lecture on electrical units of measurement, Popular Lectures 1:73, 1883.

2. Portney L, Watkins G: Foundations of clinical research applications to practice, ed 3, Upper Saddle River, NJ, Pearson Prentice Hall, 2009.

3. Barreca S, Gowland C, Stratford P, Huijbregts M, Griffiths J, Torresin W, et al.: Development of the chedoke arm and hand activity inventory: theoretical constructs, item generation, and selection, Top Stroke Rehabil 11(4):31 - 42, 2004.

4. Kilbreath SL, Heard RC: Frequency of hand use in healthy older persons, Aust J Physiother 51(2):119 - 122, 2005.

5. Kimmerle M, Mainwaring L, Borenstein M: The functional repertoire of the hand and its application to assessment, Am J Occup Ther 57(5):489 - 498, 2003.

6. Mancuso CA, Lee SK, Dy CJ, Landers ZA, Model Z, Wolfe SW: Expectations and limitations due to brachial plexus injury: a qualitative study, Hand 10(4):741 - 749, 2015.

7. Mancuso CA, Lee SK, Dy CJ, Landers ZA, Model Z, Wolfe F: Compensation by the injured arm after brachial plexus injury, Hand 4(11):410 - 416, 2016.

8. Baltzer H, Novak CB, McCabe SJ: A scoping review of disabilities of the arm, shoulder, and hand scores for hand and wrist conditions, J Hand Surg 39(12):2472 - 2480, 2014.

9. Hudak PL, Amadio PC, Bombardier C: Development of an upper extremity outcome measure: the DASH (disabilities of the arm, shoulder, and hand), Am J Ind Med 29(6):602 - 608, 1996.

10. Hill B, Bialocerkowski A, Williams G: Do patient reported outcome measures capture actual upper limb recovery? Int J Rehabil Res 21(12):558 - 559, 2014.

11. FDA: Guidance for industry, patient-reported outcome measures: use in medical product development to support labelling claims, Rockville, MD, 2009, Department of Health and Human Services, Food and Administration, Centre for Drug Evaluation and Research.

12. WHO: International Classification of Functioning, Disability and Health, Geneva, 2001.

13. Wahi Michener SK, Olson AL, Humphrey BA, Reed JE, Stepp DR, Sutton AM, et al.: Relationship among grip strength, functional outcomes, and work performance following hand trauma, Work 16(3):209 - 217, 2001.

14. Bialocerkowski AE, Grimmer KA, Bain GI: Validity of the patient-focused wrist outcome instrument: do impairments represent functional ability? Hand Clin 19(3):449 - 455, 2003.

15. Farzad M, Asgari A, Dashab F, Layeghi F, Karimlou M, Hosseini SA, et al.: Does disability correlate with impairment after hand injury? Clin Orthop Relat Res 473(11):3470 - 3476, 2015.

16. Nota SPFT, Bot AGJ, Ring D, Kloen P: Disability and depression after orthopaedic trauma, Injury 46(2):207 - 212, 2015.

17. MacDermid JC, Khadilkar L, Birmingham TB, Athwal GS: Validity of the QuickDASH in patients with shoulder-related disorders undergoing surgery, J Orthop Sports Phys Ther

45(1):25 – 36, 2015.

18. Jebsen RH, Taylor N, Trieschmann RB, Trotter MJ, Howard LA: An objective and standardized test of hand function, Arch Phys Med Rehabil 50(6):311 – 319, 1969.

19. Mathiowetz V, Volland G, Kashman N, Weber K: Adult norms for the box and block test of manual dexterity, Am J Occup Ther 39(6):386 – 391, 1985.

20. Rolfson O, Eresian Chenok K, Bohm E, Lübbeke A, Denissen G, Dunn J, et al.: Patient-reported outcome measures in arthroplasty registries: Report of the patient-reported outcome measures working group of the international society of arthroplasty registries: part I. Overview and rationale for patient-reported outcome measures, Acta Orthop 87:3 – 8, 2016, https://doi.org/10.1080/17453674.2016.1181816.

21. Black N: Patient reported outcome measures could help transform healthcare, BMJ 346(7896), 2013, https://doi.org/10.1136/bmj.f167.

22. Rudolf KD, Kus S, Chung KC, Johnston M, Leblanc M, Cieza A: Development of the international classification of functioning, disability and health core sets for hand conditions results of the world health organization international consensus process, Disabil Rehabil 34(8):681 – 693, 2012, https://doi.org/10.3109/09638288.2011.613514.

23. Kus S, Dereskewitz C, Wickert M, Schwab M, Eisenschenk A, Steen M, et al.: Validation of the comprehensive international classification of functioning, Disability and Health (ICF) Core Set for Hand Conditions Hand Therapy 16:58 – 66, 2011.

24. Kus S, Oberhauser C, Cieza A: Validation of the brief international classification of functioning, disability, and health (ICF) core set for hand conditions, J Hand Ther 25(3):274 – 287, 2012.

25. Hill B, Pallant J, Williams G, Olver J, Ferris S, Bialocerkowski A: Evaluation of internal construct validity and unidimensionality of the brachial assessment tool, a patient-reported outcome measure for brachial plexus injury, Arch Phys Med Rehabil 97(12):2146 – 2156, 2016, https://doi.org/10.1016/j.apmr.2016.06.021.

26. Forget NJ, Higgins J: Comparison of generic patient-reported outcome measures used with upper extremity musculoskeletal disorders: linking process using the international classification of functioning, disability, and health (ICF), J Rehabili Med 46(4):327 – 334, 2014, https://doi.org/10.2340/16501977-1784.

27. Drummond AS, Sampaio RF, Mancini MC, Kirkwood RN, Stamm TA: Linking the disabilities of arm, shoulder, and hand to the international classification of functioning, disability, and health, J Hand Ther 20(4):336 – 344, 2007.

28. van de Ven-Stevens LAW, Graff MJL, Selles RW, Schreuders TAR, van der Linde H, Spauwen PH, et al.: Instruments for assessment of impairments and activity limitations in patients with hand conditions: a European delphi study, J Rehabil Med 47(10):948 – 956, 2015, https://doi.org/10.2340/16501977-2015.

29. MacDermid JC: Patient-reported outcomes: state-of-the-art hand surgery and future applications, Hand Clin 30(3):293 – 304, 2014, https://doi.org/10.1016/j.hcl.2014.04.003.

30. Dang A, Mendon S: The role of patient reported outcomes (PROs) in healthcare policy making, Sys Rev Pharm 6(1):1 – 4, 2015.

31. Dawson J, Doll H, Fitzpatrick R, Jenkinson C, Carr AJ: Routine use of patient reported outcome measures in healthcare settings, BMJ 340(7744):464 – 467, 2010.

32. Bryant D, Fernandes N: Measuring patient outcomes: a primer, Injury 42(3):232 – 235, 2011.

33. Roe Y, Østensjø S: Conceptualization and assessment of disability in shoulder-specific measures with reference to the International Classification of Functioning, Disability and Health, J Rehabil Med 48(4):325 – 332, 2016.

34. Connell LA, Tyson SF: Clinical reality of measuring upper-limb ability in neurologic conditions: a systematic review, Arch Phys Med Rehabil 93(2):221 – 228, 2012.

35. Smith MV, Calfee RP, Baumgarten KM, Brophy RH, Wright RW: Upper extremity-specificmeasures of disability and outcomes in orthopaedic surgery, J Bone Joint Surg—Series A 94(3):277 – 285, 2012.

36. Roy JS, Macdermid JC, Woodhouse LJ: Measuring shoulder function: A systematic review of four questionnaires, Arthritis Care Res 61(5):623 – 632, 2009.

37. Kennedy C, Beaton D, Solway S, McConnell S, Bombardier C: The DASH and QuickDASH outcome measure user's manual, ed 3, Toronto, ON, 2011, Institute for Work and Health.

38. Dixon D, Johnston M, McQueen M, Court-Brown C: The disabilities of the arm, shoulder and hand questionnaire (DASH) can measure the impairment, activity limitations and participation restriction constructs from the International Classification of Functioning, Disability and Health (ICF), BMC Musculoskelet Disord 9, 2008, https://doi.org/10.1186/1471-2474-9-114.

39. Dowrick AS, Gabbe BJ, Williamson OD: Does the presence of an upper extremity injury affect outcomes after major trauma? J Trauma 58(6):1175 – 1178, 2005.

40. Franchignoni F, Giordano A, Ferriero G: On dimensionality of the DASH, Mult Scler 17(7):891 – 892, 2011, https://doi.org/10.1177/1352458511406909.

41. Franchignoni F, Giordano A, Sartorio F, Vercelli S,

Pascariello B, Ferriero G: Suggestions for refinement of the disabilities of the arm, shoulder and hand outcome measure (DASH): a factor analysis and rasch validation study, Arch Phys Med Rehabil 91(9):1370 – 1377, 2010.

42. Lehman LA, Woodbury M, Velozo CA: Examination of the factor structure of the disabilities of the arm, shoulder, and hand questionnaire, Am J Occup Ther 65(2):169 – 178, 2011.

43. Packham T, Macdermid JC: Measurement properties of the patientrated wrist and hand evaluation: Rasch analysis of responses from a traumatic hand injury population, J Hand Ther 26(3): 216 – 224, 2013.

44. Strauss ME, Smith GT: Construct validity: Advances in theory and methodology, Ann Rev Clin Psychol 5:1 – 25, 2009, https://doi. org/10.1146/annurev.clinpsy.032408.153639.

45. Cano SJ, Barrett LE, Zajicek JP, Hobart JC: Beyond the reach of traditional analyses: using rasch to evaluate the DASH in people with multiple sclerosis, Mult Scler 17(2):214 – 222, 2011.

46. Angst F, Goldhahn J, Drerup S, Aeschlimann A, Schwyzer H–K, Simmen BR: Responsiveness of six outcome assessment instruments in total shoulder arthroplasty, Arthritis Rheum 59(3):391 – 398, 2008.

47. Beaton DE, Wright JG, Katz JN, Amadio P, Bombardier C, Cole D, et al.: Development of the QuickDASH: comparison of three item–reduction approaches, J Bone Joint Surg— Series A 87(5):1038 – 1046, 2005.

48. Angst F, Goldhahn J, Drerup S, Flury M, Schwyzer HK, Simmen BR: How sharp is the short QuickDASH? A refined content and validity analysis of the short form of the disabilities of the shoulder, arm and hand questionnaire in the strata of symptoms and function and specific joint conditions, Qual Life Res 18(8):1043 – 1051, 2009, https://doi .org/10.1007/s11136–009–9529–4.

49. Kennedy CA, Beaton DE, Smith P, Van Eerd D, Tang K, Inrig T, et al.: Measurement properties of the QuickDASH (disabilities of the arm, shoulder and hand) outcome measure and cross–cultural adaptations of the QuickDASH: a systematic review, Qual Life Res 22(9):2509 – 2547, 2013.

50. Khan WS, Jain R, Dillon B, Clarke L, Fehily M, Ravenscroft M: The M2 DASH—Manchester–modified disabilities of arm shoulder and hand score, Hand 3(3):240 – 244, 2008.

51. Khan WS, Dillon B, Agarwal M, Fehily M, Ravenscroft M: The validity, reliability, responsiveness, and bias of the Manchester–modified disability of the arm, shoulder, and hand score in hand injuries, Hand 4(4):362 – 367, 2009.

52. Stratford PW, Binkley JM, Stratford DM: Development and initial validation of upper extremity functional index, Physiother Can 53(4):259, 2001.

53. Hamilton CB, Chesworth BM: A Rasch–validated version of the upper extremity functional index for interval–level measurement of upper extremity function, Phys Ther 93(11):1507 – 1519, 2013.

54. Chesworth BM, Hamilton CB, Walton DM, Benoit M, Blake TA, Bredy H, et al.: Reliability and validity of two versions of the upper extremity functional index, Physiother Can 66(3):243 – 253, 2014.

55. Gabel CP, Michener LA, Burkett B, Neller A: The upper limb functional index: development and determination of reliability, validity, and responsiveness, J Hand Ther 19(3):328 – 349, 2006.

56. Gabel CP, Michener LA, Melloh M, Burkett B: Modification of the upper limb functional index to a three–point response improves clinimetric properties, J Hand Ther 23(1):41 – 52, 2010.

57. Levine DW, Simmons BP, Koris MJ, Daltroy LH, Hohl GG, Fossel AH, et al.: A self–administered questionnaire for the assessment of severity of symptoms and functional status in carpal tunnel syndrome, J Bone Joint Surg—series A 75(11):1585 – 1592, 1993.

58. Jerosch–Herold C, Leite JCdC, Song F: A systematic review of outcomes assessed in randomized controlled trials of surgical interventions for carpal tunnel syndrome using the international classification of functioning, disability and health (ICF) as a reference tool, BMC Musculoskelet Disord 7:96, 2006.

59. Huang H, Grant J, Miller B, M Mirza F, Gagnier J: A systematic review of the psychometric properties of patient–reported outcome instruments for use in patients with rotator cuff disease, Am J Sport Med 43(10):2572 – 2582, 2015.

60. Kirkley A, Alvarez C, Griffin S: The development and evaluation of a disease–specific quality–of–life questionnaire for disorders of the rotator cuff: the western Ontario rotator cuff index, Clin J sport Med 13(2):84 – 92, 2003.

61. St–Pierre C, Desmeules F, Dionne CE, Frémont P, MacDermid JC, Roy J–S: Psychometric properties of self–reported questionnaires for the evaluation of symptoms and functional limitations in individuals with rotator cuff disorders: a systematic review, Disabil Rehabil 38(2):103 – 122, 2016, https://doi.org/10.3109/09638288.2015.1027004.

62. Penta M, Thonnard JL, Tesio L: Abilhand:a Rasch–built measure of manual ability, Arch Phys Med Rehabil 79(9):1038 – 1042, 1998.

63. Richards RR, An K–N, Bigliani LU, Friedman RJ, Gartsman GM, Gristina AG, et al.: A standardized method for the assessment of shoulder function, J Shoulder Elbow Surg 3(6):347 – 352, 1994, https://doi. org/10.1016/S1058–2746(09)80019–0.

64. King GJ, Richards RR, Zuckerman JD, Blasier R, Dillman C,

Friedman RJ, et al.: A standardized method for assessment of elbow function. Research Committee, American Shoulder and Elbow Surgeons, J Shoulder Elbow Surg 8(4):351‐354, 1999.

65. Constant CR, Murley AHG: A clinical method of functional assessment of the shoulder, Clin Orthop Relat Res 214:160‐164, 1987.

66. Constant CR, Gerber C, Emery RJH, S 鸗 bjerg JO, Gohlke F, Boileau P: A review of the constant score: modifications and guidelines for its use, J Shoulder Elbow Surg 17(2):355‐361, 2008.

67. Roy JS, MacDermid JC, Woodhouse LJ: A systematic review of the psychometric properties of the constant‐Murley score, J Shoulder Elbow Surg 19(1):157‐164, 2010.

68. Chung KC, Pillsbury MS, Walters MR, Hayward RA: Reliability and validity testing of the Michigan hand outcomes questionnaire, J Hand Surg 23(4):575‐587, 1998.

69. Waljee JF, Kim HM, Burns PB, Chung KC: Development of a brief, 12‐item version of the Michigan hand questionnaire, Plast Reconstr Surg 128(1):208‐220, 2011.

70. MacDermid JC, Turgeon T, Richards RS, Beadle M, Roth JH: Patient rating of wrist pain and disability: a reliable and valid measurement tool, J Orthop Trauma 12(8):577‐586, 1998.

71. MacDermid JC, Tottenham V: Responsiveness of the disability of the arm, shoulder, and hand (DASH) and patient‐rated wrist/hand evaluation (PRWHE) in evaluating change after hand therapy, J Hand Ther 17(1):18‐23, 2004.

72. Esakki S, MacDermid JC, Vincent JI, Packham TL, Walton D, Grewal R: Rasch analysis of the patient‐rated wrist evaluation questionnaire, Arch Physiother 8:5, 2018, https://doi.org/10.1186/s40945‐018‐0046‐z.

73. Roach K, Budiman‐Mak E, Songsiridej N, Lertratanakul Y: Development of a shoulder pain and disability index, Arthritis Care Res 4(4):143‐149, 1991.

74. Tveit EK, Sandvik L, Ekeberg OM, Juel NG, Bautz‐Holter E: Factor structure of the shoulder pain and disability index in patients with adhesive capsulitis, BMC Musculoskelet Disord 9:103, 2008, https://doi.org/ 10.1186/1471‐2474‐9‐103.

75. Hill CL, Lester S, Taylor AW, Shanahan ME, Gill TK: Factor structure and validity of the shoulder pain and disability index in a populationbased study of people with shoulder symptoms, BMC Musculoskelet Disord 12:8, 2011, https://doi.org/10.1186/1471‐2474‐12‐8.

76. Williams Jr JW, Holleman Jr DR, Simel DL: Measuring shoulder function with the shoulder pain and disability index, J Rheumatol 22(4):727‐732, 1995.

77. Law M, Baptiste S, McColl M, Opzoomer A, Polatajko H, Pollock N: The Canadian occupational performance measure: an outcome measure for occupational therapy, Can J Occup Ther 57(2):82‐87, 1990.

78. Turner‐Stokes L: Goal attainment scaling (GAS) in rehabilitation: a practical guide, Clin Rehabil 23(4):362‐730, 2009, https://doi.org/ 10.1177/0269215508101742.

79. Stratford PW, Gill C, Westaway M, Binkley JM: Assessing disability and change on individual patients: a report of a patient‐specific measure, Physiother Can 47:238‐263, 1995.

80. Horn K, Jennings S, Richardson G, van Vliet D, Hefford C, Haxby Abbott J: The patient‐specific functional scale: psychometrics, clinimetrics, and application as a clinical outcome measure, J Orthop Sports Phys Ther 42(1):30‐42, 2012, https://doi.org/10.2519/ jospt.2012.3727.

81. van de Ven‐Stevens LA, Munneke M, Terwee CB, Spauwen PH, van der Linde H: Clinimetric properties of instruments to assess activities in patients with hand injury: a systematic review of the literature, Arch Phys Med Rehabil 90(1):151‐169, 2009, https://doi.org/10.1016/j. apmr.2008.06.024.

82. Rouleau DM, Faber K, MacDermid JC: Systematic review of patientadministered shoulder functional scores on instability, J Shoulder Elbow Surg 19:1121‐1128, 2010.

83. Jayakumar P, Williams M, Ring D, Lamb S, Gwilym S: A systematic review of outcome measures assessing disability following upper extremity trauma, J Am Acad Orthop Surg Glob Res Rev 4:e021, 2017, https://doi. org/10.5435/ JAAOSGlobal‐D‐17‐00021.

84. Dowrick AS, Gabbe BJ, Williamson OD, Cameron PA: Outcome instruments for the assessment of the upper extremity following trauma: a review, Injury 36:468‐476, 2005.

85. Hill B, Williams G, Bialocerkowski A: Clinimetric evaluation of questionnaires used to assess activity after traumatic brachial plexus injury in adults: a systematic review, Arch Phys Med Rehabil 92:2082‐2089, 2011.

86. Novak CB, Anastakis DJ, Beaton DE, Katz J: Patient‐reported outcome after peripheral nerve injury, J Hand Surg‐Am 34(2):281‐287, 2009, https://doi.org/10.1016/ j.jhsa.2008.11.017.

87. Resnik L, Borgia M, Silver B, Cancio J: Systematic review of measures of impairment and activity limitation for persons with upper limb trauma and amputation, Arch Phys Med Rehabil 98:1863‐1892, e14, 2017.

88. Wright V: Prosthetic outcome measures for use with upper limb amputees: a systematic review of the peer‐reviewed literature, 1970 to 2009, J Prosthet Orthot 21(Suppl 9):P3‐P63, 2009, https://doi.org/10.1097/JPO.0b013e3181ae9637.

89. Hendrikx J, de Jonge MJ, Fransen J, Kievit W, van Riel PL: Systematic review of patient‐reported outcome measures (PROMs) for assessing disease activity in rheumatoid arthritis, RMD Open 2(2):e000202, 2016, https://doi.

org/10.1136/rmdopen-2015-000202.

90. Dziedzic KS, Thomas E, Hay EM: A systematic search and critical review of measures of disability for use in a population survey of hand osteoarthritis (OA), Osteoarthr Cartil 13:1 - 12, 2005.

91. De Vet HCW, Terwee CB, Mokkink LB, Knol DL: Measurement in medicine: a practical guide, Cambridge, UK, 2011, Cambridge University Press.

92. Mokkink LB, Terwee CB, Patrick DL, Alonso J, Stratford PW, Knol DL, et al.: The COSMIN study reached international consensus on taxonomy, terminology, and definitions of measurement properties for health-related patient-reported outcomes, J Clin Epidemiol 63:737 - 745, 2010.

93. Mokkink LB, Terwee CB, Patrick DL, Alonso J, Stratford PW, Knol DL, et al.: The COSMIN checklist for assessing the methodological quality of studies on measurement properties of health status measurement instruments: an international delphi study, Qual Life Res 19:539 - 549, 2010.

94. Prinsen CAC, Mokkink LB: COSMIN guideline for systematic reviews of patient-reported outcome measures, Qual Life Res 27(5):1147 - 1157, 2018, https://doi.org/10.1007/s11136-018-1798-3.

95. Terwee CB, Prinsen CAC, Chiarotto A, Westerman MJ, Patrick DL, Alonso J, et al.: COSMIN methodology for evaluating the content validity of patient-reported outcome measures: a delphi study, Qual Life Res 27:1159 - 1170, 2018, https://doi.org/10.1007/s11136-018-1829-0.

96. Mokkink LB, Prinsen CAC, Bouter LM, de Vet HCW, Terwee CB: The consensus-based standards for the selection of health measurement instruments (COSMIN) and how to select an outcome measurement instrument, Braz J Phys Ther 20:105 - 113, 2016.

97. Bialocerkowski AE, Bragge P: Measurement error and reliability testing: Application to rehabilitation, Int J Ther Rehabil 15(10):422 - 427, 2008.

98. Terwee CB, Bot SDM, de Boer MR, van der Windt DAWM, Knol DL, Dekker J, et al.: Quality criteria were proposed for measurement properties of health status questionnaires, J Clin Epidemiol 60:34 - 42, 2007.

99. Kottner J, Audige L, Brorson S, Donner A, Gajewski BJ, Hrobjartsson A, et al.: Guidelines for reporting reliability and agreement studies (GRRAS) were proposed, J Clin Epidemiol 64:96 - 106, 2011.

100. Streiner DN, Cairney GR, Health J: Measurement scales a practical guide to their development and use, ed 4, New York, NY, 2015, Oxford University Press.

101. Boyle GJ: Does item homogeneity indicate internal consistency or item redundancy in psychometric scales? Pers Individ Dif 12:291 - 294, 1991.

102. Hernaez R: Reliability and agreement studies: a guide for clinical investigators, Gut 64(7):1018 - 1027, 2015.

103. Mokkink LB, Terwee CB, Knol DL, Stratford PW, Alonso J, Patrick DL, et al.: The COSMIN checklist for evaluating the methodological quality of studies on measurement properties: a clarification of its content, BMC Med Res Methodol 10, 2010, https://doi.org/10.1186/1471-2288-10-22.

104. Gwaltney CJ, Shields AL, Shiffman S: Equivalence of electronic and paper-and-pencil administration of patient-reported outcome measures: a meta-analytic review, Value in Health 11(2):322 - 333, 2008. https://doi: 10.1111/j.1524-4733.2007.00231.x.

105. Coons SJ, Gwaltney CJ, Hays RD, Lundy JJ, Sloan JA, Revicki DA, et al.: Recommendations on evidence needed to support measurement equivalence between electronic and paper-based patient-reported outcome (PRO) measures: ISPOR ePRO good research practices task force report, Value Health 12(4):419 - 429, 2009. https://doi: 10.1111/j.1524-4733.2008.00470.x.

106. DeVellis RF: Scale development: theroy and applications, ed 3, Thousand Oakes, CA, 2003, Sage.

107. Graham C: Incidence and impact of proxy response in measuring patient experience: secondary analysis of a large postal survey using propensity score matching, Int J Qual Health Care 28:246 - 252, 2016.

108. Wild D, Grove A, Martin M, Eremenco S, McElroy S, Verjee-Lorenz A, et al.: Principles of good practice for the translation and cultural adaptation process for patient-reported outcomes (PRO) measures: report of the ISPOR Task Force for Translation and Cultural Adaptation, Value Health 8:94 - 104, 2005.

109. Hammond A, Prior Y, Tyson S: Linguistic validation, validity and reliability of the British English versions of the disabilities of the arm, shoulder and hand (DASH) questionnaire and QuickDASH in people with rheumatoid arthritis, BMC Musculoskeletal Disord 19(1):118, 2018, https://doi.org/10.1186/s12891-018-2032-8.

110. Jenkinson C, Stewart-Brown S, Petersen S, Paice C: Assessment of the SF-36 version 2 in the United Kingdom, J Epidemiol Community Health 53:46 - 50, 1999.

111. Perez JL, Mosher ZA, Watson SL, Sheppard ED, Brabston EW, McGwin G, et al.: Readability of orthopaedic patient-reported outcome measures: is there a fundamental failure to communicate? Clin Orthop Relat Res 475(8):1936 - 1947, 2017.

第 6 章 手部协调

Cynthia Cooper
Colleen West

背景

手是一个知觉实体，是一个搜寻信息的器官。通过它的使用个人可获得解释和分析触觉属性的能力，如分析形状、大小和纹理。手的使用也使我们能够操纵物体，以便有效地识别和处理它们。我们使用协调的手功能探索和识别物体与我们的身体和重力之间的关系[1]。

功能性手的技能需要触觉 – 本体感受和视觉信息，但如果躯体感觉功能良好，那么视觉反馈就不是必需的。手的技能包括伸够、抓握、搬抬、随意释放、手内操作和双手使用。后两种手的技能被认为是最复杂的。桡侧手指被认为是手的技能侧（操作侧），尺侧手指被认为是手的稳定侧。

定义[2]

伸够（reach）是指移动和伸展手臂以放置或抓取物体。抓握（grasp）是指用手去获得物体。搬抬（carry）是将手里的物品运送到另一个地方。随意释放（voluntary release）是指在特定的时间和地点随意地放开手中的物品。手内操作（in-hand manipulation）是指抓住物体后在手中进行调整。双手使用（bilateral hand use）是指用两只手一起完成一项活动。从发育学角度来说，双手使用发生在单手使用之后。双手使用的例子可以是操纵自行车把手或投掷大球。而双手协作使用（bimanual hand use）是指在活动中每只手做不同的事情，如系鞋带或用剪刀剪物品。

手的动作分为非抓握性和抓握性动作。非抓握性动作（nonprehensile movements）是用手指或整只手举起或推动物体。抓握性动作（prehensile movements）包括抓握物体的两种方式：精细抓握和力性抓握。精细抓握（precision grasp）使用拇指与其他指尖进行对指。根据任务所需的控制水平，力性抓握使用整只手和拇指屈曲或外展。

还有一种抓握的分类方法是依据是否伴有拇对掌。钩状抓握、力性抓握和侧捏不伴有拇对掌。钩状抓握（hook grasp）在诸如握书包提手或提一桶水的活动中是很有用的。力性抓握（power grasp）用于控制物体，如工具。使用梳子就是力性抓握。将物体斜放在手上，尺侧手指比桡侧手指有更大范围的屈曲。当一个人需要力量来操纵或握住一个小物体时，侧捏（lateral pinch）是很有用的。当一个人用钥匙在锁中转动时，使用的就是侧捏。

指尖捏和手掌抓握不同于钩状抓握、力性抓握和侧捏，因为它们伴有拇对掌。指尖捏（tip pinch）是拇指指尖与示指指尖相触，同时拇指和示指的所有关节部分屈曲，形成一个圈。骨间前神经损伤患者因拇长屈肌和示指指深屈肌功能缺失，无法进行指尖捏。

手掌抓握（palmar grasp）又分为标准抓握、柱状抓握、圆盘状抓握和球状抓握。柱状抓握（cylindrical grasp）时，横弓的扁平化有助于手指稳定住物品。圆盘状抓握（disk grasp）时，掌指关节过伸和手指外展，角度可根据物体大小进行调整。当我们打开罐子时，稳定罐子的手使用柱状抓握，而打开盖子的手使用圆盘状抓握。球状抓握（spherical grasp）时，腕关节伸展、手指外展以及掌指关节和指骨间关节部分屈曲，如握网球。这种抓握模式需要控制和平衡手部内在肌和外在肌。

捏是根据所涉及的手指数进行分类的。二指捏（two-point pinch），又称指腹对捏（pad-to-pad pinch）或钳状抓握（pincer grasp），是指拇指仅与示指指腹对指。三指捏（three-point pinch），又称三爪卡盘（three-jaw-chuck）抓握，是指拇指同时与示指和中指对指。这种捏比两点捏有更好的抓握稳定性。

操作模式

手内操作模式有 5 种类型。为了完成这些模式，个人必须能够控制手的掌弓。手内操作模式的类型包括手指 – 手掌平移、手掌 – 手指平移、转移、简单旋转和复杂旋转。文献中对手指 – 手掌平移有不同的定义。Exner[2]将手指 – 手掌平移（finger-to-palm translation）定义为用拇指和手指指腹抓取物体，然后将物体移动到手掌。例如，用拇指和其他手指捡起一个纽扣，然后将纽扣移到手掌。手掌 – 手指平移（palm-to-finger translation）发生在相反的方向，更难执行。例如，当手掌中有硬币时，将一枚硬币从手掌移到指腹，准备将其插入一个槽中。当一个物体在手的径向方向上被握住，为了将其重新调整到指腹上，在手指表面上进行线性移动，即转移

（shift）。握住笔后重新调整笔的位置就是转移的一个例子。当一个物体在手指指腹内旋转或滚动小于或等于 90° 时，就会发生简单旋转（simple rotation），例如打开小瓶盖。复杂旋转（complex rotation）类似于简单旋转，但物体旋转会达到 180°~360°，例如旋转铅笔以使用橡皮端。同一只手稳定其他物体的同时进行任何一种手内操作模式叫作稳定性的手内操作（in-hand manipulation with stabilization）。

> **◎ 临床精要**
> 良好的关节活动范围（ROM）或良好的躯体感觉功能并不能保证良好的协调。对于手治疗的康复对象来说，协调活动看起来很容易，但实际上可能非常具有挑战性，尤其是对于他们的非优势侧肢体而言。

> **◎ 临床精要**
> 精细运动技能是多种因素共同作用的结果，包括对手指运动的良好控制，但中枢神经系统的影响才真正为专门的手部使用提供了基础[3]。

分级协调活动

> **◎ 临床精要**
> 在发育方面，抓握先于操作。

协调活动可分为从粗大运动控制到精细运动控制；从处理橡胶或有纹理的物体到处理平整、光滑或潮湿的物体；从靠近身体的活动到远离身体的活动；从使用近端支撑到没有近端支撑；从重力辅助到移除重力再到抗重力体位；从无阻力到有阻力。

举例

参见图 6.1~6.20 的协调练习示例。

总结

通过手部复杂的感觉运动能力，将动作转化为功能。在手治疗中增加协调活动，将客观的临床改善（如增加活动范围）转化为有意义的手的功能和使用[4]。

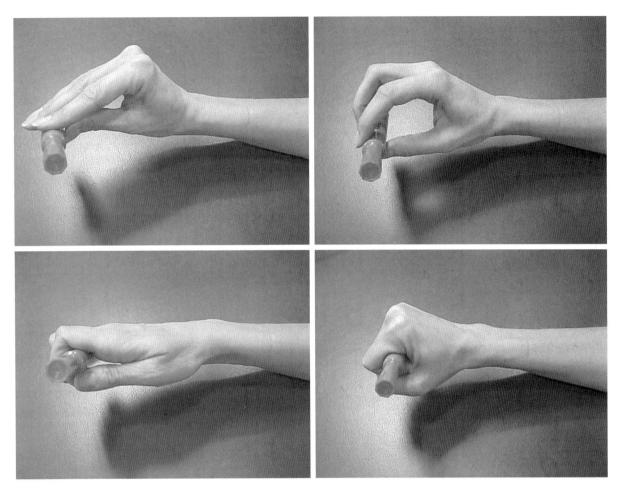

图 6.1 手指－手掌平移（版权所有：Cynthia Cooper and John Evarts）

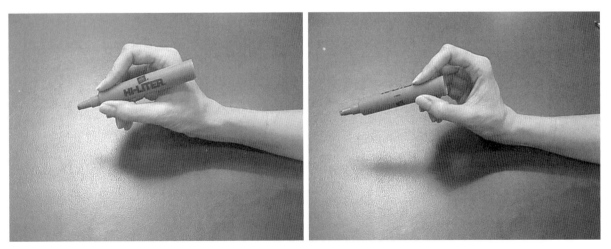

图 6.2 转移或滑行（版权所有：Cynthia Cooper and John Evarts）

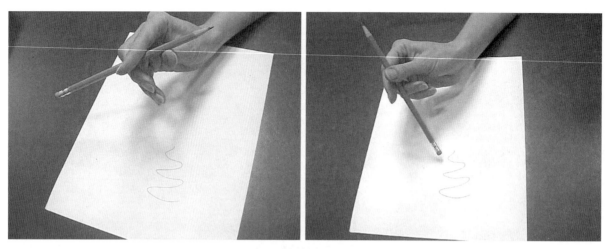

图 6.3 复杂旋转。用手指将铅笔的一头改变位置到另一头，以翻转或旋转铅笔（版权所有：Cynthia Cooper and John Evarts）

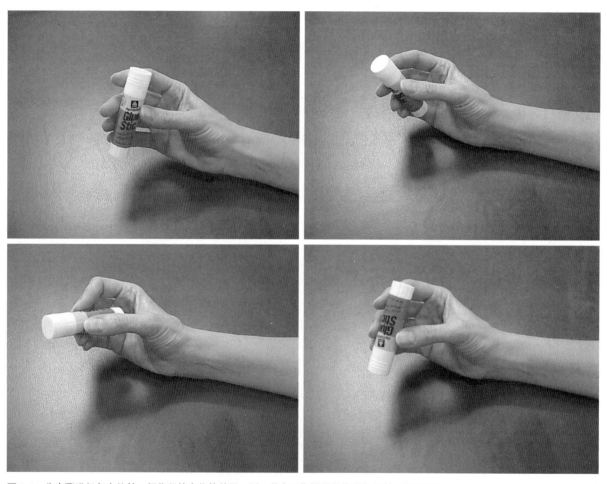

图 6.4 分步骤进行复杂旋转。拇指保持在物体的同一侧，其余手指操纵物体进行旋转（版权所有：Cynthia Cooper and John Evarts）

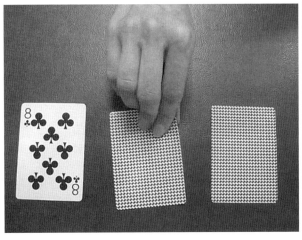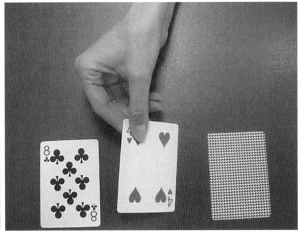

图 6.5　翻牌（版权所有：Cynthia Cooper and John Evarts）

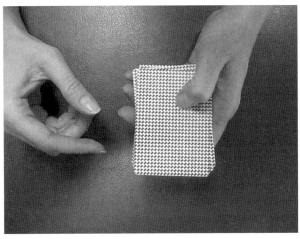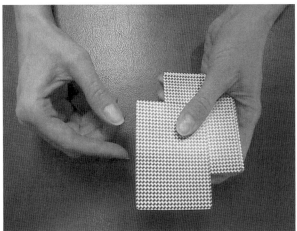

图 6.6　发牌（版权所有：Cynthia Cooper and John Evarts）

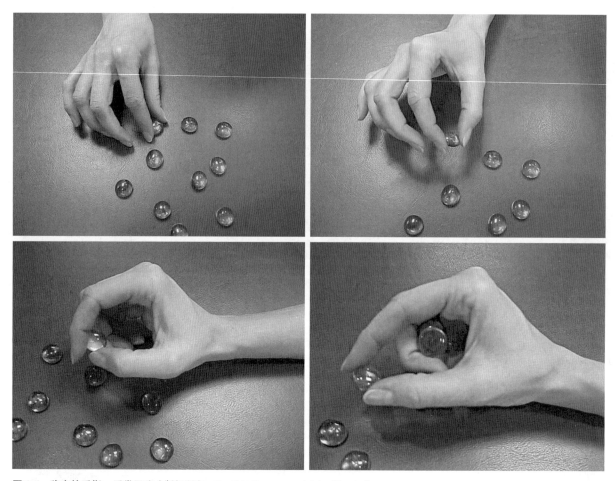

图 6.7 稳定的手指 – 手掌平移（版权所有：Cynthia Cooper and John Evarts）

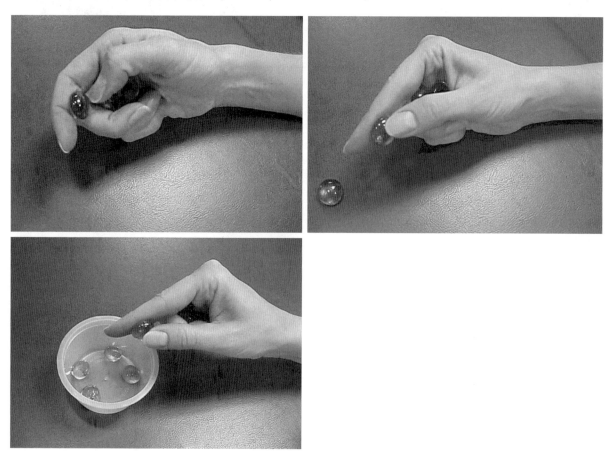

图 6.8 稳定的手掌 – 手指平移（版权所有：Cynthia Cooper and John Evarts）

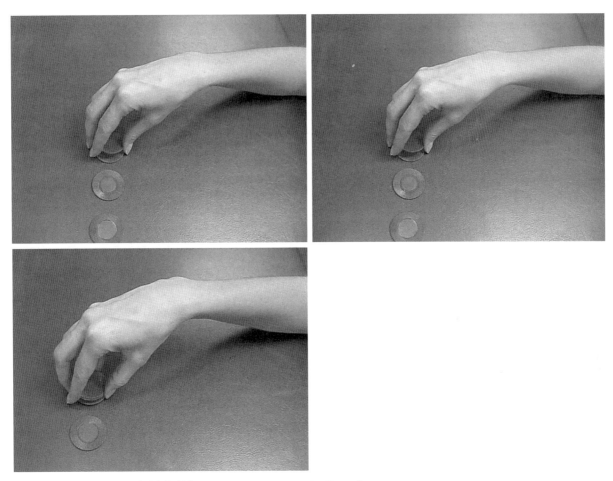

图 6.9 堆叠棋子和分级释放（版权所有：Cynthia Cooper and John Evarts）

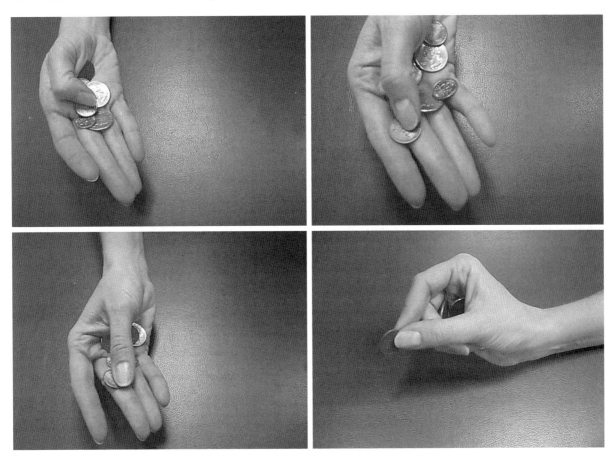

图 6.10 稳定的手掌 – 手指平移，闭着眼睛选择硬币（版权所有：Cynthia Cooper and John Evarts）

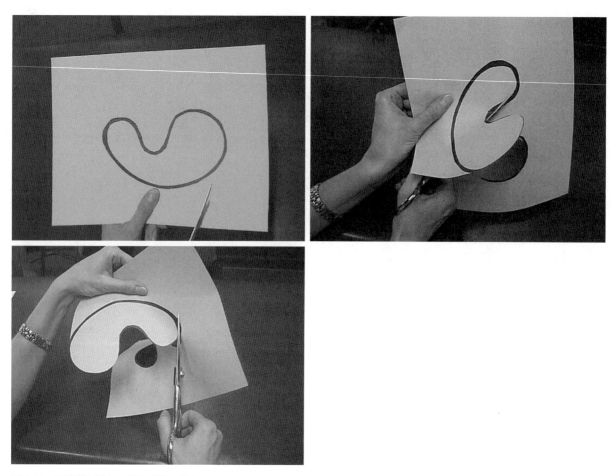

图 6.11 双手协同任务：裁剪（版权所有 :Cynthia Cooper and John Evarts）

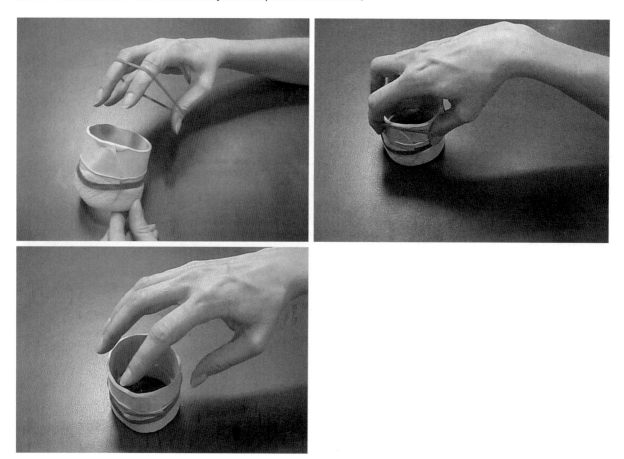

图 6.12 橡皮筋分级释放（版权所有：Cynthia Cooper and John Evarts）

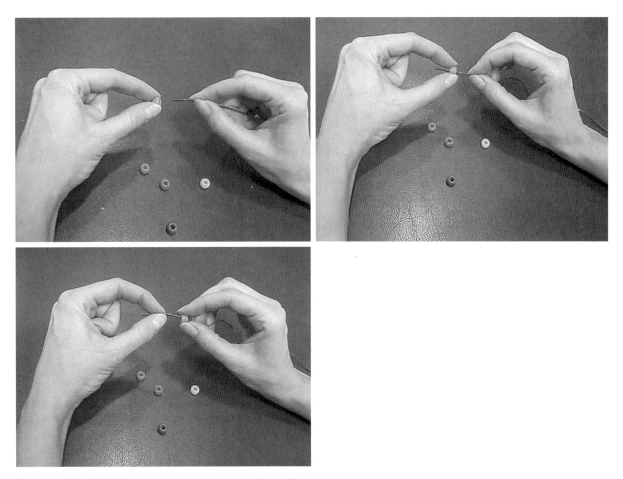

图 6.13　串珠（版权所有 :Cynthia Cooper and John Evarts）

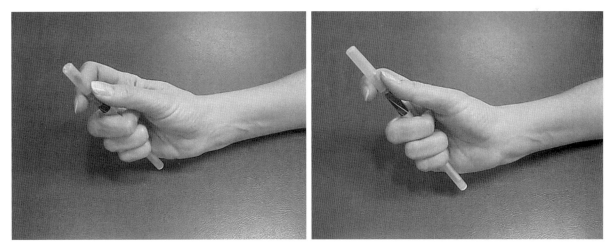

图 6.14　握笔时用拇指和示指移除笔帽（Copyright Cynthia Cooper and John Evarts）

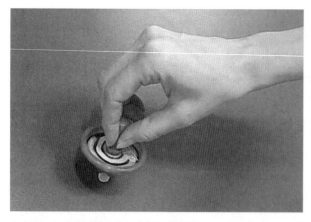

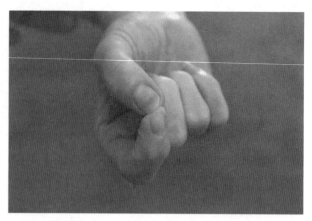

图 6.15 钳状抓握并旋转陀螺（版权所有：Cynthia Cooper and John Evarts）

图 6.16 轻弹指甲（版权所有：Cynthia Cooper and John Evart）

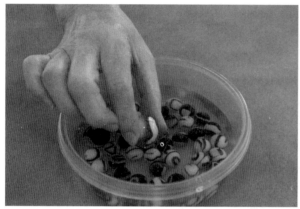

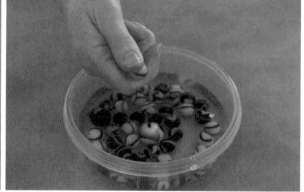

图 6.17 水中珠子的手指 – 手掌平移（版权所有：Cynthia Cooper and John Evarts）

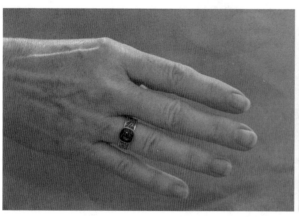

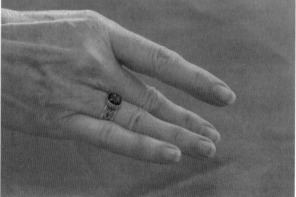

图 6.18 用两个相邻的手指在手指上滚动戒指（版权所有：Cynthia Cooper and John Evarts）

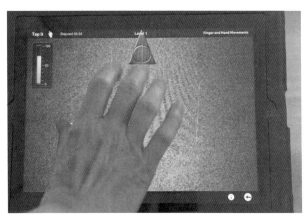

图 6.19　灵巧使用平板电脑（版权所有：Cynthia Cooper and John Evarts）

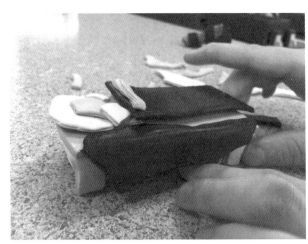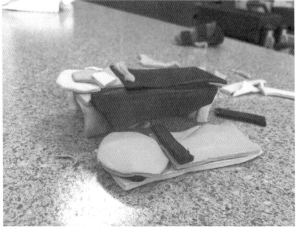

图 6.20　患有幼年类风湿关节炎的年轻女孩用热塑性塑料废料制作有脚轮的矮床模型（版权所有：Cynthia Cooper and John Evarts）

（杨琼　译，卞立　蔡素芳　黄锦文　审）

参考文献

1. Cermak SA: Perceptual functions of the hand. In Henderson A, Pehoski C, editors: Hand function in the child: foundations for remediation, ed 2, St. Louis, MO, 2008, Mosby, pp 63 - 88.

2. Exner CE. Evaluation and interventions to develop hand skills. In: Case-Smith J, O'Brien JC, eds. Occupational therapy for children. ed 6. Maryland Heights, MO, 2010, Mosby; pp 275 - 324.

3. Rao AK: Cognition and motor skill. In Henderson A, Pehoski C, editors: Hand function in the child: foundations for remediation, ed 2, St. Louis, MO, 2006, Mosby, pp 101 - 113.

4. Cooper C, West CG: Coordination Activities for Hand Therapy Patients, Boston, 2008, (Unpublished work, poster presented at the American Society of Hand Therapists Annual Meeting). Retrieved from: http://evarts.net/ASHT-2008/ASHT_2008_Cooper_poster.pdf. [Accessed 16 April 2013].

第 7 章

矫形器：基本概念

Deborah A. Schwartz

引言

本章介绍上肢康复中矫形器的制作原则及技术。无论是量身定做还是预制成品，矫形器的作用都是优化身体功能和结构，帮助个体参与活动、担任社会角色[1]。在大多数医疗机构如医院、护理院、门诊康复中心、手治疗诊所或学校等，都应该提供治疗师评估服务以确定康复对象是否需要矫形器干预。Roll 和 Hardison 最近撰写的系统性回顾中提供了矫形器干预对关节炎、手部疼痛、腕管综合征及其他肌肉骨骼问题的支持证据[2]。矫形器使用的目标包括但不限于缓解疼痛、功能性体位摆放及术后制动。矫形器配置是一项重要的治疗干预，需要前沿的知识和实践。本章将重点介绍量身定做的上肢矫形器。

矫形器的制作准备

矫形器制作是一项通过反复练习才能获得精进的技术，需要时间才能做到技术纯熟。制作矫形器必须对解剖学、人体运动学、生物力学原理及社会心理学有很好的理解。治疗师应该了解组织的愈合过程，并能够鉴别简单或复杂的诊断和状况对上肢的影响[1]。也必须了解各种用于制作矫形器的低温热塑材料（low temperature thermoplastics, LTTPs）的特性。此外，治疗师还要培养临床思维能力，以判断矫形器将如何使处于特定状况 / 诊断下的每位康复对象受益。在培养这些必要的技能并将其作为重要干预措施纳入治疗方案的过程中，请对自己保持耐心。通过不断的练习和使用，治疗师将掌握更加纯熟的技术，更加擅长于矫形器的设计和制作。把握机会观察他人制作、参加矫形器制作的教学、观看教学视频，并在朋友、家人甚至自己身上练习制作矫形器。只要投入必要的时间学习基本技术，你就会惊讶于个人在掌握矫形器设计、修剪及塑形技术上的进步速度。

谁需要矫形器？

在康复对象手部有症状需要保守治疗、创伤或术后即时需要保护的情况下，治疗师可为其制作矫形器。在专业护理院、住院病区及儿童康复机构工作的治疗师，会为需要功能性辅具或手指和肢体摆位的康复对象制作矫形器。这些矫形器一般使用低温热塑板材制作，通常需要频繁地调整和修改以适应康复对象情况的变化。

矫形器的种类

　　矫形器可分为两类：制动功能矫形器（orthoses for immobilization）和活动功能矫形器（orthoses for mobilization）。制动功能矫形器运用静态的力固定身体特定部位，例如腕背伸位固定的矫形器（图 7.1B）。这类矫形器没有活动部分，腕关节静止在矫形器内。相反，活动功能矫形器由活动部件组成，并且可根据矫形器的具体结构类型和用途进行调整[1]。活动功能矫形器可细分为动态型、静态渐进式及系列静态型。动态（dynamic）矫形器使用弹性配件、钢圈或弹簧，可让康复对象在穿戴矫形器时活动关节（图 7.2）。这类矫形器可能会在术后治疗

方案中使用，以辅助肌力不足的肌肉或增加关节被动活动范围。静态渐进式（static progressive）矫形器包括非弹性配件，对僵硬关节或挛缩组织进行牵拉并以渐进方式逐步改善关节活动范围。如果康复对象在创伤或手术后关节非常僵硬，这可能是一种有效的干预措施（图 7.3）[1]。系列静态（serial static）矫形器则是在穿戴一段时间后需要重新塑形，以适应关节活动范围和位置的进展（图 7.4）。制动功能矫形器和活动功能矫形器的治疗目标完全不同，应该先确定治疗目标，再开始为康复对象设计及制作矫形器。

　　制动功能矫形器和活动功能矫形器的治疗目标见专栏 7.1 和专栏 7.2。

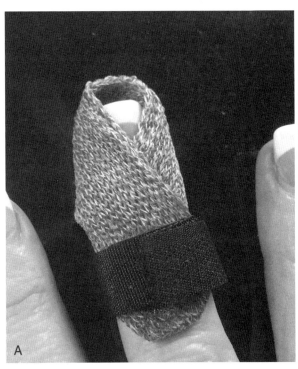
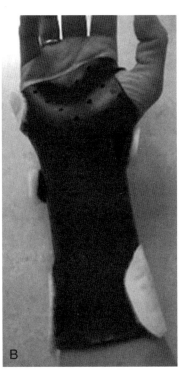

图 7.1　（A）槌状指矫形器；（B）掌侧腕背伸矫形器

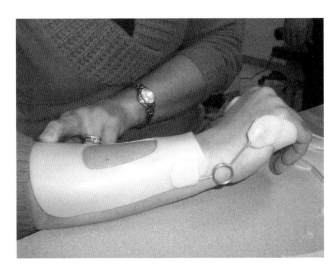

图 7.2　带弹簧的动态腕关节矫形器

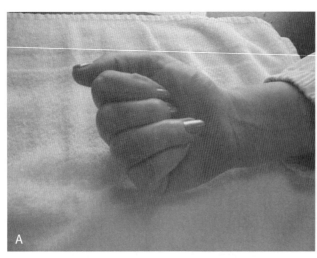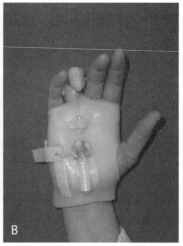

图 7.3 （A）受伤后的僵硬指；（B）应用于僵硬指的静态渐进式矫形器

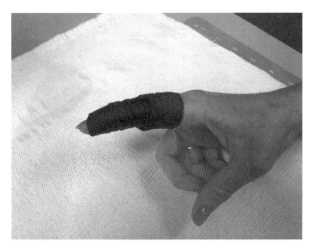

图 7.4 治疗近端指骨间关节挛缩的系列静态型矫形器

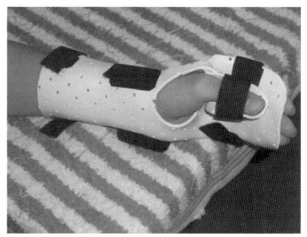

图 7.5 手休息位矫形器

专栏 7.1 制动功能矫形器的治疗目标

- 缓解症状
- 保护及体位摆放
- 功能最大化
- 改善和（或）保持关节对线
- 挛缩管理
- 阻断和（或）转移肌力

专栏 7.2 活动功能矫形器的治疗目标

- 重塑长期存在的致密成熟的瘢痕组织
- 拉长挛缩的软组织
- 增加关节被动活动范围
- 代替肌力不足或功能缺失的肌肉
- 为运动提供阻力
- 维持关节内骨折的复位

矫形器的命名

　　过去，治疗师曾尝试使用不同的分类及命名系统，使不同矫形器（以前被称为夹板）的结构和制作系统化[1]。这是为了建立一个更加标准化的命名系统，以便制作矫形器的治疗师与开处方的医师之间的交流。尽管曾经有人尝试将命名的方法标准化，但很多矫形器的传统名称仍然存在。为康复对象订购或是在讨论合适的矫形器时，一些治疗师和医师还是使用矫形器的传统名称。重要的是要理解，传统的矫形器名称通常会指出矫形器制作过程中要包括的特定身体部位和要达到的特定体位。例如，手休息位矫形器通常包括前臂、腕、指的特定体位（图 7.5），即腕关节轻微背伸、手指微屈及拇指外展；长款对掌矫形器包括腕关节及拇指，而短款对掌矫形器则允许腕关节自由活动。如表 7.1 所示，

表7.1 上肢常用矫形器的名称		
矫形器名称	**包括的关节**	**体位**
手休息位矫形器	前臂、腕、指（拇指）	休息位：腕背伸、拇指外展、掌指关节屈曲及近端和远端指骨间关节微屈
短款对掌 / 短款拇指人字形矫形器	拇指腕掌 / 掌指关节	拇指置于外展、对掌的功能位
长款对掌 / 长款拇指人字形矫形器	腕及拇指腕掌 / 掌指关节	腕置于背伸功能位，拇指置于外展、对掌功能位
背侧阻挡矫形器	前臂、腕、指（和拇指）背面	腕置于中立位或微屈 *，掌指关节置于最大屈曲位，近端及远端指骨间关节 0° 伸展
腕背伸矫形器	前臂、腕至远掌横纹	腕关节在 20°~30° 伸展的功能位
钮孔指矫形器	固定近端指骨间关节的手指矫形器	近端指骨间关节置于最大伸展位
槌状指矫形器	固定远端指骨间关节的手指矫形器	远端指骨间关节置于中立位或轻微过伸位
肘关节后侧矫形器	上臂及整个前臂的后侧	可用于术后保持肘关节屈曲
肘关节前侧矫形器	上臂及整个前臂的前侧	常用于维持肘关节伸直和（或）限制肘关节屈曲

注：* 请与转诊医生确认。

治疗师要熟悉矫形器的常用名称及其相应的关节和位置。

矫形器的费用问题

虽然治疗师一般不过多考虑成本及价格，但了解矫形器的收费和医保政策对提供这项治疗也很重要。医疗保险及医疗补助服务中心（Centers for Medicare and Medicaid Services，CMS）提出使用 L 编码来描述治疗师制作的矫形器。L 编码可在医疗步骤编码系统（Healthcare Common Procedure Coding System，HCPCS）的二级手册中找到。在 CMS 网站中（https：//www.cms.gov/dmeposfeesched/）可找到有关矫形器收费的资料[1]。治疗师制作矫形器时需要有转诊医师签字的处方和（或）医疗证明才能向保险公司申请报销费用。

批判性思考及临床推理

当评估康复对象制作矫形器时，主管治疗师应始终采取批判性思维及临床推理技巧。不要只是因为医生要求便为康复对象制作矫形器。应先评估康复对象的情况，观察康复对象所有的特性，这些特性包括但不限于以下因素：诊断、创口情况、身体及精神状态、年龄、动机、智力、文化水平、个人日常生活活动（activities of daily living，ADL）、工具性日常生活活动（instrumental activities of daily living，IADL）、工作、休闲活动、家庭或照护者支持以及住处与医疗机构的距离等，还要考虑康复对象的角色及在不同场合表现该角色的能力。矫形器将如何影响康复对象的表现，是否可以帮助康复对象参与目前引起疼痛的活动，最终是否可以提高活动表现及达到功能独立，矫形器是否成为整体治疗的一部分以及矫形器应穿戴多长时间[3]。最重要的是：如何评估矫形器干预的收益及成功？一个重要的方法是：将功能评估和康复对象自评功能量表作为初次康复对象整体表现评定的一部分[4]。这有助于治疗师比较康复对象穿戴矫形器前后的表现；康复对象也可以重新评估自己的表现，判断矫形器是否改善了自己的功能及能力。腕手功能患者自评量表（Patient Rated Wrist Hand Evaluation，PRWHE）及上肢功能障碍量表（Disabilities of the Arm Shoulder and Hand，患者 DASH）是这类评估常用的两个量表。

矫形器的适应证

治疗师制作矫形器可以用于预防炎症关节的疼痛（如关节炎康复对象），放置体位以缓解异常感觉（如神经压迫综合征康复对象），也可以保护骨折或术后的关节[1]，还可以保持组织的长度（如高肌张力康复对象）或摆放关节位置（如关节过度松弛康复对象）以改善功能。矫形器可以有很多方式帮助康复对象。保险公司要求医师开具矫形器处方，这样治疗师制作的矫形器才可以申请报销。治疗师也必须在治疗文件上列出矫形器需求的依据及对康复对象的好处。文书内容还需要提供以下信息，包括康复对象的年龄、性别、职业及当前的诊断等支持信息；康复对象的现病史和可能影响现状的既往史，以及最近的医疗或手术日期和名称。有些治疗流程是按组织愈合时间来设定的，而这些诊疗的日期刚好提供了组织愈合及预期进展方面的关键信息。

> ◎ **临床精要**
>
> 详细、准确地记录受伤及手术日期。在治疗桌上放置日历，方便计算从受伤或手术到现在相距多长时间。这个时间框架可作为治疗时的参考，因为这个时间段信息提示了损伤组织当前的愈合状况。但谨记：时间框架和治疗规范只是参考资料，严谨进行临床推理和判断仍然是必须的。

医师的矫形器处方上通常会指明医师所期望的矫形器类型，并指导关键关节的放置位置。但也有不同的情况。治疗师可能会收到这样的处方："腕痛，评估、矫形器及治疗。"有疑问时应主动与医师联系以确认哪种矫形器才是最佳选择。有经验的治疗师会使用康复对象的诊断、临床推理技巧和该病症的治疗流程来选择最合适的矫形器设计。新手治疗师则希望可以和有经验的治疗师讨论以选择最合适的矫形器。

咨询医生的问题

大多数转诊医师都乐于与治疗师讨论康复对象的情况和治疗计划。治疗师如有疑问，应尽可能和医师沟通。问题可能包括康复对象的诊断、诊疗经过或其他情况。有关矫形器方面的问题包括：涉及哪些关节，是否对标准矫形器做出某些修改以更适应康复对象的病情，建议穿戴时间等方面以及是否对常用的诊疗方案做出调整，或者对治疗方案的推进有何意见等。如果在治疗过程中发现康复对象及其治疗反应有任何特殊情况，尽早与医师讨论并跟进处理是有益的。

矫形器干预的注意事项及禁忌证

如果治疗师对康复对象的健康状况或患肢情况有任何疑问，应立即与医师联系。例如，伤口红肿情况超出预期，皮肤出现坏死，或伤口处的缝线松脱等，治疗师在制作矫形器之前应先与医师讨论此类需优先处理的事项。在和医师讨论病情之前，不要贸然制作矫形器。矫形器干预一般可以稍推迟，但针对感染或病情恶化的治疗则不能等待。

如果对康复对象的诊断不明确或处方上的信息与康复对象的表现不相符，应与转诊医师联系。如果治疗师不确定，可向医师询问有关这个处方矫形器细节的具体问题。在制作之前，应准确理解矫形器应包含哪些关节，哪些关节可以活动，矫形器穿戴计划是怎样的，预期效果如何？

矫形器作为固定用途的临床案例

制动功能矫形器可提供安全与舒适的支持，或改善体位以提高功能。对不同诊断及相关解剖知识的理解非常重要，这有助于治疗师在制作矫形器时正确摆放体位，从而促进恢复。以下是一些矫形器的临床案例。

关节炎

对于类风湿关节炎或骨关节炎的康复对象，矫形器提供休息和制动体位，使关节及组织的炎症得以缓解[5]，常用短款对掌矫形器以固定腕掌关节和拇指的掌指关节（图 7.6）。有中等强度的循证证据支持矫形器对缓解疼痛和改善功能有效。关节炎康复对象通常还有手指畸形的表现，如鹅颈畸形、钮孔畸形或尺偏畸形[6]（图 7.7A~D）。如果关节畸形可以被动矫正，矫形器在制动手指于功能位方面有极大帮助。

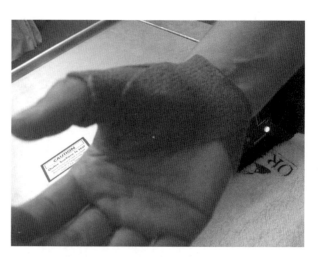

图 7.6　对拇指关节炎康复对象使用的短款对掌矫形器

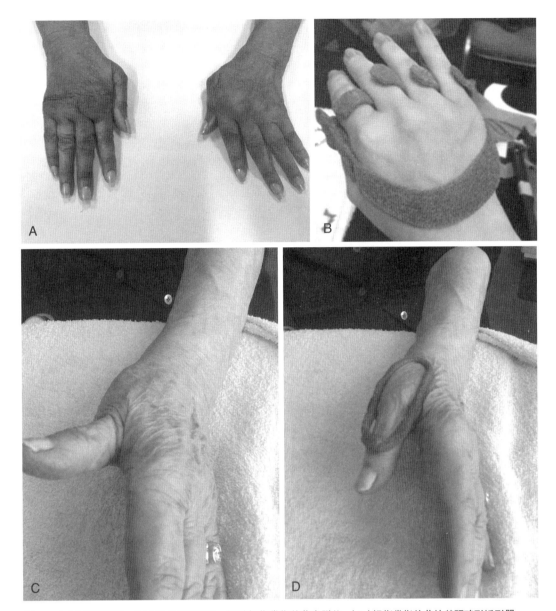

图 7.7 （A）尺偏畸形；（B）抗尺偏矫形器；（C）拇指掌指关节半脱位；（D）拇指掌指关节抗鹅颈畸形矫形器

腕管综合征

　　腕管综合征康复对象因正中神经在腕关节受压，导致正中神经支配区域麻木及触电样感觉。腕及手指的重复活动会刺激正中神经，腕关节长时间的屈曲活动亦会增加对正中神经的压迫。有证据表明，把腕关节置于中立位的矫形器可能有助于缓解症状，尤其是在睡觉时穿戴[7, 8]（图 7.1B）。

槌状指

　　槌状指发生的原因是伸肌腱末端在远端指骨间关节位置断裂，导致远端指骨间关节屈曲，康复对象不能主动伸展末节手指。矫形器干预包括将远端指骨间关节固定在中立位或轻微过伸位，保持 6~8 周以等待组织愈合[9]（图 7.1A），这段时间内不允许远端指骨间关节屈曲。很多治疗师会给康复对象制作两个矫形器，方便康复对象保持清洁。

◎ 临床精要

在两个槌状指矫形器的更换过程中，为了防止远端指骨间关节意外弯曲，应指导康复对象把患手平放在桌面上（手掌向下），然后将槌状指矫形器滑进手指并戴上它。

　　矫形器的使用有时是神经康复整体策略中的一部分。腕手矫形器可能有助于缓解疼痛，改善或保持关节活动范围。矫形器在预防或治疗挛缩方面也有重要作用[10]。通过为每位康复对象提供个性化的服务来确定最合适的穿戴计划和矫形器设计，可提高矫形器干预的有效性[11]。

矫形器作为活动用途的临床案例

桡神经麻痹动态矫形器

桡神经麻痹发生于手臂桡神经损伤，康复对象失去主动伸展腕关节和掌指关节的能力。日间佩戴动态型矫形器可改善康复对象的手功能[12]。一个设计合理的矫形器可以帮助此类康复对象伸腕、伸指，在等待神经功能恢复的同时，康复对象能穿戴此矫形器并使用患侧手参与日常生活活动。桡神经麻痹矫形器的设计与掌指关节置换术后使用的矫形器相似（图 7.8）。

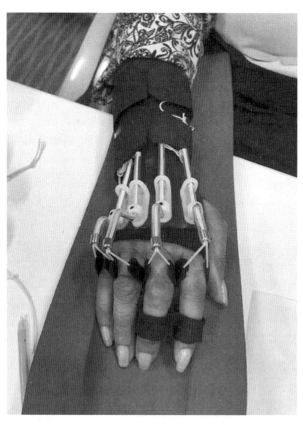

图 7.8　掌指关节置换术后使用的动态伸指矫形器

手指（第 4~5 指）、腕关节、前臂或肘关节活动受限使用的静态渐进式矫形器

外伤或手术后形成的关节僵硬或活动受限的治疗方案中可纳入定制的静态渐进式矫形器。很多研究显示，静态渐进式矫形器能有效改善肘关节、前臂、腕及指关节的被动活动范围[13]（图 7.3B 和

图 7.9）。这类矫形器的穿戴应与主动运动及功能性活动交替进行。

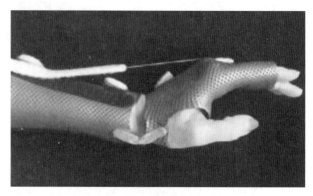

图 7.9　静态渐进型腕关节背伸矫形器

近端指骨间关节挛缩使用的系列静态型矫形器

手指关节僵硬是创伤或手术后常见的问题，近端指骨间关节特别容易发生僵硬，常形成屈曲挛缩，即使使用外力也不能完全伸直手指。近端指骨间关节屈曲挛缩多采用系列静态型矫形器治疗。将近端指骨间关节放置在最大伸直位置，然后用矫形器塑形以保持这个角度。康复对象全天穿戴矫形器数日，复诊时才取下矫形器，在更大的伸展角度位置重新塑形。重复这个步骤数次直到关节能完全伸直或不能再进步为止[14]（图 7.4）。

知识储备

在成为物理治疗师或作业治疗师的学习课程中，首先学习了上肢解剖学和运动学的基础知识，以及生理学、物理学和心理学。制作及有效使用矫形器需要对以上学科知识融会贯通，并了解最新的科研资讯[15]。此章节回顾了几个制作及使用矫形器的重要知识点，治疗师必须掌握这些知识点以便在治疗实践中正确制作及使用矫形器。

解剖学、运动学和生理学

这三门科目提供了治疗师制作矫形器需要的知识。治疗师要熟悉骨骼结构 / 掌弓、肌肉的神经支配、上肢神经和血管的分布和走行，要知道哪些部位的神经、血管或骨突部位容易被塑形不合适的矫形器和固定带压迫。制作时应参考关节及手指的横纹、褶皱这些体表标志，矫形器应充分支持目标关节但不能影响邻近关节的活动，边缘修剪到略低于关节横纹以确保关节能完全屈曲，尤其注意远端掌横纹位置。因尺侧掌骨相对较短，远端掌横纹向尺侧倾斜。

治疗师应该熟悉影响上肢的常见疾病，以及处理过程中的医疗、手术和治疗方案。还要知道相关药物的作用，因为有一些药物会影响皮肤和创口的愈合，继而影响矫形器的使用。

了解组织愈合的重要性

要了解软组织及骨骼愈合的周期，因为矫形器干预与组织所处的愈合阶段直接相关。一般来说，组织处于急性炎症期（inflammatory phase）时应使用矫形器固定肢体，使其得到支持和休息。在增殖期（proliferative phase），损伤组织的抗拉强度提高，主动活动可在这一时期开始，而矫形器干预可继续保护软组织及被修复组织，同时允许适当的间歇性主动活动。此时，矫形器可以用来限制关节在某些方向的活动，但允许在其他方向的活动。因此，在这一时期可能需要定期调整矫形器以跟上组织的愈合。在成熟期（maturation phase），治疗师应鼓励康复对象多活动，逐渐增加功能性活动和对抗阻力的活动。这时期的矫形器干预则关注于解决关节活动障碍。治疗师记得要监测康复对象的肢体，应按照观察到的组织愈合情况决定调节或维持矫形器干预。不要只是因时间增加而改变治疗，而要基于对康复对象需求的评估调整治疗。

活动功能矫形器大多在修复组织的成熟期使用，鼓励活动以促进组织重塑及胶原重新排列。当关节僵硬或软组织因缺乏活动而缩短时，这类矫形器特别适用。

理解持续低负荷应力与总末端活动范围时间的重要性

当使用活动功能矫形器时，应考虑持续低负荷应力（low-load prolonged stress）与总末端活动范围时间（total end range time, TERT）这两个概念[1]。

使用持续低负荷应力可以促进组织沿着预期的运动方向重塑。应用高负荷的应力可能会引起组织再次发生炎症及延迟愈合；而过低负荷的应力刺激则不能引起组织重塑。成功的关键在于什么时间使用多大的应力。矫正手指关节挛缩的矫形器一般使用 100~300 g 的应力，但很少有治疗师会去测量这个应力[16]。无论如何，治疗师在处理僵硬关节时需要观察使用过度应力引发的症状，如水肿、疼痛、皮肤颜色变白、血液循环障碍、皮肤发红和刺痛。务必保持警惕，必要时适当调整矫形器。

TERT 指总末端活动范围时间，即僵硬关节穿戴活动功能矫形器以增加被动活动范围的总时间[13]。静态渐进式矫形器的典型使用方案可能是每次 30 min，每天穿戴 3 次，其 TERT 则为 90 min[13]；如穿戴 5 次，每次 20 min，其 TERT 为 100 min。一定要留意康复对象的反馈以评估矫形器的有效性，并且在改变应力大小之前先鼓励康复对象增加 TERT。

物理学和力学原理

矫形器在身体上发挥杠杆作用，应该牢固地支撑身体的预定部位。一般情况下，前臂矫形器的结构应包裹其 2/3 长度和 1/2 围度，以便均匀分配肢体重量。矫形器常使用三点接触的力学原理，中间的力点多位于关节轴上，另外 2 个力点的方向相反且放置于距离中间点愈远愈好，以稳定关节和分配力量。较长的力臂对稳定和支撑身体更有效。

在矫形器塑形前可在骨突处贴上软垫，以减少骨突处的压力并保护局部组织。也可以用热风枪加热骨突部位的材料后将软化的材料推向外面，避免材料与骨突直接接触。增加接触面积亦可减少压力。

低温热塑材料的性能

治疗师一般使用低温热塑材料（LTTP）来制作矫形器。这种塑料会在热水或烘烤 [145~165 ℉（63~74 ℃）] 时变性，在短时间内即变得柔软和可塑，软化后的塑料很容易裁剪及在肢体上塑形。当温度降低时，材料逐渐硬化且保持塑形后的形状。市场上有不同的低温热塑材料，治疗师可选择特定性能的材料来制作不同种类的矫形器。因此，治疗师需要理解用于描述的相关术语并区别它们，每种材料都有其优点与缺点。随着时间的推移，治疗师会发现自己对材料的某些特性有偏好，并在制作过程中可充分利用材料特性[17]。有关低温热塑材料的性能、对康复对象的益处以及如何便于制作，请参考表 7.2。

◎ 临床精要

在裁剪较厚的材料（1/8″或1/12″）前可预先加热，将其稍微软化后更易修剪。薄的材料则不需要预热。

◎ 临床精要

较薄的或多孔眼的材料软化及冷却的时间都比较短，意味着较薄或多孔眼的材料在塑形过程中的操作时间比较短。如果治疗师在使用某种材料塑形时有困难，应尝试另一种材料，最后会找到合适的材料。所有材料都有不同的厚度和孔眼密度，也有无孔的材料供应。

◎ 临床精要

有或无涂层的材料各有优缺点：在没有涂层的材料上加配件较容易；有表面涂层的材料冷却后在涂层间容易裂开，这一特性在制作可调节虎口开大矫形器过程中反而有利。需要时可查看厂家说明书以了解如何去除涂层。

◎ 临床精要

如果使用的材料记忆性能非常好，应待矫形器完全冷却硬化后再把它从肢体上移开，否则矫形器会变形。

表 7.2 低温热塑材料的特性		
性能 / 特征	定义	使用预期
坚硬度	材料的强度	制作大型矫形器，如针对痉挛这种特定情况，或制作承受较大力量的矫形器都需要高硬度材料
记忆性	拉伸后恢复原来长度和形状的能力	这个概念非常重要，尤其是需要经常重塑的矫形器，如利用系列矫形器逐渐改善关节的屈曲或伸展。记忆性使材料有更大的成本效益
塑形性	材料与手部形状的贴合程度	塑形性较高的材料只需温和的处理即可达到很好的效果，因为它很容易塑出手弓或骨突出部位的形状。塑形性较低的材料在塑形时需要用较大力才能使材料与肢体贴服，适用于较大型的矫形器，因为此时对可塑性要求不高
延展性	当材料加热软化后的抗拉伸能力	延展性差的材料需要用缓慢和稳定的力量牵拉。延展性能良好的材料意味着在塑形时需要更快、更稳地控制材料
表面涂层	表面涂层降低了材料的黏性，也降低了材料互相黏在一起的风险，在制作时较易使用	表面有涂层的材料不易互相黏合，没有涂层的材料容易与自身或其他配件黏合

制作场地、设备和材料

矫形器制作应在治疗场所内的专门空间进行，需要有工作台、柜子或储物空间，能接通水电等。制作的基本工具包括恒温水箱、热风枪、剪刀、美工刀、钢丝剪、打孔器、锥子、笔和量角器等。除了各种不同性能的低温热塑板材，还需要用到魔术贴或合成橡胶材料来固定矫形器，通常选择"钩面"背侧有胶的魔术贴以便黏在矫形器上。

泡沫及软垫可黏附在骨突对应的矫形器位置以增加舒适度。谨记把骨突部位的矫形器材料向外推，预留空间以容纳软垫。如果没预留这个空间直接贴上软垫，反而会增加骨突处的压力，应避免这种情况。用热风枪直接把合成橡胶片材料（Neoprene sheeting material）黏合在低温热塑板材的表面当作为矫形器的固定带或矫形器的其中一部分时，这是非常好用的材料。

安全性

矫形器的制作需要使用发热及锋利的工具，在康复对象身上使用时需要极度谨慎，尤其是对儿童或有认知障碍人士。考虑康复对象安全的同时也要照顾身边的搭档。美工刀及剪刀不应在没人看管的情况下随意放在桌上。使用热风枪时应该远离人和物体，并且在高功率运行时有专人看管，不使用时应关闭电源。离开时要把恒温水箱的盖子盖好。把软化的材料放到康复对象身上之前一定要先检查它的温度，如果安全意识不够强，很容易发生意外而烫伤自己或康复对象。

在制作矫形器时，治疗师也要注意自我保护。使用性能良好的工具，记得在修剪厚的材料之前先把材料预热，注意保护双手避免受伤。在康复对象身上制作矫形器时，避免过度弯腰或不正确姿势而导致治疗师的颈部和腰部劳损。在制作矫形器时，让康复对象坐在治疗床边缘，在这个位置治疗师较容易接触康复对象的肢体。把材料放在肢体相应部位上，利用材料自身的重力来帮助塑形会更加容易。为了达到这个效果，有时需要将康复对象的体位调整为仰卧位。摆放康复对象的体位时要有创意，某些体位既可以令康复对象舒适，又方便治疗师工作。应用学习过的所有人体力学及人体工程学知识，有

助于完善作业治疗师或物理治疗师的基础训练。

矫形器制作步骤

为了成功制作矫形器，治疗师需要遵循几个关键步骤，见专栏 7.3。有经验的治疗师可能会跳过纸样绘制步骤，但新手治疗师应严格按照所有步骤进行，以便制作出尽可能准确的矫形器。

专栏 7.3　矫形器的制作步骤

1. 把康复对象的手放在纸上画好矫形器式样。
2. 小心剪出纸样并放在康复对象手上确定是否合适。
3. 根据需要对纸样进行调整。
4. 选择合适的低温热塑材料，把纸样形状画到材料上。先把材料软化至容易裁剪的状态，再把矫形器材料按纸样形状剪出来。
5. 把剪出来的材料放回恒温水箱加热至完全软化。
6. 把康复对象的手放在适当的位置。
7. 从水箱中取出软化的材料并擦干水。
8. 检查材料温度合适后再放到康复对象手上，按预定角度塑形，待材料完全冷却硬化后再把材料拿开。
9. 标记并剪掉多余的材料。将接触康复对象的矫形器边缘放在热水中稍浸泡一下，然后用拇指轻轻向外推，就能使其圆润。
10. 加上固定带，检查矫形器是否合适，确保康复对象能正确地穿脱。

◎ 临床精要

热的金属不会被黏胶黏住，所以在剪背面有黏胶的魔术贴之前，可先打开剪刀放进恒温水箱或利用热风枪加热，以避免剪刀黏上胶。

康复对象宣教

康复对象必须明白穿戴矫形器的好处及预期多久才会产生效果。根据康复对象的诊断、治疗方案及个人需要来确定矫形器穿戴计划。向康复对象解释穿戴矫形器的目的并确保他们清楚穿戴计划是至关重要的。记录康复对象对治疗计划的同意意见，并让他们向治疗师重复穿戴计划和矫形器的好处。以书面形式填写矫形器穿戴计划表，并交给康复对象一份在家中使用。叮嘱康复对象一定要按照计划穿戴才能实现矫形器的治疗目标。

注意事项

明确告知康复对象，如果矫形器靠近热源可

能会变形，矫形器的任何调整都应该由治疗师在治疗场所内进行（不可以由康复对象或家人在家中处理），以确保形状不会受到破坏。与医师确认康复对象在洗澡时是否佩戴矫形器，向康复对象提供备用的魔术贴，提供网状袖套以便在穿戴矫形器时作吸汗之用。也可以将袜子的末端剪开并在边缘开一个小洞让拇指穿出来，袜子具有同样的吸汗作用。

鼓励康复对象按计划使用矫形器

让康复对象理解穿戴矫形器的目的及对治疗的效果，如果让他们参与矫形器的设计，他们可能会更积极地按治疗计划穿戴。可以的话，让康复对象自己选择材料的颜色或加上贴纸作为装饰。加上五颜六色的塑料首饰、卡通贴纸可令康复对象更愉快地接受矫形器治疗，特别是儿童、青少年，甚至一些成人也是如此。为了确保矫形器穿戴舒适，把边缘打磨顺滑，把固定带的锋利边缘修剪掉，可使矫形器外观漂亮又增加舒适度，同时让康复对象了解矫形器的重要性。

◎ 临床精要

记得一定要把矫形器及固定带有棱角的地方弄得圆滑，以免尖锐的边缘对康复对象造成损伤。

总结

为康复对象成功制作矫形器会获得成就感，但这需要治疗师仔细思考、运用专业知识和不断练习。

在探索过程中，尝试使用不同的材料和设计来挑战自我。通过一件矫形器的外观往往可以判断治疗师技术的水平。矫形器被康复对象穿戴回家并在社区活动，也将成为家人、朋友之间的话题。治疗师要全情投入以掌握这一重要技术，使矫形器既有治疗效果又有漂亮的外观。

（黄锦文　译，丘开亿　蔡素芳　王骏　审）

参考文献

1. Jacobs ML, Coverdale J: Concepts of orthotic fundamentals. In Jacobs MA, Austin NM, editors: Orthotic intervention for the hand and upper extremity: splinting principles and process, Philadelphia, PA, 2014, Lippincott Williams & Wilkins, pp 2 - 25.

2. Roll SC, Hardison ME: Effectiveness of occupational therapy interventions for adults with musculoskeletal conditions of the forearm, wrist, and hand: a systematic review, Am J Occup Ther 71(1), 2017. 7101180010p1–7101180010p12.

3. American Occupational Therapy Association: Occupational therapy practice framework: domain and process, 3rd edition, Am J Occup Ther 68:S1 - S48, 2014. org/10.5014/ajot.2014.682006.

4. Von der Heyde R, Droege K: Assessment of functional outcomes. In Cooper C, editor: Fundamentals of hand therapy: clinical reasoning and treatment guidelines for common diagnoses of the upper extremity, St. Louis, MO, 2013, Elsevier Health Sciences.

5. Valdes K, Naughton N, Algar L: Linking ICF components to outcome measures for orthotic intervention for CMC OA: a systematic review, J Hand Ther 29(4):396 - 404, 2016.

6. Beasley J: Osteoarthritis and rheumatoid arthritis: conservative therapeutic management, J Hand Ther 25(2):163 - 172, 2012.

7. Page MJ, Massy-Westropp N, O'Connor D, Pitt V: Splinting for carpal tunnel syndrome, Cochrane Database of Syst Rev 7:CD010003, 2012, https://doi.org/10.1002/14651858.CD010003.

8. Hall B, Lee HC, Fitzgerald H, et al.: Investigating the effectiveness of full-time wrist splinting and education in the treatment of carpal tunnel syndrome: a randomized controlled trial, Am J Occup Ther 67(4):448 - 459, 2013.

9. Cook S, Daniels N, Woodbridge S: How do hand therapists conservatively manage acute, closed mallet finger? A survey of members of the British Association of Hand Therapists, Hand Ther 22(1):13 - 25, 2017.

10. Chazen LA, Franzsen D: Expert opinion on splinting adult patients with neurological injuries, S Afr J Physiother 46(2):4 - 9, 2016.

11. Kilbride C: Splinting for the prevention and correction of contractures in adults with neurological dysfunction: practice guideline for occupational therapists and physiotherapists, London, UK, 2015, College of Occupational Therapists, Association of Chartered Physiotherapists in Neurology.

12. McKee P, Nguyen C: Customized dynamic splinting: orthoses that promote optimal function and recovery after radial nerve injury: a case report, J Hand Ther 20(1):73 - 88, 2007.

13. Schwartz DA: The current evidence for static progressive orthoses for the upper extremity, ASHT Times 22:4, 2016.

14. Uğurlu Ü, Özdoğan H: Effects of serial casting in the treatment of flexion contractures of proximal interphalangeal joints in patients with rheumatoid arthritis and juvenile idiopathic arthritis: a retrospective study, J Hand Ther 29(1):41 - 50, 2016.

15. Austin NM: Anatomic principles. In Jacobs MA, Austin NM, editors: Orthotic intervention for the hand and upper extremity: splinting principles and process, Philadelphia, PA, 2014, Lippincott Williams & Wilkins, pp 26 - 46.

16. Austin GP, Jacobs ML: Mechanical principles. In Jacobs MA, Austin NM, editors: Orthotic intervention for the hand and upper extremity: splinting principles and process, Philadelphia, PA, 2014, Lippincott Williams & Wilkins, pp 66 - 83.

17. Austin NM: Equipment and materials. In Jacobs MA, Austin NM, editors: Orthotic intervention for the hand and upper extremity: splinting principles and process, Philadelphia, PA, 2014, Lippincott Williams & Wilkins, pp 84 - 106.

第 8 章　水肿的基础管理

Aida E.Olvera–Dyckes

水肿是上肢损伤或手术后常见的症状。手背的水肿会导致皮肤紧绷，迫使掌指关节过伸、指骨间关节屈曲。水肿还会导致所有关节的侧副韧带变紧、近端指骨间关节掌板挛缩、掌弓消失，拇指出现内收和伸展位的僵硬。

◎ 临床精要

如果没有治疗师的早期干预，手部水肿会导致组织纤维化改变和腱腱短缩出现上述解剖学上的固定挛缩模式。

水肿与肿胀

很多人把肿胀（swelling）和水肿（edema）这两个词互换使用，但严格来说它们并不是同义词。肿胀是由于多种原因导致的组织体积增大，例如肿瘤、积液、感染（脓液）或炎症。水肿特指细胞间隙（细胞之间的空间）的液体过多。所以，水肿可表现为肿胀。只有当细胞间液体量比正常水平增加超过 30% 时，肉眼才可观察到手部水肿[1]。

◎ 临床精要

因出血或感染引起的局部肿胀不属于水肿。

水肿的描述通常涉及损伤、部位和病理机制。水肿的分类包括急性水肿、轻度水肿、肌肉硬性水肿、凹陷性水肿和淋巴水肿。本章着重讲解周围性水肿，即发生在肢体的水肿。

水肿形成的生理机制

在细胞水平上，通常液体进出血管存在一个平衡。这种平衡基于史达林机制（Starling's equilibrium），即液体通过毛细血管壁的移动受到毛细血管和间质中的静水压和胶体渗透压的影响。血管内和组织间隙的压力是一个稳定的状态，因此液体在两者间的移动通常是平衡的[2]。当平衡被破坏时，就会发生水肿。如果毛细血管静水压增加和（或）胶体渗透压下降，就会有更多的液体从血管内转移到细胞间隙。

与伤口愈合相关的水肿

处理伤口和水肿最重要的任务之一是识别炎症（inflammation）。

炎症是感染的一种表现，局部出现软组织红肿，触诊时可发现有发热和疼痛。当怀疑有感染时，治疗师应立即通知医生。确定存在感染时，应暂停所有治疗，除非得到医生继续治疗的许可。一旦出现感染，严禁进行物理因子治疗、手法水肿引流及许多其他治疗。

水肿类型

凹陷性水肿（pitting edema）指手指按压局部软组织后会产生凹痕，且移开手指后该凹痕仍然存在的一种水肿类型。凹痕不会持续很久，并逐渐被来自周围组织的液体重新填充。凹陷性水肿可能与肾脏、心脏瓣膜疾病及低蛋白质水平有关[3]。它也可能由创伤、静脉局部问题、妊娠和某些药物引起。这种类型的水肿通常是由于渗出液在局部的潴留，很容易通过运动、冷疗、抬高肢体和轻微的压力治疗妥善处理。

非凹陷性水肿（nonpitting edema）也被称为肌肉硬性水肿（brawny edema），局部软组织触诊为硬块状，因为组织已经纤维化。如果是慢性的，受累区域的皮肤会变厚并呈棕色。非凹陷性水肿所含的液体中蛋白质含量更高、流动性更差，使得该类型水肿更难治疗。

淋巴水肿（lymphedema）是一种由于淋巴系统受损或阻塞而导致淋巴液无法正常引流的情况。这种类型的水肿可以是凹陷性的或非凹陷性的。淋巴系统结构可因感染、放疗、手术、寄生虫感染和创伤而改变。出现淋巴水肿时，富含蛋白质的液体积聚在皮肤和皮下组织的细胞间隙中。这种情况通常是无法彻底被治愈的，但可以通过适当的治疗加以管控。慢性淋巴水肿表现为皮肤异常改变和感染风险增加，在无法获得恰当治疗的康复对象中并发症更为常见。

水肿评估

水肿可以用体积测量法（volumetry）、8 字形测量法（figure-of-eight）或周径测量法（circumferential measurement）进行评估[1]。

体积测量法：该方法通过将肢体浸入装满水的容器中，然后测量排水量来确定手或手臂的体积。

8 字形测量法：这种水肿测量方法需使用软尺，治疗师用软尺在手部特定的解剖标志处以 8 字形的方式缠绕。

周径测量法：治疗师用软尺在手部或四肢特定的解剖标志处垂直长轴缠绕成圆形。

体积测量法被认为是测量水肿的金标准。当不适合将肢体浸入水中时（如有伤口），可用 8 字形测量法和周径测量法。在测量时，治疗师可以先将薄纱布覆盖在伤口上，在保护伤口的同时又获得了测量值。然而，这两种方法均存在一个共同的问题，即治疗师在拉软尺缠绕手或四肢时使用的力量不同从而导致数值出现差别。为了解决这个问题，一些治疗师使用一种测力计来规范软尺上的拉力。

> ◎ 临床精要
>
> 水肿可因活动水平、一天当中的不同时间和液体潴留等因素而波动。为了最客观地测量水肿的变化，应该让同一个治疗师在一天当中的相同时间、使用相同的测量工具、在康复对象的相同解剖位置进行测量。

水肿管理

可以使用多种技术治疗水肿，包括抬高肢体、主动活动范围（AROM）训练、手法水肿引流（manual edema mobilization, MEM）、压力治疗（compression）、肌内效贴和物理因子治疗。

抬高肢体：对于上肢水肿的康复对象，通常建议抬高上肢。因为重力有助于体液引流，所以抬高肢体是有益的。抬高上肢最有效的体位是：手高于腕，腕高于肘，肘高于肩。此外，肘关节应该尽可能伸直而不是屈曲。只要没有医学上的禁忌证，就应该使用这种抬高的体位。这种依次抬高的体位模式为体液引流创建了一条通路。

AROM 训练：主动运动以促进体液引流，阻止粘连的形成。AROM 训练和频率应根据每个康复对象的损伤 / 手术和医学禁忌证进行定制。

MEM：这种治疗水肿的技术基于淋巴系统的解剖学和生理学。淋巴系统是间质蛋白质重新进入体液循环的唯一途径，是体液稳态的关键[4]。由于蛋白质分子吸收水分，会造成组织间液持续存留。在受伤或手术后 6~12 天，由于蛋白质分子太大，无法通过动静脉系统被重新吸收。因此，它们必须通过淋巴系统才能重返循环系统。手法水肿引流包括轻柔地从近端到远端、然后从远端到近端这种特定的模式和节段松动皮肤，按摩水肿近端的淋巴结，促进液体顺着淋巴管的解剖方向流动。这有助于去除组织间多余的液体和间质蛋白质分子，如果它们不能再循环的话，会继续吸引水分[5]。

手法水肿引流对于上肢创伤或手术后淋巴系统完整但不堪重负的持续性水肿康复对象非常有效。该方法不适用于淋巴系统受损或原发性淋巴水肿（不是由其他疾病引起的一种淋巴水肿）的康复对象。手法水肿引流的禁忌证包括感染、血栓、充血性心力衰竭、肾衰竭和癌症[6, 7]。

◎ **临床精要**

当使用手法操作来减轻水肿时，应使用非常轻的压力（只需施加的压力能轻轻推动皮肤就足够了）。深度或手法较重的按摩会破坏淋巴系统，适得其反甚至造成损伤。

压力治疗：外部加压可以提供反压力，弥补水肿组织缺乏的弹性，从而改善循环。压力治疗有助于加强组织静水压，促进静脉和淋巴回流。在急性期使用压力治疗的方法控制水肿，其实质是在愈合的成纤维细胞期限制容纳过量渗出液的空间，一方面，通过减少血流量来减少成纤维细胞胶原蛋白的合成；另一方面，局部缺氧也会减缓瘢痕组织形成和纤维化的发展。在愈合的后期，压力治疗通过减少毛细血管网的滤过作用从而辅助管理水肿。肌肉硬性水肿的加压包扎可以软化纤维化的结缔组织和瘢痕组织。

压力治疗的禁忌证包括严重动脉供血不足、深静脉血栓形成、心力衰竭、未控制的高血压、严重周围神经病变和活动性肺结核。

要注意，太大的压力会损害淋巴系统。康复对象在穿上一件合身的压力衣进行主动活动时，可以增加对皮肤的轻柔牵拉，从而刺激淋巴液流动。如果在脱下压力手套或弹性管状织物的20~30分钟后皮肤上仍可见压痕，则说明压力太大，应使用稍宽松的压力治疗用品。

压力治疗的方式

压力手套（edema gloves）：压力手套可以提供温和的压力。这些手套通常由尼龙和氨纶制成。手套应提供15~25 mmHg的压力，以刺激浅表淋巴系统，促进水肿消退。有各种尺寸的定制和成品手套可供选择。手套的设计应该只延伸到中节指骨，以允许感觉输入并使用手参与日常生活活动。非常重要的一点是，手套不要太紧，特别是在远端边缘，因为这会加重远端水肿。

弹性管状织物（elastic tubular stockinette）：弹性管状织物可以提供温和的压力。它是由棉或人造丝与橡胶乳胶纱混合制成的。对乳胶过敏的康复对象应谨慎使用。弹性管状织物可以裁剪成合适的尺寸。

压力手套和弹性管状织物可重复使用，康复对象可以用温肥皂水清洗这些弹性织物，然后风干它们。这些压力用品通常用于一般的水肿、烧伤、拉伤、扭伤和软组织损伤。弹性管状织物可与压力手套结合使用。通常的做法是给康复对象两副压力手套和两套弹性管状织物，一套清洗，一套佩戴。要密切监测皮肤上是否有表明压力用品太紧的痕迹。一个检查方法是：治疗师应该能够在康复对象穿戴好的管状套筒内插入一根手指，否则说明过紧[6, 8]。

绳子缠绕（string wrapping）：绳子缠绕是一种过去使用的水肿管理技术，但说在有时仍在使用，因此值得提及。最初它是一种通过从远端到近端的挤压从而消除手部水肿的方法。然而，我们现在知道淋巴系统的末端非常脆弱，太大的压力（如用绳子缠绕）会破坏淋巴组织。因此，尽量不要使用绳子缠绕。

低弹力绷带（short-stretch bandaging）：低弹力绷带拉伸后可增加20%的长度。在这一点上，它们不同于弹力绷带，后者拉伸后可增加140%~300%的长度。低弹力绷带是一种用于管理淋巴水肿的压力治疗用品，它也用于手法水肿引流。具体的使用技术超出了本章的范围，但鼓励读者去查阅使用低弹力绷带治疗水肿的相关内容。

肌内效贴（kinesiology tape）：肌内效贴可增加淋巴液和血液流量，从而减轻水肿和疼痛。这种胶布比传统胶布更薄、更有弹性，可以拉伸到原来长度的120%~140%。肌内效贴的设计是提起皮肤表层，降低真皮下机械感受器所感受到的压力，从而减轻疼痛。据报道，肌内效贴通过提起表皮而对淋巴和静脉循环产生正向作用，因此降低了真皮层的压力，并通过肢体活动时的机械作用促进淋巴液回流。其原理是：当应用于拉伸时，肌内效贴可以将皮肤从肌肉上分离，在筋膜层之间创造空间。筋膜内有血管、淋巴管和某些神经，通过将皮肤从肌肉上分离，肌内效贴改变了皮肤下毛细血管内外的压力差，从而改善该区域细胞间质的灌注，其中包括负责结缔组织细胞润滑和营养作用的水和蛋白质。

禁忌证包括对肌内效贴过敏、开放性伤口、深静脉血栓形成、感染、周围神经病变和癌症活跃期[9]。

交替浴（contrast baths）：有人提出交替浴产生的"泵效应"有助于减轻水肿。其基本原理可能是交替浴通过肌肉收缩激活血管舒张和收缩来帮助减轻疼痛和僵硬[10]。然而，在一项针对腕管综合征康复对象的随机对照研究中并未发现交替浴对腕管容量有任何显著影响[11]。在一项关于交替浴有效性的系统回顾中得出结论：虽然使用交替浴可以增加皮肤温度和表面血流，但其对水肿的影响存在相互矛盾的证据[12]。使用交替浴的禁忌证包括开放性伤口、控制不良的癫痫、高血压和糖尿病。

间歇式气动加压（intermittent pneumatic compression, IPC）：通常是治疗淋巴水肿的一种方法。它还可以有效地减轻创伤后水肿，特别是在愈合的炎症阶段[13]。该加压装置是由多个压力隔室组成的一个套筒，这些压力隔室包裹了整个肢体。当肢体穿上加压装置，套筒中的压力隔室可以从远端到近端依次充气。这种贯序的压迫使水肿部位的渗出液转移入淋巴系统，然后通过静脉向近端回流。这种泵式加压可通过促进细胞外引流和液体清除加快循环。禁忌证包括充血性心力衰竭、深静脉血栓形成、炎症性静脉炎、肺栓塞史、活动性感染、淋巴管肉瘤和未愈合的骨折。

电刺激（electric stimulation）：肌肉收缩对淋巴回流至关重要。当康复对象不能进行有效的主动肌肉收缩以协助淋巴和静脉系统的液体回流时，电刺激是有益的，肌肉收缩可促进静脉和淋巴循环。电流强度必须高到足以引起肌肉收缩，鼓励康复对象在进行电刺激的同时主动收缩肌肉。治疗时间通常为 20 分钟，刺激频率为刺激 5 秒，放松 5 秒。常用的有高压脉冲电流和中频交流电。禁忌证包括妊娠、癌症、装有心脏起搏器或其他植入式电刺激器、活动性肺结核、血栓性静脉炎、颈动脉窦血栓形成和活动性出血[14]。

冷疗（cryotherapy）：冷疗通常用于减轻急性期水肿，特别是在愈合的炎症期。冷疗包括冰袋、冷敷凝胶和冷水浴。从生理学角度来说，暴露于寒冷的环境中会激活血管通透性，促进血管收缩，并减少局部血流量，减少前列腺素和组胺合成，从而减轻肿胀和疼痛。禁忌证包括但不限于深静脉血栓形成、血栓性静脉炎、感觉障碍、神经再生、循环障碍和慢性伤口[1]。

总结

本章介绍了一系列常用的治疗水肿的方法。抬高肢体和适当的主动运动是预防和减轻水肿非常有效的方法，其他方法都是辅助手段，必须根据合理的临床推理谨慎选择。控制水肿是整个临床干预能否成功的关键，也应该是手治疗师应最优先处理的内容。

（丘开亿　译，王骏　蔡素芳　黄锦文　审）

参考文献

1. Villeco JP: Edema: Therapist's management. In Skirven TM, Osterman AL, Fedorczyk JM, Amadio PC, editors: Rehabilitation of the hand and upper extremity, ed 6, Philadelphia, PA, 2011, Elsevier Mosby, pp 845－857.

2. Fauci AS et al: Harrison's principles of internal medicine, ed 18, New York, NY, 2012, McGraw Hill.

3. Colditz JC: Therapist's management of the stiff hand. In Skirven TM, Osterman AL, Fedorczyk JM, Amadio PC, editors: Rehabilitation of the hand and upper extremity, ed 6, Philadelphia, PA, 2011, Elsevier Mosby, pp 894－921.

4. Levick JR, Michel CC: Microvascular fluid exchange and the revised starling principle, Cardiovasc Res 87:198－210, 2010.

5. Artzberger SM: Hand manual edema mobilization: overview of a new concept in hand edema reduction, SAJHT 1:1－6, 2003.

6. Artzberger S: Edema reduction techniques: a biologic rationale for selection. In Cooper C, editor: Fundamentals of hand therapy: clinical reasoning and treatment guidelines for common diagnoses of the upper extremity, ed 2, St. Louis, MO, 2014, Mosby, pp 35－50.

7. Artzberger SM, Priganc VW: Manual edema mobilization: an edema reduction technique for the orthopedic patient. In Skirven TM, Osterman AL, Fedorczyk JM, Amadio PC, editors: Rehabilitation of the hand and upper extremity, ed 6, Philadelphia, PA, 2011, Elsevier Mosby, pp 868－881.

8. Villeco JP: Edema: a silent but important factor, J Hand Ther 25(2):153－162, 2012.

9. Bassett KT, Lingman SA, Ellis RF: The use and treatment efficacy of kinaesthetic taping for musculoskeletal conditions:

a systematic review, N Z J Physiother 38(2):56 – 62, 2010.

10. Stanton DEB, Bear–Lehman J, Graziano M, Ryan C: Contrast baths: what do we know about their use? J Hand Ther343 – 346, 2003.

11. Janssen RG, Schwartz DA, Velleman PF: A randomized controlled study of cointrast baths on patients with carpal tunnel syndrome, J Hand Ther 22:200 – 208, 2009.

12. Stanton DEB, Lazaro R, MacDermid JC: A systematic review of the effectiveness of contrast baths, J Hand Ther 22:57 –

70, 2009.

13. Zaleska M, Olszewski WL, Jain P, et al.: Pressures and timing of intermittent pneumatic compression devices for efficient tissue fluid and lymph flow in limbs with lymphedema, Lymphat Res Biol 11(4):227 – 232, 2013.

14. Shapiro S, Ocelnik M: Electrical currents for tissue healing. In Cameron MH, editor: Physical agents in rehabilitation: from research to practice, ed 4, St. Louis, MO, 2013, Elsevier Saunders, pp 267 – 272.

第 9 章

手治疗诊所的物理因子治疗

Kendyl Brock Hunter

引言

物理因子治疗（physical agent modalities，PAM，下文简称"理疗"）是指通过应用光、水、温度、声音、电或机械装置产生具有生物物理反应的治疗[1]。PAM 有助于减轻炎症、促进愈合、缓解疼痛、改变胶原蛋白的延展性、改善肌肉张力和增强肌肉功能[2]。我们常常能看到在手治疗康复对象的治疗计划中有理疗。

一些手治疗师可能很难决定用哪种方式可强化治疗并产生更有效的临床结局。尽管科学研究无法支持某些治疗方式的有效性，但许多手治疗师还是信赖以往的治疗经验，即 PAM 有助于治疗各种问题。因此，PAM 的使用是手治疗实践不可或缺的一部分，也是大多数手治疗师临床"工具箱"的一部分。本章概述了手治疗中常用的方法及其临床应用的一般指南和实用技巧。

使用物理因子治疗时的一般注意事项

在进行任何理疗之前，重要的是要从康复对象那里获得完整的病史，以确保不会造成意外伤害。一般来讲，如果康复对象在感觉、循环、认知或交流能力方面受损，治疗师应密切监测（有时应避免）其治疗。此外，在某些康复方案中（如肌腱修复方案），禁止在部分愈合过程中使用某些理疗。对患有活动性深静脉血栓、血栓性静脉炎和出血性疾病的康复对象禁用理疗，并且在进一步治疗之前需要获得医师许可[3]。同样地，电刺激和超声在存在电子植入物、妊娠（腰部、腹部和骨盆区域）和患有癌症（在恶性肿瘤区域）的康复对象中均禁用[2]。

热疗

热疗的分类

热疗可以根据如何传递热量来分类。传递热量的三种主要机制包括热传导（conduction）、热对流（convection）和热转化（conversion）。每种传热方法都具有影响能量吸收和组织治疗深度的不同特性。热量通常被人体组织吸收至 1~5 cm 的深度。引起吸收深度为小于 3 cm 的热疗通常被列为浅表热疗（superficial heating agents），而引起吸收深度达 2~5 cm 的热疗则为深层热疗（deep heating agents）[4]。

热传导是通过分子间直接碰撞来传递热量。热敷袋和石蜡都是通过热传导来传递热量。这些是与身体接触并将热能传递到组织的固定热源。这些方式属于浅表热疗，可用于加热深度达 2 cm 的组织[3]。

热对流是通过强制运动或搅拌来传递热量。微粒热疗通过对流传递热量，用加热的纤维素粒子像干燥的漩涡一样围绕身体部位吹气。微粒热疗也是一种浅表热疗，但由于治疗过程中温度保持恒定，它会使内部结构吸收更多的热量。

热转化是机械能转化为热能。超声将电能转换为声波形式的声能。当这些声波被传递到组织中，组织中的分子开始移动，并在适当的条件下升温。连续的超声加热深度可达 5 cm，因此被认为是一种深层热疗[4]。

热疗的选择

热疗通常可在治疗诊所和家中使用。我们常发现康复对象喜欢热疗，认为"感觉很好"，但它到底有什么作用？临床上，它可降低组织的紧张度和关节僵硬，缓解疼痛，减少肌肉痉挛，促进肌肉放松，增加血流量，促进组织愈合（专栏 9.1）。治疗的加热范围为 98~113 ℉（37~45℃），使用热敷、石蜡和微粒热疗可穿透 1~2 cm 的深度，使用超声可穿透 2~5 cm 的深度[3]。

专栏 9.1　热量的作用
温和热量：98~101 ℉（37~38 ℃）减轻轻度炎症并增加新陈代谢 中等热量：101~103 ℉（38~39 ℃）减轻疼痛和肌肉痉挛 强热量：103~113 ℉（39~45 ℃）增加组织对拉伸的顺应性[7]

在受伤或手术后的最初 24~48 h 内，处于愈合的初始炎症阶段，应避免热疗。此后可选择热疗，但治疗师在对血管不稳定区域或感觉受损区域进行热疗时应谨慎。热对流如微粒热疗提供的是全身加热效果会影响整个身体。如果在全身加热后个人身体出现症状，则应密切监测或完全避免这些方式[4]。热敷袋和石蜡能提供局部热量，当康复对象无法进行全身加热时，热敷袋和石蜡是用于特定身体部位热疗的不错选择。

根据治疗目标，可以使用多种热疗方式。微粒热疗允许主动运动，当治疗师希望康复对象在使用热疗的同时进行训练时，这是一个不错的选择。微粒热疗还具有感觉影响，有助于脱敏。然而，对于有开放性创口的康复对象（需要密封敷料），微粒热疗可能更复杂，并且可能会使康复对象的皮肤干燥。热敷袋和石蜡都是具有湿润作用的加热剂，当康复对象皮肤干燥需要补充水分时，它们是不错的选择。湿热通常比干热更为舒缓。然而，在使用热敷袋和石蜡进行治疗期间，除非治疗师提供外部牵伸，否则康复对象基本上是静止的。每种热疗都应明确放置部位和治疗目的。根据康复对象的需求设计治疗方案，这点很重要。

微粒热疗

此疗法最初是使用磨碎的玉米壳作为传递热能的媒介。现在依靠的是微粒状纤维素颗粒，通过暖空气循环模拟水漩涡。因此，微粒热疗通常被称为干式漩涡（dry whirlpool）。

除了允许康复对象在热疗过程中主动运动外，微粒热疗还为需要感觉再教育的康复对象提供感觉治疗。此外，微粒热疗的另一个优点是使康复对象可以耐受高达 120 ℉（49 ℃）的温度，而传统的水漩涡通常只能耐受 105 ℉（41 ℃）。与其他热疗一样，在进行微粒热疗时也需密切监测伴有血管或神经受损的康复对象。

微粒热疗是一种非限制性的理疗方式，当加热的纤维素颗粒在身体某个部位或其周围循环时，康复对象可以运动他们的手部或手臂（图 9.1）。热传递的对流形式相比其他浅表热疗可以提供更多的热量。对容易产生肿胀或有应避免高温情况的康复对象要慎重使用微粒热疗[6]。经典的治疗温度范围为 102~118 ℉（39~48 ℃）。从 115 ℉（46 ℃）开始治疗为好。康复对象通常可以忍受这个温度，并且可以根据康复对象的舒适度或治疗目标进行调整。

治疗师可以这样告诉康复对象，"这就像是一个干涡流浴缸，它模拟水流，但介质是沙状纤维素颗粒。在设备里进行练习时，热量会使做动作更轻松、更舒适。如果你的感觉功能存在问题，它将有助于使神经功能正常化。仪器里面有一个风扇，可

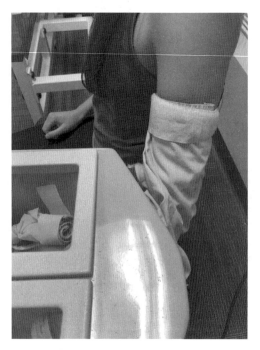

图 9.1　微粒热疗

以将纤维素颗粒吹到周围，但风扇叶片被封闭在一个盒子中，所以它们不会伤害到你。我还在里面放了一块海绵（或其他物品），需要你去找到它并用手操作。"

> **◎ 临床精要**
>
> 当往微粒热疗机中添加其他物体时，请务必告知康复对象，因为康复对象会因遇到纤维素介质以外的物体而感到慌张。有些康复对象会认为机器内有异物。此外，在干燥的天气中，在纤维素颗粒中添加一些成分有助于消除静电，还可以使手治疗诊所闻起来很香。

热敷包

　　热敷包的用途广泛，已被证明在运动前使用有助于减轻疼痛并改善运动和功能[7]。对于康复对象来说，这是在诊所里准备运动和治疗活动前一项很好的热身，并且随时可让康复对象居家自行使用。此疗法虽然有效，但并不在大多数保险支付范围内，因此许多治疗师让康复对象在治疗开始之前，用热敷包进行热身。

　　为确保康复对象在不被烫伤的情况下获得足够的热量，需注意在治疗的身体部位和热敷袋之间放置一两条折叠毛巾。热敷袋在大约 160 ℉（71 ℃）的热水中加热。在热敷袋上应当使用的隔热材料（衬垫）量取决于康复对象的状况和热敷袋的当前温度。在繁忙的诊所里，相较于已经使用到中午时的热敷

袋，早晨时的更热。这是因为热敷袋可能还未在热水中放置足够长的时间以恢复到最高温度时就被不断地拿出来使用。同样，这个现象也适用于午餐后，当热敷袋在治疗活动暂停期间有机会完全加热至少 30 min 时，下午开始的热敷包会比下午晚些时更热。

　　当康复对象躺在热敷袋上（图 9.2）或对热敷袋上方的区域施加压力时，则可能需要额外的衬垫。请注意，空气是一种隔热物质，因此在决定热敷袋周围使用多少毛巾时，请考虑诊所毛巾的状况。蓬松的新毛巾会容纳更多空气，在包裹热敷袋时提供非常好的隔热效果，康复对象可能需要更长的时间才能感受到热量，而且不会那么强烈。与较薄的毛巾相比，这种毛巾的保温时间会更长。旧的薄毛巾则隔热作用较差，即提供更快和更强烈的热量，并会使热敷袋更快冷却。

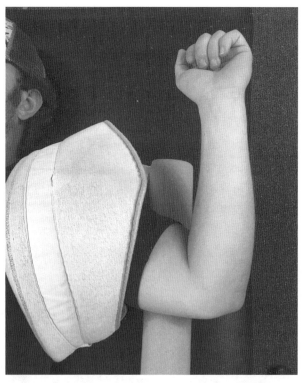

图 9.2　加热和牵伸：热敷结合外旋和重力辅助。请注意，康复对象躺在热敷袋上时，热敷袋的后部可能需要更多的衬垫

　　这样告诉康复对象，"这是湿热敷袋，它是由凝胶填充的，在非常温暖的水浴中加热。使用覆盖物隔热，并衬以毛巾以保证卫生和舒适。您应该会在几分钟内开始感觉到热量。热量应该是舒适而柔和的。如果感觉热敷袋太热，请立即通知我。每个人

对热量的耐受性都不同。如果您不告诉我不舒适的感觉，可能会引起烫伤，这是我们不希望发生的。"请注意，手部受伤后，康复对象的温热觉调节器可能会处于关闭状态。在整个加热过程中需经常检查康复对象的皮肤，以确保其没有被烫伤。

康复对象可以使用玉米、樱桃核和大米等各类常见物品放入袜子、枕套等中制作热敷袋以便居家使用。还可以添加精油以获得愉快的嗅觉体验。指导康复对象在微波炉中加热热敷袋30 s，以达到舒适的温度。

◎ 临床精要

用微波炉加热干燥的大米会产生湿热效应，对于大米类热敷包和用碗装零散的大米都是如此。利用碗装大米加热后热疗还可以让康复对象在热疗的同时使手在大米中做练习，为需要感觉再教育的康复对象提供感觉治疗。

石蜡

石蜡浴是石蜡和矿物油的混合物，是一种在诊所和家里都相对容易使用的方式。石蜡是一种湿润的加热剂，可提供均匀的热量分布并有助于润滑干燥组织。石蜡的优势之一是其低成本和多功能性。对于有关节炎疼痛、烧伤愈合和关节僵硬情况的康复对象来说，石蜡是一种很好的治疗方式。石蜡温度通常在113~130 ℉（45~54 ℃）之间。治疗时间15~20 min 不等[8]。

由于治疗诊所中浴缸是共用的，所以康复对象在开始石蜡浴之前必须洗手。取下戒指、手镯和手表也有利于保持石蜡的清洁。切勿在有开放性创口的手上使用石蜡。让康复对象把手浸入石蜡中，然后重复4~8次。完成后，用保护性物品包裹住手，如保鲜膜、铝箔、塑料食品袋等，这将有助于保持热量。为了延长热量保持时间，可以利用烤箱手套或毛巾包裹。等石蜡冷却（大约20 min）后，让康复对象移除石蜡，并在它仍然保持柔韧时将其用作治疗工具。自我操作石蜡是一项不错的活动，可以改善精细运动、协调能力和力量。

这样告诉康复对象，"石蜡是蜡和油的混合物，用于加热您身体的组织。它有助于减轻关节僵硬，让您的手为活动做好准备，并缓解疼痛。第一次浸泡时您会感觉蜡很热，但之后会感到很舒服。石蜡冷却大约需要20 min，然后将其移除。这个过程中

不应该有灼烧感，如果有，请告诉我，我会立即去除石蜡。"将用过的石蜡丢弃。在诊所里，不应重复使用石蜡。

◎ 临床精要

在将手浸入石蜡（图9.3）之前可利用胶带缠住手部，有助于牵伸紧绷的结构。治疗师在使用此技术时请务必检查以确保石蜡没有聚集在指尖，因为这样会导致灼伤。

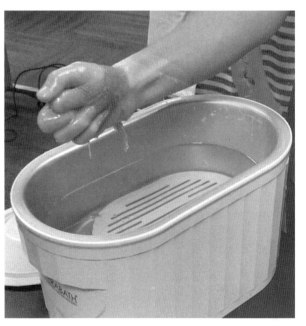

图9.3　用胶带缠住手部，然后浸入石蜡中以提供热量和牵伸的联合作用

◎ 临床精要

商用石蜡浴很容易获得，价格便宜，是一种不错的居家理疗方式。许多美容用品商店、药店和网上都有商业石蜡出售。在网上有很多自制石蜡浴的配方，但应谨慎向康复对象推荐这些，因为石蜡是高度易燃的。安全起见，只推荐使用商业石蜡。

连续超声

超声的工作原理是将电能转化为声能，当声能进入组织时，会引发一种分子活动，从而产生生物物理变化[9]。超声可辅助用于缓解疼痛、促进组织和骨骼愈合、减轻水肿和改善循环[5]。这种理疗的作用，无论是热效应还是机械效应，取决于超声是以连续还是脉冲模式传送。当我们需要机械效应而不是热效应时，会使用脉冲超声。当我们试图加热更深的结构时，会使用连续超声。连续（热模式）

超声被认为是一种深层加热剂，因为它可以穿透组织至 5 cm 的深度（取决于所选的频率）。

韧带、肌腱、筋膜、关节囊和瘢痕组织等富含胶原蛋白的结构最能吸收超声能量。它通常用于治疗涉及这些结构的症状。超声在肌肉组织上治疗效果不佳，因为肌肉中含有大量血管。热量在肌肉组织中迅速消散，无法达到治疗效果所需的高温水平[9]。

当我们使用超声时，我们需要明确治疗面积——不超过有效辐射面积（effective radiating area，ERA）的 2~3 倍。ERA 大约是声头大小的 2 倍。如果应用热超声的目的是帮助延展组织，则应在整个治疗过程中和治疗后立即进行手法治疗（图 9.4）。研究表明，加热组织处于牵伸和延展的最佳温度的时间是有限的。这被称为牵伸窗口（stretching window），它是一个非常短的时间段（3~7 min）[10]。正如所预料的，浅表结构比深层结构散热更快。

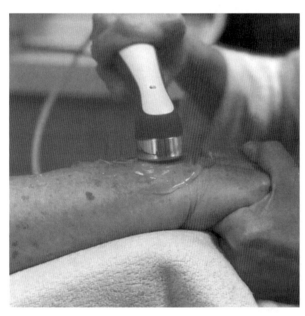

图 9.4　手法牵伸与超声联合治疗

设置超声治疗仪

设置超声仪器参数时，治疗师应选择连续超声（100% 占空比）。连续超声意味着声波能量不间断地进入身体。超声仪器必须设置为连续模式才能产生热效应。

然后治疗师根据目标组织深度选择 1 MHz 或 3 MHz 的波频率。对于深层的结构，1 MHz（每秒 1 000 000 次循环）是较慢的频率，会穿透组织至

5 cm 的深度。对于浅层的结构，3 MHz（每秒 3 000 000 次循环）是更快的频率，并且只能针对 3 cm 深度的组织。

由于声波在穿过组织时会丢失能量和焦点，因此 1 MHz 频率的治疗可能需要更高的强度才能在目标组织处达到所需的治疗温度。3 MHz 频率比 1 MHz 发热快 3 倍，可为更浅表的组织提供非常集中的能量。因此，同样使用 3 MHz 频率可以用更低的强度达到相同的治疗温度。强度单位为瓦特 / 平方厘米（W/cm^2）。

应用技术

超声无法很好地在空气中传播，因此需要耦合剂来促进能量从声头传递到目标组织。最常见的耦合剂是商用水溶液、水或药物复合剂。在治疗区域去除润肤露和修剪体毛也有助于能量转移并提高超声治疗的效果。

确保声头与治疗区域齐平并且整个声头与皮肤接触是非常重要的，这需要使用大小合适的声头。在手治疗时通常需要比其他身体部位更小的声头。治疗师应该让声头以稳定的速度（大约每秒 4 cm）在小圆圈中移动，以降低引起血流中断和组织损伤的风险。

在治疗不规则的表面或骨性区域时，可以选择水下法（图 9.5）。在做此项治疗时，声头和治疗区域都浸入盛有水的容器中。重要的是使用塑料或玻璃容器，而不是金属制成的容器。在这种类型的超声治疗过程中，金属具有反射能量和增加热量强度的可能性。浸没于水中时，声头应平行于治疗区域移动，距离皮肤表面约 1 cm。如果在治疗过程中声头上有气泡积聚，应迅速将其擦去，以保证声波能更好的穿透。

这样告诉康复对象，"超声是一种可被组织吸收并引起细胞活动的声能形式。它有助于放松紧绷的组织、减轻疼痛、软化瘢痕并促进伤口愈合"。

冷冻疗法

冷冻疗法（下文简称冷疗）是将冰或其他冷却剂应用于身体以达到治疗性冷却的目的。治疗性冷疗的温度范围为 32~65 ℉（0~18 ℃）。这种方式的应用可以追溯到公元前 2500 年。希腊语"cryotherapy"

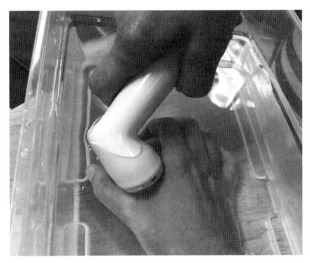

图 9.5　在治疗不规则的表面或骨性区域时，水下超声是首选的处理方法。请注意，容器不应选用金属的

一词由两个词组成："cryo"意为寒冷，"therapy"意为治疗或治愈。将身体组织的温度降低到治疗级别的水平有助于减轻疼痛和水肿[5]。由于许多手部外伤或疾病都伴随着疼痛和肿胀，冷疗常用于治疗各种疾病。但是，切勿对循环系统受损的人使用冷疗，如患有雷诺综合征或外周血管疾病的康复对象。冷疗会导致血管收缩，反而会加重这些问题。

　　冷疗法有多种形式，包括冰按摩、冷敷和冰浴。Biofreeze（一种基于薄荷醇的镇痛剂）等局部药物会增加清凉感，可以在冷疗之前或期间使用。根据所使用的冷疗类型，能量以不同的速率传输。因此，根据所需的冷却效果，治疗时间可以为 5~45 min 不等。

　　当冷疗法应用于皮肤时，会发生一系列典型的反应。首先，皮肤变红［充血（hyperemia）］，随后产生灼烧感，接着产生深痛感，最后麻木感减轻［镇痛（analgesia）][13]。一旦康复对象告知治疗区域麻木，治疗师应去除冷却剂以避免组织损伤或冻伤。虽然冰具有抗炎和镇痛作用，但它也会减少血流量并减慢神经传导[14]。当遇到超出可预测的冷却反应时，神经功能受损的康复对象通常会描述有一种超出预测范围的伤害性疼痛，并且可能无法忍受这种寒冷。任何异常反应都应记录在临床评估中。

　　这样告诉康复对象，"冷疗法通常能很好地缓解疼痛，但你必须忍受一些不适才能有治疗效果。你可能会先感到寒冷，随后是灼痛，然后是深痛，最后是麻木。如果你能忍受寒冷直到麻木，这种治疗可能会很好地让你的疼痛暂时缓解。"

♥ 专业提示

- 冰按摩会比冷敷更快地冷却组织。
- 为了增强裹在毛巾中的冰块的冷却效果，可将毛巾弄湿。
- 装满部分冰和水的密封塑料袋比单独的冰块或碎冰更贴合手部，并改善皮肤和肌肉内的冷却效果[12]。
- 将冷却剂与加压相结合会产生更深的冷却深度。
- 脂肪层的存在会使冷却深层肌肉用时更久，肌肉在治疗后回到初始温度的时间更长[3]。例如，脂肪层下 1 cm 的肌肉降低 13 ℉（8℃）需用 10 min。而脂肪层下 3~4cm 的肌肉要降低同样的温度则需要 60 min[4]。

◎ 临床精要

用不同大小的可封起的塑料袋子，按照 1∶3 的比例装入医用酒精和水即可制成冰袋。医用酒精可以防止水完全冻结，从而制成内含冰沙的冰袋，更贴合手部曲线。

电刺激疗法

　　电刺激疗法［electrical stimulation，简称电刺激（e-stim）］常用于上肢治疗。目的是镇痛、消肿、改善血液循环、协助伤口愈合，或促进肌肉功能恢复[17]。电刺激这个术语是一个总称，它涵盖了针对不同治疗目标的各类刺激方法。通常以电流种类来区分应用范围。

　　在手部康复诊所里，常用的电刺激有神经肌肉电刺激（neuromuscular electrical stimulation，NMES）、功能性电刺激（functional electrical stimulation，FES）、Russian 电流、高压脉冲电流（high-voltage pulsed current，HVPC）和经皮神经电刺激（transcutaneous electrical nerve stimulation，TENS）。常用 NMES、FES 和 Russian 电流来改善肌腱滑动、进行肌肉再教育及肌肉力量训练。HVPC 能促进伤口愈合、瘢痕重塑和进行疼痛管理。TENS 则用于疼痛管理。

◎ 临床精要

有些人认为一个人体内的含水量越高，电疗效果越好。

工作原理

　　要了解电刺激的工作原理，我们先要了解电流对神经纤维的作用。首先，让我们来看波形

（waveform）。电流的特征可用波形来描述[17]。波形分为单相、双相和多相。单相波形表示电流是单一方向的。双相波形则指电流走向是正反双向的。多相波形是 3 个或 3 个以上叠加的双向波。不同波形应用于不同的电刺激。

　　再来看电流剂量。简单来讲，神经纤维的反应和刺激剂量相关。大剂量电刺激会比小剂量诱发更强烈的反应。影响电流剂量的两个关键因素是脉冲频率（pulse frequency）和脉冲 / 相位持续时间（pulse/phase duration）。

　　脉冲本质上是一股电流出现后又停止。脉冲越短，刺激越小，因而作用的组织越少[17]。脉冲频率即这些电脉冲产生的频度，有时被称为 "率"，以每秒脉冲（pulses per second，pps）来表示。脉冲持续时间则是电流作用的时间，通常以微秒（μs）作单位（图 9.6）。

　　我们可以将电刺激中使用的电流剂量比作巧

脉冲持续时间

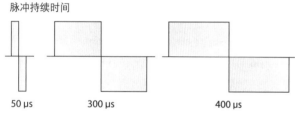

50 μs　　　300 μs　　　400 μs

图 9.6　脉冲持续时间 / 脉宽

克力蛋糕。脉冲持续时间就像蛋糕的尺寸，而频率则是咬的次数。蛋糕越大则需要咬更多口，热量摄入越多。同理，适用于电刺激参数。电流作用时间越久，电流脉冲的次数就越多，刺激的神经纤维也越多。

　　神经纤维不仅对不同电流波形和剂量反应不同，而且不同类别的神经去极化的速率也不同。感觉神经最敏感，最早受到刺激。接着是运动神经，最后是痛感神经纤维。刺激的敏感度和速度还与纤维粗细以及该神经与电极的间距相关。幸运的是，对于手治疗师来说，目前很多商用电刺激仪器经过设计和编程以针对特定的神经类型。这使得我们在治疗过程中更容易引出我们想要的临床反应。

◎ 临床精要

电极片的放置位置会影响电流可以达到的深度。当电极片距离较近时，多作用于浅表神经纤维，而电极片距离较远时，则作用于更深层的神经纤维[15]。

电刺激用于肌肉再教育、肌力训练和改善肌腱滑动

　　为了使肌肉在电诱导下收缩或自主产生收缩，支配特定肌肉的运动神经必须完整或部分完整。虽然电刺激对提升肌肉功能很有用，但刺激运动神经并不能让肌肉产生正常生理性收缩，这点很重要。因此，在用这项疗法时我们要注意。

　　电刺激将同时募集所有的运动单元，最先激活的是大的 II 型快缩型肌纤维。这与肌肉自主收缩时的顺序不一致。在肌肉自主收缩过程中，运动单元募集是交错进行的，最先激活的是 I 型慢缩型肌纤维，然后才是 II 型。II 型肌纤维很容易疲劳，所以为了让电刺激下的收缩更平衡（同时延缓肌肉疲劳），在电刺激活跃期让康复对象主动收缩肌肉很重要[3]。

神经肌肉电刺激和功能性电刺激

　　手部康复中常用 NMES 和 FES 来增强肌力，进行肌肉再训练，以及促进肌腱滑动。二者是帮助肌肉恢复正常功能和运动的临床工具。对于同时患有骨科和神经系统疾病的康复对象，需要通过促进或抑制来改善肌肉功能，将从这种治疗形式中受益[17]。NMES 和 FES 可以帮助降低肌张力，增加活动度，增强肌力，以及促进正常的运动模式[17]。有许多针对特定问题的治疗方案可用，但重要的是个体化治疗以满足康复对象的特定需求。本章节就不一一展开细节叙述。鼓励读者继续学习电疗的不同应用。

　　因为 NMES 和 FES 的工作原理相似，所以两个术语常交替使用。但理论上来讲，这两个术语不能互换。FES 其实是 NMES 的一个子范畴。在进行功能性活动时，FES 是利用电刺激替代矫形器。其主要目的是提升功能，而不是增强运动和力量。NMES 和 FES 之间的差别甚微，仅以治疗目的的不同来区别。

　　要达到 FES 和 NMES 的最佳疗效，康复对象应主动参与治疗。在 FES 治疗过程中，因为康复对象是在电刺激的辅助下进行功能性任务，所以更容易主动参与。但如果直接利用 NMES 形式来增强肌肉力量、改善肌腱滑动或降低肌张力，则主动参与意义不大。因此，了解康复对象进行电刺激治疗的原因，以及鼓励他们关注提升功能的最终目标，是很重要的。如果治疗目标是降低肌张力，则需要康复

对象在治疗的非活跃期注意放松。如果目标是改善肌腱滑动和肌力，则需要康复对象在治疗的活跃期尝试主动收缩肌肉。

　　这类电刺激最常用的 3 种波形分别是对称双相电流、非对称双相电流和 Russian 电流。它们都能作用于肌肉。可根据肌肉大小和解剖位置来决定采用哪种波形最适合。对称双相波形最常用，每个电极产生同样的电流量。如果治疗目标是大肌群（如所

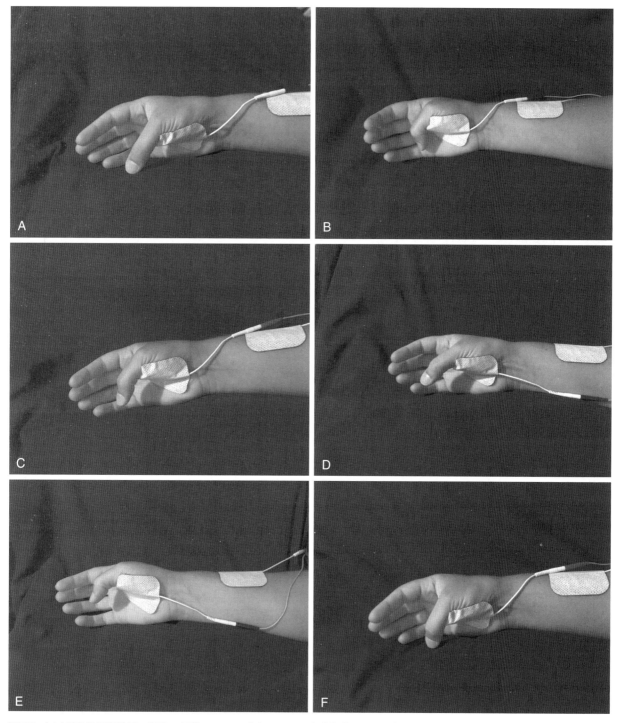

图 9.7 （A）对称性双相波形。频率：每秒 35 pps，脉宽：50 μs。完成的动作：拇指掌侧外展，同时掌指关节屈曲和指骨间关节微屈。（B）非对称性双相波形。频率：35 pps，脉宽：50 μs。电极片位置：黑色在远端，红色在近端。完成的动作：拇指掌指关节和指骨间关节大幅度屈曲，但无外展动作。（C）非对称性双相波形。频率：35 pps，脉宽：50 μs。电极片位置：红色在远端，黑色在近端。完成的动作：拇指轻度掌侧外展，掌指关节屈曲和指骨间关节屈曲增加（粗大对掌）。（D）对称性双相波形。频率：35 pps，脉宽：300 μs。完成的动作：拇指外展，伴随掌指关节和指骨间关节屈曲。（E）非对称性双相波形。频率：35 pps，脉宽：300 μs。电极片位置：黑色在远端，红色在近端。完成的动作：拇指轻度外展，掌指关节屈曲，指骨间关节大幅度屈曲。（F）非对称性双相波形。频率：35 pps，脉宽：300 μs。电极片位置：红色在远端，黑色在近端。完成的动作：手掌轻微向下的粗大对掌

有腕伸肌），这种波形就是一个很好的选择。治疗师可以通过改变持续时间、频率和强度来改变神经纤维募集的数量和肌肉收缩的质量。图 9.7A~F 展示了通过简单地改变波形和持续时间来募集不同的运动单元。电极位置不变。

当我们要激活小肌群时，就要选择非对称性双相电流。非对称性双相电流比对称性双相电流或 Russian 电流应用更灵活。因为这种电流是非对称性的，电流流量不平均；一个电极可以比另一个电极激活更多肌肉，对分离并激活特定肌肉很有用。非对称性电流的优点是通过改变电极来改变作用的肌肉。通常黑色电极输出电流较大，而红色电极较小。因此，可将黑色电极放在想要产生更强烈收缩的肌肉位置。

Russian 电流

Russian 电流听起来很强，事实也是如此。俄罗斯人最初发明这种电刺激是用于提高运动员的成绩。但究竟是否如此仍有待讨论。Russian 电流是一种被广泛认可的理疗方法，多用于增强肌力。Russian 电流是一种独特的 2500 Hz 调制的正弦载波，电流很强。考虑到 Russian 电流的强度，许多手治疗师并不愿意选用此方法，他们认为前臂远端的肌肉都太小，若治疗目标是为了实现单独的肌肉募集，这些肌肉无法承受如此大的电流强度。但针对 Ⅱ 型肌纤维和力弱或萎缩的肌群，利用 Russian 电流治疗很有效果。通过调整占空比可改变电流强度。

电刺激用于伤口愈合和瘢痕重塑

高压脉冲电流

HVPC 是一种单相双峰电流，常称为高压电（high volt）。对于治疗急性和慢性水肿、疼痛、伤口愈合迟缓和小肌群再教育都有效果[18, 19]。因其是单相电流，电极的位置很重要。通常遵循红色电极为治疗电极，黑色电极为参考电极[18]。但还需阅读使用说明书，以确保正确使用所用仪器。

使用高压电时有很多电极可选：标准环保碳、水浴、导电网状手套（图 9.8）和定制铝箔（图 9.9）。如果可以的话，为了使治疗更舒适，参考电极的大小应是治疗电极的 2 倍。电极极性是由仪器编程的。医务人员常以为对换电线可以改变极性，但这种方法不适用于 HVPC。改变电极线就改变了治疗电极。

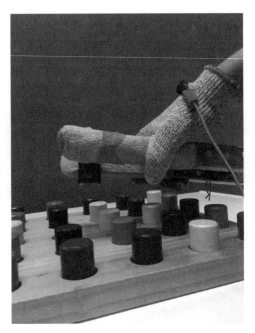

图 9.8　在高压脉冲电流治疗过程中使用导电网状手套，手部主动使用以减轻疼痛和肿胀

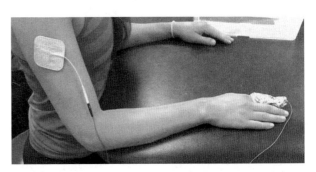

图 9.9　在湿纱布或纸巾外覆盖铝箔可自制铝箔电极。用于高压脉冲电流外周刺激

根据治疗目标，电流会被设置成正向或反向。阴极用于急性炎症、伤口感染、伤口内坏死组织清除和肌肉再教育[18, 19]。阳极则更舒适，常用于镇痛，治疗慢性水肿和处理瘢痕组织。

电刺激用于疼痛处理

经皮神经电刺激

治疗师常用 TENS 来处理疼痛。大部分来到手部康复诊所的康复对象都有疼痛，只有减轻了疼痛康复对象才能全面参与手治疗方案。TENS 指使用电流来处理疼痛。所有的电刺激都能用来镇痛。将 TENS 电流与普通电流的区别在于脉冲持续时间和强度。针对不同的疼痛类别，TENS 有很多应用，每种都是基于不同的疼痛控制原理（图 9.10）。以下我们一一讨论。

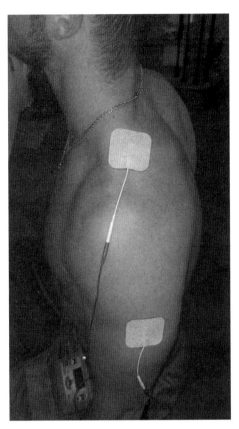

图 9.10　TENS 用于治疗伴有牵涉性疼痛的冈上肌触发痛点

◎ 临床精要

研究表明，咖啡因会减弱 TENS 的镇痛作用。但究竟需要摄入多少咖啡因才会有这样的影响还未知[16]。

闸门控制理论和传统高频 TENS

使用 TENS 治疗术后疼痛或其他急性疼痛很有效。将其参数设置成短脉冲持续时间（50~150 μs）和高频（高于 80 pps），可达到最大感觉刺激而不诱发肌肉收缩。这种感觉刺激有助于防止疼痛信号传递到大脑。治疗时间通常持续 20~60 min。适用于如扭伤、骨折、软组织挫伤以及肌腱和韧带修复产生的急性疼痛。

中间偏移理论（针灸 / 触发点理论）

以这种方式使用 TENS 是为了过度刺激触发点，以达到缓解痛点的目的[16]。触发点常见于冻结肩和各种肌腱病变的康复对象。触发点指在一条绷紧的肌肉带上高度易激惹的集中区域，点刺激后引发剧烈疼痛。利用触发点进行 TENS 时应将参数设置为短脉冲持续时间（10 μs），高频（80 pps），持续作用 30~60 min。这种刺激很强烈，甚至令人不安，但要避免引发肌肉收缩。治疗时间为 20~60 min。

阿片类疼痛控制理论

慢性疼痛很难处理。TENS 的其他镇痛应用是基于阿片类疼痛控制理论。利用电刺激让身体自然产生内啡肽，从而缓解疼痛[20]。参数可设置为长脉冲持续时间（大于 200 μs），低频（1~5 pps），持续 20~45 s。强度设置到最大可忍受度，可有一点肌肉收缩。治疗时间为 20~60 min。

◎ 临床精要

康复对象在使用电刺激后，会尝试在家中用碱性电池或锂电池自制电刺激仪。这很危险，应坚决制止。其实无需处方，在网上就可以买到安全又便宜的电刺激仪器。

案例分析

Sarah 是一名 53 岁的静脉采血师，因手部疼痛，诊断为双侧拇指腕掌关节骨关节炎，被转介到手治疗中心，并否认有其他病史。因疼痛和肿胀，她的示指、中指和拇指远端指骨间关节的 ROM 受限，示指和中指出现 Herberden 结节。双手捏力减弱。手部疼痛影响了 Sarah 的正常工作。她主诉晨间手指僵硬最严重，疼痛随一天进程逐渐增加。这个问题影响了她控制生活和工作中的小物品。

制订治疗计划时注意如下事项。

（1）针对这个康复对象，是否存在物理因子治疗的禁忌证？

没有，她的病史中没有禁忌证记录。

（2）康复对象是否可以从 1 种或多种物理因子治疗中获益以解决功能障碍？

是的。物理因子治疗可有效改善骨关节炎。需要确定康复对象的主要问题，再根据康复对象的要求制订治疗方案。晨起僵硬很困扰 Sarah，所以热疗是开启她一整天活动的好方法。热疗可以减缓僵硬，提升手部灵活度以适应早间活动。可以使用温水、石蜡或热敷袋。这些都很容易获取，方便在家使用。因 Sarah 主诉随着一天的进展会出现疼痛和肿胀加重，因此在一天结束时进行冰按摩或冷敷可能是有益的。

在手治疗诊所中，治疗肿胀、疼痛和僵硬也会用到超声、HVPC 或者微粒热疗。对康复对象进行关节保护教育，解决矫形器需求，以及提供完整的居家训练方案也很重要。

（3）预计的结局是什么？

1~2 周内康复对象应感觉疼痛减轻、肿胀缓解和关节灵活性提升。重要的是对康复对象强调骨关节炎需要全天的管理，成功的关键在于制订自我管理方案。

（黄犇　译，徐远红　蔡素芳　黄锦文　审）

参考文献

1. Cameron MH: Introduction to physical agents and how they are used. In Cameron MH, editor: Physical agents in rehabilitation: from research topractice, ed 3, St. Louis, MO, 2009, Saunders Elsevier Inc.

2. Bellew JW: Therapeutic modalities past, present, and future: their role in the patient care management model. In Bellew JW, Michlovitz SL, Nolan Jr TP, editors: Modalities for therapeutic intervention, ed 6, Philadelphia,PA, 2016, F.A. Davis Company.

3. Starkey C: Therapeutic modalities, ed 4, Philadelphia, PA, 2013, F.A. Davis Company.

4. Kenny GP, Yardley J, Brown C, Sigal RJ, Jay O: Heat Stress in older individuals and patients with common chronic disease, Can Med Asso J 182(10):1053–1060, 2010.

5. Hartzell TL, Rubinstein R, Herman M: Therapeutic modalities—an updated review for the hand surgeon, J Hand Surg 37(A):597–621, 2012.

6. Rennie S, Michlovitz SL: Therapeutic heat. In Bellew JW, Michlovitz SL, Nolan Jr TP, editors: Modalities for therapeutic intervention, ed 6, Philadelphia, PA, 2016, F.A. Davis Company.

7. Patwardhan TY, Mhatre BS, Mehta A: Efficacy of superficial heat therapy as an adjunct to therapeutic exercise program in rehabilitation of patients with conservatively managed distal end radius fractures, Indian J Physiother Occup Ther 9(2):102–107, 2015.

8. Dilek B, Gozum M, Sahin E, Bayder M, Ergor G: Efficacy of paraffin bath therapy in hand osteoarthritis: a single-blinded randomized controlled trial, Arch Phys Med Rehabil 94:642–649, 2013.

9. Cameron MH: Ultrasound. In Cameron MH, editor: Physical agents in rehabilitation: from research to practice, ed 3, St. Louis, MO, 2009, Saunders Elsevier Inc.

10. Draper D, Castel C, Castel D: Rate of temperature increase in human muscle during 1 MHz and 3 MHz continuous ultrasound, J Ortho Sports Phys Ther 22:142–150, 1995.

11. Lake D: Therapeutic ultrasound. In Bellew JW, Michlovitz SL, Nolan Jr TP, editors: Modalities for therapeutic intervention, ed 6, Philadelphia, PA, 2016, F.A. Davis Company.

12. Dykstra J, Hill HM, Miller MG: Comparisons of cubed ice, crushed ice, and wetted ice on intramuscular and surface temperature changes, J Athl Train 44(2):136–141, 2009.

13. Fruth SJ, Michlovtiz SL: Cold therapy modalities. In Bellew JW, Michlovitz SL, Nolan Jr TP, editors: Modalities for therapeutic intervention, ed 6, Philadelphia, PA, 2016, F.A. Davis Company.

14. Algafly A, George K: The effects of cryotherapy on nerve conduction velocity, pain threshold, and pain tolerance, Br J Sports Med 41:365–369, 2007.

15. Bellow JW: Clinical electrical stimulation. In Bellew JW, Michlovitz SL, Nolan Jr TP, editors: Modalities for therapeutic intervention, ed 6, Philadelphia, PA, 2016, F.A. Davis Company.

16. Liebano RE: Mechanisms of pain and use of therapeutic modalities. In Bellew JW, Michlovitz SL, Nolan Jr TP, editors: Modalities for therapeutic intervention, ed 6, Philadelphia, PA, 2016, F.A. Davis Company.

17. Doucet BM, Lam A, Griffin L: Neuromuscular electrical stimulation for skeletal muscle function, Yale J Bio Med 85:201–215, 2012.

18. Bellew JW: Clinical electrical stimulation: application and techniques. In Bellew JW, Michlovitz SL, Nolan Jr TP, editors: Modalities for therapeutic intervention, ed 6, Philadelphia, PA, 2016, F.A. Davis Company.

19. Shapiro S: Electrical currents. In Cameron MH, editor: Physical agents in rehabilitation: from research to practice, ed 3, St. Louis, MO, 2009, Saunders Elsevier Inc.

20. Cameron MH: Pain. In Cameron MH, editor: Physical agents in rehabilitation: from research to practice, ed 3, St. Louis, MO, 2009, Saunders Elsevier Inc.

第 10 章

Peggy Stein, Lori Falkel

针对上肢组织的运动

手治疗的临床决策建立在解剖学、生理学、运动学和病理学知识的基础之上。此外，手治疗师必须详细了解康复对象的损伤经历，以及对心理社会经济因素的影响。因此，手部损伤的康复治疗是复杂且多变的。为康复对象选择训练计划时，这看似寻常的任务就应该简单而直接吗？事实证明，为了恢复康复对象手部的运动和力量，需要对参与的活动和治疗性运动进行详细的指导。

运动和力量功能是世界卫生组织的国际功能、残疾和健康分类（ICF）研究部门制订的手部疾病核心分类组合[1]的两个主要概念。这些核心分类组合的概念与 ICF 分类系统内的肌肉骨骼功能和结构相关[2]。对手部功能复杂性、并发症和康复对象相关因素的复杂性的理解有助于制订安全、个体化的运动指导。

针对组织的运动进阶是一门提供准确运动量的学科。针对组织的运动使我们能够利用我们的运动生理学知识来解决特定的病理组织问题。有了适当的知识，运动可以作为治疗师的专业治疗手段。在设计促进目标组织恢复的训练计划时，治疗师需要考虑多个变量。这些变量包括适当的阻力，促进所需反应的重复次数和组数，运动的速度、频率、间歇时间和持续时间，康复对象的合适体位，以及精确的活动范围。提供支持的适当的运动设备对于恢复生理性活动至关重要。肌肉工作类型（如向心收缩、离心收缩和等长收缩）也是重要的考虑因素。

Ola Grimsby 研究所开发了科学的治疗性运动进阶（Scientific Therapeutic Exercise Progressions，STEP），这是根据特定的病理状况和个体组织的耐受性进行定量运动的一种概念。STEP 基于医学治疗性运动的原则，针对肌肉骨骼功能障碍的组织学、生物力学和神经生理学意义进行处理。鼓励有兴趣了解更多有关这种特定方法的读者可以向 Ola Grimsby 研究所寻求更多的信息，该研究所提供了一系列与运动和治疗相关的主题课程。

本章将重点介绍治疗/干预计划期间的基础批判性思维和问题解决等相关概念。

关节功能障碍

关节功能障碍的发生原因是结缔组织完整性受损，可能由关节囊、韧带或软骨的问题所致。如果关节功能障碍是关节囊的问题，则会出现关节肿胀；韧带损伤会有压痛点；软骨损伤的症状则表现为无法承受关节的压力。这些变化的结果是灵活性改变。关节功能障碍可分为活动性不足（hypomobility）、活动性过度（hypermobility）或不稳（instability）。关节活动性不足指运动绕生理轴发生但低于正常水平，活动性过度指关节绕生理轴的运动超过正常范围，关节不稳指绕非生理轴的活动增加[3]。所有的滑膜关节都可以通过关节活动性分级系统进行分类[3]（表 10.1）。

表 10.1　关节活动性分级量表

等级	关节活动性	治疗措施
0	强直	手术 / 非关节松动治疗
1	显著受限	使用 / 避免关节松动和手法治疗
2	轻度受限	关节松动术 / 自我活动
3	正常	无需治疗
4	轻微增加	姿势矫正 /ADL 和 ANL/ 活动不足检查 / 肌贴固定 / 自我稳定
5	显著增加	姿势矫正 / 支具 / 肌贴固定 / 自我稳定 /ADL 和 ANL/ 活动不足检查 / 干针治疗 / 硬化性注射
6	病理性不稳	手术 / 非关节松动治疗

注：ADL：日常生活活动；ANL：夜间生活活动。

肌肉骨骼功能障碍

　　肌肉骨骼功能障碍的两个主要原因为急性创伤和累积性创伤。急性创伤与过度收缩（肌肉拉伤）或外力相关。慢性劳损或累积性创伤与长时间的静态工作、压力和经常缺少有氧活动有关。本书其他章节介绍了特定的肌肉骨骼功能障碍，包括骨折（第 21 章和第 23 章）、周围神经损伤（第 20 章）和肌腱损伤（第 26~28 章）。

◎ 临床精要

由于久坐不动的工作或生活方式，多数累积性创伤的康复对象都存在功能衰退。

与肌肉骨骼功能障碍患病率增加相关的并发症

　　以康复对象为中心的综合治疗应是全面治疗，而非只针对某一肢体。在为许多康复对象制订治疗计划时需要考虑其并发症。与肌肉骨骼系统耐受性降低相关的一些常见疾病有骨质疏松症、关节炎、糖尿病、甲状腺功能减退 / 甲状腺功能亢进、胃溃疡、慢性 / 复发性感染、结肠炎以及心血管和呼吸系统疾病。

骨质疏松症

　　据估计，约有 3000 万美国人患有骨质疏松症。这种疾病每年导致约 150 万人发生骨折（其中的 20 万例腕部骨折、30 万例髋部骨折和 30 万例非腕部肢体骨折）。每年因骨质疏松症造成的医疗费用和生产损失超 180 亿美元。男性和女性的骨量在 30~35 岁时达到峰值，5~10 年后总骨量开始下降。专栏 10.1 和专栏 10.2 列出了与骨质疏松症相关的特征和年龄相关的变化[4,5]。

专栏 10.1　已证实会增加骨折风险的特征

体形纤细
皮肤白皙
有骨质疏松或骨质疏松性骨折家族史
肌肉瘦小
久坐不动的生活方式
成人骨量峰值小（约 35 岁）
钙摄入量低
吸烟
过量摄入蛋白质、钠和酒精
1 处或多处骨质疏松性骨折
可增加跌倒可能性的情况（如地板湿滑、铺小块地毯或养小宠物）

专栏 10.2　影响骨量丢失的常见年龄相关变化

慢性缺钙导致甲状旁腺激素分泌逐渐增加
肠道对钙吸收的减少
降钙素水平降低
日照时间及维生素 D 摄入量减少
卵巢功能下降导致雌激素改变

　　与女性相比，男性受骨质疏松的影响较小，但也有几个因素会影响骨吸收水平。抗重力的肌肉缺乏负重和活动会改变吸收率，甲状腺和甲状旁腺激素过量也会改变吸收率。皮质类固醇水平也会产生影响。决定骨量和骨质流失的因素有遗传、机械力学或激素水平。遗传可使骨架大的康复对象对骨质疏松性骨折相对免疫。骨密度的机械力学有助于预防骨折的发生，但也可以成为骨折的可能原因。负重增加会使骨量增加，负重减少会使骨量减少。

预防和治疗骨质疏松症的运动

运动有助于预防或减缓骨质的流失、改善姿势以及提高整体的健康水平。对于有患骨质疏松症风险的康复对象，建议在开始运动方案前先进行骨密度检查。专栏 10.3 列出了为骨质疏松症康复对象选择运动时需要考虑的因素[6]。

专栏 10.3　运动选择需要考虑的因素

- 负重活动和力量训练是刺激骨骼的理想方式
- 增加力量可以改善平衡，降低跌倒风险
- 步行是理想的运动方式，因其具有负重性、动态性和重复性
- 游泳或骑自行车负重较小，效果不如步行
- 非冲击性负荷也会使脆弱的骨骼受损

虽然在专栏 10.3 所列的选项中，步行是最好的选择，但因并发症或晚期骨质疏松症而无法耐受步行的康复对象还有其他的治疗选项。这些治疗会使肌肉紧张，为骨骼提供必要的应力。为防止受伤，晚期骨质疏松症康复对象应避免进行专栏 10.4 中所列出的运动。

专栏 10.4　晚期骨质疏松症康复对象禁止的运动

- 剧烈的有氧运动
- 需要身体扭转或弯曲的运动
- 健腹机
- 肱二头肌弯举训练器
- 划船机
- 网球
- 高尔夫球
- 保龄球

骨质疏松症宣教

对康复对象进行骨质疏松症的宣教，让其了解骨质疏松症对其生活会产生怎样的影响，以及康复对象能够做些什么来预防骨折或跌倒是非常重要的。通过演示正确的姿势，教会康复对象正确的身体力学。在传授提举和搬抬技术时，向康复对象演示如何将重物贴近身体。力量训练可以改善平衡、降低跌倒风险。通过穿合适的鞋、移除小地毯、充分照明及使用扶手等，都可以降低跌倒或骨折的风险。

注意事项：避免用力过大、突出的动作，如打开卡住的窗户或向前弯腰提举重物。相反，要教会康复对象提举时如何下蹲。

关节炎

因为特征性的关节功能障碍及疼痛，关节炎患者会对参与运动存在担忧。侵蚀性骨关节炎较普遍，常因外伤或手部使用不当所致；拇指基底部及手指远端关节常受累[7]。类风湿关节炎（rheumatoid arthritis，RA）是一种全身性自身免疫性疾病，存在于不到 1% 的人群中，常累及腕、拇指和掌指关节[7,8]。在疾病的早期进行锻炼有助于控制症状[8]。类风湿关节炎康复对象的关节特别脆弱，可发生半脱位、滑膜炎、鹅颈畸形、纽扣状畸形或槌状畸形。通过主动活动维持关节的活动范围和软组织的移动，如内在肌的牵伸及肌腱的滑动[8]。本书第 29 章提供了关于关节炎管理的更多细节。

代谢性疾病

糖尿病会导致体内胰岛素的产生和利用受损，这就导致了血液中存在大量的糖。糖尿病可分为两种类型，胰腺分泌很少量或不分泌胰岛素为 1 型糖尿病，机体对胰岛素的作用产生抵抗为 2 型糖尿病。如果不治疗，血液中的糖含量就会增加并导致糖尿病的并发症，如周围神经病变和视力改变。

甲状腺可在多方面影响新陈代谢。甲状腺释放的激素可调节心率、骨骼强度、热量代谢速度以及对热/冷的敏感性。甲状腺功能低下或亢进（甲状腺功能减退/甲状腺功能亢进）需要进行医学治疗以避免发生并发症[4]。

存在并发症时的运动注意事项

制订运动强度要始终谨慎。全面评估可提供有关心血管损害或其他风险因素（如肺部疾病、糖尿病、高血压、肥胖、外周血管疾病、关节炎和肾病）的必要信息[9]。

注意事项：对未控制的糖尿病，不建议进行训练治疗计划。在这种情况下，因为细胞对葡萄糖的吸收受限，严格的力量训练或有氧运动计划可能会引起高血糖效应。胰岛素依赖型糖尿病的康复对象在运动时可能需要减少胰岛素使用或增加碳水化合物的摄入量。在开始训练时，应该更频繁地监测血

糖。对于这部分人群，开始的时候应以较低的运动强度和持续时间进行训练，并以较慢的速率进阶[4]。

胶原蛋白、骨骼与软骨的组织学

胶原蛋白

胶原蛋白（collagen）是结缔组织（包括筋膜、纤维软骨、肌腱、韧带、骨骼、关节囊、血管、脂肪组织和真皮）的基本组成成分。胶原蛋白是人体所含最丰富的蛋白质，约占所有蛋白质的 30%。1970 年以前，研究人员认为所有的胶原蛋白都是相同的。现在，已知有 19 种胶原蛋白，它们以不同的蛋白质组成来区别。Ⅰ型和Ⅱ型胶原蛋白共同组成约 90% 的结缔组织。在愈合的初始修复阶段，Ⅲ型胶原蛋白率先产生，先于Ⅰ型胶原蛋白。Ⅲ型胶原蛋白也存在于动脉、肝脏和脾脏中[6]。

Ⅰ型胶原蛋白约占全身胶原蛋白的 90%。Ⅰ型胶原蛋白见于骨骼、肌腱、筋膜、纤维软骨、真皮和巩膜。这种胶原蛋白由成纤维细胞（fibroblasts）、成骨细胞（osteoblasts）和成软骨细胞（chondroblasts）合成。它的主要功能是抵抗张力。

Ⅱ型胶原蛋白见于透明软骨、弹性软骨和椎间盘。Ⅱ型胶原蛋白由成软骨细胞合成。它的主要功能是抵抗间歇性压力。

成纤维细胞产生Ⅰ型胶原纤维，见于肌腱、韧带和关节囊。前胶原蛋白（procollagen）是胶原蛋白的前体，在内质网中产生，由赖氨酸、甘氨酸和脯氨酸的多肽链组成。原胶原蛋白（tropocollagen）是胶原纤维的基本分子单位，存在于组织间隙中；这种胶原蛋白是胶原蛋白的构件。前胶原蛋白和原胶原蛋白的结合较弱，且容易变形或断裂。人们必须认识到胶原蛋白的结合是通过活动或运动重塑的。

成纤维细胞也会产生黏多糖（glycosaminoglycans）。这些都是蛋白聚糖（proteoglycans），是结缔组织的基本成分，是构成肌腱、韧带和关节软骨的细胞外基质（extracellular matrix）。渗吸（imbibition）是无血管组织的主要营养来源，如肌腱、韧带、软骨和椎间盘。当张力 / 压力增加时，液体被挤出组织，组织体积减小。这会引起蛋白多糖物质浓度增加和渗透压升高，进而产生渗吸作用。黏多糖通过渗吸和润滑为纤维提供营养。它们为组织的弹性形变提供了空间[6]。黏

多糖的半衰期为 1.7~7 天。制动 1.7~7 天，可使黏多糖减少 50%。因此，润滑性降低，胶原蛋白的弹性范围下降。黏多糖的减少会导致营养减少，从而损害组织。

骨骼

骨骼是具有刚性和静态、弹性和动态特性的保护和支撑的结构。骨骼的特性和几何形状可以根据内外部应力以及矿物质需求而改变。骨骼具有可塑性，吸收和储存压力并传递拉力。骨骼也具有弹性，长骨变形可高达 5%。骨骼的变形能力随着年龄的增长而减弱。

骨骼由约 5% 的水、约 70% 的矿物质（羟基磷灰石钙、磷酸盐、镁、钠、钾和氟碳酸盐）、约 20% 的有机物（多为Ⅰ型胶原蛋白），以及约 5% 的非胶原蛋白组成。成骨细胞是骨样基质（osteoid matrix）的功能构件，只位于骨组织的表面。骨细胞（osteocytes）是成熟的成骨细胞。破骨细胞（osteoclasts）负责骨的溶解和吸收。骨代谢通过施加在骨骼上的力来平衡合成、溶解与吸收[10]。

软骨

软骨是一种半刚性的结缔组织，密度比骨骼小，但比骨骼有弹性。软骨的功能单位是软骨细胞。成软骨细胞是未成熟的软骨细胞（chondrocytes），产生软骨的基质（ground substance）或细胞外基质。这种细胞外基质由黏多糖和Ⅱ型胶原蛋白组成。关节软骨中 65%~80% 是水。与成纤维细胞一样，成软骨细胞在机械张力的刺激下合成胶原蛋白和黏多糖。成熟的软骨无血管，且缺乏神经支配，通过渗吸获得营养。活动的机械力刺激渗吸和清除废物。

软骨的三种类型如下。

（1）透明软骨：最为常见，见于外周关节的关节面、肋骨的胸骨端、鼻中隔、喉和气管环。

（2）弹性软骨：见于会厌、喉软骨、咽鼓管壁、外耳、外耳道。

（3）纤维软骨：见于椎间盘、部分关节软骨、耻骨联合、关节囊中的致密结缔组织、韧带和肌腱与骨的结合。

关节软骨的两个主要功能是促进相对的两块骨之间以最小的摩擦和磨损进行运动，并使施加在关节表面的负荷分配到尽可能大的区域[11]。

胶原蛋白、骨骼和软骨再生的最佳刺激

胶原蛋白

在胶原蛋白再生过程中，成纤维细胞功能的最佳刺激是沿应力线调整张力。这种调整的张力不能超过原胶原蛋白新形成的极性键所能承受的张力水平。原胶原蛋白是新胶原蛋白的不成熟前体，新胶原蛋白具有更强的弹性。一旦张力超过一定的水平，组织就会发生破裂，而不是增殖。

注意事项：如果张力超过该临界水平，将会出现疼痛、炎症反应、肌肉僵硬、活动范围减小或柔韧性丧失，以及继发性瘢痕等症状和体征[6]。

骨骼

在骨骼再生过程中，成骨细胞的最佳刺激是沿应力线调整压力。沃尔夫定律（wolff's law）指出，骨骼会根据施加在其上的力改变其内部结构。

注意事项：异常的剪切应力可能会导致假关节形成。

假关节（pseudarthrosis）又称"假性关节"，发生在骨不连的部位。剪切应力刺激未分化的间充质细胞产生软骨，骨折处可形成假关节[10]。骨赘（osteophytes）是在身体试图提供稳定或自我修复时产生的骨性增生。

软骨

软骨再生的最佳刺激是间歇性压缩/减压滑动。关节运动（滑动）是将滑液分布在软骨表面并提供氧气和其他必要营养物质所必需的。间歇性压迫使关节内的细胞外液压缩到软骨基质中。随着关节制动，关节力学发生改变，软骨正常接触面积减少。最终会导致关节功能障碍、活动性不足或活动性过度和肌肉僵硬。

注意事项：身体会对施加的应力做出反应。在异常的应力下，会出现功能失调性重塑。表现为关节退行性改变、骨赘或假性关节[10]。

制动与早期活动的影响

◎ 临床精要

在无痛活动范围内的早期活动可促进结缔组织更快地愈合，胶原蛋白更强地结合，瘢痕组织的粘连减少，以及改善胶原纤维的走向。

制动 9 周后，总胶原蛋白丢失 14%；到 12 周时，丢失 28%。胶原蛋白的半衰期为 300~500 天。因此，在正常的生理条件下，完全愈合需要 1~2 年。制动会导致软骨胶原束的厚度降低和数量减少，蛋白多糖含量减少，含水量增加，承载能力降低，关节表面软化，软骨的抗拉强度降低，以及氧含量降低。为了减少制动的不良反应，应建立一个低阻力或无阻力、多重复的运动模型。该模型通过改善血流和渗吸来增加组织内的氧含量。为了达到最大效果，每天都应进行几次活动练习[6]。家庭训练计划有助于实现这些目标。专栏 10.5 列出了良好的家庭训练计划应具备的特点。

专栏 10.5　家庭训练计划

家庭训练计划应做到以下几点。

1. 在应力线上提供张力调整。最初，通过进行轻微的肌肉收缩来完成，在完全可用的无痛活动范围内进行关节活动。
2. 避免再次受伤。任何运动或活动只要引起疼痛，都表明引起了组织的损伤。
3. 提供合适的训练量。对训练的重复次数、组数、休息时间、姿势和速度给出具体的说明。
4. 注明运动频率。这取决于愈合时间、强度、体积、并发症和组织对应力的耐受性。在给康复对象的说明中要明确运动的频率。最初，可能每天 3 次或更多次，但随着运动强度的增加，频率会降低。
5. 提供足够的营养支持。给康复对象说明均衡饮食和饮用足量水以保持体内水分含量的重要性。均衡的饮食结合运动可促进组织的健康。

神经生理学

肌梭

肌梭是由包裹在鞘（梭）中的梭内肌纤维组成的本体感受器。与梭外肌纤维平行走行，并作为受体提供肌肉长度和肌肉长度变化率的信息。当肌肉延长时，肌梭被拉伸。这种拉伸使肌梭中的感觉神经元将冲动传递到脊髓，并在那里与 α 运动神经元形成突触。这会激活支配肌肉的运动神经元。肌梭决定了克服给定阻力所需的收缩量。当阻力增加时，肌肉被进一步拉伸，从而导致肌梭纤维激活更大的肌肉收缩[12]。

高尔基腱器

高尔基腱器（Golgi tendon organs，GTO）是位于

肌腱邻近肌肉肌腱连接处的本体感受器。与梭外肌纤维串联排列。GTO 对牵拉敏感，但当肌肉缩短时激活效率最高。GTO 传递的是肌肉张力信息而非长度信息。来自 GTO 的神经输入抑制肌肉的激活。这样就提供了一种保护机制，以避免发生过度拉伸[12]。

关节机械感受器

滑膜关节囊内有 4 种类型的机械感受器（mechanoreceptors）。机械感受器对局部和远端节段性神经支配的肌肉张力和疼痛感觉有显著的影响。机械感受器的数量随着年龄的增长而减少。到 70 岁时，受体的总数会减少约 50%，具体取决于遗传和活动水平等因素[13]。

Ⅰ 型机械感受器见于胶原纤维间关节囊的浅层，大部分分布在颈、髋和肩关节中。它们对张力性肌纤维的协调有很大的影响，适应缓慢并抑制疼痛。它们在运动过程中工作至运动停止后约 1 分钟。它们提供姿势和肌肉的运动知觉（意识到身体或身体局部在空间中的位置）。它们在胶原蛋白张力的起始和结束范围内被激活。

Ⅱ 型机械感受器见于关节囊的深层，在腰椎、手、足和颞下颌关节中高度分布。它们具有快速适应和抑制疼痛的作用。它们在运动过程中工作至运动停止后约 0.5 秒。它们对牵伸没有反应，但在胶原蛋白张力的起始和中间范围内被激活。对相位肌纤维和运动觉（kinesthesia）的影响更大。

Ⅲ 型机械感受器位于关节囊和韧带的深层和浅层。在极限张力范围内，它们对拉伸反应缓慢，抑制肌肉张力。它们提供运动觉信息，但与 Ⅰ 型和 Ⅱ 型机械感受器相比，人们对它们的作用了解较少。

Ⅳ 型机械感受器位于关节囊、血管、关节脂肪垫、硬脊膜前部、脊柱韧带和结缔组织中。它们不存在于肌肉中。当胶原蛋白的张力水平过高时，它们就会发出信号，警告组织避免损伤。它们作为疼痛激发的、非适应的、高阈值的受体起作用。它们会一直持续工作直至有害刺激被移除。过度拉伸、炎症、高温（38~42 ℃）或呼吸和心血管窘迫都会激惹该感受器[13]。

国际疼痛研究协会将疼痛定义为一种不愉快的情绪障碍，由伤害感受系统的充分活动引起，与实际的或潜在的组织损伤有关[14]。引起疼痛的刺激可能是制动、身体创伤、感染或情绪紧张。

注意事项：疼痛是一种保护机制。疼痛并不是将要出现损伤的警告，它是已经出现损伤。疼痛是身体提醒大脑组织受到刺激的一种方式。因此，必须谨记在无痛的活动范围内运动。在这种情况下，感觉不好是一件好事，因为这是你的身体的沟通方式。请仔细聆听身体的声音。

创伤学

身体对创伤的反应是可预测的且一致的，与涉及的组织或损伤机制无关。创伤会引发高度组织化的反应，包括细胞水平的化学、代谢、通透性和血管变化，为组织修复做准备。

愈合时间轴

对创伤事件的初始反应是激惹，持续 5~6 小时。血管舒缩发生在最初几秒钟。化学血管扩张剂立即释放，这些扩张剂也是伤害性（疼痛）系统的传输器。由于毛细血管通透性增加，血管舒张使得静水压增加。临床医生很少能够影响这一阶段，因为它是立即发生的。

愈合的下一阶段是急性期，根据组织的血管情况持续 1~3 天。在此期间，较大的细胞体通过血管壁迁移。随后，该区域的血流量增加，静水压增加，以及出血增加。较大的蛋白质从毛细血管中漏出，引起渗透压的变化，从而导致液体从毛细血管中渗出。在创伤区域的远端发生静脉淤滞，并导致水肿。

愈合的第三阶段是亚急性期。亚急性期是稳定期的开始，在接下来的 3~5 天内会发生肌肉痉挛，伤口不再出血，并出现摄氧和巨噬细胞。毛细血管壁脱落使得废物清除困难，这会导致二期愈合或瘢痕形成。在稳定期，外部加热会促进淤滞和炎性渗出。组织加热的首选方式是内部加热。以低阻力开始运动，会产生摩擦并自然生热。这会促进血液流动。

最后一个阶段是慢性期。组织形成牢固的化学键合［共价键（covalent bonds）］并在 9~12 个月成熟。在此阶段，组织开始变得没有弹性且不能变形。成熟的瘢痕组织可能会引起疼痛。在临床上，可通过适量的锻炼，利用控制性压力，增加组织对瘢痕周围张力的耐受性。

在亚急性期，针对组织的训练为从组织中清除代谢产物（metabolites）提供了最佳刺激。肌肉收缩是运输细胞代谢产物和向该区域提供氧气/营养所必需的。血运重建的增加实现了这一目标。这是通过多次重复、适量的训练来实现的，阻力最小，同时避免组织张力过大。换言之，适当运动引起的肌肉收缩有利于毛细血管形成、血液流动和代谢产物的清除。

修复阶段

修复过程可分为三个阶段：炎症、修复和重塑。在炎症期，白细胞/巨噬细胞破坏细胞碎片，合成纤连蛋白，产生蛋白质和纤维。在修复期，产生胶原蛋白。在重塑期，成纤维细胞在 28 天内纵向走行，并在 128~135 天内完成修复。肌成纤维细胞（myofibroblasts）（参与组织重建）在创伤后 5~21 天至 9 个月内活跃。在最初的重塑过程中，会出现胶原纤维的随机构型。这种排列提供了最小的强度。在成熟期，机械强度随着应力线上具有调整张力的纤维的重塑和组织而增加[6]。

肌肉生理学

◎ 临床精要

力量与肌纤维直径有关，与肌纤维类型无关。

Ⅰ 型肌纤维的直径较 Ⅱ 型肌纤维小。肌肉募集过程由直径较小的肌纤维到直径较大的肌纤维。姿势肌（tonic muscles）首先被激活，因为它们是主要的动态关节稳定器。它们的营养主要来自氧气的输送。它们主要是 Ⅰ 型或慢缩型肌纤维，负责随着时间的推移维持适当的关节运动学（arthrokinematics）[15]。

姿势肌与相位肌

姿势肌肉启动简单的工作，它们较相位肌（phasic muscles）能更好地适应耐力运动，因为它们有更多的毛细血管、线粒体和代谢酶（表 10.2）。长跑时，以姿势肌工作为主，因为它们适合有氧活动。如果负荷太大或负荷增加，相位肌就会参与进来。它们更适合短时间高强度的活动。如果较轻的活动持续了 2~3 小时，它们也会参与进来，就像马拉松运动员在接近终点时的冲刺一样。相位肌是无氧肌，收缩速度更快、收缩力更强，它们比姿势肌疲劳得更快。

表 10.2　姿势肌与相位肌纤维对比

姿势	相位
红色：肌红蛋白含量高	白色：肌红蛋白含量低
慢缩型：10~20 次/秒	快缩型：30~50 次/秒
Ⅰ 型	Ⅱ 型
关节面运动	关节间运动
双羽状	梭形
抗重力	—

姿势肌在损伤后制动时几乎立即出现萎缩，因为它们主要依靠氧气进行代谢。因此，改善血液流动的运动提供了营养张力系统所必需的氧气。

习惯性地使系统超载会使其做出反应并适应。肌肉中蛋白质的合成速率与氨基酸转运到细胞内的速率直接相关。输送到肌肉中的氨基酸受肌肉张力强度和持续时间的影响。反之，肌肉萎缩则是由失用、制动、与疼痛相关的防御或饥饿所致[15, 16]。

肌肉工作类型和训练效果

肌肉等长收缩是在不改变肌肉长度或关节角度的情况下产生肌肉张力。横桥（cross-bridges）（在肌肉收缩期间将肌动蛋白丝拉向肌节中心的肌球蛋白丝部分）上的张力与阻力相等，从而维持恒定的肌肉长度。

肌肉向心收缩是指肌肉止点向起点移动并产生张力的肌肉缩短的收缩。由于收缩力大于阻力，运动与张力和关节运动的方向相同。基于肌丝滑行理论（sliding filament theory），肌球蛋白丝上的横桥连接到肌动蛋白丝上的活性部位。当所有肌肉的横桥在单个周期内缩短时，肌肉缩短约 1%。肌肉能缩短至其静息长度的 60%，因此收缩周期必须重复多次[17]。

肌肉离心收缩是指肌肉止点远离起点产生张力的肌肉延长的收缩。由于收缩力小于阻力，肌肉的净运动方向与肌肉的力的方向相反。离心收缩比向心收缩需要的能量更少，这也被认为是运动后肌肉酸痛的某些原因。当阻力下降时，肌球蛋白丝的横桥仍然附着在活性位点上。在对抗重的阻力下降的同时会导致迟发性肌肉酸痛，这可能会真的"撕裂"横桥[17, 18]。

运动

运动的功能性特性

协调指运动的质量。因为张力性肌肉是关节的主要动态稳定器，随着张力性系统的萎缩，协调是最先丧失的功能特性。因此，协调是首要恢复的功能。随着速度的提高或阻力的增加，协调需要加强。反射性障碍是细胞、组织、器官或机体因过度刺激或刺激不足而产生的异常动作，使其恢复正常需要5000~6000 次重复。重复是恢复绕生理轴运动的最佳协调所必需的功能[16]。

耐力指长时间维持运动强度的能力。耐力需要持续的能量恢复。张力性肌肉主要需要血管系统的氧气补给营养。相位性肌肉需要葡萄糖和体脂补给营养。由于张力性系统首先萎缩（因肌肉僵硬和运动募集减少），耐力将通过血运重建增加营养。耐力运动还可促进废物的清除，并防止异常化学环境引起的Ⅳ型机械感受器的持续激活。耐力和血运重建的训练量需要较低阻力的多次重复（3 组，每组 24 次）[16]。

速度是到达固定距离所需的时间。速度等于距离除以时间。随着运动速度的增加，惯性也随之增加，克服这种惯性需要更高水平的协调。运动速度最终必须是功能性的。在愈合的初始阶段，协调尚不足以快速／功能性速度安全进行训练[19]。

训练量指一次训练中举起的重量总和。每次重复的重量决定了每组的适当训练量。一组训练中无法多次重复举起大重量。训练量可以通过重复次数乘以组数再乘以每次重复举起的重量来确定。例如，3 组，每组 25 次重复，每次 5 磅（约 2.3 kg），则训练量为 $3 \times 25 \times 5$ 磅 =375 磅（约 70 kg）。如果其他组采用不同重量，则计算每组的训练量，再将所有训练量相加以得到总训练量[20]。

力量是一块肌肉或一组肌群在给定速度下对抗阻力所能产生的最大力量。力量可通过 1RM（resistance maximal，最大阻力）的测量进行测试。力量训练按 1RM 的百分比进行。对于力量训练，重复次数随阻力的增加而减少。在肌肉收缩过程中，阻力增加会导致组织张力增加和毛细血管血流量减少，运动结束后血流量随之增加。因此，只需要进行几次重复即可。对于单纯的力量增加，需要执行 1RM 的85%（3 组，每组 6 次）。然而，制动后当肌肉萎缩时，1RM 的 30%~40% 即可实现力量的增加[19-22]。

功率是在固定时间内克服特定距离阻力的能力。功等于力乘以距离。功率等于功除以时间。功率提升通常不是康复对象的功能要求。然而，要以更快的速度执行任务就必须要提高功率。因此，功率是康复对象训练的关键组成部分[23]。

运动量

初始运动量是根据Ⅰ型肌纤维的生理功能及其在防御状态下的营养消耗来确定的。

> ◎ **临床精要**
>
> 临床上，定量运动的第一个目标是向肌肉输送氧气，不引起疼痛，并进行多次重复。

最初，重点是围绕生理轴维持缓慢、协调的运动。最终，朝着快速／功能性速度发展，同时维持协调并为特定的病变组织的再生提供最佳刺激[16]。阻力应是客观的、可测量的、生理的，并根据参与的组织进行调整（见后文对这些概念的解释）。与弹力带相比，用自由重量或滑轮系统训练更容易量化，并在整个活动范围内提供更具体的阻力。

起始定位

起始姿势的确定取决于特定组织对应力的耐受性。重力辅助、对抗或消除取决于组织在围绕生理轴进行无痛协同工作时所能承受的程度。

注意事项：如果在对抗重力运动时感到疼痛，则将肢体置于去重力影响的姿势[16]。

如有必要，为完成无痛运动弧，可调整姿势使所要进行的运动在重力的辅助下进行。这样会使拮抗肌产生运动，而不是疼痛的原动肌或主动肌。

活动范围

首先，将运动定位到特定关节的特定方向上，并在整个弧度内保持可控的活动范围。监测非收缩组织的张力。注意可控的正常生理活动，并教育康复对象在运动时避免代偿性动作。调整阻力，允许趋向最大长度－张力范围时加速以及远离时减速。在避免激发疼痛的终末范围的同时，动作质量决定活动范围[19]。

工作能力／衰老的影响

个体可持续工作能力约为自身可用能量的 30%。

体内剩余的 70% 的能量储备用于蛋白质合成和组织维护（图 10.1）。可用于组织维持、修复和再生的能量随着年龄的增长而减少。随着年龄的增长，少量活动就会动用组织合成和修复所必需的 70% 的能量储备（图 10.2）。

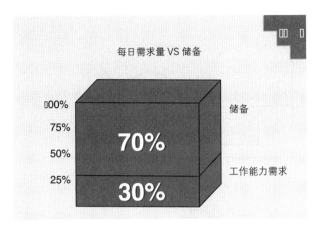

图 10.1　每日总能量需求（经 Ola Grimsby Institute 许可使用）

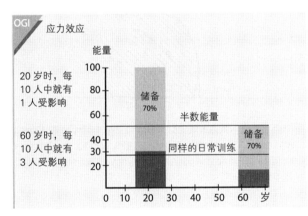

图 10.2　年龄对能量需求的影响（经 Ola Grimsby Institute 许可使用）

注意事项：老年康复对象群体不要过度运动，否则胶原蛋白组织分解和肌腱病等问题的风险会增加[16]。

计算运动量

1948 年，DeLorme 定义了最大阻力（RM）一词，即一组肌肉一次可以克服的阻力。RM 是一种力量度量指标，如下节所述，结合 Holten 向心曲线为康复对象制订正确的运动量。在 20 世纪 50 年代，挪威人 Oddvar Holten 绘制了一条曲线，用于估算向心收缩做功运动量的重复 / 阻力指导原则（图 10.3）[16, 24]。

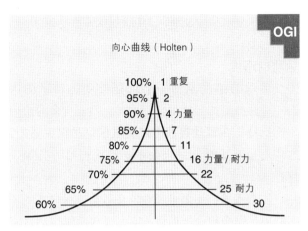

图 10.3　Holten 图（经 Ola Grimsby Institute 许可使用）

通过 1RM 的百分比计算阻力

运动的重复

1RM 是一次可以克服的最大阻力，这个阻力对已经受损的组织造成进一步损伤的风险很高。最初制订训练计划时，所需的第一个功能特性是保持协调的同时促进血运重建和耐力。为此，根据 Holten 图，练习应重复 30 次（图 10.4）[16, 24]。

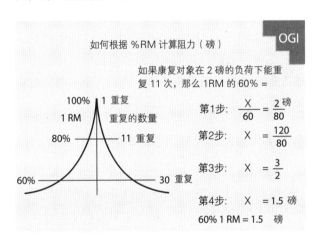

图 10.4　运动量计算示例。1 磅 ≈ 0.45 kg（经 Ola Grimsby Institute 许可使用）

给康复对象一个重量，治疗师预测该重量不到 30 次的重复就会导致疲劳。然后让康复对象在疲劳、疼痛或失去协调之前尽可能多的重复。例如，给康复对象 3 磅的重量，在他疲劳或感到疼痛之前能以该重量重复 16 次（根据 Holten 图，16 次重复相当于 1RM 的 75%）。

因此

$$\frac{x}{60} = \frac{3}{75}$$

$$x = \frac{180}{75}$$

$$x = 2.4 \text{ 磅}$$

该康复对象应能够以 2.4 磅的负荷重复 30 次。

运动的速度

运动的速度是另一个可能改变运动量的因素。速度的增加会导致惯性增加，需要更多的协调才能执行。在运动过程中避免氧债也是很重要的，这样可以在 I 型肌纤维处于防御状态时为其提供营养。

注意事项：如果康复对象在运动过程中呼吸频率增加，则必须降低运动速度，或在两组运动之间休息更长的时间或两者一起施行。

在保持准确运动量的同时想要增加总的重复次数，可以增加组数。我们已经明确，在不改变阻力的情况下，从 1 组变为 3 组，则重复次数必须减少 15%~20%。这样，1 组 30 次重复就变成了 3 组 24~25 次重复。两组之间的间歇时长取决于康复对象恢复到稳定呼吸频率（a steady state respiratory rate）（呼吸系统平衡）所需的时间。这也是避免氧债所必需的。

当使用滑轮训练上肢时，如果仅是肢体的训练重量就超过了 1RM 的 60%，则可以用平衡物来减轻手臂的负荷。其他减轻肢体负荷的方法是将肢体置于一个重力消除的姿势，甚至是重力辅助的姿势[16, 24]。

长度—张力关系及对运动的影响

瑞典生理学家 Blyx[25] 将肌纤维长度平衡（muscle fiber length equilibrium）定义为肌肉在不受外力影响时维持的长度。肌肉力量的产生取决于肌肉在运动弧中的角度。长度－张力曲线确定了肌肉产生最大收缩张力时的长度（图 10.5）。该长度受组织学、生物力学和神经生理学因素的影响。在组织学上，肌动蛋白和肌球蛋白丝的重叠在中间的活动范围最为广泛。在生物力学上，肌腱连接骨骼的角度决定了最大拉伸强度发生的位置。当肌肉力量的力臂垂直于杠杆臂时，力达到最大。在神经生理学上，关节机械感受器影响关节周围的肌肉易化。在关节囊张力的起始阶段，I 型和 II 型机械感受器被激发，中间范围仅 II 型机械感受器被激发，终末范围则仅 I 型机械感受器被激发[13]。

长度－张力关系概念的临床重要性可以从向心性和离心性两个方面进行探讨。

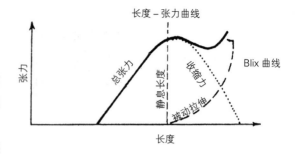
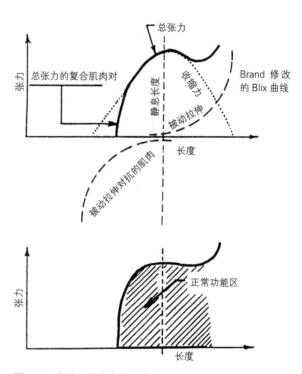

图 10.5　长度－张力曲线（引自 Brand PW, Hollister A. Clinical Mechanics of the Hand. St Louis, 1999, Mosby. In: Trumble. Principles of Hand Surgery and Therapy. Philadelphia, 2000, W.B. Saunders.）

向心性方面

当使用滑轮进行向心收缩时，将垂直于杠杆臂的绳索设置为要进行向心收缩的肌肉延长范围的 20%。如果使用自由重量，当杠杆臂处于延长活动范围的 20% 时，将肢体放置在垂直于重力的位置。

离心性方面

当进行离心收缩时，将垂直于杠杆臂的最大阻力设置为要进行离心收缩的肌肉缩短范围的 20%~30%。长度－张力概念表明，肌肉在起始和终末范围产生的力量最小。启动后，肌肉收缩趋向中段时加速，远离中段时则减速。速度变化是所有日常生活活动的重要组成部分。由于活动具有任务特异性，在收缩范围内的速度和阻力变量对于肌纤维的募集和生理协调非常重要[26, 27]。

训练计划的制订和进阶

当为治疗关节活动性不足或活动性过度制订训练计划时，首先要确定存在的具体问题。以下是这些问题的示例。

- 疼痛主诉
- 张力性肌肉防御（肩袖）
- 耐力下降，活动范围受限［外旋（external rotation，ER）> 外展（abduction，ABD）> 内旋（internal rotation，IR）］
- 关节压迫
- 关节囊滑膜 / 关节软骨营养不足
- 关节囊的机械感受器输入减少
- 代偿性运动

完成检查后，制订解决所确定问题的功能性或可测量的目标。以下是康复对象的几个可能的目标建议。

- 手臂抬高时疼痛减轻（1~10 分量表）
- 通过运动（时间和重复）和功能性工作 / 娱乐活动（时间）增加耐力
- 增加活动范围（特定运动平面和完成功能性活动）
- 教育 / 改变姿势，以促进盂肱关节的近端稳定性并改善（工作、活动、时间范围的）关节的运动学

确定实现目标的治疗方法如下。

- 减轻疼痛和防御：分离关节以激发 I 型机械感受器
- 增加关节活动性：滑动以对软骨加压 / 减压，调节关节囊应力线的张力
- 水合 / 润滑软骨：滑动以加压 / 减压
- 增加本体感觉：调节应力线上的张力

在开始运动前，需要考虑康复对象及设备的需求。专栏 10.6 概述了训练计划的不同方面，实施运动计划时要考虑的注意事项。

专栏 10.6　训练计划的注意事项

设备：考虑使用滑轮、长椅、靠垫、楔形姿势垫、肩带、自由重量和减重装置。

绳索：考虑活动范围，并将绳索垂直于杠杆臂且平行于肌纤维。

滑轮：可为单滑轮、双滑轮、向心滑轮或离心滑轮。

开始体位：建议采用仰卧位、俯卧位、侧卧位、坐位、站立位、非负重位、负重位、手臂支撑或无支撑。

活动范围：考虑推荐全范围活动，活动范围的起始端、终末端或中间段。

负重：考虑所需的功能性特性，以及完成这一目标需要 1 RM 的多少百分比（在这种情况下，功能性特性最有可能是耐力和血运重建）。在确定负重时，还应考虑身体 / 肢体位置、重力和运动质量。

运动量：重复次数和组数由所需的功能性特性决定，包括协调、血运重建、耐力、力量和功率[7, 23]。

速度：虽然会有所不同，但在康复早期，进行血运重建和耐力训练时，重要的是在稳定状态下跟踪呼吸频率以避免缺氧。速度应随着协调和功能的改善而提高。

休息：两组之间的休息时间由呼吸频率决定。随着康复对象力量的增加（× 阻力 + × 重复次数），间歇时长将增加。随着阻力的增加，运动频率也会降低（每周 3 次）。

教育：应对康复对象明确说明。首先进行动作的演示，或引导康复对象的肢体通过所希望的轨迹运动通常都会有帮助。根据需要可使用言语、视觉和触觉提示。

注意事项：并发症（如心脏或肺部疾病、特定医疗方案和其他内科 / 外科考虑）决定运动的进展。

活动性不足的训练进阶

关节活动性不足的训练进阶分为 4 个阶段（表 10.3）。

表 10.3　活动性不足训练 I ~ IV 阶段的进阶

阶段	程序	目标
阶段 I	多次重复	提高耐力
	低速	增加循环
	最小阻力	增加运动能力
	活动范围的末端	避免用力过度
阶段 II	增加重复次数	提高耐力
	提高速度	提高快速协调能力
	不增加阻力	
阶段 III	在增加的活动范围内保持运动	增加活动范围内的力量
	向心训练和离心训练	
阶段 IV	生理活动范围内协调张力性和相位性功能	功能性稳定

阶段 I

阶段 I 以多次重复开始，解决协调问题。根据 Holten 图，60%1RM 负荷可促进血运重建，运动量为 3 组、每组 25 次重复。50%1RM 负荷有助于

减轻关节水肿。当肌纤维明显萎缩时，可能需要从 40%1RM 开始。以阻力最小的慢速开始，以维持协调运动，并帮助减轻炎症。在无痛活动范围的末端进行运动，促进成纤维细胞的激活和糖胺聚糖的生成。这阶段的训练可刺激关节的机械感受器和 GTO 来抑制疼痛和进行防御。从关节处于休息位开始，根据需要提供支撑垫或其他设备，以提高围绕生理轴的运动质量。先以向心收缩开始，以增加血管供应[26]。

阶段 II

当康复对象达到协调和血运重建的功能性特性时，进阶到阶段 II。进阶到这个阶段的指征是疼痛主诉减少、活动范围增加、运动速度提高、肌肉防御性减少及康复对象的疲劳感减少。

阶段 II 的目标是提高耐力和速度。通过增加运动的组数和次数来实现。随着协调性的提高，运动速度也会加快。阻力不用增加。此时，移除支撑垫，以便康复对象在改善关节活动范围的同时开始近端的稳定性训练。阶段 II 发生的组织学变化是通过降低与增加速度相关的滑液黏度来改善关节软骨的营养[26]。

阶段 III

当康复对象的疼痛缓解、关节的全活动范围恢复、速度和协调性提高时，进阶到阶段 III。新获得的活动范围必须具备动态稳定性。这意味着肌肉的肌腱单位有足够的强度以维持可控制的生理活动。在新获得的活动范围内进行向心收缩和离心收缩可促进其功能性稳定。在阶段 III，阻力增加到 60%~80%，重复次数减少到 10~15 次，以促进力量 / 耐力。以本体感觉神经肌肉易化（proprioceptive neuromuscular facilitation，PNF）模式开始 3 个平面的运动。在新获得的活动范围终末端进行等长收缩训练以提高力量。

阶段 IV

当康复对象能够提高运动速度并仍然保持协调时，进阶到阶段 IV。没有迟发性肌肉酸痛也表明可以进展到下一阶段。阶段 IV 强调日常生活活动、基本工作功能和特定体育活动的功能性训练和再训练。在 80%~90%1RM 负荷下，以功能性速度进行全关节活动范围的运动，以达到力量的功能性特性[19]。

活动性过度的训练进阶

关节活动性过度的训练进阶分为 4 个阶段（表 10.4）。

表 10.4　活动性过度的训练 I ~ IV 阶段进阶

阶段	程序	目标
阶段 I	多次重复	提高耐力
	低速	增加循环
	最小阻力	增加运动能力
	起始或中间段活动范围	避免用力过度
阶段 II	增加重复次数	提高力量
	关节活动范围的起始端进行等长收缩	提高对拉伸的敏感度
阶段 III	次最大阻力（80%1RM）的向心训练和离心训练	增加活动范围内的动态稳定性
	关节全活动范围的等长收缩（关节活动范围的末端除外）	
阶段 IV	生理全活动范围内协调张力性和相位性功能	功能性稳定

阶段 I

关节活动性过度的阶段 I 与活动性不足的阶段 I 相同，但有一个显著的例外情况。在活动性不足的情况下，运动是为了促进活动范围的提高，而活动性过度的目标则是增加稳定性。因此，活动性过度的训练应该在活动范围的起始端和中间段进行，以便在提高其稳定性的同时保其持协调性。

阶段 II

在阶段 II，增加重复次数、组数和训练次数。增加闭链和慢速的增强式训练，以提高对拉伸的敏感性。继续单一运动平面的运动，并在协调性允许的情况下提高速度。

阶段 III

在阶段 III，将阻力增加到 80%1RM，并减少重复次数以提高力量。进行向心收缩和离心收缩训练，以增加生理活动范围的稳定性。增加一组 75%~85%1IM［最大等长收缩（isometric maximum）］的 1 次等长收缩训练。收缩应保持 15 s。肌梭的快速肌肉增强训练（plyometrics）（离心收缩后即紧接着向心收缩）有助于增加对拉伸的敏感性，并有助于提升稳定性。3 个平面的运动可在阶段 Ⅲ 开始，以促进功能性稳定。

阶段 Ⅳ

活动性过度阶段 Ⅳ 的进阶训练与活动性不足相同。训练更侧重功能性，更应专注于对工作、日常生活活动或体育运动的再训练。增加阻力，以改善力量和速度的质量[19]。

生命体征监测

监测生命体征是一种可靠、有效且有意义的测量康复对象运动反应的方法。需要反复练习才能准确监测生命体征并了解相关数值的意义。静息心率、血压、呼吸频率及血氧饱和度（SpO_2）仅用于测量静息时的身体系统。要获得基线测量值，要在运动或活动之前、期间和之后测量生命体征。这样做可以提供有关身体对施加在其上的运动负荷如何做出反应以及如何从运动压力中恢复的关键信息。

注意事项：适当的运动量可以提高心血管系统的效率，过量则可能造成不可逆的损伤。

许多药物和疾病都可能会改变心率 / 脉搏。在这种情况下（如服用 β 受体阻滞剂或患有充血性心力衰竭的康复对象），监测运动时的心率则可能会提供不准确或误导性的信息。必须使用其他形式来评估身体对运动的反应[4,9]。

主观用力程度分级

Gunner Borg 于 1962 年建立了 Borg 量表［主观用力程度分级（rate of perceived exertion，RPE）］。RPE 是康复对象对自己运动强度的主观衡量。已证实 RPE 是一种有效、可靠的方法，用于测量运动和功能性活动期间的用力程度。最初的量表是基于6~20 的数值，其中 6 表示最小努力，如坐在椅子上放松；20 表示最大努力，如在陡坡上跑步。目标RPE 在 11~13 之间（相当轻松至有些困难）。这种状态应保持至少 15 min。呼吸会很困难；可以交谈，但可能更愿意不说话。近年来，改良 RPE 量表已普及。新版量表基于 0~10 的数值系统。0 相当于不用力的状态下工作，10 为最大用力。部分人发现改良版本更容易使用。表 10.5 给出了 Borg RPE 量表和新版量表的对比[9]。

表 10.5　Borg 主观用力程度分级量表和新版量表对比

Borg 量表	新版量表
6	0 完全不觉得
7 非常轻松	0.5 非常弱
8	1 很弱
9 很轻松	2 弱
10	3 中等
11 相当轻松	4 有点强
12	5 强
13 有点困难	6
14	7 非常强
15 困难	8
16	9
17 很困难	10 达到极限
18	
19 非常困难	
20	

训练方式

心血管相关热身运动不仅可以让心脏和肺做好运动准备，而且还是一种健康和自然的方式，为进行更剧烈的、针对组织的运动做好准备。热身运动包括 5~15 min 的跑步机行走或固定自行车骑行或上半身测力计活动。这种热身方式会增加血流量、心率、深层肌肉 / 组织温度和呼吸频率，同时减少关节滑液。与被动热敷相比，这种增加循环的方法也许是更明智的选择。

核心 / 近端稳定性运动是所有训练阶段和日常生活活动的重要组成部分。要进行正常的生理运动，必须在近端稳定的基础上才具有肢体远端的活动性。

注意事项：以牺牲近端稳定性为代价的活动性增加等同于代偿性或非生理性运动。

因此，正确的姿势和核心稳定性训练是手治疗师技能的组成部分。

向心训练需要的能量是离心训练的 3 倍。身体的大部分能量都储存在肌肉中。70% 的储存能量用于维持所有重要器官的功能。30% 的储存能量用于进行功能性日常活动。如果一个人进行日常生活活动的能量消耗经常超过储备能量的 30%，而消耗了重要器官储备能量的 70%，就会导致胶原蛋白的病理状况，如肌腱炎。为了促进愈合，开始进行向心训练时，最好是轻阻力的多次重复。这样可以增加受伤组织的血流量，从而增加其血氧含量（图 10.6）[15]。

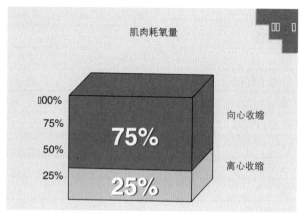

图 10.6　肌肉耗氧量

等长收缩指肌肉收缩而关节没有运动。肌力增强效果发生在关节收缩时的角度及该角度两侧的 20° 处。例如，肘关节呈屈曲 90° 时，肱二头肌进行等长收缩，则 70°~110° 之间会产生肌力增强效果。无痛范围内进行等长训练，是受伤后开始肌力增强的一种安全方法。等长训练可以在不同的角度进行，也可以以不同的强度进行。等长收缩 1 s 所能维持的力量为 1IM。在康复中，治疗师以 1IM 的百分比进行等长收缩训练。等长阻力的百分比与其保持的时间有关。例如，60%1IM 可以保持 50~60 秒；80%1IM 可以保持 20~30 秒；90%1IM 可以保持 10 秒[15]。

开链运动和闭链运动在上肢康复中起着重要的作用。上肢多数功能性活动都是开链运动（open chain）。开链运动从肌肉起点到止点，末端关节可自由活动。闭链运动（closed chain）从肌肉止点到起点，末端关节被限制在固定的位置[28]。

对康复对象的宣教

为提高训练计划的依从性，重要的是向康复对象说明为什么要做每部分的训练计划，以及已经完成的情况。

◎ 临床精要
高重复的训练是为了促进血运重建和提高耐力。

运动就是生命，反之，运动不足也会导致组织损伤坏。无痛活动范围内的多次重复运动有助于增加血流量，从而为受损组织带来更多的氧气。

注意事项：运动时要避免疼痛，因为疼痛表明组织受到了损伤。组织受损伤会导致更剧烈的疼痛，从而导致肌肉出现防御、炎症以及流向该区域的血流量 / 营养减少。

强调运动质量。机体会对施加在其上的压力做出反应。在训练过程中及全天都能保持适当的姿势，使身体功能达到最佳状态。鼓励康复对象记录日常活动和家庭训练计划。这往往有助于训练计划的监督和进阶的指导。综合治疗包括针对对侧上肢[29]和未受累关节的运动。最后，为康复对象提供优质的社区资源，使其继续进行手治疗和维持健康的状况[30, 31]。

案例分析

案例分析 10.1 训练进阶

病史

TP 是一位 36 岁的左利手女文秘，每天 8 小时的工作需要使用电脑和电话。此外，她还在夜校学习护理课程。由于空闲时间有限，她无法参加任何定期的训练计划。她承认，在过去一年里体重增加了不少。晚上，TP 经常躺在床上靠着枕头学习，直至睡着。她在接受治疗时，称其右侧肘关节已经疼痛约 3 个月。她不记得自己有受伤的经历。但在工作日时，肘部的疼痛更加剧烈。经询问，她经常在夜里醒来，感到"整只手"麻木和刺痛。

临床评估结果

TP 很沮丧，她的肘部已经治疗了 1 个月，情况非但没有改善，反而变得更糟了。治疗包括热敷、超声和牵伸运动，还配了腕部矫形器和网球肘带。

评估存在显著异常的部分包括圆肩和头前伸姿势（rounded shoulder with a forward head, RSFH）、第 6 颈椎节段易化（导致 C6 分布的肌张力增加）、桡侧腕短伸肌起点触痛、肘关节伸展终末端疼痛、右侧握力下降（由于疼痛）和抗阻伸腕疼痛。在解释评估结果并制订治疗方案后，治疗师确定了 TP 的治疗目标，她也表示同意。

治疗师对她的工作环境做了人体工效学的评估，并对电脑显示器、键盘高度和椅子给出调整的建议，对新鼠标的放置和样式也做了评估，还订购了一部电话耳机。

治疗师对 TP 做了姿势训练指导，包括胸肌牵伸、下颌收缩、颈部伸展和轻柔的臂丛神经 / 周围神经滑动等。姿势强化训练包括靠墙字母操、肩胛回缩及下沉运动。TP 答应在工作间歇和家中进行这些姿势训练。

TP 答应开始每天散步，从每天 15 分钟开始，以舒适的步速锻炼，同时保持良好的姿势。在接下来的 2 个月内，尽其所能每周步行的持续时间增加 2 分钟。随着感觉变得更加舒适并适应步行进度，步行速度也要相应加快。

第一次就诊时对 TP 进行评估，并教育她了解她当前面对的问题。向 TP 解释姿势、工作和训练习惯如何导致她的肘关节疼痛，以及她应该如何解决这个问题。为她提供肘关节居家训练计划及训练量。

训练的第一阶段要考虑到肘部张力性肌纤维的生理功能。3 个月肌肉防御性保护会造成部分张力性肌肉萎缩、胶原蛋白变性和关节力学改变，导致软骨正常接触面积的减少。胶原蛋白再生的最佳刺激是应力线上的张力调整，软骨再生的最佳刺激则是滑动加压 / 减压。按照活动性不足的阶段 I 方案，确定 TP 可以在疼痛出现前耐受 21 次重复的抗重力向心性伸腕活动。

第二次就诊时，开始治疗。所有的运动都做 3 组，每组 25 次重复，以促进血运重建和提高耐力，同时在整个无痛活动范围内保持绕生理轴的协调运动。TP 以 120 转 /min 的速度在上半身测力计上热身 12 min，向前和向后运动以避免疲劳。

1. 前臂撑在桌面上，向心性屈腕活动；
2. 前臂撑在桌面上，向心性伸腕活动；
3. 前臂撑在桌面上，旋前活动；
4. 前臂撑在桌面上，旋后活动；
5. 前臂撑在桌面上，肘关节屈曲 / 伸展活动。

完成上述动作共 375 次重复后，对其家庭锻炼计划再做检查，以确保 TP 正确地进行训练。以冰按摩结束治疗。TP 诉疲劳但无疼痛。

2 天后 TP 再次复诊，诉其一直遵守家庭训练和步行计划，并在全天都保持正确的姿势工作，疼痛减轻了大约 25%，手部的"麻木和刺痛"也得以缓解。TP 继续进行上述的训练计划，然后安排每周 1 次的治疗随访，以便在必要时进行进阶计划的调整。

整。TP 还答应在目前的家庭训练计划上增加运动量。

1 周后，TP 复诊，表示她遵守家庭训练方案的规定，并否认训练有任何问题。她表明现在训练用的时间比最初时少得多。TP 诉肘关节在工作期间的疼痛非常轻微，并且没有夜间疼痛的症状。由于她现在可以耐受 30 次重复抗重力向心性伸腕活动，因此训练已进行进阶的调整。

1. 抗重力伸腕活动；
2. 抗重力屈腕活动；
3. 负荷 1 磅（约 0.45 kg）的旋前活动；
4. 负荷 1 磅的旋后活动；
5. 负荷 2 磅的斜卧位屈肘活动；
6. 负荷 2 磅的俯卧位伸肘活动。

TP 答应继续进行其家庭训练计划，新增 3 组、每组重复 25 次的进阶训练项目。

治疗结局

1 周之后，TP 打电话来取消了后期的治疗预约。诉其在过去的 4 天内已无肘关节疼痛，由于业余时间有限，自己可以继续进行训练计划并适当的进阶。

案例分析 10.2

病史

RJ 是一位 42 岁的右利手男木匠，就诊前 3 周左肩受伤。主诉当天清晨在工地卸货时失足从卡车上向后跌落。当跌落时，右手拿着工具箱，并伸出左手抓住了一个卡车底部伸出的方形物体。他说"事情发生得太快了"，但他确信自己并未摔到肩部或撞到任何东西。跌落后的 2 h，由于左肩外侧和后部的疼痛，他无法工作。当天，疼痛一直没有缓解，他决定去附近的急诊诊所，X 线检查未见骨折。伤后的 2 周内，RJ 尝试尽力坚持工作并给肩部冰敷。因为肩部症状没有任何好转，他再次求医。

临床评估结果

MRI 检查结果显示冈上肌几乎全层撕裂，冈下肌部分撕裂。治疗评估排除了有任何颈椎受累的可能。左肩徒手肌力测试显示冈上肌肌力为 3/5 级，冈下肌肌力为 4/5 级。0° 位凹陷征（sulcus test）阳性，Hawkins-Kennedy 征阳性，在冈上肌在外旋大于 10° 和冈下肌在外旋小于 10° 时外旋减弱征（external rotation lag sign）阳性。评估证实了 MRI 的检查结果，并确定 RJ 由于肩袖撕裂导致左肩部撞击症伴有潜在的活动性过度。

治疗目标

治疗目标如下：

（1）减轻疼痛；

（2）解决肌肉的防御性保护；

（3）恢复绕生理轴的功能性活动范围；

（4）增加肩袖肌的耐力 / 力量。

初始治疗

选择活动性过度的阶段 I 运动方案。

1. 从热身运动开始，如以 120 转 /min 的速度在上半身测力计上运动 10 min；

2. 初始用多次重复方式增加肩袖 I 型肌纤维的耐力和循环（3 组，每组重复 25 次）；

3. 以缓慢的速度开始，促进绕生理轴的协调运动；

4. 起始位置选择在活动范围的起始端，以维持从活动范围的起始端到中间段运动的稳定性；

5. 必要时用器械支撑肢体，以协助保持适当的关节运动学。

RJ 的肩关节康复选择以下训练。

1. 肩胛骨回缩活动

2. 内旋

3. 外旋

4. 外展

5. 侧拉

6. 肱三头肌力量训练

7. 肱二头肌力量训练

RJ 的第一次治疗用来评估和测试，以确定适当的阻力，达到血运重建和恢复耐力的功能质量，同时保持协调性和活动的质量且不引起疼痛。由于不稳定性，最初应避免关节活动范围末端的活动。复诊时，上述所有的训练做了 3 组，每组重复 25 次，每组间休息。每次训练时，将滑轮绳垂直于杠杆臂设置为延长活动范围的 20% 并与肌纤维平行。开始时做向心性收缩训练，并在每次重复训练的间隔放下重物以消除肌肉的张力。

持续治疗

RJ 计划每周治疗 3 次，持续 4 周。在第 3 次治疗时，注意到他能更快地完成训练计划，保持协调性，运动过程无疼痛且总体疼痛有所减轻。之后，他又进行了 4 项训练。

（1）水平内收

（2）水平外展

（3）伸展

（4）前屈

在第 5 次复诊时，RJ 开始了活动性过度的阶段 Ⅱ 治疗。增加了慢速增强式训练，即把一个 1 磅重的球往墙上扔，再用左手来接住它。闭链运动由壁式俯卧撑开始。他开始进行向心性收缩训练（2 组，每组重复 25 次）和 1 组从起始端到中间段活动范围的等长收缩训练。等长收缩以 60%~70%1IM 的负荷，保持 40~60 s。

到第 8 次复诊时，RJ 已能够进阶到阶段 Ⅲ。训练升级为包括向心性收缩（80%1RM 的负荷，2 组，每组重复 10 次）和等长收缩训练［从活动范围中段到末端（稳定）活动范围，以 85%1IM 的负荷，1 组，保持 10~15 s］。进行快速增强式训练以募集肌梭。RJ 开始将对角线模式（本体感觉神经肌肉促进）纳入日常训练中。

治疗结局

在第 4 周，RJ 的康复训练中引入基本职业功能康复训练。当时，他已回归正常的工作岗位并结束治疗。他决定去当地的一家健身房继续其既定的日常训练。

（许志生　译，黎景波　蔡素芳　黄锦文　审）

参考文献

1. ICF Research Branch: Icf core set for hand conditions, 2017. Available: https://www.icf-research-branch.org/icf-core-sets-projects2/other-healthconditions/ development-of-icf-core-sets-for-hand-condition.

2. World Health Organization: Classifications, 2017. Available: http://www .who.int/classifications/icf/en/.

3. Grimsby O, Rivard J, Kring R: Models of pathology in orthopaedic manual therapy. In Grimsby O, Rivard J, editors: Science, theory and clinical application in orthopaedic manual physical therapy: applied science and theory, vol. 1. Taylorsville, UT, 2008, The Academy of Graduate Physical Therapy, Inc., pp 161 - 224.

4. Goodman CC, Snyder TE: Screening for endocrine and metabolic disease. Differential diagnosis for physical therapists: screening for referral, St Louis, MO, 2007, Saunders Elsevier.

5. Carmona RH, Beato C, Lawrence A: Bone health and osteoporosis: a report of the surgeon general, Rockville, MD, 2004, Department of Health and Human Services.

6. Grimsby O, Rivard J, Kring R: Exercise for collagen repair. In Grimsby O, Rivard J, editors: Science, theory and clinical application in orthopaedic manual physical therapy: applied science and theory, vol. 1. Taylorsville, UT, 2008, The Academy of Graduate Physical Therapy, Inc., pp 33 - 65.

7. Beasley J: Osteoarthritis and rheumatoid arthritis: conservative therapeutic management, J Hand Ther 25:163 - 172, 2012.

8. Porter B, Brittain A: Splinting and hand exercises for three common hand deformities in rheumatoid arthritis: a clinical perspective, Curr Opin Rheumatol 24(2):215 - 221, 2012, https://doi.org/10.1097/ BOR.0b013e3283503361.

9. ACSM: American College of Sports Medicine: guidelines for exercise testing and prescription, ed 8, Philadelphia, 2009, Lippincott Williams & Wilkins.

10. Grimsby O, Rivard J: Exercise for bone repair. In Grimsby O, Rivard J, editors: Science, theory and clinical application in orthopaedic manual physical therapy: applied science and theory, vol. 1. Taylorsville, UT, 2008, The Academy of Graduate Physical Therapy, Inc., pp 19 - 31.

11. Grimsby O, Rivard J: Properties of cartilage. In Grimsby O, Rivard J, editors: Science, theory and clinical application in orthopaedic manual physical therapy: applied science and theory, vol. 1. Taylorsville, UT, 2008, The Academy of Graduate Physical Therapy, Inc., pp 67 - 82.

12. Hunter GR, Harris RT: Structure and function of the muscular, neuromuscular, cardiovascular and respiratory systems. In Baechle TR, Earle RW, editors: Essentials of strength training and conditioning, ed 3, Omaha, NE, 2008, Human Kinetics, pp 3 - 12.

13. Grimsby O, Rivard J: Clinical neurophysiology. In Grimsby O, Rivard J, editors: Science, theory and clinical application in orthopaedic manual physical therapy: applied science and theory, vol. 1. Taylorsville, UT, 2008, The Academy of Graduate Physical Therapy, Inc., pp 137 - 158.

14. Classification of chronic pain, Seattle, WA, 1994, IASP Press.

15. Grimsby O, Rivard J, Kring R: Muscle physiology. In Grimsby O, Rivard J, editors: Science, theory and clinical application in orthopaedic manual physical therapy: applied science and theory, vol. 1. Taylorsville, UT, 2008, The Academy of Graduate Physical Therapy, Inc., pp 107 - 135.

16. Grimsby O, Rivard J, Kring R: Exercise prescription. In Grimsby O, Rivard J, editors: Science, theory and clinical application in orthopaedic manual physical therapy: applied science and theory, vol. 1. Taylorsville, UT, 2008, The Academy of Graduate Physical Therapy, Inc., pp 347 - 392.

17. Cipriani DJ, Falkel JE: Physiological principles of resistance training and functional integration for the injured and disabled. In Lee AC, Quillen WS, Magee DJ, et al.: Scientific foundations and principles of practice in musculoskeletal rehabilitation, St Louis, MO, 2007, Saunders Elsevier.

18. Cheung K, Hume P, Maxwell L: Delayed onset muscle soreness: treatment strategies and performance factors, Sports Med 33:145 - 164, 2003.

19. Grimsby O, Rivard J, Kring R: Functional qualities and exercise dosage. In Grimsby O, Rivard J, editors: Science, theory and clinical application in orthopaedic manual physical therapy: applied science and theory, vol. 1. Taylorsville, UT, 2008, The Academy of Graduate Physical Therapy, Inc., pp 325 - 344.

20. Peterson MD, Rhea MR, Alvar BA: Maximizing strength development in athletes: a meta-analysis to determine the dose-response relationship, J Strength Cond Res 18:377 - 382, 2004.

21. Baechle TR, Earle RW, Wathen D: Resistance training. In Baechle TR, Earle RW, editors: Essentials of strength training and conditioning, ed 3, Omaha, NE, 2008, Human Kinetics, pp 405 - 407.

22. Wolfe BL, LeMura LM, Cole PJ: Quantitative analysis of single vs multiple set programs in resistance training, J Strength Cond Res 18:35 - 47, 2004.

23. Harman E: The biomechanics of resistance exercise. In

Baechle TR, Earle RW, editors: Essentials of strength training and conditioning, ed 3, Omaha, NE, 2008, Human Kinetics, pp 73 – 78.

24. Medical exercise therapy, Oslo, 1996, Norwegian MET Institute.

25. Blyx M: Blyx curve, Scand Arch Physiol 93 – 94, 1892.

26. Grimsby O, Rivard J, Kring R: Exercise progression. In Grimsby O, Rivard J, editors: Science, theory and clinical application in orthopaedic manual physical therapy: applied science and theory, vol. 1. Taylorsville, UT, 2008, The Academy of Graduate Physical Therapy, Inc., pp 431 – 472.

27. Ratamess NA, et al.: Progression models in resistance training for healthy adults, Med Sci Sports Exerc687 – 708, 2009.

28. Brumitt J: Scapular-stabilization exercises: early-intervention prescription, Athletic Therapy Today 11(5):15 – 18, 2006.

29. Magnus C, et al.: Cross-education for improving strength and mobility after distal radius fractures: a randomized controlled trial, Archives of Physical Medicine and Rehabilitation 94(7):1247 – 1255, 2013.

30. Rimmer J: Getting beyond the plateau: bridging the gap between rehabilitation and community-based exercise, PM R 4:857 – 861, 2012.

31. Rimmer J, Lai B: Framing new pathways in transformative exercise for individuals with existing and newly acquired disability, Disabil Rehabil 39(2):173 – 180, 2017.

第 11 章

上肢康复中的临床推理和问题解决

Saba Kamal

当临床医师发挥创造性思维、运用反思，并通过分析性思考，以实施有效的干预措施时，就会产生临床推理和批判性思维[1]。手治疗师应基于对病理、外科手术、人体组织的恢复机制以及创伤和功能障碍对个体的社会心理影响的理解来提出治疗计划。因此，本书的每一章都包含以上相关因素，以帮助年轻治疗师制订适宜的和个性化的治疗计划。本章简述了临床推理的基本概念，并鼓励读者在学习上肢常见诊断的章节时给予重视。

伤口愈合

软组织愈合过程在健康个体中是可以预测的。根据特征可分为三个阶段：①炎症期；②增生期；③成熟期；统称为愈合级联（healing cascade）。这一过程包括清理创面，填充软组织缺损并加强对于缺损的覆盖保护。了解伤口愈合过程可以帮助手治疗师进行评估并制订个性化的治疗方案，以满足每位康复对象伤口的恢复和特定需求。愈合的阶段是复杂且重叠的，其基本过程如下。

炎症期始于受伤或手术，通常持续 2 周。这个阶段的治疗目的是清理伤口。如果伤口因坏死和（或）感染而恶化，则炎症期延长，伤口愈合延迟，伤口将停留在炎症期，直到伤口床上的碎片和感染被清除。

◎ 临床精要

与伤口愈合相关的手部康复目标是尽量减少肿胀和瘢痕组织形成，减少细胞损伤，并建立清洁的伤口床以利于创面修复。

增生期在受伤或术后 3~4 天内开始，可持续 6 周。此阶段的目的是填补软组织缺损并覆盖创面。增生期的特征是血管生成、肉芽形成、伤口收缩和上皮化。胶原蛋白的合成是这一阶段的标志，而增生期与瘢痕组织的形成有关。然而，由于胶原纤维合成的方向是随机的，因此该组织并不强韧。这个阶段开始出现关节僵硬和组织粘连。关节末端感觉较柔软，同时瘢痕连接较脆弱。

在这一阶段，沿着生理轴进行适当的按压使胶原纤维更有功能的排列。优先控制水肿、轻柔的关节活动范围（ROM）训练、关节松动和瘢痕管理，以促进胶原蛋白纤维的良好排列，防止瘢痕组织粘连。

成熟期是伤口愈合的最后阶段。这一阶段的目的是加强创面的覆盖（胶原和上皮的结合体，称为瘢痕）。最早出现在伤后 21 天，这时 Ⅲ 型胶原蛋白被 Ⅰ 型胶原蛋白取代，可能持续数年。

创面增生可能长达至伤后 2 年，在此期间瘢痕组织是活跃的，并且是可塑的。治疗师可以利用瘢痕管理技术和使用矫形器来抑制瘢痕增生。

许多因素会影响组织愈合的速度和质量。血液循环、伤口中的碎屑、感染、化学应力、创面的温度、创面的水分、营养、年龄和药物都会影响愈合过程。例如，抗凝剂、抗血小板聚集药物、非甾体抗炎药（nonsteroidal antiinflammatory drugs，NSAIDs）和类固醇等药物可能会干扰血小板活化、血管生成和胶原蛋白的产生。免疫抑制剂类固醇会抑制巨噬细胞水平，降低免疫活性淋巴细胞数量，减少抗体产生和抗原处理。营养不良和热量摄入不足也不利于伤口愈合。放疗和化疗可导致愈合延迟，并增加组织坏死的风险[2]。

手治疗师必须时刻警惕所有影响组织愈合的因素。在受伤或术后，治疗师要利用生理和病理知识判断是否有感染。感染性屈肌腱鞘炎就是一个典型的例子。我们使用 Kanavel 四个基本症状来识别屈肌腱鞘炎：①手指肿胀均匀；②屈曲位；③被动牵伸疼痛；④沿屈肌腱鞘触诊疼痛。

周围神经的修复

最近，关于中枢神经系统（central nervous system，CNS）和周围神经系统（peripheral nervous system，PNS）之间的相互作用的研究有所增加，手治疗师因此也了解得更多。特别是 CNS 和 PNS 之间的相互作用可以影响腕部的稳定性、功能痛觉。我们需要掌握这些重要的概念并将其融入治疗中。

较年轻、肢体神经损伤在远端的康复对象，往往预后较好[3]。

当涉及多种组织时，在确定治疗计划的优先级时，对骨损伤的保护优先于对神经、韧带和肌腱的修复。

水肿和内部瘢痕组织的形成

根据 Paul Brand 的说法，水肿是创伤的进展过程，不及时治疗会导致适应性缩短、粘连和关节挛缩[4-7]。水肿通常发生在感染、创伤或手术引起的急性炎症反应期。活动减少、制动、全身疾病和局部感染也可导致水肿。在治疗任何上肢损伤或手术时，手治疗师必须将早期和积极地控制水肿作为优先处理事项。由于长期肿胀可能导致液体滞留，并形成瘢痕组织和粘连（从而影响功能），因此早期处理水肿对改善上肢康复的结果至关重要。

僵硬

典型的僵硬（stiffness）手姿势特点是掌骨关节伸展，这是由于手背水肿，导致应力施加于手外部伸肌所致[4, 8, 9]。由于水肿的应力对手外在屈肌产生了肌腱固定效应，近端指骨间关节和远端指骨间关节呈屈曲状态[10]。

由于掌指关节、近端指骨间关节和远端指骨间关节的侧副韧带缩短和粘连[11]，手部僵硬是非常严重的。这可能导致收缩组织（肌腱、肌肉）的滑动不足和非收缩组织（关节囊、韧带）的应力缺失[7, 12, 13]。这些限制可能导致关节挛缩、肌腱粘连和长期的功能受限。预防僵硬的发生比处理僵硬要容易得多。

一旦确定僵硬，就必须通过敏锐的观察找到隐藏的问题。手治疗师要使用解剖学、生理学、人体运动学和物理学的知识来明确僵硬的病因和病理，并确定适当的干预措施来逆转僵硬。例如，我们在矫正干预中使用的刚度概念就是关节总末端活动范围时间（total end range time，TERT）。TERT 指的是长时间持续温和的应力比短时间猛烈的松动更能有效地延长组织长度。

美化瘢痕

外部瘢痕（external scarring）的外观和感受很重要，它会影响康复对象对受伤和恢复的感受，甚至会影响自我形象。除了整形术外，瘢痕管理对功能恢复也很重要。手治疗师与康复对象合作，防止皮肤与深部结构粘连，并在瘢痕存在时最大限度地扩大关节活动范围。了解不同类型的瘢痕组织有助于制订治疗计划。

增生性瘢痕是可见的凸出于皮肤表面的瘢痕，不会扩散到周围的组织，经常自行消退[14]。这些瘢痕的特征是真皮组织增生，成纤维细胞分泌的胞外基质蛋白，尤其是胶原蛋白过度沉积，以及持续的炎症和纤维化[15]。

瘢痕疙瘩，质硬、轻触有痛感，表面光滑，偶尔出现毛细血管扩张（小血管扩张）。上皮细胞变薄，可有局灶性溃疡区域。颜色为粉红色到紫色，可伴有色素沉着[16]。瘢痕疙瘩形成于损伤区域，但生长超出原始损伤区域或原始瘢痕边缘。与增生性瘢痕不同，后者不超过原始创伤的边界。

◎ 临床精要

激进的手治疗提倡高水平的力量和重复，会使组织处于持续的炎症状态，甚至导致成熟组织发炎，从而产生更多的瘢痕组织增生[17,18]。

经验丰富的治疗师在上肢康复中比人们预期的要更保守。甚至康复对象有时也会惊讶地发现（适当的）手治疗不会引起更多疼痛。组织对缓慢、温和的训练反应非常好。无论是内部（粘连）还是外部（整形），我们都希望把炎症控制在最低水平，以避免过度的瘢痕增生。告诉康复对象剧烈疼痛是组织损伤的一个信号，应该避免。然而，在牵伸过程中会产生一些不适，以提高弹性、活动性和功能。

关节活动范围

ROM 受限可能是多种原因造成的。同样，治疗师运用生理学、解剖学、人体运动学和物理学知识来确定受限因素，制订基于推理的干预计划以解决问题。有时受限来源于某些肌群，如手内肌和外在肌。在评估时，近端关节的位置直接影响手外在肌的长度 – 张力关系，从而影响远端关节的状态[13]。

ROM 受限也可能是由于神经滑动受限所致。神经系统由机械成分和生理成分组成。机械成分是神经相对于周围组织移动的能力，而生理成分为神经提供血流。

水肿、瘢痕和疼痛都会影响移动方式和移动程度。身体结构的任何受限都可能出现疼痛、炎症和感觉受累，这将更大程度地阻止或限制关节或身体的运动[19-22]。手治疗师要帮助康复对象打破这个恶性循环。

◎ 临床精要

主动关节活动范围（active range of motion，AROM）评估收缩组织功能。被动关节活动范围（passive range of motion，PROM）评估非收缩组织功能[6,7]。

总之，本章强调了临床推理背后的基本概念。本书的目标是帮助新手治疗师理解这些概念，以及它们与特定的诊断和症状的联系。对这些概念的理解将使读者能够选择性地、有效地治疗上肢功能障碍。我们鼓励读者在学习本书各章节时，特别注意这些概念。

（卞立　译，杨惟翔　杨永红　黄锦文　审）

参考文献

1. Bittencourt GKGD, Crossetti MGO: Theoretical model of critical thinking in diagnostic processes in nursing, Nurs 11(Suppl 1):563–567, 2012.

2. Arem AJ, Madden JW: Effects of stress on healing wounds: I. Intermittent noncyclical tension, J Surg Res 20(2):93–102, 1976.

3. Griffin MF, et al.: Peripheral nerve injury: principles for repair and regeneration, Open Orthop J 8(Suppl 1: M10):199–203, 2014.

4. Brand PW, Hollister AM: Clinical mechanics of the hand, ed 2, St Louis, 1993, Mosby Yearbook.

5. Brand PW, editor: Clinical mechanics of the hand, St. Louis, 1985, Mosby. 6. Brand PW: Mechanical factors in joint stiffness and tissue growth, J Hand Ther 8(2):91–96, 1995.

6. Brand PW: Mechanical factors in joint stiffness and tissue growth. , J Hand Ther 8(2):91–96, 1995.

7. Brand PW, Hollister AM: Clinical mechanics of the hand, ed 3, St Louis, 1999, Mosby.

8. Kaltenborn FM: Manual mobilization of the joints, ed 7, Minneapolis, 2011, Orthopedic Physical Therapy Products.

9. Kapandji AI: The physiology of the joints, ed 6, Philadelphia, 2007, Churchill Livingstone Elsevier.

10. McKee P, Hannah S, Priganc VW: Orthotic considerations for dense connective tissue and articular cartilage—the need for optimal movement and stress, J Hand Ther 25(2):233–243, 2012.

11. Hertling D, Kessler R: Management of common musculoskeletal disorders: physical therapy principles and methods, Lippincott Williams & Wilkins, 1996.

12. Brand PW: Hand rehabilitation: management by objectives. In Hunter JM, Schneider LC, Mackin E, editors: Rehabilitation of the hand, ed 2, St Louis, 1984, Mosby.

13. Riordan DC: A walk through the anatomy of the hand and forearm, J Hand Ther 8(2):68–78, 1995.

14. English RS, Shenefelt PD: Keloids and hypertrophic scars, Dermatol Surg 25(8):631–638, 1999.

15. Atiyeh BS: Nonsurgical management of hypertrophic scars: evidencebased therapies, standard practices, and emerging methods, Aesthetic Plast Surg 31(5):468–492, 2007.

16. Al-Attar A, Mess S, Thomassen JM, Kauffman CL, Davison SP: Keloid pathogenesis and treatment, Plast Reconstr Surg 117(1):286–300, 2006.

17. Wang J, et al.: Toll-like receptors expressed by dermal fibroblasts contribute to hypertrophic scarring, J Cell Physiol 226(5):1265–1273, 2011.

18. Hirshowitz B, et al.: Silicone occlusive sheeting (SOS) in the management of hypertrophic scarring, including the possible mode of action of silicone, by static electricity, Eur J Plast Surg 16(1):5–9, 1993.

19. Shacklock M: Neurodynamics, Physiotherapy 81(1):9–16, 1995.

20. Shacklock MO: Clinical neurodynamics: a new system of neuromusculoskeletal treatment, Oxford, UK, 2005, Butterworth Heinemann.

21. Butler DS: The sensitive nervous system, Adelaide, Australia, 2000, Noigroup Publication.

22. Ellis RF, Hing WA: Neural mobilization: a systematic review of randomized controlled trials with an analysis of therapeutic efficacy, JMMT 16(1):8–22, 2013.

第 12 章

Goldie Eder, Renee B.Lonner

康复对象 – 治疗师融洽关系的基础

本章介绍影响康复对象参与手功能治疗动机的心理和情绪因素，并基于此基础提出使治疗效果最大化的方法。随着时间的推移，大多数医疗专业人员都逐渐认识到：因每个康复对象所处的独特背景不同，同一类型的损伤对不同个体会产生不同的影响。了解康复对象的环境，包括心理构成，是什么塑造了他们对自我和自身状况的信念，以及对恢复能力的信念，可以帮助手治疗师与康复对象一起设定更为现实的治疗目标。此外，此信念可以帮助治疗师与康复对象建立融洽的关系，从而建立更积极、更具建设性的工作关系，这些将让治疗师感觉更有成效，从而获得更好的治疗效果。

了解疾病和损伤对心理的影响

虽然有许多特定的因素会影响接受手治疗的康复对象，但对于疾病或损伤对其心理的影响，还是有一些通用理论值得介绍。通常接受手治疗的康复对象会感到脆弱，这是因为无论手部损伤是暂时性的或永久性的，对一些人来说，都会导致广泛的日常功能受限，这就使大多数康复对象感到无助和失落。之后他们会通过一些情绪反应来达到心理防御（psychological defenses）和保护的作用，常见的情绪反应有：愤怒、恐惧、无助、羞愧、受害、责备自己或他人、回避和退缩，伴有或不伴有挫败感和绝望感。此外，有些康复对象具有坚韧（resilience）的品性，他们期望功能恢复并表现出"我要战胜疾病"的态度。

当手治疗师会见康复对象时，他们可以通过阅读病史或从转诊医师处获得关于其病情或受伤情况的信息，例如受伤是由重复性工伤、运动性损伤还是手术造成的。这类信息是有用的，同时也有必要询问康复对象对于手部发生的损伤的理解，以及损伤对他们的影响，包括康复对象的身体功能和对于病情或损伤的情感感受。

◎ 临床精要

建立融洽的关系从治疗师第一次见到康复对象开始，治疗师需要做的是：微笑问候、使用对方喜欢的称呼、全神贯注。

重要的是，治疗师不要主观臆断康复对象对伤害的反应以及伤害对他们意味着什么；相反，真正地对康复对象的想法抱有好奇的态度是一种更有效的方法。在心理健康咨询领域，这种方法被简单地称为"从康复对象角度出发"的策略。作为手治疗师，我们可以仔细观察并倾听康复对象讲述他们的故事；根据他们的叙述，我们可以开始对他们正在经历的事情、他们如何看待他们的问题以及他们所拥有能够带来改变的能力做出一些假设。

要理解医疗状况对心理的影响，并最终建立融洽关系的一个重要步骤是通过一种被称为积极倾听（active listening）的过程来测试这些假设。这种方法意味着我们需在故事中的某一点暂停，让康复对象澄清自己对某个特定问题的理解，如"当你告诉我你的手是因汽车追尾撞击受伤时，听起来好像你觉得自己对事故负有责任，你能向我解释一下这部分吗？"

积极倾听可以向康复对象传达我们正努力从他们的角度来看待问题的态度。因此，我们试图与他们建立治疗联盟（therapeutic alliance），以便他们能够积极参与我们的照护和治疗计划。虽然手治疗师不是康复对象的心理治疗师，但这种关系仍有一个明确的心理维度。如果康复对象觉得治疗师与自己处于一个团队，并理解他们正在经历的事情，他们将更有可能建立对治疗师的信任，这样能更好地参与治疗计划并提高疗效。基于共情和信任，康复对象才会将自己投入到治疗师的治疗计划中，这样治疗工作就可以开始了。

> ◎ **临床精要**
> 通过积极倾听的方式可以向康复对象传达：你非常有兴趣与他们建立联系，而不是基于控制的关系。这种倾听和参与可以弥合治疗师和康复对象之间的鸿沟。

建立治疗联盟

"共情（empathy）"一词来源于拉丁语词根"em"，意思是"进入"，而"pathos"的意思是"痛苦"。因此，作为治疗师，我们以我们假设的关系立场与康复对象"进入"他们的痛苦。这种立场或态度让我们与康复对象"并肩而行"，向他们表明我们对他们的感受很在意。马萨诸塞州剑桥健康联盟（Cambridge Health Alliance）的医学博士 Leston Havens，是许多心理治疗师的导师，他在一次演示中展示了这种立场。当他首次访谈康复对象时，他选择坐在其旁边，而不是面对他 / 她。他想为康复对象创造一种感觉，那就是治疗师和他们是从同一个有利的角度共同观察世界、共同发现如何处理困

难的局面，并更成功地克服它 [1,2]。

这种想法同样可以有效地应用于与身体受限或受伤的康复对象建立融洽的关系中。即使在手治疗中，治疗师经常隔着治疗桌面对来访者，但通过非言语和言语表达，可以给对方留下这样的印象：即治疗师同情康复对象的经历，并且在治疗过程中"站在他们一边"。这种共情的立场是康复对象建立信任和希望的基础，并使他们更有可能遵循特定的治疗处方（包括那些他们需要在家中遵循的治疗内容）。

> ◎ **临床精要**
> 共情 / 同理心，即在精神上认同（从而完全理解）另一个人，比同情更困难，却也更有意义。

最近在医疗保健领域，有一种策略是动机式访谈（motivational interviewing，MI），它能够解决如何获得康复对象参与的问题。这种方法最初是针对那些"非自愿"以及不遵守治疗建议的群体（酗酒者和药物滥用者）而开发的，但现在已成功地应用于存在不同问题的康复对象中。MI 是一种独特的临床方式，旨在帮助康复对象确定其遵循治疗计划的动机和自我利益。

根据 Rollnick、Miller 和 Butler 在他们书中关于此策略的相关描述 [3]："MI 并不是一种欺骗人们做他们不想做的事情的技巧，相反它是一种巧妙的临床策略，用于从康复对象身上激发出他们为自身健康而做出行为改变的动机。在它的内涵中，指导多于指示、对弈胜过对抗、倾听与讲授并行。它的整体精神被描述为协作、唤起，尊重康复对象的自主权"（p.6）。

对于治疗师来说，MI 中"指导"风格的四个原则是：

1. 抵制我们纠正错误的愿望；
2. 了解和探索康复对象自身的动机；
3. 基于共情去倾听；
4. 赋权康复对象，鼓励他们有希望和乐观精神。

根据 Rollnick 等人（p.4）的描述："这四个原则可以用缩略词 RULE 来帮助记忆，抵制（Resist）、理解（Understand）、倾听（Listen）和赋权（Empower）" [3]。

根据这些作者 [2] 的描述，好的导游会先了解客户，询问他想去哪里，然后告知他相关建议，并判断什么对他来说有意义。有影响的导游是在提供帮助和

鼓励的同时，也必须倾听并尊重对方的意愿。

当康复对象对自己的功能恢复表现出悲观甚至绝望态度时，即使是最有经验的治疗师也会觉得是挑战。这些康复对象会抵抗，甚至不服从，治疗师会感到会面的主要内容是斗争，而不是治疗。然而，重要的是要记住，这种防御姿态通常来自恐惧，因为他们担心无法恢复或得到改善，感到陷入困境和无助。当一位手治疗师与康复对象遇到这种状况时，治疗师可以想象一个他们自己感到害怕和无力的时刻，他们无法克服的一种情绪，这是很有用的。这种记忆可以帮助治疗师想象、记忆和共情康复对象的情感体验。

MI 是缩短专家治疗师与康复对象之间距离的一种方法，有望减少他们之间的阻力并为参与铺平道路。重要的是要记住，即使手治疗师是新人并缺乏经验及信心，这样做也可能令康复对象认为治疗师富有知识和力量。

◎ 临床精要

康复对象对治疗建议的抵制应被视为对话的机会，而不仅仅是令人沮丧的问题。这是提示治疗师暂停治疗的信号，并寻求康复对象的合作，让治疗师能够了解康复对象抵制治疗背后所蕴含的感受。此时的暂停，是为了日后整体治疗进程的加速。

John Rolland[4] 和 Arthur Kleinman[5] 都是为患有严重疾病的个体和家庭提供服务的精神科医师，他们认为个体（或家庭）对一般疾病和特定伤害或状况的不同信念，将决定他们对自己处境所作的解释和赋予的意义。这些精神病学家指出，当人遭受身体损伤时，会摧毁我们之前所认为的身体是无懈可击这样的共同的（防御的）信念，此时为康复对象及其家人创造意义就很重要了，因为在此情况下创造意义有助于人们培养对环境的掌控感。这种掌控感对于康复对象运用治疗师所教授的技术技能至关重要。有时让他们相信可以通过强化患手或学习如何适应并"更聪明地前进"来努力提高功能并减少残疾手的疼痛是一项重大的挑战。医学专业人员倾向于从生物学、生理学、解剖学的角度来考虑这个问题，但大多数康复对象却是从功能或经验的角度来考虑他们的病情。此外，手部病情和损伤的疗效需在社会和文化层面上具有意义。

正是个体、人类和社会因素形成了心理治疗师所说的医疗的社会心理情景（psychosocial context）。当然，康复对象关注的不仅仅是他们的手，他们是对自己的病情有想法和感受的人。这些因素构成了每个人的社会心理情景，可能会影响个体参与治疗的程度，就像退行性疾病所造成的伤害或恶化的性质一样。这一背景就是为什么治疗师需要花时间了解康复对象受伤之前的情况以利于建立治疗联盟的原因。手治疗师是对康复对象手部进行功能评估的专家，但如果康复对象不参与该过程，就无法有效地执行治疗计划。

如何介绍手治疗——对康复对象说些什么

虽然没有必要按照脚本介绍自己和手治疗的概念，但在与新康复对象会面时，记住一些特定的概念可能会有所帮助。

"你好，Smith 女士 / 先生，我是 Jane，你的作业 / 物理治疗师。今天，我们将开始合作来治疗你的手部损伤 / 情况。首先，我将评估你的损伤的性质和程度，然后将运用 / 教你一些技术来帮助你加强手部功能 / 减轻疼痛 / 调整你的动作。每次治疗将会持续 __ 分钟。我可能会给你做一些物理因子治疗（如电刺激、超声等），我们也会做一些训练，你可以在这里学会，之后在家中练习。你的提问、向我提供的信息以及在治疗中我们的合作将是你功能提高的关键。了解你的伤情是如何发生的、何时发生的，以及你的身体状况对我很有帮助。我会尽我最大的努力向你解释我的治疗建议，如果我讲的不清楚或你不理解，请一定告诉我，这是非常重要的。请尽可能多的提问。当康复对象和治疗师之间进行对话时，疗效总是最佳的。"

在这一早期过程中，治疗师创建了一个情景：康复对象会感到被邀请参与一个项目，这让双方都会觉得有回报。这并不意味着假装高兴或最小化未来的工作，而是向康复对象表明治疗师对他们感兴趣，并真正理解他们当前所遭受的痛苦，且治疗师相信所提供的治疗技术和工具将有助于他们的康复。

做一个"希望供应商"

治疗师如何处理自己与康复对象关系中的希望是一个值得思考的问题。有一种观点认为，就如现在对康复对象的疼痛程度例行评估一样，对他们的希望程度也应该例行评估。这样，希望程度在手治疗师和康复对象之间就是公开的。

对一些康复对象来说，唯一可接受或积极的结果就是身体功能能够完全恢复到损伤之前的水平。除此之外，任何少量的不达标都会引发无法忍受的失落感和愤怒。其他康复对象则在他们的期望中会呈现更多的适应性和灵活性，只要他们提升了功能或能力，都会感到满足。康复对象的个性特征和（或）外部因素，如希望快速回归工作的实际需要，可以驱动上述这些认知。

血液病和肿瘤学家 Jerome Groopman 在他的著作《解剖希望：人们如何战胜疾病》（*The Anatomy of Hope: How People Prevail in the Face of Illness*）[6] 中描述了他作为一名医师治疗生命垂危康复对象的历程。Groopman 博士谈到了他在与康复对象建立关系中所经历的道德困境，在这种困境中，他认为有责任直截了当地、诚实地告知康复对象预后。随后当他亲身经历了一次严重的背部损伤，他才切实地体会到了希望的重要性。

受伤后的几年里，Jerome 的活动一直受到严重限制，直到他在当地一家医院参与了受指导的康复计划才有所好转。Jerome 讲述了在他的康复计划中，他如何开始尝试平衡运动带来的痛苦与赋予他生命意义的活动愿景的关系，例如与他的小女儿走到池塘边，体验她遇到青蛙时的喜悦。他决定参与这一积极的可视化过程，最终他的背部恢复了大部分功能。他将自己的康复归因于不断积累希望，这使他能够推动自己走出舒适区，即使在疼痛时也能进行锻炼。

手治疗师可以成为一个关键的"希望供应商"，因为他们不仅树立了一种"我能做"的态度，而且他们还拥有具体的技术来帮助康复对象改善关节活动度、增强力量、减轻疼痛以及提高功能。

◎ 临床精要

希望感是手功能康复的基本要素，当康复对象感到绝望时，哪怕它它是短暂的，治疗师也需要成为希望的主要载体来帮助康复对象克服绝望感。

案例分析

Jane 是一名 30 岁的单身女性，患有遗传性疾病埃勒斯 - 当洛斯综合征（Ehlers-Danlos syndrome，EDS；又称皮肤弹性过度综合征）可导致手腕和其他关节活动过度，以及肩关节脱位。Jane 的父亲是一名医师，他在女儿青春期时首次诊断出她患有此疾病，在这期间 Jane 进行了几次手术，包括在腕部植入钢板。6 年后，钢板脱落，导致她出现疼痛和不适。在咨询手外科医师后，医师建议将钢板取出。Jane 在手术初步恢复后就接受了手治疗的转诊。起初，她表现出知情并对手术结果表示释然，对实现"恢复右手力量、回归生活"的目标持乐观态度。她补充道："我知道由于 EDS，我必须始终关注我的身体，但它远没有创伤性脑损伤或精神疾病那么严重。"

手治疗师感到惊讶的是，Jane 只进行过最低限度的家庭训练计划，以至于延迟了手腕运动和力量功能的恢复。在第五次就诊时，治疗师认为 Jane 的态度与开始治疗时比发生了变化。她似乎心不在焉、无法专注，急不可待地要完成治疗，并告诉治疗师，事实上，她那天差点就不来赴约治疗了。治疗师记得，在 Jane 的药物清单上，她看到了拉米克塔尔（Lamictal），一种用作抗癫痫或稳定情绪的药物。治疗师并没有与她讨论该药物治疗，因为治疗师觉得这会干扰治疗并使其感到不适。此外，手治疗师还记得 Jane 在第一次治疗时很难处理关于创伤性脑损伤或精神疾病的评论，治疗师于是在脑海中形成了一个假设，即 Jane 实际的压力或抑郁可能比她最初表现出的更严重。治疗师还想知道 Jane 对于镇痛药的使用情况，以及它是否可能与 Jane 的精神药物共同作用而产生负面影响。治疗师对康复对象态度明显的转变进行了有意识地思考及必要的询问，而不是过早地判断或假设发生了什么。

治疗师在实施计划好的治疗活动之前先停下来，并声称自己感到很匆忙，同时给自己和 Jane 倒了杯水。治疗师知道，通常以往不会打断治疗进行休息，但此时治疗师微笑着对 Jane 说："我们双方都需要休息一下。"Jane 看起来很惊讶，但仍感谢治疗师给她倒水，她看了看桌子，然后开始看她手臂上的伤疤。治疗师问 Jane，她觉得她的手臂看起来怎么样，Jane 说她觉得手臂发红，令人不快，这几天她都有此感受。治疗师询问，这种反应是否与可能影响她长期生活的遗传病相关，或者是否有其他事情令她感到沮丧甚至抑郁。Jane 看向别处，然后喝了一口水，告诉治疗师她和伴侣刚刚决定分手，她将不得不搬家，因为目前她是住在对方家里。她说她还担心自己在工作岗位时的状况，因为她面对的是一群有认知缺陷和冲动行为的患者，她担心其中有人会无意识地撞伤她，再次对她的手臂造成伤害。此外，她还担心，除了为了手术所请的 1 个月病假外，她不能再额外请假了，因为她需要有收入才能找到新的住处。她不知道一旦找到新住处，她将如何搬家，因为目前她还不能搬东西，但她也不愿意继续和男友住在一起。失去这段关系令她感到难过。

治疗师开始担心自己是否为 Jane 打开了一个"潘多拉的盒子"，甚至可以想象出她的上司听到对话后不以为然或者不耐烦的样子。他们重新开始手治疗的工作。当治疗结束时，治疗师说很荣幸 Jane 对她有足够的信任，能够诚实地将她在生活中的遭遇告之。并说她记得 Jane 在他们的第一次治疗中说手治疗比处理创伤性脑损伤或精神疾病更容易，也许 Jane 感到沮丧的是，她原本预期的更容易实现的事情（手术后的身体恢复）因目前面对的意想不到的个人压力而变得更困难了。她想知道 Jane 是否因为不得不处理 EDS 所带来的突发情况以及情绪问题而感到不知所措，同时失恋也让她感到绝望。治疗师对 Jane 深表同情，但也担心如果 Jane 不进行家庭训练并恢复手臂的使用的话，她将处于更加脆弱的境地。治疗师建议他们回到手治疗活动中，同时 Jane 可以继续谈论她的经历和在治疗时的感受。

当他们回到手治疗活动中时，治疗师问 Jane 是否有谈话治疗师，以及她所服用的药物疗效是否良好。治疗师继续微笑着说，她很钦佩 Jane 在一个能够帮助他人的领域工作，治疗师也明白有时候会感到比平时更难奉献自己时会是什么感觉。Jane 说她真的很感激手治疗师让她敞开心扉，因为这样她就更容易承认自己存在主观弱化的问题，她需要重新去见她的谈话治疗师，自从手术后她就再也没有去过。Jane 说手术后她没有服用处方镇痛药，大多数时候她都是尝试用布洛芬来控制疼痛。她承认有几天疼痛几乎无法忍受，但她不敢增加任何阿片类药物，因为在她在大学时被诊断出双相情感障碍之前有药物滥用史。Jane 担心维柯丁（Vicodin，一种镇痛药）会成为她重新滥用药物的开始。在治疗结束时，治疗师谈到了下周的治疗计划。双方达成了共识：Jane 会在上班前练习 10 分钟，晚上回家后练习 20 分钟。手治疗师询问在接下来的一周内联系心理医生并预约治疗对她是否有帮助，Jane 的回答是肯定的。此外，手治疗师建议 Jane 为自己做一些事情，让她感觉仿佛回到了手术前的日常规律生活中。治疗师接着问 Jane，她是否能想起一个愉快、宁静的地方，在那里她感到了幸福和祥和。Jane 回忆起她小时候每年夏天在祖母家的大树下荡秋千的情景，在那里她可以放松并且安静地幻想。治疗师建议，当 Jane 做运动时，她可以想象自己在夏日的大树荫下荡秋千，在秋千每一次的上下荡动中她感觉更健康、更放松。

经过这次讨论，Jane 对家庭训练计划的依从程度显著提高。Jane 完成了手治疗计划，手功能愈后良好。手治疗师也有非常积极的结论，意识到可以根据治疗过程中出现的情况来调整自己的期望以及激励康复对象的策略。治疗师对同情、共情和融洽关系的价值越来越重视，使自己觉得有能力帮助这类康复对象，这有助于他实现全面康复的治疗。

（周欢霞　译，李红　杨永红　黄锦文　审）

参考文献

1. Havens L: Sullivan and the heart. In a safe place: laying the groundwork of psychotherapy, Cambridge, MA, 1989, Harvard University Press.

2. Havens L: Empathic language. In making contact: uses of language in psychotherapy, Cambridge, MA, 1989, Harvard University Press.

3. Rollnick S, Miller WR, Butler CC: Motivational interviewing: principles and evidence. In motivational interviewing in health care: helping patients change behavior, New York, NY, 2008, Guilford Press.

4. Rolland JS: Family health and illness belief systems. In families, illness, and disability: an integrative treatment model, New York, NY, 1994, Basic Books.

5. Kleinman A: The illness narratives: suffering, healing, and the human condition, New York, NY, 1988, Basic Books.

6. Groopman J: Exiting a labyrinth of pain. In the anatomy of hope: how people prevail in the face of illness, New York, NY, 2004, Random House.

第 13 章

促进治疗计划的依从性

Lisa O'Brien Luke
Steven Robinson

引言

本章将解读依从和服从的区别，强调康复对象不依从治疗所产生的相关风险和后果。我们曾尝试总结针对上肢疾病的康复对象使用提升依从性策略的相关证据，并根据尝试的结果提出了一种模式，以帮助治疗师了解为什么有些康复对象难以坚持计划好的治疗方案。最后，我们将从循证角度讨论提高康复对象依从性的实用方法。

依从性和服从性

理解依从和服从的区别

令人困惑的是，术语依从性（adherence）和服从性（compliance）在医学和治疗学文献中经常互换使用。Meichenbaum 和 Turk 的经典教材[1]中详细描述了二者之间的差异，可概括为以下内容。

服从性指康复对象听从和遵循其医师或治疗师的指示、处方和禁令的程度。

依从性指康复对象积极主动地参与医患双方均可接受的治疗过程，以实现预防或治疗的目的。

世界卫生组织（WHO）相关项目将依从性定义为"个人的行为 ［服药、改变饮食习惯和（或）生活方式］对医疗服务人员建议的同意程度"[2]。这里的"同意"是该定义的根本所在，因为依从性需要康复对象同意医务人员的建议，并坚持执行已同意的治疗方案，以实现最佳的临床治疗效果。依从性是无偏见的，因此使用依从性时不会存在对康复对象、处方医师或治疗师中的任何一方有责备的倾向。

理解二者的不同内涵的推论也很重要，主要区别在于康复对象所扮演的角色。服从性将康复对象置于接受医师和治疗师指导的被动接受者角色。此时在医师与康复对象的关系中，主导权严重偏向医师；相比之下，康复对象在"依从性"中的角色是知情同意者，因为他们已经知晓并决定遵循医师所选择的干预或建议，以实现最佳的临床疗效[3]。此时权利关系偏向康复对象[4]，但治疗的主导权仍在医师手中。

为什么在手治疗中依从性更适合使用

描述康复对象行为的术语非常重要。在手治疗诊所中，如果康复对象没有如约前来治疗、未能按治疗师的建议完成训练、前往诊所时未佩戴矫形器，或不考虑安全性擅自修改矫形器。在此情况下，他们可能会被评价为"不服从者"。"不服从"一词背后的基本假设是：任何的负面后果可能都是康复对象自己的过错。这是一种过时的医疗观念，即医务人员承担专家的角色，而康复对象只单纯遵循专家的建议。20世纪的医学、护理学和治疗学文献综述指出：在当时的医疗背景下，"服从性"与医师控制同义[5]。然而，控制的理念与物理治疗、作业治疗和我们以康复对象为中心的专业实践承诺并不相符。虽然康复对象佩戴矫形器、完成分级自我训练计划、避免患肢在愈合阶段的危险活动以及按时参与治疗非常重要，但在康复对象的疾病恢复期，手治疗师也要考虑如何管理他们的日常必需作业（自理、生产和娱乐活动）。我们需要与康复对象建立共识，使他们了解如何在完成必需作业活动的同时避免潜在风险。因此，本章将使用依从性为首选术语而非服从性。

为什么依从手治疗计划很重要？

对急性损伤康复对象来说，依从手治疗计划将会有更好的预后结果[6,7]。此外，依从计划还可以降低因可预防的畸形、挛缩和组织再损伤而导致进行昂贵的二次手术的风险和可能[8]。据报道，在规定时间内，有32%~60.5%的人会依从他们已同意的手治疗计划[7,9-12]。这是一个很难精确衡量的概念，因此，在实践工作中的真实比例可能会更低。当然这可能也与环境有关，当一个人受到频繁示意和提醒（如在住院期间）时会有良好的依从性，但回家后无人提醒时可能不会依从治疗计划，因为在家中，可能会忘掉计划。

何时会被视为不依从？

研究人员将依从性视为二分变量（将特定康复对象评价为依从或不依从）[13,14]，还有研究人员描述了不依从性的等级[10,12,15]，包括：①不依从任何方面的治疗；②依从部分，但不依从其他部分的治疗；③最初依从，但随着时间推移转变为不依从；④不当或过度依从。"不依从"的新定义采用了"阈值"的方法[16]：设定了一系列关于"努力完成治

疗""如约参与治疗"或"按要求佩戴矫形器"的条目，当康复对象分数低于设定值，就不可能达到预期的治疗或预防效果。

多维的依从性概念

众多学者认为不依从医疗干预是世界范围内的重大问题。随着对依从性决定因素的研究逐渐增多，WHO在2003年针对相关证据进行了一次重要的评论性综述[2]，据此创建了多维依从性模式（图13.1）。此模式将依从性的关键预测因素分为五个维度：①社会经济因素；②医疗系统因素；③疾病相关因素；④治疗相关因素；⑤患者相关因素。该模式指出治疗的依从性会受到多重因素的影响，而提高依从性需要处理所有的相关因素。现本书定义了这些维度，并在手治疗背景下应用。

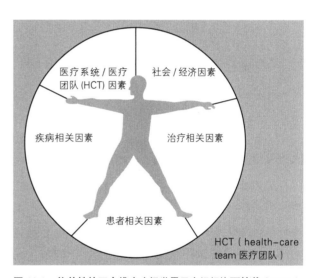

图 13.1　依从性的五个维度（经世界卫生组织许可转载 Sabaté, E. Sabaté, E. Adherence to Long-Term Therapies: Evidence for Action. Geneva, Switzerland: World Health Organization; 2003, p27.）

社会/经济因素

社会/经济因素包括种族（和文化信仰）、经济条件、教育水平、就业情况、年龄、社会支持、距治疗场所的距离、家庭情况、治疗或前往治疗场所的费用情况等。虽然在手外科和手治疗的相关文献中，没有确定社会经济因素与依从性间的一致关系，但是在当地社区获得服务、家庭支持和治疗的费用（包括前往诊所的交通费）等因素会对一些康复对象

的依从性造成影响。研究证明，对患有类风湿关节炎等慢性手部疾病的康复对象来说，同伴支持小组是行之有效的干预措施[17]。同伴支持小组通过引导大家分享病情或疾病的治疗经验来达成治疗的目的。在分享过程中，康复对象将会产生责任感和自我效能感，这样的干预方式可以减轻医疗团队的负担，提升康复对象的自我管理能力，并在小组中帮助康复对象整合所有医疗照护资源。专栏 13.1 概述了如何通过克服社会 / 经济挑战来提升依从性。

专栏 13.1　克服社会经济挑战的干预措施

- 应用 / 开展同伴支持小组。在切实可行的条件下，考虑成立同伴支持小组，如臂丛神经损伤或腕部损伤小组。在小组中，治疗师可为大家提供监督下的小组训练和社交互动环境。
- 鼓励康复对象寻求他人帮助，或帮助他们相信自己可以[40]。
- 培养康复对象的自我管理能力，确保他们有信心能正确使用这些能力。对康复对象进行宣教，使其明白他们理应接受他人的帮助，但也应该参与到解决自身问题的工作中，以确保达到预期的治疗效果[40]。
- 康复对象所在社区的能力建设（例如，指导当地医疗机构工作人员监督康复对象的训练进展，鼓励他们适当参与社区活动）。

医疗系统 / 医疗团队因素

健康系统因素包含康复对象与治疗师的关系、治疗的连续性、医务人员培训和随访的时长等。针对复杂性指关节骨折牵引康复对象体验的定性研究发现[18]：信任手治疗提供者（主要为手治疗师，也有外科医师）且文化水平较高的康复对象更能依从居家训练和使用矫形器计划。有关康复对象与治疗师间的互动对关节炎康复对象依从性影响的系统综述表明[19]：有感情的沟通（包括康复对象对治疗师的态度和看法、治疗师是否为他们提供足够时间的治疗和陪伴），以及康复对象对某一治疗的疗效的信任对其功能预后具有积极作用。本章作者在 2017[20]年完成的系统综述说明：鼓励自我效能的行为干预会有助于提升慢性上肢疾病康复对象的依从性。专栏 13.2 概述了如何通过克服医疗团队 / 医疗系统挑战来提升依从性。

专栏 13.2　克服医疗团队 / 医疗系统挑战的干预措施

- 保证医疗照护的连续性，整个医疗团队应以相同的方式传递相同的信息。
- 鼓励来访者建立自我效能感。
- 在治疗关系的早期阶段引导康复对象说出自己的观点、期盼、需求和渴望，治疗师考虑优先解决这些问题，并将其纳入治疗计划。
- 特定专业技能的提升 / 团队成员依从性管理培训，能够使医疗团队更好地设计和实施干预，进而提高治疗的依从性。
- 开发临床工具来评估和解决每位康复对象潜在的不依从性。

疾病相关因素

疾病相关因素包括：症状严重程度、失能程度、预后和有效治疗的可用性等，还包括是否存在抑郁症和药物滥用等情况，这些因素在改变康复对象依从性方面发挥着重要作用。关于急性手部损伤并发症和依从性影响的研究微乎其微，且现存的部分研究结果是相互矛盾的。例如，一项研究发现，在急性脑损伤人群中，酒精 / 药物滥用、精神疾病和脑损伤病史与坚持使用矫形器之间毫无关系[21]。然而，另一项关于成人急性烧伤的研究发现，伤前饮酒、药物依赖、精神疾病和治疗依从性之间存在很强的关联[22, 23]。专栏 13.3 概述了如何通过克服疾病相关挑战来提升依从性。

专栏 13.3　克服疾病相关挑战的干预措施

- 治疗师应确保已了解影响依从性相关情况的表现，如抑郁症、焦虑症、药物滥用或认知障碍，并做好在必要时转介康复对象的准备，以求进一步的评估和支持。
- 确保给予并发症恰当的支持和治疗。可能涉及与主治医生沟通、转介至咨询服务机构或完善康复对象的自我支持系统（即朋友、家人和同伴支持小组）。
- 在治疗计划中提供语言通俗的口头和书面宣教。康复对象需要参与制订所有书面治疗计划，计划用主动语态，并使用简短的句子和常用语，而不是专业术语。治疗师应为康复对象提供关于特定疾病预后与进展速度的相关信息，以及各阶段的治疗方案和原理。

治疗相关因素

治疗相关因素包括康复对象需要持续治疗的时长、治疗方案的复杂程度或步骤的多少、对日常生活活动的干扰、潜在的疼痛、不适感或不良影响，以及康复对象多久才能意识到治疗已产生效果。此外，还有是否有提供促进实现上述相关因素的支持性服务。在复杂性手指骨折并接受动态骨骼牵引的康复对象中，治疗的复杂性、对日常生活活动（如工作、穿衣和睡眠）的干扰，以及是否可提供支持服务（尤其在缓解疼痛时）对依从性有着重要影响[18]。佩戴矫形器的即时疗效（如缓解疼痛），也可提升依从性[15]。同样，矫形器的舒适度[24, 25]和外观（他人是否可见）[26-28]，包括在穿着日常衣物时能否舒适佩戴矫形器也会促进康复对象对于佩戴矫形器的依从性。

有意义的作业治疗干预也可以提高治疗依从性[29, 30]。最新研究表明，与传统的治疗性训练计划相比，基于作业的干预在关节活动范围、疼痛、力量和身体功能方面有更好的疗效[31-33]。专栏 13.4 概述了如何通过克服治疗相关挑战来提升依从性。

专栏 13.4　克服治疗相关挑战的干预措施

- 确保矫形器舒适且美观，为康复对象所接受。鼓励治疗师自我提问："我愿意每周 7 天，每天 24 小时佩戴这个矫形器吗？"治疗师应与康复对象多沟通，方便他们随时向治疗师反馈矫形器在穿戴过程中存在的任何不适。
- 将矫形器的正确穿戴方法和家庭训练计划拍照或录像，方便康复对象在离开诊所后随时观看。
- 尽可能将康复对象感兴趣的活动纳入治疗方案。例如，针对对电子游戏或园艺感兴趣的康复对象，可以在适当的示范和指导下进行电子游戏或园艺活动，以提升力量和（或）改善关节活动范围。
- 帮助康复对象做好心理建设，在急性损伤后的早期阶段，运动可能带来疼痛或不适，但并不意味着会带来二次损伤。
- 与医师、护士保持联系，确保在损伤后的早期阶段进行预镇痛。
- 举例说明其他康复对象如何在不影响矫形器穿戴依从性的条件下成功适应日常生活。

患者 / 康复对象相关因素

康复对象因素包括他们自身的文化水平、动机、信仰和期望，以及他们的身体、感觉和心理状况。手治疗师提出康复对象具有依从性的假设：①康复对象有动力依从治疗计划；②如果向康复对象说明正确的治疗计划及不依从计划可能带来的风险后，

他们应有能力完成治疗。当然我们也需要对以上假设持怀疑态度。例如，治疗师建议康复对象在术后恢复阶段禁烟，虽然大多数康复对象都知道吸烟会加剧小血管收缩，进而影响组织愈合，但对这些知识的了解不一定能完全转变为依从性。有些人根本没有足够的动力来改变他们的行为，或单纯认为他们没能力做出改变。第二种假设认为：疾病常识本身就能使患者达到依从的目的，但这也有潜在的风险，因为许多康复对象在了解疾病知识时可能会感到不知所措、痛苦或分心。多数人只能记住 5~9 条新的疾病知识，但当到达诊所时，他们已处于"超负荷状态"。研究发现，只有 42.5% 的患者（均无认知障碍）记得有人告知他们不能在做完屈肌腱修复术后摘下矫形器[34]。虽然一些研究者建议，通过在矫形器上贴上标签（类似药瓶上的说明）来详细说明穿戴方法和日常训练计划[35]，以及对可能存在记忆问题的老年人进行认知筛查等方法能够提升依从性[36]，但一定要注意避免让康复对象认为治疗师在特别对待或疏远他们。我们建议，当强烈怀疑康复对象存在认知障碍，或康复对象完全依赖照护者穿戴矫形器（特殊情况下）时，再使用以上策略。

研究表明，康复对象对自己有能力参与治疗的信念，以及对治疗的期望，是影响依从性的重要因素[18, 37]。治疗师应该提倡以乐观的心态来提升康复对象的能力和支持资源，支持资源包括协助康复对象实现康复目标的家庭成员、照护者和朋友。治疗师还应该注意治疗中的言行，避免使用可能会打击康复对象自我控制和自信心的语言，如"你是我治疗过最糟的病例之一"或"你如果不努力配合治疗就很难康复"等。专栏 13.5 概述了如何通过克服患者 / 康复对象相关挑战来提升依从性。

专栏 13.5　克服患者 / 康复对象相关挑战的干预措施

- 确保干预措施不仅是提供建议和处方。众所周知，单纯依赖宣教这一项干预，疗效将变得非常微小，康复对象可能会受益于预约后的电话随访，或使用在智能手机、平板电脑上等指导康复对象家庭训练的应用程序（如 www.rehabminder.com/）。
- 提倡乐观、热情和提供"实质性的检查"，并加强康复对象的积极信念。
- 帮助康复对象整合自身资源（如家庭成员、照护者、朋友和同事）以促进其巩固治疗目标。
- 将基于行为的干预纳入治疗师实践特殊技能的范畴。

提升手治疗计划依从性的干预措施

虽然对提升手治疗康复对象依从有效性的研究较少，但这是一个重要且不断发展的领域。目前，在提升急性上肢损伤康复对象依从性方面（除了本章上述的行为方法外）仍没有足够证据说明其他任何干预措施是有效的。康复对象的群体研究提示我们：监督或个性化的运动治疗和自我管理技术可以提高慢性肌肉骨骼疼痛成人的训练依从性。关于提升依从性的具体策略，研究中使用了如正面强化、目标设定和自我监测计划／日志等方式[38]。证据表明，在康复对象从急诊出院时，提供口头和精心设计的书面疾病知识总结也会提高康复对象治疗依从性[39]。

总结

如果我们要在工作中成为以康复对象为中心的

从业者，我们必须努力将"服从"一词改为"依从"。当康复对象不依从治疗计划时，我们需要停止埋怨，因为这往往是无效且很可能是错误的，或者会对治疗效果有更深层次的影响。尽管不依从的情况仅发生在个别人身上，但治疗师要认识到康复对象不依从的原因不仅仅与康复对象自身有关。

"不依从发生在与治疗相关的背景下，康复对象必须要尝试应对。这要求他们学习新的行为方式，改变日常习惯，忍受治疗带来的不适和不便并长期坚持，同时努力在多种生活角色中有效地应用[2]。"

在提升康复对象的依从性方面，我们有很多调整我们自己（和我们团队）和干预措施的机会，包括（但不限于）使用特定的咨询方法、培养康复对象的自我管理技能、确保治疗的连续性、加入有意义的活动，以及更多以康复对象为中心的矫形器设计等。

（乔彤　译，张裴景　校，杨永红　黄锦文　审）

参考文献

1. Meichenbaum D, Turk D: Facilitating treatment adherence, New York, 1987, Plenum Press.

2. World Health Organization: Adherence to long-term therapies: evidence for action, Geneva, Switzerland, 2003, World Health Organization.

3. Dunbar-Jacob J: Models for changing patient behavior, Am J Nurs 107:20－25, 2007.

4. Joffe H: Adherence to health messages: a social psychological perspective, Int Dent J 50:295－303, 2000.

5. Trostle J: Medical compliance as an ideology, Soc Sci Med 27:1299－1308, 1988.

6. Lyngcoln A, Taylor N, Pizzari T, Baskus K: The relationship between adherence to hand therapy and short-term outcome after distal radius fracture, J Hand Ther 18:2－8, 2005.

7. O'Brien LJ, Bailey MJ: Single blind, prospective, randomized controlled trial comparing dorsal aluminum and custom thermoplastic splints to stack splint for acute mallet finger, Arch. Phys. Med. Rehabil 92:191－198, 2011.

8. O'Brien L: Adherence to therapeutic splint wear in adults with acute upper limb injuries: a systematic review, Hand Therapy 15:3－12, 2010.

9. Cole T, Underhill A, Kennedy S: Adherence behavior in an acute pediatric hand trauma population: a pilot study of parental report of adherence levels and influencing factors, J

Hand Ther 29:299－306, 2016.

10. Groth G, Wilder D, Young V: The impact of compliance on the rehabilitation of patients with mallet finger injuries, J Hand Ther 7:21－24, 1994.

11. Sandford F, Barlow N, Lewis J: A study to examine patient adherence to wearing 24-hour forearm thermoplastic splints after tendon repairs, J Hand Ther 21:44－53, 2008.

12. Walker WC, Metzler M, Cifu DX, Swartz Z: Neutral wrist splinting in carpal tunnel syndrome: a comparison of night-only versus full-time wear instructions, Arch Phys Med Rehabil 81:424－429, 2000.

13. Feinberg J: Effect of the arthritis health professional on compliance with use of resting hand splints by patients with rheumatoid arthritis, Arthritis Care Res. (Hoboken) 5:17－23, 1992.

14. Hall RJ: Treatment of metacarpal and phalangeal fractures in noncompliant patients, Clin Orthop Relat Res 31－36, 1987,Jan.

15. Paternostro-Sluga T, Keilani M, Posch M, Fialka-Moser V: Factors that influence the duration of splint wear in peripheral nerve lesions, Am J Phys Med Rehabil 82:86－95, 2003.

16. Jansons PS, Haines TP, O'Brien L: Interventions to achieve ongoing exercise adherence for adults with chronic health

conditions who have completed a supervised exercise program: systematic review and meta-analysis, Clin Rehabil 31:465 - 477, 2017.

17. Taal E, Rasker J, Wiegman O: Group education for rheumatoid arthritis patients, Semin Arthritis Rheum 26:805 - 816, 1997.

18. O'Brien L, Presnell S: Patient experience of distraction splinting for complex intra-articular finger fractures, J Hand Ther 23:249 - 259, 2010.

19. Feinberg J: The effect of patient-practitioner interaction on compliance: a review of the literature and application in rheumatoid arthritis, Patient Educ Couns 11:171 - 187, 1988.

20. Cole T, Robinson L, Romero L, O'Brien L: Effectiveness of interventions to improve therapy adherence in people with upper limb conditions: a systematic review, J Hand Ther, 2017.

21. O'Brien L, Bailey M: Determinants of compliance with hand splinting in an acute brain injured population, Brain Inj 22:411 - 418, 2008.

22. Anwar M, Majumder S, Austin O, Phipps A: Smoking, substance abuse, psychiatric history, and burns: trends in adult patients, J Burn Care Rehabil 26:493 - 501, 2005.

23. Juzl E, Leveridge A: The hand: burns. In Prosser R, Connolly W, editors: Rehabilitation of the hand and upper limb, Eastbourne, 2003, Butterworth Heinemann, pp 66 - 74.

24. Agnew P, Maas F: Compliance in wearing wrist working splints in rheumatoid arthritis, Occupational Ther J Research 15:165 - 180, 1995.

25. Callinan N, Mathiowetz V: Soft versus hard resting hand splints in rheumatoid arthritis: pain relief, preference, and compliance, Am J Occup Ther 50:347 - 353, 1996.

26. Manigandan C, Bedford E, Ninan S, Gupta AK, Padankatti SM, Paul K: Adjustable aesthetic aeroplane splint for axillary burn contractures, Burns 31:502 - 504, 2005.

27. Spoorenberg A, Boers M, Linden S: Wrist splints in rheumatoid arthritis: a question of belief? Clin Rheumatol 13:559 - 563, 1994.

28. Basford JR, Johnson SJ: Form may be as important as function in orthotic acceptance: a case report, Arch Phys Med Rehabil 83:433 - 435, 2002.

29. Colaianni D, Provident I: The benefits of and challenges to the use of occupation in hand therapy, Occup Ther Health Care 24:130 - 145, 2010.

30. King Tn: Hand strengthening with a computer for purposeful activity, Am J Occup Ther 47:635 - 637, 1993.

31. Guzelkucuk U, Duman I, Taskaynatan M, Dincer K: Comparison of therapeutic activities with therapeutic exercises in the rehabilitation of young adult patients with hand injuries, J Hand Surg Am 32:1429 - 1435, 2007.

32. Daud AZC, Yau MK, Barnett F, Judd J, Jones RE, Nawawi RFM: Integration of occupation based intervention in hand injury rehabilitation: a randomized controlled trial, J Hand Ther 29:30 - 40, 2016.

33. Hardison ME, Roll SC: Factors associated with success in an occupational rehabilitation program for work-related musculoskeletal disorders, Am JOccup Ther 71, 2017. 7101190040p7101190041 - 7101190040p7101190048.

34. Kortman B: Patient recall and understanding of instructions concerning splints following a zone 2 flexor tendon repair, Aust Occup Ther J 39:5 - 11, 1992.

35. Hough M, Gregson M, Southern S: The splint prescription, Br J Plast Surg 55:537, 2002.

36. Cooper C: Maximizing therapist effectiveness with geriatric hand patients, J Hand Ther 6:205 - 208, 1993.

37. Brus H, van de Laar M, Taal E, Rasker J, Wiegman O: Compliance in rheumatoid arthritis and the role of formal patient education, Seminars in Arthritis and Rheumatology 26:702 - 710, 1997.

38. Aitken D, Buchbinder R, Jones G, Winzenberg T: Interventions to improve adherence to exercise for chronic musculoskeletal pain in adults, Aust Fam Physician 44:39, 2015.

39. Johnson A, Sandford J, Tyndall J: Written and verbal information versus verbal information only for patients being discharged from acute hospital settings to home, The Cochrane Library, 2003.

40. Hannah SD: Psychosocial issues after a traumatic hand injury: facilitating adjustment, J Hand Ther 24:95 - 103, 2011.

第 14 章

Cynthia Cooper

手治疗中的
叙事医学*

问题的陈述：患病体验

　　手治疗师和康复对象在评判康复对象的恢复是否成功时通常不会选用相同的结束点。临床医师在衡量治疗是否成功时会考虑疾病和损伤的减轻程度，而康复对象倾向于从功能恢复方面衡量治疗的成功性[1]。鉴于康复对象经常将失能与情绪、压力和信念密切关联在一起，却很少把失能与疾病或损伤联系在一起[2]，康复对象的躯体问题（如手部损伤）不能与个人经历分割开，并且这些个人经历也会赋予问题意义。问题或损伤对康复对象的意义是独特的、间接的、私人的。患病体验可以帮助阐明个体的疾病诊断如何影响他们的生活[3,4,5]。叙事医学可以帮助治疗师处理患病体验，不仅是疾病本身。这需要治疗师富有同理心去倾听，尝试设想康复对象的感受，以及考虑患病体验如何改变康复对象的生活和经历[6]。

叙事案例：患病体验

Martha 的故事

　　一位 80 岁的退休女性 Martha 在走路时摔倒了，导致左利手桡骨远端骨折。选择了石膏固定，但愈合后有些对位不良。3 个月后，她因手和腕部僵硬、水肿及感觉迟钝而进行手治疗。她只能靠右手完成自我照护。Martha 告诉手治疗师，她很喜欢散步，但现在不再继续这项活动了。

治疗师反思

　　在谈话过程中，Martha 透露清晨散步对她来说不仅仅是项锻炼。她解释说她能够围着街区走 2 个多小时，因为她会停下来去拜访沿途的好友和邻居。散步是她的社交方式，然而患病体验影响了这一活动。

解决方案

　　经过深入讨论，Martha 的手治疗师帮助她找到了再次树立自信心的方式，让她可以继续散步。Martha 也逐渐把手臂训练结合到了散步活动中。

* 本章改编自 Cynthia Cooper 已发表的文章（Journal of Hand Therapy, Volume 24, Issue 2, pages 132–139, April 2011）。

叙事性信息

该康复对象非常开心能够继续去散步。恢复社交关系可以帮 Martha 再次与受伤前的经历相关联，也给了可以恢复其他活动的新希望。

叙事医学的概述

Rita Charon 博士认为，医学中大部分行为都涉及叙事交流，这一点激励她在积极充实基层医疗实践的同时攻读英国文学叙述的博士学位。Rita 发现，随着自身对叙事的理解逐渐加深，自己更容易与患者沟通，她将自己在这方面的实践进一步发掘，并创造了术语叙事医学（narrative medicine）。聆听并理解患者的故事，并且能够复述该故事以及赋予其形式和意义。这可以帮助她和她的患者意识到患病体验的复杂性，从中也产生了治愈的新希望[7]。这种叙事方式要求医务工作者去聆听、理解、认可患者的故事，并被故事所感动。

在实际操作中，叙事医学像是医务工作者与康复对象间的随意交谈。从业者运用沟通技巧引导康复对象提供个人信息和有意义的信息。借由医务工作者主动聆听、给予适当反应、保持与康复对象视线接触、避免打断，以及提出开放式问题，康复对象和医务工作者都会参与到叙事医学的故事交换中[8]。康复对象会在倾诉时感到拥有了一次表达对自身疾病情绪和个人想法的机会。

当我们聆听康复对象的故事时，我们与他们一起合作，并且能激励他们形成新的人生故事。换句话说，能够促进康复对象展开其故事叙述的医务工作者[6]可以帮助康复对象成为其自身生活的创造者，并恢复或增强康复对象的控制力[9]。医务工作者要达到这点，需要和康复对象一起参与叙事活动。换言之，治疗师仅保持倾听是不够的，还必须参与到与康复对象的互动中[10]。

叙事医学实践的另一方面是反馈过程。Charon[10]把"反馈空间"描述成指向某人故事意义的新版本或简洁版。当治疗师向康复对象复述其故事时，也表明了治疗师正在倾听和反馈。

叙事谬误（narrative fallacy）发生在当我们创造故事并用故事来强化某种情境下的错误理解时[11]。当康复对象的故事强化了他们的疾病、痛苦或残疾时，治疗师要协助他们建立更准确、有适应性以及促使成功的故事。例如，一位刚完成肌腱松解术的康复对象因为担心影响愈合而很难完成关节活动范围训练，当鼓励他/她接受"完成关节活动范围训练能重塑软组织和预防粘连"这样一种更准确和合适的叙事方式时，他/她可能会做得更好。

情感劳动

实践叙事医学并不容易。它需要情感劳动。当临床医师为展现期望的专业形象而调节自己的情绪时，就会发生情感劳动[12]。叙事医学帮助医师（以及治疗师）成为更支持他人的同事并提升自我反思，从而提升对人类生活的复杂度的敏感性。通过这样的方式，叙事医学促进了医师（以及治疗师）的社会意识，而这也是康复对象的故事所关注的[10]。

有时候，既要表现出真诚又要调整自身的情绪表达是件困难的事情。例如，当一位康复对象对于受伤的看法和医生的看法完全不同时。理解个体直觉的重要性和优势能帮助医师客观看待这些意见分歧，从而维持医患关系并避免对立。这并非表示康复对象不尊重治疗师的专业观点；而是比起治疗师的专业建议，他们更重视并尊重其自身的直觉和第六感。

叙事案例：情感劳动

Jack 的故事

Jack 是一位活跃的 60 岁男主管。他在骑车时，右利手的小指近端指骨间关节桡侧副韧带受伤了。骑车是 Jack 最喜欢的活动之一。

治疗师反思

Jack 喜爱骑车。当讨论到他的伤后进展和恢复时间节点时，他惊讶于损伤可能需要 2 周以上的时间才能恢复。他无法接受这一点，要求在 2 周内能完全恢复正常的关节活动范围并消除其他所有症状。

解决方案

治疗师帮他找到了康复期间可进行的、替代骑车的活动，并且能更好地利用他的时间。手康复团队也积极促进他的康复，并鼓励他。

叙事性信息

该康复对象过去一直管理着自己生活的方方面面，他因为不能完成高要求的体育活动而不满。

程序推理与互动推理

叙事医学强调互动推理，而不是程序推理。程序推理（procedural reasoning）是专家利用结构化的行动（程序性知识）来达到目标。程序推理被用来确定使用哪项治疗以及治疗的频率或强度[13, 14]。在某种程度上令人欣慰的是，康复照护都有操作流程和规则，但是当实施者只使用程序推理、评估和治疗时会显得像看食谱学烹饪那样刻板。相较之下，当实施者与康复对象合作，理解他们的特殊需求，这就是互动推理（interactive reasoning）[13, 15]。互动推理看上去像是种社交互动，但实际上是种能帮助治疗师理解康复对象并建立融洽关系的目的性过程[13]。互动推理借助与康复对象之间的互动来发现和充实与康复相关的信息[4]。这能方便治疗师引出康复对象的故事，并理解他们的情绪基调和非语言信息[6]。借由引出和复述康复对象的叙事，康复对象和治疗师都能更好地理解康复对象如何看待自身的患病体验[14, 16]。这种洞察力可以在治疗疾病时发现新的改善契机。

叙事案例：互动推理

Jones 女士的故事

Jones 女士在工作打字时感到些非特异性的疼痛。手治疗师教给了她一套姿势训练操，从而在工作时感到舒适些。她复诊时向治疗师报告说，尽管她能够演示并理解这些动作，但自己没有按要求做姿势训练。

治疗师反思

在确认 Jones 女士的期望是缓解症状后，她发现自己感到不适的原因是她的体重一直在增加，并且她担心练习正确姿势后会让她看起来更粗壮并且"没有吸引力"。对康复对象来说，后续讨论体重管理方案是非常有意义的。一旦她开始参与减重计划，她可能也会愿意练习更好的姿势。

解决方案

Jones 女士的叙事帮助治疗师了解到后续行动的缺失。康复对象对患病体验以及治疗建议的解释促进了治疗师与康复对象的联系，并为她参与减重计划提供有用的支持和指导。

叙事性信息

那些看起来不服从建议的行为并不代表直截了当地拒绝听从建议。如果姿势训练会让 Jones 看起来更显粗壮，该康复对象就不会在工作时训练姿势。

力学范式与现象学范式

一篇关于作业治疗学临床推理的研究明确了两类治疗范式：力学范式（mechanistic paradigm）和现象学范式（phenomenological paradigm）。力学范式（牛顿范式）假定人类工作时更像机器。该范式也被称为生物医学模式（biomedical model），它以医疗服务提供者或专家为中心，并由提供者权威性地告知康复对象要做什么。客观测量和定量语言是该范式的特征。治疗师着重关注损伤中可测量的改善，而非康复对象的生活质量和功能 / 失能。在力学范式中，治疗师掌控治疗进程和成功的测量方法，而康复对象被认为应当遵从治疗师的指导，并对测量指标的进步感到满意。

现象学范式强调事情如何显得很重要，或变得比实际表现更重要。该范式着重关注康复对象的患病体验，并且促进共同制订决策。主观测量和定性语言是该范式的代表[17]。与生物医学模式相对应，这个范式也被称为生物 – 心理 – 社会（biopsychosocial）医学模式。

在生物 – 心理 – 社会医学模式中，治疗师会全面地看待人这一整体，而不是仅看到损伤部分或病理生理表现（疾病）。这需要康复对象和治疗师合作。此外，当共同合作以确定治疗决策时，需要考虑康复对象的兴趣、能力和动机[18]。治疗师应当理解疾病对康复对象生活的影响，也要在针对组织的生物力学干预过程中留意这类问题。这种全方面干预的努力是值得的。当康复对象被鼓励讲述自己的故事时，会发现他们的依从性会提高[19]。

叙事案例：现象学范式

Emily 的故事

女音乐家 Emily 由于左手手腕疼痛，很难再演奏乐器。在通过手术治疗尺骨茎突骨折不愈合和三角纤维软骨复合体缺损后，她的疼痛加剧了。

治疗师反思

Emily 告诉治疗师，音乐是她的最爱和"生命"。

解决方案

在处理该叙事故事时，治疗师建议她将吹奏长笛的功能需求融入她的手治疗项目中，来处理她疾病中更个体化和有代表性的问题（即现象学）。

叙事性信息

由于手腕部的疼痛，Emily 甚至不能组装长笛，更不用说演奏了，对此她感到非常痛苦。之后她告诉治疗师，把长笛融入治疗当中对她非常重要，就像是她的好朋友也加入了治疗来鼓励她。

病史仅是故事中的一部分

康复对象的生活和经历是复杂而多面的。时间限制可能会迫使治疗师去关注病史。但这不应妨碍我们更多地了解康复对象。叙事方法的使用让治疗师逐渐意识到康复对象的患病体验。手治疗师和其他医务工作者可能会觉得需要关注病理学，临床会话则倾向于关注损伤和症状。Mattingly 将此称为图表对话[6]。还有一种选择即把重心放在康复对象的故事上。在叙事医学中运用故事讲述，能大大提高对患病体验复杂程度的了解，并促进以康复对象为中心的照护活动。

叙事案例：深入了解故事

Smith 夫人的故事

Smith 夫人是一位听力受损并植入人工耳蜗的中年女性，因左手麻木被转介到手治疗师这里。神经传导检查结果显示正常。她的症状模糊不清，变化无常，不具有特定疾病的特征。当 Smith 夫人被鼓励讲述其故事时，她透露近期由于右手和上肢不自主痉挛看过急诊，随后她被告知症状是由于"心理因素"导致的。她想知道自己是不是患有多发性硬化，并向医生表达了自己的担忧。Smith 夫人的医生告诉她，因为植入了人工耳蜗，她不能做 CT 扫描。

治疗师反思

在 Smith 夫人和治疗师谈话期间，她解释说自己有两份工作。她儿子的朋友最近自杀去世了，她的女儿因为生病错过了一年的学习。她还解释说她的听力是童年时丧失的。那时候她父母正在闹离婚，而她由"一直大喊大叫"的姐姐照顾。她描述听力是自然而然地失去的，但几年后，她感觉恢复了一些听力。就诊多位专家后，她被诊断为心因性听力障碍。

解决方案

当治疗师感到康复对象的故事难以和现有情况联系起来或很难想象时，可以利用自身的专业行为，考虑这些故事与普通故事的差异，并将这些差异当作一次谨慎处理的契机，并为康复对象故事中展露的生活逆境而感动。这样做可以分辨出损伤和残疾、疾病与患病的不同，提高同理心并减轻挫折感。这同样可以帮助治疗师从康复对象的角度考虑现实限制，而不让他们失望。

叙事性信息

叙事性方式要求治疗师站在康复对象的角度上尝试去理解事情会是什么样的[20, 21]。当康复对象的情况与治疗师自身情况相似时，更容易对康复对象的情况共情[12]。

故事并非无关紧要

在手治疗中，临床上看似琐碎的闲聊可能就是发现和整合叙事的关键。来自康复对象的简要言论或细节以力学范式的观点看来可能无关紧要，但从现象学范式的角度看也许至关重要。更直白地说，从身体角度看来无用的细节，实际上，在心理学观点中可能对康复对象来说非常重要[4]。

叙事案例：看似微小的细节

Rebecca 的故事

Rebecca 是一位 64 岁的女性，她在公共场所中尴尬地摔了一跤，导致她右利手侧的肩膀疼痛并最终导致肩袖肌腱病。在首次治疗过程中，疼痛加重了。她换了医生，并被诊断为复杂性区域疼痛综合征。她接受了多星状神经节阻滞治疗，并在阻滞后接受了其他药物治疗和手康复治疗。她的右手手腕和手指僵硬程度很严重，双手水肿且感觉迟钝。用她本人的话来说，"尽管有人告诉我情况可能恶化，但我以为我在初次注射治疗后就应该好转，所以没有显著好转让我很失望。"她又补充说，"持续的伤痛让我精疲力竭。疼痛影响了我整个家庭。我开始理解那些一直生活在疼痛中的人了。"

治疗师反思

摔倒前，Rebecca 是位非常独立的人。她的丈夫去世了，她独自养大 5 个孩子。Rebecca 告诉治疗师，"我习惯自己负责所有事情。在驾驶、穿衣和个人照护方面依赖别人帮助，对我来说是非常困难的。这变得不是我了。"

解决方案

治疗师延长了和 Rebecca 交谈和讨论的时间。随着时间的推移，她的功能得到了很好的改善，此外，她很珍惜有机会讲述自己的故事。

叙事性信息

Rebecca 对自己的独立性和自我效能感到自豪，因此依赖他人的帮助就变得非常困难。交谈帮助她意识到了这点，并使她能够接受暂时从朋友那里得到帮助。用她的话说，"我是那种需要讨论事情的人，医生通常没时间做这个。在手康复治疗期间能被倾听、学习和交谈对我来说意义重大。"

即使不能治愈，手治疗也能有帮助

手治疗师需要知道自己的局限性，但是即便有局限，聆听技巧也可以激发康复对象自己的治愈潜能。不仅仅是上肢，叙事医学还帮助治疗师影响康复对象的其他福祉。有一个不为人知但在手治疗中占了很大一部分的内容，即康复对象的认知和精神治疗。表现得积极和尊敬他人的治疗师更能建立起融洽的亲密关系，从而引出康复对象的故事[22]。一些康复对象的故事太悲伤或太复杂，以至于手治疗师也会被感动。记住这一点可能会有帮助：不能指

望治疗师解决康复对象的所有问题。光是倾听就能产生神奇的作用。即使是在最具挑战性的临床案例中，康复对象故事中出现的细节也能打开解决问题的新途径，并采取有效的手治疗干预措施和获得相关经验。

叙事案例：治愈之外的帮助

Miller 夫人的故事

Miller 夫人是一位年长的康复对象，由于双侧手腕肌腱炎及腕掌关节炎被转介到手治疗部。她患有肺癌、糖尿病、平衡障碍及慢性疼痛。手治疗师用了多种干预措施才稍微减轻了 Miller 夫人的一些疼痛。

治疗师反思

Miller 夫人患有多种疾病。毫无疑问，她已经有了能够帮她渡过这些难关的有利条件。

解决方案

治疗师重点关注 Miller 夫人的患病体验。治疗师鼓励她说出帮助她渡过难关的那些有利条件。

叙事性信息

这位康复对象的故事引发了对暂时缓解疼痛策略的探索。这位康复对象知晓手治疗可能无法治愈她的疼痛，但是可以帮助她学会管理疼痛、与疼痛共处。

康复对象：作为现实生活中的演员

一次手部受伤可能会打乱患者的整个人生。接受这一观点的治疗师可以帮助康复对象纠正干扰。从康复对象身上寻找信息，然后相应地调整治疗目标，这样就实现了真正的个体化治疗方案[4]。叙事医学帮助治疗师为康复对象创造体验，赋予他们有别于康复对象的身份，而不是成为他们真实世界中的演员[6]。

叙事案例：特殊而个体化的干预

Jean 的故事

Jean 是一位中年妇女，她在远足时摔了一跤，导致桡骨远端骨折。她没有立即就医，直到受伤

1 周后才去就诊。这时骨折处已经错位了，外科医师对骨折部位采用了外固定和克氏针固定。她告诉手治疗师她患有双向情感障碍、注意力缺陷及其他精神疾病。在治疗期间她曾服用药物并导致嗜睡。在手治疗过程中，她经常感到很难保持注意力。

治疗师反思

Jean 在进行手治疗时需要一种独特且非传统的方式。她告诉手治疗师，她热爱跳舞。她想在手治疗时跳"戏剧舞蹈"来表达她自己。

解决方案

Jean 借用她的整个身体来表演舞蹈，她的双手也获得了她需要的牵伸和刺激。

叙事性信息

传统的手治疗不适合这位康复对象的叙事。借由舞蹈进行的手治疗，允许 Jean 自己设计舞蹈动作，并用她自己的方式在她自己的世界里完成了手治疗。

倾听

倾听康复对象的故事是治疗的一部分[23]。当康复对象描述各自的故事时本身也具有治疗性，因为他们在寻找词句时有助于抑制障碍及其相关的担忧，同时也在疾病或损伤造成的混乱之后提供一种控制感[7]。在某些情况下，仅仅是倾听也可能比实际的物理治疗更能帮助康复对象缓解疼痛。

叙事案例：倾听

Patty 的故事

Patty 是一位 30 岁的女洗碗工，她由于右手臂疼痛被转介到手治疗中心。她是右利手。她说一位"以前伤害过其他员工"的有攻击性的同事故意把装满盘子的纸箱用力塞给她，并撞到了她的右前臂。她的 X 线和 MRI 检查结果均显示正常。

治疗师反思

Patty 的面部表情显示疼痛剧烈，即使是在手臂休息位时也在抽搐和呻吟。她告诉治疗师，她的雇主为她调换了工作岗位，但没有告知她换岗后工资会降低很多。因此，她不得不每周工作 60 小时来维持生计。她还描述了与家庭成员及孩子们共同生活中的拥挤不堪且资源匮乏的情况。

解决方案

在倾诉过后，她表示疼痛减轻了。而且，通过倾听，手治疗师对她的帮助比任何人都多。

叙事性信息

这位康复对象没有可以倾诉的人。仅是被给予一次表达问题和挫折的机会并被他人倾听，她就能够缓解疼痛。

进入康复对象的主观世界

叙事并不总能让康复对象透露更深层的心理问题，但也可以在治疗中帮助治疗师，比如完成复杂的人体工程学分析。手治疗的艺术性在于治疗师是在康复对象的引导下发现和解决他们的问题[24]。要做到这些，康复对象必须有时间与治疗师交谈[25]。Yerxa[21] 鼓励治疗师进入康复对象的主观世界，并接受人性的复杂性。

叙事案例：进入康复对象的个人世界

Clark 夫人的故事

Clark 夫人是一位 35 岁右利手女性，她感到手腕和手非特异性剧痛。她在青少年时期，由于心脏手术的并发症导致了不完全性四肢瘫，不得不完全依赖轮椅。她是位执业娱乐治疗师，同时是一家独立生活中心的管理员，在中心里她教授独立生活技巧。检查中没有发现实际损伤，但触诊康复对象右手中指的 A1 环形滑车时，她感到剧烈疼痛，疼痛评分为 9 分。手指复合屈曲时有骨摩擦音，但没有卡顿现象。无水肿，也无感觉异常。她右手中指的掌指关节疼痛明显，当掌指关节被动过伸和过屈时（如她在家里从轮椅转移到床上或在地面上爬行所使用的动作），疼痛加重。此外，Clark 夫人的右腕关节尺侧也有轻微疼痛。在使用机算计键盘时疼痛最严重，但这是她工作必须要做的事。

治疗师的反思

当询问 Clark 夫人可能导致她右手剧痛的原因会有哪些时，她觉得有两个因素：操控手动轮椅和从轮椅到床的转移。在问及她是否可以选择掌指关节中立位转移时，Clark 夫人表示由于多种原因而无法实现。矫形器干预作为综合治疗方案中的一部分被推荐给了 Clark 夫人。但她有特殊的需求，坦白说，她的要求与教科书上的解决方案相反。

解决方案

治疗师对 Clark 夫人在推动轮椅和床椅转移时出现的极限动作给出了人体工程学建议。除此之外，也制作了非传统矫形器来保护软组织。

叙事性信息

通过叙事，康复对象向我们展现了有时如何借助非常规方式来帮助他们实现功能目标。

总结

叙事医学实践再现了康复对象的故事，这样令他们的手康复治疗变得更个性化和更有意义。本章介绍如何将叙事医学的概念运用于手治疗。本章也解释了患病体验，阐述了叙事医学发展的背景。文章提及了实践叙事医学遇到的阻碍，如情感劳动；比较了程序推理与互动推理；讨论了力学范式与现象学范式。本章中的案例源自作者的临床经历，这些案例用于说明叙事方式和互动方法在手治疗康复对象中引发自愈的力量。

◎ **临床精要**

下列建议基于作者的个人经验和文献研究[26]。
1. 初次访谈时，尝试去倾听，而不要打断康复对象的叙述。
2. 当康复对象表达他们的价值观或信仰时，不要表现出优越感或做出批判。
3. 询问康复对象和陪同人员对问题的看法时，用开放式问题。举例来说，"再多说一些""还有其他要补充的吗""那一定很困难吧"。
4. 面对康复对象时，治疗时要保持自我，并且相信自己的感觉。

（吴嫣　译，张妍昭　校，杨永红　黄锦文　审）

参考文献

1. Kleinman A: Clinical relevance of anthropological and cross-cultural research: concepts and strategies, Am J Psychiatry 135:427‑431, 1978.

2. Vranceanu A-M, Cooper C, Ring D: Integrating patient values into evidence- based practice: effective communication for shared decision-making, Hand Clin 25:83‑96, 2009.

3. Mattingly C, Fleming MH: Clinical reasoning, Philadelphia, 1994, F.A. Davis.

4. Mattingly C: What is clinical reasoning? Am J Occup Ther 45:979‑986, 1991.

5. Jackson J: Living a meaningful existence in old age. In Zemke R, Clark F, editors: Occupational science: the evolving discipline, Philadelphia, 1996, F.A. Davis, pp 339‑361.

6. Mattingly C: The narrative nature of clinical reasoning, Am J Occup Ther 45:998‑1005, 1991.

7. Charon R: Narrative medicine: a model for empathy, reflection, profession, and trust, JAMA 286:1897‑1902, 2001.

8. Boyle D, Dwinnell B, Platt F: Invite, listen, and summarize: a patientcentered communication technique, Acad Med 80:29‑32, 2005.

9. Frank G: Life histories in occupational therapy clinical practice, Am J Occup Ther 50:251‑264, 1995.

10. Charon R: Narrative medicine: honoring the stories of illness, New York, 2006, Oxford University Press.

11. Taleb NN: Nassim Nicholas Taleb, Wikipedia (website), http://en.wikipedia.org/wiki/Nassim_Taleb. [Accessed 21 March 2009].

12. Larson EB, Yao X: Clinical empathy as emotional labor in the patientphysician relationship, JAMA 293:1100‑1106, 2005.

13. Higgs J, Jones M: Clinical reasoning in the health professions, ed 2, Burlington, VT, 2000, Butterworth/Heinemann.

14. Schell BAB, Schell JW: Clinical and professional reasoning in occupational therapy, Baltimore, MD, 2008, Lippincott Williams & Wilkins.

15. Fleming MH: The therapist with the three-track mind, Am J Occup Ther 45:1007‑1014, 1991.

16. Mallinson T, Kielhofner G, Mattingly C: Metaphor and meaning in a clinical interview, Am J Occup Ther 50:338‑346, 1995.

17. Gillette NP, Mattingly C: Clinical reasoning in occupational therapy, Am J Occup Ther 41:399‑400, 1987.

18. Brody H: The biopsychosocial model, patient-centered care,

and culturally sensitive practice, J Fam Pract 45:585 – 587, 1999.

19. Barrier PA, James T–C, Jensen NM: Two words to improve physician–patient communication: what else? Mayo Clin Proc 78:211 – 214, 2003.

20. Yerxa EJ: Seeking a relevant, ethical, and realistic way of knowing for occupational therapy, Am J Occup Ther 45:199 – 204, 1991.

21. Yerxa EJ: Confessions of an occupational therapist who became a detective, Br J Occup Ther 63:192 – 199, 2000.

22. Pipe TB: Fundamentals of client–therapist rapport. In Cooper C, editor: Fundamentals of hand therapy: clinical reasoning and treatment guidelines for common diagnoses of the upper extremity, ed 1, St Louis, 2006, Mosby, pp 126 – 140.

23. Charon R: Narrative Medicine Creates Alliance with Patients, Medscape Med Students (website), http://www.medscape.com/viewarticle/520704. [Accessed 20 May 2010].

24. Morris MB, Morris B: Personalized Medicine and Patient–Centric Learning: a Core Requirement for Informed Decision Making, Medscape Per Med (website), http://www.medscape.com/viewarticle/576151. [Accessed 20 May 2010].

25. Marvel MK: Soliciting the patient's agenda: have we improved? JAMA 281:283 – 287, 1999.

26. Branch WT, Malik TK: Using "windows of opportunities" in brief interviews to understand patients' concerns, J Am Med Assoc 269:1667 – 1668, 1993.

第 15 章

Luella Grangaard

手治疗中治疗助理的作用

现今的卫生保健环境中的许多需求会影响提供服务的方式。这些需求包括不断增加的转诊（部分原因是婴儿潮一代的老龄化）、增高的卫生保健服务成本、有限的专业服务以及人口数量逐渐增长的卫生保健人员的教育成本。简单地说，就是没有足够的资源能够满足目前的需求。为了满足这种需求，医师助理、作业治疗师助理和物理治疗师助理等服务者的拓展使用已经有所增加。世界各地的手治疗师都需要了解那些关于如何提供服务以及如何恰当使用助理的法律、法规和医保报销指南。

例如，在美国，许多第三方付款人对医师助理提供的服务所报销的比率要低于医师。具体来说，Medicare 医疗保险（属于美国联邦级项目，向 65 岁或以上的人以及某些较年轻的残疾人提供医疗保健服务）按照医师收费表的 85% 来报销医师助理的服务费。目前，Medicare 的立法正在提出类似的对于物理治疗和作业治疗服务分级报销的模式。此外，Tricare（美国国防部为军人家庭提供的医疗计划）目前对作业/物理治疗助理提供的服务不予以报销，即使这些服务是由治疗师监督完成的。未来，这些政策是不确定的，但肯定会影响其他第三方付款人如何报销治疗助理服务的决定。至少在一些国家，诸如此类的监管和报销情况的改变可能会影响未来治疗助理的使用。

话虽如此，一个知识渊博且训练有素的助理能够显著增强手治疗项目的服务质量。本章将讨论治疗助理的使用并为如何发展一个能有效提供高质量的手治疗服务团队提出建议。在此说明，本章使用的"助理"表示作业治疗助理（occupational therapy assistant，OTA）或物理治疗助理（physical therapy assistant，PTA）*。总的来说，都是专业的治疗从业人员，只是语义不同。本章主要针对美国现存的问题，然而，作者希望读者能够找到适用于世界各地实践的共同兴趣点和关注点。

影响医疗服务提供的法律、法规和指南

在美国的许多州，治疗助理需要有执照才能执业。作业治疗和物理治疗专业在每个州都有各自独立的执业法案。一些执业法案和相应规定指出了治疗师和助理之间的监管关系的细节。这些法规同时还规定了助理和治疗师之间可接受比例、助理需要的临床监管的频率

---

* 请注意，目前中国大陆地区尚无此种分类。

和类型、助理和治疗师应如何记录康复对象的治疗，以及治疗团队应如何记录服务提供者之间的合作。治疗师和助理在职业上和法律上都有责任去了解他们所在州管控治疗师执业范围的法规。

当一个机构中的手治疗团队由物理治疗和作业治疗从业者组成时，遵守法律的执业行为可能会令人困惑；尤其是涉及临床上治疗师监管助理的法律时。在这种情形下，手治疗师必须记住"手治疗"不是一个单独的专业。手治疗是作业治疗和物理治疗的一个分支，每个专业都有自己的相关执业法规。虽然所有的手治疗人员都可以由一名作业治疗师或物理治疗师进行行政管理，但当涉及向康复对象提供直接的治疗时，每个专业人员必须在他们的合法执业范围内行事。因此，OTA 必须在一名作业治疗师的临床监督下，按照作业治疗方案进行治疗。PTA 必须在一名物理治疗师的临床监督下，按照物理治疗方案进行治疗。此外，临床监督的程度完全取决于所在州的执业法规。每个专业的法律法规都是不同的，即使是在同一个手治疗部门，作业治疗师和 OTA 之间的角色划分与物理治疗师和 PTA 之间的角色划分可能也有很大的不同。重要的是要记住，一名作业治疗师不能在 PTA 撰写的临床记录上签字，一名物理治疗师也不能在 OTA 撰写的临床记录上签字。在决定人员的配备和监督时需要考虑这些类型的问题。专业协会和执业委员会的立场文件、指导方针、法规和规章会提供适当的监督措施以协助工作人员的管理。

建立一种互相尊重、高效的团队关系

治疗师实施评估，并根据康复对象的信息确立治疗目标，制订治疗计划。助理负责按照治疗师的指导执行计划。然而，治疗师和助理可以并且应该在康复对象的治疗上进行合作。一些诊所已经编写了有关临床指南或程序，以帮助指导制订基于诊断的治疗方案。"协作"这一术语有多种定义，但在这里指的是为了共同目标而一起工作的双方或更多方之间的合作。在这种情况下，合作方就是治疗师、助理和康复对象。共同的目标就是康复对象手部的康复。当建立一个治疗师/助理治疗团队时，应考虑治疗师和助理每个人在手治疗中的经验，以及每个从业者的技能水平和专业知识水平。

◎ 临床精要

因为治疗师对康复对象的康复负有最终责任，所以治疗师对所有的治疗都有最终决定权。然而，在决策过程中，治疗师与治疗助理的协作起着关键性作用。治疗助理对康复对象的表现进行额外的监督和洞察是非常有帮助的。为了提供安全有效的治疗服务，治疗师和助理都有责任确保监督的质量和频率。这就意味着每个从业者都需要意识到自己的技术水平和局限性。以下是监督的基本原则[1]。

1. 为了确保安全有效地进行手治疗，治疗师和助理有责任识别何时需要监督，并寻求适合当前情况和提高能力水平的监督方法。

2. 具体监督的频率、方法和内容依赖于：

a. 康复对象需求的复杂性

b. 康复对象的数量和多样性

c. 治疗师和助理的技能

d. 医疗机构的类型

e. 医疗机构的要求

f. 其他监管的要求

如上所述，各种因素都会决定监督要求。这些因素同时也强调了团队成员可能需要额外培训的领域。此外，当治疗师和助理一起工作时，基本的团队合作技能对于临床和职业成功是必要的。这些技能包括有效沟通、慷慨地提供和接受建设性反馈、公开承认团队成员的技能水平以及积极合作的能力。正直、善良、可靠、尊重和诚实等个人性格特征对治疗团队也很重要。

◎ 临床精要

一个沟通良好、团队成员之间相互尊重的团队是最强大的。康复对象对治疗师之间以及治疗师与助理之间微妙的沟通和关系都很敏感。治疗诊所是一个专业的环境，无论专业头衔如何，团队成员都应该互相尊重，欣赏对方的工作。康复对象认可并欣赏友好的、共享的、富有关怀的和专业的工作环境。他们也会很快发现工作环境中那些紧张、缺乏尊重的同事关系。康复对象和手治疗团队之间的治疗关系包括康复对象的满意度和对治疗质量的感知，这些都很容易受团队成员之间互动的影响。康复对象经常向医师和朋友分享他们的手治疗经验，所以消极的经验可能会减少转诊量，相反，积极的经验可能会增加转诊量。初评时，治疗师应该说明整个治疗过程中可能会有其他治疗师或者助理参与，但是大家是作为团队共同进行协作的。要及时向患者解释如"即使你在手康复诊所和其他治疗师一起工作，治疗质量也不会有什么不同"。

当康复对象在治疗过程中出现问题时，治疗师和助理都需要找到一种谨慎的方式来沟通。尽量不要在康复对象面前讨论意见分歧。治疗事项应该是无缝衔接的。

促进助理临床和专业的成长

应该鼓励手治疗团队中的每一个成员，包括助理，在临床和专业上有所成长。持续教育，无论是同行演讲、期刊俱乐部还是正式的工作坊，都将帮助团队成员发展并提升个人的临床能力。此外，所有从业人员都应归属于他们的专业协会和（或）特色专业组（如美国手治疗师协会），这一点很重要。这些专业组织为围绕临床治疗、循证实践、收费和临床记录的问题提供了优质的资源。此外，这些组织的成员身份为与其他从业者建立社交网络、访问特殊兴趣小组和参与学习小组提供了机会。一些治疗师和助理还会积极地在他们的专业组织中寻求能够提供支持和指导其技能发展的导师。

保持高水平的临床技能是治疗师和助理的专业责任。所有从业人员都应该使用基于循证的技术和方法。批判性思维应该以生理学和解剖学为基础。为确保这些技能到位，手治疗团队共同承担持续教育的责任是至关重要的。治疗师和助理都可以组织和领导期刊俱乐部，也可以参加并分享来自持续教育课程的信息。手治疗团队的资深成员，无论是治疗师还是助理，都可作为导师，为团队提供关于临床重点问题的建议。所有团队成员都应该对改变和持续性学习持开放态度，因为最佳实践会随着时间的推移而发展。

总结

手治疗是由治疗师和助理提供的一项专业的服务，他们可能是作业治疗或物理治疗从业者。所有从业者都必须了解指导服务实施的规定。无论是治疗师还是助理都有责任认识到自己的技能水平和局限性。手是人体中非常复杂的结构和功能单位。进阶培训、持续教育、循证治疗和良好的临床推理都是获得最佳治疗结果所必需的。一个能够进行有效沟通、尊重团队成员并具有临床经验的治疗团队可以为康复对象带来良好的结果。

案例分析

场景 1：治疗师和助理在手治疗方面都没有经验。两个从业者都应该接受持续教育、学习并加入专业协会接受指导，同时向行业中的其他手治疗从业者寻求指导。协作开发结构化的和限定的临床推理工具以确保清晰的沟通也是有益的。与转诊医师和医师助理建立良好的关系，关于康复对象的各种情况要多向他们请教。良好的沟通可以建立信任，并与转诊资源建立良好的工作关系。

场景 2：一个没有经验的治疗师和一个有经验的助理一起工作。这种情况较为复杂，因为没有经验的治疗师才是最终要对康复对象的治疗以及助理的临床监督负责的人。助理既不能对康复对象进行评估，也不能制订治疗计划，更不能监督治疗师。但是，治疗师和助理可以在评估和治疗计划上合作。将助理作为良好的资源，这其中良好的沟通极其重要。治疗师和助理应该相互协作，尊重彼此的技能水平，以建立信任的管理关系。

场景 3：一个有经验的治疗师和一个没有经验的助理一起工作。治疗师可以帮助培训助理使用特定设备和（或）医师的所有治疗原则、指南和内容。进行近距离监督、沟通和示范适当的行为是很重要的。开发用于临床回顾和讨论临床推理的结构化系统，将有助于确保覆盖康复对象所有的治疗领域，保证恰当的沟通。团队的所有成员需要达成共识。

（李红　译，陈肖雨　杨永红　黄锦文　审）

参考文献

1. American Occupational Therapy Association: Guidelines for supervision, roles, and responsibilities during the delivery of occupational therapy services, Am J Occup Ther 68(Suppl 3), S16－S22, 2014 https://doi:10.5014/ajot.2014.686S03.

第16章

对专业精神的思考

Luella Grangaard

什么是专业精神?

培养专业精神是每位医疗健康服务人员应有的责任。通常监管机构或专业组织发布的伦理规范或行为准则中指明了职业精神涵盖的内容,并将之作为行为规范的指南。专业精神是将这些准则融入日常行为并付诸实施。专业精神涵盖多个方面,包含但不限于专业知识、尊重、责任、诚实和举止。

专业性通过接受培训、获得熟练技能来展现,并通过持续获得相应的能力来保持专业的高标准以及某种形式的认证来验证。定期参加继续教育以更新技能和保持专业性对手治疗很重要。

尊重是对康复对象及医疗团队的钦佩或对其价值的认可。包括卫生服务人员与康复对象及团队其他成员的沟通方式。这样的行为通常会得到其他卫生服务人员以及整个专业的相互尊重。

责任感表现在能够独立地做出恰当的、负责任的决定,并能确保任务和职责顺利完成。

诚实表现在保证所有的行为都是公平、合法且正直的。

行为举止体现在能够正确且合适地与康复对象及同事进行日常互动。这包括专业的外表、语言语调、面部表情和身体语言。

如何体现专业精神?

- 将康复对象的需求放在首位。
- 倾听康复对象的想法并与其合作。
- 做一个值得信任的人。
- 对自身的工作感到自豪。
- 主动辨认并实行能够提高效率和改善医疗服务的改变。
- 准时上班并准时面见康复对象。
- 能够诚实地认识自己专业能力的局限性,包括承认自己的不足,并在需要时寻求帮助。
- 与转诊医师沟通。
- 对建设性的反馈意见持有开放态度。
- 支持团队工作。
- 确保提供熟练的循证医疗服务。
- 通过参加继续教育及查阅最新专业文献来保持专业技能。

- 了解并遵守工作单位关于接受康复对象礼物的政策。
- 了解并遵守与康复对象社交和商业往来的相关法律规定。

❤ **专业提示**

- 与康复对象和同事打招呼时保持面带微笑，即使在心情不佳时。这样做实际上能够使自己感觉更好。
- 对康复对象充满希望并与同事愉快相处。你的康复对象和同事能够感受到并欣赏你的态度。
- 在康复对象面前保持团队和谐，即使团队中有需要私下解决的分歧。对同事在举止和言语中都保持专业性。
- 不要与康复对象讨论政治和宗教问题。
- 不要与康复对象保持外部商业往来。
- 不要与康复对象、康复对象家属或其照护者私下约会。
- 对照护团队的建设性意见保持开放态度。
- 不必觉得有义务在工作之外与同事进行社交活动。在工作中优先建立一个以康复对象需求与和谐为中心的工作关系。
- 如果工作任务强度不均衡，尽可能互相帮助。

总结

　　作为手治疗师，我们所做的一切都是为康复对象服务。而缺乏专业精神会影响医疗服务。以最新的循证医学手段来处理康复对象的问题可以达到最好的疗效。保持尊重可以确保我们的行为传递的是我们关心的信息，进而提升我们工作的价值，并能为所有提供手治疗服务的专业人员做出正面表率。有责任心能够让康复对象和我们的团队感到我们值得信任且能够独立地做出对康复对象最好的决定。诚实的行为和交流能够建立一个基于信任的关系，并且这样的信任能够强化康复对象与治疗师之间的关系。行为举止是我们在康复对象和同事前的行为表现。当治疗师具有良好的专业精神时，所带来的益处远远大于促进康复对象与治疗师之间的关

系以及达到良好的治疗效果。专业精神能在公众和其他医疗卫生服务人员面前展示平等并提升治疗价值，进而改善这一特定职业领域的曝光率，提高对服务的需求，并吸引更多的治疗师来开展手治疗工作。随着熟练的手治疗师人数的增加，更大范围的康复对象能够获得专业的治疗。专业精神的底线是使公众和手治疗领域都能从中获益。

案例分析

　　既然大多数的手治疗专业人员都能体现很好的专业精神，那么分析缺乏专业精神行为的反面案例通常是检验专业精神概念的最简单方法。分析下面的情形并思考其后的问题。

案例分析 16.1

　　Bonnie 是一名手治疗师，她认为自己制作手部矫形器的技术很好。同事的一位康复对象在佩戴矫形器 3 周后未按预约前来诊所复诊。当他前来复诊时 Bonnie 检查了康复对象的手部矫形器，发现康复对象上臂及手部发生了临床改变，矫形器已不再合适。Bonnie 对康复对象说："这个手部矫形器做得很糟糕，并不适合你的手部。事实上，它对你的手部组织造成了伤害。我会帮你修改好并跟那个帮你制作矫形器的治疗师谈谈这个矫形器有多糟糕。"

　　问题：她如何才能更专业的表述这一情况？

案例分析 16.2

　　George 是一名相信进行手治疗时需要伴有疼痛才有效果的治疗师。他在进行精细的指关节被动 ROM 训练时施加的力让康复对象感到疼痛，他告诉康复对象这对治疗有帮助。他的康复对象在治疗后经常出现伴有强烈疼痛的水肿和僵硬反应。当他对康复对象的手指实施伴有疼痛的被动 ROM 训练时，他会对康复对象大声说："放松！"。

　　问题：这是一个关于专业精神的问题还是由于缺乏临床知识导致的问题？什么样的交流技巧能够更有效地帮助康复对象放松？

（徐丽　译，陆佳妮　杨永红　黄锦文　审）

第 17 章　伤口管理

Christine M. Wietlisbach

引言

专门从事上肢康复的治疗师要面对和处理各种各样的皮肤损伤，包括擦伤，撕裂伤，皮肤裂口，水疱，刺伤或穿透伤，人类、动物或昆虫叮咬伤，套状撕脱伤，手术切口，开放性伤口，烧伤和皮肤移植。手治疗在这方面的重要性不可低估。了解正确的上肢伤口管理方法可以减轻疼痛和肿胀，加速伤口愈合，并最大限度地减少瘢痕组织的形成。当以上因素得到控制时，才有可能对康复对象开展其他方面的手治疗计划，从而获得最佳效果。

美国作业治疗协会（American Occupational Therapy Association，AOTA）和美国物理治疗协会（American Physical Therapy Association，APTA）都明确指出，伤口管理属于作业治疗师和物理治疗师的执业范围[1, 2]。许多作业治疗和物理治疗实践法案也将伤口管理包括在相应执业范围内，但治疗师可以进行哪些伤口的管理，法律规定因司法管辖区的不同而有所不同。因此，应经常向执业资格委员会咨询与上述服务相关的法律条文。

本章将介绍有效伤口管理的基础知识，包括伤口如何愈合、影响伤口愈合的多种因素、如何清创以及如何选择敷料来保持伤口愈合的最佳环境等知识。此外，还包括如何测量、描述和记录伤口愈合过程。本章未涵盖烧伤治疗和皮肤移植的有关细节，因为这些是特殊情况引起的伤口，虽然许多伤口管理的基本原则也适用于烧伤和皮肤移植，但对此类伤口的处理更为复杂，超出了本章的内容范围。

诊断

在本章中，我们将伤口定义为皮肤的开放性损伤或外科手术损伤。皮肤分为表皮（epidermis）和真皮（dermis）两层（图 17.1）。

表皮是皮肤的最外层。它没有血管，主要由角质细胞（keratinocyte）组成，角质细胞产生角蛋白。虽然表皮的厚度只有 0.5 mm，但它相当致密和坚硬，覆盖在机体表面，有助于保护机体免受感染、损伤和快速脱水。

真皮位于表皮下方，厚度约 3 mm，血管丰富，主要由成纤维细胞（fibroblasts）组成。成纤维细胞是产生胶原蛋白和弹性蛋白的细胞，这两种蛋白能增强皮肤的韧性和弹性。在真皮中还有巨噬细胞

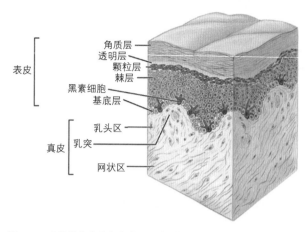

图 17.1　皮肤分为表皮和真皮两层（引自 Today's Medical Asistant, 2009）

表皮
　角质层
　透明层
　颗粒层
　棘层
黑素细胞
基底层
真皮
　乳头区
　乳突
　网状区

（macrophages）和肥大细胞（mast cells），巨噬细胞能够吞噬消灭皮肤内的碎屑和细菌，肥大细胞能够分泌引发炎症的物质以帮助抵御感染。真皮有助于调节体温，在异物穿透表皮时保护机体免受感染，并通过感受器提供感觉信息。

愈合时间轴

正常伤口愈合

当皮肤受伤时，通常会经历一系列可预见的过程，包括三个时间上相互重叠的阶段：炎症期、增生期和成熟（也称为重塑）期。这三个阶段统称为伤口愈合过程（wound healing process）。该过程是血管和细胞对组织损伤做出反应的复杂过程。下面是对该过程的最基本的描述。了解伤口愈合过程有助于评估和预期上肢伤口的疗程。

炎症是对组织损伤的最初反应。在伤口愈合的炎症期（inflammatory phase of wound healing），机体主要进行失血控制和伤口清理。当损伤部位的血管立即收缩时，失血在一定程度上得到了控制，这称为血管收缩（vasoconstriction）。与此同时，一种以蛋白质为基础的液体从血管中渗出，损伤部位开始出现肿胀。此外，机体开始向损伤部位输送专门的清理细胞，以分解和清除受损组织、异物和细菌。约 30 分钟内，肥大细胞释放组胺，引起血管开放式扩张（vasodilate）。这种血管扩张将更多的液体推入组织间隙，导致伤口及其周围疼痛、肿胀和变色（红色、蓝色或紫色）。

炎症期从损伤时开始，一直持续到损伤部位没有碎屑和细菌为止。这是组织愈合的一个正常且必要的阶段。文献中报道的伤口愈合时间轴各不相同，但急性炎症期通常持续 2 天至 2 周。在此期间，医生和治疗师应努力控制出现过度的炎症和水肿，因为这些问题会引起剧烈的疼痛和潜在的循环不畅，可能会导致组织的进一步损伤。然而，切记一定程度的炎症和肿胀是为伤口愈合的增生期做准备的正常和必要过程。

当损伤部位清理干净，没有受损组织、异物和细菌时，就进入了伤口愈合的增生期（proliferative phase of wound healing）。在这一阶段，机体开始修复（填充）伤口缺损。增生期包括肉芽形成、血管生成、伤口收缩和上皮形成。肉芽形成始于机体在创面上形成结缔组织基质（包括胶原）时。该组织称为肉芽组织（granulation tissue），它能自行填补伤口的"洞"。血管生成（angiogenesis）是指新血管的生长。在伤口的肉芽组织中形成细小的毛细血管网，使修复的伤口呈独特的粉红色。当创面上的特殊细胞将伤口边缘拉到一起时，即为伤口收缩（wound contraction）。最后，上皮细胞迁移到肉芽组织表面，完全覆盖伤口，这称为上皮形成（epithelialization）。增生期可能需要几周才能完成，并且在潮湿和有防护的环境中完成得更快，这对于选择合适的伤口敷料很重要。这一点将在本章后面介绍。

新的上皮化伤口仍然很脆弱，必须经历伤口愈合的成熟期（maturation phase of wound healing）（也称为重塑期）。在最后阶段，随着胶原纤维的不断增多，水分和氨基酸被挤出肉芽组织基质。由此形成的富含胶原的新组织称为瘢痕组织（scar tissue）。瘢痕组织不像皮肤那么有弹性，也不像皮肤那么美观，但它能够完全覆盖伤口。

> ◎ **临床精要**
>
> 虽然瘢痕组织会随着时间的推移变得更坚韧，但在完全成熟时，它的强度也只有皮肤的 80% 左右。伤口愈合的成熟期需要 2 年时间才能完成。在整个成熟期，胶原纤维会因损伤部位及其周围的压力而改变和重新排列。在此期间，治疗师可以利用运动、矫形器的张力以及瘢痕松动术来改善瘢痕的最终性状。

影响伤口愈合的因素

虽然大多数伤口都会顺利通过三个阶段愈合，但也有一些因素会影响愈合的速度和质量。这些因素包括：

- 血液循环
- 创面中的碎屑
- 感染
- 化学应激
- 创面的温度
- 伤口内和伤口周围的湿度
- 药物和其他医疗条件
- 营养
- 年龄

无论是治疗师还是康复对象都无法控制影响伤口愈合的所有因素。然而，在一定程度上，所有可以促进伤口愈合的因素都应该受到重视。了解这些因素将有助于为康复对象的伤口愈合创造最佳的环境，也有助于解释为什么有些伤口需要更长时间才能愈合。

充足的血液循环对伤口愈合至关重要。足够的含氧血液运输至创面，伤口才能愈合。许多因素会减少手部的血流量，如周围血管病、糖尿病、吸烟[3]、过度水肿以及矫形器或敷料造成的机械压力。确保所有的伤口敷料和矫形器合适是治疗师的责任。敷料包扎过紧或矫形器的压迫都会影响手部血液循环。

除了有足够的血液循环外，伤口在愈合之前必须是干净的。没有感染和碎屑的伤口被认为是"干净的"。伤口碎屑（wound debris）是指嵌在伤口里的原本不属于伤口的异物，如缝合线、纱布纤维、动物毛发、坏死组织等。当伤口内有碎屑或发生感染时，机体的自然反应是通过启动炎症反应来清理伤口，派遣专门的清理细胞清理该部位的异物和细菌。在伤口被清理干净之前，它将一直停留在愈合的炎症期。作为一名手治疗师，在监测伤口是否感染和清除创面碎屑以促进更快愈合方面发挥着重要作用。

当有毒物质与创面中的肉芽组织接触时，就会发生化学应激。组成肉芽组织的细胞非常脆弱，必须小心处理。发生化学应激时，新的细胞死亡会减缓伤口愈合的速度。许多传统上用于清洗伤口的产品，如过氧化氢和聚维酮碘，都具有细胞毒性（cytotoxic），可以杀死组织细胞[4]。治疗师应谨慎选择清洗伤口的产品，并教育康复对象也这样做。无菌水和生理盐水是清洗伤口的理想清洁剂，因为它们没有细胞毒性。

创面的温度也会影响愈合。当伤口表面温度保持相对恒定并接近正常核心体温范围［36~38℃（96.8~100.4 ℉）］时，伤口愈合效果最佳[5]。取下敷料并用常温生理盐水清洗伤口时，创面温度平均下降 2℃（3.6 ℉）。一旦使用了新的敷料，伤口的温度需 3 小时才会恢复到换敷料前的温度[6]。采用减少更换敷料频率的策略有助于伤口保持温暖和温度恒定，并有助于伤口愈合。

另一个有助于伤口愈合的因素是水分平衡。太湿或太干的伤口的愈合速度不如水分适当平衡的湿润伤口快。湿润的伤口为细胞生长和上皮细胞在创面上移行提供了最佳环境。含有大量渗出液（exudate）的伤口可能会变得太湿，通常会导致创面和周围皮肤破裂。渗出液很少或没有渗出液的伤口可能会变得太干，会减缓伤口中再生细胞的活动[7]。

◎ **临床精要**

选择合适的敷料使伤口水分保持平衡是促进伤口有效愈合的关键。

最后，对于不同的康复对象，有些特定因素会影响伤口愈合。年轻康复对象的伤口往往比年长康复对象的伤口愈合得更快。这通常是由于年长康复对象的医疗条件、药物和营养摄入不足。然而，当这些因素出现在年轻康复对象身上时，对伤口愈合的影响是相同的。如周围血管病和糖尿病等慢性病会减缓伤口愈合。患有癌症或获得性免疫缺陷综合征（acquired immune deficiency syndrome，AIDS）的康复对象，或患有自身免疫性疾病需要免疫抑制药物治疗的康复对象，也会出现伤口愈合较慢的情况[8]。此外，长期营养摄入不足的康复对象伤口愈合效率较低，因为营养不良会影响细胞生成、胶原合成和伤口收缩[9]。

非手术治疗：基本的伤口处理原则

影响伤口愈合的因素这么多，能做些什么来促进康复对象的伤口愈合呢？我们已经知道，有些影响愈合的因素是治疗师和康复对象无法控制的。然而，有些因素我们可以改变，以促进更有效的伤口愈合。可以从治疗辅助伤口管理的三个特点来考虑基本的伤口处理原则：①伤口清创；②适当清洗伤口；③保持伤口内和伤口周围适当的水分平衡。

伤口清创

清创（debridement）是去除伤口的坏死组织，使健康组织暴露于创面。切记，只要伤口有碎屑，伤口就不会愈合。它会导致伤口愈合停留在炎症阶段，直到伤口被清理干净。坏死组织属于伤口碎屑的一种，一般以腐肉或焦痂两种形式出现。腐肉（slough）是纤维蛋白、细菌、坏死细胞和渗出液的湿润混合物。它呈白色或淡黄色，通常以黏性组织的形式附着在伤口上。焦痂（eschar）是一种坏死组织，通常又硬又干，但表面偶尔会潮湿，呈黑色，牢固地附着在伤口上。

腐肉和焦痂都易滋生细菌，增加伤口感染的风险。去除这些失活的组织既可以加速伤口愈合，又可以降低伤口感染的风险，所以这通常是伤口管理计划中应首要考虑的措施之一。然而，并不是所有的伤口都需要清创。任何血流受损部位的伤口都应谨慎清创。在处理血液循环受损的部位的伤口时，应经常与临床医生探讨伤口清创计划。

传统的伤口清创有 4 种方法：自溶清创、酶清创、锐器清创和机械清创。临床手治疗应以自溶清创为首选方法。有时，可能需要借助酶清创或锐器清创。大多数治疗师和内科医生不再使用机械清创法并且应该避免使用它。

当机体自行分解坏死组织时，即为自溶清创（autolytic debridement）。我们可以通过选择伤口敷料来保持伤口湿润并捕获身体分解坏死组织的天然酶来促进自溶清创。薄膜和水凝胶敷料对于促进自溶清创有很好的效果。本章稍后将介绍上述敷料和其他敷料。自溶清创舒适且通常有效，但与其他清创方法相比它需要更长的时间才能完成。在采用该方法时，治疗师应该注意保持适当的水分平衡。太湿的伤口会导致伤口边缘浸渍（macerated），这是由于吸收过多液体而导致伤口周围健康组织软化。每个人都见过浸渍皮肤，呈白色并起皱且有积液。浸渍的伤口周围皮肤很容易分解并导致伤口扩大。

酶清创法（enzymatic debridement）是利用局部酶来分解腐肉和焦痂。治疗师应查阅执业规则，以获得有关局部用药的法律指导。一些司法管辖区不允许治疗师使用该方法。酶清创时使用最多的是胶原酶软膏（如 Santyl），可通过医师开具的处方购买。使用时需要每天在坏死组织上涂抹胶原酶软膏 1~2

次，并覆以敷料。非常干燥的焦痂应该首先在表面交叉切开孵化（cross-hathed），以便于酶透入组织。酶清创法是一种选择性清创法，因为它只分解坏死组织，而不会损害创面上健康的肉芽组织。这种方法非常有效，但对酶敏感的康复对象可能会感到一些不适和刺激。

锐器清创法（sharp debridement）指使用锋利的工具，如剪刀或手术刀，选择性地清除坏死组织。同样，治疗师应参考执业规则来获得这方面的法律指导。一些司法管辖区允许作业治疗师和（或）物理治疗师使用锐器清创，而其他司法管辖区则不允许。锐器清创法是最快、最有效的清创方法，但只能由技术熟练的临床医师完成。组织一旦切除，将造成长久缺失。对于没有经验的治疗师来说，有时很难区分脂肪组织、腐肉和肌腱。如有疑问，应避免切除。这种清创方法也会让康复对象感到不适，可能需要采用局部麻醉。由于这些因素，许多治疗师会让临床医师来进行锐器清创。

机械清创法（mechanical debridement）指使用旋涡振荡、高压流体冲洗或湿 - 干敷料等方法清除坏死组织。湿 - 干敷料法是将湿纱布放入伤口，让其在伤口内阴干几天，然后快速地将纱布从伤口中剥离，使伤口内的组织随着纱布一起被带出。当然，每次采用这种方法时都会清除一些坏死组织。但问题是，创面上的新生肉芽组织也会随着纱布被带出。将坏死组织与健康组织一起清除称为非选择性清创法，这会破坏伤口愈合。机械清创法，特别是湿 - 干敷料法，会导致伤口愈合缓慢，给康复对象带来不必要的痛苦。因此，不推荐使用该方法。手治疗诊所一般采用更舒适、更有效的伤口清创方法。

有时会联合使用清创法。例如，医师可能会通过手术切除大部分坏死组织，然后再采用自溶清创或酶清创法清除其余组织。不管采用哪种清创法，目的都是一样的。要清除所有坏死组织，只剩下健康的、有丰富血管的粉红色创面。

还有一件值得注意的事情是，可以通过去除多余的组织为伤口的愈合做准备。健康的创面是粉红色的。然而，有时一种特定类型的组织会使创面呈现不被希望看到的红色。这种组织可能是肉芽组织因伤口感染或水分过多而过度生长形成的[10]。它被称为过度增生肉芽组织（hypergranulation tissue）。

过度增生肉芽组织看起来像有光泽的深红色球

状组织，高于伤口边缘。一些治疗师认为它看起来像小红莓。这种组织很软，触摸时往往很容易出血，必须经过治疗才能使伤口正常愈合。有效的治疗方法是在过度增生部位使用硝酸银[10, 11]。利用硝酸银棒，将治疗端在异常组织上滚动。经治疗后，组织会呈现灰色。用硝酸银治疗后，可以按常规包扎伤口。每次换敷料时重复上述步骤，直到过度增生肉芽组织得到控制。

清洗伤口

每次换敷料时都要清洗伤口。清洗伤口的目的是清除创面上松散的碎屑和表面污染物。伤口中常见纱布纤维、松散的缝合线、液化的坏死组织和细菌，必须进行清洗。理想情况下，这样做不会损伤创面上新生成的组织。治疗师需要确定两件事：①使用哪种溶液来清洗伤口；②如何使用该溶液。

手治疗诊所清洗伤口的最佳方案包括生理盐水、无菌水和饮用水[12]。要避免在干净的伤口上使用过氧化氢、Dakin 溶液、聚维酮碘（必达净）、肥皂或漂白剂等溶液。这些溶液中含有对肉芽组织有毒的化学物质，使用这些溶液会减缓伤口愈合。过氧化氢溶液只适用于切伤和擦伤的伤后即刻清洗。可以使用过氧化氢对表面较脏的伤口进行 1~2 次清洗。然而，一旦伤口没有污垢（如沥青、草屑等与损伤有关的碎屑），就应该使用生理盐水、无菌水或饮用水清洗，以免阻碍愈合过程。

> ◎ **临床精要**
> 一个很好的经验法则是，永远不要用任何自己不愿意放进眼睛里的液体清洗干净的伤口。

使用清洗液的方法也很重要。需要使用足够的压力来清除表面的碎屑和污染物，而不会对创面上新生成的组织造成损伤。到目前为止，相关研究还没有确定理想的伤口清洗方法[13]。然而，大多数从业者已经放弃了旋涡式伤口清洗的方法而采用注射器冲洗。与旋涡式清洗相比，注射器冲洗更方便，康复对象之间交叉感染的风险更低。许多现有的文献表明，手治疗师看到的伤口应采用 ≤ 8 psi（约 0.6 kg/cm²）的压力冲洗[13, 14]。使用 25 号针头的 35 ml 医用注射器将产生 4 psi（0.28 kg/cm²）的压力，使用 19 号针头的 35 ml 医用注射器将产生 8 psi（0.56 kg/cm²）的压力[15]。这种设备在大多数医疗

机构中都很容易获得。可以在诊所采用上述注射器 / 针头组合来清洗所有的伤口，注射器中装有生理盐水、无菌水或饮用水。

> ◎ **临床精要**
> 当康复对象需要在家中换敷料时，建议使用无菌生理盐水（用于清洗隐形眼镜的溶液和容器）。这对清洗伤口很有效。从这类容器里挤出生理盐水会产生 4.5 psi（约 0.3 kg/cm²）的压力[16]。

保持水分平衡：选择合适的敷料

创面中的水分对伤口的有效愈合至关重要。适当湿润的伤口比太湿或太干的伤口愈合得快得多。保持适当的水分平衡取决于伤口敷料的选择。每个伤口都不同，需要不同的敷料或敷料组合来保持湿润。如果伤口有大量渗出液，应选择一种能吸收渗出液的敷料。如果伤口太干，则选择一种能为创面增加水分的敷料。

选择合适的敷料是一门需要实践的学问。处理伤口的经验越多，就越善于选择合适的敷料。此外，了解不同类别的可用敷料，以及每种敷料的特点，也有助于选择。

敷料又可分为非封闭、半封闭、封闭敷料。这种命名方式在一定程度上反映了敷料阻挡水、水蒸气和细菌通过敷料的相对能力。非封闭敷料（nonocclusive dressing）允许水、水蒸气和细菌自由通过。封闭敷料（occlusive dressing）不允许水、水蒸气或细菌通过。半封闭敷料（semiocclusive dressing）介于二者之间，通常允许水蒸气通过，但不允许水或细菌通过。事实上，没有完全封闭或完全不封闭的敷料，但敷料的性质需要用一个术语来最准确地描述它们阻挡水、水蒸气和细菌通过的能力。

当首次使用封闭敷料时，许多医生担心会导致感染。这个谬论在某些医疗机构中仍然普遍存在。然而，研究表明，封闭敷料不会增加感染的风险[17]。目标是找到一种能够阻挡细菌、保持水分，又能在必要时吸收多余液体的敷料。

可供选择的标准敷料通常有以下几类：透明薄膜、低黏性浸渍敷料、水凝胶、水胶体、纱布、泡沫和藻酸盐敷料。还有其他类型的特殊敷料可供选择，但专业的手治疗师会从这些标准敷料中进行选择。每家医疗用品公司都有这些类型的敷料，但它

们被冠以不同的品牌名称。当寻找特定类型的敷料时，向供应商询问该类别中可用敷料的品牌名称即可。下面按吸收性从低到高的顺序介绍不同类别的敷料[18-21]。

透明薄膜

这类多功能敷料恰如其名，是一种薄而透明的膜（图 17.2）。薄膜有各种各样的形状和大小，很容易贴合手的轮廓。它们直接黏附在皮肤上，可用作主要敷料（primary dressing）（直接敷在伤口上）或辅助敷料（secondary dressing）（将主要敷料固定在适当位置）。透明薄膜是半封闭的，水蒸气可以透过，但液体和细菌不能透过[19]。因此，它们在淋浴时是防水的，并能很好地阻挡细菌进入伤口。使用透明薄膜作为主要敷料的一个优点是，能够在不移除薄膜的情况下看到伤口。此外，薄膜不能被吸收，并且因为这类敷料包含大部分水分，所以它们对于促进腐肉或湿焦痂的自溶清创非常有效。如果太多的液体积聚在薄膜下并开始从边缘漏出，就必须更换透明薄膜。然而，干燥或渗出液量极低的伤口可耐受薄膜敷料长达 7 天不需更换。

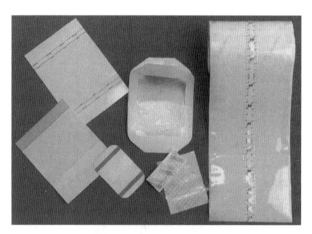

图 17.2　透明薄膜敷料（引自 Acute and Chronic Wounds，2007）

透明薄膜的品牌有 OpSite（Smith & Nephew）、Tegaderm Film（3M）和 Sureste（Medline）。

低黏性浸渍敷料

这类非封闭或半封闭敷料可直接敷在伤口上，并在换敷料时减少伤口组织的粘连和撕裂。低黏性敷料大多用于手术中，为术后第一次换敷料做准备。

这些敷料通常由浸有石蜡或石油基软膏的纱布或网状物制成，并且需要辅助敷料将其固定在适当的位置。一些低黏性敷料含有抗生素，有证据表明，在手术室使用这些特殊类型的低黏敷料可以降低手术部位感染的风险，包括耐甲氧西林金黄色葡萄球菌（methicillin-resistant Staphylococcus aureus，MRSA）感染[22]。在手治疗诊所，低黏性浸渍敷料适用于表浅、渗液不多的手部伤口，不出意外的话几日内即可愈合。它们使用方便，并且可以很好地贴合手的轮廓。

低黏性浸渍敷料的品牌有 Adaptic（Johnson & Johnson）和 Xeroform（Kendall）。

水凝胶敷料

水凝胶敷料是主要由水制成的非封闭或半封闭敷料，有片状、浸渍纱布或凝胶形式（图 17.3）。它们主要用于湿润伤口，但一些新型水凝胶含有添加剂，可以在保持伤口湿润的同时吸收少量渗出液[20]。水凝胶非常舒缓，因此可以缓解疼痛。它们对于促进自溶清创非常有效，尤其是有少量焦痂时。任何形式的水凝胶敷料都可以很容易地用辅助敷料固定在手上。水凝胶敷料通常需要每 24~72 小时更换 1 次，这取决于伤口产生渗出液的量（如果有的话）。

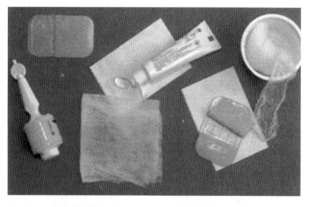

图 17.3　水凝胶敷料（引自 Acute and Chronic Wounds，2007）

水凝胶敷料的品牌有 Intrasite Gel、SoloSite Wound Gel（Smith & Nephew）和 Tegaderm Hydrogel Wound Filler（3M）。

水胶体敷料

水胶体敷料是封闭或半封闭敷料，由纤维素、明胶和果胶等成分组成。水胶体在吸收渗出液时会在创面上形成一种凝胶状物质[21]。一些伤口专家声称，这种凝胶能抑制细菌生长，同时保留伤口渗出液中的自然生长因子，帮助有效修复伤口[20]。水胶体在创面发生水合作用的同时吸收适量的渗出液，因此有助于自溶清创。这类敷料有多种形状、尺寸和厚度。根据具体的水胶体不同，它可能贴合，也有可能不太贴合手的轮廓。然而，水胶体的黏附性比大多数敷料更强，因此它通常可以在没有辅助敷料的情况下独立使用。敷料边缘的强力黏合剂有助于防止液体和细菌进入。此外，水胶体给康复对象以凉爽和舒适感，因此很受欢迎。需要注意的是，水胶体在吸收渗出液时会产生一种难闻的气味。在换敷料时，这种气味非常明显，有时会被误认为是感染的征象[20]。使用水胶体敷料时，一定要在评估感染之前彻底清洗伤口。

水胶体敷料的品牌有 DuoDERM（ConvaTec）、Tegaderm Hydrocolloid（3M）和 RepliCare（Smith & Nephew）。

纱布

纱布是手治疗诊所使用最广泛和最常用的敷料。每名手治疗师都用过纱布。它有多种尺寸和形式，从纱布垫到纱布卷。它容易获得，吸收性适中，易于使用。纱布可以用来清洁伤口周围，包扎伤口，覆盖伤口。如果不需要多次更换敷料，使用起来会很便宜。纱布是每个手治疗诊所的重要材料。

使用纱布作为主要敷料是因为它相对不密闭，因而不易产生潮湿的伤口环境。一些治疗师试图用生理盐水浸湿纱布来保持伤口湿润，但很难判断需要多少水分以创造最佳的愈合环境。通常情况下，如果加入太多的水，最终会导致伤口边缘浸渍；如果加入的水太少，敷料会变干并黏附在伤口上，在下次换敷料时造成创面损伤。纱布上的纤维也容易脱落。如果我们在换敷料时没有彻底冲洗伤口，留下的纤维会刺激伤口并减缓愈合速度。

当涉及上肢伤口护理时，纱布最适合松散地填充较大的伤口洞，并作为辅助敷料用于保持其他类型敷料的位置。在包扎伤口时，直接接触创面的纱布应使用低黏性浸渍纱布。标准的干纱布可以用来填充伤口洞的剩余部分。用纱布包扎伤口时，应使用无菌纱布。如果纱布用作伤口的辅助敷料，可以使用干净纱布。无菌纱布经过处理，可以杀死所有活的细菌和微生物，通常以每包一条敷料为单位进行包装。干净纱布不是无菌的，但它不含有灰尘和其他异物等环境污染物。多卷干净纱布通常装在一个包装内。

纱布品牌有 Kerlix（Kendall）和 Kling（Johnson & Johnson）。

泡沫敷料

泡沫敷料主要由聚氨酯制成，用于吸收适量的渗出液[21]（图 17.4）。一些泡沫敷料可以直接黏附在伤口部位，而其他泡沫敷料则需要辅助敷料来将其固定。较厚的泡沫敷料甚至可以为伤口提供一些保护性的缓冲。此外，泡沫敷料大多数是半封闭的，因为泡沫敷料的外层通常是防水的，并且会起到细菌屏障的作用[20]。然而，使用泡沫敷料的困难之一是，尽管有各种各样的形状和尺寸，它们似乎无法很好地贴合手的轮廓。

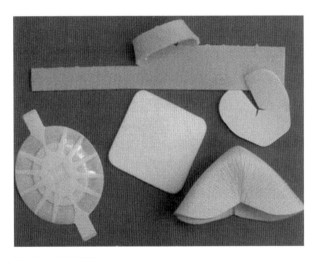

图 17.4　泡沫敷料

泡沫敷料的品牌有 Allevyn（Smith & Nephew）、PolyMem（Ferris）和 Mepilex（Molnlycke）。

藻酸盐敷料

藻酸盐敷料是非封闭或半封闭敷料，具有高吸收性，用于处理中等量至大量渗出液（图 17.5）。这类敷料主要由海藻衍生物制成，纤维被制作成绳状或片状。随着藻酸盐吸收液体，它会转化为凝胶，为创面提供水分。藻酸盐敷料总是需要辅助敷料来保持它们的位置。藻酸盐敷料可以很好地贴合手的轮廓。它们主要以绳状形式存在，很适合填充小的引流伤口洞。

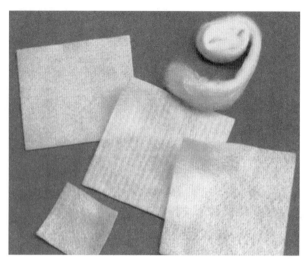

图 17.5　藻酸盐敷料

换敷料时，必须彻底清洗伤口，去除所有的藻酸盐后，再换上新的敷料。如果发现并不是所有的藻酸盐都已经凝结，则说明敷料更换得太早或伤口渗出液太少，无需更换藻酸盐敷料。重要的是，藻酸盐敷料仅用于有中度至重度渗出液的伤口。在渗出液非常少的伤口上使用藻酸盐会使伤口过于干燥。

藻酸盐敷料的品牌有 AlgiSite M（Smith & Nephew）、Sorbsan（Bertek）和 SeaSorb（Coloplast）。

手术治疗

在手治疗诊所，几乎每个伤口都是先由医生处理。当康复对象向医生展示伤口时，医生必须决定如何最好地清洗和处理伤口，以便伤口能够愈合。在存在手外伤的情况下，伤口通常是包括肌腱和神经损伤在内的病情的一部分。创伤和感染的伤口通常需要进行手术治疗，然后由手治疗师跟进。有些康复对象在整个手治疗过程中需要不止一次手术来解决伤口问题。

手外科医生常见的操作是外科冲洗和清创。在此过程中，康复对象处于手术室的无菌环境中，并给予麻醉。在手术过程中通过静脉注射抗生素来帮助治疗或降低感染风险。然后，外科医生使用手术刀和镊子清除包括坏死组织在内的伤口碎屑，并用生理盐水彻底冲洗伤口。如果没有其他组织需要修复，那么外科医生必须决定是闭合伤口还是保持开放。

当伤口用缝线或缝合钉缝合时，称为一期愈合（primary intention）。由于伤口边缘靠拢（合在一起），这些伤口通过纤维粘连愈合，几乎没有肉芽组织形成。愈合很快，通常不会发生意外。

当外科医生保持伤口开放，使其通过肉芽组织形成的过程愈合时，称为二期愈合（secondary intention）。这些伤口需要密切监测和专业的伤口护理，以确保伤口愈合且无并发症。深开放性伤口通常被松散地包扎起来，以确保它们从里到外愈合。目前的共识是，如果伤口过早闭合，伤口内部的腔体容易发生脓肿和感染。有证据表明，伤口包扎可能是不必要的[23]，但需要更多的研究来证实这一说法。

一些临床医生依靠负压疗法，如真空辅助闭合（vacuum-assisted closure，VAC）装置，使较大的开放性伤口愈合。使用负压疗法确实有助于伤口处肉芽形成[24]，但这类装置用于手部伤口的缺点是笨重的管道和机器必须始终与手相连。由于这会严重干扰手的功能，所以许多手治疗师只对最难处理的伤口或在医院内基本无法行动（如严重创伤）的康复对象的伤口使用 VAC。

有时，外科医生会在冲洗和清创后留下一个开放的伤口，并计划在几天后让康复对象再次进行手术，闭合伤口。这就是延迟一期愈合，即伤口通过三期愈合（tertiary intention）。这种方法主要用于非常脏或感染的伤口。外科医生要等几天再缝合伤口，以确保所有感染得到控制，愈合正在进行。

? 向医生咨询的问题

在手康复过程中，强烈建议转诊医生和手治疗师密切合作，尤其当伤口管理是治疗计划的一部分时。关于康复对象的伤口，需要在以下方面进行探讨。

- 如果发现有任何感染的征象，请医生进行评估。如果出现感染，尽快开始医治很重要。常见的伤口感染包括由耐甲氧西林金黄色葡萄球菌、化脓性链球菌和铜绿假单胞菌引起的感染。伤口感染通常需要使用全身性抗生素。

- 此外，注意有时伤口不愈合也需要怀疑是出现了感染，即使伤口没有发红、发炎、异味或流脓等表现。虽然通常会出现典型的感染征象，但也存在以伤口不愈合作为唯一感染征象的少数情况。如果伤口愈合在几周内无进展，联系医生并讨论感染的可能性。医生可能需要对伤口做细菌培养，以观察是否真的发生了感染。

- 如果有感染，询问是否可以活动感染部位周围的关节。由于担心感染扩散，一些医生会在感染得到控制之前限制关节运动。这取决于医生判断、感染的类型和感染的严重程度。
- 如果需要清创，则要讨论计划进行的清创类型。
- 自溶清创应该作为首选，但是医生需要知道该类清创可能需要一些时间来完成。如果医生想要更快地清创，那么需要考虑酶清创或锐器清创。酶清创需要处方酶。锐器清创可能需要局部麻醉药。如果治疗师对锐器清创感到不舒服或者觉得自己不能进行锐器清创，一定要讲出来。锐器清创可能需要医生来完成。
- 如果伤口覆盖有焦痂，但皮下组织血液循环减少，请与医生探讨清创的利弊。如果伤口处血流不畅，立即清创并不是一个好主意。这种情况下可能需要首先考虑其他医治措施，如血管重建术。
- 同样值得注意的是，由血管功能不全引起的未感染指端干性坏死很少进行清创，例如，患有雷诺病、系统性红斑狼疮和硬皮病的康复对象。对这类不幸的病例，通常的治疗方案是指端截肢。
- 如果医生对伤口治疗的要求不是很高，那就提供符合当前管理标准的伤口的治疗计划。实现伤口管理目标的方法通常不止一种。
- 治疗师仍然会收到湿 - 干敷料和旋涡式清洗的要求。在这些情况下，治疗师作为有执照的专业人员，有责任与医生探讨更好的伤口清创和清洗方案。一旦医生意识到有更有效和更安全的选择，他们会同意你的治疗计划。
- 如果伤口没有愈合，但已经排除感染，就可与医生探讨对康复对象进行实验室检查。

以下实验室指标的检测值反映营养不良或血糖控制不佳，可能表明营养状况影响伤口愈合[11]。

- 人血白蛋白水平 < 3.5 g/dl
- 血清前白蛋白水平 < 16 mg/dl
- 血清转铁蛋白水平 < 170 mg/dl
- 总淋巴细胞计数 < 1800/mm^3
- 血糖水平 > 110 mg/dl

虽然在手治疗诊所就诊的营养不良的康复对象中很少见，但可能会见到营养不良影响住院患者或长期护理机构康复对象的伤口愈合。当营养可能是导致伤口愈合不良的因素时，营养师应成为是治疗团队的一员。

对康复对象说的话

应提供给康复对象尽可能多的信息，以便他们更加配合以促进伤口的愈合过程。许多康复对象对伤口愈合有误解，但一旦接受教育，大多数人会尽一切可能帮助伤口愈合。应告知每个有伤口的康复对象以下事宜。

敷料更换时间表

治疗师需要确定更换敷料的频率。如果是在门诊接待的康复对象，要确定换敷料的地点是在家里还是在诊所。许多因素会影响治疗师的决定，包括伤口渗出液的多少、计划使用哪种敷料、康复对象对伤口的焦虑程度、康复对象遵循指导意见的能力、康复对象可用的支持系统以及报销问题。经验越多，越容易做出决定。

一旦确定了更换敷料的频率，治疗师就要清楚地告诉康复对象。要明确的是，敷料不应频繁更换，除非敷料变脏或浸透。如果必须提前更换敷料，制订计划并告知康复对象。如果康复对象是门诊康复对象，要确定是来诊所换敷料还是在家中换敷料。治疗师可以说："几天后我会在诊所见你。我需要你保持敷料的干净和干燥。如果伤口的渗出液开始渗入敷料，或者你不小心把敷料弄湿或弄脏了，我希望你尽快打电话给我，以便安排你来更换敷料。"

清洗

治疗师遇到的最大误区之一与伤口清洗有关。如果康复对象在家中更换敷料，请明确告知只能使用生理盐水、无菌水或饮用水来清洗伤口。许多康复对象在得知不能使用过氧化氢或肥皂清洗开放性伤口时感到惊讶。告诉康复对象使用这些物质会杀死形成肉芽组织的健康细胞，从而减缓愈合过程。因为诊所不会发放用于家庭伤口清洗的针头和注射器，所以在家中更换敷料的康复对象通常会使用从水龙头流出的饮用水或挤压式的隐形眼镜生理盐水来清洗伤口。告知康复对象："我希望你每次换敷料时都把伤口冲洗干净。把手放在温和（不热）的慢流自来水下，或通过从瓶中挤出隐形眼镜生理盐水来冲洗伤口并持续冲洗 30 秒。不要用其他清洁剂清洗伤口。有些清洁剂，如过氧化氢溶液和肥皂，实际上会杀死有助于愈合伤口的'好'细胞，从而减缓愈合速度。"

湿性愈合

治疗师遇到的第二大误区是关于湿性愈合。我们大多数人从小都被教导要把伤口暴露在空气和阳光下，以使其干燥。我们的父母和祖父母告诉我们，这将使我们的伤口愈合得更快。我们现在知道这与事实相距甚远。治疗师必须告知康复对象湿性愈合的作用。治疗师通常需要说的是："研究表明，湿润的伤口比干燥的伤口愈合得更快，当伤口被覆盖时，湿性愈合就开始了。用敷料覆盖伤口，如前所述尽量不要频繁地更换敷料。"

◎ 临床精要

如果需要说服康复对象用敷料将伤口覆盖起来，那就告知他们湿性愈合时瘢痕更少，完全愈合后会更好看[25]。许多康复对象非常在意美观，因而会坚持更有可能留下较少瘢痕的护理计划。

卫生

康复对象需要知道，在更换敷料之间，保持敷料的清洁和干燥非常重要（除非使用的是防水敷料，如透明薄膜）。大多数敷料不防水，洗澡时必须用塑料袋包好。湿敷料是细菌的滋生地，会导致伤口周围的皮肤浸渍。康复对象如果是运动爱好者，在运动时更应该注意，身体的汗水会从内到外浸透敷料。不管是什么原因，摸上去湿的敷料必须更换。告诉康复对象："必须保持敷料干燥，以避免感染和皮肤破裂。淋浴时用塑料袋包好，尽量避免涉及水的房屋清洁工作。此外，避免会让你大量出汗的活动。出汗会使你的敷料由内而外湿透。记住，如果你的敷料摸上去是湿的，就必须更换。"

此外，虽然敷料的设计是为了防止碎屑和细菌进入伤口，但康复对象必须具有在日常活动中使用敷料的常识。没有多少上肢敷料能承受像打扫车库、在院子里工作或给汽车换油等活动的压力。如果敷料因活动而变得太脏或破损，伤口感染的风险就会增加。脏的或破损的敷料必须更换。告诉康复对象：

"你必须保护你的敷料免受损坏，以减少感染的风险。避免大量使用手的作业，如做清洁、在院子里工作或使用重型设备等。如果你的敷料脏了或破损了，必须更换。"

◎ 临床精要

教会康复对象在淋浴时保持敷料干燥的技巧：先用小毛巾包裹手 / 敷料，然后再用塑料袋包住。接着用低过敏性胶带密封手臂周围的塑料袋。如果有水进入塑料袋中，它会被毛巾吸收，而不会被敷料吸收。

吸烟

如果康复对象吸烟，应该教育他们尼古丁会减少组织的氧气输送，并增加发生伤口愈合并发症的风险[26]。即使吸一支烟也会减少流向手的血液[3]。所以应鼓励康复对象暂时停止吸烟，直到伤口愈合。然而，对于许多康复对象来说，这个期望不太现实。如果觉得康复对象在伤口愈合过程中不会戒烟，就应该告诉他们，如果不能完全戒烟，减少每天吸烟的数量可能会有一些好处。大多数康复对象都愿意至少在伤口愈合之前减少吸烟量。治疗师可以说："我不打算给你上戒烟课，但是你应该知道，如果你在伤口愈合前停止吸烟或者至少减少吸烟量，你的伤口会愈合得更好。即使吸一支烟也会减少手的氧气供应，但你的伤口需要足够的氧气才能愈合。"

饮食

虽然我们不是营养师，但我们可以鼓励有伤口的康复对象好好吃饭和多喝水。告诉康复对象："现在试着均衡饮食，多喝水。营养在伤口愈合中起着重要作用。你的伤口愈合过程中特别需要蛋白质。"

感染的症状和体征

应教育所有的康复对象了解感染的症状和体征。如果康复对象存在任何可能表明感染的迹象，鼓励他们立即打电话给医生。应该对康复对象使用简单明了的语言。可以告诉康复对象："这些是需要你注意的感染的症状和体征，如总体感觉不适、发热、伤口部位疼痛加剧、伤口周围发红、红色条纹从伤口向外延伸、伤口部位变热、伤口发出难闻的气味或出现任何白色、黏稠、黄色或绿色 / 蓝色的分泌物。"告诉康复对象不要羞于报告可能的感染，因为及早发现感染很重要。告诉康复对象："如果你怀疑自己出现了感染，即使你不确定，也要马上给你的医生或我打电话。我宁愿你平安无事，也不愿让你后悔。伤口感染的后果很严重，我们必须及早发现和治疗。"

评估要点

伤口评估对于制订治疗计划、记录伤口愈合过程以及与其他护理人员沟通都很重要。治疗师必须知道自己要观察的内容以及记录方式。此外，评估方法和术语必须保持一致，以便准确跟踪进度。永远不要依靠自己的记忆来判断伤口的进展。伤口评估是选择每一项干预措施的基础，因此每次更换敷料时都必须对伤口进行评估。

良好的上肢伤口评估包括以下内容。

- 伤口的位置和大小
- 伤口周围皮肤和伤口边缘的状况
- 伤口的特征（如肉芽组织、过度增生肉芽组织、碎屑或坏死组织）
- 伤口渗出液量
- 任何感染的症状或体征

伤口的位置和大小

描述伤口位置时，要根据解剖位置进行描述，越精确越好。例如，"伤口在前臂远端的前内侧，靠近豌豆骨 2 cm。"

伤口的大小通常以 mm 或 cm 来记录。常用长度、宽度和深度来描述大小。有几种方法可以测量长度和宽度。有些治疗师会坐在康复对象的对面，用钟面法来观察伤口。伤口的长度是从 12 点到 6 点的测量值，伤口的宽度是从 9 点到 3 点的测量值。还有一种测量长度和宽度的方法是测量伤口最长处的近端到远端的距离，然后测量伤口最宽处的内侧到外侧的距离。无论选择哪种方法来测量伤口的长度和宽度，都要保持方法一致，以确保随着时间的推移伤口大小的相对一致性。

伤口深度测量时，将湿润的无菌棉签敷料器（即无菌棉签）插入伤口最深处。接下来，用戴着手套的手指沿着敷料器的长度向下滑动，直到手指与周围完整的皮肤齐平。保持敷料器在此位置，然后

将敷料器提离伤口。测量指尖到棉签敷料器顶端之间的距离，即为伤口深度。

有时，在前臂或上臂，你会注意到伤口在某个特定的方向非常深。如果尝试将一个湿润的无菌棉签敷料器轻轻推入这个区域，你会发现一个窄而深的腔，就像一个远离伤口主体部分的小隧道，这就是所谓的窦道（tunneling）。窦道会形成被称为"死腔"的开放区域，增加脓肿形成的风险，因此需要保持窦道清洁。记录窦道的深度，即无菌敷料器可以轻轻插入孔中的距离。使用钟面法记录窦道的位置，例如，"7 点处有一个 3 cm 长的窦道。"

伤口周围皮肤和伤口边缘的状况

观察伤口边缘时，要注意它的颜色和状况。健康的伤口边缘呈粉红色并且是平坦的。这表明，伤口边缘正在生成上皮组织，伤口正在正常愈合。如果伤口边缘呈灰色或轻微下翻，这是伤口没有及时或有效愈合的征象。

伤口边缘应该牢固地附着在下面的组织上。如果观察到伤口边缘下面有间隙，这被称为底蚀（undermining）。底蚀是伤口没有有效愈合的另一个征象。伤口边缘下的组织破裂，结果是伤口开口相对较小，而下面的伤口较大。底蚀很难被看到，所以如果没有清楚地看到伤口边缘附着在伤口上，试着用一个湿润的无菌棉签敷料器在伤口边缘下沿水平方向轻轻滑动。如果有底蚀，记录其深度，即无菌敷料器可以推到伤口边缘下的距离。用钟面法记录底蚀的位置，例如，"4 点到 7 点之间有一个 1 cm 的底蚀。"

伤口周围皮肤（periwound skin）应该是正常肤色或者可能稍带点粉色。伤口周围皮肤发红、发炎或变硬可能表明存在感染。伤口周围皮肤的小损伤可能是黏性敷料造成的损伤。如果伤口周围的皮肤又软又白，这表明皮肤吸收了太多的液体。我们称之为浸渍皮肤（macerated skin），它是伤口的渗出液没有被伤口敷料充分吸收的结果。浸渍皮肤很脆弱，容易受损。如果伤口周围的表皮开始破裂，我们称之为剥脱的皮肤（denuded skin）。

伤口的特征

描述伤口最简单的方法之一是使用"红－黄－黑"系统。要使用这种方法，只需要估计每种颜色

覆盖伤口的百分比。例如，"伤口 50% 是红色，25% 是黄色，25% 是黑色。"在此系统中，红色代表健康的创面，黄色代表腐肉，黑色代表焦痂。这是描述伤口的常用方法，许多治疗伤口的专业医护人员都懂该术语。

照片可帮助记录伤口和伤口周围皮肤的情况。当使用数码相机记录伤口愈合过程时，尽可能使拍照条件保持一致。例如，始终在清洗伤口和（或）伤口清创后拍照。所有照片使用相同的相机和相机设置，每次尽量从相同的距离和角度拍照。在每张图片中都包含康复对象的身份标识、日期和参照比例（如以 cm 为单位的卷尺）。最后，尽可能在相似的照明条件下拍摄照片。

> **◎ 临床精要**
> 使用数码相机记录伤口图像时，不要使用闪光灯。在关闭闪光灯的情况下，会看到更多的细节。

伤口渗出液

伤口渗出液应根据类型和数量进行描述。用于描述渗出液类型的术语基于分泌物的颜色和黏稠度。颜色可以从透明、红色、棕褐色到绿色。黏稠度的范围可以从稀薄的水状到非常黏稠的奶油状。专业医护人员常用以下术语来描述渗出液。

- 浆液性——水状，透明。正常。
- 血清性——稀薄，粉红色。正常。
- 血性——稀薄，鲜红色。可能是正常的，也可能是异常的，取决于创面组织的数量和类型。
- 脓性——浓稠或稀薄，棕褐色到黄色。这是可能感染的征象。
- 脓臭性——浓稠，黄色到绿色，有难闻的气味。这是感染的征象。

切记，如果使用的是水胶体敷料，在更换敷料时，会观察到一种黏稠的、气味难闻的凝胶。这是正常的，在评估是否有脓臭性分泌物之前，需要清洗干净。

伤口渗出液的量从无到大量不等。描述渗出液的量是主观的，但以下术语是专业的。

- 无——伤口干燥。
- 微量——伤口湿润但无渗出。
- 少量或中等量——使用标准敷料即可轻松处理。
- 大量——需要藻酸盐敷料来控制渗出液量。

- 巨量——渗出液量太多，任何敷料都难以处理；罕见。

感染

感染的主要症状和体征包括疼痛加剧、恶臭、流脓（purulent drainage）、红斑（erythema）、灼热（calor）、伤口周围变硬（induration）、淋巴管炎条纹（lymphangitic streaking）（红色条纹）、乏力（malaise）（感觉不适）和发热（febricity）。当记录感染的症状和体征时，使用非专业术语是可以接受的，也是常见的，这样团队的所有成员都可以非常清楚地知道治疗师所看到的情况。只有医生才能正式诊断感染。然而，治疗师是最常看到伤口的医护人员，有责任在每次见到康复对象时评估感染的症状和体征。如果在评估过程中发现有任何伤口感染的迹象，应立即告知转诊医生。

> **◎ 临床精要**
> 并非所有的感染都会有难闻的味道。闻起来很香并且有独特的霓虹绿分泌物的伤口很可能感染了铜绿假单胞菌。

影响临床推理的特异性诊断信息

总结本章所学内容，伤口管理时的临床推理遵循以下原则。

1. 湿性愈合是伤口管理的标准。选择合适的敷料来创造湿润的伤口环境。

2. 伤口只有在没有任何不应该存在的异物（坏死组织、敷料碎屑、过度增生肉芽组织等）时才会愈合。努力创造一个健康的粉红色创面。

3. 再生的创面非常脆弱。不要用细胞毒性化学物质、高压冲洗或贴在创面上的敷料来压迫正在愈合的伤口。

4. 感染必须及早发现和处理。每次更换敷料时都需评估感染情况，有任何征象应立即告知医生。

5. 最重要的是，不要造成伤害。永远不要从尚未确诊的开放性伤口上切除任何组织。

> **♡ 专业提示**
> 如果能够掌握本章中的所有内容，治疗师将拥有管理康复对象上肢伤口所需的基本技能。然而，这里还有几条建议。

1. 切记，护理伤口在法律上属于治疗师的执业范围，治疗师必须有能力提供这项服务。大多数执业许可法都规定，治疗师必须有能力在其执业范围内提供相应服务。没有人希望自己站在执业资格委员会或陪审团面前提供伤口护理服务能力的证明，但这种情况确有发生。我们大多数人在学校学到的关于伤口护理的知识很少。因此，希望通过就业后继续教育课程和（或）指导获得该领域的额外知识和技能。应将伤口管理培训的所有文件妥善保存。

2. 与转诊医生保持沟通渠道畅通。需要的时候寻求帮助，必要的时候进行学习。永远不要勉强自己去执行明知不符合标准的伤口治疗程序。

3. 保持暴露的肌腱湿润是绝对重要的。凝胶形式的水凝胶敷料非常适合这种情况。如果任由肌腱变干，它的损坏将无法修复。应密切监护这类康复对象。

➤ 预防措施和注意事项

当执行伤口管理程序时，治疗师需要使用标准预防措施（standard precautions）来保护自己和康复对象，以免发生交叉感染。标准预防措施是基本的感染预防指南，包括以下内容：①手部卫生；②个人防护装备的使用；③医疗设备的正确清洁和使用；④适当的环境清洁[27]。

在戴上手套进行伤口管理之前和之后，应进行适当的手部清洁。使用含酒精的免洗洗手液是手部去污的首选方法，如果手明显脏了，这种情况下应使用肥皂和水。在伤口治疗过程中，应穿戴好所需的个人防护装备，以保护自己不接触康复对象的体液。这通常包括洁净或无菌手套，也可能包括防护服、口罩/面罩和护目镜。任何会接触到伤口本身的医疗设备（如手术刀、镊子）都应一次性使用，或者在不同康复对象之间进行适当消毒。不接触伤口的设备（如绷带剪）应在不同康复对象之间进行消毒。最后，所有的桌面和康复对象的椅子扶手应在不同康复对象之间进行消毒。

关于外科手术室以外的临床伤口护理中无菌手套与非无菌（洁净）手套的使用的争论由来已久。大多数证据表明，使用无菌手套或洁净手套在感染率或伤口愈合方面没有差异[28]。然而，使用无菌手套的支持者指出，此方面的证据不足以令人信服，并建议治疗师谨慎行事，在进行所有换敷料的操作时都使用无菌手套[29]。这方面还需要进行更多的研究。除高风险的康复对象外，许多手治疗师都对康复对象使用洁净手套。如果康复对象免疫功能受损、有耐药性感染或有多重感染史，应始终使用无菌手套。

一种可减少伤口感染机会的方法是使用"无接触"技术（"no-touch" technique）敷敷料。具体流程如下。

- 戴上一副洁净的手套，移除康复对象的"脏"敷料。
- 摘下手套，用含酒精的免洗洗手液清洗双手，然后再戴上一副新手套。
- 除了新敷料和消毒的绷带剪外，不要触摸任何东西。

这种技术在有助手在场帮忙打开敷料包时效果最佳。在助手打开包装后，治疗师可以伸手去拿准备放到康复对象伤口上的无菌敷料。只有无菌敷料才能接触创面。治疗师不能自行打开包装，因为敷料包的外部可能会受到污染，但内部是无菌的。用无菌敷料覆盖创面后，所需的任何辅助敷料都可以用洁净（非无菌）敷料。然而，仍需继续使用无接触技术，直到放好所有的敷料。

◎ 临床精要

如果没有人帮助更换敷料，治疗师仍然可以通过戴上手套并小心地打开所有敷料包以露出里面的新敷料来实现无接触技术。此时不要触摸新敷料。将打开的敷料包放在洁净的桌面上。然后，摘下手套，清洗双手，再戴上新手套。现在，敷料包已打开，这样治疗师就可以伸手去拿所需的新敷料了。

案例分析

伤口评估

图 17.6 显示了一种典型的上肢外伤伤口。在发生高速摩托车事故的康复对象前臂上可以见到这样的伤口。在展示伤口时，你会注意到伤口是三色的（尽管在这张黑白照片中你看不到），它由约 80% 的腐肉（黄色）、15% 的焦痂（黑色）和 5% 的肉芽组织（粉红色）组成。伤口看起来很浅，尽管在黑色组织被移除之前，治疗师不能确定焦痂下是否有隧道或空洞。记录伤口的大小时，测量伤口最长处的近端到远端的距离，计为伤口长度。然后，测量伤口最宽处的内侧到外侧的距离，计为伤口宽度。伤

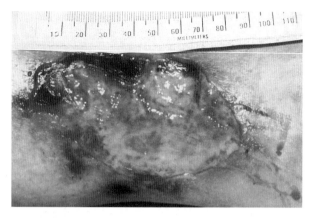

图 17.6　上肢外伤后的伤口

口周围的皮肤看起来很健康，呈浅褐色。几乎没有分泌物，伤口也没有臭味。基于这些观察，治疗师不会怀疑伤口有感染。

治疗计划

为了使伤口愈合，必须清除创面上的焦痂和腐肉。目标是清除所有坏死组织，直到只留下健康的粉红色肉芽组织。最安全和最简单的去除焦痂和腐肉的方法是采用自溶清创。可以通过选择保持伤口湿润的敷料来促使机体分解坏死组织。起初，在寻找最有效的敷料时会有一些尝试和错误。因为这个伤口很浅，几乎没有分泌物，可以先试着在伤口上敷上透明薄膜，用无菌生理盐水冲洗伤口，用无菌纱布拍干，然后用"无接触"技术敷上透明薄膜。康复对象应保持敷料在适当的位置，直到他们在 3~5 天内返回诊所。透明薄膜在淋浴时是防水的，所以康复对象淋浴后其敷料仍然保持原位。当康复对象回到诊所时，取下透明薄膜，注意观察敷料下有多少坏死组织已经液化。用生理盐水冲洗伤口，确定下一步最合适的敷料。如果焦痂和腐肉的数量变化不大，则需要补充水分，可以考虑在透明薄膜下加一点水凝胶。如果透明薄膜下的坏死组织大量液化，伤口周围的皮肤变白，说明伤口现在太湿了，可能需要更频繁地更换透明薄膜敷料。每次更换敷料时，都要根据伤口内和伤口周围的水分选择敷料。一旦焦痂和腐肉消失，则继续使用保持伤口湿润的敷料，直到伤口完全愈合。每次换敷料时观察是否有感染或不愈合的征象，并将这些情况告知转诊医生。

（张培珍　译，教学恒　杨永红　李奎成　审）

参考文献

1. American Occupational Therapy Association: The role of occupational therapy in wound management, Am J Occup Ther 72(Suppl 2):7212410057, 2018. Downloaded from http://ajot.aota.org. [Accessed 16 December 2018].

2. News Now Staff, American Physical Therapy Association: New APTA resource on active wound care management available online, PT in Motion for members of the American Physical Therapy Association (website). http://www.apta.org/PTinMotion/NewsNow/2011/7/14/WoundManagementFAQs/. [Accessed 2 July 2012].

3. Mosely LH, Finseth F: Cigarette smoking: impairment of digital blood flow and wound healing in the hand, Hand 9(2):97‐101, 1977.

4. Wilson JR, Mills JG, Prather ID, et al.: A toxicity index of skin and wound cleansers used in vitro fibroblasts and keratinocytes, Adv Skin Wound Care 18:373‐378, 2005.

5. Alvarez OM, Rogers RS, Booker JG, et al.: Effect of noncontact normothermic wound therapy on the healing of neuropathic (diabetic) foot ulcers: an interim analysis of 20 patients, J Foot Ankle Surg 42:30‐35, 2003.

6. McGuiness W, Vella E, Harrison D: Influence of dressing changes on wound temperature, J Wound Care 13:383‐385, 2004.

7. Okan D, Woo K, Ayello EA, et al.: The role of moisture balance in wound healing, Adv Skin Wound Care 20:39‐53, 2007.

8. Hess CT: Checklist for factors affecting wound healing, Adv Skin Wound Care 24:192, 2011.

9. Langemo D, Anderson J, Hanson D, et al.: Nutritional considerations in wound care, Adv Skin Wound Care 19:297‐303, 2006.

10. Hampton S: Understanding overgranulation in tissue viability practice, Br J Community Nurse 12:S24‐S30, 2007.

11. Myers BA: Wound management: principles and practice, New Jersey, 2004, Prentice Hall.

12. Fernandez R, Griffiths R: Water for wound cleansing, Cochrane Database Syst Rev 15:CD003861, 2012.

13. Chatterjee JS: A critical review of irrigation techniques in acute wounds, Int Wound J 2:258‐265, 2005.

14. Hess CT: Wound care, ed 5, Philadelphia, 2005, Lippincott,

Williams & Wilkins.

15. Stevenson TR, Thacker JG, Rodeheaver GT, et al.: Cleansing the traumatic wound by high pressure syringe irrigation, JACEP 5(1):17 - 21, 1976.

16. US Department of Health and Human Services: Quick Reference Guide for Clinicians: Pressure Ulcer Treatment Clinical Practice Guideline, HHS.Gov Archive (Online Archive from 1994 December 21): http://arc hive.hhs.gov/news/press/1994pres/941221a.txt. Accessed May 6, 2013.

17. Panuncialman J, Falanga V: The science of wound bed preparation, Surg Clin N Am 89:611 - 626, 2009.

18. Fulton JA, Blasiole KN, Cottingham T, et al.: Wound dressing absorption: a comparative study, Adv Skin Wound Care 25:315 - 320, 2012.

19. Worley CA: So, what do I put on this wound? Making sense of the wound dressing puzzle: part III, Medsurg Nursing 15:251 - 252, 2006.

20. Worley CA: So, what do I put on this wound? Making sense of the wound dressing puzzle: part II, Medsurg Nursing 15:182 - 183, 2006.

21. Worley CA: So, what do I put on this wound? Making sense of the wound dressing puzzle: part I, Medsurg Nursing 15:106 - 107, 2006.

22. Mueller SW, Krebsbach LE: Impact of an anti-microbial-impregnated gauze dressing on surgical site infections including methicillin-resistant Staphylococcus aureus infections, Am J Infect Control 36:651 - 655, 2008.

23. Kessler DO, Krantz BS, Mojica M: Randomized trial comparing wound packing to no wound packing following incision and drainage of superficial skin abscesses in the pediatric emergency department, Pediatr Emerg Care 28:514 - 517, 2012.

24. Taylor CJ, Chester DL, Jeffery SL: Functional splinting of upper limb injuries with gauze-based topical negative pressure wound therapy, J Hand Surgery 36:1848 - 1851, 2011.

25. Wigger-Alberti W, Kuhlmann M, Ekanayake S, et al.: Using a novel wound model to investigate the healing properties of products for superficial wounds, J Wound Care 18(3):123 - 128, 2009. 131.

26. Bartsch RH, Weiss G, Kastenbauer T, et al.: Crucial aspects of smoking in wound healing after breast reduction surgery, J Plast Reconstr Aesthet Surg 60:1045 - 1049, 2007.

27. Centers for Disease Control and Prevention: Guide to Infection Prevention for Outpatient Settings: Minimum Expectations for Safe Care, CDC.gov Healthcare-Associated Infections (Website Article Written May 2011): http://www.cdc.gov/HAI/settings/outpatient/outpati ent-care-guidelines.html. Accessed August 13, 2012.

28. Flores A: Sterile versus non-sterile glove use and aseptic technique, Nurs Stand 23(6):35 - 39, 2008.

29. St Clair K, Larrabee JH: Clean versus sterile gloves: which to use for postoperative dressing changes? Outcomes Manag 6(1):17 - 21, 2002.

第 18 章

常见肩部疾病

Mark Butler

肩关节的主要功能是在空间中进行手定位，以便与环境进行互动。因此，肩关节复合体功能障碍常导致整个上肢（upper extremity，UE）的严重障碍[1]。当康复对象试图完成常规的日常生活活动（activities of daily living，ADLs）时，由于肩关节会对腕关节和肘关节的活动能力下降进行代偿，继而会导致肩关节功能障碍。在为腕关节和肘关节功能障碍者进行治疗时，治疗师需要对肩关节的健康状况进行检查。因此，对于治疗 UE 功能障碍者的治疗师来说，全面了解肩关节是必要的。

◎ 临床精要

肩关节是人体所有关节中活动范围（range of motion，ROM）最大的关节。此关节的 ROM 是由组成肩关节复合体的一系列关节集合运动产生的结果。这些关节彼此协同工作，在灵活性和稳定性之间保持了独有的平衡，并强调灵活性。本章将对肩关节的病理性失衡进行回顾。

解剖学

肩关节复合体包括以下结构。

- 三块骨：肱骨、锁骨和肩胛骨
- 三个关节：盂肱（glenohumeral，GH）关节、肩锁（acromioclavicular，AC）关节和胸锁（sternoclavicular，SC）关节
- 一个"假关节"：肩胛胸壁（scapulothoracic，ST）关节

盂肱关节

GH 关节是一个多轴向的滑膜球窝关节，围绕着 3 个运动轴运动，分别是围绕冠状轴的屈曲 / 伸展，围绕矢状轴的外展 / 内收，围绕垂直轴的内 / 外旋（图 18.1）。GH 关节由肱骨头大致形成的半球形结构与关节盂形成的窝状结构组成的球窝关节。关节盂仅覆盖肱骨头的 1/3~1/4（图 18.2）。盂唇是一圈纤维软骨，环绕关节盂并增加了 50% 的关节盂的深度，通过增加与肱骨头 75% 的垂直向接触和 56% 的水平向接触，从而增加关节稳定性[2]。

GH 关节放松位（open packed position）指关节囊与韧带最松

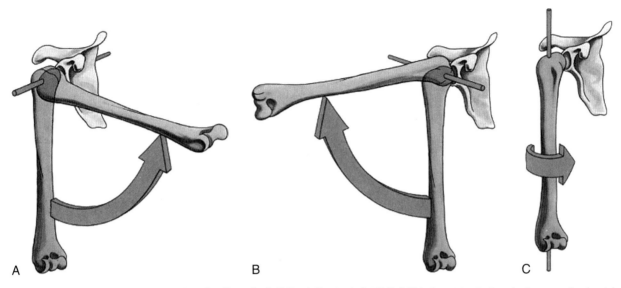

图 18.1　盂肱关节的 3 个自由度。（A）屈曲 / 伸展；（B）外展 / 内收；（C）内 / 外旋 ［引自 Standring S. Gray's Anatomy.（e-book）40th ed. St Louis, MO: Churchill Livingstone; 2012. ］

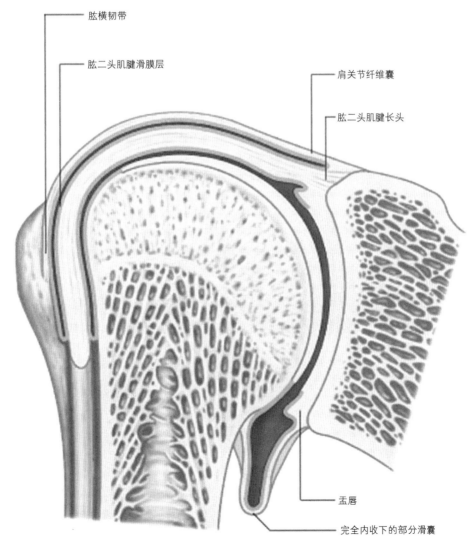

图 18.2　左肩关节肱二头肌腱长头冠状面（引自 Putz R, Pabst R.Sobotta—Atlas of Human Anatomy Single Volume Edition: Head, Neck, Upper Limb, Thorax, Abdomen, Pelvis, Lower Limb. 14th ed. St Louis, MO: Elsevier; 2008. ）

弛，关节面间分离最大的关节位置，约处于外展 55° 和水平内收 30°。关节紧张位（close packed position）指关节面间最大接触，关节囊与韧带张力最大的关节位置，约处于完全外展和外旋。休息状态下，肱骨位于关节盂的中央，随着肩袖（rotator cuff，RC）肌群的收缩，肱骨头向前、后、上、下或任意复合方向上平移。这些平移幅度非常小，但是没有这些小幅度平移，GH 关节就不能充分运动，肩袖肌群[3]的联合运动有助于 GH 关节在活动中维持稳定。GH 关节的运动在整个肩关节运动中贡献最大。

肩锁关节

AC 关节是一个滑膜平面关节（plane synovial joint），即关节具有滑膜内囊和相对平坦的关节面，此关节跟随肩胛骨运动，从而增加了 GH 关节的活动范围。组成 AC 关节的骨为肩胛骨肩峰与锁骨远端。AC 关节围绕 3 个运动轴运动，产生 3 个自由度（degrees of freedom）（关节运动的方向或类型）：产生肩关节外展 / 内收，围绕垂直轴产生前伸 / 后缩，以及围绕冠状轴的上提 / 下降。

AC 韧带和喙锁（coracoclavicular，CC）韧带共同支撑 AC 关节（图 18.3）。AC 韧带对关节稳定性的贡献最小，它们的功能主要是支持关节囊并预防锁骨在肩峰上的前 / 后向移位。Ⅰ级肩关节撕裂伤时，AC 韧带受损。CC 韧带与肩峰不相连，由圆锥韧带和梯形韧带组成。它们将肩胛骨的运动力传递至锁骨并防止锁骨向上移位[4]。由于斜方肌上部所有纤维都止于锁骨[5]，CC 韧带在斜方肌上部传递力至肩胛骨的过程中起着不可或缺的作用[6]。这些韧带的完全断裂代表Ⅲ级撕裂，结果导致 AC 关节梯形畸形（图 18.4）。

AC 关节的放松位为手臂置于身侧。紧张位为肩关节外展 90°。

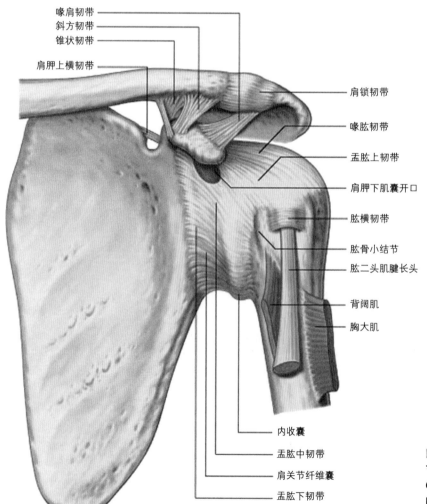

图 18.3　左肩关节正面观，显示肩关节囊和肩锁韧带［引自 Standring S. Gray's Anatomy.（e-book）40th ed. St Louis, MO: Churchill Livingstone; 2012, p. 802.］

喙肩韧带
斜方韧带
锥状韧带
肩胛上横韧带
肩锁韧带
喙肱韧带
盂肱上韧带
肩胛下肌囊开口
肱横韧带
肱骨小结节
肱二头肌腱长头
背阔肌
胸大肌
内收囊
盂肱中韧带
肩关节纤维囊
盂肱下韧带

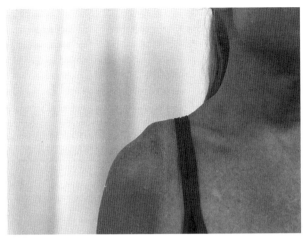

图 18.4 慢性 Ⅲ 级肩锁关节撕裂显示梯形畸形，提示喙锁韧带断裂

胸锁关节

鞍形（鞍状）SC 关节是肩关节复合体与中轴骨骼（axial skeleton）（颅骨、胸廓、脊柱和骨盆的骨骼）之间唯一的直接关节。SC 关节位于锁骨内侧端、胸骨锁骨切迹和第一肋软骨之间。在锁骨与胸骨之间有个关节盘，可以增加关节的稳定性（图 18.5）。关节盘和锁骨之间的运动大于关节盘和胸骨之间的运动。关节囊和韧带进一步稳定关节，主要防止 SC 关节向上和向前移位[7]。SC 关节在关节盘与韧带的作用下非常稳定，因此锁骨创伤通常会导致骨折而非脱位[8]。SC 关节的运动反映了 AC 关节的运动：上提 / 下降，前伸 / 后缩，以及旋转（自旋）。SC 关节的放松位为手臂置于身侧。紧张位为上肢充分上提。

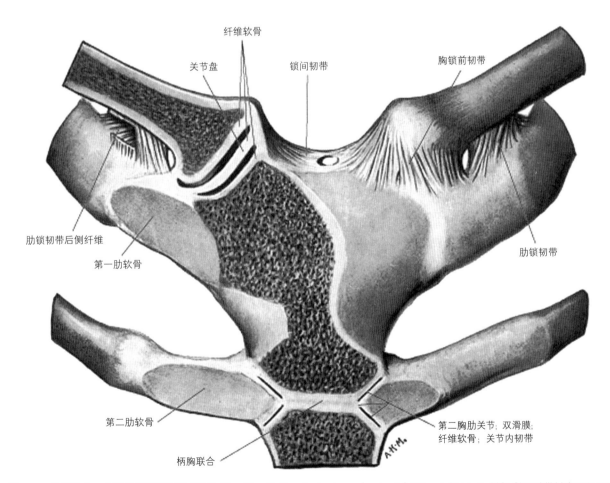

图 18.5 胸锁关节：右侧关节冠状面观 [引自 Standring S. Gray's Anatomy. (e-book) 40th ed. St Louis, MO: Churchill Livingstone; 2012, p. 802.]

肩胛胸壁关节

由于肩胛骨与胸壁之间没有直接的骨或韧带连接，因此 ST 关节不能被认为是解剖关节。肩胛骨的运动引起肩带的运动。这些运动被描述为：围绕垂直于肩胛骨的轴（矢状轴）的上 / 下回旋，围绕沿内侧缘垂直轴的内 / 外旋转，以及围绕沿肩胛冈水平轴的前 / 后倾[9]。肩胛骨的运动可使 GH 关节上提至 120° 以上[2]。肩胛骨的骨性关节与 AC 关节相连，但是 ST 关节的稳定性来源于肩胛骨上附着的肌肉。

就像街头表演者使用棍子末端来平衡一个球一样，肩胛骨需要在肩关节上抬时改变位置来保持肱骨头在关节盂内的平衡，从而使肩袖肌群保持最有效的长度 – 张力关系。伴随肩关节的上抬运动，ST 关节向肱骨胸廓方向抬高 40°~50°[10]。

肩胛骨的这种运动是由从胸椎到肩胛骨的肌肉群之间产生力偶（force couples）的结果（表 18.1）。力偶为两个大小相等、方向相反的合力，使结构产生旋转。在肩上抬过程中，肩胛骨的上回旋主要是由斜方肌上、下部和前锯肌下部以及肩胛提肌的向心收缩（肌肉收缩时，起止点靠近），菱形肌和胸小肌的离心收缩（肌肉收缩来维持运动稳定，导致起止点距离增加）的结果。

在正常休息位下，肩胛骨相对于冠状面前倾 20°~30°，在矢状面上前倾 20°，以及内侧缘与棘突由上至下成 3° 夹角。这个姿势结合关节盂的位置方向，导致手臂在冠状面向前 30°~45° 的平面上抬。这种运动称为肩胛平面外展或肩胛运动（scaption）[11]。肩胛骨的位置从 T2 棘突水平延伸至 T7 或 T9 棘突水平，这取决于个体肩胛骨的大小。由于 ST 关节不是解剖关节，因此没有放松位或紧张位。

表 18.1 肩胛骨力偶

运动	向心性力偶	离心性稳定肌群
上回旋 （GH 上抬）	斜方肌上部 斜方肌下部 前锯肌	肩胛提肌 菱形肌 胸小肌
后缩	斜方肌 菱形肌	前锯肌 胸大肌 胸小肌

续表

前伸	前锯肌 胸大肌 胸小肌	斜方肌 菱形肌
上提	上斜方肌 肩胛提肌	前锯肌 斜方肌下部
下降	前锯肌 下斜方肌	斜方肌上部 肩胛提肌
下回旋	肩胛提肌 菱形肌 背阔肌 胸小肌	斜方肌上部 斜方肌下部 前锯肌

近端（颈部）筛查

由于颈椎靠近肩关节，因此必须对康复对象的颈椎进行筛查，以确定是否与症状的产生有关。对引起肩关节或上肢症状的颈部解剖学以及结构的基本了解是筛查过程中不可缺少的。

解剖学

通过颈部筛查鉴别引起肩关节及整个上肢症状的颈部结构如下：

- 颈神经根
- 颈椎间盘
- 颈椎关节突关节
- 颈内在软组织（肌肉、韧带、关节囊）
- 颈外在肌

颈神经根

C4~C7 神经根支配覆盖或组成肩关节复合体的区域（图 18.6）。C5 和 C6 神经根支配大部分的 GH 关节结构，C4 神经根支配 AC 关节。

颈神经根的位置及传导通路导致其容易受损。椎间盘突出（disc herniation）（椎间盘纤维环壁损伤，导致椎间盘畸形，最终髓核移位至病变灶处）使神经根在椎板处卡压，累及背根神经节。关节突关节肥大、椎体终板棘突和钩状棘突（uncinate processes）（颈椎上部的翼状突起和上节椎体的下部连接结构）会使椎间孔（intervertebral foramen，IVF）（脊神经根的骨性管道）变窄，导致颈神经根压迫。颈椎间盘的高度退行性病变加速了这一过程。

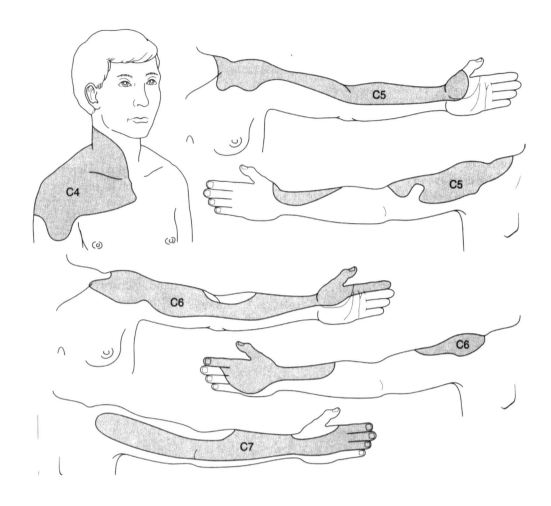

图 18.6　影响肩关节的颈支配区（引自 Magee DJ. Orthopedic Physical Assessment. 5th ed 5. Philadelphia, PA: Saunders; 2008, p.183.）

颈椎间盘

颈椎共有 5 个椎间盘，最上面的椎间盘位于 C2 与 C3 之间，最下面的椎间盘位于 C7 与 T1 之间。椎间盘由 3 部分组成：纤维环（annulus fibrosis）（包裹于椎间盘外侧的多层韧带）、椎体终板（vertebral end plate）（椎间盘与椎体之间的软骨界面）和髓核（nucleus pulposus）（椎间盘中心的髓样半流体）。颈椎间盘在形态上与腰椎间盘有很大不同，它们缺少后侧纤维环壁[12]。后纵韧带则主要起到这个作用。此外，当生长至 15 岁时，颈椎间盘会出现部分水平纤维环裂缝或撕裂，并逐渐延伸到椎间盘后侧[12]。可能由于这一原因，颈椎间盘的退变比腰椎间盘更快[13]。

颈椎间盘突出引起的颈部和手臂疼痛通常是隐匿性的，一般起始于颈部和肩胛骨内侧缘，随后放射至肩部和手臂处。根据受累神经根的情况，症状可发展至手部。

颈椎关节突关节

颈椎关节突关节（facet joints）是成对的纤维囊滑膜关节。这些关节囊主要由机械感受器（mechanoreceptors）（传递位置和运动信息的特殊神经末梢）和伤害感受器（nociceptors）（传递有害刺激的特殊神经末梢）支配，它们可调节保护性肌肉反射，从而防止关节不稳和退化[14]。

对颈部痛患者的研究显示了从颈关节突关节到颈肩区域的疼痛放射模式[15, 16]。这些研究表明，肩关节上部和外侧的疼痛放射模式一致，即从 C6~C7 关节突关节延伸至肩胛骨下缘。

颈内在软组织

颈 / 胸段内在软组织结构包括起止点不在锁骨或肩胛骨的肌肉。在这些肌肉中，斜角肌为肩部放射痛的触发点（trigger point）（可触及紧绷的肌束，受压时产生疼痛）（图 18.7）。斜角肌的附着点在解

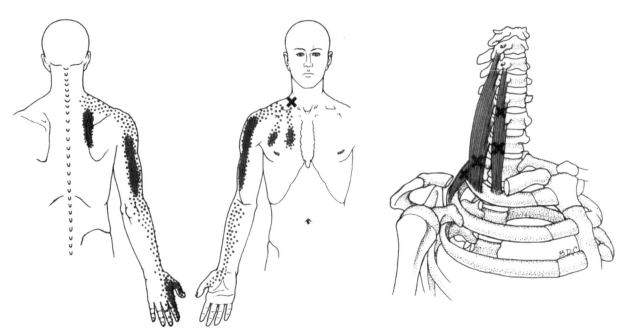

图 18.7　斜角肌触发点的位置和放射模式。在这些图像中，斜角肌触发点由"X"表示（引自 Simons DG, Travell JG, Simons LS. Travell & Simons' Myofascial Pain and Dysfunction: The Trigger Point Manual. Vol. 1, 2nd ed. Baltimore, MD: Lippincott Williams & Wilkins; 1998, p. 506.）

剖学上有很大差异。一般来说，近端附着点为颈椎横突；前斜角肌和中斜角肌的远端附着点为第一肋骨；后斜角肌的远端附着点为第二肋。放射痛触发点位于肩关节前外侧和肩胛骨内侧缘[17]。

颈外在肌

颈外在肌是附着于肩部结构（肩胛骨和锁骨）和颈椎上的肌肉。其中，斜方肌和肩胛提肌为肩部常见放射痛触发点。

斜方肌沿中线向下从枕骨延伸到 T12，位于锁骨前面，肩峰和肩胛骨上内侧角的外侧，肩胛冈上方。6 个不同疼痛模式的触发点分别位于上、中、下部纤维。位于斜方肌下部的触发点疼痛放射至乳突区和肩峰后侧（图 18.8）[17]。

肩胛提肌近端附着于前 4 节颈椎的横突，远端附着于肩胛骨内侧上角。触发点疼痛放射至颈部，通常放射至肩关节后部（图 18.9）[17]。

诊断和病理

颈部筛查的主要目的是有效筛查可能导致或引起肩部症状的颈部病变。如果筛查表明有颈椎病变，检查者必须对患者颈椎进行进一步检查。文献中描述的许多检查程序超出了本章的范围。以下介绍的筛查程序不能取代对颈椎的全面检查。

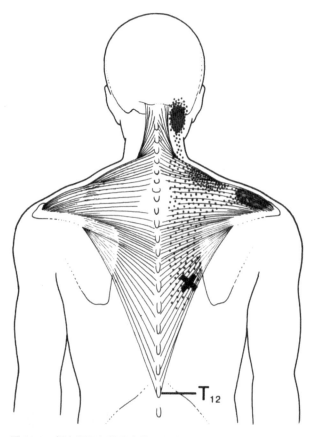

图 18.8　斜方肌下部触发点的位置（用"X"表示）和放射模式（引自 Simons DG, Travell JG, Simons LS. Travell & Simons' Myofascial Pain and Dysfunction: The Trigger Point Manual. Vol. 1, 2nd ed. Baltimore, MD: Lippincott Williams & Wilkins; 1998.）

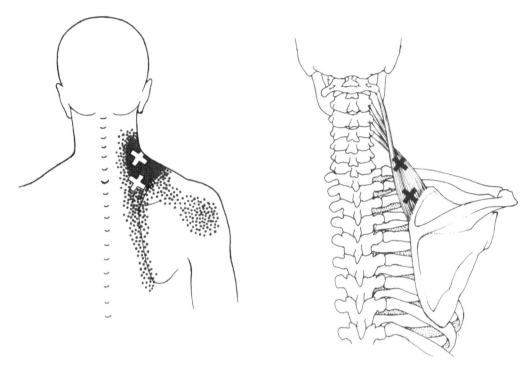

图 18.9 肩胛提肌触发点的位置（用"X"表示）和放射模式（引自 Simons DG, Travell JG, Simons LS. Travell & Simons' Myofascial Pain and Dysfunction: The Trigger Point Manual. Vol. 1, 2nd ed. Baltimore, MD: Lippincott Williams & Wilkins; 1998. ）

颈部筛查

关节活动范围测试——内在限制和外在限制

让康复对象主动活动颈椎是颈部筛查的第一步。在测试过程中，通过改变肩关节和颈椎的相对位置，可以区分颈椎运动的内在和外在限制。

康复对象在经过矫正的中立位坐姿下，手臂无支撑，做颈椎的基本动作（屈曲／伸展、旋转、侧屈）。然后在手臂交叉的姿势下做相同的动作（图

18.10 ）。可登录 YouTube 通过 https：//youtu.be/ Kj29biHyCz4. 查看此项测试。

嘱康复对象坐直时，尽量抓住肩锁关节，然后放松手臂和肩部，让手臂靠在胸壁上。该姿势可有效上提肩胛骨，而通过让康复对象抓住肩关节，肩胛骨上提肌可以放松。这一姿势下 ROM 的增加提示颈外结构导致运动丧失。ROM 无变化提示内在结构有问题。然而，外在结构可能仍会限制运动。若两个测试位置之间存在 ROM 差异，则排除内在限制。

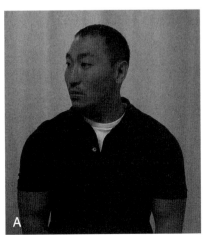
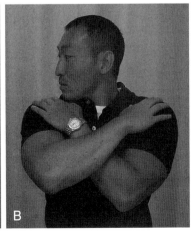

图 18.10 颈椎旋转试验。（A）手臂休息位。（B）手臂交叉位

重复运动测试——寻找方向偏好

重复运动测试是麦肯基模型检查的基础。嘱康复对象以每组 5~10 次做颈椎前伸、后缩、后缩加伸展、屈曲、侧屈和旋转，治疗师寻找其方向偏好。

如果这些动作中心化和（或）减轻康复对象的症状和（或）改善任意 ROM 限制，则存在方向偏好。重要的是要注意，康复对象的近端疼痛程度可能会随着中心化加剧。

> ◎ 临床精要
> 远端症状恶化或外周化表明颈部病变[18]。

神经根型颈椎病测试

颈神经根受累是最有可能导致颈臂疼痛（cervicobrachial pain）（源自颈椎区域的肩部和手臂疼痛）的颈椎结构[19]，因此颈神经根病理筛查对排除颈椎为肩部疼痛的来源至关重要。Wainner 等人[20]确定了由 4 个测试组成的最佳测试组，如果颈神经根发生病变，则有 90% 的后测概率（post–test probability）（与前测相比，出现这种情况的概率）。这四个测试分别是椎间孔挤压试验（Spurling's test）、颈椎分离试验（cervical distraction test）、颈椎向受累侧旋转测试（小于 60°），以及上肢神经动力学试验（upper limb neurodynamic test，ULNT）（在胸廓出口综合征 / 臂丛神经病变一节中描述）。

椎间孔挤压试验

在许多高质量研究中，椎间孔挤压试验被描述为神经根型颈椎病（cervical radiculopathy，CR）（颈神经根疾病）的筛查试验[20-23]。椎间孔挤压试验已被证明具有中至低度的敏感性（sensitivity）（很少有康复对象的测试结果为阴性；阴性结果排除患病可能）和中到高度的特异性（specificity）（没有患病者测试结果为阴性；阳性结果表明患病可能）。

尽管该试验的变式很常见，但 Spurling[24]最初描述的测试是让受检者坐位，检查者将其颈部向有症状的一侧侧屈至末端，然后向颈椎基底部施加约 7kg 的轴向挤压力（图 18.11）。登录 YouTube 通过 https：//youtu.be/nFKbnDDKg28. 查看该测试。

检查者按顺序执行测试步骤，在受检者出现症状或症状加重时停止测试。该测试的变式包括在施加颈椎压迫前向疼痛侧伸展和旋转（图 18.12）[23]。

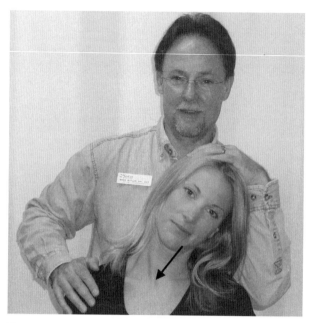

图 18.11 （A）椎间孔挤压试验。颈椎侧屈至末端，施加约 7 kg 的轴向挤压

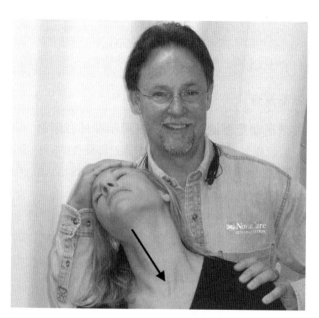

图 18.12 （B）椎间孔挤压试验。包括颈椎侧屈至末端，颈椎伸至末端时施加约 7 kg 的轴向挤压力，或在施加轴向挤压力后增加同侧旋转

当颈椎处于该位置时，椎间孔闭合约 70%[25]，减少了炎症神经根的可用空间；占位性病变（如椎间盘突出或赘生骨刺）的存在将强化测试结果。在伸展、侧屈和旋转末端施加轴向负荷也会对关节突关节造成压力，如果出现病变，则会引起症状。

颈椎分离试验

康复对象仰卧位，检查者坐于其头端。检查者托住受检者的下颌部和枕骨部，将其颈部屈曲至舒适位置，并施加约 14 kg 的通过枕骨部的轴向牵引力（图 18.13）。登录 YouTube 通过 https：//youtu.be/

ASPy_8nTsG4 查看这一测试。

若受检者的症状减轻或消除，即为阳性结果。以这种方式牵引颈椎，椎间孔直径增加约 120%，可

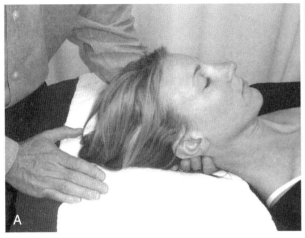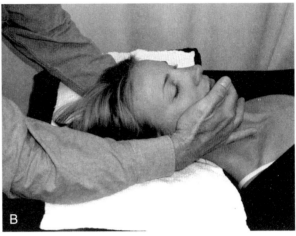

图 18.13　颈椎分离试验。（A）治疗师手位于康复对象枕骨部。（B）另一只手施加 14kg 轴向牵引力

有效缓解施加在炎症神经根周围的压力，从而减轻症状[25]。

颈椎旋转活动范围测试

　　检查者使用标准量角器进行测试。受检者坐位，利用靠背支撑以稳定胸椎，检查者站于其身后。检查者将量角器的轴心定位于受检者头部顶点，固定臂垂直于肩关节，移动臂与受检者鼻部对齐（图 18.14）。向受累侧旋转颈部 ROM ≤ 60° 即为阳性结果。

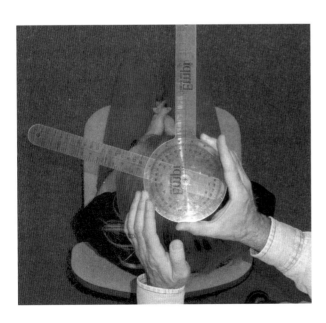

图 18.14　颈椎旋转活动范围测量技术

胸廓出口综合征 / 臂丛神经病变

　　胸廓出口综合征（thoracic outlet syndrome，TOS）包括一系列涉及肩部区域的临床症状。胸廓出口为神经和血管结构提供进出上肢的通路；因此，这一区域的病理变化具有深远影响，并常导致失能。TOS 的血管病变相对少见（3%~5%），绝大多数 TOS 康复对象表现为臂丛神经源性症状[26]。

解剖学

胸廓出口

　　胸廓出口（thoracic outlet，TO）可分为 4 个区域：胸肋椎间隙、斜角肌三角区、肋锁间隙和胸小肌（喙胸）间隙。每个区域都有不同的边界、内容物和导致神经血管压迫和（或）卡压的潜在病理因素（图 18.15）。

胸肋椎间隙

　　胸肋椎间隙的前缘是胸骨，后缘是脊柱，外侧缘是第一肋。内容物是血管淋巴丛根部——锁骨下动静脉、颈静脉和颈部淋巴管。内容物受压通常是由肺（肺上沟瘤）、胸腺、甲状旁腺和淋巴结肿瘤引起的。

斜角肌三角区

　　斜角肌三角区的前缘是前斜角肌，后缘是中斜角

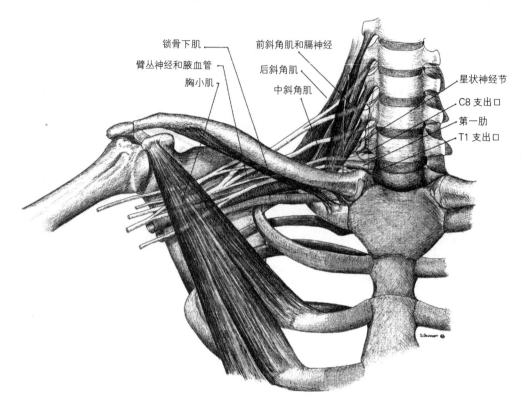

图 18.15　胸廓出口（引自 Edgelow PI. Neurovascular consequences of cumulative trauma disorders affecting the thoracic outlet: a patient–centered treatment approach. In: Donatelli RA, ed. Physical Therapy of the Shoulder. 4th ed. St Louis, MO: Churchill Livingstone; 2004. Courtesy of Peter Edgelow.）

肌，下缘是第一肋。内容物是神经丛根和干以及锁骨下动脉。斜角肌解剖结构的变异和可能与神经丛交错的先天性纤维带可引起内容物的压迫和卡压[27]。

肋锁间隙

肋锁间隙的上缘为锁骨，下缘为第一肋。内容物为神经丛分支和锁骨下动、静脉。由于姿势缺陷，锁骨和第一肋间的这些结构受压，会导致肩带下沉、锁骨和第一肋骨折及颈肋综合征。

胸小肌（喙胸）间隙

喙胸间隙的上界是喙突，前面是胸小肌，后面是胸壁。内容物是神经束和锁骨下动、静脉。胸小肌肥大和挛缩以及手臂在被拉向胸小肌腱时过度外展的情况下可压迫喙胸间隙的内容物。

臂丛神经

臂丛神经为网状结构，使来自脊神经的单个神经元最终形成它们各自的周围神经。它还可作为力分配器，分散周围神经的牵拉力，有助于防止颈下神经根因受牵拉而受损。

虽然存在解剖变异，但臂丛神经的结构是一致的。从近端到远端，臂丛分为根（C5~T1）；干（上、中、下）；股（前，后）；束（内侧、外侧、后侧）。干位于锁骨上；束位于锁骨下，并在锁骨下发出分支。

结构重点

- 臂丛的 5 个神经根中，顶部的 2 根构组成上干，底部的 2 根成下干，中间的 1 根构成中干。
- 上干支配肩胛肌肉组织和肩胛稳定肌。
- 下干支配手内在肌。
- 下干前股组成内侧束。
- 上、中干的前股组成外侧束。
- 除肱桡肌由后束支配外，肘屈肌、腕屈肌均由前股支配。
- 3 干后股汇合成后束。
- 后束支配肘伸肌、腕伸肌。

诊断和病理

近十几个外科和内科专业会提供 TOS 诊治。不幸的是，不同的专科对这一疾病的诊断和治疗有不同的看法。目前的最新看法是，TOS 由 5 个亚组组成：①动脉血管；②静脉血管；③真正的神经系统；④创伤性神经血管；⑤有争议的[26]。第 1~4 组很少见，超出了本章的范围。有争议的亚组相当常见，主要涉及臂丛神经。因此，其临床表现通常很广泛，会给临床医生造成困惑[26,28]。

血管症状

TOS 与臂丛神经病变的诊断存在一定的争议。TOS 是一种综合征，定义为与解剖空间（胸腔出口）病理相关的一系列症状。臂丛神经病变是一特定解剖结构（臂丛）的病理。TOS 的血管症状应该通过血管研究来诊断，因为臂丛神经病变通常有交感神经系统受累，临床表现为血管症状。

不幸的是，文献中主张的评估血管损害的临床试验（例如，斜角肌试验和上肢外展试验，以桡动脉搏动减弱或消失为阳性）在正常人中有很高的阳性发生率（高达 87%）[28-33]。因此，根据这些临床试验的结果得出的结论应受到质疑。

神经症状——臂丛神经病变

由于缺乏用于诊断轻至中度臂丛神经病变的试验，识别臂丛神经病变的最佳方法是仔细、彻底的评估。包括有关症状发作和损伤机制的详细病史。症状通常由损伤引起，包括肩关节维持在固定姿势时颈椎被迫侧屈（如汽车事故中由所系安全带引起的损伤），或肩部被迫下压联合颈椎被迫侧屈［见于运动损伤，如"烧灼"综合征（"burner" syndrome）］，甚至见于肩关节脱位。由于神经组织和周围神经床之间形成粘连，症状可能会迁延数月。这会导致神经活动性（neural mobility）（神经结构通过滑动和延长来适应神经床长度变化的能力）受限，最终导致上肢运动和功能的丧失。

臂丛神经病变可隐匿发病，遗传和形态学的易感性加上不良的姿势与运动习惯可引起疾病发展。在进入青春期的生长阶段，肩胛骨沿着后胸逐渐下降，女性下降的幅度更大。在此过程中肩胛提肌被拉长，肌肉无力导致的拉伤与臂丛神经病变的发展有关。这有助于解释青春期前隐匿性臂丛神经病的罕见性以及女性发病率增加的原因[34]。

存在臂丛神经病变的康复对象经常会产生枕区单侧头痛，以及从下颌角到颧骨区域再到耳部的面部疼痛。康复对象可能还会有肩胛骨和胸壁疼痛，疼痛从斜方肌嵴向下延伸到肩胛骨内侧缘，在锁骨上/下窝，以及从胸骨到腋窝再到上腹区域。这些康复对象经常

因疑似心脏疾患在急诊室就诊，被误诊为肋软骨炎或胃炎[35]。

> ◎ **临床精要**
>
> 手臂和手部受累通常包括疼痛、感觉异常和无力。这些症状不遵循皮节或周围神经的分布，是神经丛受累的强有力线索。神经丛受累的其他强烈症状包括无法耐受过顶活动、手中物品掉落、书写时手内在肌痉挛、醒来时手臂麻木以及无法耐受内衣肩带。

愈合时间轴

臂丛神经损伤后完全恢复较为罕见，但通常症状可减轻至受限制活动的恢复。活动受限程度与原发损伤的严重程度、神经敏化（neural sensitization）（神经内部的小直径疼痛纤维激活）[36]，以及神经内（intraneural）（包含在神经内的）和（或）神经周围（perineural）（神经和神经床之间）的瘢痕量有关。臂丛神经损伤是一种终身损伤，须指导康复对象进行疾病管理。该疾病的特点在于根据个人的活动水平和病理程度，有高和低神经激惹期。由于康复对象的神经系统受到损伤，多数情况会发展为中枢敏化（central sensitization）（大脑协调的疼痛抑制机制丧失和上行疼痛通路过度激活）[37]。具体而言，症状不仅仅是由于周围神经损伤产生的，而是由大脑内部的变化引起的，是一个自上而下而非自下而上的问题。这暗示了可以利用大脑神经可塑性（neuroplasticity）（大脑在各种刺激下适应和改变神经元连接的能力）治疗慢性神经痛康复对象，但这一部分超出了本章的范围。

非手术治疗

该部分介绍臂丛神经损伤治疗的基础理论。神经的最佳愈合需要 3 个条件：①空间；②运动；③松弛。开始治疗前最重要的是教育康复对象如何不再刺激损伤的神经丛。通过对神经活动性的评估，康复对象可以知道活动的安全边界。如果康复对象能够遵循这些运动指南，且对神经丛的刺激下降到稳定水平，他们可以尝试通过神经滑动和牵伸训练来恢复神经丛的活动性。随着神经丛活动性的改善，运动的安全边界会逐渐扩大，进而功能可以得到改善。

必须教会康复对象如何使用膈肌呼吸，尽量减少斜角肌的使用，保持安全的睡眠姿势以避免牵拉

或者压迫神经丛。最重要的是，康复对象必须学会保持一种姿势，使臂丛神经受到的压力最小化，同时可以最大限度地扩大胸廓出口。

这些康复对象很少能忍受在健身房内的传统负重训练，但是对他们来说，加强肩胛骨稳定肌和肩胛提肌的指导性训练是必不可少的。在监护下，康复对象可以使用弹力带和（或）负重来强化上、中、下部，肩胛提肌，菱形肌和前锯肌。每组做 3 次重复的练习，可以让治疗师和康复对象评估组间神经丛刺激征是否增加，从而避免过度压迫胸廓出口内容物。

康复对象可通过视觉反馈练习重获肩胛骨的本体感觉。康复对象站在镜子前瞄准时钟点进行肩胛骨运动。12 点在上，9 点在前，3 点在后；对称地将肩膀抬高到 12 点、1 点和 2 点的位置。登录 YouTube 通过 https：//youtu.be/LUuD90aJ3tQ 可观看相关视频。

尽可能平滑地完成这些直线动作。一个训练周期后，可以根据神经刺激程度，相应地调整康复对象的训练方案。

康复对象也可在镜子前进行神经滑动和牵伸练习。开始滑动练习时，手臂靠在体侧，肘关节屈曲 90°，掌心朝上。接下来，抬高肩部，同时缓慢伸展肘关节。通过正中神经滑动使臂丛的内、外侧束偏斜，嘱康复对象保持前臂旋后的同时伸腕（图 18.16）。登录 YouTube 通过 https：//youtu.be/YPkFiBR8POg 可观看相关视频。

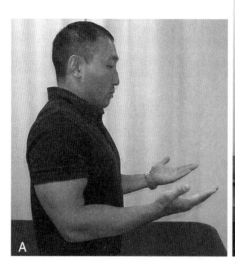
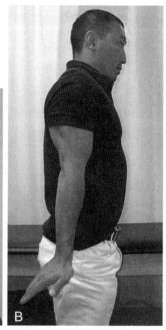

图 18.16　通过对正中神经的滑动作用于臂丛内、外侧束。（A）开始和结束的位置。（B）滑动的中点

通过桡神经滑动作用于臂丛后束，嘱康复对象前臂旋前并屈腕（图 18.17）。

嘱康复对象开始做牵伸运动时，将手掌放在面前与眼睛齐平，肘部靠近身体。将手掌置于与眼睛水平位的同时，前臂保持旋后位，将肩关节移动到外展和外旋位。再次将手掌保持与眼睛水平，缓慢伸肘，直到感受到拉伸或症状略加重。在这种情况下，可以稍微屈曲肘关节，并交替屈曲和伸展腕关节 3 次（图 18.18）。登录 YouTube 通过 https://youtu.be/Mgh9OMxeAyk 可观看相关视频。

康复对象尝试在每个练习周期中进一步伸肘。

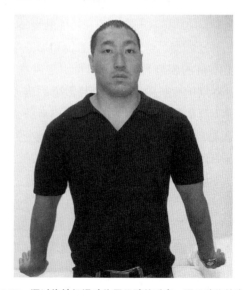

图 18.17　通过桡神经滑动作用于臂丛后束，图示动作的中点位置

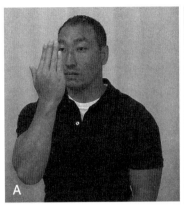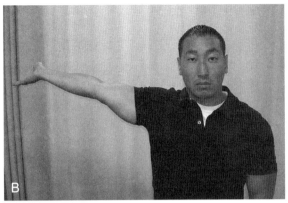

图 18.18　臂丛神经的摆动牵伸。（Ａ）起始位置和结束位置。（Ｂ）最大牵伸位置

该神经滑动的变化练习包括颈部向同侧手臂侧屈，并伸腕。登录 YouTube 通过 https：//youtu.be/YPkFiBR8POg 可观看相关视频。

　　滑动和牵伸练习分 3 组进行。

　　所有练习都从中立位开始。康复对象通过增加腰椎前凸和抬高胸廓以提升胸骨。这有效地纠正了头前伸、圆肩姿势，可缓解胸廓出口内容物的压力。

　　斜角肌或者胸小肌紧张的康复对象必须学会牵伸练习。由于这些肌肉紧靠臂丛神经，在牵伸过程中，治疗师必须注意康复对象的症状是否加重。三分法则在这里也适用，即每组 3 个牵伸动作，每个牵伸动作保持 3 秒。当康复对象对牵伸表现出良好的耐受时，可以延长牵伸时间和（或）增加组数。

　　文献和练习工具包中提及的许多斜角肌牵伸方法通常会牵伸到臂丛神经，应避免此类情况的出现。他们通常会指导康复对象在牵伸时肩部下沉，经常这样做会进一步刺激受损神经丛。斜角肌不与肩部相连，是颈部和胸部的固有结构，应该在抬高肩部的情况下进行牵伸，从而在牵伸过程中缓解臂丛神经的紧张。使第一肋固定于胸骨附着处，进一步扩大斜角肌的牵伸范围（图 18.19）。登录 YouTube 通过 https：//youtu.be/RY-_UygbkK8 可观看相关视频。

　　可以利用门框来牵伸胸小肌（图 18.20）。这种牵伸运动的一个重要部分就是在活动之前先进行耸肩运动。这一起始动作有两个目的：首先，抬高肩部以增加胸小肌起止点长度，扩大牵伸范围；其次，使锁骨抬离第一肋，增加肋锁间隙的孔径，最大限度地减少牵伸开始后神经血管压迫的可能性。让康复对象在每次拉伸之间进行神经滑动（如前所

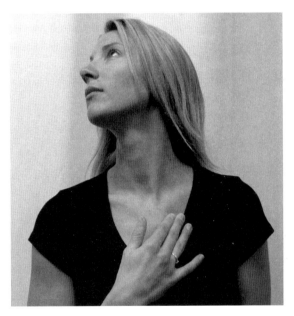

图 18.19　左侧斜角肌的牵伸。注意固定第一肋，以扩大牵伸范围并保护臂丛神经

述），有助于最大限度地减少因组织牵伸引起的神经刺激。

手术治疗

　　TOS 手术的主要目的是为受压的臂丛神经血管内容物减压或神经松解（neurolysis）（去除神经上的瘢痕组织）。最适合手术治疗的康复对象为经诊断性测试确认为胸廓出口有血管或神经损伤的康复对象[38]。不幸的是，手术结果通常令人失望，因此手术被视为最后干预手段[28, 39]。最常见的手术是经腋窝第一肋切除术和锁骨上斜角肌切除术（supraclavicular scalenectomy）（手术切除前斜角肌）伴神经松解术。

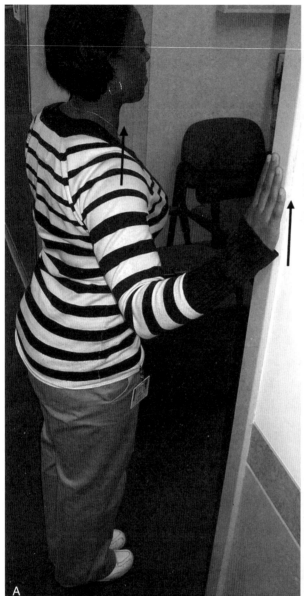
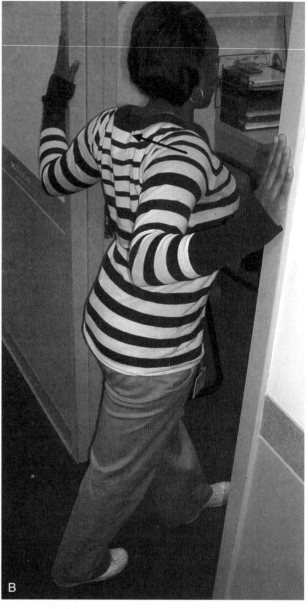

图 18.20　门框牵伸。（A）康复对象站立，脚趾与门口对齐。耸肩，沿着门框举起手并与肩同高，或略低于症状激发点，以先发生者为准（如箭头所示）。（B）在保持这个姿势的同时，康复对象向门口迈出半步。这会产生沿箭头方向的肩部运动，从而牵伸胸壁软组织

◎ 临床精要

保持术后神经的活动性极其重要，因为神经周围形成的瘢痕会卡住神经丛，导致手术效果不佳。一旦康复对象生命体征稳定（通常在术后 3 天内），应立即开始神经活动训练。

? 咨询医生的问题

术后康复对象

- 术后多久可以开始进行 ROM 训练?

- 颈部或肩部的活动是否有限制?

〔 〕对康复对象说的话

关于基本情况

　　"这是胸廓出口结构的示意图。你可以看到供应手臂的神经和血管穿过这里。可能受损的区域在颈部（斜角肌）、锁骨和第一肋之间以及胸壁肌肉下方（胸小肌）。"

关于家庭训练计划

　　"为了让你的手臂能够舒适地移动，你的神经必

须能够顺滑地通过胸廓出口。你需要采取一些措施来预防胸廓出口综合征的发生。保持良好的姿势至关重要，因为不良的姿势习惯会给神经带来过度的压力。相关练习是为了加强正确的姿势并帮助神经滑过胸廓出口，就像将绳子滑过管道一样。"

"你应该每小时进行一次姿势练习，以帮助巩固良好的姿势习惯。在手机上设置整点铃声，提醒进行练习。滑动和牵伸训练应该每天至少进行 3 次。将这些练习与进餐时间联系起来，这样就会记得去做。"

评估要点

- 康复对象保持正确姿势的能力。
- 肩胛骨 / 肩部位置是否不对称。
- 锁骨上窝是否有肿胀。
- 评估期间监测康复对象上肢是否有自主神经不稳定（autonomic instability）（交感神经系统刺激），如网状斑驳、颜色变化和温度变化。
- 沿着臂丛神经和周围神经的走行触诊是否有压痛和蒂内尔征（Tinel's sign）（在神经上叩击时产生刺痛或感觉异常）。
- 臂丛神经活动度测试分级如下（图 18.21）[40]。登录 YouTube 通过 https://youtu.be/H8tCH1PqP-Y 观看。
  - ▲ 0/5：肩关节内旋，肘关节屈曲 90°，手臂横过腹部，手腕和手指处于中立位（图 18.21A）。
  - ▲ 1/5：肩关节处于中立位，肘关节屈曲 90°，手腕和手指处于中立位（图 18.21B）。
  - ▲ 2/5：肩关节外展约 110°，旋转中立位，肘关节屈曲 90°，手腕和手指中立位（图 18.21C）。
  - ▲ 3/5：如上，肩关节外旋约 90°，前臂旋后，手指处于中立位（图 18.21D）。
  - ▲ 4/5：如上，肘关节伸展至 0°（图 18.21E）。
  - ▲ 5/5：如上所述，腕关节和手指伸展到活动范围末端（图 18.21F）。
  - ▲ 使用 +/- 表示每个等级之间的位置。如果运动到测试位置但未达到下一个等级位置的一半，则将（+）添加到所达到的等级。如果运动达到的位置超过一个等级的一半但未完全达到下一个等级，则将（-）添加到下一个级别以帮助记录。
  - ▲ 测试过程中，肩关节外展 45°，从 1/5 测试位置移动到 2/5 测试位置时防止肩部抬高，不要下降肩部（图 18.22）。

- 应用上臂缺血试验（elevated arm stress test，EAST）（Roos 试验）并记录激发症状的时间。此为 3 分钟测试[41]；根据经验，神经丛病变的康复对象无法忍受超过 1 分钟（图 18.23）。试验中选择性地要求康复对象打开 / 握紧他们的手，以测试前臂和手部肌肉的疲劳程度。
- 在肌瘤的筛查中，重点关注肩胛和肩部肌肉的上干病灶，以及以手内肌为主的下干病灶。
- 使用胶带标记的安全别针检查感觉的敏锐度，保证测试时施加的压力恒定（图 18.24）。有臂丛神经损伤的康复对象会表现出中指与环指的感觉改变，有别于腕管综合征或肘管综合征。环指内侧半的敏锐度下降表明内侧束受累；环指外侧半的敏锐度下降表明外侧束受累[35]。环指检测结果与中指检测阳性结果的差异可能表明存在双重或多重挤压综合征（double or multiple crush syndrome）（沿损伤神经的多个压缩性损伤区域）。

影响临床推理的特异性诊断信息

◎ **临床精要**

以下几类康复对象的预后较差：不能耐受纠正的体位、少于 30 秒的 EAST 阳性结果和（或）神经丛的神经活动性低于 3/5，因为 ADLS 容易激发症状。

治疗的初始目标为实现上述基本参数。根据康复对象的症状应激性 / 稳定性来确定康复计划的速度和强度。告知慢性受限的康复对象，他们可能会在治疗后出现长达 48 小时的症状加重情况。如果治疗后刺激情况持续超过 48 小时，则需要降低治疗强度。

◎ **临床精要**

当康复对象在诊所时，治疗师要不断强调正确的姿势。引导康复对象去注意那些日常活动中所遇到的不良姿势，并用这些观察结果提醒自己纠正姿势。康复对象无法在正确姿势下稳定症状是治疗失败的最佳预测因素之一。

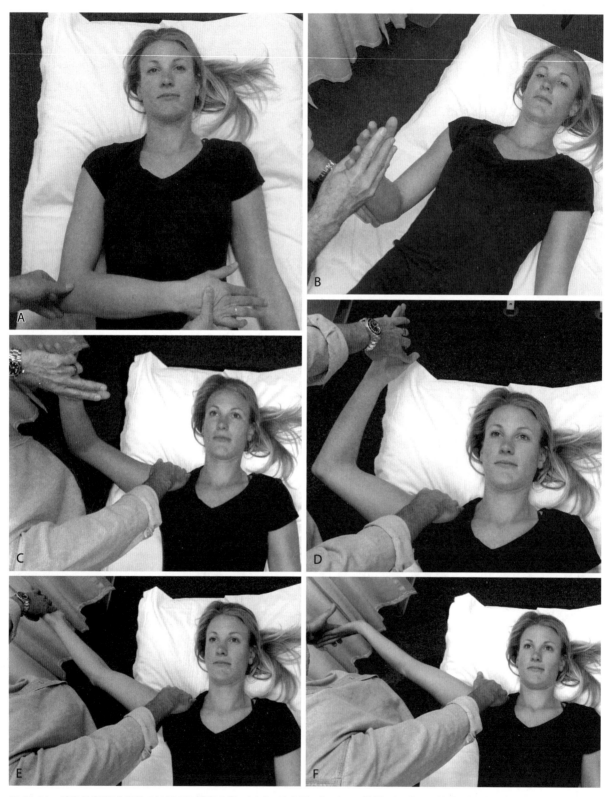

图 18.21　臂丛神经活动度按 0/5 到 5/5 等级分级。(A) 0/5 位置；(B) 1/5 位置；(C) 2/5 位置；(D) 3/5 位置；(E) 4/5 位置；(F) 5/5 位置

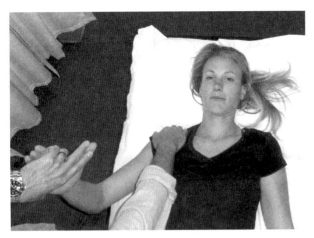

图 18.22　在 45° 肩关节外展时阻止肩部抬高可防止肩部移动，这会降低神经的紧张程度及影响测试结果，降低重测信度

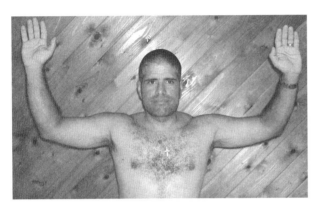

图 18.23　上臂缺血试验（Roos 试验）的测试位置

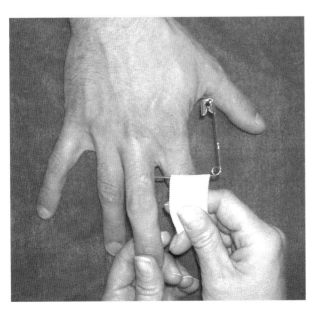

图 18.24　使用胶带标记的安全别针示例，用于保持恒定压力以检查中指内侧和外侧之间的感觉差异

康复对象经常抱怨家庭训练会加重他们的症状。让康复对象定期演示他们的家庭训练并进行纠正。在家庭训练中调整运动量，以保持症状稳定。

运动前热身可能有助于缓解症状。骑健身单车 10~15 分钟，同时使用适当的姿势并支撑受累的手臂（如果需要）可很好地进行热身。

预防措施和注意事项

- 在治疗过程中避免过度牵伸臂丛神经。
- 小心过头运动，如墙壁滑轮。
- 当康复对象使用上身测力计（upper body ergometer，UBE）时，监控他们的姿势并警惕激发症状。
- 强化练习进展需谨慎。
- 注意锻炼姿势，避免过度压迫臂丛神经。

肱骨近端骨折

解剖学

肱骨近端骨折是最常见的肱骨骨折，可能累及关节面、肱骨大结节、肱骨小结节或外科颈。这 4 个区域是主要的骨折部位，是肱骨近端骨折分类系统的基础[42, 43]。

诊断和病理

大多数老年人肱骨近端骨折由肩膀摔伤或直接撞击肱骨区域造成，是涉及肱骨外科颈的稳定性单部分骨折[42, 44]。

根据 Neer 系统的分类，一部分骨折是指骨折移位不超过 1 cm，成角不超过 45°。两部分骨折超过这些位置限制，可能涉及肱骨头和外科颈或肱骨头和肱骨大结节。三部分和四部分骨折涉及肱骨头、肱骨大结节和肱骨小结节[42, 43]。

愈合时间轴

一部分骨折最初使用吊带固定 1~3 周。当肱骨干和肱骨头作为一个整体运动时，康复对象可以开始被动运动，最早可在几天内开始[42]。两部分至四部分骨折更复杂，通常需要固定 4~6 周，但接受半关节置换术的康复对象在术后第一天就可以开始被动关节活动范围（PROM）训练。

非手术治疗

康复对象在固定时即开始治疗，通过抓握练习及肘关节和腕关节的主动关节活动范围（AROM）训练防止水肿和关节僵硬。一旦临床症状稳定，康复对象就可以在诊所开始 PROM 训练，并在家中开始钟摆和桌面 PROM 训练。在受伤或手术修复后的前 6 周，康复对象应在公共场合和睡觉时继续佩戴吊带以提供支撑和保护。

4~6 周左右，治疗师可以开始更积极的牵伸训练，康复对象开始 AROM 训练。这里应强调适当的盂肱和 ST 运动，以防止早期利用肩胛骨抬高和躯干倾斜来代偿 UE 抬高。代偿模式阻碍了肩部旋转肌的募集，所以尽量避免。

治疗师在下述训练中扮演着重要的角色，让康复对象坐位进行手对手的主动辅助关节活动范围（active assisted range of motion，AAROM）训练，然后进行 AROM 镜像练习，同时治疗师应防止康复对象的肩胛骨早期抬高（图 18.25）。可以登录 YouTube 通过 https：//youtu.be/qfd29vRf0HQ 观看。

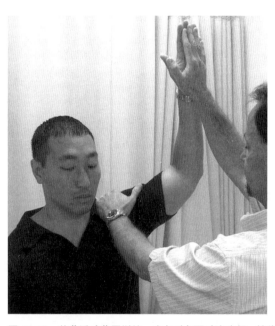

图 18.25　关节活动范围训练。康复对象面对治疗师，镜像模仿治疗师的动作，同时治疗师稳定康复对象的肩部以防止肩胛骨早期抬高进行代偿

一旦康复对象理解了运动概念，他们就可以通过自我肩胛骨稳定和爬墙训练来进行相同的练习（图 18.26）。登录 YouTube 通过 https：//youtu.be/hg9M1EKAAps 观看。

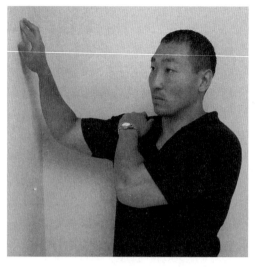

图 18.26　爬墙训练，康复对象自我稳定以防止肩胛骨早期抬高

这些运动最初是在肩胛骨平面上进行的，以提供 RC 最佳的长度 - 张力关系，促进协调性运动。

在受伤 / 修复后 8~12 周，康复对象可以开始抗阻力量训练。重点是 RC 和肩胛稳定肌 / 力偶肌肉。在这一阶段，治疗师在对角线运动平面上提供徒手阻力是必不可少的，以促进功能性运动和限制代偿运动。

在这个阶段必须进行开链和闭链混合训练，因为肩部在这两种情况下均发挥功能。开链训练（open chain exercises）指远端肢体对抗阻力，产生自由活动。闭链训练（closed chain exercises）指肢体对抗一个静止或移动但运动限制的物体或表面。闭链训练时在运动过程中给予一定程度的稳定性。

闭链训练包括壁式俯卧撑、坐位俯卧撑、四点跪位重心转移、肘部支撑俯卧撑，以及俯卧撑姿势的箱式步行的高级练习。可登录 YouTube 通过 https：//youtu.be/hg9M1EKAAps,https：//youtu.be/RYeu-exHOpU、https：//youtu.be/jCItG9Ub3AI 和 https：//youtu.be/z4R0vcfJJgo 观看。

训练的延伸包括在墙壁或桌面滚球及在倾斜板上进行四点跪位负重训练（图 18.27 和 18.28）。可以在 YouTube 点击视频链接 https：//youtu.be/vhB7FmOHSMs、https：//youtu.be/aa5fmARTzA4 和 https：//youtu.be/C_STdGMVYyQ 观看。

如果在受伤 / 修复后 12 周，康复对象已经达到功能性 ROM 和正常的运动模式，就可以开始增强式训练（plyometric）（将力量和运动速度联系

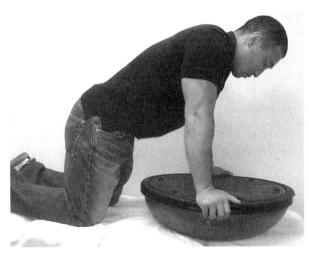

图 18.27　四点跪位下肩部的闭链训练示例

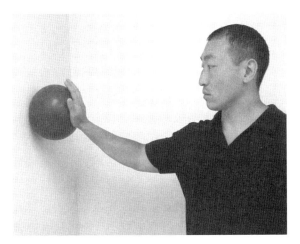

图 18.28　肩部的闭链训练示例——墙上滚球

起来以产生爆发性 – 反应型肌肉反应的训练）。可登录 YouTube 通过 https：//youtu.be/g-0pi8Ov3LY 观看。

　　康复对象还可以开始特定的体育活动，以恢复完整的功能。因此，了解康复对象的康复目标及其病前（premorbid）（受伤前）活动水平非常重要。

手术治疗

　　肱骨近端骨的两部分到三部分骨折通常需要切开复位内固定（open reduction internal fixation，ORIF）以减少骨折断端移位。半关节成形术（hemiarthroplasty）（单关节面假体置换术）通常用于置换四部分骨折中无血管、受损的肱骨头。

❓ 咨询医生的问题

关于术后康复对象

- 术中修复了哪些结构？要求复印一份手术报告。

- 术后多久可以开始主动运动？
- 什么时候可以开始提举重物？

关于非手术康复对象

- 什么时候可以取下吊带？
- 夜间需要戴着吊带使用多长时间？
- 多久可以开始活动肩关节？
- 什么时候可以开始提举重物？

◖◗ 对康复对象说的话

关于损伤

　　如果是一部分骨折："你的骨折被认为是稳定的，所以在愈合的过程中，你可以开始活动手臂。事实上，适当活动将有助于愈合过程。所有活动都必须是被动运动的，即依靠治疗师、重力或在诸如桌面等支撑表面上进行运动。在接下来的几周内，你应避免主动抬起手臂，这可能会影响骨折的愈合。"

　　如果骨折已经手术修复，或者是稳定的两部分骨折："你的医生已经确定骨折已愈合，可以开始运动训练了。运动会对恢复速度产生很大影响，这对恢复至关重要。"

关于训练

　　"你需要尽可能多地活动你的手臂。这种运动有助于润滑关节并保持其健康。"

　　如果康复对象正在做桌面训练："用手指移动向前拉动手臂，可避免对肩关节施加压力。运动时放松肩部；在可承受的运动结束时，将手平放在桌面上休息，同时坐直，将手臂拖回起始位置。"

　　如果康复对象正在做钟摆训练："在桌子或柜子旁做训练。用桌子支撑未受伤的手臂，尽可能弯腰，让受伤的手臂像一根绳子一样向前摆动。现在左右摇晃你的身体并绕圈。让你的手臂摆动起来，就像用你的手来左右摆动绳子或使绳子绕圈一样。"

　　对于所有的 ROM 训练："重要的不是你的牵伸力度有多强，而是你牵伸的频率以及运动结束时累计运动了多久。每天做 50 次牵伸，每次保持 20 秒，尝试至少 15 分钟的总训练时间。"

评估要点

　　康复对象取坐位，进行 PROM 测量。确保动作缓慢而轻柔，因为康复对象会非常担心移动他们的手臂。通常，当尝试在完全抬高后将康复对象的手臂恢复到中立位时，他们会因为三角肌和抬高肱骨头的肌群反射性收缩而感到剧烈疼痛。让康复对象主动放下手臂对抗阻力，这种反射会被抑制，且运动会更加舒适。

通过观察康复对象可以用拇指触摸到骨盆或棘突上的骨性标志［例如，髂前上棘（anterior superior iliac spine，ASIS）、髂嵴、髂后上棘（posterior superior iliac spine，PSIS）、L5 等］来测量功能性内旋（internal rotation，IR）。

影响临床推理的特异性诊断信息

骨折的类型直接影响康复对象的康复情况。从医生那里获取这些信息至关重要。骨折情况也可以通过放射学和手术报告获悉。

◎ 临床精要

肱骨头与肱骨干的对线将影响康复对象最终可恢复多少 ROM。例如，如果肱骨干相对于肱骨头呈 45° 伸展，则康复对象预期的屈曲 ROM 为 135°（180° - 45° =135°）。这同样适用于旋转畸形 [44]。

♡ 专业提示

对于肱骨近端一部分骨折数周后开始治疗的康复对象，通常会因为担心骨折不稳定而害怕移动手臂。有两种方法可以消除他们的恐惧。首先，告诉他们，当旋转手臂时，如果骨折不稳定，肱骨头就不会移动。当轻轻地将康复对象的手臂从内旋旋转到外旋时，让他们把手放在受伤的肱骨头上；他们应该感觉到肱骨头在移动。第二种相当新颖的技术是使用听诊器。向康复对象解释声音不能穿过开放性骨折，当你轻敲他们的肱骨外上髁时，让康复对象用听诊器聆听他们的健侧肱骨头的声音。对受伤侧做同样的敲击，如果无不稳定骨折，声音的强度应该是相同的。这通常会减少康复对象对移动肩关节的担忧。

肩胛骨的位置和姿势对肩关节 ROM 有直接影响。这些康复对象必须进行姿势训练，如先前针对臂丛神经康复对象所描述的那样。

▷ 预防措施和注意事项

- RC 损伤在受伤中经常被忽视。在康复期间应注意肩袖撕裂（rotator cuff tear，RCT）的证据。
- 这类康复对象发生粘连性关节囊炎（adhesive capsulitis）［冻结肩（frozen shoulder，FS）］的风险很高。运动必须是任务治疗计划的基础。
- 许多康复对象同时伴有腋神经或臂丛神经损伤。在首次检查时可以通过检查三角肌（腋神经分布区域）的感觉并询问康复对象是否有手或手臂的感觉异常（臂丛神经可能受累）进行筛查。

冻结肩（FS）/粘连性关节囊炎

解剖学

包裹盂肱关节的关节纤维囊内衬有滑膜组织。它与关节盂边缘内侧相连并环绕盂唇和肱二头肌长头。侧面附着在关节面附近的肱骨头解剖颈上。下部附着在关节面远端约 1 cm 处的肱骨干外侧。关节囊足够松弛，以致盂肱关节面能分开达 3 cm [2]。

关节囊具有 3 个明显的增厚区域，即盂肱韧带（上、中和下），来帮助稳定盂肱关节。由于这些韧带的纤维呈放射状和环形，因此在盂肱关节的各方向运动中，韧带均会处于绷紧状态。在外展和旋转过程中，关节囊变短，肱骨在关节盂上会产生压力和向心力 [45]。在外展和旋转过程中，盂肱下韧带形成一个吊带，为关节提供前、后和下方的稳定性。手臂休息位时，这部分关节囊犹如一个腋窝袋，通常为冻结肩累及区（图 18.29 和 18.2）。

喙肱韧带中两条起于喙突根部，与关节囊融合，到达肱骨大结节和肱骨小结节。部分韧带形成肱二头肌腱的隧道并加强旋转肌间隔（rotator interval）（肩胛下肌上缘和冈上肌腱前缘之间的区域）。

肩胛下肌、冈上肌、冈下肌和小圆肌的肌腱与关节囊的外侧部分融合，形成 RC。随着 RC 的收缩，松弛的关节囊被拉离肱骨头的运动路径，防止关节囊撞击 [2]。

诊断和病理

粘连性关节囊炎和 FS 在文献中交替使用。其特点是盂肱关节活动范围逐渐丧失，通常外旋最为

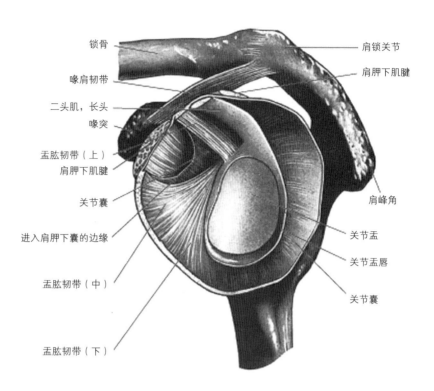

图 18.29　左肩关节的内视图，观察关节盂和关节囊（引自 Putz R, Pabst R. Sobotta-Atlas of Human Anatomy Single Volume Edition：Head, Neck, Upper Limb, Thorax, Abdomen, Pelvis, Lower Limb。14th ed. St Louis, MO: Elsevier;2008）

锁骨

喙肩韧带

二头肌，长头
喙突

盂肱韧带（上）
肩胛下肌腱

关节囊

进入肩胛下囊的边缘

盂肱韧带（中）

盂肱韧带（下）

肩锁关节

肩胛下肌腱

肩峰角

关节盂

关节盂唇

关节囊

受限，其次是外展和内旋。磁共振成像（magnetic resonance imaging，MRI）研究表明，关节囊增厚，腋窝隐窝消失[46, 47]。该疾病表现在关节周围，在关节镜检查中几乎没有发现关节囊粘连。

在美国，有 2%~5% 的人患有这种疾病[48]，最常见于 40~60 岁人群[49]。然而，一位广泛研究这种疾病的学者[50]认为它被过度诊断了。Bunker 提供了一个令人信服的论据，即 FS 的患病率约为 0.75%。冻结肩在女性中更为常见，一项研究报告显示，女性占 FS 康复对象的 70%[49]。FS 通常分为原发性或继发性的粘连性关节囊炎，病程分 3 个阶段：凝结期、冻结期和解冻期[48, 49, 51, 52]。

原发性粘连性关节囊炎

原发性 FS 是特发性的。关于 FS 的发病机制存在相当多的争论，可能的原因有炎症、免疫、内分泌改变或生化因素。研究表明，FS 的发生可能存在遗传倾向[53]。这种疾病在糖尿病人群中的比例较高，是非糖尿病人群的 3~6 倍[51]。

对原发性 FS 康复对象的组织学研究发现，喙肱韧带和旋转肌间隔存在活跃的成纤维细胞增殖，没有炎症或滑膜受累，与掌腱膜挛缩症（Dupuytren's disease）（疾病过程导致掌腱膜增厚和挛缩）很相似[47]。在对 58 位 FS 康复对象的手部检查中，Smith 等人发现 30 名康复对象有一个凹陷、结节或掌腱膜挛缩带[54]。Bunker 指出 58% 的冻结肩康复对象也有同样的情况[50]。

继发性粘连性关节囊炎

继发性 FS 可以是突发事件（例如，肩部手术或创伤）或特异性肩部病理（例如，滑囊炎、撞击综合征或肌腱炎）的特征。尽管发生相同的运动丧失模式，但这些康复对象可能不会经历凝结期、冻结期和解冻期的所有阶段[52]。

凝结期

这个阶段的特点是肩痛并可干扰睡眠，伴有 ADL（例如，梳头或穿衬衫）时疼痛，且休息时经常疼痛。很难将 FS 的病理与肩袖肌腱炎、肩部滑囊炎或撞击综合征的病理区分开来。

康复对象在此阶段的检查显示 ROM 接近全范围，疼痛常发生在运动终末端之前。触诊显示肩关节前部、外侧和后部的非特异性压痛。肌力通常正常或略有下降，抗阻测试时有疼痛。

因为所有运动都会产生疼痛，康复对象倾向于减少受累肢体的使用，导致运动能力进一步丧失。在接下来的 2~9 个月，疼痛逐渐消退，康复对象在运动终末端会出现典型的 FS 疼痛。

冻结期

这个阶段可能会持续长达 1 年。以明显的病理运动模式为特征，即康复对象试图利用肩胸运动代偿缺失的盂肱关节活动。在这个阶段，运动终末端关节囊受到牵拉时会引起疼痛。

解冻期

这个阶段的特点是运动逐渐恢复，持续可长达 26 个月。康复对象在解冻期后恢复完全运动的能力未在文献中阐明。在早期的研究中，Shaffer 等[55]报道，在平均 7 年的随访中，与未受累肩关节相比，30% 的原发性 FS 康复对象表现出一定程度的运动丧失。Vastamaki 等人[56]的报告更乐观，称在没有接受治疗的情况下，94% 的原发性 FS 康复对象会达到与其未受累侧相同的运动和功能水平。

愈合时间轴

如前所述，疾病的每个阶段都有平均时间轴。大多数人解冻期时长为发病后 18 个月至 3 年[56]。

非手术治疗

没有证据表明理疗（如超声或干扰电刺激）会影响疾病的结局。事实上，被动治疗可能会延长恢复时间[49]。治疗应针对疾病的各个阶段。在凝结期过度拉伸关节囊可能会加重炎症，进一步刺激关节囊纤维化。当关节进展到冻结期和解冻期时，牵伸训练可以更有效。但应避免牵伸至再次引起炎症的关节角度[52]。

作业治疗师（occupational therapist，OT）的作用不容小觑，他们可协助双侧 FS 康复对象进行 ADL 调整或向他们提供梳洗、沐浴和穿衣的辅助器具。单侧 FS 康复对象可能会受益于工作场所调整，以帮助他们在长期病程中保持生产力。

在冻结期使用关节内皮质类固醇可能有助于稳定滑膜组织，从而更好地耐受牵伸训练[57]。

手术治疗

对于长期保守治疗后未进展的 FS 病例，麻醉下操作和关节镜下释放盂肱关节囊韧带是两种最常见的手术干预措施。在这两者中，关节镜下前盂肱韧带和喙肱韧带松解术是目前疗效较好的手术干预[58]。

❓ 咨询医生的问题

术后康复对象

- 术中 ROM 是多少？

🔲 对康复对象说的话

关于损伤

"这是你的肩关节示意图，这是关节囊。通常情况下，当手臂在身体两侧时，关节囊是松弛的，并在底部形成一个额外小袋。拥有这个额外的关节囊空间，你可以将手臂举过头顶。把肩关节囊想象成一个折叠在一起的手风琴。当手风琴无法展开时，则无法使用，肩部运动和功能也会受到限制。"

关于训练 /ADL

"经常移动肩关节到舒适的运动末端有助于防止运动丧失。避免做引起肩关节损伤持续几分钟以上的姿势和活动。仰卧是最好的睡姿。如果必须侧卧睡觉，可将手臂放在身体两侧（如果可能）以防止肩关节受到刺激。使用抱枕可以帮助你找到舒适的睡眠姿势。"

"必须注意姿势。圆肩姿势会施加更多压力在支撑组织上，并延缓愈合过程。"

评估要点

- 康复对象采用仰卧位以稳定躯干和肩胛骨，在基线和随访时细心测量 ROM，从而仔细跟踪病情的进展。
- 旋转功能丧失是诊断冻结肩的必要条件。具体而言，必须观察到 ER 丧失方可做出诊断。内旋（IR）丧失而 ER 正常是盂肱内旋缺陷（glenohumeral internal rotation deficit，GIRD）的表现，这在临床上与 FS 不同[59]。
- 如果 ROM 内所有的被动和抗阻运动都会引起疼痛，那么康复对象仍处于凝结期。
- 如果抗阻运动是无痛的并且疼痛仅发生在 ROM 末端，则康复对象处于冻结期或解冻期。

影响临床推理的特异性信息诊断

治疗计划的强度与疾病的分期相对应。凝结期的主要治疗目标是防止运动丧失。冻结期和解冻期的主要治疗目标是恢复功能性 ROM。

在训练过程中，必须始终强调正确的姿势和正常的肩胛骨运动学（scapular kinematics）（肩胛骨和肱骨运动的顺序与比例）。FS 康复对象会迅速发展出肩胛骨早期抬高的病理性运动，以抬高手臂。这种运动模式会导致继发性颈椎问题，使恢复过程进一步复杂化。

- 在凝结期，避免被动关节活动至痛点持续超过几分钟。这只会增加炎症和纤维化过程。
- 康复对象必须避免自我强加的制动。

盂肱关节不稳

解剖学

盂肱关节不稳可以被认为是粘连性关节囊炎的对立面。盂肱关节的松弛允许全范围的 ROM；然而，松弛并不是不稳定的同义词。当松弛导致疼痛并伴有力量和肩部功能丧失时，则存在盂肱关节不稳。

维持盂肱关节稳定的概念和结构可分为静态稳定和动态稳定因素。肩关节休息位时静态稳定装置发挥更大的作用，而肩关节运动时动态稳定因素发挥更大的作用。

静态稳定因素包括囊内负压（negative intracapsular pressure）（关节囊内的气压低于囊外的气压），盂唇的抽吸作用像"柱塞"一样作用在肱骨头上，肱骨头和关节盂的湿滑表面之间形成内聚力－黏附性。肱骨头和关节盂的方向也有助于盂肱关节的静态稳定。肩胛骨姿势正确时，动态稳定因素可轻易保持盂肱关节一致性[2]。

动态稳定因素包括提供压力和定位力的 RC 以及肱二头肌腱长头（在一定程度上）。尽管盂肱关节的韧带是被动结构，但它们在肩关节处于休息位时承受的张力相对较小。这些韧带为限制性束缚，在运动过程中控制力度和限制盂肱关节在不同位置的ROM。这些韧带中，盂肱关节下韧带对盂肱关节的动态稳定至关重要。如粘连性关节囊炎部分所述，在外展和旋转过程中，盂肱关节下韧带形成一个悬带，为关节提供前、后和下方的稳定，当盂肱关节处于最容易脱位的位置时提供稳定。

诊断和病理

有两个主要类别有助于理解肩关节不稳。它们是非创伤性肩关节多方向不稳和创伤性单方向班卡特（Bankart）损伤，英文首字母缩写分别为 AMBRII 和 TUBS[59]。两个类别的要点总结在表 18.2。AMBRII 和 TUBS 的病理和治疗有很大不同。

表 18.2　TUBS 与 AMBRII

TUBS 或"撕裂松弛"	AMBRII 或"先天松弛"
外伤	无特定发作的非创伤或微创伤
单向不稳定性	可能存在多向不稳定性
病理是班卡特损伤病变	双侧的：无症状的肩部也是松弛的
需要手术	康复治疗是首选
	关节囊下移
	如果保守措施失败，手术闭合冈上肌和肩胛下肌之间的间隔

AMBRII 的肩关节没有脱位或半脱位史。康复对象的主诉是活动时疼痛，通常是过肩的投掷动作。这种疼痛通常是由撞击（impingement）（骨结构之间的软组织受压）引起的，因 RC 病理、关节囊松弛和本体感觉（proprioception）改变（关节位置的意识），康复对象无法充分稳定肩胛胸壁关节和（或）盂肱关节[60]。Budoff 等将这种情况描述为原发性不稳导致的继发性撞击[61]。

原发性不稳（primary instability）通常由关节囊松弛及肩袖和肩部肌肉的病理性失衡引起。在上肢抬高过程中，力量弱的和（或）本体感觉受损的 RC 肌肉不能有效对抗三角肌的向上拉力。其结果为肱骨头向上移位，肱骨大结节和 RC 撞击肩峰和喙肩韧带（图 18.30）。

TUBS 有肩部脱位史，通常是向前脱位。受伤机制是手臂在外展和外旋位时摔倒或受到撞击。当康复对象将手臂置于受伤位置时，会导致复发性半脱位或脱位，导致运动恐惧和功能障碍。这些康复对象通常会出现班卡特损伤，包括盂肱关节囊盂唇前部和可能的关节盂损伤。也可能有希尔－萨克斯损伤（Hill–Sachs lesion），包括外伤性前脱位引起的肱骨头后外侧的骨缺损。这两种情况通常都需要手术来恢复盂肱关节的稳定性。

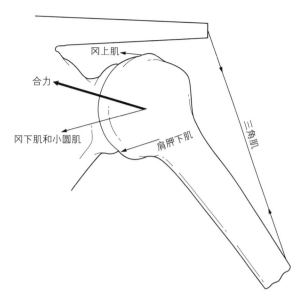

图 18.30　肩袖和三角肌之间的力偶，导致手臂抬高过程中肱骨头向下滑动（引自 Donatelli RA, ed. Physical Therapy of the Shoulder. 4th ed. St Louis, MO: Churchill Livingstone; 2004. Courtesy of Peter Edgelow.）

在这些肩关节不稳的分类中，有一组肩关节病变与关节囊松紧不对称相关[62]。这是由于在投掷的减速阶段对盂肱关节的过度牵引导致关节囊的后下方部分增厚和挛缩[63]。这种关节囊松紧不对称最终会导致盂肱关节内旋的丧失，可能导致撞击综合征以及肱二头肌腱、盂唇和肩袖的病理等一连串问题[59,64]。

肱二头肌腱长头有助于在举手过肩的投掷动作中稳定盂肱关节[2]。肩关节不稳及松紧不对称会对肱二头肌腱带来额外的压力，导致肱二头肌腱刺激和上盂唇前后（superior labrum anterior to posterior，SLAP）损伤[64]。SLAP 病变被假设是肱二头肌腱的扭转力增加导致肱二头肌和后唇从关节盂边缘剥离的结果[65]。SLAP 病变会导致已经不稳定的肩关节动态和静态不稳。上述所有情况都可能导致撞击综合征和肩袖疾病的发展，此内容将在后文描述。

愈合时间轴

非手术治疗的肩关节不稳的康复对象，通常需要 4~8 周的康复期。康复的时长取决于康复对象控制不稳定的能力。一旦稳定，他们就可以进入一个持续的家庭训练计划中，并可长期进行。进行手术矫正的肩关节不稳的康复对象需要更长的康复时间。经过 2~4 周制动后，通常需要 3~6 个月的康复期。这些康复对象也需要一个持续的家庭训练计划。大

多数术后康复对象报告，需要 6 个月到 1 年的时间他们才感到肩关节"正常"。

非手术治疗

治疗重点是强化 RC 和肩胛骨稳定肌。在手臂置于体侧的安全位时，以肩部等长收缩开始强化训练。运动包括抗阻肩关节屈 / 伸、内旋 / 外旋、外展 / 内收和肘关节屈伸。在进行等长收缩时，重要的是让康复对象在正确的姿势下将肩胛骨"固定"在胸廓上，以使肩胛骨稳定肌激活。

一旦康复对象对不稳有良好控制，下一步进展为在非撞击范围内抗轻阻力进行高重复性的等张训练。对于前部不稳的康复对象，重点是强化内旋肌、内收肌和肱二头肌。对于整体不稳的康复对象，重点是强化肩袖、肩胛稳定肌、三角肌、肱二头肌和肱三头肌。

在此阶段，必须结合开链和闭链训练，像先前针对肱骨近端骨折描述的一样。闭链训练的强度可以通过以下方式来增加，在墙上负重实心球，将身体移动到更水平的位置，或者在俯卧上肢负重位时使用健身球训练。

治疗师施加徒手阻力可应用于康复过程的每个阶段。从等长训练和 AAROM 训练开始，然后进展到向心和离心训练，治疗师要控制运动的速度和力量的大小。治疗师利用徒手阻力的主要好处是在治疗过程中可以从康复对象那里获得即时反馈。

对于后下囊受限的康复对象，利用牵伸训练以恢复内旋至关重要。使用毛巾在后背进行牵伸和睡姿拉伸效果很好（图 18.31）。

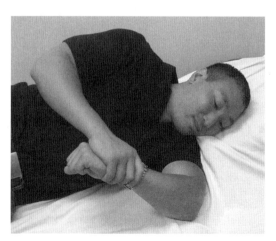

图 18.31　睡姿拉伸。利用身体重量稳定肩胛骨的同时，在内旋方向施加温和的压力

手术治疗

只有在至少 3 个月的保守治疗失败后，才应考虑对肩关节多向不稳进行手术矫正[66]。文献中最常推荐的两种外科手术是开放式下关节囊移位（open inferior capsular shift）（手术分离和盂肱下韧带的上移）[67]和关节镜下关节囊折叠术（arthroscopic capsular plication）（缝合折叠盂肱关节囊）[68]。这些手术各有优缺点。

开放式下关节囊移位术并发症较多，但修复效果良好且可预测，并且如果需要，可以修复关节盂。对于合并关节盂损伤的中至重度多向不稳（multidirectional instability，MDI），外科医生通常推荐采用开放式下关节囊移位术。对于不累及关节窝的轻度至中度的 MDI，外科医生推荐关节镜下关节囊折叠术。在轻度至中度 MDI 的病例中，开放式和关节镜技术可以产生对比结果，关节镜手术的并发症更低[67]。

对于外伤性前脱位的康复对象，班卡特损伤的手术修复需要根据康复对象的年龄和肩部功能需求而有所不同。复发性脱位在 30 岁以下的康复对象中所占比例最高，79%~100% 不等。保守治疗对降低复发率效果甚微。因此，30 岁以下和 30 岁以上从事上肢劳动密集型工作的康复对象应考虑手术修复[69]。

❓ 咨询医生的问题

关于非手术康复对象
- 不稳的性质和方向是什么？
- 是否需要处理继发病变（肩袖撕裂、上盂唇自前向后损伤等）？
- 该康复对象是否适合手术治疗？

关于手术康复对象
- 进行了什么类型的修复？需要阅读手术记录。
- ROM 有哪些限制？
- 多久可以开始肌力训练？
- 是否有术后康复的具体方案？

🗨 对康复对象说的话
关于损伤
"肩关节是一个球窝关节，球比窝大得多。这种设计允许大量的运动，但是肩关节必须依靠肌肉和韧带来保持稳定。"

对于 AMBRII 康复对象："因为支撑关节的韧带太松了，你的肩袖肌群需要更努力工作来保持关节稳定。当它们疲劳或在进行投掷和过头活动时，肱骨的球状头会向上滑动，将肩袖的肌腱挤压在你的肩关节顶部。"对于 TUBS 康复对象："当你摔倒时，你的手臂向一侧伸出，球被迫离开臼窝，这可能造成臼窝边缘和肩关节前面的支持韧带的损伤，导致你的肩关节变得不稳定，如果你把胳膊举到一边，就像你要投球一样，肱骨的球状头就很容易从关节盂中滑出来。当肩关节损伤愈合时，必须避免这个姿势，否则问题会不断发生。还有一种可能，即使在恢复过程中避免使用这个姿势，肩关节也可能因为损伤太重而持续不稳。"对于后囊紧绷的康复对象："因为你的肩关节已经适应了投掷的压力，支持肩关节的部分韧带已经紧绷。因此，你的关节内旋能力下降。当你的肩关节承受投球带来的压力时，这种限制会引起球窝内的异常运动，导致疼痛和功能丧失。"

关于训练
对于 AMBRII 康复对象："你的训练旨在通过增加肩袖和肩胛骨稳定肌群的力量、协调性和耐力来代偿不稳定的肩膀。这个训练计划是终身的，因为如果肌力降低复发，你肩膀的问题也将出现。"对于创伤性单方向 TUBS 康复对象："你的训练强化了你肩周的肌肉，以支持关节的受损部分。你必须在运动中仔细遵守运动禁忌，以避免干扰修复过程。"对于后囊紧绷的康复对象："你需要重获肩膀内旋运动以恢复正常功能。经常做伸展运动效果最好。一天三组是不够的。你应该尝试每天至少有 15 分钟的伸展时间。记住，重要的不是你伸展的有多努力，而是你在活动范围末端保持了多长时间。"

评估要点
- 利用 Beighton 量表筛查一般结缔组织松弛征（表 18.3），协助辨别康复对象呈现的过度活动的程度。康复对象得分超过 4/9 被认为是过度活动（图 18.32）[70,71]。
- 对于不稳定的肩部，目标是明确不稳定的方向以及重现康复对象的症状。检查期间康复对象的反馈至关重要。

- 检查时康复对象必须尽可能放松，因为肌肉保护会掩盖不稳定的程度。
- 在文献中描述了各种测试肩关节不稳定的方法。检查不稳定方向的基本测试如下。
  - 前后抽屉试验（anterior and posterior drawer tests）：两项检查均采用仰卧位。前抽屉试验，治疗师面向康复对象站立，将康复对象检查侧的手固定在治疗师相对的腋窝下（图18.33）。用手握住康复对象的手臂，康复对象可以放松手臂。治疗师用对侧的手握住康复对象的肱骨头，来稳定肩胛骨和锁骨。接下来，治疗师在评估肱骨头活动程度的同时，对肱骨头施加前向的作用力。登录YouTube通过链接 https://youtu.be/a0pyuk9EbiY 观看。
  - 对于后抽屉试验，治疗师站在与患者肩部保持水平的位置，握住康复对象检查侧前臂近端，同时将康复对象肘关节屈曲120°。然后治疗师将康复对象的肩关节置于80°~120°外展和20°~30°前屈的位置（图18.34A）。治疗师用对侧手稳定康复对象的肩胛骨，同时将拇指放在肱骨头上方（图18.34B）。在进行测试运动时，治疗师将康复对象的手臂水平内收，同时对肱骨头施加与关节盂相切的斜后向压力。如果不稳定存在，由于向后半脱位，治疗师将能够感觉到肱骨头的运动。然后治疗师比较两项相反方向测试中的运动量和运动质量[72]。登录YouTube通过链接 https://youtu.be/B36nIXLe2Eo 观看。
    - 沟槽征试验（sulcus test）：康复对象坐位，支撑手臂外展20°~50°，治疗师向下拉康复对象手臂。肩峰和肱骨头之间超过一指宽的凹陷表明测试呈阳性。该测试表明MDI（图18.35）[73]。登录YouTube通过链接 https://youtu.be/0JF5XmITTfY 观看。
    - 恐惧试验（apprehension test）：康复对象仰卧，治疗师将康复对象检查侧肩部移至90°外展和充分外旋。如果康复对象在施加过压时感到恐惧但没有疼痛，则认为检查呈阳性，表明前侧不稳定[74]。
    - 复位试验（relocation test）：康复对象保持恐

惧试验测试结束时体位，治疗师从肱骨头前部向后方施加压力。如果康复对象的恐惧消失，测试则呈阳性。这个试验有助于证实前侧不稳定[74]。

表 18.3　Beighton 量表：评估过度活动征

Beighton 量表项目	最高得分*	阳性指征
小指被动过伸	2	>90°
拇指被动推向前臂	2	拇指触及前臂
肘关节过伸	2	>10°
膝关节过伸	2	>10°
站立位躯干屈曲，双膝完全伸直	1	两手掌平放在地面上

注：* 除给立位躯干屈曲外，其余项目都是双向评分，评分大于4/9 被认为是过度活动阳性。

影响临床推理的特异性诊断信息

如前所述，不稳定的方向决定了治疗过程。因此，必须对康复对象的不稳定模式有一个清晰的了解。使用不正确的训练和牵伸方案可能会加重康复对象的病理表现。

许多康复对象也有撞击和（或）SLAP 损伤。如果存在 SLAP 损伤，康复对象可能需要避免手臂高于肩部的旋转训练。在这种情况下，严禁过头投掷训练。

♡ 专业提示

- 这些康复对象需要加强本体感觉训练（proprioception exercises）（增强肩胛骨和肩关节复合体的位置和运动觉/控制的活动）。
- 在不同的速度下使用向心和离心的力量进行对角线模式的徒手抗阻训练是康复方案中的一个有价值的组成部分。
- 让康复对象在四点支撑、坐姿、跪姿和站姿下保持平衡的同时，进行上肢训练以强化肩袖。
- 如前所述，强化正确的姿势。

➤ 预防措施和注意事项

- 不要对存在 MDI 的康复对象进行活动范围末端或Ⅳ级关节松动或牵伸。
- 前侧不稳的康复对象需要活动后关节囊。避免拉伸前关节囊。
- 密切注意术后康复对象 ROM 的限制。

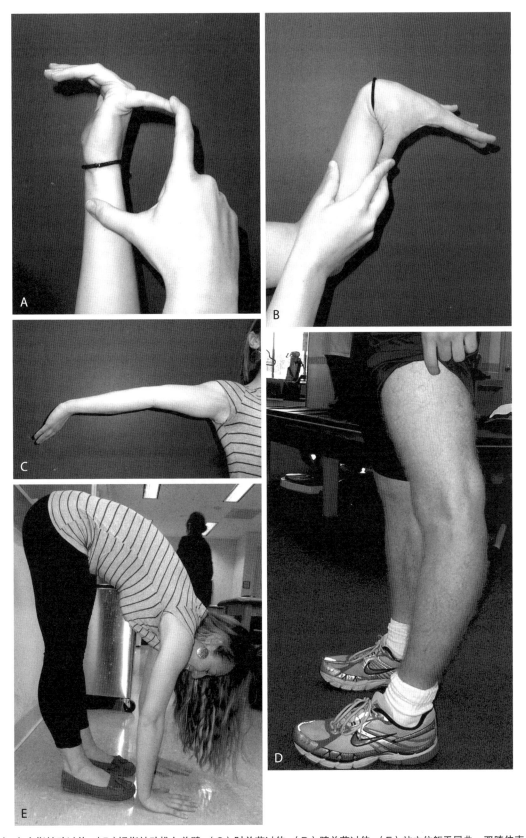

图 18.32　（A）小指被动过伸。（B）拇指被动推向前臂。（C）肘关节过伸。（D）膝关节过伸。（E）站立位躯干屈曲，双膝伸直

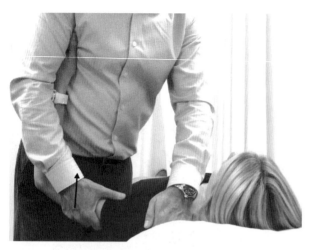

图 18.33　前抽屉试验的起始体位。箭头表示治疗师在进行测试时施加的力的方向

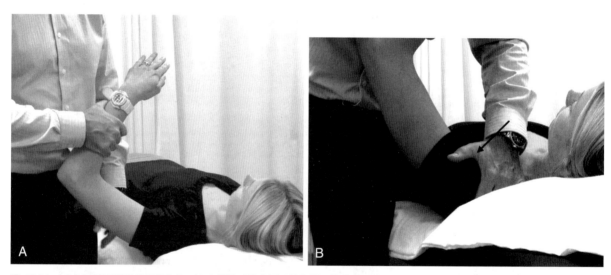

图 18.34　（A）后抽屉试验的起始体位。（B）操作时治疗师手的位置。箭头表示治疗师在进行测试时施加的力的方向

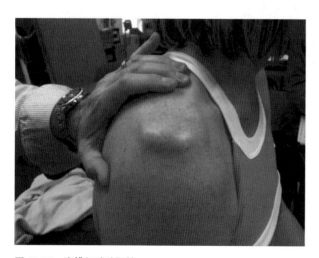

图 18.35　沟槽征试验阳性

肩袖疾病

解剖学

　　肩部疼痛是位于颈部和背部疼痛之后第三种最常见的肌肉骨骼疾病。高达 70% 的肩部疾病与 RC 疾病有关[75]。涉及 RC 疾病的肩部结构包括 RC 肌群、肱二头肌长头腱、肩峰下 – 三角肌下囊和喙肩（CA）弓。

　　冈上肌、冈下肌和小圆肌构成 RC，附着于肱骨大结节。肩胛下肌与肱骨小结节相连。在肩关节活动时，所有的 RC 肌肉协同工作以稳定肱骨头于关节盂中，同时它们的肌腱形成一个袖带围绕肱骨头。

　　RC 的每一块肌肉除了起到稳定 GH 关节的主要作用外，还赋予肱骨头特定的运动。冈上肌为外展肌，冈下肌为外旋肌，小圆肌为外旋肌和弱的肱

骨内收肌，肩胛下肌为内旋肌和最强的 RC 肌（图 18.36 和 18.37）。

　　肱二头肌长头腱的稳定作用在之前的 GH 关节不稳定部分进行了回顾。当手臂举过头顶时，肱骨头沿着肱二头肌腱滑动，因为肱二头肌腱位于肱骨大结节和小结节之间的肱骨沟中。肱二头肌长头在肩关节屈曲、前臂屈曲和旋后中起作用。

　　三角肌下 – 肩峰下囊是位于 RC 肌腱和 CA 弓之间的光滑浆膜囊（一种分泌润滑液以减少摩擦的光滑膜）。在上方，它与三角肌、CA 韧带和肩峰的底部相连。在下方，它与 RC 和肱骨大结节相黏附。该结构在凸的肱骨头和 RC 之间提供了一个缓冲和低摩擦界面，当手臂抬高时，它在凹的 CA 弓下旋转。

　　CA 弓由肩峰前下侧、AC 关节下表面和 CA 韧带组成。这个结构形成肩袖和肱骨头的顶部。它不

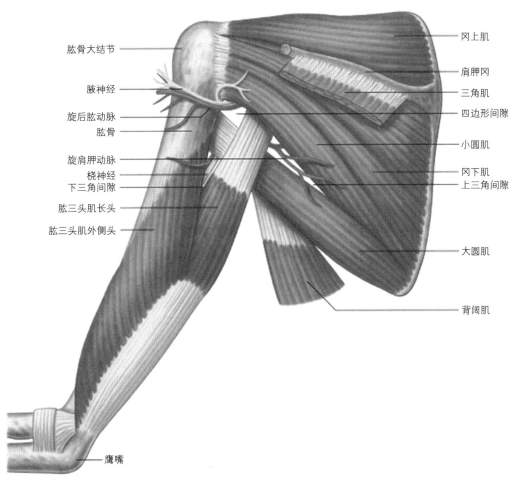

图 18.36　肩部背侧肌肉，包括 RC 的冈上肌、冈下肌和小圆肌［引自 Standring S. Gray's Anatomy.（e-book）40th ed. St Louis, MO: Churchill Livingstone; 2012, p. 839.］

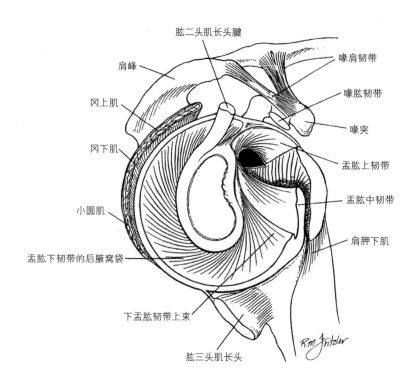

图 18.37　右肩关节内部视图。图中显示肩袖和肱二头肌长头腱 [引自 Dutton M. Dutton's Orthopaedic Examination, Evaluation, and Intervention. 3rd ed. Philadelphia, PA: McGraw Hill Medical; 2012, p. 409.]

仅是三角肌和三角肌下 – 肩峰下囊的附着部位，而且为 GH 关节提供了良好的稳定性和保护。

诊断与病理

关于 RC 疾病的病因有两种主要的假说。一种基于外在原因，另一种基于内在原因。目前的证据表明，两者都推动了疾病的进程，并受到年龄、姿势习惯、运动质量和活动水平的影响。

外因引起的病变是由于 RC 肌腱对 GH 关节不同结构的反复撞击造成的。Neer[76] 描述上肢抬高时，肱二头肌长头腱和冈上肌腱与 CA 弓之间的撞击，导致 RC 囊侧的病变。他的撞击综合征的三阶段分类至今仍在使用（表 18.4）。Bigliani[77] 等描述了三种肩峰形态（图 18.38），尸体研究表明，在Ⅲ型肩峰形态的受检者中，RC 撕裂的发生率为 70%，而在Ⅰ型肩峰形态的受检者中，RC 撕裂的发生率为 3%。Walch[78] 等描述了一种冈上肌腱和冈下肌腱之间的撞击，发生在投掷启动阶段的后期，在关节盂边缘，导致 RC 关节侧的病变。

表 18.4　Neer 撞击综合征的三个阶段分类

阶段	年龄范围	病理
Ⅰ	<25 岁	过度使用过头动作引起的可逆性水肿和出血
Ⅱ	25~40 岁	机械性炎症反复发作后，肩袖发生不可逆的纤维化改变
Ⅲ	>40 岁	肩袖和肱二头肌长头腱的骨赘和撕裂（完全和不完全）

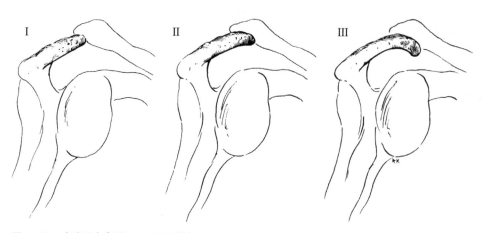

图 18.38　肩峰形态类型Ⅰ、Ⅱ、Ⅲ（引自 Jobe CM. Gross anatomy of the shoulder. In: Rockwood CA , Matsen FA III. eds. The Shoulder. Philadelphia, PA: WB Saunders; 1990. ）

内因引起的病变是由年龄相关的 RC 肌腱退化引起的。这些病变与 RC 的血管化有关，并且位于肌腱的关节侧[11, 60, 61]。Lindblom 是第一个描述冈上肌腱与肱骨大结节连接区域血供不足的人[79]。Codman 把这一区域称为"临界区"，因为它发生撕裂的风险更大[80]。

由于大多数 RC 撕裂为部分撕裂，这种情况通常是渐进性的，可导致全层损伤。当肌腱纤维退化时，它们会产生回缩，因为 RC 处于恒定的张力下，这一过程至少会导致 4 种不良的影响[82]。

- 邻近的完好的纤维负荷增加——导致其潜在的退化。
- 附着在骨骼上的肌肉纤维的丢失——导致 RC 的强度和功能下降。
- 由于纤维退化而导致解剖结构扭曲，使完整的肌腱血供变得脆弱——导致进行性缺血和肌腱退行性改变。
- 由于肌腱暴露于含有溶解酶的关节液中，抑制了可促进愈合的血肿的形成，导致肌腱修复的潜力丧失。

撕裂通常从冈上肌腱开始，可进展累及冈下肌腱。一旦发生这种情况，RC 将肱骨头稳定在关节盂内的能力就会严重受损，导致在三角肌无对抗牵拉下的肱骨头上移。肱骨头上移会使肱二头肌长头腱处的负荷增加，导致肌腱病变和形成潜在的退化。通过肱骨头向上移位的反复载荷，CA 韧带在肩峰附着处产生牵引力，导致 RC 进一步的损伤。这种损伤使 RC 肌腱滑动到关节旋转轴下方。就像手指的钮孔畸形一样，钮孔式 RC 成为肱骨头上提肌而不是下降肌。于是，作为肱骨头稳定肌的 RC 不起作用，并且康复对象无法将手臂抬起到水平位置之上。

愈合时间轴

由于疾病的多重表现，RC 病理的恢复是极为多变的。如果情况不复杂，如肌腱炎，病情可在 2~6 周内稳定。如果有继发性病变（如 FS、撞击征、不稳定和 RC 撕裂），恢复时间会显著延长。复杂的病例无论是否进行手术干预，都需要长达 1 年的时间来恢复。

非手术治疗

最初的治疗侧重于休息和抗炎理疗，以稳定疾病进程。早期的 ROM 训练（如在肩胛骨平面上的钟摆和木棍辅助的抬高以避免撞击）通过机械感受器刺激的镇痛作用帮助缓解疼痛。

> ◎ **临床精要**
> 保持完全无痛的全范围内旋和外旋对预防 FS 至关重要。

强化 RC 和肩胛骨稳定肌群的正常部分是安全的，通常在肩部内旋、内收和伸展运动时促进 RC 的稳定。在这部分的计划中，使用等长训练和阻力带训练是有效的。随着疼痛的减轻和 RC 功能的改善，下一步是强化上肢上提肌和外旋肌。在整个过程中，必须强调肌肉的平衡和肩胛骨正确的运动学。结合开链 / 闭链运动和徒手训练完成训练计划，如肱骨近端骨折和盂肱不稳有关内容中所述的训练。

一旦康复对象表现出对 RC 肌群的良好控制，应关注强化肩胛骨的力偶。增加特定运动和特定活动的训练通常是康复计划的最后阶段。

手术治疗

RC 手术的适应证是存在完全或部分撕裂，保守治疗无效，并且影响康复对象的日常生活活动。随着越来越多的医生通过关节镜进行复杂的修复，RC 手术正在迅速发展。

使用关节镜清创术来修复新鲜磨损的、部分撕裂的 RC 肌腱可促进愈合。对于完全撕裂，外科医生会清除撕裂边缘，之后闭合缺损，为恢复 RC 强度和肩部功能提供基础。肩峰成形术通常在修复 RC 时进行，用以肩峰下间隙减压，防止修复结构受到撞击。

大多数术后治疗方案包括 2~4 周的组织固定期。然后康复对象开始训练以恢复 ROM。在接下来的 2~3 周内，ROM 训练从被动运动发展到主动运动。在术后 8~10 周时，康复对象开始强化训练，并按照前面列出的非手术康复对象的计划进行练习。

关于非手术康复对象

- 是否有并发的病理表现（不稳定、撞击等）？
- 是否需要手术？

关于手术康复对象

- 修复了哪些结构？获取一份手术记录。
- 有具体的康复方案吗？
- ROM 训练有什么限制或注意事项吗？
- 多久可以开始强化训练？

关于损伤

　　"你的肩部依靠 RC 肌群来稳定肱骨头在关节盂内的位置，并在你抬起手臂时防止肱骨头挤压肩部顶部。你的肩袖受损了，所以这个保护功能缺失了，让你的肩部处于受损之中。如果问题继续恶化，你可能会失去举起手臂的能力。"

关于训练

　　"通过加强受伤的肩袖的正常部分，你很有可能重新获得正常使用手臂的能力。这些训练是有针对性的，需要定期进行。"

　　"在做这些练习时，你在举起手臂时不应该出现突然的剧烈疼痛。为了防止这种情况发生，在整个动作过程中，你必须保持肘部朝向地面，同时用你的拇指一侧引导动作。在抬起手臂之前，必须纠正你的姿势（如胸廓出口综合征 / 臂丛神经病变有关内容中所述）。通过遵循这些运动注意事项，你将最大限度地减少出现肩袖挤压肩关节顶部下方的情况。"

评估要点

　　有许多测试可以检测 RC 疾病。包括以下测试，它们易于操作，而且研究表明它们有良好的敏感性和特异性。

- 一种快速筛查试验用以检测大的 RC 撕裂，例如，冈上肌和冈下肌抵抗外旋活动，康复对象肩关节中立位，肘关节屈曲 90°。在大的 RC 撕裂的情况下，由于无对抗的三角肌的作用，手臂会外展，手臂会下降至内旋（图 18.39）[85]。

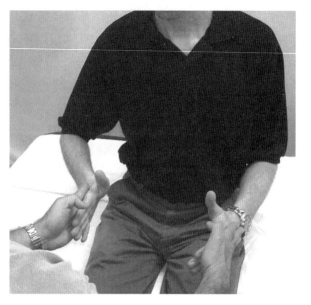

图 18.39　涉及冈上肌和冈下肌的肩袖完全性撕裂的快速筛查试验。如图为阳性检测结果。由于右侧肩关节受损的 RC 无法抵抗三角肌的作用，当抗阻外旋时，右侧肩关节外展和内旋

- 触诊 RC 的康复对象体位如下[84]。
  - ▲ 冈上肌：将康复对象的手背放在其髂后上棘，触诊肩峰前侧的稍下方（图 18.40）。
  - ▲ 冈下肌：将康复对象的肩关节置于外旋位，肘部置于脐部，触诊肩峰后侧的稍下方（图 18.41）。
  - ▲ 肱二头肌长头腱：将康复对象的手臂置于内旋位，前臂放在康复对象大腿上的枕头上，肌腱应该位于三角肌胸大肌间隙（deltopectoral interval）（由三角肌的内侧缘和胸肌腹的外侧缘形成的沟）（图 18.42）。

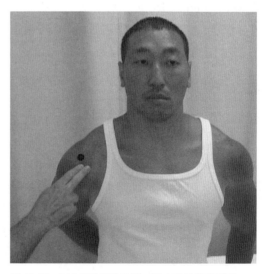

图 18.40　冈上肌的触诊位置。黑点表示肩峰前面

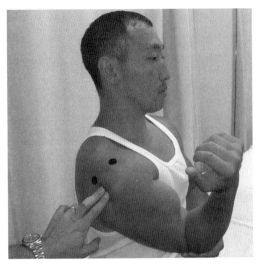

图 18.41　冈下肌的触诊位置。黑点表示肩峰前面和后面

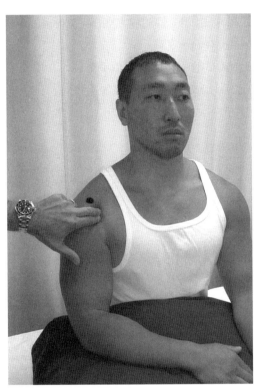

图 18.42　肱二头肌长头腱的触诊位置在三角肌胸大肌间隙内。黑点表示肩峰的前面

大结节位于 CA 弓下，如果存在撞击则会引起疼痛（图 18.44）。登录 YouTube 通过链接 https://youtu.be/CkxDKNX_CU0 观看。

▲ 肩峰撞击诱发试验[85, 86]：被动屈曲康复对象肩部至活动范围的末端。在试验开始时将康复对象的肩部置于内旋位，可增加肩峰前 1/3 和 CA 韧带下方的 RC 撞击（图 18.45）。登录 YouTube 通过链接 https://youtu .be/M218dpojAJM 观看。

• 特定的 RC 肌肉和肱二头肌长头的等长测试有助

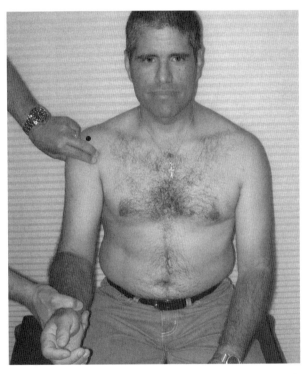

图 18.43　肩胛下肌的触诊位置在三角肌、胸大肌间隙内。黑点表示肩峰前面

▲ 肩胛下肌：将康复对象体位放置如上，使其肩关节置于旋转中立位。触诊三角肌、胸大肌间隙内的小结节和肌腱（图 18.43）。

• 肩部撞击是 RC 疾病的体征。Hawkins-Kennedy 和肩峰撞击诱发试验对于这种病理表现的检测是有价值的[85]。

▲ Hawkins-Kennedy 试验[85, 86]：康复对象肩部前屈 90°，将其肩部充分内旋。这驱使肱骨

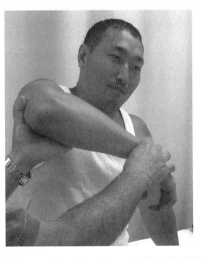

图 18.44　Hawkins-Kennedy 撞击试验的测试终末体位

于检测肌腱病。这些测试包括 Jobe（空罐或满罐）试验、Patte 试验、Gerber 抬离试验和 Speed 试验。

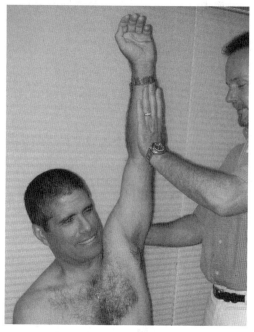

图 18.45　Neer 撞击诱发试验的测试终末体位

- Jobe（空罐或满罐）试验：将康复对象的手臂置于肩胛骨平面上的水平位，肩关节内旋，进行"空罐"试验，可在 YouTube 通过链接 https://youtu.be/peEvU1mXlUY 观看；或肩外旋 45° 拇指朝上，进行"满罐"试验，可在 YouTube 通过链接 https://youtu.be/1puSk4gOrSc 观看。接下来，施加向下的压力，使康复对象进行等长对抗。无力或无法保持此姿势提示累及冈上肌（图 18.46）[87]。

- Patte 试验：在肩胛骨平面上，康复对象手臂外展 90° 并且保持旋转中立位。在康复对象的手腕处施加压力以抵抗肩部外旋，同时在肘部稳定康复对象的手臂。无力和（或）疼痛提示累及冈下肌（图 18.47）。可在 YouTube 通过链接 https://youtu .be/ZrmlzoRFkYg 观看。

- Gerber 抬离试验：将康复对象手臂放好，使其手背放在髂后上棘。当治疗师施加阻力时，让康复对象主动把手从背部抬起 5~12 cm（图 18.48）。可

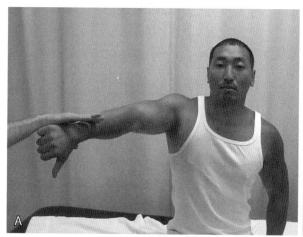

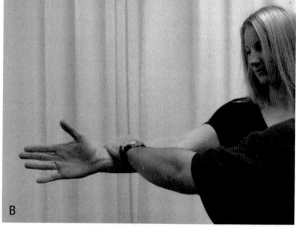

图 18.46　（A）冈上肌等长测试或"空罐"试验的测试位置。（B）"满罐"试验位置

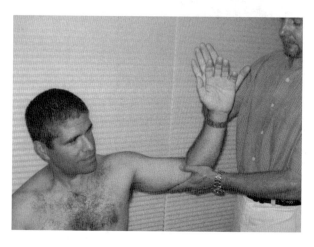

图 18.47　Patte 试验的测试位置，用于测试冈下肌和小圆肌等长收缩强度

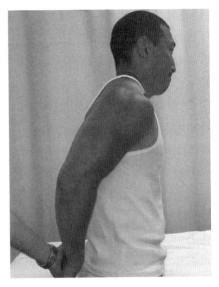

图 18.48 Gerber 抬离试验测试肩胛下肌等长收缩强度的测试位置

以在 YouTube 通过链接 https://youtu.be/xMupIO–nSSs 观看。

康复对象不能抵抗阻力或将手保持在该体位提示损伤累及肩胛下肌[88, 89]。

- ▲ Speed 测试：将康复对象的肩部置于 70°~90° 屈曲，肘关节伸直，前臂后旋。肩关节抗阻屈曲，在肱骨结节间沟处触摸肱二头肌长头腱。疼痛反应提示损伤累及肱二头肌长头腱（图 18.49）[83]。该测试也可以在不触诊的情况下进行。可以在 YouTube 通过链接 https://youtu.be/i3695fGzLb4 观看。
- ▲ 没有单独针对小圆肌的抗阻测试。
- 在进行这些测试时，观察支持 RC 病变特定位置的模式。

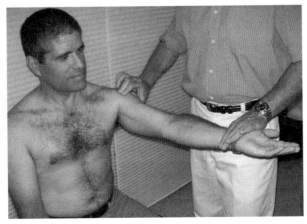

图 18.49 Speed 测试，用于测试肱二头肌长头腱和上盂唇的病变

影响临床推理的特异性诊断信息

RC 撕裂并不总是需要手术治疗。MRI 检查证实有 RC 缺陷的许多康复对象的功能仍保持良好。无法恢复无痛的肩部功能的康复对象手术治疗是最佳选择[87]。

♡ 专业提示

良好的触诊技能有助于鉴别肩峰下 – 三角肌下滑囊炎与 RC 肌腱炎。如前所述，当触诊冈上肌和冈下肌时，滑囊位于治疗师的手指下方。由于滑囊是一个相对固定的结构，它的位置在手臂运动时变化不大。相反，RC 肌腱的触诊位置随着手臂运动而变化。触诊的疼痛反应可提示这两个结构存在问题。当康复对象将手臂放回休息位时，如果疼痛的来源是滑囊，疼痛将持续，如果疼痛的来源是 RC 肌腱，疼痛将减轻。

➢ 预防措施和注意事项

- 注意这些康复对象的后囊是否紧实，并采取相应的治疗措施。
- 对于有撞击征的康复对象，在过头训练过程中必须注意避免撞击肩部。
- 在上肢抬高过程中监测肩胛骨过度上提。必须避免异常的运动模式。
- 不鼓励康复对象向受累侧侧卧，因为这通常会增加出现撞击情况的概率。

案例分析：常见肩部问题

案例分析 18.1

John 是一名 48 岁右利手的股票经纪人，不吸烟，被诊断为轻度臂丛神经牵拉伤。主诉 C2 分布区疼痛，左侧前胸壁疼痛，左颈前外侧疼痛，疼痛延伸至下颌角和肩前侧。他注意到他的左脸有时会出现红肿，一直延伸到耳朵，当左上肢疼痛加剧时，这种症状变得更加频繁。当他坐在办公桌前和进行过头活动时，他会感到第 1~3 指轻度麻木和左上肢肱骨近端内侧出现疼痛。由于手臂疼痛，梳头动作变得很困难。

症状开始于 2 个月前，那时他决定重返中断了 15 年的冲浪运动。大约 1 个月前他停止了冲浪，原因是他的脸、胸壁及手臂症状会在冲浪期间和之后的几天内急剧加重。

他做了一次全面的心脏检查，结果显示完全正常。颈椎 X 线和 MRI 检查无显著异常。他的身体状况很好，既往病史也无特殊情况。

在评估中，他表现出左肩下垂、头向前伸、圆肩的姿势。只有向右侧旋转和侧屈时颈椎 ROM 受限25%。交叉臂颈部 ROM 试验显示运动无改善。由于手臂疼痛，肩关节 ROM 前屈至水平位受限，内旋和外旋可完成全范围活动。双侧肩袖肌力为 5/5，测试无疼痛。枕下肌、斜方肌及肩胛骨内侧缘肌肉均有痉挛。

左侧锁骨上窝触诊有压痛，疼痛向脸的侧面至耳扩散。左侧锁骨下窝及神经血管束触诊有疼痛，伴有左侧上肢症状加重。蒂内尔（Tinel）征阳性。

左侧拇指、示指和中指桡侧的针刺觉敏感性降低。上臂缺血（Roos）（EAST）试验立即呈阳性。左上肢症状加重时，左侧臂丛神经活动度为 2–/5，右侧为 5/5。

印象

基于临床表现，John 表现为上干外侧束臂丛神经病变，臂丛的活动减少，限制了上肢的抬高。颈椎运动丧失表明斜角肌紧张。

面部症状伴头痛合并肩下垂，表明臂丛上干受损。中指桡侧的针刺灵敏度降低，延伸到示指和拇指，表明也涉及臂丛外侧束。双臂交叉姿势时颈椎运动没有变化，并且颈椎运动的模式丧失，表明与斜角肌有关。由于 John 肩部有充分的内旋和外旋，他的上肢抬高受限不太可能是由于肩胛骨的活动限制。也不可能存在 RC 的病变，因为 RC 的肌力是5/5，并且在测试中没有感到疼痛。

治疗

第一次就诊的治疗包括指导姿势矫正练习，调整电脑位置以鼓励工作时使用正确的姿势，以及限制所有过头的活动。指导 John 每天进行 3 次，每次3 组的神经滑动练习，以及每小时进行 1 次，每次10 组的姿势纠正练习。

John 的工作安排只允许每周就诊一次，所以相应地设计他的治疗计划。在第 2 次就诊时，John 展现出他对家庭计划出色的执行。他避免了所有的过

头活动，并调整了他的工位，以保持正确的姿势。他主诉症状改善了 50%，过去 1 周没有头痛。简短的检查显示神经活动为 3+/5，具有良好的姿势意识，并且左肩下垂减轻。

治疗包括胸小肌和斜角肌的牵伸和神经滑动。治疗结束时，神经活动改善至 4+/5。调整 John 的家庭训练计划，包括斜角肌和胸小肌水平外展牵伸。只要他的症状保持稳定，他可以每天 3 次进行神经滑动和牵伸运动，每次 3 组。增加每小时进行肩胛骨钟摆练习来训练本体感觉。

1 周后，在 John 的就诊中，他再次表现出对家庭训练计划良好的依从性。神经活动充分，颈椎ROM 充分。双肩对称。EAST 试验在检测 45 s 时呈阳性。

治疗包括调整家庭训练计划，增加肩胛骨强化训练，使用阻力带重点训练斜方肌上、中、下部和前锯肌。所有的训练都是每天 3 组，在开始下一组练习之前，每组练习 1 次。告知 John 如果症状复发就停止训练。

2 周后的第 4 次就诊时，John 的症状已消失 1周。除 1 min EAST 试验呈阳性导致其拇指和示指感觉异常外，其他检查均正常。由于他的病情稳定，并且他对家庭计划有很好的理解，John 结束了治疗，并告知，如果需要进展性计划或状态有变化，可以打电话。提醒他避免进行冲浪活动。

由于 John 在受伤前身体状况很好，再加上他的依从性和积极性，他的症状很快就稳定下来，并恢复了正常功能。许多康复对象很难调整他们的生活方式来避免进一步损害臂丛神经，导致需要一个漫长的恢复期。

案例分析 18.2

Fran 是一名 75 岁的右利手女性，被猫绊倒造成了肱骨近端 Neer 一部分骨折。受伤后 3 周，她接受简单的吊带固定治疗。在接下来的 3 周内进行ROM 训练而非肌力训练。Fran 非常担心活动她的手臂，因为距离她受伤的时间很短，她觉得骨折仍然不稳定。

在活动 Fran 的右肩之前，治疗师向她解释了声音不会在开放性骨折中传播。治疗师将听诊器放在Fran 的左肱骨头上，同时轻敲肱骨外上髁，向她演示声音水平没有差别。接下来，当治疗师把她的手

臂从内旋转到外旋时，向她展示了她的肱骨头在运动，这再次表明她已经可以开始 ROM 训练。

检查发现腋窝和肘部周围有严重的瘀斑。治疗师解释道，当她的手臂骨折时，骨骼大量出血，血液沿着她的手臂内部组织平面聚集到肘部和腋下远端。

肩抬高 50°，外展 40°，内旋时手臂横于腹部，以及当手臂尝试放在后背时拇指指向髂嵴。外旋中立位。肘部 ROM 是 20°~110°，腕部和手部 ROM 正常。当时推迟了肌力测试。

治疗师指导 Fran 做钟摆和桌面 ROM 训练，每小时做 3~10 组，分次进行，每次最多做 3 组。肘部 ROM 训练只要坐着就可以进行。

Fran 在接下来 2 周内的治疗重点是通过对肩胛骨徒手施加阻力来稳定肩胛骨，同时进行肩胛骨活动和肩胛骨钟摆本体感觉练习。也要强化肩部的被动活动训练，重点是避免过度肩胛骨抬高和后缩的代偿模式。

2 周后再评估显示肩部上抬的 ROM 为 110°，外展为 90°，以及当肩外展 75° 时外旋为 30°，肩外展中立位时外旋为 40°。内旋为触及后背时拇指指向 L5。

治疗继续聚焦于 ROM，强调在正常运动模式下的主动运动，Fran 镜像模仿治疗师的上肢抬高，同时治疗师稳定她的肩部以防止早期的肩胛骨上提。Fran 接着在她的训练中加入了爬墙训练，使用她的左手进行肩胛骨的自我稳定。

伤后 6 周，Fran 的肩部可上抬 150°，外展 135°，在外展 90° 时外旋可达到 50°，肩部中立位时外旋可达 60°，内旋进展甚微，触及后背时拇指指向 L3。肘、手和手腕的 ROM 均充分。

随后 Fran 开始进行强化训练，增加肩部所有运动平面的等长运动以及肘关节伸肌和屈肌的阻力带练习。应在良好肩胛骨位置和直立姿势下进行背后牵伸（behind-the-back stretches）。此时，治疗方案包括关节活动和更积极的伸展，以获得末端 ROM。

Fran 总共接受了 6 周的治疗。治疗结束时肩关节上抬可达 160°，外展达 150°，在 90° 外展和肩关节中立位时外旋达 70°。内旋仍然受限，触及后背时拇指到达 L2 棘突。Fran 使用右上肢可以完全独立地自理，也没有疼痛。除外展和外旋肌力为 4⁻/5 外，肩部肌力为 4/5。由于骨折愈合时可能存在旋转成分，限制了正常内旋的可能性，因此康复对象的内旋无法完全恢复。

（陆佳妮　金敏霞　金惠敏　王权　译，
蔡素芳　杨永红　李奎成　审）

参考文献

1. Ludewig PM, et al.: Motion of the shoulder complex during multiplanar humeral elevation, J Bone Joint Surg Am 91:378 - 389, 2009.

2. Lugo R, Kung P, Ma CB: Shoulder biomechanics, Eur J Radio 68:16 - 24, 2008.

3. Nam D, et al.: Rotator cuff tear arthropathy: evaluation, diagnosis, and treatment: AAOS exhibit selection, J Bone Joint Surg Am 94(6):e34, 2012.

4. Matsumura N, et al.: The function of the clavicle on scapular motion: a cadaveric study, J Shoulder Elbow Surg 22(3):333 - 339, 2013.

5. Mercer SR, Bogduk N: Clinical anatomy of the ligamentum nuchae, Clin Anat 16:484 - 493, 2003.

6. Johnson D, Ellis H: Pectoral girdle, shoulder region and axilla. In Standring S, editor: Gray's anatomy thirty-ninth edition, New York, 2005, Elsevier, pp 817 - 850.

7. Bontempo NA, Mazzocca AD: Biomechanics and treatment of acromioclavicular and sternocoavicular joint injuries, Br J Sports Med 44:361 - 369, 2010.

8. Groh GL, Wirth MA: Management of traumatic sternoclavicular joint injuries, J Am Acad Orthop Surg 19:1 - 7, 2011.

9. Kibler WB, Sciascia A, Wilkes T: Scapular dyskinesis and its relation to shoulder injury, J Am Acad Orthop Surg 20:364 - 372, 2012.

10. Lawrence RL, et al.: Comparison of 3-dimensional shoulder complex kinematics in individuals with and without shoulder pain, part I: sternoclavicular, acromioclavicular, and scapulothoracic joints, J Orthop Sports Phys Ther 44(9):636 - 645, 2014.

11. Ludewig PM, Braman JP: Shoulder impingement: biomechanical considerations in rehabilitation, Man Ther 16:33 - 39, 2011.

12. Mercer SB, Bogduk N: The ligaments and anulus fibrosus of human adult cervical intervertebral discs, Spine 24(7):619 - 626, 1999.

13. Nakashima H, et al.: Abnormal findings on magnetic resonance images of the cervical spine in 1211 asymptomatic subjects, Spine 40(5):392 – 398, 2015.

14. McLain RF: Mechanoreceptor endings in human cervical facet joints, Spine 19, 1994. 495 – 450.

15. Dwyer A, Aprill C, Bogduk N: Cervical zygapophyseal joint pain patterns. I: a study in normal volunteers, Spine 15(6):453 – 457, 1990.

16. Cooper G, Bailey B, Bogduk N: Cervical joint pain maps, Pain Med 8(4):344 – 353, 2007.

17. Travell JG, Simmons DG: Myofascial pain and dysfunction the trigger point manual, vol. 1. Baltimore, MD, 1983, Lippincott Williams & Wilkins.

18. Werneke MW, et al.: Clinician's ability to identify neck and low back interventions: an inter-rater chance-corrected agreement study, J Man Manip Ther 19(3):172 – 181, 2011.

19. Salt E, et al.: A systemic review of the literature on the effectiveness of manual therapy for cervicobrachial pain, Man Ther 16(1):53 – 56, 2011.

20. Wainner RS, et al.: Reliability and diagnostic accuracy of the clinical examination and patient self-report measures for cervical radiculopathy, Spine 28(1):52 – 62, 2003.

21. Lemeunier N, et al.: Reliability and validity of clinical tests to assess the anatomical integrity of the cervical spine in adults with neck pain and its associated disorders: part 1 – a systemic review from the Cervical Assessment and Diagnosis Research Evaluation (CADRE) Collaboration, Eur Spine J 26:2225 – 2241, 2017.

22. Tong HC, et al.: The Spurling Test and cervical radiculopathy, Spine 27(2):156 – 159, 2002.

23. Anekstein Y, et al.: What is the best way to apply the Spurling test for cervical radiculopathy? Clin Orthop Rel Resear 470:2566 – 2572, 2012.

24. Spurling RG, Scoville WB: Lateral rupture of the cervical intervertebral discs: a common cause of shoulder and arm pain, Surg Gynecol Obstetr 78:350 – 358, 1944.

25. Takasaki H, et al.: The influence of cervical traction, compression, and Spurling Test on cervical intervertebral foramen size, Spine 34(16):1658 – 1662, 2009.

26. Wilbourn AJ: 10 most commonly asked questions about thoracic outlet syndrome, Neurologist 7(5):309 – 312, 2001.

27. Roos DB: Congenital anomalies associated with thoracic outlet syndrome, Am J Surg 132:771 – 778, 1976.

28. Hooper TL, et al.: Thoracic outlet syndrome: a controversial clinical condition, part 1: anatomy, and clinical examination/diagnosis, J Man Manip Ther 18(2):74 – 83, 2010.

29. Gergoudis R, Barnes R: Thoracic outlet arterial compression: prevalence in normals, Angiology 31:538, 1980.

30. Costigan DA, Wilbourn AJ: The elevated arm stress test: specificity in the diagnosis of thoracic outlet syndrome, Neurology 35(Suppl 1):74, 1985.

31. Warrens A, Heaton J: Thoracic outlet compression syndrome: the lack of reliability of its clinical assessment, Ann Royal Col Surg Eng 69:203 – 204, 1987.

32. Rayan G, Jensen C: Thoracic outlet syndrome: provocative examination maneuvers in a typical population, J Shoulder Elbow Surg 4:113 – 117, 1995.

33. Nord KM, et al.: False positive rate of thoracic outlet syndrome diagnostic maneuvers, Electromyogr Clin Neurophysiol 48(2):67 – 74, 2008.

34. Leffert RD: Thoracic outlet syndrome, J Am Acad of Orthop Surg 2(6):317 – 325, 1994, Nov.

35. Schwartzman RJ: Brachial plexus traction injuries, Hand Clinics 7(3):547 – 556, 1991.

36. Dilley A, Lynn B, Pang SJ: Pressure and stretch mechanosensitivity of peripheral nerve fibers following local inflammation of the nerve trunk, Pain 117:462 – 472, 2005.

37. Nijs J, et al.: How to explain central sensitization to patients with 'unexplained' chronicmusculoskeletal pain: practice guidelines, Man Ther 16(5):413 – 418, 2011.

38. Degeorges R, et al.: Thoracic outlet syndrome surgery: long-term functional results, Ann Vasc Surg 18(5):558 – 565, 2004.

39. Colli BO, et al.: Neurologic thoracic outlet syndromes: a comparison of true and nonspecific syndromes after surgical treatment, Surg Neuro 65:262 – 272, 2006.

40. Butler MW, et al.: Reliability and accuracy of the Brachial Plexus Neural Dynamic Test, J Hand Ther In Press:1 – 5, 2018.

41. Roos DB, Owens C: The thoracic outlet syndrome, Arch Surg 93:71, 1966.

42. Handoll HHG, Ollivere BJ: Interventions for treating proximal humeral fractures in adults (Review), Cochrane Library 12:1 – 76, 2010.

43. Neer 2nd CS: Displaced proximal humeral fractures. Classification and evaluation, J Bone Joint Surg 52(6):1077 – 1089, 1970.

44. Palvanen M, et al.: The injury mechanisms of osteoporotic upper extremity fractures among older adults: a controlled study of 287 consecutive patients and their 108 controls, Osteoporosis Int 11(10): 822 – 831, 2000.

45. Gohlke F, Essigkrug B, Schnitz F: The pattern of the collagen fiber bundles of the capsule of the glenohumeral joint, J Shoulder Elbow Surg 3:111 – 128, 1994.

46. Lee MH, et al.: Adhesive capsulitis of the shoulder. Diagnosis using magnetic resonance arthrography as the

standard, J Comput Assist Tomogr 27:901－906, 2003.

47. Tasto JP, Elias DW: Adhesive capsulitis, Sports Med Arthros Rev 15:216－221, 2007.

48. Georgiannos D, et al.: Adhesive capsulitis of the shoulder. Is there a consensus regarding the treatment? A systemic review, Open Orthop J 11:65－76, 2017.

49. Jewell DV, Riddle DL, Thacker LR: Interventions associated with and increased or decreased likelihood of pain reduction and improved function in patients with adhesive capsulitis: a retrospective cohort study, Phys Ther 89:419－429, 2009.

50. Bunker T: (ii) Frozen shoulder, Orthop Trauma 25(1):11－18, 2011.

51. Le HV, et al.: Adhesive capsulitis of the shoulder: review of pathophysiology and current clinical treatments, Shoulder Elbow 9(2):75－84, 2017.

52. Milgrom C, et al.: Risk factors for frozen shoulder, Isr Med Assoc J 10(5):361－364, 2008.

53. Prodromidis AD, Charalambous CP: Is there a genetic predisposition to frozen shoulder? A systematic review and meta-analysis, JBJS Reviews 4, 2016. pii: 01874474－201602000-00004.

54. Smith SP, Devaraj VS, Bunker TD: The association between frozen shoulder and dupuytren's disease, J Shoulder Elbow Surg 10(2):149－151, 2001 Mar-Apr.

55. Shaffer B, Tibone JE, Kerlan RK: Frozen shoulder. A long-term follow-up, J Bone Joint Surg 74(5):738－746, 1992 Jun.

56. Vastamaki H, Kettunen J, Vastamaki M: The natural history of idiopathic frozen shoulder: a 2－ to 27－year followup study, Clin Orthop Relat Res 470(4):1133－1143, 2012.

57. Hannafin JA, Chiaia TA: Adhesive capsulitis. A treatment approach, Clin Orthop Rel Res 372:95－109, 2000 Mar.

58. Le HV, et al.: Adhesive capsulitis of the shoulder: review of the pathophysiology and current clinical treatments, Shoulder Elbow 9(2):75－84, 2017.

59. Wilk KE, Macrina LC, Fleisig GS, et al.: Correlation of glenohumeral internal rotation deficit and total rotational motion to shoulder injuries in professional baseball pitchers, Am J Sports Med 39:329－335, 2011.

60. Guerrero P, Busconi B, Deangelus N, Powers G: Congenital instability of the shoulder joint: assessment and treatment options, J Orthop Sports Phys Ther 39(2):124－134, 2009.

61. Budoff JE, Nirschl RP, Guidi EJ: Debridement of partial thickness tears of the rotator cuff without acromioplasty, J Bone Joint Surg 5:733－748, 1998.

62. Tyler TF, et al.: Correction of posterior shoulder thightness is associated with symptom resolution in patients with internal impingement, Am J Sports Med 38:114－118, 2010.

63. Nakamizo H, et al.: Loss of internal rotation in little league pitchers: a biomechanical study, J Shoulder and Elbow Surg 17:795－801, 2008.

64. Shanley E, Rauh MJ, Michener LA, et al.: Shoulder range of motion measures as risk factors for shoulder and elbow injuries in high school softball and baseball players, Am J Sports Med 39(9):1997－2006, 2011.

65. Burkhart SS, Morgan CD: The peel-back mechanism: its role in producing and extending posterior type II SLAP lesions and its effect on SLAP repair rehabilitation, Arthroscopy 14(6):637－640, 1998.

66. Zazzali MS, Vad VB, et al.: Shoulder instability. In Donatelli RA, editor: Physical therapy of the shoulder fourth edition, St. Louis, 2004, Churchill Livingstone, pp 483－504.

67. Neer 2nd CS, Foster C: Inferior capsular shift for involuntary inferior and multidirectional instability of the shoulder: a preliminary report, J Bone Joint Surg 62A:897－908, 1980.

68. Jacobson ME, Riggenbach M, Woodbridge AN, Bishop JY: Open and arthroscopic treatment of multidirectional instability of the shoulder, Arthroscopy 28(7):1010－1017, 2012.

69. Godin J, Sekiya JK: Systemic review of rehabilitation versus operative stabilization for the treatment of first-time anterior shoulder dislocations, Sports Health 2(2):156－165, 2010.

70. Cameron KL, et al.: Association of generalized joint hypermobility with a history of glenohumeral joint instability, J Athl Train 45(3):253－258, 2010.

71. Johnson SM, Robinson CM: Shoulder instability in patients with joint hyperlaxity, J Bone Joint Surg Am 92(6):1545－1557, 2010.

72. Gerber C, Ganz R: Clinical assessment of instability of the shoulder with special preference to anterior and posterior drawer tests, J Bone Joint Surg Br 66(4):551－556, 1984.

73. Tzannes A, et al.: An assessment of the interexaminer reliability of tests for shoulder instability, J Shoulder Elbow Surg 13(1):18－23, 2004.

74. Farber AJ, et al.: Clinical assessment of three common tests for traumatic anterior shoulder instability, J Bone Joint Surg Am 88:1467－1474, 2006.

75. Longo UG, et al.: Epidemiology, genetics and biological factors of rotator cuff tears, Med Sport Sci 57:1－9, 2012.

76. Neer 2nd CS: Anterior acromioplasty for the chronic impingement syndrome in the shoulder: a preliminary report, J Bone Joint Surg Am 54(1):41－50, 1972.

77. Bigliani LU, Morrison D, et al.: The morphology of the acromion and its relationship to rotator cuff tears, Orthop Trans 10:228, 1986.

78. Walch G, Boileau P, et al.: Impingement of the deep surface

of the supraspinatus tendon on the glenoid rim, J Shoulder Elbow Surg 1:239‑245, 1992.

79. Lindblom K: On pathogenesis of ruptures of the tendon aponeurosis of the shoulder joint, Acta Radiologica 20:563‑567, 1939.

80. Codman EA: The shoulder, ed 2, Boston, 1934, Thomas Todd.

81. Finnan RP, Crosby LA: Partial‑thickness rotator cuff tears, J Shoulder Elbow Surg 19:609‑616, 2010.

82. Matsen III FA, Arntz CT: Rotator cuff tendon failure. In Rockwood Jr CA, Matsen III FA, editors: The shoulder, vol. II. Philadelphia, 1990, WB Saunders Co, pp 647‑677.

83. Kelly SM, Brittle N, Allen GM: The value of physical tests for subacromial impingement syndrome: a study of diagnostic accuracy, Clin Rehabil 24(2):149‑158, 2010.

84. Mattingly GE, Mackarey PJ: Optimal methods for shoulder tendon palpation: a Cadaver Study, Phys Ther 76:166‑174, 1996.

85. Park HB, et al.: Diagnostic accuracy of clinical tests for the different degrees of subacromial impingement syndrome, J Bone Joint Surg Am 87:1446‑1455, 2005.

86. Alqunaee M, Galvin R, Fahey T: Diagnostic accuracy of clinical tests for subacromial impingement syndrome: a systematic review and meta‑analysis, Arch Phys Med Rehabil 93(2):229‑236, 2012.

87. Kijima H, Minagawa H, Nishi T, et al.: Long‑term follow‑up of cases of rotator cuff tear treated conservatively, J Shoulder Elbow Surg 21(4):491‑494, 2012.

88. Longo UG, Berton A, Aherns PM: Sports Med Arthrosc Rev 19:266‑278, 2011.

89. Gerber C, Krushell RJ: Isolated rupture of the tendon of the subscapularis muscle, clinical features in 16 cases, J Bone Joint Surg Br 73(3):389‑394, 1991.

第 19 章　肘部病变

Carol Page

肘部功能

　　肘部在手和肩部之间起重要的连接作用，允许手向内活动贴近身体、向外活动进入周围环境。在手负重时，肘部还通过上肢传递应力。据报道，肘部所需的功能性活动范围（ROM）是伸展 30°、屈曲 130°、旋前和旋后各 50°[1]。然而，由于功能需求的不同，所需的范围具有个体差异。一般来说，通过在伸展过程中靠近物体来代偿有限的伸展比代偿有限的屈曲更容易。由于肘关节损伤最常见的并发症是僵硬，所以治疗肘部损伤的治疗师必须精通有效的治疗方法。"更用力"或"更猛"不是有效的解决方案，反而可能导致更多的损伤和僵硬。肘部除了必要的活动以外，还必须保持稳定，以便能够承受日常活动中的应力。即使对于经验丰富的治疗师，通过早期运动及保持稳定性使僵硬最小化，并在僵硬最小化和保护结构愈合之间保持最有效的平衡也极具挑战。

◎ 临床精要

肘关节僵硬是肘关节损伤最常见的并发症。

解剖学

　　肘关节（elbow joint）由 3 块骨骼组成：肱骨远端、尺骨近端和桡骨近端（图 19.1）。它们分别构成肱尺关节、肱桡关节和桡尺近端关节。肱骨远端有两个关节面：内侧深凹形的肱骨滑车（trochlea）和外侧的肱骨小头（capitellum）（也称为小头）。肱尺关节（ulnohumeral joint）是肱骨滑车与尺骨近端的冠突（coronoid）和尺骨鹰嘴（olecranon）形成的圆形滑车切迹（trochlear notch）紧密相连的关节。在肘关节完全屈曲时，肱骨远端前部的冠突窝（coronoid fossa）接受尺骨滑车切迹前面的冠突。在完全伸展时，肱骨远端后端的鹰嘴窝（olecranon fossa）接受滑车切迹后面的鹰嘴突。肱桡关节（radiohumeral joint）是肱骨远端小头与桡骨头（radial head）近端浅凹构成的关节。桡骨头和尺骨的径向切迹（radial notch）形成桡尺近端关节（proximal radioulnar joint）。

　　由于肱骨滑车的倾斜，肘部在完全伸展时有一个外翻（valgus）角，称为提携角（carrying angle）。据广泛报道，男性的提携角为

5°~10°，而女性的提携角略大，为10°~15°。另有报道称，通过放射学测量，成人的正常提携角平均为17.8°，男性和女性之间没有显著差异[2]。

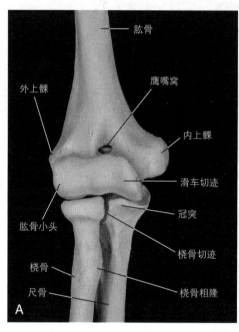
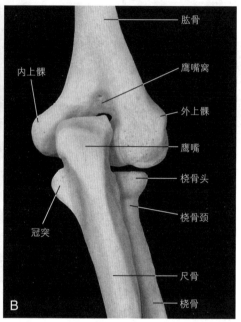

图19.1 （A）肘关节的前面观。（B）肘关节的后面观（引自 Thibodeau G, Pat ton K. eds. Anatomy & Physiology. 8th ed. St Louis, MO: Mosby; 2013.）

韧带

3个肘部关节共用1个关节囊。肘部的内侧和外侧副韧带复合体本质上是关节囊的增厚。部分副韧带复合体在整个肘部屈伸过程中保持紧张，对维持肘部的静态稳定性有重要作用。内侧副韧带复合体（medial collateral ligament complex）（图19.2）由

3个部分组成：前束、后束和横韧带。这种韧带复合体，特别是前束，可以抵抗外翻（外展）应力并稳定肘部。外侧副韧带复合体（lateral collateral ligament complex）（图19.3）由4部分组成：尺侧副韧带（lateral ulnar collateral ligament，LUCL）、桡侧副韧带、环状韧带和副韧带。外侧副韧带复合体被认为是维持肘部的主要稳定器之一。它可以限制内

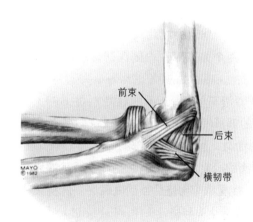

图19.2　肘关节内侧副韧带复合体（来自 Morrey BF, Sanchez-Sotelo J. eds. The Elbow and its Disorders. 4th ed. Philadelphia, PA: Saunders; 2009.）

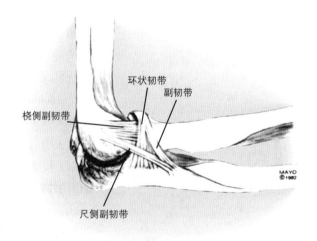

图19.3　肘关节外侧副韧带复合体（来自 Morrey BF, Sanchez-Sotelo J. eds. The Elbow and its Disorders. 4th ed. Philadelphia, PA: Saunders; 2009.）

翻（varus）（内收）。LUCL 是该韧带复合体的四个组成部分之一，也为肱尺关节提供后外侧稳定性。

> ◎ **临床精要**
>
> 水肿经常影响肘部的所有 3 个关节，因为它们共用 1 个关节囊。

骨间韧带（interosseous ligament）是斜置于桡骨和尺骨之间的纤维组织，在手部负重时将力从桡骨传到尺骨。虽然骨间韧带不是肘部复合体的一部分，但骨间韧带的损伤会改变肘部的力学。如果桡骨头骨折或被切除，骨间韧带对于分担负荷至关重要。如果骨间韧带被破坏，整个力就会被传递到尺骨，而不是尺骨和桡骨共同承担。

肌肉

穿过肘部的肌肉为其提供主动力量和动态稳定性。肱二头肌、肱肌和肱桡肌是主要的肘屈肌肉。肱二头肌是前臂的主要旋后肌肉，旋后肌是附属的、较弱的旋后肌肉。肱三头肌是主要的肘伸肌肉。旋前圆肌是主要的前臂旋前肌肉，前臂远端的旋前方肌是另一个较弱的旋前肌肉。穿过肘关节的其他肌肉充当次要动力，并有助于维持关节动态稳定性。

神经和血管

肘部的肌肉由肌皮神经、桡神经和正中神经支配。肌皮神经支配肱二头肌和肱肌。桡神经支配肱桡肌、肱三头肌和旋后肌。正中神经支配旋前圆肌。正中神经、尺神经、桡神经和肱动脉都靠近肘关节，因此容易在肘部骨折和脱臼中受伤。尺神经特别容易受到损伤，因为它通过肘管（cubital tunnel）从肱骨内上髁后面穿过。

> ◎ **临床精要**
>
> 尺神经压迫可能由肘部损伤、直接暴力击打或长时间的直接压力（例如，肘部被倚靠，长时间或重复屈肘时）拉伸神经引起。小指和环指尺侧的麻木和刺痛以及握力下降可能是尺神经炎（ulnar neuritis）或肘管中尺神经受压的征兆和症状。

肘部生物力学

肘部的运动发生在 2 个轴上：屈曲 – 伸展和旋前 – 旋后。在屈伸过程中，肘部充当铰链。然而，屈伸不是发生在单个平面上，而是伴随着轻微的旋转和内外侧横向运动，从而形成肘部的提携角。正常肘关节 ROM 大约是从 0° 伸展至 140° 屈曲。由于屈曲受软组织抵抗的限制，因此最终活动范围是可变的。女性更常观察到超过 10° 的过伸。在旋前 – 旋后期间，桡骨围绕尺骨旋转。正常的前臂 ROM 大约是旋前 85° 和旋后 90°。ROM 因人而异，文献中报道了多种正常值。

> ◎ **临床精要**
>
> 确定康复对象的肘部和前臂 ROM 是否正常，最好是与未受累的对侧上肢进行比较，而不是与已发布的规范标准进行比较。

肘部的稳定性由静态和动态两方面组成。骨性结构提供静态稳定性。肱尺关节是肘部的主要稳定器。桡骨头也起到稳定结构的作用。关节囊、内侧副韧带复合体和外侧副韧带复合体提供额外的静态稳定性。穿过肘部的肌肉在收缩时有助于维持肘部动态稳定性。

肘部骨折

肘部是一个复杂的关节，很容易因跌倒时支撑以及直接外伤而骨折。肘部骨折通常难以治疗，一般需要外科干预。肘部骨折最常见的并发症是僵硬。肘关节 ROM 未能恢复会导致显著的功能障碍。为了尽量减少这种风险，尽早开始活动是很重要的。为了使移位和不稳定的肘关节骨折能够安全地早期活动，需要外科治疗提供必要的稳定。

桡骨头骨折

桡骨头骨折是成人最常见的肘部骨折。最常见的损伤机制是前臂旋前，跌倒时伸手撑地。也可能是直接摔在肘部造成的。非手术治疗的稳定型桡骨头骨折和需要手术固定的骨折最常见的并发症都是肘关节屈曲挛缩（elbow flexion contracture），肘关节无法完全伸展。

> ◎ **临床精要**
>
> 在有桡骨头骨折的情况下，也应仔细评估前臂和手腕，因为骨间韧带和桡尺远端关节可能存在相关损伤，称为 Essex-Lopresti 病变（Essex-Lopresti lesion）。

鹰嘴骨折

鹰嘴骨折是另一种相对常见的成人肘部骨折。通常是由跌倒时屈肘或直接暴力造成的。鹰嘴特别容易受到直接创伤的影响，因为它位于皮肤下方，软组织保护覆盖范围很小。由于肱三头肌止点的牵拉作用，大多数鹰嘴骨折都具有广泛分离的趋势。大多数鹰嘴骨折需要手术治疗。严重、不稳定的鹰嘴骨折通常与其他结构的创伤合并出现，治疗起来可能非常复杂且具有挑战性。

> ◎ 临床精要
>
> 尺神经由于位置邻近尺骨鹰嘴，在尺骨鹰嘴骨折中很容易受到损伤。

肱骨远端骨折

肱骨远端骨折在成人中相对少见。跌倒是最常见的损伤机制。最常见于 5~9 岁的儿童，其中肱骨远端髁上骨折最多。此外，老年女性肱骨远端骨折的风险也会增加。预计发生率随着人口老龄化也会增加[3]。

愈合时间轴

为了尽量减少单纯肘关节骨折后肘关节僵硬的风险，通常在受伤或手术后的第 1 周开始在稳定范围内进行小幅度的主动运动。虽然早期运动是非常可取的，但骨折稳定性是先决条件。单纯肘关节骨折稳定且无移位，通常在受伤后几天内转介给治疗师。有移位或不稳定的骨折通过手术治疗以恢复骨的力线和稳定性，这是为了能理想地允许在手术后的第 1 周内进行可控制的运动。开放性骨折必须进行手术治疗，以清洁伤口并最大限度地减少深部感染的风险，恢复力线和稳定性，并允许早期活动。

在愈合过程中，必须保护骨折处免受过度或不受控制的力的影响，这些力可能会破坏骨折断端力线并导致畸形愈合或不愈合。通常在受伤或手术后 8~12 周，直到有证据表明骨折愈合（fracture consolidation）时才可开始力量训练。伤后 3~6 个月，当骨折完全稳定并且恢复正常或接近正常的力时，允许恢复所有伤前的活动。

非手术治疗

稳定且对线良好的肘部骨折通常在受伤后的近几天内进行治疗。不稳定和对线不良的骨折经手术后转介到治疗师。治疗的最初目标是恢复运动，同时保护肘部免受可能危及骨折对线和愈合的有害应力。可拆卸的热塑矫形器是最常见的保护性固定方式。通常在第 1 周内摘除矫形器，开始小幅度的在不影响稳定性的情况下进行肘部和前臂的主动和主动辅助运动。治疗师要叮嘱康复对象遵守预防措施，例如对保护骨折稳定性所必需的运动弧度的各种限制，以及避免和同侧上肢一起承重和提举。手指、腕关节、肩关节和肩带应进行主动运动，以维持这些未受累关节的运动。抬高、冷敷、轻缠绕加压和轻柔按摩对控制疼痛和水肿都有效。除了防止僵硬外，主动运动有助于最大限度地减少手部和整个上肢的水肿。

治疗进展的速度取决于骨折愈合的程度。在继续治疗前要和医生讨论骨折的稳定程度。一旦医生有证据确定骨折已开始愈合和足够稳定，治疗师便可进行温和的被动运动、关节松动和软组织松动，以恢复充分的活动。一旦手术切口完全愈合，应开始瘢痕管理。随着愈合，治疗师应鼓励患者逐渐恢复使用患侧上肢进行较轻的功能性活动。在睡眠、旅行和其他可能使肘部处于危险中的情况，应坚持使用保护性矫形器。

骨折愈合后，指导康复对象进行抗阻训练以加强上肢活动。治疗的最终目标和最佳结果是肘部恢复到伤前活动、稳定和无痛的功能水平。如果康复对象在实现末端运动之前达到了平台期，则可能需要使用静态渐进型矫形器或系列静态矫形器来解决关节僵硬问题（参见本章"肘部僵硬"部分）。

手术治疗

手术的目标是使移位或不稳定的肘部骨折恢复力线和稳定性。手术后，可以在几天内开始肘关节运动，以最大限度地减少关节僵硬的风险。但是，绝不能为了活动而牺牲稳定性。一旦转诊医生确定已经通过手术或骨折愈合恢复了足够的稳定性，就可以开始运动。

当关节受累时，肘部骨折的并发症更为常见。除了僵硬之外，肘部骨折最常见的术后并发症是感染、畸形愈合、骨不连、尺神经病变（neuropathy）和关节炎（arthrosis）。

虽然约 95% 的桡骨头骨折可以通过非手术治疗[4]，但移位的桡骨头骨折伴有粉碎或阻滞前臂旋转时则需要手术治疗。肘关节存在一种或多种相关损伤，包括小头骨折、鹰嘴骨折、韧带损伤和肘关节脱位，也是手术治疗的指征。桡骨头骨折的手术治疗方案包括钢板螺钉内固定、桡骨头切除、桡骨头置换。粉碎性骨折通过桡骨头切除或置换治疗。阻滞前臂旋转的移位性骨折采用内固定或桡骨头切除术治疗。需要注意的是，由于桡骨头具有重要的稳定功能，在伴有危及肘关节稳定性的相关损伤的桡骨头骨折中，必须置换而不是切除桡骨头。

大多数鹰嘴骨折需要切开复位内固定。通常使用后入路方法。根据骨折的个体特征选择内固定的类型。可选择克氏针、张力带、压缩螺钉和钢板固定。除了所有肘关节骨折常见的并发症外，肘关节后部的固定装置也不一定能很好地耐受，可能需要切除。在一项多中心研究中，182 例移位的鹰嘴骨折康复对象接受了钢板治疗，31% 的康复对象出现症状，导致了 15% 的取出率[5]。

几乎所有肱骨远端骨折均采用切开复位和钢板螺钉内固定手术治疗。因为骨折和钢板放置可视，后入路手术最常用。肱三头肌剥离或被抬高，与此同时使其保持连续的反射，或者实施鹰嘴截骨术（osteotomy）。在鹰嘴截骨术后，用带或不带螺钉的钢板或张力带将鹰嘴重新固定[6]。除了所有肘部骨折常见的并发症外，肱骨远端骨折后还可能会出现异位骨化（heterotopic ossification），现在非骨组织中成骨[7]。有时也在骨折修复手术期间进行尺神经前移位（anterior ulnar nerve transposition），以降低术后发生尺神经病变[8]的可能性。患有复杂的肱骨远端骨折和骨质疏松的老年人对外科医生来说是一个特殊的挑战。全肘关节置换术（total elbow arthoplasty）用于当螺钉不能获得足够的骨质用于骨折固定或关节面损伤严重时。尺骨畸形可能需要更换肱骨远端和近端关节面，即肘关节半置换（elbow hemiarthroplasty），仅更换肱骨远端或近端[6,9]。

？ 咨询医生的问题

- 哪块骨头骨折了，骨折的性质是什么？获取影像学检查报告。

- 是否有任何关联性伤害？
- 骨折是否采取了手术，如果是，如何做的？获取手术记录。
- 骨折是否足够稳定以开始主动运动？
- 是否有任何运动的限制或其他注意事项？
- 保护性矫形器的首选类型、佩戴位置和佩戴时间表？

随着康复对象的进展

- 什么时候可以停用保护性矫形器？
- 什么时候可以开始被动运动？
- 什么时候可以开始使用静态渐进式矫形器（如果有必要增加活动范围）？
- 什么时候可以开始抗阻训练?

（）对康复对象说的话

关于稳定型肘部骨折

"你可能会惊讶骨折后这么快就开始运动锻炼，肘部僵硬是像你这种损伤后最常见的问题。你的骨折部位现在足够稳定，可以安全地做我教你的温和练习。这会帮助你保持和改善肘部运动。"

关于家庭训练计划

"与快速进行大量运动相比，缓慢而全面地进行运动锻炼会带来更多好处。最好是全天练习。例如，早上起床时做 1 组，午餐时做 1 组，下班后做 1 组，睡前做最后 1 组。早上感觉肘部更僵硬，晚些时候感觉变松，这是正常的。当你感觉肘部僵硬时，深呼吸并放松，同时慢慢地将肘部尽可能伸展。用力或快速的动作往往会使你所有的肌肉收缩并对抗你想要做的运动。"

◎ 临床精要

当肘关节屈曲 90° 时，从后面观察，肱骨远端的内、外上髁与尺骨鹰嘴尖端应形成一个倒等边三角形。肘部完全伸展时，这些标志应形成一条直线。

评估要点

- 在评估 ROM、力量、感觉和水肿时，将测量结果与康复对象健侧上肢的测量结果进行比较，以确定该康复对象的正常基线。
- 在转诊医生允许之前，避免测量被动活动范围

（PROM）或力量。

- 要求康复对象在初次评估、再评估和出院时各完成一份以自评为主的测量。这些问卷对于跟踪和报告进展以及突出治疗中可能需要注意的功能问题非常有用。上肢功能残疾评估（Disabilities of Arm, Shoulder, and Hand，DASH）和其简版（Quick DASH）以及患者评分的肘关节评估（Patient-Rated Elbow Evaluation，PREE）常用于肘部损伤的评估。DASH 和 Quick DASH 用于记录上肢功能，而 PREE 专门用于记录肘部疼痛和功能。尽管所有评分都从 1 到 100，但 DASH 和 Quick DASH 的 100 代表最大的功能障碍，而 PREE 的 100 代表疼痛最小和功能最佳。

影响临床推理的特异性诊断信息

　　除非前臂旋转有阻滞，无移位或轻微移位的桡骨头骨折都可以进行非手术治疗。只要早期开始运动，这些骨折的预后就良好。一定要强调肘关节伸展，因为该关节的 ROM 在桡骨头骨折后最容易受限。非手术治疗的无移位和轻微移位的桡骨头骨折不需要像其他肘部骨折和手术治疗的桡骨头骨折那样长时间的保护性固定。通常在第 1 周内根据需要间歇使用吊带或矫形器就足够了。主动运动最好在受伤后的最初几天内开始。对单纯桡骨头骨折的 3 种活动方案（立即、48 h 后、7 天后开始主动肘关节活动），前两种早期活动方案优于 7 天固定。受伤后 48 小时后开始主动屈曲和伸展肘部可产生最佳的 ROM 和功能，它们之间的差异在移位骨折中最为明显。

　　在研究的 3 种方案中，均在受伤后第 8 天开始主动旋前和旋后[10]。只要开始早期运动，并非所有非手术治疗的桡骨头骨折康复对象都需要多次治疗才能获得良好效果。然而，为了尽量减少出现肘关节屈曲挛缩的风险，重要的是为每一名康复对象提供家庭训练计划，并为那些不愿运动或在家锻炼数周后出现僵硬的康复对象提供持续的、结构化的治疗计划。

　　一些移位很小或没有移位的鹰嘴骨折可采用非手术治疗。肘关节用石膏或矫形器以 60°~90° 屈曲和前臂中立位全程固定 1~2 周，然后开始治疗，以减少出现肘关节僵硬的风险。

　　在治疗肱骨远端骨折手术后转介的康复对象时，采用肘部运动练习，包括被动运动、重力辅助伸展和主动屈曲。根据手术类型，肱三头肌手术或鹰嘴截骨术在前 6 周左右可能需要保护。因此，在开始肘关节主动伸展和被动屈曲之前，请咨询外科医生。

♥ 专业提示

矫形器

- 通常需要制作一个低温热塑后置肘矫形器来为新近骨折的肘部提供保护和支撑。支架、石膏和吊带有时被用作矫形器的替代品。
- 大多数单纯肘部骨折的固定位置为肘部屈曲 90°，前臂旋转中立位。非手术治疗或骨折固定比较脆弱的鹰嘴骨折可能需要在更大角度固定，以尽量减少肱三头肌对鹰嘴的拉力。
- 除非因不稳定而导致禁止运动，指导康复对象每天数次取下矫形器以进行主动运动锻炼。尽管最初在洗浴时戴上用塑料袋或石膏罩盖住的矫形器可以提供更好的保护，但是为了卫生起见，通常允许每天取下矫形器。
- 即使接受了最好的治疗，在肘部骨折后恢复全部或至少恢复功能性运动仍具有挑战性。如果康复对象的肘部运动平稳，则在骨折充分愈合后制作或提供静态渐进式或系列静态矫形器（参见本章肘部僵硬相关内容）。

运动训练

- 除非有禁忌，对康复对象来说，以仰卧位开始肘部的屈曲和伸展，上臂置于枕头或折叠的毛巾上并置于躯干旁通常是最舒适的。逐步过渡到其他重力辅助体位，例如坐位时伸肘和仰卧位时肩部屈曲 90° 的情况下屈肘。
- 指导康复对象在进行轻柔的动作练习以增加舒适度和控制力的同时，用健侧上肢轻轻地辅助患侧。
- 康复对象通常会通过侧倾或肩部代偿运动来代偿受限的前臂 ROM。让康复对象在前臂旋前和旋后时将上臂支撑在躯干，可以最大限度地减少这种情况。如果双侧前臂能够旋转，最初保持直立姿势可能更容易。
- 在关节活动范围末端保持更长的时间比进行大量快速重复的运动更有效。

- 早期增加 ROM 的方法是通过主动辅助的"放置和保持"练习，在这种练习中，将关节置于末端位置，然后主动保持在该位置。
- 用热敷预处理软组织，使主动和被动运动训练更加舒适和有效。

力量训练

- 当医生确定骨折已充分愈合时，开始加强等长运动，然后过渡到等张运动。除了解决肱三头肌和肘屈肌的力量不足之外，也要解决肩带、肩关节、腕关节和手的力量不足问题。
- 一定不要忽视肱三头肌，因为肘部受伤后肱三头肌会变得很弱。启动激活和加强肱三头肌的有效练习是在仰卧位肩部屈曲 90° 时伸肘。

◎ 临床精要

在制作保护性矫形器时将手腕因素考虑在内，会使大多数人更舒适。确保他们每次取下矫形器时都进行主动腕部运动，以防止腕部 ROM 丧失。

➤ 预防措施和注意事项

- 遵守与康复对象的骨折、手术和愈合阶段相关的预防措施，并确保康复对象了解这些信息。治疗师不应为了运动而忽视稳定性。
- 根据转诊医师确定的康复对象的骨折愈合情况以及康复对象对治疗的个人反应，逐步开展治疗。
- 被动运动和拉伸应该缓慢而轻柔地进行。过度用力的被动运动可能会损伤而不是延长软组织。
- 注意尺神经炎的症状，如小指和环指尺侧麻木或刺痛，如果出现，请向转诊医师报告。

肘关节脱位

尽管肘关节具有内在稳定性，但它是仅次于肩关节的次最常脱位的关节。受伤机制包括跌倒时伸手、机动车事故和肘部的直接创伤。脱位的方向几乎总是向后。严重程度从单纯肘关节脱位（simple elbow dislocation）、无合并骨折的关节移位到复杂肘关节脱位（complex elbow dislocation）、伴有骨折或骨折的关节脱位。肘关节脱位（如肘部骨折）最常见的并发症是僵硬。虽然早期运动对于获得最佳治疗结果很重要，但没有足够的肘部稳定性就无法开始活动。

用于治疗肘关节脱位的方法取决于受损的结构和由此产生的肘关节稳定性的情况。O'Driscoll 描述了在单纯肘关节脱位中发生的软组织损伤的一系列进展情况[11]。跌倒时肩关节外展伸手支撑，肘部软组织随后发生了从侧面到内部的三个阶段的损伤。第 1 阶段是外侧副韧带复合体的受损。这导致后外侧旋转半脱位（posterolateral rotatory subluxation），其中尺骨在肱骨滑车上向外旋转，导致尺骨和肱桡关节部分移位。半脱位是短暂性的，当肘关节屈曲时会自然消除。在第 2 阶段，前后关节囊也被损伤，导致肘关节后外侧不完全脱位。软组织破坏的第 3 阶段也是最严重的阶段，包括内侧副韧带复合体的受损以及最初两个阶段的软组织损伤，这导致完全的肘关节后脱位。虽然许多损伤遵循上述顺序，但最近的证据表明情况并非总是如此，一些肘关节脱位开始于肘关节内侧的损伤[12,13]。

下面讨论单纯肘关节脱位的治疗。处理伴有骨折的肘关节脱位还有额外的注意事项。这些复杂的肘关节脱位的治疗在肘关节不稳部分进行了讨论。

愈合时间轴

尽管关节囊和韧带受损，但所有阶段的单纯肘关节脱位均可以进行非手术治疗。闭合复位后，肘部屈曲的支撑最初由矫形器或吊带提供。如果没有相关骨折，稳定弧内的主动运动通常可以在受伤的第 1 周内开始，而不影响稳定性和愈合。如果有残余不稳定性，肘部伸展最初限于稳定范围，并随着软组织愈合稳定性的恢复而逐渐增加。固定时间越短，功能恢复越快。在单纯肘关节脱位发生后，使用吊带支持和早期主动活动治疗组康复对象恢复工作的速度是最初使用石膏固定 2 周组的 2 倍。此外，早期活动组的再脱位率或后期不稳定率并未更高[14]。

肘关节脱位后，对上肢进行相关损伤筛查至关重要。桡骨头、冠状突和（或）鹰嘴的骨折通常伴随肘关节脱位。这些复杂的肘关节脱位，其中肘关节的骨和软组织稳定性都被破坏，本质上是不稳定的，需要手术治疗。

单纯和复杂的肘关节脱位都有神经血管损伤的风险，尺神经最常受累。此外，可能存在相关的手部、腕部和肩部损伤。肘关节脱位的晚期并发症包括屈曲挛缩、异位骨化、关节炎和复发性关节不稳。

尺神经在肘关节脱位时容易受到牵拉损伤。

非手术治疗

只要固定时间不超过 3 周，对于单纯肘关节脱位，使用闭合复位的非手术治疗与早期主动活动，远期功能预后良好[15]。虽然一些残余肘关节僵硬很常见，但一项对 4878 名单纯肘关节脱位康复对象的非手术治疗研究发现，只有不到 4% 的人需要后续手术来稳定软组织或解除挛缩[16]。

手术治疗

当稳定性不足以允许在保护弧内安全地早期主动运动时，需要对肘关节脱位进行手术治疗。不稳定脱位通常伴有肘部骨折。虽然不常见，但一些单纯的肘关节脱位虽没有相关骨折，但也可能需要手术来恢复稳定性。后文有相关不稳定肘关节脱位的手术和术后管理的讨论。

与桡骨头脱位相关的尺骨骨折被称为孟氏骨折（Monteggia fracture）。由于其固有的不稳定性，这种损伤需要手术治疗和谨慎把握治疗进展。

- 哪些结构受损？是否有相关的骨折或神经损伤？
- 首选的固定类型和位置是什么？
- 肘部的稳定性如何？
- 肘部运动的初始安全弧度是多少？
- 还有其他注意事项吗？

随着康复对象的进展

- 什么时候可以停止保护性制动？
- 什么时候可以开始无限制的活动和抗阻运动？

简单肘关节脱位后

"当你的肘关节脱臼时，会损伤支撑关节的韧带和其他软组织。需要保护肘部免受压力，以免其无法正常愈合。通常需要佩戴吊带或矫形器来支撑，时间长达 3 周。受伤的肘部有很快变得僵硬的趋势。因此，当肘部正在愈合时，在情况可控下进行早期

运动也很重要。我将教你具体的关节活动范围训练，既防止僵硬又不会对你受伤的结构造成应力。像这样的损伤，大多数人恢复良好，可以在 2~3 个月内恢复正常活动。"

评估要点

- 针对肘部骨折列出的评估提示也适用于肘部脱位。
- 如果有残余肘部不稳定，不要用会影响稳定性的方式测量 ROM。例如，如果肘部在末端伸展时不稳定，则推后超出规定范围的伸展评估，直到转诊医生确认这种防范措施可以停止。

影响临床推理的诊断特异性信息

单纯肘关节脱位在复位后通常是稳定的。然而，肘部伸展可能存在一些残余的不稳定性。复杂的肘关节脱位是由于骨和软组织稳定性的破坏而固有的不稳定，需要一种不同于本节描述的方法。

矫形器

- 为了在轻微或没有残余不稳定的单纯肘关节脱位后获得支撑和舒适度，建议康复对象最初在屈曲 90° 时使用吊带或保护性矫形器。
- 在单纯肘关节脱位后的第 1 周内开始移除矫形器或吊带后进行受控的运动训练。在受伤后 3 周内停止使用矫形器或吊带。

治疗性运动

- 除了其他特殊情况，稳定、单纯的肘关节脱位的治疗与单纯肘部骨折的治疗相似。
- 肘部和前臂的主动运动最初是在仰卧位下进行的，此时上臂放置在躯干旁边靠在枕头或折叠的毛巾上。但如果稳定性不够，请按照肘部不稳定相关内容中的描述在仰卧过头位开始运动。
- 指导康复对象在受伤后的前 3 周或更长时间内避免肩关节外展和内旋，因为这种姿势会给外侧副韧带复合体施加内翻应力。
- 在受伤后的最初 2~3 周内，单纯肘关节脱位并伴有残余不稳定性的情况下，将肘关节伸展限制在 30° 也是必要的。
- 在单纯肘关节脱位 6 周后，通常可以安全地开始牵伸和力量训练。

▶ 预防措施和注意事项

- 在前 6 周内避免肘关节末端伸展和旋后结合的运动。

- 如果肘部有残余不稳，一些康复对象可能需要在开始时限制末端伸展或进行仰卧过头练习。

- 一旦允许，应缓慢而轻柔地进行被动运动和牵伸。用力过度可能会导致异位骨化的形成，这是肘关节脱位的常见并发症。

- 不稳定、复杂的肘关节脱位有额外的预防措施，不同于单纯的肘关节脱位的管理策略（参见肘关节不稳部分）。

肘关节不稳

为了有效地发挥功能，肘部必须既稳定又灵活。在我们的许多日常活动中，肘部会受到内翻（内收）负荷的影响。当上肢在肩部外展和内旋的情况下远离身体时，重力会将这种内翻负荷传递给肘部。内翻力对外侧副韧带复合体施加应力，该复合体在复杂的肘关节脱位中受损，其对肘部稳定性至关重要。内翻不稳（varus instability）或外侧副韧带功能不全通常由肘关节脱位引起。其范围从急性复杂脱位后的严重不稳定到因外侧韧带松弛引起的轻微的、慢性后外侧旋转不稳定不等。后外侧旋转不稳（posterolateral rotatory instability）是复发性后外侧旋转半脱位，其中尺骨和桡骨向外旋转并相对于肱骨移位。在日常生活中，肘部外翻（外展）负荷远不如内翻负荷常见。

外翻负荷发生在对内侧肘部施加压力的活动中，如头顶投掷。外翻不稳（valgus instability）或内侧副韧带功能不全在本质上往往是慢性的。肘部反复外翻时，如投球运动员所经历的，会导致形成慢性不稳。

愈合时间轴

在急性、不稳定的肘关节脱位后开始运动之前，必须通过手术恢复稳定性。这允许在术后第 1 周内在稳定的弧线内开始有保护的主动运动。当保护肘关节免受损害性压力、韧带损伤和肘关节骨折充分愈合时，即 6~8 周后，开始进行力量训练。通常在 4~6 个月后，恢复正常力量后可以恢复伤前的所有活动。严重受伤后可能需要 1 年或更长时间才能完

全康复。复发性不稳定重建后的愈合和治疗进展时间轴与急性不稳定手术后的时间轴相似，但结果难以预测。

即便早期开始活动，肘关节僵硬也是复杂肘关节脱位后的常见并发症。治疗师绝不能为了获得运动而牺牲稳定性。如有必要，在受伤的结构完全愈合后，可以进行挛缩松解和（或）异位骨切除以解决运动障碍（参见肘部僵硬相关内容）。

伴有桡骨头和冠状突骨折的肘关节脱位被称为恐怖三联征（terrible triad of the elbow），因为它的治疗非常具有挑战性。通过最佳的手术和术后管理，大多数都有良好的结果。然而，并发症是常见的，硬物固定问题、关节僵硬、关节不稳定或尺神经病变可能需要额外的手术[17]。

◎ 临床精要

单纯的冠状突骨折并不常见。它发生在肘关节脱位时，通常与外侧副韧带复合体的损伤有关。除了韧带修复外，通常还需要对冠状突骨折块进行内固定，以恢复早期受保护运动的足够稳定性[18]。

非手术治疗

为不稳定的肘部提供安全有效的治疗需要了解如何保护受伤的结构，同时尽早开始受保护的运动以避免僵硬。治疗进展取决于软组织和骨折愈合的时间，并且需要与转诊医生密切沟通。必要时采用标准的水肿和瘢痕管理技术。

急性、不稳定肘部的治疗通常在术后肘部屈曲和旋前位制作低温热塑矫形器后开始。一旦稳定性允许，最好在手术后的第 1 周内，在保持肘部稳定的有限运动弧中开始主动运动。例如，Wolff 和 Hotchkiss[19] 详细描述的仰卧位、过头运动方案，在保持肘部稳定性的情况下进行早期受保护的运动。肘部和前臂运动最初采用仰卧位，肩关节屈曲 90°。这个位置允许重力稳定肘部和定位肱三头肌，使其可以作为关节的稳定器。为了保护肘部的稳定性，在损伤结构术后愈合至少 8 周内，不应进行旋后和伸肘结合运动。旋前时肘关节伸展，最初应该限制在 30° 或稳定的末端范围（图 19.4）。开始肩带、肩关节、腕关节和指关节的主动关节活动，以保持运动能力，但要注意必须严格避免肩外展和内旋，因为这会对受损的外侧副韧带造成明显的内翻应力。

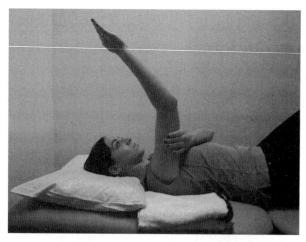

图 19.4　仰卧位，肘关节过头伸展，前臂伸展，最初限制为 30°

手术后 2~6 周，在软组织愈合的纤维重塑阶段，关节稳定性开始改善。当稳定性允许时，肘部和前臂主动运动可在坐位或站立位时将上臂置于躯干旁边进行；仍然要避免肘关节的伸展和旋后。当可以开始温和地被动运动时，应避免肘关节的末端伸展和前臂旋后，为改善手腕运动和握力增加温和的力量训练。

一旦稳定恢复，术后 8~12 周瘢痕成熟期可以停止限制活动度，并开始渐进力量训练。

手术治疗

急性肘关节脱位伴桡骨头、冠状突和（或）鹰嘴骨折是肘关节外侧不稳定最常见的原因。为了恢复复杂脱位后肘关节的稳定性，采用切开复位内固定修复骨折。当桡骨头骨折合并脱位时，严重不能修复的桡骨头骨折应进行置换而不是切除，以防止肘关节慢性不稳定。除了治疗骨折外，外侧副韧带复合体也必须得到修复，因为外侧副韧带复合体在日常生活中对肘关节的稳定和承受普遍存在的内翻负荷方面起着关键作用。内侧副韧带复合体一般不需要修复，除非肘关节在骨折固定和外侧副韧带修复后仍然不稳定。如果肘关节仍然不稳定，则可在肱骨远端和尺骨近端放置铰链式外固定器（hinged external fixator）6~8 周，以保持关节复位，同时允许肘关节早期活动。

慢性外侧肘部不稳虽然不常见，但可能是肘部损伤的晚期并发症。更罕见的是，它是过度使用或医源性损伤的并发症，包括肱骨外上髁炎的手术治疗、其他肘部外侧的手术或多次类固醇注射，有这

种情况的康复对象在肘部伸展和旋后抗阻时，常伴有肘部外侧疼痛和交锁、弹响，在检查中可能表现为肘关节外旋不稳，即尺骨和桡骨相对于肱骨外旋，导致肘关节向后半脱位。手术治疗是用游离肌腱移植重建外侧支持韧带，最常见的是使用掌长肌。当复杂肘关节脱位的治疗延迟或未能恢复稳定性时，也可能需要铰链式外固定。铰链式外固定器插入尺骨近端和肱骨远端，使肘关节内外翻稳定，同时允许肘部屈伸。

对于非手术治疗不能充分解决的慢性内侧不稳，可采用游离肌腱移植（最常见的是掌长肌腱）重建内侧支持韧带。

? 咨询医生的问题

- 哪些结构受伤了？是否存在相关的骨折或神经损伤？
- 骨折是否做了手术，如果是，如何做的？获取手术记录。
- 固定的首选位置是哪里？
- 肘部稳定吗？
- 肘部运动的初始安全弧度是多少？运动最初应该在仰卧伸肘过头姿势下进行，还是可以将上臂靠近躯干的情况下安全地进行？
- 还有其他注意事项吗？

随着康复对象的进展

- 何时可以停止保护性固定？
- 何时可以开始无限制的运动和抗阻训练？

（）对康复对象说的话

关于症状

"为了正常工作，你的肘部需要既灵活又稳定。稳定是由组成肘关节的骨骼、韧带和周围的其他软组织提供的。因为你的这些结构损伤了，你的肘关节失去了稳定性。保护这些正在愈合的结构以使你的肘部恢复稳定是非常重要的。"

关于仰卧，伸肘过头运动练习

"我要教你运动训练方法，防止你的肘部变得过于僵硬。只要你做得正确，肘部的待愈合结构就会得到保护。仰卧位进行练习，上臂和肘部竖直伸向天花板。用另一只手支撑受伤的手臂。具体的练习

是肘部屈曲时前臂旋转,肘部屈曲和伸展、前臂旋转,使手掌朝向天花板。我将向你演示如何正确操作,以及安全的肘部伸展距离。"

评估要点

- 肘关节骨折的评估要点也适用于肘部不稳的评估。
- 如果存在残余肘关节不稳,不要用损害稳定性的方式测量 ROM。例如,如果肘部和前臂的运动最初必须在仰卧位过头姿势下进行,请在上肢处于此位置的情况下进行 ROM 测量,并记录下来。

影响临床推理的特异性诊断信息

最安全的前臂固定和运动位置取决于哪些受伤的韧带需要保护。旋前屈肘已被证实可以在外侧副韧带支持不足并导致不稳定的情况下稳定肘部[20]。因此,对于外侧副韧带断裂导致的不稳定,在进行肘部运动和佩戴矫形器时建议采用旋前位。相反,内侧副韧带损伤时,采用旋后位更稳定。当内侧和外侧副韧带都需要保护时,前臂中立位屈曲更可取。

除了慢性肘部内侧不稳定(如过头投掷的运动员),肘关节不稳通常需要手术治疗。如果及早干预,这种情况可以通过休息同时使用抗炎药物治疗的方法进行非手术治疗。随后应该对上肢肌肉进行强化训练,包括屈曲-旋转肌群,尤其是尺侧腕屈肌和指浅屈肌,因为它们已被证实可以为肘部的内侧提供动态支撑以抵抗外翻扭矩[21]。

♡ 专业提示

矫形器

- 保护性低温热塑矫形器是在最稳定的位置塑形的。因为肘关节屈曲时关节复位和稳定性最好,所以肘关节在屈曲至少 90° 时固定。在许多情况下,更倾向于关节屈曲 120° 或更大的角度。完全旋前位固定可保护外侧副韧带。然而,如果在外侧副韧带修复的同时进行内侧副韧带修复,则前臂需要处于中立位。可订购带伸展挡板的铰链式支具作为矫形器的替代品。
- 当受伤的结构已愈合且肘关节稳定时,大约在术后 8 周,可能需要使用静态渐进型矫形器来解决剩余的活动受限。对于肘关节伸直进展不良的康复对象,如果稳定性允许,可在术后 4~6 周开始使用系列静态夜间伸直矫形器(参见肘部僵硬相

关内容)。治疗师可与转诊医生讨论安全佩戴这些矫形器的时机。

仰卧位过头运动训练

- 仰卧位进行肘关节不稳定的过头训练,肩关节应保持 90° 屈曲,避免外展。
- 肘关节屈曲和伸展均在完全旋前位下进行。允许肘关节完全屈曲。在大多数情况下,伸展最初应限制在 30° 以内(见图 19.4),然后在稳定性改善后逐渐增加活动范围。
- 前臂旋转时肘关节屈曲 90°,允许在活动范围内完全的旋前和旋后。

铰链式外固定架

- 如果使用铰链式外固定架来稳定肘部,则要在进行肘部和前臂主动运动时将其解锁。固定器提供了稳定性,所以不需要在仰卧位锻炼。在锁定位置,固定器用于肘关节被动屈曲和伸展。肘关节应在舒适的末端范围内逐渐调整屈曲和伸展角度并保持几个小时,而不是选择多次重复运动。
- 在术后 3~6 周取出固定器后,ROM 存在丧失是常见的。快速使用静态渐进型或系列静态矫形器对于保持/增加肘关节的 ROM 至关重要。

◎ 临床精要

有些康复对象需要几个疗程来学习正确地完成仰卧位过头肘部训练。直到康复对象可以按照指导来执行,这些练习才能作为家庭康复计划。

▷ 注意事项

- 至少 8 周内不要做肘关节伸展和旋后结合的运动。
- 指导康复对象在至少 12 周内避免肩关节外展和内旋,保护外侧副韧带修复免受内翻应力。在移除保护性矫形器和进行仰卧位过头运动练习时,不允许肩部外展和内旋。
- 警惕尺神经症状并及时向转诊医生报告。

肘部僵硬

肘部僵硬在肘关节病变后会普遍出现,治疗上肢功能障碍的治疗师将不可避免地面临这一挑战。肘关节僵硬是肘关节脱位、肘关节骨折、头部损伤

和烧伤的常见并发症。创伤越重，固定时间越长，肘关节活动度丧失的可能性越大。屈肘挛缩尤为常见。

多种因素导致肘关节在受伤后变得僵硬。因为肘关节是高度紧密的关节，因此关节面的破坏对肘关节的影响很大。周围软组织如内侧副韧带、外侧副韧带、关节囊等易形成异位骨化。肘关节的前关节囊薄弱，特别容易损伤和肥大（hypertrophy）。肱肌的肌腹直接位于前关节囊上方。肘关节损伤引起的肱肌出血可导致其形成瘢痕并黏附在关节囊上，并易使肌肉中形成异位骨。肌肉保护、适应性软组织缩短和瘢痕也会导致肘关节 ROM 的丧失，尤其是伸展活动范围。

> ◎ **临床精要**
> 肘关节损伤后倾向于屈曲 70 °~80°，这时关节囊处于开放填充位，是关节囊最松弛的位置。在这种松弛的姿势下长时间固定会导致肘关节屈曲挛缩，这是肘关节损伤的常见并发症。

肘关节内外侧有许多结构可以限制关节活动。由关节外［如软组织缩短和肌肉共同收缩（cocontraction）］因素造成的肘关节僵硬时间相对较短，通常可以通过非手术治疗。然而，如果在最佳的非手术治疗后不能恢复运动，则可能需要手术解除挛缩。关节内原因（如关节不协调、畸形和既往手术造成的硬物撞击）而造成异位骨化和肘关节僵硬是手术处理的指征。

愈合时间轴

肘部损伤后功能性 ROM 即使有良好的管理，恢复通常还是具有挑战性。如果接受适当治疗（包括矫形器增加活动）的康复对象，严重挛缩持续超过 6 个月，则可能需要进行挛缩松解。如果没有手术干预，在 6 个月的非手术治疗后，则不太可能有显著的改善，如果存在异位骨化，此时已成熟，可以进行手术切除[22]。

肘关节挛缩松解后，需要强调康复治疗的重要性。积极的疗效取决于受伤个体、治疗师和外科医生协调一致的努力。不愿意或不能积极参与全面的术后治疗计划的康复对象不适合做这种手术。手术后需要 3 个月治疗的情况并不罕见。

虽然大多数康复对象在肘关节挛缩松解术后获得了显著的功能性 ROM，但包括复发性僵硬在内的并发症并不少见。在一项对 103 例接受开放性挛缩松解术的创伤后肘关节僵硬康复对象进行的研究中，平均随访 15 个月，肘关节的伸展 / 屈曲弧度平均增加 52°，旋前 / 旋后弧度平均增加 36°。正如以前的研究所报道的，有些康复对象的挛缩会复发。从损伤之初到首次挛缩松解所需的时间与未能达到至少 100° 的伸展 / 屈曲弧度呈正相关。在这项研究中，大约 10% 的个体后来由于僵硬复发而进行了第 2 次挛缩松解。另外 10% 有其他并发症，包括神经麻痹和术后感染。随访中也有复发性异位骨化的报道。没有临床意义上的肘关节不稳定的报告，可能与副韧带修复后使用可移动铰链支架 3 周有关[23]。

非手术治疗

在非手术和手术处理的肘关节损伤中，增加肘关节 ROM 的技术同样有助于预防和治疗肘关节僵硬。肘关节损伤后的治疗进展必须遵循软组织愈合的阶段和关节的稳定程度。如果僵硬是由于肘关节骨折，则进展可能较慢，因为还必须考虑到骨折愈合阶段。

在愈合的初始炎症阶段，有效地控制水肿和疼痛对防止或减少僵硬至关重要。水肿管理技术包括抬高、冷疗、轻压、轻微主动运动和手法消肿技术。未受累关节的主动运动应尽早开始，一旦愈合和稳定性允许，就开始轻柔的肘关节和前臂主动运动。被动运动应始终缓慢而轻柔地进行，以避免刺激不随意肌保护和损伤愈合组织。

在软组织愈合的纤维形成和瘢痕成熟阶段，增加 ROM 的各种技术是有用的。要避免激进的方法，例如强力牵伸，这可能会导致炎症、损伤愈合组织并增加纤维化（fibrosis）和僵硬。浅表热敷可以促使软组织为运动做好准备，当肘关节位于末端活动范围时，浅表热敷对增加 ROM 最有效。超声可用于更深层组织的加热，应与末端运动结合使用或在末端运动后使用。有各种有效的手法可以增加 ROM，包括温和的牵伸、软组织松动、关节松动和本体感觉神经促进技术，如收缩－放松和保持－放松。遵循在主动关节活动中增加被动关节活动的技巧和练习，以及专注于充分利用可用范围的功能性活动以增加被动关节活动范围。在瘢痕成熟阶段开始的肌力训练应该强调在活动度的末端范围使用。肱三头肌的肌力往往比肘部屈肌弱，在功能活动和肌力训练中需要更多的关注。

系列静态肘关节矫形器在末端关节处成形，随着关节运动改善而重塑，它通常在软组织愈合过程的早期具有良好的耐受性。静态渐进型矫形器已被证实可有效增加创伤后僵硬的肘部的活动性[24]。理想情况下，它们在纤维塑形阶段开始使用，在瘢痕成熟阶段也有效。

手术治疗

肘关节挛缩松解术通常是通过内侧和（或）外侧入路进行的开放型手术。识别并切除限制运动的结构。这些结构可能包括前后关节囊、骨赘（osteophytes）、冠突窝和鹰嘴窝内的瘢痕、桡骨头和肱骨小头周围的瘢痕、鹰嘴尖端、异位骨化和既往手术的固定物。虽然内侧副韧带复合体的某些部分可以在不影响关节稳定性的情况下切除，但外侧副韧带应尽可能保留。尺神经通常从瘢痕组织和异位骨化中释放出来，并转移到前方位置，以尽量减少术后刺激的风险。

如果关节有实质性损伤，可以进行关节间质成形术（interposition arthoplasty），即在关节面之间插入软组织。如果肘关节在挛缩松解后不稳定，或需要牵引以保护关节面之间的软组织，则应用铰链式外固定器固定 6~8 周。这种装置允许在运动中获得最大收益，同时通过软组织愈合恢复稳定性。

肘关节挛缩松解后的治疗是必不可少的，通常是在手术后第 1 天开始。治疗的主要目标是维持术后活动范围与手术中的一致。

? 咨询医生的问题

- 通过手术处理了哪些结构？获取手术记录。
- 手术中获得多少活动度？
- 手术后肘关节是否稳定？
- 是否进行尺神经移位？

( ) 对康复对象说的话
挛缩解除后

"你的外科医生解除了阻碍你肘部自由活动的结构。手术后，你的肘关节能够活动这么远（演示康复对象术中 ROM）。肿胀和瘢痕组织的逐渐形成往往会使你的肘部再次变得僵硬。为了防止这种情况发生，你来参加治疗课程并遵循家庭训练计划是

非常重要的。正如我们所讨论的有些肿胀是正常的，但为了将其控制在最低程度，请抬高你的手臂，并应用冰袋或冷敷。在接下来的几个月里，为了获得最大的活动范围，你的肘部需要得到更多的关注。你应该把锻炼和佩戴矫形器当作一项全职任务。"

关于静态渐进式矫形器

"使用矫形器的目的是逐渐改善肘关节的活动范围。当你戴上矫形器时，调节矫形器，使你的肘部尽可能保持伸展（或屈曲），但只能保持在不会引起疼痛的角度。当你戴上矫形器一段时间后，试着重新调节，让它伸展一段时间。矫形器的工作原理是长期施加温和的力。用它来做一个短暂的、剧烈的拉伸并没什么效果。在你取下矫形器后，要做尽量伸展和屈曲肘部的练习。"

评估要点

- 除非挛缩解除后肘关节不稳定，一般允许在第 1 次就诊时便测量被动和主动 ROM。
- 除非术后不稳定，否则早期力量评估是允许的，但最初疼痛比无力更明显。将徒手肌力测试推迟到炎症期之后，这样可以更好地耐受。

影响临床推理的特异性诊断信息

- 当受伤的肘关节伸展或处于伸展状态时，肱二头肌和其他肘屈肌有协同收缩的倾向[25]。这种非随意的肌肉保护是肘关节活动受限的常见原因，如果不及早处理，可能会导致持续僵硬。将重物放在手腕上或手上以使肘部伸展，如果这会导致屈肌收缩，则会适得其反。在进行被动运动、牵伸和其他增加肘部伸展的技术时，留意肘部屈肌以确保它们保持放松。要避免快速有力的动作。如果屈肌协同收缩持续存在，生物反馈是增强意识和重建正常的放电模式的有用的工具。
- 在挛缩松解后的 2~3 周，肘关节僵硬加剧或没有改善的原因有很多，应向转诊医生报告。Hotchkiss[22]描述了在此期间肘关节反复僵硬（通常是屈曲受限）的一个常见原因，称为"黏滞状态"。他指出，在手术室中屈曲丧失的通常原因可能是麻醉消除了肱骨后表面的肱三头肌远端疼痛。在这些病例中，在麻醉下轻柔的手法操作以恢复活动范围可

能是必要的。复发性僵硬的另一个原因（虽然不常见）是阻碍活动范围的异位骨化的复发[22]。

◎ 临床精要

如果在麻醉下进行了手法操作，应立即进行以下治疗，包括使用系列连续静态或静态渐进型矫形器，以保持末端 ROM 的效果。

♡ 专业提示

末端保持温度疗法

在进行其他治疗之前，使用湿热预处理软组织，同时将肘部置于或接近其屈曲或伸展范围的末端。在治疗结束后使用冷敷。使肘关节保持在末端位置有助于维持治疗期间获得的范围。

矫形器

- 使用将肘关节维持在末端位置的矫形器对于治疗僵硬至关重要。使用定制或预制的静态渐进式屈曲矫形器来解决屈曲受限（图 19.5）。对于轻微的伸展受限，可以使用末端静态矫形器，并随着伸展的改善而连续重塑（图 19.6）。对于超过 30° 的伸展受限，静态渐进式伸展矫形器（图 19.7）更为有效[26]。佩戴时间表各不相同，这取决于个人情况的改善和对矫形器佩戴的耐受性。一般来说，某一端的僵硬程度和受限越严重，肘部需要在该端保持的时间就越长。已经证明，在僵硬的关节末端保持的时间越长，活动范围改善越大[27]。然而，治疗师应始终考虑个体对治疗的反应和组织对矫形器的耐受性。伸展矫形器通常比屈曲矫形器耐受性更好，因此通常在夜间睡觉时佩戴。如果未进行尺神经移位手术，仔细监测尺神

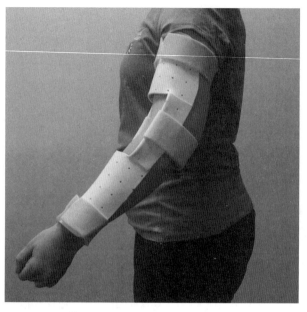

图 19.6　系列静态伸展矫形器

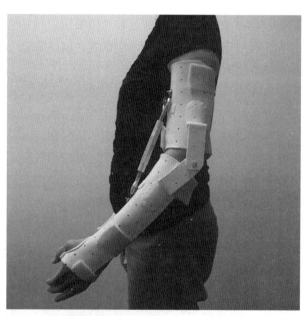

图 19.7　静态渐进式伸展矫形器

经炎的症状和体征。如果出现这种情况，通知转诊医生并限制屈曲矫形器的佩戴时间。

- 可能有必要使用一系列静态或静态渐进式前臂旋后矫形器或不太常见的旋前矫形器，以帮助恢复其他治疗措施（如主动或被动活动技术）不能改善的前臂运动受限。

治疗性运动

指导康复对象在连续静态或静态渐进式矫形器每次使用后进行主动 ROM 训练和温和的功能练习，

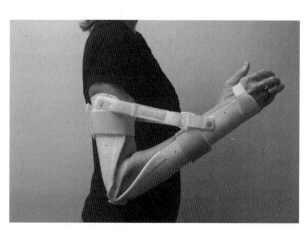

图 19.5　静态渐进式屈曲矫形器

重点集中在末端范围。这样做将有助于保持通过佩戴矫形器获得的被动增益，并将鼓励患者在肘关节整个可动范围内的主动运动。

肘关节挛缩松解术后的治疗
考虑持续被动运动

持续被动运动（continuous passive movement，CPM）器械在肘关节挛缩松解术后治疗中的有效性值得怀疑，研究显示的结果不一[28, 29]。Hotchkiss[22]描述了在挛缩松解后的最初几周，CPM 器械作为一种缓慢、间歇的被动定位装置的使用情况。他提倡用它来保持肘部屈曲和伸展末端的角度，在每个方向上交替使用 20~30 min。

矫形器

静态伸展矫形器应在手术后的第 1 天或第 2 天内制作完成。它应该在晚上佩戴，白天间歇性佩戴。如有必要，可在术后第一周开始使用静态渐进式矫形器进行肘关节伸展和屈曲运动。

铰链式外固定器

如果在手术过程中使用铰链式外固定器，则治疗遵循流程不同。指导康复对象在使用该设备时逐渐被动地将肘关节保持在屈伸的末端。最初，屈伸可以每天交替进行。几天之内，随着舒适度的提高，可以每天交替使用几次。在手术后的第 1 周内，指导康复对象打开铰链，进行主动 ROM 训练和温和的功能活动，重点放在活动范围末端。

> ◎ 临床精要
> 要利用治疗过程中获得的活动度增益，嘱康复对象在治疗结束时将矫形器保持在新的末端。

> ◎ 临床精要
> 在移除用于治疗肘关节挛缩的铰链式外固定器后，立即使用静态渐进式矫形器是至关重要的，以尽量减少移除固定器后的活动度损失。

> ▷ 注意事项和预防措施
> - 避免将肘部长时间放置在松弛的中立位。
> - 避免使用矫形器对肘部施加强大或引起疼痛的力以获得活动度。相反，使用矫形器将关节保持在活动末端。通过长时间施加低负荷，逐渐改善关

节末端活动度。改善通常是渐进性的，矫形器使用可能会持续 6~12 个月[30]。
- 动态矫形器的弹簧或弹性组件施加的力不像连续静态和静态渐进式矫形器施加的力那样受控。因此，尽管动态矫形器对改善肘关节活动范围同样有效，但它们并不总是能被很好地接受[22, 30]。
- 在进行被动运动、牵伸和其他运动训练时，避免使用过大或不受控制的力。用力增加肘关节活动度可能会产生炎症或损伤愈合组织。温和的被动运动和用于末端拉伸保持的矫形器是诱导僵硬的肘部产生更多活动范围的有效工具。随着使用更可控的施力方法，肘部周围异位骨化的复发已变得不那么常见[22]。
- 警惕尺神经炎的症状和体征。潜在的原因包括与损伤或手术有关的刺激，屈曲活动期间神经的磨损或长时间牵拉，以及未进行尺神经前移位时屈曲矫形器的压迫。迟发的尺神经炎可由异位骨化压迫神经引起。
- 监测鹰嘴尖端的皮肤，在屈曲过程中，覆盖鹰嘴的薄软组织处于张力状态。长期挛缩解除后，伤口延迟愈合或坏死延迟的可能性更令人担忧。

案例分析

案例分析 19.1

RM 是一名 45 岁男性，右利手，信息技术专家。他唯一的既往病史是通过药物控制的高血压。他从 3 英尺（约 0.9 m）高的墙上摔下来时用手撑地，导致右肘关节后脱位。在当地的急诊室行肘关节复位，然后固定。2 天后，一名骨科医生将 RM 转介给治疗师进行非手术管理，推荐他使用保护性矫形器，进行保护性仰卧过头运动，最初限制伸展角度为 30°。外科医生报告说，没有相关的骨折或神经血管损伤情况，但由于副韧带的断裂，肘关节完全伸展不稳定。

RM 看完外科医生后去接受治疗。他说休息时肘部疼痛有 7/10 分。他的肘部有中度局限性水肿，感觉功能正常。治疗师为他制作了一个 120° 屈曲和完全旋前位的后置肘矫形器，以最大限度地保持肘关节的稳定性。RM 不愿意在这个时候开始活动他的肘部。治疗师向他保证，只教他对肘部安全的动作。治疗师鼓励他主动活动手指，间歇性地冰敷或

冷敷。治疗师向他解释了避免在肩内旋位时外展肩关节。他同意第 2 天再来并开始保护性肘部和前臂的运动训练。

　　第 2 天，RM 的恐惧感减少，疼痛好转，更愿意完全参与治疗。治疗师回顾了注意事项，强调他应该只做指导的练习，避免肘关节完全伸展和肘关节旋前位伸展。除了家庭训练计划外，这个矫形器要一直佩戴，家庭训练每天 4 次。治疗师教他保护性仰卧位过头运动练习，包括主动辅助完全旋前位的肘关节最大 30° 的屈伸，肘关节屈曲时旋后和旋前。治疗师还指导他主动活动手指和腕关节。此时 RM 有 70° 的主动旋前，60° 的主动旋后，95° 的主动屈肘，40° 的主动辅助伸肘，腕关节、手指和肩关节的主动屈曲正常。他的 DASH 评分是 80 分。

　　经过 3 周的治疗和仰卧位过头训练，RM 的主动活动度改善到完全旋前、70° 旋后、120° 屈曲和 30° 伸展。他的疼痛和水肿通过表浅的冷疗疗法得到了很好的控制。随后，转诊医生为他制订了 ROM 训练计划，包括上臂靠近躯干的尽量伸展。矫形器现在只需要在睡觉或外出时提供保护。RM 恢复工作并继续每周 2 次接受治疗。治疗师指导他做前臂和肘部的运动练习，站在墙边，把毛巾卷放在上臂后面，以防止肩部代偿运动。治疗师解释说，应该避免在内旋时肩关节外展及在旋后位时肘关节伸展到最大角度。指导他在肘关节屈曲 90° 的情况下进行轻柔的肘部等长训练屈曲和伸展。4 周后，RM 开始使用最小阻力的上肢握力计练习。经过 6 周的治疗，他的主动 ROM 提高到肘关节伸展 15°、完全旋前、旋后和屈肘。这时，他回到了转诊医生那里，医生明确他可以开始渐进抗阻训练，并停用了矫形器。在继续 3 周的运动和渐进抗阻训练治疗后，RM 整个上肢的力量接近正常，除肘部伸展受限 10° 外，上肢其他运动正常。他恢复了先前的功能性活动，最终 DASH 评分为 20 分。治疗师制订了一个独立的家庭训练计划，重点是加强上肢功能，随后 RM 出院。

案例分析 19.2

　　AL 是一名 28 岁身体健康的女性儿童保育员，右利手。她来找外科医生时主诉右肘僵硬。8 个月前，她因直接摔在肘部而导致右鹰嘴骨折。骨折于伤后 3 天行切开复位内固定治疗。她接受了每周 2 次，为期 10 周的治疗，定期进行家庭锻炼，晚上继续佩戴静态渐进式伸展矫形器。尽管进行了适当的治疗，她仍然有 40° 的肘关节屈曲挛缩。她的屈曲情况逐渐恶化，现在限制在 120°，前臂活动在正常范围内，前臂和肘部力量在可用范围内正常，感觉正常。她主诉肘关节活动受限使她很难完成工作任务，她有强烈的动机参与任何能够改善肘关节活动的治疗。

　　对 AL 的右肘行切开挛缩松解术。手术包括前关节囊和后关节囊切除术、鹰嘴和冠状窝软组织切除术、鹰嘴尖端切除术、手术取出前侧内固定装置、尺神经减压和前转位术。当手术后仍处于麻醉状态时，她的肘关节稳定，被动活动范围为 10°~135°。

　　AL 术后接受住院治疗 2 天，出院回家。术后疼痛管理小组很好地控制了她的疼痛。通过抬高、轻压包扎和间断使用冰敷来控制水肿。术后第 1 天，治疗师指导 AL 进行手指、腕关节和肩关节的主动运动训练，以及肘部和前臂的主动和温和被动运动训练。治疗师制作了一个 15° 的静态肘关节伸展矫形器，这是 AL 当时最大的肘关节被动伸展角度。AL 开始使用 CPM 机，每天 6 小时，交替进行 20 分钟的末端屈伸保持，并让机器在末端角度短暂循环。住院期间，她在睡觉时和除了做运动训练或使用 CPM 机时都戴着伸展矫形器。出院时，治疗师指导她继续冰敷、抬高患肢动作练习、使用 CPM 机和夜用伸展矫形器。

　　在挛缩松解后 5 天的第 1 次门诊治疗中，AL 主诉说她的肘部仍然僵硬，并且有持续的局部疼痛，VAS 评分为 4~7 分（满分为 10 分）。她报告说在家使用 CPM 机 2 小时，每天 3 次，在末端屈曲和伸展位置交替保持 20 分钟；晚上戴着伸展矫形器；按照在医院的指示做动作练习。她没有经常做抬高患肢的家庭训练。经检查，AL 手术切口完整，无引流，肘部中度水肿，手部轻微水肿，神经系统检查结果正常。DASH 评分 75 分，肘部主动 ROM 为 30°~115°，被动 ROM 为 20°~120°。主动旋前正常，旋后比左侧少 10°。未受累关节的 ROM 在正常范围内。由于疼痛和刚进行完手术，力量测试未进行。

　　AL 每周接受 2 次治疗。在第 1 周，治疗师集中于水肿和疼痛的控制，包括抬高、轻压包扎、间断使用冰敷和冷敷以及主动的手指运动。治疗师还指导 AL 正确进行主动和主动辅助的肘关节和前臂"放置和保持"练习，强调她应该要花必要的时间达到最大的末端范围，而不是简单地只追求完成训练。最初，为了尽量减少肱二头肌的收缩，治疗师指导 AL 在仰卧位时缓慢进行锻炼，用毛巾卷在她的躯干侧支撑上臂。

术后 2 周，AL 的疼痛减轻，前臂活动度在正常范围内，肘关节主动伸展提升到 25°，被动伸展提升到 15°。她的肘部屈曲没有改善，所以制作了静态渐进式屈曲矫形器，并指导其每天至少佩戴 2 小时，肘部屈曲被设计到轻微拉伸的角度，但疼痛没有增加。接下来一个疗程，她的肘关节 ROM 为主动 120°，被动 125°，增加了 5°。停止在家使用 CPM 机，并强调继续使用屈伸矫形器的重要性。每次治疗开始时，将她的肘部摆放在伸展或屈曲末端的位置，治疗师用湿热疗法、软组织松解和关节松动以及其他手法，如保持放松和收缩放松，以减少肌肉抵抗，增加被动运动。治疗师鼓励 AL 使用她的右上肢进行柔和的功能活动，并将伸展活动纳入她的治疗。肩关节屈曲 90°，仰卧位主动伸肘活动以训练肱三头肌为目标，改善主动伸肘。在通过过头滑轮及少量阻力的上身握力计进行重复的肘部运动，逐步增加肘关节可达到的范围。治疗后把肘部放在舒适的伸展位置进行冷敷。当 AL 的手术切口完全愈合后，指导她进行瘢痕松动术，并使用硅胶产品尽量减少瘢痕。

挛缩松解后 6~12 周，在瘢痕成熟期，AL 的肘关节活动和功能逐渐改善，疼痛减轻，频率降低。8 周时，治疗师将伸展矫形器改为 10°，这是她目前的被动末端活动度。除了在纤维成形阶段开始的治疗技术外，治疗师还增加了抗阻训练，重点是全范围的运动和单独的肱三头肌来进行这些练习。术后 12 周，AL 肘关节活动度为 10°~135°，与术中活动度相当；她功能独立，整个右上肢力量良恢复到正常。1 周前她成功地重返工作岗位。DASH 评分提高到了 15 分。在与 AL 和她的转诊医生讨论了家庭训练计划后，治疗师告诉她出院后，继续佩戴矫形器，再进行 2~3 个月的家庭训练。

（崔金龙　陈丽　译，刘昭臣　杨永红

李奎成　审）

参考文献

1. Morrey BF, Askew LJ, Chao EY: A biomechanical study of normal functional elbow motion, J Bone Joint Surg Am 63(6):872－877, 1981.

2. Beals RK: The normal carrying angle of the elbow: a radiographic study of 422 patients, Clin Orthop Relat Res 119:194－196, 1976.

3. Kim SH, Szabo RM, Marder RA: Epidemiology of humerus fractures in the United States: nationwide emergency department sample, 2008, Arthritis Care Res (Hoboken) 64:407－414, 2012.

4. Kupperman ES, Kupperman AI, Mitchell SA: Treatment of radial head fractures and need for revision procedures at 1 and 2 years, J Hand Surg Am, 2017. Epub ahead of print.

5. De Giacomo AF, Tornetta P, Sinicrope BJ, et al.: Outcomes of plating of olecranon fractures: a multicenter evaluation, Injury 47(7):1466－1471, 2016.

6. Sanchez-Sotelo J: Distal humeral fractures: role of internal fixation and elbow arthroplasty, J Bone Joint Surg Am 94(6):555－568, 2012.

7. Foruria AM, Lawrence TM, Augustin S, et al.: Heterotopic ossification after surgery for distal humeral fractures, Bone Joint J 96B(12):1681－1687, 2014.

8. Nauth A, McKee MD, Ristevski B, et al.: Distal humeral fractures in adults, J Bone Joint Surg Am 93(7):686－700, 2011.

9. Linn MS, Gardner MJ, McAndrew CM, et al.: Is primary total elbow arthroplasty safe for the treatment of open intra-articular distal humerus fractures? Injury 45(11):1747－1751, 2014.

10. Paschos NK, Mitsionis G, Vasiliadis HS, et al.: Comparison of early mobilization protocols in radial head fractures, J Orthop Trauma 27(3):134－139, 2013.

11. O'Driscoll SW, Morrey BF, Korinek S, et al.: Elbow subluxation and dislocation. A spectrum of instability, Clin Orthop Relat Res 280:186－197, 1992.

12. Rhyou IH, Kim YS: New mechanism of the posterior elbow dislocation, Knee Surg Sports Traumatol Arthrosc 20:2535－2541, 2012.

13. Schreiber JJ, Potter HG, Warren RF, et al.: Magnetic resonance imaging findings in acute elbow dislocation: insight into mechanism, J Hand Surg Am 39(2):199－205, 2014.

14. Maripuri SN, Debnath UK, Rao P, et al.: Simple elbow dislocation among adults: a comparative study of two different methods of treatment, Injury 38(11):1254－1258, 2007.

15. Anakwe RE, Middleton SD, Jenkins PJ, et al.: Patient-reported outcomes after simple dislocation of the elbow, J Bone Joint Surg 93(13):1220－1226, 2011.

16. Modi CS, Wasserstein D, Mayne IP, et al.: The frequency and risk factors for subsequent surgery after simple elbow dislocation, Injury 46(6):1156－1160, 2015.

17. Chen H, Guo-dong L, Wu L: Complications of treating terrible triad injury of the elbow: a systematic review, PLoS One 9(5):e97476, 2014.

18. Chan K, King GJ, Faber KJ: Treatment of complex elbow fracture-dislocations, Curr Rev Musculoskelet Med 9(2):185－189, 2016.

19. Wolff AL, Hotchkiss RN: Lateral elbow instability: nonoperative, operative, and postoperative management, J Hand Ther 19(2):238－243, 2006.

20. Dunning CE, Zarzour ZD, Patterson SD, et al.: Muscle force and pronation stabilize the lateral ligament deficient elbow, Clin Orthop Relat Res 388:118－124, 2001.

21. Park MC, Ahmad CS: Dynamic contributions of the flexor-pronator mass to elbow valgus stability, J Bone Joint Surg Am 86(10):2268－2274, 2004.

22. Hotchkiss RN: Treatment of the stiff elbow. In Wolfe SW, Hotchkiss RN, Pederson WC, et al.: Green's operative hand surgery, ed 7, Philadephia, 2017, Elsevier, Inc.

23. Haglin JM, Kugelman DN, Christiano A, et al.: Open surgical elbow contracture release after trauma: results and recommendations, J Shoulder Elbow Surg, 2017. Epub ahead of print.

24. Veltman ES, Doornberg JN, Eygendaal D, et al.: Static progressive versus dynamic splinting for posttraumatic elbow stiffness: a systematic review of 232 patients, Arch Orthop Trauma Surg 135(5):613－617, 2015.

25. Page C, Backus SI, Lenhoff MW: Electromyographic activity in stiff and normal elbows during elbow flexion and extension, J Hand Ther 16(1):5－11, 2003.

26. Chinchalkar SJ, Pearce J, Athwal GS: Static progressive versus three-point elbow extension splinting: a mathematical analysis, J Hand Ther 22(1):37－41, 2009.

27. Flowers KR, LaStayo P: Effect of total end range time on improving passive range of motion, J Hand Ther 7(3):150－157, 1994.

28. Lindenhovius AL, van de Liujtgaarden K, Ring D, et al.: Open elbow contracture release: postoperative management with and without continuous passive motion, J Hand Surg Am 34(5):858－865, 2009.

29. Higgs ZC, Danks BA, Sibinski M, et al.: Outcomes of open arthrolysis of the elbow without post-operative passive stretching, J Bone Joint Surg Br 94(3):348－352, 2012.

30. Lindenhovius AL, Doornberg JN, Brouwer KM, et al.: A prospective randomized controlled trial of dynamic versus static progressive elbow splinting for posttraumatic elbow stiffness, J Bone Joint Surg Am 94(8):694－700, 2012.

第 20 章　周围神经损伤

Anne Michelle Moscony

引言

周围神经损伤的功能康复需要医师、治疗师和康复对象的共同努力，外科医师和治疗师非常清楚不同损伤的潜在严重程度，但对康复对象来说就不是那么了解了。例如，手部感觉缺失会导致一些简单的事情变得困难，如打字交流，准备饭菜时无意间烧伤或割破没有知觉的手指。肌肉无力或肢体瘫痪会导致完成家务活动和工作任务的力量和耐力降低，并导致的经济后果包括失去工作时间和（或）失去工作技能。疼痛通常是神经损伤的后遗症，而神经疼痛本身治疗起来就昂贵且困难。如果没有正确地对他们的损伤和相关的预防措施进行宣教，康复对象可能会在无意间进一步损害他们的神经系统。因此，充分了解并参与他们的康复是达到最佳康复的必要条件。

了解神经系统的正常静态和动态方面的知识，是理解神经系统某一部分的损伤如何在整个系统中引起即时和延迟变化的必要前提。这些改变可能会导致我们的康复对象出现功能问题。手治疗的艺术在于预测并帮助我们的康复对象修复这些功能缺陷。

我们很多人都知道神经系统由周围神经系统（peripheral nervous system，PNS）和中枢神经系统（central nervous system，CNS）组成；两个系统功能相似，但是它们在损伤后会表现出截然不同的情况。

◎ 临床精要

神经系统实际上是一个跨越多个关节并通过各种肌肉和纤维 – 骨骼通道走行的系统。它由各种类型的组织构成，它们在电和化学上相互联系。所有的神经组织都具有相同的基本功能，即持续的电化学交流。该系统复杂且具有高度的组织性。当系统的一个部分发生变化时，整个系统都会受到影响，即使是距离病变部位很远的部分。

我们的神经系统具有持续的可塑性。这意味着神经系统可以在个体的一生中改变、学习、适应或不适应。如果刺激存在的时间足够长，周围神经的感觉感受器会对那些对身体无害的刺激变得不那么敏感。例如，如果你走进一个有强烈气味的房间，如婴儿尿臭味，如果你在这个房间里呆一段时间，你的嗅觉感受器最终会降低对这种气味的反应。这被称为习惯化（habituation），它被定义为对良性刺激的反应性暂时下降。你的 PNS 暂时改变了对这种气味的敏感度。不过，如果你离开房间，稍后再回来，刺激的强度（臭味）又回来了。刺激的强度和你最初进入房间的感受是相同的，你对刺激的习惯是短暂的。如果你的神经系统暴露在刺激下的时间足够长，你的神经系统可能会改变、调节或永久的变化。在 CNS 和 PNS 中逐渐和持久的变化被称为调节（modulation）。你对强烈气味的敏感性可能会永久降低（或增加），这取决于你的神经系统是否试图维持体内平衡（homeostasis）。我们的神经系统能够暂时或永久地调节或改变的能力被称为神经可塑性（neuroplasticity）。这是神经康复的基石[1,2]。

　　神经可塑性是建立在与环境持续互动的基础上的。我们的神经系统是动态的，在我们的一生中不断变化。这个系统的某一部分的损伤或变化会影响系统的其他部分，甚至影响到远处的组织。有效的运动协调（如抓握）是基于连续的感觉输入到大脑，用于指导协调的运动动作或输出。可供参考的是，CNS（即大脑）的损伤是如何影响对侧手臂和腿部（PNS）的力量和感觉的，从而导致肢体严重麻痹（或无力）和失去有效的运动控制或协调能力。受累肢体关节的感觉感受器可能无法提供可靠的本体感觉信息，而本体感觉信息通常被用来调整预定动作的准确性。例如，患有这种类型的脑损伤的康复对象可能会发现，连准确地向前伸开和合上手指来抓住一个咖啡杯都困难。他们很难募集运动单元同步地拿起杯子，平稳地把杯子送到嘴边来喝。这一类型的 CNS 损伤后，受累肢体的肌肉肌腱单元会萎缩，导致进一步的无力[1,3]。通常，由于受累手臂的感觉信息输入减少，对于身体部分的忽视更加严重，进而加剧了肌肉萎缩[1,3]。

　　同样地，如果周围神经（如正中神经）受损，就会出现同侧肌肉麻痹（PNS 症状）以及 CNS（周围）感觉信息丧失[4,5]。在这种情况下，由于拇对掌肌麻痹，康复对象不能将拇指控制在对掌位来抓握杯子的把手，也无法在杯子太烫时准确感知从而安全持握。这种感觉运动控制的缺失使大脑迅速适应感觉输入的减少和运动输出的改变。事实上，CNS 会根据周围神经损伤引起的皮肤感觉输入的改变，迅速重组其手部的大脑皮质表征，其证据是神经连接的"污迹（smudging）"和抑制与身体部位相关的神经连接[1]。对于身体某一部分的忽略（如神经损伤导致的运动瘫痪）也会导致皮质组织的改变。事实上，周围神经损伤后皮质如何重组已被认为是影

响最终功能预后的一个主要因素，包括我们的康复对象是否会发展为慢性疼痛[1,2]。

> ◎ 临床精要
>
> 在评估和治疗计划中，治疗师必须考虑 PNS 或 CNS 损伤后整个神经系统受到的影响。

　　这一章回顾了正常的神经解剖学，着眼于可以改变或使神经敏化和强化神经系统本身的因素。这一章解释了神经如何对损伤做出反应，以及作为临床医师，我们如何帮助康复对象改善上肢周围神经损伤的潜在有害影响。本章最后部分是案例分析，运用批判性推理来决定如何治疗此类康复对象。

神经解剖学的概述

　　神经元（neuron）是神经系统的基本单位。它通常由一个胞体（soma）、一些树突（dendrites）和一个轴突（axon）组成。树突是树枝状的触角，是神经细胞的主要输入点。轴突是从胞体向其他神经元、肌肉细胞或腺体投射的主要输出单位。轴突的长度从 1 mm 到 1 m 不等。一串相互交流的神经元被称为通路（pathway）。在 CNS 内，一束通路轴突被称为束（tract）或神经束（fasciculus）。在 CNS 外，一束通路轴突被称为神经（nerve）。在本章中，轴突可以与神经纤维一词互换使用。

　　CNS 由一个复杂的运动和感觉通路系统组成，这些通路可以反映和回应我们在环境中互动时输入的信息。大脑皮质的信息是通过在额叶（用于运动通路）和顶叶（用于感觉通路）的矮人形（译者注：人躯体感觉拓扑图）或映射来处理的，以专门处理区域信息，并确保非常快速地反馈运动和感觉整合。大脑的皮质表征或矮人形映射用于反映神经元输入和输出时的需求数量。因此，手在矮人形中所占的比例要比肘部大得多[3]。

　　所有上运动神经元起源于额叶，终止于脊髓灰质中的前角细胞（或下运动神经元）。所有外周运动神经都起源于下运动神经元。所有周围感觉神经的细胞体都位于背根神经节，脊柱椎间孔附近。感觉信息到达这里并在脊髓水平上进行最初处理。该信息必须通过丘脑向上传递到对侧顶叶皮质，以便进一步处理或感知。如果感官信息没有到达皮质进行处理，那大脑就不会有意识地感知或识别感官

体验（包括疼痛的感觉），这会对疼痛的管理产生影响。

感觉神经根和运动神经根连接在一起形成脊神经（spinal nerve）（图 20.1）。来自自主神经节的交感神经轴突也通过交通支与脊神经相连。因此，脊髓和躯体周围神经通常与感觉、自主神经节和运动轴突混合。在合并后不久，脊神经分裂成背支和腹支。除 T2~T12 外，所有来自脊神经网络的脊神经前根，称为丛（plexuses）。有四个主要的神经丛；最大的是臂丛和腰丛。

臂丛（图 20.2）由 C5~T1 的前支形成。这个神经丛发自前斜角肌和中斜角肌并在进入腋窝之前延伸到锁骨深处。在腋窝远端，神经丛的感觉、运动和自主神经轴突形成桡神经、正中神经、尺神经、腋神经和肌皮神经。整个上肢都由臂丛的分支进行支配。

周围神经由两种类型的组织组成：一种用于传导脉冲（神经纤维或轴突）；另一种用于支持和保护这些神经纤维（神经胶质）。这些神经细胞的轴突又长又细，它们被编织或捆绑在一起成束，并由非导

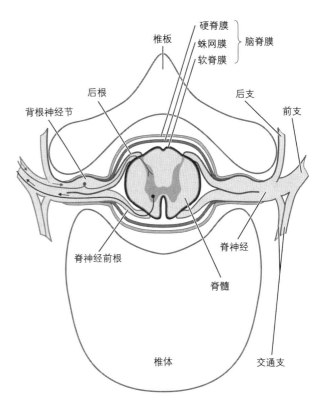

图 20.1 由脊髓背侧和腹侧根形成的典型脊神经示意图（引自 Lundy–Ekman L. Neuroscience: Fundamentals for Rehabilitation. Philadelphia, PA: WB Saunders; 1998. ）

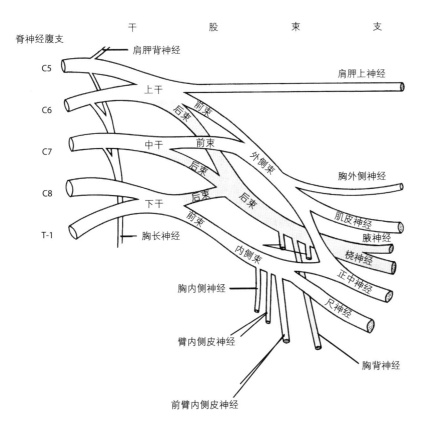

图 20.2 臂丛神经图（引自 Jenkins DB. Hollinshead's Functional Anatomy of the Limb and Back. 8th ed. Philadelphia, PA: Saunders; 2002 ）

电结缔组织层进行包裹、分隔和保护。这些轴突被设计成传导脉冲的管道——无论身体如何移动或在什么位置移动。我们知道关节会有一定程度的运动，肌肉会收缩，肌腱会滑动。神经也在移动，它们相对于周围的组织进行移动。神经的轴突必须在它们的保护组织的覆盖下伸展和滑动，神经干必须相对于周围的外部组织滑动，同时继续执行它的基本职责：脉冲传导。

　　周围神经被多层结缔组织覆盖层［神经内膜（endoneurium）、神经束膜（perineurium）、神经外膜（epineurium）和神经系膜（mesoneurium）］包裹、保护，有时受其约束。这些覆盖物形成了一张"神经床"。在这个"神经床"内，单个的神经纤维轻轻地盘绕成波浪状。神经纤维在"神经床"内的位置会发生变化，它们以波动的方式向最终目的地前进，经常缠绕和分离成不同的束。这种网状结构作为一种保护机制，使神经在整个长度范围内发挥作用[5]。因此，周围神经纤维能够有一定程度的弹性拉伸，当关节移动到末端时，网状结构也允许纵向长度差的存在。当肩关节外展 90°，肘和腕关节伸展（当伸出手去拿架子上的物品时），正中神经比肘和腕关节屈曲时（放到你的嘴边时）长 10 cm，这种延伸和松弛方式均匀分布在健康的周围神经上[5]。

　　周围神经外部覆盖的保护性结缔组织在很大程度上使其免受损伤（图 20.3）。最外层被称为神经外膜。它是一种松散的结缔组织，其功能是包绕神经干，提供保护以免受外部拉力和压力的影响。神经外膜的深层功能类似于包装材料，在物理层面上分离神经束，促进神经纤维束间的滑动。在神经暴露于压力的区域有更高比例的神经外膜组织，例如邻近骨骼或坚韧的纤维结构下面（如腕部的屈肌支持带）[4]。

　　神经外膜外是包绕周围神经干的疏松网状组织，称为神经系膜。这种组织的作用尚不完全清楚；然而，它似乎能起到额外的保护作用，以抵御冲击神经的压力和拉力[4]。当神经绕过和穿过局部结构和狭窄空间时，通过允许神经的实质性滑动（或从一侧到另一侧的运动），神经系膜似乎也可以起到减少神经干外部摩擦的作用[4]。

　　每根神经束被神经鞘的坚固外壳所包裹。结缔组织层作为分子扩散屏障以保护神经纤维免受神

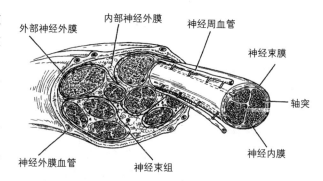

图 20.3　周围神经节的外部保护组织覆盖物（引自 Trumble TE, McCallister WV. Physiology and repair of peripheral nerves. In: Trumble TE. ed. Principles of Hand Surgery and Therapy. Philadelphia, PA: Saunders; 2000.）

经毒性化合物的伤害[4]。神经周围的纤维主要由弹性蛋白组成，它能够在明显的拉伸下维持组织不变形。因此，神经束膜也可以保护神经纤维免受拉力或拉伸力（当相邻关节同时进入其运动末端时所产生的情况）的影响，但这其中不包括压缩应力[6]。

　　束内的神经纤维嵌在神经内膜的结缔组织基底膜中。在每个神经纤维（或轴突）周围，神经内膜紧密排列形成支撑壁。这一层的作用是将单个神经纤维彼此电隔离。有些神经纤维有髓鞘。有髓神经纤维（myelinated nerve fiber）是一种由一串纵向的施万细胞（Schwann cells，又称神经膜细胞）缠绕的纤维，形成一根绝缘管，促进脉冲快速传导。施万细胞与紧密排列的神经内膜一起构成了神经内膜管（endoneurial tube）[6]。沿着有髓神经纤维，有距离约 1 mm 未被施万细胞柱覆盖的离散区域[6]。这些节点或裸露的部分称为 Ranvier 节点（nodes of Ranvier）。细胞膜上的入口称为离子通道（ion channels），就位于这些节点上。随着这些通道的打开，沿着有髓神经纤维的脉冲传导可以非常迅速地发生，使带电离子灌注，整个神经纤维从一个节点到另一个节点开始去极化，好比一个保险丝在每个节点上不断地被重新点燃。

　　神经组织具有很高的代谢需求。虽然神经系统约占身体质量的 2%，但神经的正常功能活动需要消耗循环血液中多达 20% 的可用氧气。在神经外膜中有一个发育良好的纵向血管系统，为周围神经纤维提供营养。由于神经外膜内循环或血液流动的改变，神经纤维特别脆弱且易受血管变化的影响[4,7]。影响程度取决于创伤的持续时间和程度。一旦循环恢

复，长时间或严重的拉伸或压迫加上随之而来的循环损害会导致神经结缔组织覆盖层水肿。这种肿胀可能导致神经内外纤维化（或瘢痕化），并降低神经拉伸能力[4]。神经外膜和神经外膜组织及其周围的纤维化也可能会限制氧气和营养的摄取，从而降低脉冲传播电位，导致神经损伤的逐渐恶化[6]。

◎ 临床精要

不要在伸展运动中"做到极限"。被动拉伸可导致神经系统症状，如烧灼痛和（或）麻木，可损害神经循环，导致暂时或逐渐恶化的神经损伤。

通常，我们的神经系统结构良好，即使神经被压缩在骨骼和坚硬的外表面之间，也能保护神经元和外周轴突。例如，当我们靠在肘部时，尺神经被卡在肱骨的内上髁和相邻的硬面之间；然而，神经仍然可靠地将脉冲传递到 CNS 或从 CNS 传出。这是因为神经在这些部位有更多的缓冲组织（或神经外膜），在这些部位神经更容易受到慢性或急性压缩损伤[4]。当一个姿势或体位增加了对神经的机械压力，从而导致流向该神经的血流量减少时，就会发生暂时性麻痹。我们都经历过双腿交叉坐太久后脚"麻了"的情况。在这种情况下，膝关节后面的腓神经受到局部压迫，导致该神经的血液流动暂时中断，从而导致短暂的感觉缺失和暂时性肌肉麻痹。当血液流动恢复时，我们会感到针刺、灼烧感，并逐渐恢复负重能力。然而，如果周围神经反复暴露于这种类型的压迫，或者压迫持续时间过长，这种类型的伤害可以转化为更严重的神经病变。慢性神经压迫可能导致神经外膜瘢痕，从而限制神经纤维获得正常脉冲传导所需的氧气和营养[6]。

神经轴突内的轴浆流（axoplasmic flow）允许物质持续和受控地流动，这些物质有助于维持神经健康，并使神经通过电化学信号正常工作[8]。每根神经纤维中都有物质从神经胞体到其末端器官的连续流动（顺行流动）和从肌肉或感觉感受器的末端器官到神经胞体的连续流动（逆行流动）。各种物质和细胞器在神经胞体中合成，并在轴突内运输到它的末端。这需要含氧血流量的持续能量供应。当神经静止时，轴浆增厚，移动变得缓慢[5]。轴浆流受损会导致神经功能受损，包括突触活动减缓和（或）减少，以及该神经支配的组织的营养性变化[5,8]。

◎ 临床精要

运动是神经的润滑剂。运动增强了整个神经的血液流动，并改善了神经内的轴浆流。

神经损伤的机制：不完全性损伤与完全性损伤

神经损伤可能是由于内部来源（如肿瘤或瘢痕组织）或外部来源（如拐杖或石膏）压迫神经而造成的。神经损伤可继发于神经牵引或拉伸，如撕裂伤，化学或电灼伤以及放射。典型的周围神经有感觉、运动和自主神经纤维，因此，神经的创伤越严重，对神经的运动、感觉和自主功能的损伤就会越严重。神经损伤以不同方式进行分类，以判断其预后，并预测对医疗和（或）治疗干预的需要和类型。1943 年，Seddon 周围神经损伤分类（peripheral nerve injuries，PNI）根据组织连接和神经纤维损伤的数量，分为神经失用、轴索断裂或神经断裂[4]。1951 年，Sunderland 在这个层次上又增加了两级（表 20.1）[4]。

◎ 临床精要

尽管周围神经有多种损伤方式，但只有两种可能的病理反应：脱髓鞘（demyelination）（神经纤维周围的髓鞘损伤，导致该部位神经冲动传导减慢或丧失）和（或）神经纤维本身的损伤[4,7,9]。节段性脱髓鞘［或神经失用（neurapraxia）］导致沿受伤节段神经传导中断的短暂状态。如果神经内膜管保持完整，神经纤维有一个通路再生长到它们支配的目标器官。如果周围神经的延续性（即神经的包覆结缔组织框架保持完好）受到更严重的损伤，通常会导致一定程度的神经纤维断裂。那些严重的神经纤维断裂以及伴随而来的支持结缔组织的实质性损伤通常需要手术干预。通常，受损的周围神经会表现为脱髓鞘和轴突丧失的混合模式。神经完全切断或表现为严重的内部组织紊乱的神经损伤和神经内膜管丢失被认为功能恢复预后最差[4,6,9]。通常情况下，这些病例需要手术干预，促进一定程度的功能恢复。

不完全性损伤（神经干仍然连续的损伤）

神经病变（neuropathy）是用来描述周围神经病变的术语。神经的不完全损伤被定义为外部结缔组织覆盖层（神经框架）在某种程度上保持完整。不完全损伤具有重要的治疗意义。单一神经病变（mononeuropathy）涉及单一神经的损伤[5]，例如正中神经在腕管受到压迫或腕管综合征（carpal tunnel syndrome，CTS）。多发性单一神经病变（multiple

表 20.1　Sunderland 神经损伤分类法

程度	描述	损伤机制	预后
I	所有结构都保持完好无损；局部传导阻滞和脱髓鞘	急性压迫（Seddon 神经失用）	完全恢复（天 / 月）
II	轴突断裂伴远端（沃勒）变性；神经内膜管完整	轻度牵拉或中度压迫（Seddon 轴索断裂）	通常情况下，可完全恢复（月），限制因素是所需再生的距离（可存活的末端器官）
III	轴突和神经内膜管断裂；轻度至中度功能丧失；神经束保持不变	中度到重度牵拉或挤压（Seddon 神经断裂）	轴突可能再生，但在"错误的"神经内膜管内，许多损伤可导致神经 – 靶器官不匹配；近端损伤预后差
IV	神经束的完整性丧失，只有神经外膜完好无损	严重的牵拉或挤压（Seddon 神经断裂）	中度至重度功能丧失；可通过神经束支修复改善；常见连续性神经瘤：瘢痕处失去再生轴突
V	神经完全横断	严重牵拉或挤压；撕裂（Seddon 神经断裂）	严重的功能丧失；需要手术干预

mononeuropathy）是多灶性的不对称的且累及多条神经[5]。右侧正中神经和尺神经受压是需要反复屈肘和屈腕的职业应力的并发症，这是多发性单神经病变的一个例子。

　　血流量减少导致的周围神经轴浆流改变会导致整个神经病变，从而使其轴突受到多个部位的刺激。当神经必须穿过摩擦力增加的空间的区域（如纤维骨隧道）时，可能会增加继发性撞击的敏感性。当神经有连续的撞击或双部位的病理表现而没有急性创伤病史时，称为双重（double）或多重挤压综合征（multiple crush syndrome）[10]。

　　代谢变化也会导致神经病变。代谢性神经病变通常表现为多发性神经病变（polyneuropathy），或双侧肢体的两个或多个周围神经损伤。周围性多发性神经病变可累及手部和足部，通常呈长袜样或手套样分布。它最常发生在吸烟者、继发于酒精中毒的营养不良者、自身免疫性疾病或糖尿病康复对象中[5]。继发于妊娠期间的神经病变通常会随着妇女的身体恢复到产前的代谢状态而消失[5]。其他的多发性神经病变可能在药物治疗后是稳定的，也可能随着疾病的进展而进展。

　　当神经受到持续或严重的压迫或损伤时，水肿（肿胀）将积聚在神经纤维周围的神经鞘或基底膜内。神经束膜形成的扩散屏障和神经内膜腔内缺乏淋巴管意味着一旦水肿发生，增加的压力就无法消散，从而导致神经内膜微循环受损。神经内膜腔水肿的加重会导致神经内压增加，单个神经纤维的血流减

少或停止，以及神经纤维内轴浆流减少。这可能会导致神经纤维内的节段性传导阻滞［称为神经失用（neuropraxia）］。神经可以在受伤部位上下传导动作电位，但不能跨受伤部位。神经是连续性的，有完整的结缔组织覆盖，但可用于神经阻滞而失去功能。如果这种传导阻滞的持续时间和强度足够长，就会发生脱髓鞘；首先影响较大的是有髓神经纤维（感觉和运动神经纤维），同时保留较薄的、无髓鞘的纤维，它负责传导疼痛和自主神经功能[6]。这意味着康复对象除了会感到疼痛，还会经历轻触觉敏感度的下降或丧失。

　　当血管压力增加 20~30 mmHg 时，周围神经的静脉血减少。Gelberman 等[11]的经典研究表明，腕关节屈曲或伸展 90° 时，没有 CTS 的人群的腕管压力平均上升至 30 mmHg。因此，周围神经上的压力可以减少静脉血流量，造成暂时性压迫神经疾病。当结合某些易激惹姿势时，如将腕关节保持在屈曲或伸展的末端范围一段时间，神经病理可能会恶化。如果结合其他病理，如腕部骨折后腕管区域肿胀，可能会出现代谢阻滞（或更持久的压迫性神经病变）。

愈合时间轴（不完全神经损伤）

◎ 临床精要

压迫性神经病变无论是急性或慢性的，往往可以通过非手术方法治疗成功。其中包括对康复对象进行有关活动调整的教育、休息、应用非甾体抗炎药物、皮质类固醇注射和佩戴矫形器[12, 13, 14]。

典型的神经麻痹性神经损伤可以在几分钟或几周内恢复[4]。这种类型的神经损伤（也被归类为Sunderland神经损伤分类法I度损伤）的典型例子是周六晚麻痹（Saturday night palsy），这是一种肱骨水平的桡神经损伤，由肱骨压迫一些坚硬物体导致神经受压造成。

如果压迫足够严重，病变远端的神经纤维（以及覆盖这些纤维的髓鞘）会发生退化，但轴突的神经内膜管保持完整。这种类型的神经损伤被称为轴索扩张（axonotmesis）或Sunderland神经损伤分类法中的II度损伤。伴随这类神经损伤还会发生沃勒变性（Wallerian degeneration）或损伤部位远端的神经纤维变性（即远离神经元的胞体）。损伤部位远端的肌肉组织会出现比神经失用症更严重的纤颤、感觉丧失[6]。感觉和运动恢复非常依赖轴突（神经纤维）的再生。通常情况下，由于神经内膜管存活，恢复功能的机会很大（无须手术干预）。这些神经内膜管是再生神经纤维的通路。再生速率是根据共病的存在（或不存在）、损伤部位的活动量以及损伤部位与再生神经纤维最终目的地之间的距离来预测的[6]。从不复杂的案例情况来看，恢复速率为每天1.5~3 mm[6]。

神经压迫病变会导致损伤部位远端神经支配区域的感觉、运动和自主神经功能障碍。神经受伤的康复对象可能会主诉肌肉无力和（或）疼痛。他们可能产生了自主神经功能障碍，包括血流量、皮肤水分和毛发生长的异常变化，以及伤口愈合的延迟[6]。在感官上，他们最初会体验到本体感觉和辨别觉的丧失，随后是痛觉和温度觉的丧失。本体感觉的丧失首先是由于神经受压影响到大的有髓神经纤维（携带有关本体感觉和鉴别触觉的信息），然后才影响较小的无髓鞘神经纤维。如果压迫持续或足够严重，传导痛觉和温度觉的更小的纤维也会受累[8]。当压迫解除时，神经的血液供应恢复，就会产生一种感觉异常（paresthesia）。康复对象主诉有灼烧感、刺痛感或针刺感。感觉逐渐以与失去相反的顺序恢复：①钝性弥漫性疼痛；②热感知；③尖锐、刺痛的感觉；④寒冷的感觉；⑤意识本体感受；⑥有区别的触摸觉。

▷ 预防措施和注意事项

神经损伤后的一般建议

- 如果康复对象的保护觉已经减弱或丧失，治疗师需要教育他们保护无感知觉的部位以防止极端温度损伤（包括热的洗澡水）以及其他可能不小心受伤的情况（当他们无法看到自己受伤的部位时）。
- 任何上肢部位存在保护觉减弱或丧失的康复对象都应被严格警告不要将上肢暴露于移动的机械中，因为他们可能在无法立即意识到的情况下进一步损伤该部位。

? 咨询医生的问题

- 哪根神经受伤了？受伤部位在哪里？
- 损伤机制是什么？是神经拉伤还是挤压伤？
- 是否做过肌电图（EMG）或神经传导测试？结果如何？
- 此时是否需要手术减压？

完全性神经损伤［神经本身被横断和（或）伴有明显的外结缔组织层丧失或组织混乱轴突破坏］

神经断裂（neurotmesis）是周围神经损伤中最严重的一种。周围神经被切断或神经受到损伤导致严重的内部组织紊乱，伴随的严重后果是运动和（或）感觉丧失。Sunderland描述了3个级别的神经断裂[4]；每一级都显示神经的永久结缔组织层受累程度增加。Sunderland神经损伤分类法III度损伤的定义是轴突及其神经内膜管的连续性丧失，但神经束膜完整[6]。Sunderland神经损伤分类法IV度损伤表明轴突、神经内膜和神经束膜的连续性丧失，而神经外膜完好。后一种情况在神经干内会产生明显的内部瘢痕，损害功能恢复。可能需要切除神经干的纤维化部分，然后进行神经移植修复。

Sunderland神经损伤分类法V度损伤的定义是整根神经或神经部分轴突（神经纤维）的破坏，以及围绕轴突的所有结缔组织层的被膜破坏。由于神经无法自行修复，如果不进行手术干预，功能不可能恢复。

当一根神经被切断会出现支配区域的感觉丧失和肌肉瘫痪[5]。同时也会失去神经中重要的轴浆液[15]。每个轴突本身包含神经细胞中90%的轴浆液。轴浆转运系统（具有逆行和顺行流动）允许神经元在突触上维持其结构和健康[6,8]。这个系统也允许胞体（或神经元胞体）获得关于轴突整体健康的反馈，包括（远端）神经突触间隙的健康。当这种通讯和运输系统失灵时，与神经相关的肌肉和感觉受体就会发生变化。这些受体接收或产生脉冲的能力会减弱[6,8,9]。我们还会看到靶组织的营养变化（trophic changes）；也就是说，由该神经服务的组织发生变化，包括毛发生长异常、甲床变化、寒冷不耐受和软组织萎缩[6,8]。

◎ 临床精要

周围神经被完全切断后，在损伤部位远端受损伤神经支配的区域中会出现感觉丧失、肌肉控制丧失和反射丧失。

轴突横断的另一个后果是胞体膨胀，细胞核向外移位。从产生神经递质到发生轴突修复和生长所需的结构材料，这反映了代谢优先级的变化[9]。近端轴突在损伤区（即到下一个或多个 Ranvier 结）会经历创伤性变性。损伤远端发生沃勒变性，随后出现再生束，试图连接远端横断节段以完成再生过程[9]。该过程开始于横断后 48~96 小时，结束于伤后 3 周[9]。在此期间，髓磷脂进行性恶化。同时也有成纤维细胞（产生结缔组织的细胞）和施万细胞的增生。这些细胞会一起造成内部组织紊乱，从而阻碍神经纤维的再生和（或）神经瘤的发展（神经纤维残端周围组织的痛性增厚）。这就是为什么损伤神经的手术修复在受伤后 48~96 小时内进行手术预后最佳[16]。

➤ 预防措施和注意事项

神经撕裂术后的一般建议

- 经过一段时间的固定以保护神经修复部位后，邻近区域的关节和软组织可能会发生僵硬和纤维化。与外科医师进行确认，确保在不影响修复的情况下尽可能少地固定关节和软组织。
- 如果康复对象有骨量减少或骨质疏松症病史，一旦允许力量训练，请注意附近的骨和关节的初始负荷。这两种情况都可能在术后制动期间恶化。
- 康复对象将会发生受累神经支配的肌肉组织萎缩和间质纤维化，第 1 个月重量减轻 30%，2 个月后重量减轻 50%~60%。大约 4 个月后，重量减轻 60%~80%，肌肉萎缩达到相对稳定的状态[17]。
- 失神经肌肉组织被纤维性脂肪组织取代。Issacs 指出，如果损伤后 18 个月肌肉组织没有得到充分的神经再生，就不太可能看到功能的改善[18]。

术后管理概述——减压与神经修复

如果神经被切断或者内部组织结构有足够多的破坏以及瘢痕，则手术干预是必要的。干预可能包括手术修复、减压和（或）神经松解。一期神经修复（primary nerve repair）指在损伤后 1 周内进行的神经修复手术。一期神经修复可以产生更好的效果[19]。延迟（delayed）或二期神经修复（secondary nerve repair）指损伤 1 周后或更长时间内进行的修复。神经移植（nerve grafting）是当一期神经修复不能在神经切断端过度紧张时完成的一种神经修复的类型[9]。神经移植物的作用是提供一个空的神经内膜管的来源，通过它可以引导再生的轴突。神经移植可以使用市面上买到的导管（conduit）从及自体移植或同种异体移植。自体移植物（autograft）是从典型无重要影响的感觉神经处获取的移植物材料，用于修复大型混合神经。异体移植（allograft）指从他人（例如，从人类尸体上获取的）身上移植的组织。异体移植和自体移植都用于处理大的神经间隙或神经瘤切除后留下的间隙[9,18]。

神经松解（neurolysis）是对受损神经的外科解剖和探查，旨在将神经从局部组织限制或粘连中解放出来[19]。周围神经减压术（nerve decompression）是在神经受到压迫或撞击时进行的手术。这种外科手术减少了神经的压力。它可能包括切断压迫神经的组织，或将神经移动到不同的位置。

完全神经损伤后的愈合时间轴

一般来说，神经系统的再生能力（受伤后自我复制或修复的能力）是有限的[8]。成熟的神经元不能繁殖。在历史上，周围神经纤维的胞体损伤是无法治疗的。在过去的十年中，研究者已经在成人和发育中的大脑中发现未分化的神经干细胞[8]。干细胞移植的研究主要集中在通过植入成熟的神经干细胞来替代受损的神经元以解决中枢神经系统缺陷（例如，脊髓损伤后）。在未来，利用神经干细胞治疗周围神经损伤，提高周围神经损伤后完全恢复的潜力是可行的[8]。

目前，完全性周围神经损伤在一定条件下，可实现损伤后的完全或部分恢复。首先，胞体或神经元胞体必须是可存活的。某些严重的损伤，如神经根撕脱，可以杀死脊髓中的运动神经元和位于脊髓附近的背根神经节细胞。胞体的损伤会导致整个神经细胞的死亡。

其次，神经病变内及周围的生理环境必须支持轴突发芽和外周部生长。理想情况下，在损伤水平的远端有一个完整的神经内膜管和未受损的施万细胞。施万细胞产生神经生长因子，这是使周围神经损伤得以解决的关键之一[9]。如果发芽的轴突遇到瘢痕组织或骨骼，阻碍了通向空施万鞘和神经内膜管或轴突末端器官的通路，则外周生长会停止。

恢复的第三个条件是再生的轴突必须连接到适当的末端器官，并且这个末端器官必须是可存活的。运动神经纤维必须生长到它的起始端运动终板，感觉神经纤维必须与它相应的受体器官相连接。如果一个感觉轴突错误地进入一个运动远端小管，轴突的生长将被浪费。因此，与神经内膜管受损的神经损伤相比，神经内膜管完好无损的神经损伤功能恢复的预后更好。再生的神经纤维将沿着合适的神经管到达正确的末端器官，前提是神经管是可通行的，且没有被瘢痕组织阻塞。即使正确的神经纤维到达正确的感觉末端器官或运动终板，触觉感受器和肌肉组织也必须是可存活的。感觉末端器官没有终板，因此它们可保留1~3年或更长时间的神经移植的潜能[15, 17]。然而，当运动终板退化时，失神经肌肉组织失去支持轴突再生的能力。在临床上，肌肉变得高度敏感并呈束状（抽搐）。如果神经在去神经支配后约18个月内不能到达运动终板，功能性神经再支配的机会就会减少[18]。

末梢神经恢复的最后一个条件是 CNS 必须正确地感知和解释受损的 PNS 信号。例如，随着周围神经损伤导致皮肤输入的改变，CNS 需要重新组织手的皮质表征。

英国医学研究理事会（Medical Research Council, MRC）定义了一个神经复苏手术后神经修复良好或功能性的结局，即运动功能：M3（肌肉只能抗重力活动，或肌肉力量恢复分级为 3/5）或更好；感觉功能[19]：S3（痛觉和轻触觉在两点辨别觉测试大于 15 mm）或更好；虽然康复对象不太可能同意这个观点。大多数成人周围神经损伤会导致一定程度的永久性损伤[19]，其显著的功能限制尚未被识别、测量和解决。

♡ 专业提示

神经损伤

如果手术可以避免，那就应该避免。通常，手术后会有疼痛。此外，术后肿胀会加重压迫损伤。因此，如果可能的话，首先尝试保守治疗。例如，可以通过夜间夹板、人体工程学干预和教育康复对象避免刺激性体位来改善腕部正中神经的长压迫[20]。

如果手术是必要的，让受伤的神经有时间从手术创伤中恢复。恢复所需的时间取决于很多因素，包括手术前神经损伤的严重程度和手术类型。例如，内镜下腕管松解（carpal tunnel release, CTR）比传统的开放式 CTR 创伤小，可以更快地重返工作和自理活动。影响恢复期的其他因素可能包括系统性疾病的存在，如风湿性关节炎或糖尿病，这些疾病会减缓或永久阻碍恢复。伴随损伤的存在可能会延长组织愈合的早期阶段。神经损伤区域的轻柔主动活动（AROM）通常可以在炎症愈合阶段过后开始。时间范围为术后 2~3 天至术后 2~3 周。愈合的重塑阶段前应避免抗阻运动，即手术后 3~4 周（或更长）。了解伤口愈合的阶段使治疗师能够为每个康复对象设计适当的术后方案。再次提醒，我们要把每个康复对象看作一个个体，观察其组织对运动训练的反应，并相应地调整每个治疗方案。

❓ 咨询医生的问题

- 修复的日期是什么时候？
- 神经修复时是否处于收紧状态？需要做神经移植吗？
- 从损伤时间到神经修复时间之间是否有延迟？
- 是否有其他受损和修复的部位？
- 是否有想要遵循的特定的术后治疗方案？你希望神经修复制动保护的时间是多久？
- 能否从修复部位的远端和近端开始 ROM 训练，以保持关节的柔韧性、组织长度和滑动？
- 什么时候可以开始力量训练？在给予重量和（或）活动方面有什么具体的限制吗？

影响临床推理的特异性诊断信息

- 在最初的 3~4 周潜伏期后，修复的周围神经以 1~3 mm/d 的速度愈合[16]。当再生轴突试图穿过损伤部位并重新支配末梢器官时，可能会发生延迟。
- 运动神经再生是从近端到远端，遵循神经的解剖路径。因此，了解受损神经支配的肌肉的典型神经支配顺序是很有帮助的。
- 失神经的肌肉组织逐渐被纤维性脂肪组织所取

代。如果在 12~18 个月后，功能性神经再支配不能恢复到肌肉，则不太可能看到进一步明显的改善[18]。

- 感觉末端器官没有像肌肉那样的终板，所以仍能存活。因此，这些器官保留了神经移植的潜能。手指神经移植可以在手指感觉神经受伤多年后仍提供保护觉[15]。

- 近端神经病变的预后较远端神经病变差。在损伤与运动终板或感觉端器官连接之间存在较长的潜伏期。再生的神经纤维也有更多的机会进入错误的神经管，并最终到达错误的末端器官。

- 愈合的周围神经及其周围存在的瘢痕组织会严重损害准确和无痛神经再生的手术和治疗目标。

- 神经再生和功能结果与年龄有关。年轻人的功能结果更好可能是由于皮质可塑性更大[17]。

- 尽管如此，共同工作的细胞还是会连接在一起。练习可以加强和扩展身体感觉皮质对所使用区域的表征。[1, 8] 即使在手术治疗效果不佳的情况下，感觉再教育和皮质再训练也可能是有帮助的。

评估要点

CNS、脊髓节段和周围神经病变的鉴别

- CNS 病变表现为运动性痉挛 / 弛缓和全肢体感觉改变，通常发生在损伤部位对侧的一侧身体。

- 脊髓节段病变显示相应区域的肌肉和皮肤感觉改变。通常情况下，必须累及几个相邻的脊髓节段，才能鉴别出皮节和肌节。

- 周围神经损伤表现为受累神经特有的感觉或运动丧失，损伤部位和肢体远端有症状和体征

评估要点

整体考虑

首先介绍自己和这个初始阶段的治疗目的。强调治疗师的角色是与康复对象合作，以促进最佳的功能恢复和独立。关于神经功能具体的损伤、康复过程和功能恢复的预后的教育应该在这时开始。

需要收集关于康复对象特有的社会和医疗既往史信息，以及他们的受伤机制。还需要确定他们对组织愈合时间轴要求的活动限制的理解，并确定他们使用的使其发挥作用的策略。特别要注意记录每

一位康复对象所面临的挑战。试图确定支持系统的可用性和康复对象在面临挑战时所使用的策略（例如，执行如厕任务）。

使用以客户为中心并着眼于大局的评估工具是很有帮助的。加拿大作业表现量表（COPM）[21]是一种用于识别康复对象的角色、环境和活动表现的评估工具。问题由康复对象确定，然后根据重要性进行评级。这五个最重要的问题就是干预的重点。干预可能需要使用适应性设备和（或）代偿策略。

观察和触诊

观察受累肢体的姿势。观察康复对象在门诊中如何使用（或避免使用）肢体。观察受累肢体是否有明显的肌肉萎缩、皮肤损伤、水肿、颜色变化（如红斑、斑疹或皮肤变白）和营养性变化。

预防措施。注意并警告康复对象使用脆弱无知觉的手时可能出现的水疱和其他手部损伤迹象。记录水肿、过敏、粘连和萎缩的区域。除了文字记录，使用图片可能会有帮助。始终使用标准的预防措施，以控制任何病变和皮疹周围的感染。

感觉功能的评估

- Semmes-Weinstein 单丝测试：这是一个轻触觉分级测试工具，由一套 20 个尼龙单丝组成。治疗师使用单丝来描绘手的轻触觉。简化版的工具包也可用。

- 两点辨别测试：根据 Moberg 的说法，在周围神经损伤后最终精细运动功能恢复良好的指标是两点辨别觉的恢复。他主张，给手表上弦需要 6 mm 的两点区别度，缝纫需要 6~8 mm 的区别度，操作精密工具需要 12 mm 的区别度。静态两点辨别力和移动两点辨别力可以测试并评估康复对象对指尖上随机施加的一点和两点压力的辨别力。移动两点辨别觉在静态两点辨别觉之前恢复。

- 触觉定位：上述两种测试都不需要康复对象识别刺激的位置。定位需要比简单的对刺激的识别更综合的感知水平。定位是神经修复后适用的检查，因为刺激定位困难是神经损伤后常见的现象。通过使用功能障碍区可感知的最低 Semmes-Weinstein 单丝，可以记录康复对象定位轻触刺激的准确性。让康复对象闭上眼睛，口头询问他们是否感觉到刺激。每次康复对象给出肯定的回

答时，请康复对象睁开眼睛并指出触碰的确切位置。将康复对象的检查结果记录在手部的网格状图上，标明刺激的实际位置和相关触觉感知的位置。在图上画箭头以指明所指的感知觉处。本测试无正式解释或评分；然而，在决定是否需要和计划感觉再教育干预时，定位觉差的证据是有用的。

- Moberg 拾取测试：这是一个评估正中神经功能的有效测试。该测试有助于测试有认知问题的儿童或成人，或有其他阻碍无法全面参与其他感觉测试的人。

- Hoffmann–Tinel 征：在创伤后，沿着损伤的方向轻扣再生神经会产生一种从受伤神经的分布部位到再生部位的暂时的刺痛感。刺痛会持续几秒钟。从远端到近端测试可获得最佳的准确性。如果这一征象不存在或未如愈合神经预期的那样向远端进展，则神经持续恢复的预后较差。同样，Tinel 征的好转迹象令人鼓舞，但并不一定预示着完全康复。表 20.2 给出了轻触觉敏感性测试、标准化测试、评估执行方案、评分和分数解释的总结。

关节活动和肌肉功能的评估

- 角度测量评估：关节活动和肌肉功能的评估是通过角度测量仪进行的。被动活动范围（PROM）被定义为关节被外部力源移动而通过正常的运动弧线能力的测量。活动受限指关节或关节周围的关节囊结构存在问题。AROM 测量是对个人移动关节通过正常运动弧线的能力的测量。当 PROM 范围正常、AROM 活动受限表明可能存在神经损伤导致的肌力减弱或丧失。因此，首先评估 AROM，如果存在受限，再评估 PROM。

- 徒手肌力测试：周围神经损伤可导致肌肉麻痹或瘫痪。使用徒手肌力测试（MMT）仔细记录肌肉力量是神经损伤后评估的重要组成部分。如有可能，将强度与未受累侧进行比较，以确定该康复对象的正常力量强度基线。

- 注意事项：经咨询，医生同意康复对象的测试身体部位可以抗阻力后再进行 MMT。

- 当进行 MMT 以确定肌肉力量良好（4/5）还是正常（5/5）时，应在该运动可用 ROM 弧的中间范围内对肌肉或肌群施加阻力。例如，如果康复对象主动或被动肩关节外展的角度限制在 50°，则

在外展肩关节的角度限制在 25°。告诉康复对象"保持这个姿势"，并说，"不要让我推动你"，同时施加一个反向的力，试图将康复对象的身体部分移出测试位置。使用一种评分系统，尽量减少加号和减号的数量，这有助于其他健康专业人员更容易审查文件和理解观察到的结果。

- 力量测试——握力和捏力：一旦医生确认可进行此类测试，就可以使用标准化工具、Jamar 测力计和捏力计来评估握力和捏力。

自主神经功能评估

- 交感神经功能：如果神经损伤后仍有出汗的情况（上运动功能），这表明神经损伤并不完全，因为神经内的外周自主神经纤维负责汗液排泄。血管舒缩内稳态同样是交感神经系统的功能；因此，皮肤温度和皮肤颜色的异常变化可能表明这些周围神经纤维的受累。

- 营养变化：交感和感觉功能障碍的结合导致受累区域所有组织的特征性营养变化。具体来说，我们会看到指甲的变化（斑痕，爪状外观）、异常的毛发生长（可能会脱落或变得更长更细）、不耐冷、软组织萎缩（最明显的是在指腹）以及组织愈合速度减慢。

- O'Riain 皱纹测试（1973）：这是一个客观的测试，用来识别失神经支配区域；失神经支配的皮肤在温水中浸泡时不会出现皱褶。将失神经支配的手置于温水［40℃（104 ℉）］中 30 分钟，记录手指是否有皱褶。这种测试对儿童或其他不能或不愿参与敏感性测试的人最有用。

疼痛评估

疼痛通常是神经损伤的结果。因此，承认这一事实并以定量和定性这一多维体验为目标，对治疗师和就诊者来说都是很重要的。许多疼痛评估工具都是一维的，试图用数字来量化疼痛体验。这些工具的好处是易于管理和评分，并产生可重复比较的结果，可用于评估特定干预后的即时效果。然而，利用这些量表确定一个客观的长期目标是具有挑战性的，因为疼痛的多维体验很难让人认为疼痛是一种稳定状态，而不是受其他因素，包括社会、文化、认知和情感问题的动态影响。

最近的几项研究着眼于 PNI 后的疼痛史如何导

表20.2 轻触觉敏感性测试——标准化测试和技术

测试/目的	设备/测试说明	测试流程	评分	分数的解释
Semmes-Weinstein单丝：轻触觉敏感性阈值试验	设备：安静的测试空间，彩色铅笔和利用于记录结果的手图形或网格，20支尼龙单丝探针测试包，范围从1.65至6.65 替代：微型套件包含探针2.83、3.61、4.31、4.56和6.65 说明：介绍测试，并通过在感觉接近正常的区域进行演示，使康复对象熟悉测试感觉。如果感觉到了刺激，让康复对象闭上眼睛。或测试中要求受试者闭上眼睛，或者用眼罩遮挡视线。被测试者的手应该安全稳定地放在某子上	从受区端开始，沿着周围神经的感受区向近端过渡。从直径为2.83的纤维单丝开始，施加足够的压力使细丝弯曲。压受的压力1.5秒，保持1.5秒，释放1.5秒。每个部位重复三次；如果前一个部位没有感觉，就进行下一个较粗的单丝。直径≥4.31的单丝每个部位只测试1次	3次，有1次正确的反应被认为为是准确的 2.83为轻触觉正常 3.22~3.61为轻触觉减弱 3.84-4.31为保护性感觉减弱 4.56-6.65为保护性感觉丧失 >6.65为所有感觉消失	2.83为轻触觉正常 3.22~3.61为实体觉及痛觉完整，手部使用接近正常 3.84~4.31为中度至轻度实体觉和痛觉受损，操作物体困难 4.56~6.65为中度至显著的疼痛和温度觉受损，视力被遮挡无法使用明法操作物体，手的自发使用明显减少；需要受损区域大的保护指导 >6.65为不能识别物体或温度；在目视引导下，只能进行粗大协调活动
静态两点辨别觉测试/功能性测试：用于确定两点辨别觉和用手完成精细运动任务的能力	设备：手持式圆盘刻录器或Boley测量仪 说明：介绍试验，并在具有正常感觉的近端区域进行演示，使康复对象熟悉试验要求。要求受试者在感知到1个或2个压力点时说出"1"或"2"。在测试过程中要求受试者闭上眼睛，或者用眼罩遮住其视线。受试者的手应该安全稳定地放在某子上	通常，只测试掌侧指尖。在两点之间5mm的距离开始测试。将设备按纵向方向随机选取1个或2个交替测试，以避免重叠的指神经交叉。轻轻地用压力，直到皮肤变白。如果康复对象回应不准确，两端点之间的距离逐渐增加1~5mm。如果手指长度不够或者距离达到15mm，则停止测试	评分是受试者能准确区分两个压力点和一个压力点的最小距离。10个答案中应有7个是正确答案 正常的范围： 3~5mm为正常，年龄为18~70岁 6~10mm为一般 11~15mm为差 只有一点感知为只有保护觉 没有任何回应为感觉麻痹	6mm为正常，能够给手表上弦 6~8mm为一般，能够缝纫 12mm为差，可以操作精密工具 >15mm为保护性感觉丧失至感觉麻痹；只有降低速度和技巧才可能完成粗大工具的处理

注：* 分数的解释是基于Bell-Krotoski J. Correlating sensory morphology and tests of sensibility with function. In: Hunter JM, Mackin EJ. eds. Tendon and Nerve Surgery in the Hand: A Third Decade. St Louis, MO: Mosby; 1997; and in Callahan A. Sensibility assessment for nerve lesions in continuity and nerve lacerations. In: Mackin EJ, Callahan AD, Skirven TM. eds. Rehabilitation of the Hand and Upper Extremity. 5th ed. St Louis, MO: Mosby; 2002.

致持续的负面后果，包括生活质量下降、抑郁，以及在工作、教育、自我照护和业余爱好方面的长期失能[23-25]。在制订个性化的有效应对策略之前，确定疼痛对康复对象的影响是很重要的。

　　表 20.3 总结了典型的疼痛评估工具，并简要介绍了实施和评分说明。这不是一份详尽的疼痛评估清单，而是一份对周围神经损伤康复对象进行初步评估时可有效使用的清单。

其他评估

- 反射：反射弧中传出或传入神经的完全切断会使反射消失。然而，即使在部分神经损伤中，反射也会丧失，因此反射不足并不是判断损伤严重程度的良好指标。
- 冷敏感：冷敏感或不耐受是周围神经损伤的常见后果。寒冷不耐受与功能障碍有关，在受伤肢体可能暴露在寒冷环境下的部位，它可能对恢复工

表 20.3　典型的疼痛评估工具

名称	描述 / 操作	评分 / 解释
数字疼痛量表	描述：使用 10 点数值量表对疼痛强度进行主观评分 操作：要求康复对象用 0~10+ 分对自己目前的疼痛进行评分，0 为无疼痛，10 为可以想象到的最严重疼痛。康复对象可被要求评价过去 30 天或疼痛发作后所经历的最轻微和最严重的疼痛	评分：记录康复对象说出的数字 解释： 0~2 为轻度疼痛 3~5 为中度疼痛 6~10 为重度疼痛
视觉模拟评分	描述：使用在每一端带有描述文字的 10cm 线对疼痛强度进行主观定量测量（完全没有疼痛至可以想象的最严重的疼痛） 操作：要求康复对象在直线上做一个记号，表示他们目前正在经历的疼痛	评分：记录康复对象标记点的线上测量距离，以 cm 为康复对象疼痛评分。 解释： 0~2.9cm 为轻度疼痛 3~5.9cm 为中度疼痛 6~10.5 为重度疼痛
疼痛绘画	描述：疼痛扩散和定位的主观绘图 操作：给康复对象准备身体或身体部位的轮廓图，要求康复对象使用符号（表示不同程度的疼痛）记录他目前的症状分布。	评分：没有标准化或被广泛接受的评分方法 解释：寻找疼痛扩散的模式，它可能表明沿着特定皮节发生的神经根性症状。广泛的或非解剖性疼痛图可能表明慢性疼痛或不良的心理动力学特征

　　注：以上量表的解释基于 Galper J, Verno V. Pain. In: Palmer ML, Epler ME. Fundamentals of Musculoskeletal Assessment Techniques. 2nd ed. Philadelphia, PA: Lippincott–Raven Publishers; 1996.

作和休闲活动产生不利影响。考虑使用自我报告来记录冷耐受性，因为许多评估温度耐受性的可用测试方案缺乏标准化。

- 水肿测量：当神经穿过纤维骨隧道和其他紧密封闭区域（如腕管）时，水肿的存在会损害神经的可用空间。开始时测量水肿，或者一旦拆除缝线，如果没有伤口问题，使用容量计或胶带测量周长。在开始治疗前建立一个基线。注意，治疗后水肿的显著增加和感觉状态的下降表明治疗方案过于激进，愈合组织无法耐受。应相应地调整干预计划。
- 刺激性试验：引起症状的试验用于判断损伤部位，并排除其他非神经组织疼痛来源的可能性。

刺激神经测试是基于以下事实，即受刺激的神经组织对任何沿其走行的人工刺激都是敏感或高度敏感的。徒手刺激被定义为沿神经叩击的机械刺激，或对神经干的压缩力或导致纵向神经滑动的梯度力。在正常神经中，这些力不会导致神经过敏反应。例如，除非神经受损，否则叩击一根神经通常不会引起 Tinel 征。因此，Tinel 试验或沿着神经叩击导致刺激刺痛感，被认为是有效的激发压力测试。同样，上肢张力测试也被认为是一种激发压力测试，因为臂丛神经是纵向被动移动的。上肢张力测试阳性（当四肢完全被动拉伸时，症状性疼痛再现和关节活动受限）表明病理反应。

关于刺激性测试

- 神经刺激性测试，特别是上肢张力测试，必须谨慎，并由熟练的治疗师进行，了解测试技术和原理，一旦被激发，可以管理症状。上肢刺激测试在精确定位、每个位置保持的时间或施加的力方面都缺乏标准化。

- 只要有可能，将患侧与健侧进行比较，以了解康复对象的正常反应。

临床推理：决定使用哪种测试

表 20.4 列出了在评估连续性神经损伤和非连续性神经损伤时使用哪种评估工具的建议列表。

表 20.4　对治疗师评估建议	
连续性神经损伤——非手术	**神经撕裂伤——手术后**
• 康复对象既往史 • 观察 / 触诊受累组织 • 在疑似受压部位进行 Tinel 试验 • Semmes–Weinstein 单丝测试 • 疼痛评估（包括疼痛访谈） • 如果康复对象报告间歇性症状因某些体位 / 活动而加剧，进行刺激性压力测试 • Moberg 拾取试验（用于正中神经损伤的功能评估） • 如果存在主动活动受限制，则测量 AROM 后测量 PROM • 力量测试：MMT 明确肌肉受累情况，握力和捏力测试评估功能性抓握和捏力 • 修改 COPM 用于目标设定	• 康复对象既往史 • 观察 / 触诊受累组织，特别注意营养、汗腺活动和血管舒缩性变化（可能的交感神经功能障碍） • Tinel 试验以确定再生轴突的远端进展 • Semmes–Weinstein 单丝测试，然后定位［确定轻触觉敏感性，需要感官保护技术和（或）感觉再教育］ • 两点辨别觉测试，检查康复对象是否能感知 ≤ 4.31 的单丝测试（预测功能状态，是否需要感觉再教育） • 疼痛评估（是否需要脱敏计划？） • 在术后方案允许的情况下，受累肢体测量 AROM 再测量 PROM（如果需要） • 修改 COPM 用于目标设定

注：AROM，主动关节活动范围；PROM，被动关节活动范围；MMT，徒手肌力测试；COPM，加拿大作业表现量表。

桡神经

解剖学和常见的卡压部位

表 20.5 总结了桡神经的解剖、常见的受损部位以及与桡神经损伤相关的典型缺陷 / 畸形。

桡神经是肱骨骨折后最常累及的上肢周围神经[26]。在外伤性肱骨中干骨折后，桡神经容易在肱骨中段受损，原因在于桡神经沿着肱骨的螺旋沟槽（桡神经沟）从内侧向外侧下行（图 20.4）。该水平的损伤称为高位桡神经麻痹症（high radial nerve palsy）。因为支配肱三头肌的神经纤维在腋窝水平（腋窝稍远端）就从主干分支，肱三头肌的功能保留，因此伸肘功能是完好的。虽然旋后肌和肱桡肌瘫痪，但肘关节屈曲和前臂旋后功能是保留的，因为受肌皮神经支配的肱二头肌是主要的肘屈肌和前臂旋后肌。所有腕伸肌瘫痪，掌指关节（metacarpophalangeal joint，MCP 关节）无法伸展，以及拇指无法伸展和桡侧外展。这种损伤称为垂腕畸形（wrist drop deformity）（图 20.5），因其典型的垂腕或屈腕姿势而得名。

表 20.5　桡神经总结	
感觉	臂皮神经分支分布于上臂后部和臂外侧下部的皮肤 前臂分支分布于前臂后侧的皮肤。前臂的感觉浅支分布于手背外侧 2/3、拇指背面以及示指、中指近节指背和环指近节桡侧半指背皮肤
运动	从近端到远端的支配：肱三头肌（外侧头）、肱三头肌（长头）、肱三头肌（内侧头）、肘肌、肱桡肌、桡侧腕长伸肌、桡侧腕短伸肌、旋后肌、指总伸肌、小指伸肌、尺侧腕伸肌、拇长展肌、拇长伸肌、拇短伸肌以及示指固有伸肌
功能	桡神经可使肘伸展，是产生腱效应动作的关键，该动作是正常手功能抓握 – 放松模式的基础。桡神经可使腕背伸、MCP 关节伸展以及拇指伸展和桡侧外展

续表

卡压 / 损伤的常见部位	拐杖麻痹症（腋窝水平，运动和感觉功能均受累） 周六晚麻痹症 / 高位桡神经麻痹症（肱骨中段受压或骨折——肱三头肌正常，感觉功能受累） 骨间后神经麻痹症（肘关节骨折 / 脱位，桡侧腕短伸肌腱缘，旋后肌的两头之间——桡侧腕伸肌完好，主要是运动功能受累） 桡管综合征（在桡骨头和旋后肌之间受压；主要是疼痛综合征） 桡神经感觉浅支麻痹症（在桡侧腕长伸肌和肱桡肌的肌腱之间受压，或在腕部受狭窄的夹板 / 矫形器的压迫——仅感觉功能受累）
受损的结果	运动麻痹会导致明显的功能后果。桡神经从内侧到外侧经过肱骨干后方，这一神经受损会导致 "垂腕"，无法主动伸腕、伸指。由于完好的肱二头肌是前臂强有力的旋后肌，因此前臂旋后功能保留。同样，肱三头肌也是完好的，因为它接受桡神经更近端的分支支配。只有高位桡神经损伤（腋窝水平）才会导致肘关节主动伸展丧失以及上述所有问题。骨间后神经损伤时肱桡肌和桡侧腕伸肌是正常的，但拇指伸展、手指（2~4 指）伸展和尺侧腕背伸功能丧失 桡神经感觉浅支受损会导致手部背桡侧的部分感觉丧失。这对康复对象来说通常不是太大问题 桡神经损伤后，会使康复对象无法用手来抓握或放松 腕部的稳定性丧失会导致无法使用长屈肌进行握拳。康复对象不能将拇指打开去抓住水杯或餐具，或熟练地放开手中的一个物体

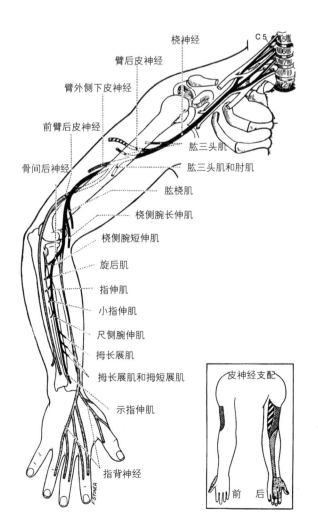

图 20.4　桡神经的示意图（引自 Stanly BG, Tribuzi SM. eds. Concepts in Hand Rehabilitation. Philadelphia, PA: FA Davis; 1992.）

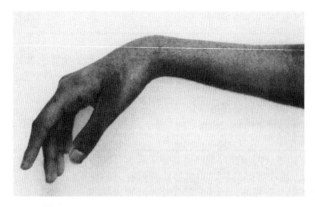

图 20.5 桡神经麻痹引起的垂腕畸形（引自 Stanly BG, Tribuzi SM. eds. Concepts in Hand Rehabilitation. Philadelphia, PA: FA Davis; 1992. ）

尽管高位桡神经损伤最常见的原因是对神经的直接损伤，然而外部的压力也会导致神经病变，例如来自腋杖或沿着肱骨中段（桡神经稍浅表地行经在肱三头肌和肱骨之间的部位）的压力。通常将后者称为"周六晚麻痹症或醉汉麻痹症"[27]。根据损伤水平的不同，可能存在肱三头肌瘫痪，以及臂后部感觉丧失。所有腕伸肌和指伸肌瘫痪，前臂和手的背外侧感觉丧失。

高位桡神经损伤的保守治疗

概述

- 拐杖麻痹症（腋窝水平，运动和感觉均受累）表现为肘部肱三头肌功能麻痹（即肘无法伸展或严重无力）、前臂旋后力弱、手指 MCP 关节无法伸展、拇指无法伸展和桡侧外展。虽然重力能够协助肘关节伸展以完成功能性活动，但治疗师需要监测继发于无对抗性肘屈肌收缩和适应性短缩的肘屈曲挛缩的发生。

- 周六晚麻痹症 / 高位桡神经麻痹症（肱骨中段压迫或骨折）表现为肱三头肌的功能正常，除此之外，其他的运动和感觉功能与上述的表现是一样的。

愈合时间轴

由闭合性损伤引起的桡神经麻痹通常表现为神经失用，在数天到 4~6 个月内会自然恢复[28]。经过 2~3 个月的保守治疗而没有改善的康复对象，需要考虑采用电诊断和超声检查来确定损伤的范围和类型。

💟 专业提示

高位桡神经麻痹的矫形器选择

- 腕关节固定矫形器：腕关节置于 30° 背伸的功能位。这种矫形器的优势在于美观。固定矫形器不像动态矫形器那么显眼，也更加舒服，尤其是在睡觉时，没有笨重的支架带来的问题。此外，这种矫形器更便宜和容易穿脱。对于非优势侧的神经损伤和（或）认为美观比功能更重要的康复对象，这是一个合理的日间选择。

- 背侧活动矫形器：动态地将 MCP 关节保持在伸展位，但允许手指完全屈曲，用于替代丧失的肌肉力量以及促进患手的功能性使用，手掌面没有矫形器覆盖，利于感觉输入。有预制的矫形器可供选择，也可量身定制。这类矫形器的制作在技术难度上较大，比较耗时，并且费用较高。康复对象独立穿脱矫形器也比较困难。McKee 和 Nguyen 描述了一款型面较薄的定制矫形器，可辅助腕、第 4~5 指和拇指伸展（图 20.6）[29]。

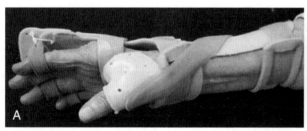
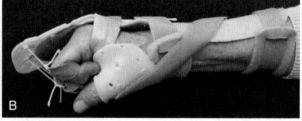

图 20.6 桡神经麻痹矫形器的例子（引自 McKee P, Nguyen C. Customized dynamic splinting: orthoses that promote optimal function and recovery after radial nerve injury: a case report. J Hand Ther. 2007;20 [1] :80. ）

▶ 预防措施和注意事项

- 当制作一个动态桡神经麻痹矫形器时，在允许手指完全屈曲的同时，应该注意测量提供手指足够的伸展所需的适当力量。提供给小指和环指的伸展力量可以更小些，过大的力量会将这些手指的 MCP 关节拉至过伸位，并且可能会妨碍手部尺侧的正常弓或休息位。[想一想你的手指是如何抓住锤子或高尔夫球杆的。需要小指和环指的 MCP 关节完全屈曲，并且还需要腕掌（carpometacarpal，CMC）关节的稍微屈曲来增强。]

- 对于高位桡神经损伤的康复对象，若使用腕关节固定矫形器来改善功能和稳定腕关节，则需要监测腕关节、手指（第 2~5 指）和拇指同时被动伸展范围减少的情况。MCP 关节的伸肌以及拇伸肌和桡侧外展肌可能会被无拮抗肌的屈肌过度牵伸。这会导致潜在的生物力学问题。例如，关节屈曲挛缩和外在屈肌的适应性短缩。另一种选择是制作一种包含前臂的腕部矫形器，将示指到小指的 MCP 关节置于伸展位，拇指置于伸展及桡侧外展位。

( ) 对康复对象说的话

关于桡神经麻痹

"你的神经受伤了，而这些神经可以支配腕部和手指伸展。医生认为你有完全恢复的（极好/良好）预后，但这需要时间，可能会长达 3~4 个月。在这段时间里，你必须保护力量减弱的肌肉，以避免被正常肌肉过度牵伸。你需要使用矫形器将腕部支撑在功能位，以及协助手指运动。有几种矫形器可供选择。"

应使用图片或模型向康复对象说明可选择的矫形器。需要协助指导康复对象根据他们的生活方式、手的优势侧和受伤侧、经济状况以及复诊进行矫形器调整的能力等情况做出最佳选择。

低位桡神经损伤（骨间后神经综合征、桡管综合征和背侧桡感觉神经刺激）

在前臂近端，大约桡骨头的水平，桡神经分为感觉浅支 [称为背侧桡感觉神经（dorsal radial sensory nerve，DRSN）] 和运动深支 [称为骨间后神经（posterior interosseous nerve，PIN）]。桡神经的运动神经分支延伸至旋后肌下方，穿过前臂的桡管。桡管长 3~4 指宽，位于桡骨近端前部。这一水平的

神经损伤可由旋后肌的桡侧头和尺侧头之间的神经（称为 Arcade of Frohse）卡压、桡骨头骨折 - 脱位、肿瘤或重复性及剧烈的旋前和旋后的病史引起。运动深支的卡压会导致两种截然不同的情况。骨间后神经综合征（posterior interosseous nerve syndrome，PINS）是一种少见的神经麻痹，涉及部分腕背伸肌以及所有的指伸肌 [30]。在这种情况下，桡侧腕伸肌将不会受损，因为它是由分布在肘关节以上的桡神经分支支配的。第二种综合征称为桡管综合征（radial tunnel syndrome，RTS），可表现为疼痛，但没有明显的麻痹或运动丧失 [30]。

低位桡神经损伤的保守治疗——PINS

PINS 的临床表现：尺侧腕背伸、手指伸展（第 2~5 指）、拇指伸展以及桡侧外展的力量减弱或瘫痪。常常伴有疼痛，被描述为一种"深部的疼痛" [30]，是沿着前臂近端外侧的触诊产生的疼痛。康复对象可能也会描述为模糊的腕背侧痛。PINS 康复对象通常表现为逐渐出现手指和拇指伸肌、尺侧腕伸肌无力或瘫痪 [30]。PINS 更常发生于利手，在夜间以及进行腕背伸和手指伸展的活动（如敲击电脑键盘）时，症状更明显 [30]。一些需要前臂旋前同时腕背伸的活动（如沿着走廊拉着带轮行李箱）也会加剧疼痛 [30]。肌电图检查通常显示在桡管处神经受压。

◎ 临床精要

通过仔细的徒手肌力检查，能够区分近端桡神经损伤与低位或远端的运动桡神经损伤。对于运动桡神经损伤，肱三头肌和肱桡肌的功能正常，桡侧腕长伸肌功能正常，允许轻微的桡侧腕背伸。

♡ 专业提示

骨间后神经综合征和低位桡神经麻痹的矫形器选择

肘关节屈曲、前臂旋后以及腕关节背伸的联合姿势会使桡管内桡神经运动深支的应力和拉力最小 [30]。然而，由于这个姿势会严重限制康复对象使用该手臂执行任务或活动，因此康复对象不易长时间维持该姿势。在日常生活和工作任务中，使用腕关节支架保持腕部处于背伸位（以避免腕背伸肌的主动参与），并避免肘关节伸展时长时间旋前位，康复对象可能会感觉更加舒适 [30]。

低位桡神经损伤的保守治疗——桡管综合征

桡管综合征（RTS）是因桡神经在前臂近端受到压迫而引起的[30]。临床表现为沿着前臂外侧的肌肉组织的钝痛或烧灼感。最常见的病因是神经在旋后肌纤维边缘受到压迫。这个压力可能来自外界，例如在前臂的桡管区域放置反力支架（用于治疗外上髁病），或来自使桡管压力增加的姿势，如持续性旋前或重复性的用力旋后[30]。

临床表现可能与肱骨外上髁病相混淆，但也可与之共存[30]。对于肱骨外上髁病，会有局限于肱骨外上髁或其稍远端的疼痛。这种疼痛可由肱骨外上髁触诊和（或）腕关节背伸抗阻运动激发。对于RTS，肘关节伸展、前臂旋前以及腕关节掌屈的同时抗阻进行手指伸展，常常会激发前臂外侧的钝痛、疼痛和烧灼感。RTS 相关的疼痛位于肱骨外上髁远端 3~4 cm 处的前臂伸肌组织区域［也被称为移动垫（mobile wad）］。通过对神经施加牵拉，如肘关节伸展、前臂旋前以及腕关节掌屈，会加重压迫和症状。RTS 的肌电图检查呈阴性。

桡管综合征的矫形器选择

与运动桡神经综合征的治疗一样，RTS 的治疗包括休息、佩戴矫形器、活动调整、受累肌肉的轻微牵伸、神经滑动以及使用抗炎药物。如果利用矫形器固定肘部和前臂 / 腕，可以制作一个长臂矫形器，使腕关节背伸、肘关节屈曲以及前臂中立位。这是文献中推荐的经典姿势[30]。然而，大多数人不会在白天穿戴限制肘部和前臂使用的长臂矫形器。因此，可以考虑建议在日间使用腕固定矫形器，并教育康复对象如何进行活动调整。

如果康复对象患上 RTS，不要使用肘部卡环矫形器（elbow clasp splints）或肩带，并且谨慎使用肘部的加压套。肘部矫形器会进一步压迫桡管内的桡神经。

低位桡神经损伤的保守治疗［桡神经感觉浅支（背侧桡感觉神经）或 Wartenberg 综合征］

背侧桡感觉神经（DRSN）下行进入前臂 BR 肌肉深部。在靠近桡骨茎突约 9 cm 处，DRSN 位于皮下，在 BR 和桡侧腕长伸肌（extensor carpi radialis longus，ECRL）肌腱之间下行。DRSN 压迫发生在两个潜在的位置。压迫风险最大的部位是 BR 后缘，因为神经在此从深层结构过渡到皮下结构。当 DRSN 出现在 BR 和 ECRL 的肌腱之间时，前臂旋前会导致两条肌腱聚集在一起，从而压迫神经。重复性旋前 - 旋后会产生 DRSN 上的肌腱剪切力。肱桡肌肥大或痉挛发生在反复敲击或使用电脑鼠标时，会引起 DRSN 卡压[31]。还有一个压迫部位是 DRSN 穿行在前臂远端皮下组织处，在重复性腕屈曲和尺偏动作时，由于神经没有移位，因此这个部位可能会发生压迫[31]。桡骨远端骨折后（尤其是使用外固定装置来稳定骨折时）或 deQuervain 松解手术后，DRSN 可能会受到瘢痕组织的约束[31]。这种低位桡神经损伤表现为疼痛和手背桡侧感觉异常，这种感觉异常会放射至拇指、示指和中指指背，也会扩散至前臂[31]。

背侧桡感觉神经压迫的矫形器选择

虽然自愈是很常见的，但矫形器会有帮助。前臂掌侧拇指矫形器将腕部和拇指维持在伸展位，能够减少 DRSN 上的张力。

在制作拇指人字形矫形器以改善 DRSN 症状时，要监测前臂远端束带的位置，并考虑去掉桡骨茎突区域的部分。

肘关节以上、腋窝以下的桡神经撕裂和修复的术后管理

考虑以下指导原则。

- 为康复对象配制固定的长臂肘矫形器，前臂置于中立位、腕关节背伸以及 MCP 关节屈曲 10°~20°（当 MCP 关节处于 0° 位时，其副韧带是松弛的。因此，有必要将这些关节置于一定程度的屈曲状态，以缓解关节囊的紧绷。）
- 肘关节起始的位置应当是屈曲的。需要和外科医生确定肘关节屈曲的程度，以保持修复的神经处于零张力状态[28]。如果无法及时获取这一信息，请将肘关节置于与术后矫形器相同的屈曲角度。
- 术后维持以上描述的姿势 3 周。之后，肘关节可每周伸展 30°，目标是在第 6 周时肘关节可以完全伸展[28]。
- 6 周时，停止使用矫形器。开始肘部、前臂、腕

和手的 AROM 和 PROM 训练。此时，需要制作一个桡神经麻痹矫形器以促进功能性抓握和放松，以及避免不良的组织改变，包括腕关节挛缩和软组织适应性短缩。

- 要求康复对象继续使用桡神经麻痹矫形器，直到恢复足够的运动功能或肌腱转移术已完成。

肘部或前臂近端桡神经撕裂和修复的术后管理

考虑以下指导原则：

- 在术后第 1 或第 2 周内，需要制作矫形器将腕关节置于背伸 30° 位，以保护神经修复连接部位。是否包括肘部取决于外科医师的指示。将 MCP 关节置于 10° 屈曲，拇指桡侧外展和伸展位。指骨间（interphalangeal, IP）关节无须固定。开始 IP 关节的 AROM 训练。（谨记：IP 关节伸展是通过手部内在的骨间肌收缩产生的，骨间肌是由尺神经支配的。）
- 修复术后 3 周时，可以换成腕部固定矫形器或辅助伸展动态矫形器[28]。在进行 AROM 训练时可脱掉矫形器，但在功能性的主动腕关节背伸恢复之前不应停止使用矫形器。

桡神经损伤减压术的术后管理

如通过几个月的矫形器、抗炎药物治疗以及活动调整后，压迫导致的运动无力仍无法改善时，通常采用手术减压治疗。桡神经减压的术后疗效不如 CTR 或肘管松解术的疗效[32]。

保守治疗方案和手术治疗方案的最佳持续时间和疗效尚未确定。目前普遍的共识是：如果 3 个月后运动功能仍无改善，则不太可能自行恢复，建议进行手术治疗[30]。桡管减压术后，不同的外科医师会使用不同的矫形器固定腕关节。考虑到手术剥离的数量，如果在术后 10~14 天内间歇性地使用腕部固定矫形器或长臂矫形器，可能有助于疼痛管理。Dang 和 Rodner 回顾了目前的相关文献，并报告外科减压术对于 86% 的诊断为单纯的 RTS 的康复对象而言有良好的效果，但在伴有网球肘的康复对象中，只有 40% 的成功[33]。术后第 1 周鼓励全范围的 AROM 训练；然而，最大限度地缓解疼痛可能需要耗费 3~4 个月，甚至更长时间。

➢ 预防措施和注意事项

术后恢复的阶段，告知康复对象应避免全范围的前臂旋前、肘关节伸展以及腕关节屈曲（如拉动一个沉重的带轮行李箱走过大厅）。这种姿势会给最近减压的桡神经以及周围软组织施加过度张力。

当保守治疗无效时，可以对 DRSN 进行减压，将神经从压迫或粘连部位解脱出来。如果使用矫形器，腕部应当置于中立位，拇指处于桡侧外展位。去掉矫形器腕部远端的桡侧缘以避免瘢痕部位受到坚硬材料的刺激。在腕部远端使用柔软的材料。术后应鼓励康复对象立即开始进行手指、腕和肘的 AROM 训练。对于减压部位经常出现的过敏反应，可能需要进行脱敏治疗。

正中神经

解剖和常见的卡压部位

表 20.6 总结了正中神经解剖、常见受损部位以及与正中神经损伤相关的典型缺陷 / 畸形。

表 20.6　正中神经总结	
感觉，包括手掌皮肤的分支	手的掌面：拇指、示指、中指、环指的桡侧，手掌桡侧掌面，拇指、示指、中指以及环指桡侧末节指背（手背的 20%~35%）
运动	从近端到远端的支配：旋前圆肌、桡侧腕屈肌、掌长肌、指浅屈肌、指深屈肌桡侧半、拇长屈肌、旋前方肌、拇短展肌、拇短屈肌（浅头）、拇对掌肌、示指蚓状肌、中指蚓状肌
功能	前臂旋前；拇指、示指和中指屈曲；以及拇指掌侧外展和对掌。这些动作结合在一起，可以使手处于合适的抓握位置（例如，把一颗糖从桌子上拿起来），进而实现精细的捏取。正中神经的感觉分布很广，如果手的桡侧掌面没有完好的感觉功能，精细的运动协调很难实现
常见卡压 / 损伤的部位	旋前圆肌综合征：Struthers 韧带和肱二头肌腱膜受压，旋前圆肌或指浅屈肌弓部肥大；疼痛综合征，有时感觉也会受累 骨间前神经综合征：运动深支受到卡压，拇长屈肌和示指的指深屈肌瘫痪，没有感觉受累，存在前臂疼痛 腕管综合征：由于刺激性姿势、解剖异常、代谢状况、腕部外伤、占位性病变等导致腕管受压；夜间疼痛，感觉迟钝，大鱼际肌无力

受损的结果	肘部正中神经的完整性缺失（高位的受损）会导致猿手畸形，精细捏取功能丧失，拇指不能对掌，指浅屈肌以及桡侧半两条指深屈肌瘫痪。两块旋前肌都瘫痪将导致前臂旋前功能受到严重影响。只有在肩外展和重力协助下才能产生前臂旋前。骨间前神经受损会导致拇长屈肌以及示指和（有时）中指指深屈肌的瘫痪，这使得试图做捏的动作时很难完成 O 字形的动作（Ballentine 征）。较远端（低位）的神经受损，如腕管，会导致拇指对掌功能丧失，经常可见鱼际肌萎缩。拇指位于手掌桡侧，以及由于拇指内收肌的无对抗性的牵拉，可能继发虎口挛缩 拇指、示指和中指指尖的感觉丧失或减退会导致明显的功能缺陷，所有精细的运动任务无法完成（如书写、戴手表、系鞋带或捡小物体），尤其是在视野被阻挡的情况下。康复对象会主诉夜间感觉异常、掉落物品、精细的运动协调能力下降以及麻木

正中神经起源于臂丛的外侧束和内侧束（图 20.7）。它沿上臂的前内侧腔室下行。在肘窝和前臂处，正中神经位于肱动脉的内侧。在肘关节稍远端，正中神经穿过肱二头肌腱膜的下方并在旋前圆肌的两个头之间。正中神经发出一条纯粹的运动分支，即骨间前神经（anterior interosseous nerve，AIN），支配拇长屈肌（flexor pollicus lingus，FPL）、示指指深屈肌（flexor digitorum profundus，FDP）以及旋前方肌。

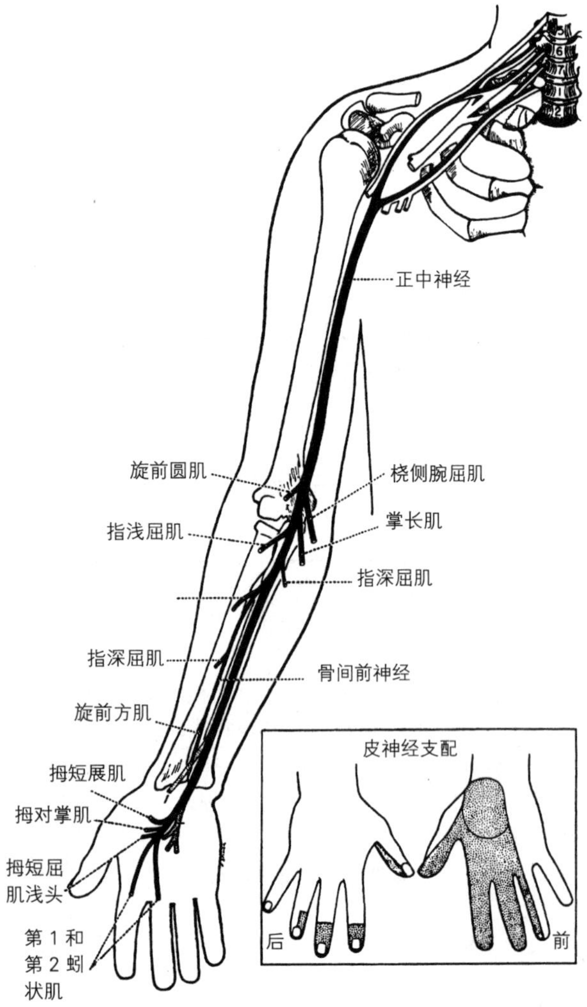

正中神经的主干在指浅屈肌（flexor digitorum superficialis，FDS）下方穿过，然后出现在前臂远端成为一个更浅的结构。在腕部近端，发出手掌皮肤（或感觉）分支并走行在屈肌支持带的浅层，支配手掌中部。正中神经的终末支，与 9 条指屈肌腱一同在屈肌支持带的下方穿行，然后穿过骨性的腕管，并止于腕掌侧韧带的下方。

> ➢ 预防措施和注意事项

在狭窄的纤维 - 骨性腕管内，正中神经进入手部时位于外在屈肌腱的表面。由于正中神经位于 9 条肌腱和腕掌侧韧带之间，神经在此极易受压。

正中神经的远端大鱼际肌运动分支支配大鱼际肌；指总神经分支支配示指和中指的蚓状肌。正中神经作为感觉分支继续穿进手掌，分布在拇指、示指、中指和环指内侧半掌面皮肤。

高位（近端）正中神经麻痹（骨间前神经麻痹和旋前肌综合征）的保守治疗

在前臂近端正中神经的压迫性神经病变是一种罕见的病变[34]。近端正中神经的两个主要的压迫性神经病变的症状是相似的。两种综合征都涉及前臂近端神经卡压，并且都与前臂近端（掌侧）的疼痛有关，通常活动时疼痛会加剧。

更近端的卡压称为旋前肌综合征（pronator syndrome）。当正中神经穿过旋前圆肌的两个头之间时或在 FDS 弓部的近端边缘下方时会受到压迫。前臂内侧或上臂掌面远端的弥漫性疼痛以及手掌桡侧 3 个半手指的感觉异常（类似于 CTS 常见的感觉改变）是该综合征的特征。抗阻屈肘时会诱发该症状，同时进行抗阻前臂旋前通常会加剧该症状。旋前圆肌肥大是一个可能的因素。单独进行中指 FDS 抗阻动作也可诱发症状，表明旋前肌综合征的卡压部位可能

正中神经

旋前圆肌
桡侧腕屈肌
掌长肌
指浅屈肌
指深屈肌
指深屈肌
骨间前神经
旋前方肌
拇短展肌
拇对掌肌
拇短屈肌浅头
第 1 和第 2 蚓状肌

皮神经支配

后　　前

图 20.7　正中神经示意图（引自 Stanly BG, Tribuzi SM. eds. Concepts in Hand Rehabilitation. Philadelphia, PA: FA Davis; 1992.）

在 FDS 弓部[34]。起病隐匿，常常经数月至数年才被诊断出来[34]。

骨间前神经综合征（anterior interosseous nerve syndrome，AINS）是正中神经运动支的压迫性神经病变。该综合征表现为前臂近端非特异性的深部疼痛，活动时疼痛加剧。通常没有感觉症状。拇指 FPL 以及示指和中指的 FDP 的瘫痪会导致试图进行捏取或做出 "ok" 样的动作时远端 IP 关节塌陷。这一临床体征称为 Ballentine 征（Ballentine's sign）（图 20.8A）。由于旋前圆肌的重叠动作加强，虽然可能存在旋前方肌无力，但很难被识别出。卡压的潜在来源与旋前肌综合征相同，包括局限性前臂水肿和旋前圆肌肥大。

评估要点

- 这些综合征在腕管处均表现为 Tinel 征阴性。腕关节屈曲时不会诱发症状。CTS 所见的夜间症状不会发生。
- 旋前肌综合征通常会出现弥漫性前臂疼痛，并且疼痛会因肘关节抗阻屈曲和前臂旋前而加剧，桡侧 3 个半手指掌面的感觉改变。
- AINS 通常表现为弥漫性前臂疼痛，Ballentine 征阳性，无法完成指尖捏，以及没有感觉改变。

愈合时间轴

许多康复对象在确诊前几个月或几年的症状不

明显。这可能需要一系列的临床检查以及重复的电生理检查来确认 AINS 或旋前肌综合征。此外，即使采取了外科解压术后，正中神经长时间受压表明完全恢复的预后效果较差[34,35]。

理想情况下，需要对近端正中神经压迫性神经病变的康复对象进行评估和教育。教导康复对象感觉和（或）运动丧失的代偿策略。由于示指远端指间（distal interphalangeal，DIP）关节屈曲功能丧失，AINS 康复对象将很难开启喷雾罐。可以考虑使用人体工效学的策略，例如使用对开式键盘，最大限度地减少敲击键盘时所需的前臂旋前角度。提供居家训练计划，包括轻柔的牵伸和神经滑动。提醒康复对象不要去健身房锻炼，以免导致旋前圆肌肥大。短期的门诊疼痛管理课程可能是有帮助的，随后每 2~4 周进行一次治疗，以评估症状减轻情况，并继续提供加强功能的策略，直到症状消失。

♡ 专业提示

高位（近端）正中神经损伤的矫形器选择

使用保守治疗，包括康复对象教育、休息、矫形器以及抗炎药物等，可以使绝大多数患有 AINS 或旋前肌综合征的康复对象的症状得到改善[34,35]。

- AINS 的矫形器会固定拇指和示指的 IP 关节于屈曲位，使用量身定制的指尖矫形器或市面上可以买到的 8 字矫形器，以增强功能 / 指尖捏，比如持笔写字（图 20.8B）。
- 旋前肌综合征的保守治疗包括制作矫形器使受刺

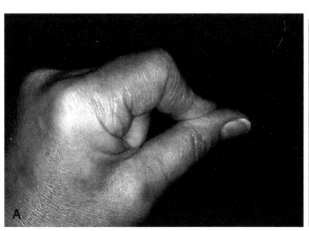
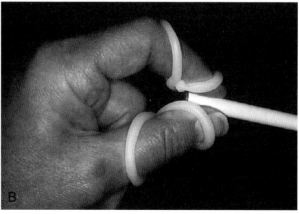

图 20.8（A）Ballentine 征阳性表明骨间前神经麻痹。康复对象示指指尖和拇指指尖不能对指。（B）骨间前神经麻痹使用的指尖矫形器（引自 Mackin EJ, Callahan AD, Skirven TM. eds. Rehabilitation of the Hand and Upper Extremity. 5th ed. St Louis, MO: Mosby; 2002.）

激的组织得到休息，在最初的 2~3 周内尽可能多地使用矫形器，只有在个人卫生以及轻柔的 AROM 训练和神经滑动时才移除矫形器。

- 如果压迫是在 FDS 弓部（中指的 FDS 抗阻时会加重症状），可以考虑制作一个包括手在内的前臂矫形器。

- 如果旋前圆肌受到压迫，前臂抗阻旋前时会加剧疼痛 / 感觉异常，并在肘关节伸展时增强。在这种情况下，制作一个长臂矫形器，将前臂置于中立位、腕关节中立位以及肘关节屈曲 90°。

- 若前臂完全旋后时进行肘关节抗阻屈曲会加重症状，那么肱二头肌腱膜很可能受压，矫形器应限制肘关节屈曲和前臂旋后。可以考虑前臂中立位的前长臂矫形器，尽可能使用最轻的热塑性材料。

低位（远端）正中神经麻痹（腕管综合征）的保守治疗

CTS 是在腕管处正中神经的受压，是周围神经卡压综合征最常见的类型[20, 36, 37]。CTS 的典型症状包括鱼际肌瘫痪，随之出现无力或拇指不能对掌，以及拇指、示指和中指指尖感觉丧失。CTS 康复对象主诉会掉落东西以及精细的运动协调活动困难。麻木或针刺感以及疼痛在夜间会加重。夜间症状与腕部的姿势有关，如腕关节屈曲会增加对神经的机械压力。

CTS 的发病率为 1%~10%[20, 36, 37]。虽然 CTS 可发生在任何年龄段的人群，但是更常见于 30 岁以上的女性[36]。像肉类包装或汽车零部件组装这样需要反复进行用力的腕部运动的职业，CTS 的发病率较高[20, 36]。腕部长时间处在屈曲位或过伸位，例如手放在电脑键盘上，也会增加 CTS 的发生率[37]。外伤、感染和妊娠会暂时地增加腕管水肿，引起腕管内正中神经的受压[36, 37]。与 CTS 的发生有关的其他因素包括糖尿病、甲状腺功能减退、痛风和类风湿关节炎[20, 37]。

CTR 手术是美国最常见的手外科手术类型[38]。CTR 和内窥镜腕管松解术（endoscopic carpal tunnel release，E-CTR）可以减少术后并发症。然而，手术并发症依旧会发生，包括正中神经损伤、瘢痕压痛和（或）CRPS 的发生[37, 38]。有研究比较 CTS 的手术治疗和非手术治疗的有效性，发现 CTR 优于保守治疗。然而，对于轻度至中度的 CTS 康复对象，保守治疗能充分减压，因此在手术前进行保守治疗是值得的[20]。

由于 CTS 和旋前肌综合征均表现为腕部掌侧和前臂疼痛以及正中神经分布的桡侧三个半手指的麻木或感觉异常，要区分二者是比较困难的。正中神经的掌皮支在腕横韧带近端 4~5 cm 处发出。正中神经的这个分支能够提供来自掌心和手掌桡侧的感觉输入。因此，除了掌心感觉减退和大鱼际肌萎缩外，若康复对象表现为 CTS 样症状，还应评估是否有更近端的病变，如旋前肌综合征。患有旋前肌综合征的康复对象在腕部不应存在 Tinel 征，他们的症状也不应该因腕部屈曲而诱发[34]。此外，患有旋前肌综合征的康复对象会表现出前臂旋前无力或丧失，而 CTS 康复对象没有。

> 专业提示

低位（远端）正中神经麻痹的矫形器选择

已有报道称，可以使用腕中立位矫形器来减少腕管的压力。腕部矫形器可以在夜间使用。白天使用腕部矫形器是为了控制会加重腕管压力的工作姿势。

蚓状肌是腕管内间歇性的占位结构，在 CTS 的发生中起作用[39, 40]。蚓状肌是一组手内在肌，起点为指浅屈肌腱。当手指伸展时，蚓状肌位于腕横韧带的远端。当手指屈曲时，指浅屈肌腱滑动，带动蚓状肌同它们一起通过腕管。完全握拳过程中蚓状肌滑动约 3 cm，之后蚓状肌就会位于腕管内，增加腕管内容物，很有可能会导致正中神经受压[39]。当腕屈曲时会加重压力。可以使用 Berger 测试（Berger's test）来确定是否是由蚓状肌引起的 CTS。让康复对象保持完全握拳姿势，腕中立位，持续 30~40 s，这个姿势会让蚓状肌进入腕管。如果在 30~40 s 内发生疼痛和感觉异常，则该测试为阳性。若 Berger 测试为阳性，在常规的腕部矫形器上增加一个 MCP 关节屈曲挡板（MCP 关节屈曲 20°~40°），可以阻止抓握过程中蚓状肌的迁移。在这种情况下，一定要有一个家庭训练计划，重点关注蚓状肌的牵伸（图 20.9）。

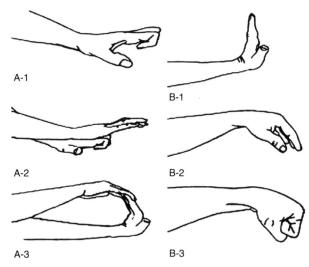

图 20.9　蚓状肌的牵伸。（A-1）手休息位，掌面朝下放在大腿上，PIP 关节和 DIP 关节完全屈曲。（A-2）使用对侧手在 MCP 关节处向下压。（A-3）使用对侧手将腕、MCP、PIP 和 DIP 关节拉至最大伸展角度。（B-1）保持腕和手指联合伸展。（B-2）休息 5 秒。（B-3）腕和手指联合屈曲，随后再休息 5 秒［引自 Baker NA, Moehling KK, Rubinstein EN, et al. The comparative effectiveness of combined lumbrical muscle splints and stretches on symptoms and function in carpal tunnel syndrome. Arch Phys Med Rehabil. 2012;93（1）:1–10. https://doi.org/10.1016/j.apmr .2011.08.013.］

（）对康复对象说的话

关于腕管综合征

"你的正中神经受损了。这条神经沿着手臂下行并进入手部，神经会穿过一个狭窄的空间，叫作腕管。还有其他的结构也穿过该空间。如果这个空间变得拥挤（如肿胀）或变小（如关节炎引起的骨性改变），神经可能会受到挤压。如果你频繁地屈伸腕部，或将腕部长时间地放置在受到牵伸的伸展或屈曲位，可能会更进一步刺激神经。"

- 在日常活动中尝试保持腕部中立位。
- 避免持续地捏或抓握，尤其是当腕部处于屈曲位时进行长时间捏持。
- 避免过度重复使用腕部。
- 避免睡觉时将腕部置于屈曲位（胎儿姿势）。夜间使用矫形器防止腕部屈曲。
- 尽可能使用有更大手柄的工具（例如，厨房、工作场所、花园中的工具）。这样手应该很容易抓住手柄。手柄可以采用高密度泡沫进行调整以增大直径（如果必要的话），并且表面垫上衬垫，这样可保护手部皮肤下方的结构（如神经），也会更加舒适。
- 查阅工作站的设计资料，了解如何在家里或工作场所布置办公区域。这个信息可在互联网上免费获取。

高位（近端）正中神经撕裂和修复的术后管理——肘到腕水平

前臂正中神经断裂常发生于刀或玻璃割伤。临床表现为感觉和运动的受累，具体的障碍取决于损伤的部位。肘部或前臂近端的正中神经的完整性缺失（高位受损）会导致猿手畸形（ape hand deformity），无法精细捏取、无法对掌，以及 FDS、桡侧两条 FDP 肌肉和它们对应的两条蚓状肌瘫痪。大鱼际肌萎缩，拇指位于手掌侧。拇指不能对掌和掌侧外展。示指 MCP 关节和 PIP 关节无法屈曲，拇指 IP 关节无法屈曲。前臂旋前明显受限。然而，当肩关节轻微外展时，可在重力的协助下完成部分前臂旋前。感觉丧失通常包括桡侧 3 个半手指和手掌面。

手术修复后的愈合时间轴

可以考虑以下指导原则。

- 使用轻度加压敷料以控制水肿。
- 制作腕关节背侧阻挡矫形器时，腕关节掌屈（不要超过 45°）。腕关节屈曲的角度可以预测神经修复部位的张力大小。如果外科医生不能立即给予指导，可以复制术后石膏的腕部位置。
- 矫形器应包括对 MCP 关节背侧进行阻挡，以限制正中神经在腕管内的移位。
- 要求康复对象持续穿戴矫形器 4~6 周（同外科医生规定的一样），除了进行保护性皮肤护理外，其余时间均要佩戴。进行个人卫生时也应穿戴矫形器。
- 开始进行手指和拇指的 AROM 和 PROM 训练；清醒时每小时重复 10 次。指导康复对象进行主动的肌腱滑动练习，使外在的屈肌腱可以单独地滑动，可避免手术修复部位发生粘连（图 20.10）。
- 拆线后 24~48 小时内开始轻柔的瘢痕按摩／移动技术。
- 术后 4 周，调整腕关节背侧阻挡矫形器至掌屈 20°。
- 术后 5 周，调整腕关节背侧阻挡矫形器至掌屈 0°~10°。
- 到术后 6 周，停止使用腕关节背侧阻挡矫形器，开始渐进性强化训练。开始时让康复对象在日常活动中使用术后的手，可以通过整理桌面、系鞋带或书写一份购物清单等活动来强化。

- 到术后 8 周，康复对象通常可以开始解决会影响重返工作的力量和协调障碍的康复训练方案。

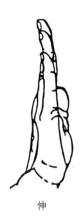 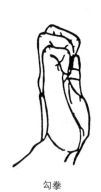 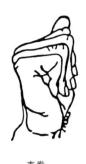 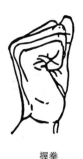

伸　　　　　　勾拳　　　　　　直拳　　　　　　握拳

图 20.10　肌腱滑动训练（引自 Mackin EJ, Callahan AD. eds. Hand Clinics: Frontiers in Hand Rehab. Philadelphia, PA: WB Saunders; 1991.）

腕部正中神经撕裂的术后管理

通常，腕部单独的正中神经修复需要穿戴腕关节背侧阻挡矫形器 3~6 周。单独的正中神经撕裂是很罕见的，更常见的是并发屈肌腱损伤。在这种情况下，需要同时考量屈肌腱修复和神经修复的术后方案。

在腕部正中神经单独断裂后表现为支配拇指对掌和掌侧外展的鱼际肌瘫痪。鱼际肌可能会萎缩，由于拇收肌无对抗性的牵拉，拇指紧靠示指，位于手掌的一侧，形同"猿手"。拇指、示指和中指指尖（以及环指桡侧半）掌面的感觉丧失会导致精细的运动协调能力丧失，并且会增加该区域软组织受伤的风险，例如烧伤或切割伤，尤其是阻挡视觉的情况下执行抓取任务时。

教育康复对象关于感觉障碍的知识是至关重要的。教导康复对象保护性感觉的技术，包括视觉监测失去感觉的手进行的所有活动，直到恢复足够的保护性感觉。

➤ 预防措施和注意事项

对于高位或低位正中神经损伤而言，虎口挛缩是最常见的和可预防的畸形，应使用矫形器来解决。

制作一个坚固的手部指蹼间隔矫形器，将拇指置于掌侧外展和对掌位，用于夜间佩戴（图 20.11）。如果使用刚硬的矫形器妨碍了功能，则使用氯丁橡胶或皮革制成的矫形器，可在白天将拇指保持在稳定的对掌位置（如果不是完全外展）。

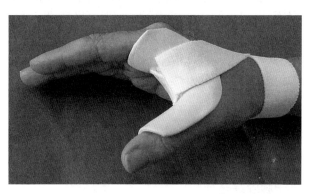

图 20.11　静态的拇指指蹼间隔矫形器，以防止正中神经瘫痪导致的拇指内收挛缩（引自 Mackin EJ, Callahan AD, Skirven TM. eds. Rehabilitation of the Hand and Upper Extremity. 5th ed. St Louis, MO: Mosby; 2002.）

高位正中神经损伤减压术的术后管理（骨间前神经或骨间后神经综合征）

对正中神经进行手术减压治疗旋前肌综合征并不常见，仅在保守治疗 2~3 个月后无法缓解时采用[34]。当必须进行手术治疗时，旋前肌综合征治疗的成功率可达到 90%[34]。建议术后早期进行主动运动。预防措施：若旋前圆肌松解并重新连接，在 4~6 周内，避免主动旋前，并且旋后不要达到终末范围。

很少采用 AINS 的外科减压术。据报道，即使症状出现 12~18 个月后，也会完全自愈[34]。AINS 瘫痪的病因和病理生理尚未明确。压迫的理论与肘管综合征和 CTS 是相似的。无力是特发性压迫性神经病变的不典型表现[34]。若采用手术治疗，应鼓励康复对象术后立即开始 AROM 训练。

使用矫形器（如 Oval-8）稳定拇指和示指来完成指尖捏，以改善精细运动功能。在术后前 2 周内，训练的重点应该是逐渐恢复肘关节全范围伸展以及旋后。

低位正中神经损伤减压术的术后管理（腕管松解）

CTR 手术包括腕横韧带的横切。可以采取开放式 CTR 手术或微创内镜松解术。后者的优势是术后疼痛更少，力量更快恢复，以及可以更快地返回工作[37]。然而，内镜松解术会增加并发症，包括腕横韧带不完全松解所导致的 CTS 复发。

若外科医师认为可能需要施行屈肌腱滑膜切除术或神经松解术，通常会采用开放式 CTR。肌腱滑膜切除术的目标是去除病变的滑膜组织以便肌腱和神经之间会有更好的滑动，并进一步给神经减压。神经松解术用于切除影响神经内循环的瘢痕组织。

➢ 专业提示

腕管减压术的术后管理

CTR 术后，大部分康复对象无须治疗。需要治疗时，通常强调的是家庭方案。治疗干预应考虑以下情况。

- 术后 2~3 周控制腕部姿势以减少切口张力以及预防过度使用和炎症的出现。腕部应置于背伸位 25°，这样可预防伤口部位的张力[39]。
- 糖尿病康复对象可能需要进行伤口护理，以促进愈合。这些康复对象感染或伤口裂开的风险较高。
- 柱状疼痛（CTR 切口两侧疼痛）是一种正常的术后并发症。疼痛会导致抓握或执行手掌负重的活动困难，返回工作的时间常延迟[39]。柱状疼痛的确切病因不明。各种理论认为它是由韧带或肌肉引起的，或是腕弓变化的结果。通常，这种疼痛会在 1 年内减轻。干预策略包括在受刺激部位放置凝胶垫，关于病因和疼痛缓解的预后方面的宣教，以及手法治疗 / 瘢痕按摩。

尺神经

解剖学和常见卡压部位

表 20.7 总结了尺神经解剖、常见损伤部位以及与尺神经损伤相关的典型缺陷 / 畸形。尺神经（图 20.12）来自臂丛的内侧束（C7~T1 神经根）。尺神经沿着肱骨下行，在肱骨内上髁和鹰嘴之间穿过。尺神经穿过尺侧腕屈肌（flexor carpo ulnaris，FCU）两个头之间进入前臂，继而在尺侧腕屈肌下方下行至前臂前内侧。在前臂下 1/3 处，尺神经发出背侧皮支，分布于手背尺侧半的皮肤。在腕部，尺神经与尺动脉一同穿过 Guyon 管（Guyon's canal）。这是腕部豌豆骨和钩骨之间一条浅表的通道。在豌豆骨稍远端，尺神经分为两条终支：浅（手掌）皮质和运动深支。运动支卷绕在钩骨的钩上，支配 3 条内在小鱼际肌（小指对掌肌、小指展肌和小指屈肌）、尺侧两条蚓状肌以及骨间肌（3 条掌侧内收肌和 4 条背侧外展肌）。尺神经止于拇收肌和拇短屈肌（flexor pollicis brevis，FPB）的深头。感觉分支分布手掌尺侧半的皮肤以及小指和环指内侧半的皮肤。

表 20.7　尺神经总结	
感觉：背侧皮支和浅表感觉分支	手掌尺侧 / 内侧（包括掌面和背面）；整个小指以及环指的尺侧（包括掌面和背面）
运动	从近端到远端的支配：FCN，第 4~5 指 FDP，小指收肌，小指对掌肌，小指屈肌，第 3、4 蚓状肌，3 条骨间掌侧肌和 4 条骨间背侧肌、FPB 深头以及拇收肌
功能	尺神经允许同时进行强有力的腕掌屈和尺偏，以及通过尺侧两个手指的完全屈曲进行用力抓握。对于像挥高尔夫球杆或锤子等的任务是必需的。尺神经还允许有力的指尖捏和侧捏或匙状捏，在捏取的过程中，拇收肌和第 1 骨间背侧肌可协助稳定拇指和示指。小鱼际肌和骨间肌使手有力地进行圆柱状抓握物体，例如抓握门把手或篮球
卡压 / 受伤的常见部位	肘管综合征：病因包括直接的压迫性损伤、反复的或持续性的肘关节屈曲、肘关节外翻畸形、二级肱骨髁上骨折以及其他疾病。症状包括疼痛、感觉迟钝和运动无力 Guyon 管综合征：病因包括豌豆骨或钩骨骨折、关节炎、血栓以及团块 / 结节。症状包括疼痛、内在肌无力以及感觉迟钝

续表

损伤的结果	尺神经运动麻痹对功能会产生显著的影响。手部绝大多数的内在肌瘫痪，会引起外在肌和内在肌的平衡消失。这会导致手的正常弓变得扁平。低位损伤，如腕部，会产生典型的爪形手畸形，MCP 关节过伸和 IP 关节屈曲，这个姿势在示指和中指中的表现不太明显，这是因为示指和中指 MCP 关节屈曲是由外侧两条蚓状肌的作用产生的，而这两条蚓状肌是由正中神经支配的。还会出现骨间肌、拇收肌、小鱼际肌萎缩。拇收肌瘫痪会导致捏力显著下降。若康复对象尝试捏取，会出现拇指远节指骨屈曲（Froment 征）以及近节指骨过伸（Jeanne 征），产生这个姿势的原因是未受损的拇长屈肌和拇长伸肌试图稳定拇指。高位损伤，如尺侧腕屈肌的近端支配的神经的受损，会导致上述所有的缺陷以及腕关节不能同时屈曲和尺偏
	通常康复对象会主诉握力显著降低（如挥高尔夫球杆或锤子），粗大抓握困难（如不能有效地抓握门把手），不能执行手内部的操作（如摇动骰子或在手掌内移动硬币到某个位置上）。康复对象可能会主诉侧捏困难（如不能转动钥匙）以及穿戴手套和打字困难（因内在肌瘫痪）。感觉丧失虽然有问题，但不如正中神经损伤时那么严重。康复对象常主诉难以估量拿持一个物体（如玻璃）所需的力量

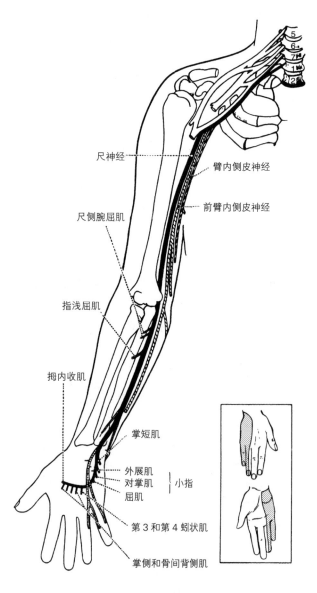

图 20.12　尺神经示意图（引自 Stanly BG, Tribuzi SM. eds. Concepts in Hand Rehabilitation. Philadelphia, PA: FA Davis; 1992.）

尺神经
臂内侧皮神经
尺侧腕屈肌
前臂内侧皮神经
指浅屈肌
拇内收肌
掌短肌
外展肌
对掌肌　小指
屈肌
第 3 和第 4 蚓状肌
掌侧和骨间背侧肌

高位（近端）尺神经压迫的保守治疗（肘管综合征）

肘管前方为肱骨内上髁，外侧为肱尺韧带，后内侧为 FCU 的两个头。从鹰嘴延伸到肱骨内上髁的纤维带形成了肘管的顶部。尺神经在此易被触及。尺神经在肘管内受压称为肘管综合征（cubital tunnel syndrome），是上肢第 2 常见的周围神经压迫性神经病变[41]。

有多种原因会导致尺神经在肘部受压[41]。系统性疾病（如糖尿病或慢性酒精中毒）可使人易患压迫性神经病变。外源性压迫包括止血带或身体靠在肘部时来自坚硬表面的压力。需要重复性或持续性肘屈曲的工作活动会引起压迫。肘部骨折和脱位可能会导致急性或慢性神经压迫。先天性或创伤后畸形会导致尺神经压迫。

肘管在肘部伸直时是最大的，随着肘关节的屈曲这个空间会变得越来越小[41]。尺神经在肘关节屈曲超过 100°～110° 时压力增加[41]，并且伴随肩关节的外展，尺神经上的压力和牵拉力会增加[42]。肘管综合征的发展取决于压迫的严重程度和持续时间。

肘管综合征可能表现为感觉症状和（或）运动障碍。疼痛可以是刺痛或钝痛。疼痛可位于前臂近端内侧面，或弥散和向近端和远端放射。感觉异常表现为尺侧手指感觉减退，经常有冰冷的感觉。运动无力和尺神经支配的内在肌萎缩发生在更加严重的病例中。这些肌肉的瘫痪会导致力性抓握减退。在严重的病例中，由于尺神经支配的骨间肌和蚓状肌瘫痪，可见环指和小指呈爪形。当内在肌和外在肌之间失去平衡时，可见手的正常弓变得扁平，在完成圆柱状抓握物体或用手盛水洗脸时存在困难。无对抗的指伸肌（extensor digitorum communis，EDC）将 MCP 关节拉至过伸位，而 IP 关节屈曲，被称为爪形手畸形（claw hand deformity）（图 20.13A）。这个姿势在示指和中指中不太明显，是因为外侧两条蚓状肌是由正中神经支配的，它们可屈曲 MCP 关节。若将 MCP 关节被动屈曲状态，EDC 的力量可转移至远端，允许 IP 关节伸展（图 20.13B）。

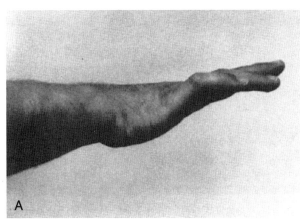

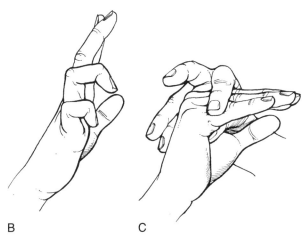

图 20.13　（A）尺神经麻痹引起的爪形手畸形。（B）由于蚓状肌瘫痪和指伸肌无对抗性的牵拉，导致尺神经麻痹后第 4、5 指呈爪形姿势。（C）若将掌指关节被动屈曲，指伸肌的力量会被转移至远端，允许指骨间关节伸展（A，引自 Stanly BG, Tribuzi SM. eds. Concepts in Hand Rehabilitation. Philadelphia, PA: FA Davis; 1992.）

骨间肌、拇收肌和小鱼际肌发生萎缩。康复对象无法外展和内收手指，这些是打字或弹钢琴所需的动作。拇内收肌瘫痪导致侧捏或匙状捏的力量明显下降。若康复对象尝试进行这种捏取动作，会出现拇指远节指骨屈曲（Froment 征）以及近节指骨过

伸（Jeanne 征），这是由未受损的拇长屈肌（flexor pollicus longus，FPL）和拇短伸肌试图稳定拇指所致。

评估要点

- Froment 征：当康复对象试图用力侧捏时，由于 FPL 想要代偿瘫痪或无力的拇收肌和拇短屈肌，拇指的 IP 关节发生屈曲。
- Wartenberg 征：表现为小指位于外展位而远离环指。这意味着骨间肌无力（尤其是掌侧内收骨间肌）。
- 肘关节屈曲测试：这种刺激性徒手检查的目的是再现尺神经受压的症状。肘关节完全屈曲，腕部保持在中立位，持续 5 分钟。阳性体征为感觉异常和疼痛症状再现。

◎ 临床精要

环指和小指 FDP 的力量是帮助确定尺神经受压程度很重要的诊断工具。这些肌肉力量正常表明远端或低位卡压，很可能是在 Guyon 管。

▷ 专业提示

肘管综合征的矫形器干预

- 夜间肘部矫形器可限制肘关节屈曲，是常见的干预方法[43]。文献推荐使用长臂矫形器，将肘关节置于 30°~70° 屈曲位、前臂和腕关节中立位，手指活动不受限。然而，康复对象很难耐受长时间穿戴矫形器。因此，如果需要的话，应使用最轻的材料制作长臂矫形器，将材料置于臂 / 前臂的前面。若肘管对外部压力特别敏感，例如来自床垫的压力，可以考虑在夜间矫形器里放置肘垫。
- 如果没有定制的矫形器，康复对象可以购买市面上预制的矫形器来限制肘关节屈曲。
- 预防睡觉时肘关节屈曲的一个经济实惠的解决方法是使用大浴巾环绕在肘部周围并用胶带固定。这种毛巾矫形器已经被证明可以减少肘管综合征的症状，如同市面上卖的矫形器一样有效[43]。
- 白天使用肘套有助于防止肘管受到外部压力（将肘部倚靠在桌子上时）。若没有肘垫，可使用小枕头轻轻地包裹在肘部代替。
- 矫正内在肌无力 / 爪形手畸形的矫形器是需要的。在进行侧捏任务时也可以考虑使用矫形器来稳定

拇指，尤其当受压是在康复对象利手侧时。

在为尺神经麻痹的手制作抗爪形手畸形矫形器时，要仔细制作矫形器以防止康复对象在试图伸指时 MCP 关节弯曲或者弹出矫形器。确保手掌部分是合适的并且足够宽，以覆盖整个 MCP 关节。此外，也要确保精心塑形的矫形器的背侧部分一直延伸到 PIP 关节，止于 PIP 关节的运动轴。同时，矫形器应允许所有手指的全范围屈曲（图 20.14）。

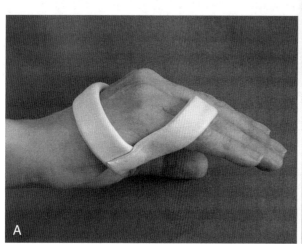
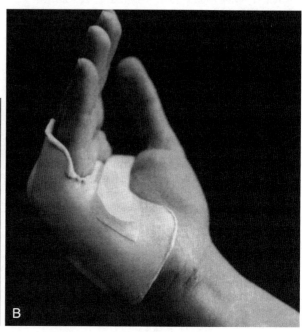

图 20.14 （A）为防止尺神经麻痹后爪形手畸形而设计的手部矫形器。（B）具有良好的掌部支持的抗爪形手矫形器（A, 引自 Mackin EJ, Callahan AD, Skirven TM. eds. Rehabilitation of the Hand and Upper Extremity. 5th ed. St Louis, MO: Mosby; 2002; B, 引自 Stanly BG, Tribuzi SM. eds. Concepts in Hand Rehabilitation. Philadelphia, PA: FA Davis; 1992. ）

◎ 临床精要

- 那些喜欢趴着睡觉，并且手举过头顶的人的肘管问题可能会加剧。由于我们睡觉时不能轻松地（或轻易地）控制肩部的姿势，可尝试调整肘部、前臂和腕部的姿势。睡觉时可以通过使用某种矫形器来避免肘关节屈曲。
- 为了防止环指和小指的爪形手畸形，需要制作一个 MCP 关节背侧阻挡矫形器，将 MCP 关节置于屈曲位。这有助于将 EDC 的力量重新分布到 IP 关节，以允许 IP 关节全范围伸展。

◖ 对康复对象说的话

关于肘管综合征

"你的神经在肘部受损。你知道是在什么时候撞到这一部位并有麻痛感吗？这可能是撞到神经，它就像一根靠近表面的带电电线。你需要保护那条神经，尤其是现在它如此敏感。保护神经的一种方法是避免所谓的"打电话姿势"。你可以想象成当你拿着手机靠近耳边时肘部的姿势。肘部神经不喜欢这个姿势。如果你必须经常使用电话，可以考虑使用耳机或免提来避免那个姿势。此外，睡觉时也要避免肘部弯曲的姿势。我们可以谈谈这方面的一些选择。"

低位（远端）尺神经损伤的保守治疗（尺管综合征或 Guyon 管卡压）

腕部的尺管被称为 Guyon 管，包容尺神经和动脉。尺管的底部为豌豆骨，尺侧为 FCU 以及桡侧为钩骨的钩部。顶部为屈肌支持带。在腕部近端 5~6 cm 处发出背侧皮支后，尺神经进入 Guyon 管。在尺管内，尺神经分为两个分支：感觉浅支和运动深支。

肘部尺神经受压的最常见原因是占位性病变（如肿瘤、脂肪瘤或腱鞘囊肿），其次是神经炎。其他原因包括豌豆骨或钩骨钩部骨折、关节炎、血栓或血管异常。吸烟或使用气压钻机可使康复对象更易患尺动脉血栓。活动过程中（如握住自行车的车把手）对小鱼际肌的长时间压迫会导致这些症状[41,42]。

临床表现为感觉丧失和运动麻痹，影响尺神经支配的内在肌，包括骨间肌和拇收肌。小指对掌肌、小指外展肌和小指屈肌（flexor digiti minimi，FDM）是不受影响的。感觉缺陷涉及手的掌面尺侧、小指以及环指尺侧。手背尺侧感觉正常，是因为手背尺侧的皮肤是由更近端的背侧皮支支配。疼痛和感觉异常通常在夜间加重，或在长时间腕部屈曲或伸展时加重。

尺神经运动瘫痪会对功能产生明显的影响。由于手部大部分内在肌瘫痪，内在肌和外在肌的平衡丧失，导致手的正常弓会变得扁平，不能圆柱状抓握物体，如门把手。没有对抗的指伸肌会引起典型的爪形手畸形，MCP 关节过伸和 IP 关节屈曲。与高位尺神经损伤一样，骨间肌、拇收肌和小鱼际肌萎缩。

评估要点

对手的掌面和背面进行详细的感觉检查（如 Semmes-Weinstein 单丝测试）可协助临床医师发现受压部位。

◎ 临床精要

手掌面和背面感觉丧失表明损伤在 Guyon 管的近端，而手的背面感觉功能完好，手的掌面、小指和环指尺侧半感觉减退则表明受压位于 Guyon 管内部或远端。

➤ 专业提示

低位（远端）尺神经麻痹的矫形器的选择（尺管综合征）

尺神经麻痹矫形器也被称为抗爪形手矫形器，其设计目的是防止环指和小指失神经支配的蚓状肌和骨间肌的过度伸展（图 20.14）。告知康复对象仅在个人清洁时移除矫形器，其他时间继续使用矫形器，直到肌肉失衡解决或肌腱转移术完成。如果受累的手指 PIP 关节发生屈曲挛缩，在使用静态的抗爪形手矫形器之前，需要动态的 PIP 伸展矫形器来解决关节挛缩问题。在市面上可以买到弹簧圈矫形器，这对轻度挛缩（30°或更小）是有效的。

在骑山地车、使用推式割草机或手握自行车刹车等活动中，可以使用加垫防震手套、带有凝胶垫的自行车手套或定制的加垫手套来保护 Guyon 管免受外界刺激。

设计人体工效学的工具，以最大限度地减少腕部尺侧压力，是尺管综合征（ulnar tunnel syndrome）康复对象良好的选择。例如，符合人体工效学的锤子，其轴的设计与手弓一致，并且工具头呈现良好的角度，使锤击时手腕可处于中立位。教育康复对象避免刺激性姿势和活动。告知康复对象要避免长时间尺偏和腕关节屈曲的姿势。对于骑行爱好者，建议脚刹或重新定位手刹以避免这种体位。嘱康复对象尽可能避免振动输入，或至少在设备的手柄上使用阻尼凝胶垫或衬垫。

尺神经撕裂和外科修复的术后管理——肘至腕水平

尺神经撕裂可能是由刀或玻璃割伤造成的。通常，这些损伤会合并屈肌腱损伤或尺动脉损伤。术后方案需要考虑所有损伤的结构。

考虑以下指导原则。

- 制作背侧阻挡矫形器，腕部屈曲 20°~30°，腕部屈曲的角度取决于神经修复连接处的张力大小。若存在疑问，腕部的姿势可与术后石膏屈曲角度一样。在矫形器中加入 MCP 背侧阻挡，限制 MCP 关节伸展至 45°。通过限制手指伸展过程中的神经移位，最大限度减小神经修复部位的张力，并且同时阻止环指和小指 MCP 关节过伸或呈爪形。

- 若没有合并肌腱损伤和修复，AROM 和 PROM 可在矫形器内立即开始。

- 过敏的瘢痕组织的脱敏治疗可在拆线和伤口愈合后开始。

- 术后 3~6 周，逐渐调整背侧阻挡矫形器的腕关节角度，使其接近中立位。调整进度由外科医生决定。

- 第 6 周时，可将背侧阻挡矫形器取出。在内在肌功能恢复之前，可能需要手部抗爪形手矫形器。

- 在矫形器外进行腕部和手部 AROM 训练可于第 6 周开始。在接下来的 2 周内，通常可以增加渐进性强化训练和恢复自理活动。

- 第 8 周，需要解决限制返回工作的残余力量问题。

高位尺神经损伤减压术的术后管理——肘管综合征

原位肘管减压术

原位肘管减压术包括释放肘管的筋膜顶部，给神经减压，从而打开肘管的空间。切除所有限制性纤维带。这消除了肘部尺神经的限制和压力。如果保守治疗不能改善症状，并且尺神经在肱骨内上髁沟周围没有脱位，则可进行此手术[42]。术后的治疗关注解决疼痛或过敏。通常没有 ROM 的限制。

还可采用内窥镜松解术（endoscopic release），这是轻度至中度症状的康复对象的一种选择。术后通常不需要矫形器，鼓励康复对象在无症状范围内开始 AROM 和神经滑动训练[42]。

尺神经前移位：皮下和肌下

对于因尺神经半脱位而加重的持续性肘管综合征有多种手术选择。通常，神经需要暴露，抬离管槽并转移到肱骨内上髁前。对于尺神经皮下移位术（subcutaneous ulnar nerve transposition），神经位于前臂前皮下筋膜的下方以及正中神经的内侧。对于尺神经肌下移位术（submuscular ulnar nerve transposition），神经位于血管化良好的肌床内。传统做法是将屈肌 – 旋前肌的起点分离，然后在内上髁上重新连接到起点上。然而，肘部尺神经肌下移位术的肌筋膜延长术是避免切断屈肌 – 旋前肌起点的另一种手术选择。

▶ 预防措施和注意事项

要清楚尺神经移位术的手术方法。矫形器、活动限制以及术后治疗方案取决于手术类型。外科医生决定整个康复过程。

- 如果在手术中，屈肌 – 旋前肌的起点被重新附着，肘部、前臂和腕部的 AROM 训练通常需要延后 3~4 周，以确保附着点的愈合。
- 如果屈肌 – 旋前肌的起点被重新附着，肘部、腕部和手指伸展时进行被动的前臂旋前训练是被禁止的，因为这会对修复部位造成压力。
- 过早的牵伸和强化活动会导致屈肌 – 旋前肌起点的撕脱。关于何时开始强化训练，对于肌下移位术的康复对象最好小心谨慎。
- 任何一种手术后，需要避免强力抓握和抬举 3~8 周。

▶ 专业提示

皮下和肌下移位术

- 皮下移位术：关于是否使用长臂矫形器，每位外科医师的观点会有所不同。外科医师可以要求使

用长臂矫形器制作一个置于手臂后部的矫形器，并将肘关节置于屈曲 90° 位。小心地垫好切口部位，以防止硬质材料的刺激。是否将腕部包括在矫形器内取决于康复对象的舒适性。通常情况下，康复对象可立即移开矫形器开始训练。肘关节全范围主动伸展训练在术后第 4 周开始。

- 肌下移位术：术后 4~6 周通常使用长臂矫形器以保护屈肌 – 旋前肌。将肘关节置于 90° 屈曲，前臂中立位至轻度旋前，腕部中立位至轻度屈曲。可以开始肘部、前臂和腕部的被动 ROM 训练，但需要避免激烈的终末活动范围的牵伸。通常在术后 4~6 周开始 AROM 训练。
- 使用肌腱膜延长的肌下移位术：屈肌 – 旋前肌腱膜的 Z 形延长术允许术后即刻进行全范围 AROM。这项技术的支持者认为，只需要间歇性使用吊带。休息期间，手臂可舒适地放在枕头上。尽管如此，一些外科医师在术后 4~6 周内会继续使用长臂矫形器，以保护术后的软组织结构。

◎ 临床精要

对于高位（近端）正中神经或尺神经损伤的成人康复对象，运动和感觉功能完全恢复的情况是很少见的。治疗师应当在不磨灭希望的同时提供真实和现实的可期望的信息。解决康复对象对创伤的情绪反应，同时促进恰当的应对机制，以促进安全地回归独立生活[44]。

低位（远端）尺神经麻痹减压术的术后管理尺管综合征

外科手术包括腕部尺神经的减压。术后治疗包括矫形器的使用、伤口 / 瘢痕管理以及活动调整。腕部矫形器不是减压术后常规需要的；在手术后的 3~10 天，厚重的敷料可以使组织休息。全范围 ROM 训练在术后可立即开始。

▶ 专业提示

伴有内在肌麻痹的严重的尺神经卡压

对于伴有内在肌麻痹的严重尺神经卡压的成人康复对象，内在肌的功能通常不能完全恢复。通常需要进行肌腱转移术来矫正肌肉的失衡。在这种情况下，使用矫形器来预防关节挛缩是必要的，直到进行肌腱转移术。

指神经修复术的术后管理

指神经是最常受损的上肢神经。理想状态下，急性指神经撕裂伤的手术修复采用无张力修复。石膏固定 3 周已成为近一个世纪的护理标准。[45]指神经损伤和修复术后，常见的功能障碍包括两点辨别觉减弱、无法耐受寒冷以及感觉减退。[45]证据表明，手臂或关节的固定会导致关节僵硬、肌腱滑动障碍以及肌肉–肌腱短缩。

指神经损伤无张力修复术后，已有研究对使用手部背侧阻挡矫形器 3 周和无限制的 AROM 训练进行对比。[45, 46]研究结果表明，制动并不能改善修复的完整性。当然，不需要使用石膏或矫形器制动对于康复对象而言是一种好处。然而，除非外科医师另有说明，否则应遵循指神经修复术后制动 3 周的保守方案。

预防措施。进行指神经修复的所有康复对象，不管是使用传统的石膏/矫形器还是允许早期AROM 的治疗，在术后的前 3 周都应当避免全范围的被动伸展腕部和手指。

指神经修复术后，手治疗应关注以下 3 个领域：①修复部位的保护；②小幅度活动以促进神经滑动以及防止关节挛缩；③感觉再教育。[46]这需要制作背侧阻挡矫形器，将受损的 MCP 关节置于屈曲 70°~90° 位，IP 关节伸直。如果拇指损伤，CMC关节置于 15° 屈曲、MCP 关节置于 30° 屈曲以及 IP关节伸直。允许在矫形器内进行 AROM 训练。术后3 周去掉矫形器。

治疗应包括控制水肿、瘢痕按摩以及脱敏治疗。指神经无张力修复术后 3 周，应鼓励在日常生活活动中使用受伤一侧的手。

> **◎ 临床精要**
> 康复对象报告感觉减退（或感觉过敏）与他们自己对恢复的估计之间有相关性。周围神经损伤后的生活质量和可感知的失能之间也有高度的相关性。预测失能的话题包括受伤后睡眠困难、疼痛、受伤后抑郁以及参与工作、家务、性活动和社会活动的能力受限。因此，在治疗的整个过程中，还应该解决康复对象社会情绪的问题。[44-46]

双重挤压综合征的保守治疗

可以想象，一根受伤的神经可能有两个（或更多）受压部位，每个部位都不足以引起临床症状，但叠加会引发症状。[47]单神经病变可使沿神经干的其余部位易受刺激，从而继发神经病变。[47]由于周围神经是一个长的连续性的细胞，细胞某一部分的损伤很可能会对细胞的其他部分产生影响，特别是那些更加脆弱的部位，如神经必须穿过摩擦增加的空间（如纤维骨性管道）。整条周围神经出现两个或两个以上部位明显的受压被称为双重挤压综合征（double crush syndrome，DCS）。DCS 的病理生理是神经细胞内轴浆流的中断。[47]康复对象表现为上肢的弥漫性不适和两个或两个以上部位的轻微周围神经刺激或卡压。

通常电诊断检查可客观地量化异常的周围神经功能。然而，在电诊断检查中，神经纤维的微小变化可能不会显示为异常，或这些检查还不够特异，以确定多个（轻微）神经刺激部位的存在。[47]研究最多的双重挤压综合征是 CTS–颈椎损伤，[47]其次是肘管综合征和胸廓出口综合征。

通常康复对象会主诉间歇性的、不同强度的弥漫性上肢疼痛，症状从一个区域扩展到另一个区域（例如，从腕部到肘部）。特定的手臂姿势会诱发疼痛和感觉异常，该姿势会对受累的神经组织施加张力。随着神经刺激的进展，康复对象可能会对受累肢体采取保护性的姿势，使受刺激的神经的张力最小化和（或）可能出现失用性肌肉萎缩，作为处理似乎"有自己的想法"的慢性疼痛的一种方法。[48]

双重挤压综合征保守治疗和术后管理

关于双重挤压综合征的治疗没有太多的记载。任何一种周围神经刺激，治疗师都必须遵循组织耐受性和伤口治疗的方案。如果进行了外周减压术，术后应遵从该手术的特定方案。例如，如果进行了CTR，则应进行该手术的术后方案，并且辅以旨在解决其他更近端的"挤压"部位的干预方案。[49]如果多个卡压部位被解压，愈合的时间轴会被拉长。以下是一些额外的提示。

- 早期卡压阶段：这个阶段的康复对象会有间歇性和体位依赖性的症状，检查时症状轻微，对振动刺激会有过敏反应。除非经过至少 3 个月的保守治疗症状没有改善，否则不建议进行手术。使用矫形器以及减少引起神经重复性受压的活动的指导是有益的。口服类固醇或在压迫部位注射类固醇可能会有帮助[47]。

- **中度卡压阶段：**这个阶段的康复对象会有间歇性的症状，比早期阶段更明显。运动无力很明显并且是可以测量的。感觉阈值测试可表明异于正常感知觉的变化。症状会干扰日常活动。
- **严重卡压阶段：**这个阶段的康复对象有持续性的症状，包括肌肉萎缩、手指麻木、异常两点辨别觉以及由于疼痛导致角色表现明显受限。这些康复对象若不采取手术治疗，症状将不会改善。手术后，减压的神经不能固定超过 1 周很重要。对松解的神经所跨越的关节应早期开始 ROM 训练以及神经滑动训练。术后康复对象可能无法恢复以前的某些重复性的活动，也不能使用振动的或气动冲击工具。

➤ 专业提示

双重挤压综合征

- 康复对象教育与配合是成功治疗的关键。告知康复对象潜在的病理以及可能进一步侵害已受到刺激的神经系统的情况。鼓励康复对象找到一个安全舒适的想象"区域"，在这个"区域"内他们可以移动手臂而不会感到疼痛 / 症状增加。当进行自理和工作任务时，要求康复对象练习"保持在这个区域内"。通过检查康复对象对"保持在区域内"的反应来加强概念。随后，当神经刺激减轻时，这个"区域"的边界会逐渐增加。
- 人体工程学能帮助减少受刺激神经的外部压力。教育康复对象应避免会加重神经症状的重复性上肢运动。例如，不要屈曲肘关节持电话靠近耳部，而是使用耳机。避免使用振动或气动冲击工具，如果必须使用这些工具，可以使用带凝胶垫的防震手套来吸收一些振动。教育康复对象了解他们的综合征以及调整睡眠和工作的姿势。工作场所的人体工程学评估可能有助于识别那些导致症状持续的任务。良好的姿势和休息是管理症状的关键成分。
- 神经滑动不应有疼痛，要找到一种既可以鼓励运动又不会刺激神经的方法。神经通过的关节，即使只有一点运动，也比没有运动好。例如，如果康复对象不能在无痛的情况下进行整条臂丛神经的滑动，需要做适当的调整，即近端关节保持固定，尽量降低神经张力，同时远端关节运动，这

样可以在肢体远端产生神经滑动。之后保持远端关节固定，将神经上的张力最小化，同时近端关节运动以产生近端的神经滑动。

- 有时不完全的症状解决已是最好的结局。并不是所有的康复对象都能完全恢复。事实上，有许多康复对象不会完全恢复。通过教导康复对象疼痛管理策略以及允许康复对象用语言表达自己的悲伤情绪，协助其进行必要的心理调整，以适应长期疼痛的状态。倾听、了解他们的苦恼，必要时转介康复对象到心理健康服务机构。

？ 咨询医生的问题

- 电生理检查是否可以支持双重挤压综合征的诊断？是否有颈椎退行性病变的影像学证据表明颈椎神经根病是病因？如果是，可以考虑物理治疗以解决颈椎压迫问题。
- 卡压的近端和远端部位在哪里？
- 康复对象是否适合减压术？手术治疗可能的结局是什么？

治疗神经损伤——保守治疗和术后管理

周围神经损伤治疗的艺术性在于解决的不仅仅是由此造成的躯体障碍[50]。对康复对象的心理、社会以及行为方面的考虑将有助于更全面地了解康复对象的疾病经历。在传统的生物力学治疗方案中加入以康复对象为中心的方法，首先要进行全面的评估，辅以移情倾听。研究支持康复对象参与目标和干预方案的决策过程，这样能提高康复对象的满意度、改善结局以及提高治疗的依从性[51]。目标设定的合作过程应建立在教导康复对象关于受伤的信息、预后以及每种干预方案的基本原理的基础上。康复对象经常反馈"以前没人解释（受伤 / 手术 / 训练的原因 / 矫形器等）！"以下是一些有用的干预方案。

神经滑动

神经滑动的定义在过去的 20 年（1997—2017）里发生了改变，导致文献中关于这个干预方法是什么以及应如何实施等存在差异。1991 年，Butler和 Jones[48]提出神经滑动的早期概念，他们提出促进神经通过狭窄空间的活动可以增强神经的健康。Totten 和 Hunter[52]在对尸体进行研究后，阐明在胸廓出口和腕管处产生最佳的正中神经移动所需要的

生理活动。从那时起，就有许多关于使用神经滑动来促进神经稳态、减少神经粘连以及减轻神经疼痛的书籍、文章和研究[53-56]。

我们知道神经健康是基于运动的[5]。运动是神经的润滑剂。健康的周围神经具有固有机制，使神经纤维适应正常关节运动过程中长度的变化。例如，无论手臂被牵伸至外展和外旋的终末位（如扔足球），还是缩在身体下面，肘关节、腕关节和手指在屈曲位（如睡觉时），神经都必须能够继续发挥功能。覆盖在上方的结缔组织会吸收大量的压力或张力；此外，神经纤维会在其神经束内展开或折叠，以适应长度的改变。随着继续拉伸或缩短，神经本身会相对于其相邻的结构滑动[5]。然而，如果正常神经的运动在某一部位受到限制，那么在肢体运动时，在该限制部位及其远端神经的张力会增加。在这种情况下，神经功能会（暂时地）受到损伤。神经张力增加5%~10%会损害神经传导、轴浆流以及神经内血流[55]，并且可能引发异常冲动，加剧疼痛症状[56]。烧灼感表明神经张力增加，同时血流减少。因此，当设计神经滑动方案以促进被卡压的周围神经的健康时，治疗师必须谨慎。我们需要确定训练是促进神经纵向滑动，而不是导致神经紧张或牵伸。神经滑动方案的目标是加强神经的血流以及促进轴浆流。这种神经滑动方案试图最大限度地增加神经移动，同时最小化神经的张力。

如果神经严重受压，可能需要手术治疗。神经减压术后，应立刻进行治疗性运动以恢复和维持神经的正常移动。因此，减压术后神经滑动方案的一个重要目标是限制神经与其周围组织之间粘连的形成[52]。

研究者[56, 57]创造了"张紧（tensioner）"这个词，表明增加神经张力的活动技术；以及"滑动（slider）"这个词，表明在张力最小化的同时允许最大限度的神经延长的活动技术。这些研究者建议，对于CTS使用滑动进行正中神经活动。神经滑动包括鼓励神经滑动的同时减小近端或远端的张力。滑动更有可能减少神经症状。作为一种治疗技术，神经滑动的概念可以想象成把牙线穿过牙齿缝隙。当拉着牙线的一端时，另一端是放松的。同样，当周围神经被拉着通过关节或管道时，必须在一端放松张力，以免造成或增加不利的神经张力。神经滑动应缓慢进行，建议康复对象注意感受这些训练，若

训练中出现麻木、不适或疼痛加剧则应停止。

预防措施。告知康复对象如果没有小心正确地进行训练，神经滑动也会增加症状和神经易激惹性。同时牵拉神经两端来进行训练或活动会对神经产生张力，导致症状加重。

◎ 临床精要

将神经滑动运动结合到功能性活动中，更容易记住神经滑动。例如，腕管正中神经滑动开始时，受累的手轻轻握拳，腕部和前臂呈中立位；结束时，手张开，前臂旋后，手腕稍背伸，就像手在展示手掌里的东西一样，即尺神经滑动。请记住，这些训练的目的是轻柔地滑动神经通过其可及的范围，以促进轴浆流和神经健康。这些训练不应有疼痛感。

预防措施。正中神经滑动结束时，使用另一只手拉往拇指至伸展和外展位。不要在正中神经滑动的末端拉拇指，这会把滑动变成张紧，增加神经疼痛以及拇指CMC关节的疼痛。

感觉再教育

对于周围神经损伤后感觉丧失的康复对象而言，康复最重要的部分是感觉再教育。周围神经损伤会导致皮肤"地址"或终末器官的混乱。换言之，再生的轴突可能不会到达并支配与受伤前相同的终末器官。这将导致从外周区域到躯体感觉皮质的输入模式发生改变，甚至可能减少。大脑皮质会对这种改变的模式或图像做出反应而发生重组[57]。因此，感觉再教育的目的是提高康复对象对来自手部感受器的感觉信息的感知，康复对象能正确解释传入感觉信号的（改变的）模式。

感觉再教育分为两个阶段——保护阶段和辨别阶段。保护性感觉再教育的目的是教育康复对象代偿丧失的感觉保护。康复对象不能评估冷/热或尖锐物体的潜在伤害。他们在不知情的情况下会有很高的风险损伤自己失去知觉的手，尤其当视觉被遮挡时。通常要花1~2节课的时间教育康复对象关于再次受伤的风险以及代偿策略。告知康复对象避免在机器周围工作，以及避免环境温度低于60℃（16 ℉）的情况。建议康复对象使用视觉来代偿感觉丧失。对于没有保护性感觉的康复对象而言，把手伸进口袋里变成了一种潜在伤害情况。

辨别觉再教育的目的是恢复实体辨别觉（即没有视觉或听觉提示时识别物体形式的能力）。神经损伤后，有一个预期的感觉恢复模式，由痛觉开始，

进展到 30 cps（转 / 秒）振动觉，移动触觉以及恒定触觉，并由近端向远端恢复。这个阶段的感觉再教育会结合分级的训练任务，包括定位以及分辨材质、形状和物体。可以使用视觉 - 触觉的匹配过程。康复对象先闭眼，试图正确地识别刺激位置或类型。如果康复对象是错误的，然后在睁眼的情况下重复刺激，康复对象集中注意力将他 / 她所感觉到的与其所看到的相匹配。

为了使新发展的辨别觉技能成功过渡，康复对象必须有操作物体的运动技能。即使是在视觉被遮蔽的情况下，康复对象最终必须能在短时间内控制和操作物体，而不让物体从指间掉落。

皮质的可塑性依赖于环境的触觉经验。特定的皮质和皮质下重组可在周围神经损伤后的数分钟内发生，也可能是长期发生。最初，可以使用视觉和听觉提示来减少手部无感觉区域的躯体感觉映射的突触重组。功能性磁共振成像[58]检查已经证实，大脑中皮质之间是相互作用的，即在进行单一模态的感觉或运动任务时，大脑皮质会呈现出多模态联合区域"亮起"。例如，当盲人阅读盲文时，初级视觉皮质和躯体感觉皮质一起被激活。想象一个动作时会激活前运动皮质。想象一首音乐时会激活听觉皮质区域。虽然还需要进一步研究，但目前这个领域的研究表明，我们可以通过要求康复对象可视化腕和手的运动来减少不良的皮质映射，以及想象触摸和按摩相关区域的感觉。观察镜子中正常手的运动和（或）触摸，同时想象双手做同样的动作或想象双手感受这种触摸，可"欺骗"大脑，进而减少早期突触紊乱[58]。

在功能性和熟悉的任务中使用受伤的手 / 手臂，不仅可以锻炼，还可以促进更快的功能恢复以及避免习得性失用[57]。感觉再学习与感觉脱敏相结合可影响受伤后感觉的恢复以及疼痛的发展。行为强化的强度可以促进或调节皮质的改变。行为强化应该以康复对象认为有趣的和激励他们的事物为基础。

> ◎ 临床精要
>
> 如果锻炼或再教育计划是以功能为导向的、以康复对象为中心的以及对康复对象具有恰当挑战的，那么感觉再教育会更成功[58]。

神经损伤后，保护性和辨别性感觉再教育均需立即开始，在异常使用模式发展之前鼓励康复对象使用受伤的肢体。这样可以减少代偿性的使用健侧手臂而忽略患侧肢体。在指神经修复术后 3 周内开始感觉再教育方案[57]。

疼痛管理

疼痛一直是神经损伤的后遗症。周围神经损伤后，神经系统会短暂性地增强对疼痛的反应以及增加炎症反应，以保护受伤的身体部位。如果暴露在持续性的有害输入中，中枢神经系统会触发对疼痛感知的持续增强的敏感性，并增加对痛性和非痛性刺激的反应[59]。大脑的功能性磁共振成像研究表明，暴露于周围神经损伤引起的严重和（或）慢性疼痛后，大脑会呈现出运动和躯体感觉皮质不良的皮质重组，患肢的表征减少，以及手指灵巧性运动的神经通路模糊[59]。这一病理反应称为 II 型 CRPS。

识别有 CRPS 风险的康复对象，并通过教育、脱敏以及在熟悉的功能性活动中立即使用受伤肢体，这是很重要的。康复对象经常对受伤感到害怕，害怕受伤后已经发生或可能发生的生活改变，害怕再次受伤，以及对恢复的期望感到害怕。如果康复对象了解了疼痛的原因，以及对未知因素的恐惧心理消失，如康复期望和恢复时间，那么与周围神经损伤有关的疼痛通常可以减轻。治疗师是解决这些问题的最佳人选，因为治疗师花在康复对象身上的时间比医生更多。以下内容也可能有助于减轻康复对象的疼痛经历。

预防措施。康复对象可能认为他们应该忍受疼痛的活动 / 牵拉，因为他们被灌输了这样的思想。治疗师必须告知康复对象疼痛是组织受损的一种信号，应该避免。经常清晰地告诉康复对象，"没有疼痛就没有收获"这句话是错误的。

脱敏

损伤后，局部的神经组织会立即对炎症介质的致敏作用产生反应，降低其感觉刺激阈值。换言之，感觉神经更容易产生动作电位。非有害性的感觉输入，如沿着神经触诊或叩击，会被认为是有刺激性的或引发疼痛的。对神经组织长期的刺激可能会导致痛觉过敏（hyperalgesia）或感觉过敏，即局部敏感性发生改变，这种改变会反映在中枢躯体感觉系统处理感觉输入的方式上。痛觉过敏的康复对象可能会主诉对受累身体部分的触觉刺激感到极其不舒适。例如，桡骨茎突周围和拇指近端皮肤过敏是桡神经感觉支受到刺激的一种相当常见的现象。有趣的是，即使移除刺激源（如一个狭窄的夹板或矫形器）过敏依旧存在。

脱敏（desensitization）是一个系统的过程，是对周围组织施加非伤害性刺激以再训练神经系统。康复对象必须有动力参与家庭方案。为了使脱敏成功，必须在一天中频繁地进行各种触觉刺激。越频繁，效果越快。最初，康复对象可能需要在受刺激组织的周围施加刺激，而不是直接施加在受刺激组织上。由康复对象自己施加刺激，因此，压力的大小是受康复对象控制的。

( ) 对康复对象说的话

什么是过敏和脱敏

"你的神经是过敏的，这就是为什么不应该感到疼痛的刺激时而你会感到疼痛。为了降低这种过敏性，需要对神经进行再教育。为了帮助神经恢复，你需要规律地触摸过敏的皮肤。一开始可以尝试短时间的练习 5~10 分钟。清醒着时候每小时触摸一下皮肤。当你进行这项操作时试着放松。你可以听音乐、看喜爱的电视节目，或去到一个安静的房间——尝试任何有助于你放松的做法。试着使用毛巾或棉花触碰或轻拍皮肤，或使用乳霜进行按摩。或者，你可以使用软牙刷轻柔地刷擦过敏区域，每次都以相同的方向进行（即指尖到肘部或肘部到指尖）。想要恢复得更好的关键在于每天进行练习。如果你只是等待，大脑会认为这种疼痛是正常的，并且疼痛信息有可能会永久固定下来，就像记忆一样。"

物理因子治疗

当治疗有周围神经损伤的康复对象时，物理因子治疗是一种有用的辅助手段。常用的物理因子包括超声[59]、电离子透入疗法[60]、经皮神经电刺激（transcutaneous electrical nerve stimulation，TENS）[60]、热敷、射流治疗（fluidotherapy）[60]、石蜡浴以及冷冻疗法[60]。关于物理因子治疗更深入的讨论，详见第 9 章。

▷ 预防措施和注意事项

- 瘢痕按摩和超声治疗不应在神经导管上进行[61]。
- 预防措施。若康复对象的保护性感觉丧失，不要使用浅表的热疗或冷疗，这会使组织烫伤的风险增加。若周围神经没有正常的交感神经功能，皮肤就无法排汗使组织降温。如果康复对象的轻触觉下降，一定要谨慎进行。

手法技术

手法治疗技术对于增加血流和减少疼痛也是有帮助的。通过压力管理、放松、可视化以及调整活动节奏可以增强治疗性触摸的疗效。将这些认知行为技术与手法治疗相结合，通过接受疼痛的存在，以及指导康复对象自我管理的策略，将有助于减轻疼痛。软组织松动技术和肌筋膜松解技术超出了本章的范围。在应用这些技术之前，鼓励读者寻找这些领域的课程来发展适当的知识和技能。

( ) 告知康复对象的典型问题

- 为什么我的手/腕/前臂/肘部还是肿的？

  回答："肿胀是愈合过程中正常的一部分。你的身体正在产生愈合所需的细胞。受伤或手术后，你会看见肿胀，但我们会尽快通过手治疗减轻水肿。在术后的第 1 周，试着将受伤的手臂尽可能抬高超过心脏平面。可以使用枕头来帮助维持这个姿势。尽管如此，你可能还会经历一些长达 1 年以上肿胀。"

- 如果我在瘢痕上面按摩，它会裂开吗？

  回答："（一旦拆线，表明伤口具有足够的抗拉强度）不会，如果你使用护肤霜按摩瘢痕的话，你的伤口是不会裂开的。开始时轻柔些，可以使用任何一种护肤霜。我更喜欢用一些油性的护肤霜，因为神经在愈合的过程中，不足以维持皮肤正常的弹性。尝试按摩整只手，而不仅仅只是瘢痕部位。"

- 为什么我会有疼痛？或者，为什么我还是有疼痛？如果我存在疼痛的话，还要坚持锻炼吗？

  回答："疼痛是机体正常的机制，其实是在告知你存在一些损伤的情况。通常这是一件好事，让你知道你做得太多了或出了差错。有时，这种警告机制会继续提醒你，即使你已经解决了最初的问题。即使你正在做的事情不应该产生疼痛，但你的大脑也在预期着疼痛。当这种情况发生时，你需要学习如何自我管理自己的症状。区分"好的"警告性的疼痛和需要自我管理的疼痛之间的不同是有困难的。关于这一点我可以帮助到你。如果我给你的治疗中有任何让你感到疼痛的（或者你在家里尝试做的任何让你感到疼痛的），你应当告诉我。除非我们讨论过这是预期的疼痛，否则不要尝试克服疼痛。如果你选择克服疼痛，实际上会进一步伤害自己。"

> **➤ 专业提示**

矫形器

　　使用矫形器治疗周围神经有三个原因：①保护；②预防；③增强功能。选择和提供矫形器的基本原理是临床推理发挥作用的基础。为什么选择这个矫形器而不是另一个？

- 保护：减小神经张力，为愈合创造环境。它用于减轻急性症状，或休息时可被观察到的并随着活动而增加的症状。

- 预防：为了预防运动对神经产生的额外的压力，减少可能导致症状恶化的潜在炎症。预防肌肉失衡所引起的挛缩。肌肉可塑性是指肌肉组织会在结构和功能上适应活动水平的改变和（或）适应持续很久的姿势。过度牵伸肌肉会导致肌节（肌肉的功能单位）的增加。肌节的增加或减少意味着肌肉适应了新的肌肉初长度。肌肉只有在合适的初长度才能产生最佳力量。此外，肌肉将收缩初长度的 50% 来产生这一最佳力量[62]。因此，过度牵伸腕部/手部神经再支配的肌肉会导致功能性活动中产生最佳力量的能力下降。

- 增强功能：代替或增强受损的功能。当我们稳定一个患有关节炎的关节时，如拇指的 CMC 关节，我们期望提高关节的稳定性和力量，并减少活动中的关节疼痛。当我们制作出一个静态渐进式矫形器，为组织提供缓慢而稳定的牵伸时，我们期望看到组织的延展性得到改善，从而改善该关节的运动和功能。当我们为康复对象提供一个动态的桡神经麻痹矫形器时，提供被动的 MCP 关节伸展，但允许手指主动屈曲，我们的目的是改善桡神经麻痹康复对象的功能性抓握功能。我们必须教育康复对象关于矫形器如何改善他们的功能的信息。如果可能的话，给康复对象一些选择，让他们参与到流程中。

案例分析

　　PR 是一位 32 岁、右利手的女性高管，她的右手中指、环指和掌面被猫爪抓伤。家庭医生在给予治疗后开具了抗生素以预防感染。随访时，她继续主诉疼痛、麻木、僵硬以及肿胀。她的医生转介她去进行手治疗，以解决她的主诉问题。

　　首诊大约在受伤后 1 个月，PR 的中指、环指和小指有明显的肿胀和僵硬。掌侧抓伤的伤口已经愈合，瘢痕组织很少，即使 PR 主诉对这些瘢痕区域轻微触摸时会有些过度敏感。进行 AROM 测量结果显示，单独的关节运动表明所有外在屈肌腱是完好的。主动屈曲到远侧掌横纹的范围从 2.2 cm（小指）到 4.5 cm（中指）。Semmes-Weinstein 单丝纤维测试表明小指指尖、示指指尖以及环指尺侧的轻触觉正常（2.83）。环指桡侧基底部轻触觉下降（3.61），指尖保护性感觉下降（3.84）。环指尺侧保护性感觉下降（3.84~4.31）。中指桡侧轻触觉下降（3.22~3.61）。PR 报告，在抓伤部位远端 1 cm 处叩击桡神经，会有刺痛感辐射至环指和中指的指尖。PR 还说她的手指的麻木感自受伤之日起都没有改善。她说她担心神经的完整性，并表示她可能需要手术来"修复它们"。将感觉评估的结果解释给 PR 听，这些结果与医生对神经损伤连续性的诊断是一致的。持续的感觉症状可能因静脉阻滞而加重。

　　首诊时在与 PR 设定目标的过程中，很明显她在工作和家里都避免正常使用右手。她使用单手打字以及使用左手做饭和清洁。观察发现她很犹豫地使用钩状抓握来握住她的行李箱，而更喜欢用改良的抓握方式（在示指和拇指之间）来抓握提手。

　　指导 PR 进行肌腱滑动训练和手指阻挡训练，以鼓励外在屈肌腱更好的滑动和抗拉。也指导她进行肿胀管理，包括使用 2.54 cm 的自粘绷带（Coban）、向心性按摩以及主动握拳，以帮助负荷过重的静脉系统。告知她如果继续避免使用右手可能产生的后果，并鼓励她在活动中使用右手，如当刷牙时握住牙刷。治疗师向 PR 提供了圆柱形泡沫，用于增加牙刷、餐具甚至行李箱手柄的直径，这样她就可以舒适和安全地抓握这些物品。当她使用毛刷给她的猫梳理毛发时，指导她每天使用右手 1 次或 2 次。最后，教育 PR 关于神经是如何应对外伤的信息，并给出一个预期的恢复时间和指导原则，以便在神经继续愈合的过程中她能期待什么。讨论保护性感觉教育策略，并回顾适当的注意事项（例如，不要把手伸到看不见的地方摸取刀具）。

PR 在 1 周后返回治疗。虽然她不能完全握拳，但经过一些热身训练后她现在能够使每个手指触碰到手掌。手部肿胀已经不明显了，并且她展示了对 Coban 弹力带的正确使用。她要求再来一卷，表明她一直在使用它。她继续主诉瘢痕过敏以及间歇性的"放射"到手指尖。医生让她相信这是神经愈合时的正常反应，并告诉她继续进行瘢痕按摩和正常的使用手部。她还说自己对冷不耐受，手指耐受空调风的能力发生显著改变，这说明还伴随着手指血管的损伤。即使手指活动已达到全范围，仍应继续肌腱滑动训练，以促进手指内的神经滑动。

在接下来的 3 周里，PR 每周 1 次来进行简短的训练。受伤 9 周后，她手指活动可以达到全范围。她认为右手已经恢复了所有受伤前的工作以及家庭活动。感觉测试显示轻触觉有中度改善，环指和中指神经损伤区域反应为轻触觉下降（3.61）。由于指神经会以大约每天 1 mm 的速度愈合，以及她已经成功地恢复所有受伤前的活动和达到她自己设定的目标，因此提供了最后一次随访（1 个月后），以记录持续性的神经愈合过程。PR 表示如果她有其他问题，她还会打电话；她很满意手按照之前告知她的情况继续恢复。

（华烨　蔡素芳　译，李文分　杨永红　李奎成　审）

参考文献

1. Siengsukon C: Neuroplasticity. In Lundy-Ekman L, editor: Neuroscience: fundamentals for rehabilitation, ed 5, St Louis, 2018, Elsevier.

2. Lundy-Ekman L: Pain as a disease: neuropathic pain, central sensitivity syndromes, and pain syndromes. In Lundy-Ekman L, editor: Neuroscience: fundamentals for rehabilitation, ed 5, St Louis, 2018, Elsevier.

3. Lundy-Ekman L: Central somatosensory system. In Lundy-Ekman L, editor: Neuroscience: fundamentals for rehabilitation, ed 5, St Louis, 2018, Elsevier.

4. Carp SJ: The anatomy and physiology of the peripheral nerve. In Carp SJ, editor: Peripheral nerve injury: an anatomical and physiological approach for physical therapy intervention, Philadelphia, 2015, F. A. Davis. Available from eBook Collection (EBSCOhost), Ipswich, MA.

5. Lundy-Ekman L: Peripheral region. In Lundy-Ekman L, editor: Neuroscience: fundamentals for rehabilitation, ed 5, St Louis, 2018, Elsevier.

6. Carp SJ: The biomechanics of peripheral nerve injury. In Carp SJ, editor: Peripheral nerve injury: an anatomical and physiological approach for physical therapy intervention, Philadelphia, 2015, F. A. Davis. Available from eBook Collection (EBSCOhost), Ipswich, MA.

7. Smith KL: Nerve response to injury and repair. In Skirven T, Osterman L, Fedorcyzyk J, et al.: Rehabilitation of the hand and upper extremity, ed 6, St Louis, 2011, Elsevier.

8. Lundy-Ekman L: Physical and electrical properties of cells in the nervous system. In Lundy-Ekman L, editor: Neuroscience: fundamentals for rehabilitation, ed 5, St Louis, 2018, Elsevier.

9. Houdek MT, Shin Y: Management and complications of traumatic peripheral nerve injuries, Hand Clinic 31:151–163, 2015.

10. Kane PM, Daniels AH, Akelman E: Double crush syndrome, J Am Acad Orthop Surg 23(9):558–562, 2015.

11. Gelberman RH, Hergenroeder PT, Hargens AR, et al.: The carpal tunnel syndrome: a study of carpal canal pressures, J Bone Joint Surg Am 63(3):380–383, 1981.

12. Karl HW, Tick H, Sasaki KA: Non-pharmacologic treatment of peripheral nerve entrapment. In Trescot AM, editor: Peripheral nerve entrapments: clinical diagnosis and management, Switzerland, 2016, Springer, https://doi.org/10.1007/978-3-319-27482-9-1.

13. Duff SV, Estilow T: Therapist's management of peripheral nerve injury. In Skirven T, Osterman L, Fedorcyzyk J, et al.: Rehabilitation of the hand and upper extremity, ed 6, St Louis, 2011, Elsevier, pp 619–633.

14. Porretto-Loerke A, Soika E: Therapist's management of other nerve compressions about the elbow and wrist. In Skirven T, Osterman L, Fedorcyzyk J, et al.: Rehabilitation of the hand and upper extremity, ed 6, St Louis, 2011, Elsevier, pp 695–712.

15. Slutsky DJ: A practical approach to nerve grafting in the upper extremity, Hand Clin 10:73–92, 2005.

16. Slutsky DJ: New advances in nerve repair. In Skirven T, Osterman L, Fedorcyzyk J, et al.: Rehabilitation of the hand

and upper extremity, ed 6, St Louis, 2011, Elsevier, pp 611 - 618.

17. Lee SK, Wolfe SW: Peripheral nerve injury and repair, J Am Acad Orthop Surg (8)243 - 252, 2000.

18. Issacs J: Major peripheral nerve injuries, Hand Clin 29:371 - 382, 2013.

19. Issacs J: Treatment of acute peripheral nerve injuries: current concepts, J Hand Surg Am 35(3):491 - 497, 2010.

20. Shi Q, MacDermid JC: Is surgical intervention more effective than nonsurgical treatment for carpal tunnel syndrome? A systematic review, J Orthop Surg Res 6(1):17, 2011.

21. Law M, et al.: Canadian occupational performance measure manual, Toronto, 1991, CAOT Publications ACE.

22. Callahan AD: Sensibility assessment for nerve lesions in continuity and nerve lacerations. In Skirven T, Osterman L, Fedorcyzyk J, et al.: Rehabilitation of the hand and upper extremity, ed 5, St Louis, 2002, Mosby, pp 214 - 239.

23. Novak CB, Anastakis DJ, Bearton DE, Katz J: Patient-reported outcome after peripheral nerve injury, J Hand Surg 34:281 - 287, 2009.

24. Stonner MM, Mackinnon SE, Kaskutas V: Predictors of disability and quality of life with an upper extremity peripheral nerve disorder, Am J of Occ Ther 71(1), 7101190050p1 - 8, 2017.

25. Chemnitz A, Dahlin LB, Carlsson IK: Consequences and adaptation in daily life - patients' experiences three decades after a nerve injury sustained in adolescence, BMC Musculoskeletal Disorders 14(1):252, 2013.

26. Nachef N, Bariatinsky V, Sulimovic S, Fontaine C, Chantelot C: Predictors of radial nerve palsy recovery in humeral shaft fractures: a retrospective review of 17 patients, Orthop Traumatol: Surg Res 103:177 - 182, 2017.

27. Jacoby SM, Eichenbaum MD, Osterman AL: Basic science of nerve compression. In Skirven T, Osterman L, Fedorcyzyk J, et al.: Rehabilitation of the hand and upper extremity, ed 5, St Louis, 2002, Mosby, pp 649 - 656.

28. Ljungquist KL, Martineau P, Allan C: Radial nerve injuries, J Hand Surg Am 40(1):166 - 172, 2015.

29. McKee P, Nguyen C: Customized dynamic splinting: Orthoses that promote optimal function and recovery after radial nerve injury: a case report, J Hand Ther 20(1):73 - 88, 2007.

30. Seroussi RE, Singh V, Karl HW: Deep branch of the radial nerve entrapment. In Trescot AM, editor: Peripheral nerve entrapments: clinical diagnosis and management, Switzerland, 2016, Springer, https://doi.org/10.1007/978-3-319-27482-9-1.

31. Trescot AM, Karl WK: Superficial radial nerve entrapment.

In Trescot AM, editor: Peripheral nerve entrapments: clinical diagnosis and management, Switzerland, 2016, Springer, https://doi.org/10.1007/978-3-319-27482-9-1.

32. Abzug J, Martyak GG, Culp RW: Other nerve compression syndromes of the wrist and elbow. In Skirven T, Osterman L, Fedorcyzyk J, et al.: Rehabilitation of the hand and upper extremity, ed 5, St Louis, 2002, Mosby, pp 686 - 694.

33. Dang AC, Rodner CM: Unusual compression neuropathies of the forearm, part I: radial nerve, J Hand Surg Am 34(10):1906 - 1914, 2009.

34. Dang AC, Rodner CM: Unusual compression neuropathies of the forearm, part II: median nerve, J Hand Surg Am1915 - 1920, 2009.

35. Chi Y, Harness N: Anterior interosseous nerve syndrome, J Hand Surg Am 35(12):2078 - 2080, 2010.

36. Cole O: Carpal tunnel syndrome: a review of current best practice, The Dissector 43(4):24 - 28, 2016.

37. Padua L, Coraci D, Erra C, et al.: Carpal tunnel syndrome: clinical features, diagnosis and management, Lancet Neurol 15(12):1273 - 1284, 2016.

38. Karl JW, Gancarczyk SM, Strauch RJ: Complications of carpal tunnel release, Orthop Clini N Am 47(2):425 - 433, 2016.

39. Evans RB: Therapist's management of carpal tunnel syndrome: a practical approach. In Skirven T, Osterman L, Fedorcyzyk J, et al.: Rehabilitation of the hand and upper extremity, ed 6, St Louis, 2011, Elsevier, pp 666 - 677.

40. Baker NA, Moehling KK, Rubinstein EN, et al.: The comparative effectiveness of combined lumbrical muscle splints and stretches on symptoms and function in carpal tunnel syndrome, Arch Phys Med Rehabil 93:1 - 10, 2012.

41. Singh V, Trescot AM: Ulnar nerve entrapment. In Trescot AM, editor: Peripheral nerve entrapments: clinical diagnosis and management, Switzerland, 2016, Springer, https://doi.org/10.1007/978-3-319-27482-9-1.

42. Rekant MS: Diagnosis and surgical management of cubital tunnel syndrome. In Skirven T, Osterman L, Fedorcyzyk J, et al.: Rehabilitation of the hand and upper extremity, ed 6, St Louis, 2011, Elsevier, pp 678 - 685.

43. Apfel E, Sigafoos GT: Comparison of range of motion constraints provided by splints used in the treatment of cubital tunnel syndrome-a pilot study, J Hand Ther 19:384 - 392, 2006.

44. Chemnitz A, Dahlin LB, Carlsson IK: Consequences and adaptation in daily life - patients' experiences three decades after a nerve injury sustained in adolescence, BMC Musculoskeletal Disorders 14(1):252, 2013.

45. Vipond N, Taylor W, Rider MR: Postoperative splinting

for isolated digital nerve injuries in the hand, J Hand Ther 20:222–231, 2007.

46. Stonner MM, Mackinnon SE, Kaskutas V: Predictors of disability and quality of life with an upper extremity peripheral nerve disorder, Am J of Occ Ther 71(1), 7101190050p1–8, 2017.

47. Kane PM, Daniels AH, Akelman E: Double crush syndrome, J Am Acad Orthop Surg 23(9):558–562, 2015.

48. Butler DS: Mobilisation of the nervous system, Melbourne, 1991, Churchill Livingstone.

49. Vaught MS, Brismée JM, Dedrick GS, et al.: Association of disturbances in the thoracic outlet in subjects with carpal tunnel syndrome: a case–control study, J Hand Ther 24(1):44–52, 2011.

50. Colaianni DJ, Provident I, DiBartola LM, Wheeler S: A phenomenology of occupation–based hand therapy, Aus Occ Ther J 62:177–186, 2015.

51. Vranceanu A, Cooper C, Ring D: Integrating client values into evidencebased practice: effective communication for shared decision–making, Hand Clini 25:83–96, 2009.

52. Totten PA, Hunter JM: Therapeutic techniques to enhance nerve gliding in thoracic outlet syndrome and carpal tunnel syndrome, Hand Clini 7(3):505–520, 1991.

53. Lim YH, Chee DY, Girdler S, Lee HC: Median nerve mobilization techniques in the treatment of carpal tunnel syndrome: a systematic review, J Hand Therapy 30(4):397–406, 2017.

54. Ballestero–Perez R, Plaza–Manzano G, Urraca–Gesto A, et al.: Effectiveness of nerve gliding exercises on carpal tunnel syndrome: a systematic review, J Manipulative Physiol Ther 40(1):50–59, 2017.

55. Coppieters MW, Alshami AM: Longitudinal excursion and strain in the median nerve during novel nerve gliding exercises for carpal tunnel syndrome, J Orthop Res 25(7):972–980, 2007.

56. Coppieters MW, Butler DS: Do 'slides' slide and 'tensioners' tension? An analysis of neurodynamic techniques and considerations regarding their application, Manual Therapy 13:213–221, 2008.

57. Priya BA: Effectiveness of sensory re–education after nerve repair (median or ulnar nerve) at the wrist level, Indian J Physiotherapy & Occ Ther 6(3):62–68, 2012.

58. Rosen B, Lundborg G: Sensory reeducation. In Skirven T, Osterman L, Fedorcyzyk J, et al.: Rehabilitation of the hand and upper extremity, ed 6, St Louis, 2011, Elsevier, pp 634–648.

59. Pollard C: Physiotherapy management of complex regional pain syndrome, Aust N Z J Psychiatry 41(2):65–72, 2013.

60. Bracciano AG: Physical agent modalities: theory and application for the occupational therapist, ed 2, Thorofare, NJ, 2008, Slack, Inc.

61. Michlovitz SL: Is there a role for ultrasound and electrical stimulation following injury to tendon and nerve? J Hand Ther 18:292–296, 2005.

62. Lundy–Ekman L, Peterson C: Motor system: motor neurons and spinal motor function. In Lundy–Ekman L, editor: Neuroscience: fundamentals for rehabilitation, ed 5, St Louis, 2018, Elsevier.

第 21 章

腕部骨折

Emily Seeley,
Sarah Baier,
Mike Szekeres

引言

　　腕部骨折是非常常见的。腕部骨折可能对个人恢复包括工作在内的正常功能活动能力造成破坏性的、长期影响。桡骨、尺骨和腕骨骨折的方式多种多样，这取决于骨折以及伴随的软组织损伤的特征。本章节回顾了这一复杂问题的各个部分，重点强调了初级手治疗师的临床推理。

骨骼学

　　无论被定义为断裂、裂缝、粉碎，还是被定义为骨折，所有术语都是指骨骼结构连续性的中断[1]。上肢骨骼在形状和功能上的差异很大，例如，前臂长骨起承重杠杆的作用；短的腕骨提供稳定和运动功能。尽管存在这些差异，但它们的解剖学结构是相同的。它们厚厚的、排列有序的外皮层［皮质骨（cortical bone）或板层骨（lamellar bone）］提供了坚硬的支架，支撑密度较低的、海绵状的内芯［小梁骨（trabecular bone）或松质骨（cancellous bone）］。虽然皮质骨约占人体骨骼的80%，小梁骨占其余的20%，但每种骨骼中这些部分的相对数量根据其功能需求各不相同[2]。松质骨相比于皮质骨有更丰富的血供，因此当骨折发生在松质骨比例较皮质骨高的部位时，愈合时间会缩短[3]。腕骨供血来源和供血量的差异较大，骨折后的愈合时间也不同。

　　当对骨骼施加的外力大于骨骼所能承受的力时，就会发生骨折。这种情况发生在突然负荷的高强度创伤中；因长期反复的压力而使骨骼变得脆弱；或某些病理原因，如骨质疏松、癌症或成骨不全[2]。幸运的是，骨骼能够在不形成纤维瘢痕组织的情况下愈合。也就是说，骨通过再生来愈合，将受损组织恢复到损伤前的细胞组成、结构和生物力学功能[4]。理解骨愈合的生物学过程对于处理手腕骨折至关重要，因为这将指导手治疗的干预。

骨愈合及时间轴

　　骨折愈合是一个连续的过程，分为三个存在部分重叠的阶段：炎症期、修复期和重塑期。当骨头断裂时，身体会启动一种高度有组织的生理反应，被称为二次愈合，也被称为骨痂愈合或间接愈合

（图 21.1）。当骨折破坏骨膜（periosteum）（血管分布丰富的、骨表面除关节外所覆的坚固的结缔组织包膜）、骨内膜（endosteum）（衬在髓腔内面和骨松质的骨小梁表面的薄层结缔组织膜）和周围软组织内的血管时，最初的炎症期（inflammatory phase）就开始了。这会导致血肿形成[5]，血肿可充当早期骨折稳定的支架，并逐渐被肉芽组织取代。修复期（reparative phase）包括清除受损细胞（通过破骨细胞）和血肿，同时骨内膜的软骨细胞（chondrocytes）

（形成软骨的细胞）和骨膜的成骨细胞（osteoblasts）（形成硬骨的细胞）在骨折缺损内部和周围形成软骨痂。骨折后的 2~3 周，其稳定性足以防止骨折缩短，但仍有发生骨折成角的可能。然后，软骨痂逐渐转变为硬骨痂或编织骨（woven bone），从周围开始逐步向骨折裂缝的中心移动[6]。这种矿化或软骨骨化（enchondral ossification）过程通常在骨折后 6 周内完成，但最长可以持续 4 个月。

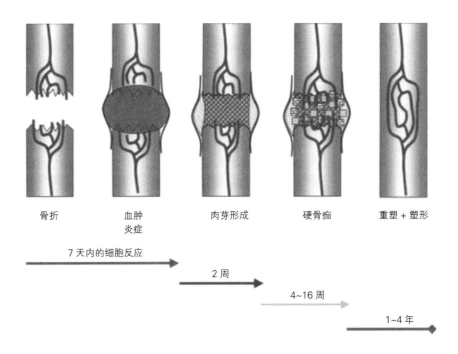

骨折　　血肿　　肉芽形成　　硬骨痂　　重塑 + 塑形
　　　　炎症

7 天内的细胞反应 →

2 周 →

4~16 周 →

1~4 年 →

图 21.1　二次骨折愈合在最初的炎症期（第 1~7 天），骨折部位出现血肿。炎症引发新血管生长，逐渐形成肉芽组织，在微动存在的情况下，损伤后 2 周左右可观察到纤维性骨痂（软骨痂）。在修复期，软骨痂通过软骨骨化形成硬骨痂或编织骨。最后的重塑期，在数月至数年的时间内编织骨逐渐转变成板层骨，进而恢复骨骼损伤前的结构 [引自 Baroli B. From natural bone grafts to tissue engineering therapeutics: brainstorming on pharmaceutical formulative requirements and challenges. J of Pharm Sci. 2009;98（4）:1317–1375.]

最后的重塑期（remodeling phase）实际上开始于修复期的中期，并可以持续数月到数年[6]。在这个阶段，由于破骨细胞与成骨细胞的活动和机械负荷，编织骨重塑为板层骨。最后一个阶段有助于恢复骨骼受伤前的强度和结构[4]。

骨折后的稳定性影响了愈合的类型。骨折需要稳定才能愈合和防止骨不连（nonunion）。当骨折通过非刚性固定得到稳定时，骨骼通过二次愈合（secondary healing）过程愈合。在此过程，骨折部位的微动促进了愈合[6]。非刚性固定包括石膏固定、矫形器固定、外固定和髓腔固定。

相反，当骨折通过刚性固定（用刚板固定，使骨折处允许小于 1 mm 的活动）稳定时，骨骼通过一期愈合（primary healing）过程愈合[5]（图 21.2）。在一期愈合过程中，上述三个阶段被绕过，骨折缺损处直接发生骨再生。钢板和螺钉提供的坚硬的内部

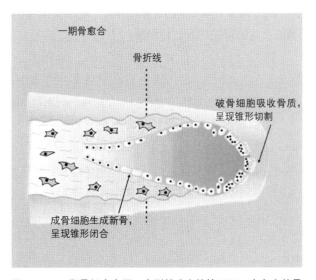

一期骨愈合

骨折线

破骨细胞吸收骨质，呈现锥形切割

成骨细胞生成新骨，呈现锥形闭合

图 21.2　一期骨折愈合图。在刚性稳定的情况下，来自完整骨的破骨细胞形成切割锥（从左向右移动），当它们在穿过骨折线时吸收坏死的骨质。紧接着，成骨细胞转化为骨细胞（新骨质）来修复骨折缺损 [引自 Nyary T. Principles of bone and joint injuries and their healing. Surgery. 2018;36（1）:7–14.]

稳定和压迫作用代替了软骨痂。这种类型的骨折管理避免了长时间的石膏固定，而且足够稳定，允许腕部早期活动。然而，骨折部位的钢板下新骨构建需要 5~6 周才能完成。

影响愈合的因素

许多因素会影响愈合的速度和程度[1]。可对愈合产生不利影响的系统性变量包括年老、维生素 D 和钙缺乏症、系统性疾病（骨质疏松症、成骨不全症、糖尿病）、使用尼古丁、免疫抑制、长期服用药物（非甾体抗炎药、皮质类固醇）和诊断 / 治疗延误。影响愈合的局部因素包括骨的血液供应、骨折的机械因素（部位和类型、创伤程度、关节受累）、复位 / 固定不充分、感染和病理情况。在初次评估时必须确定这些因素是否存在，因为它们可能导致延迟愈合或骨不连。

医疗管理

当怀疑有骨折时，需要立即进行医疗评估，以确定支持愈合所需的适当照护。医疗人员将对康复对象进行临床评估和放射检查。标准的后前向（PA）、侧位和斜位 X 线检查通常可以用来检查骨的完整性。然而，由于前臂远端与腕骨之间三维关系的复杂性，某些骨折可能难以通过常规 X 线检查发现，需要计算机断层扫描（CT）或磁共振成像（MRI）达到可视化及进行诊断。

腕部骨折可以表现为很多种方式。如果骨头部分或完全骨折，但仍能保持其整体解剖学结构排列，则称之为无移位骨折（nondisplaced）。相反，如果骨断裂后解剖学结构不再对齐，则称为移位骨折（displaced）。骨折也可以描述为关节外（extraarticular）和（或）关节内（intraarticular）骨折。关节外骨折发生在关节外，因此不会破坏关节软骨。这类骨折通常需要的干预很少，石膏固定往往足以使其愈合。关节内骨折延伸至关节内，可改变关节表面。这可能会对腕部活动产生不利影响，并且可能导致骨关节炎。

医疗管理的目标之一是恢复腕部的正常解剖学

结构。在骨折移位的情况下，医疗人员（通常是医生）将尝试在门诊通过手法操作重新排列骨折碎片，这称为闭合复位（closed reduction）。如果骨折保持适当的对齐排列，则被认为是稳定的。医疗人员可以选择石膏固定来保守治疗骨折。这种治疗方法使用外部稳定（石膏），允许骨折部位有微运动，通过二次愈合形成内部骨痂。当骨折被石膏固定后，必须进行 X 线检查跟踪，以确保维持复位（对齐）。

如果在石膏固定后骨折不能对齐且变得不稳定，医疗人员将重新评估治疗方案。有时，如果骨折移位在可接受的错位范围内，可继续使用石膏固定。然而，发生明显移位的骨折不能通过石膏固定保持充分的复位，并有可能发生畸形愈合（malunion）（在异常位置愈合）或不愈合，这就需要通过手术固定，包括各种内固定和外固定的方法，如使用经皮针、外固定架、植骨、钢板或螺钉。

桡骨远端

正常解剖

腕关节由桡骨远端、尺骨、8 块腕骨以及相关的关节囊和韧带组成（图 21.3）。桡骨远端形成舟骨窝和月骨窝（椭圆形），使舟骨和月骨（髁状）在与桡骨连接时完全吻合。这个连接形成桡腕关节（radiocarpal jiont）。桡腕关节有两个轴向的运动，允许腕关节的屈 / 伸运动和桡 / 尺侧偏移运动。桡骨远端以精确的方式定位。从后 / 前面观察桡骨时，桡骨尺倾角度约为 $23°$[7]。在侧面观察中，桡骨远端向掌侧方向倾斜约 $12°$[7]（图 21.4）。对于桡骨远端骨折，恢复其解剖排列对长期疗效是很重要的[8]。

尺骨远端和腕骨近端没有直接连接。三角纤维软骨复合体（triangular fibrocartilage complex，TFCC）位于三角骨和尺骨远端之间，在两块骨之间起韧带吊索和缓冲作用。TFCC 还通过背侧和掌侧尺桡韧带稳定桡尺远端关节（distal radioulnar joint，DRUJ）。TFCC 有一个中央盘部分，允许尺侧腕关节滑动。中央盘部分没有血管，因此撕裂后不能很好地愈合。更多外周韧带附件在手抓握和负重时承担了 DRU 的拉伸负荷。正常情况下，桡骨将承受来自腕骨的 80% 的轴向负荷，而尺骨承受 20%。

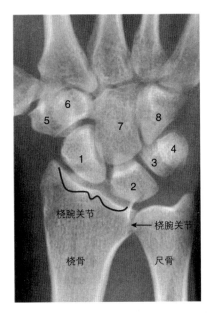

图 21.3　一张由 Sarah Baier 提供的 X 线片显示正常的手腕解剖，包括桡骨远端、尺骨、桡尺远端关节、桡腕关节、舟骨（1）、月骨（2）、三角骨（3）、豌豆骨（4）、大多角骨（5）、小多角骨（6）、头状骨（7）、钩骨（8）

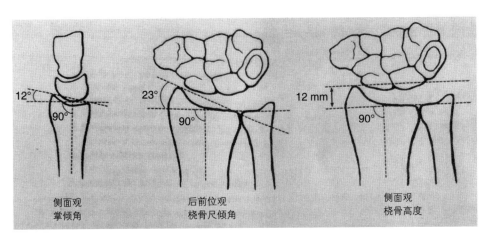

图 21.4　桡骨远端正常解剖学参数的示意图，包括掌倾角、桡骨尺倾角和桡骨高度。PA，后前位 [引自 Smith DW, Brou KE, Henry MH.Early active rehabilitation for operatively stabilized distal radius fractures. J Hand Ther. 2004;17（1）:43–49.]

　　DRUJ 使前臂可以旋转（旋前 / 旋后）。手和腕骨随着 DRUJ 一起运动，当前臂旋后时"手掌向上"，前臂旋前时"手掌向下"。DRUJ 的运动伴随发生在桡骨绕着固定的尺骨旋转时。在前臂旋转时，尺骨不移动；当桡骨绕着尺骨旋转成旋前时，桡骨相对于尺骨缩短；这种运动被称为近端 - 远端移位[9]。即使尺骨不移动，当前臂旋前时，尺骨相对于桡骨向远端滑动了 2 mm。由于这种移位，当前臂旋前时，腕关节尺侧的负荷增加。当前臂旋后时，同样的移位导致尺骨相对于桡骨向近端滑动，这样的位置关系减少了腕关节尺侧的负荷。桡骨远端和尺骨骨折后，移位变得很重要，它可以改变这些骨的相对长度，并且改变两者之间的理想关联。

◎ 临床精要

如果在骨折后桡骨远端不能维持其长度（在一个缩短的位置愈合），桡骨和尺骨之间的关系就会改变，导致两骨之间的 80：20 的负荷力的分配出现改变。此时由于尺骨相对过长，康复对象可能会出现腕关节尺侧疼痛加重和尺偏困难。

桡骨远端骨折

在美国，桡骨远端骨折（distal radius fracture, DRF）是上肢最常见的骨折[10]。DRF 通常是由跌倒时手掌撑地（fall on outstreched hand，FOOSH）所致。骨折往往发生在两种主要人群：①年龄在 18 岁以下的儿童和青少年（通常是高能量外力造成的）；② 50 岁以上的成人（通常是低能量外力造成的）。骨折可见于桡骨远端 2 cm 处，此处多为松质骨，更容易发生骨折。幸运的是，桡骨的这个区域有良好的血液供应，使这类骨折相对容易愈合[11]。

DRF 最常见的形式是（Colles）骨折，这是远端干骺端的关节外骨折，是舟骨和月骨在桡骨远端施加的背侧力导致随后的背侧移位的结果。（Colles）骨折通常是桡骨远端所有骨折的总称（图 21.5A）。表 21.1 列出了其他常见的骨折类型。

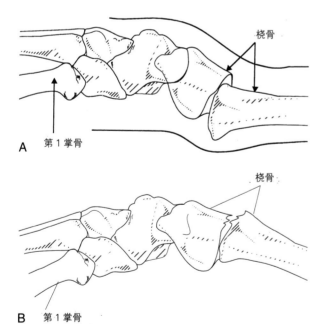

图 21.5　两种类型的 DRF 示意图。（A）Colles 骨折，显示了典型的远端骨折块向背侧移位。（B）Smith 骨折，显示了远端骨折块向掌侧移位（引自 Moscony AMB, Shank T. Wrist fractures. In: Cooper C. ed. Fundamentals of Hand Therapy. 2nd ed. St. Louis, Elsevier;2014, pp. 317.）

表 21.1	常见桡骨远端骨折类型
Colles 骨折	桡骨远端骨折块向背侧移位。多数骨折是关节外的，由手腕过伸导致。闭合复位或不稳定时，采用掌侧入路切开复位钢板内固定（图 21.6）。
Smith 骨折	伴有掌侧成角的 DRF，是腕关节屈曲位着地摔倒导致的（见图 21.5B）
Barton 骨折（桡骨下端骨折）	桡骨背侧或掌侧边缘骨折伴腕关节脱位。需要手术干预来调整腕骨排列和固定桡骨
Chauffeur 骨折	桡骨茎突斜向骨折。外科治疗涉及钢钉。由于骨折发生在关节外，有时候不需要手术治疗
Die-punch 骨折	关节内骨折导致月骨关节面凹陷。由通过桡骨的轴向负荷引起
Salter-Harris 骨折	小儿骨骺生长板骨折

桡骨远端骨折的非手术治疗

石膏固定闭合复位 DRF 是最常见的治疗方法。关节外骨折、稳定性骨折，以及非移位的关节内骨折，都要进行 2~8 周的石膏固定。对于功能要求低、手术风险高的不稳定性关节内骨折的康复对象，也可以考虑采用石膏固定。在这种情况下，需要告知康复对象这样做有可能会导致畸形，腕关节活动会减少[12]。

对于闭合复位石膏固定的最佳腕部体位，文献中有一些争论[13]，但采取石膏固定时腕关节通常保持轻微屈曲和尺偏，这是基于该体位可利用关节周围的支撑性软组织来稳定骨折的理论。

桡骨远端骨折的手术治疗

不稳定的 DRF 需要通过手术来确保正确的对线和愈合。对于最佳的手术干预方法，外科学界有相当大的争论[14]。手术选择包括经皮钢钉固定（percutaneous pinning）、切开复位内固定（open reduction and internal fixation, ORIF）、掌侧或背侧入路切开复位钢板内固定，以及外固定（external fixation）。

经皮钢钉固定，是将钢钉 / 金属丝打入骨折复位处以固定碎片。这常见于桡骨茎突骨折的治疗中。术后，康复对象使用石膏或佩戴定制的手腕矫形器固定腕部，以防止腕关节运动。钢钉植入的位置提供了一个通往骨的直接路径，这增加了骨髓炎（osteomyelitis）（骨感染）的发生风险。因此，钢钉植入的位置需要保持清洁，并应指导康复对象进行钢钉植入部位的护理。

对于复杂的关节内骨折、粉碎性关节外骨折和伴软组织开放的骨折通常采用 ORIF 治疗，使用掌侧或背侧钢板和螺丝钉刚性固定骨折块。近十年来，使用掌侧钢板的趋势明显超过背侧。对于不稳定性骨折的开放复位，使用掌侧锁定钢板是一种现代常见的外科做法[15]（图 21.6）。钢板固定的并发症包括手指肌腱断裂、肌腱粘连和正中神经受压。这种手术的好处之一是通常在手术完成后几天内即允许腕关节进行早期活动。

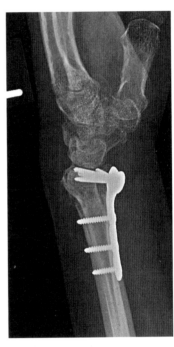

图 21.6　关节内骨折钢板掌侧入路切开复位内固定的侧面观（由 Emily Seeley 提供）

外固定越来越不常见，但仍然是 DRF 的可行选择。它依赖于韧带整复，通过对桡腕关节进行纵向牵引以最优化桡骨长度和骨折的对线。远端固定钉放置在第 2 或第 3 掌骨，近端固定钉沿桡骨纵轴放置。这些固定钉与作为外部支架的固定物相连接。危险因素包括穿针部位感染、背侧感觉分支刺激和正中神经病变。术后鼓励立即进行早期手指运动，但当外固定装置安装好时，手腕不能再运动，仅允许非常有限的前臂旋后和旋前。该装置通常佩戴 4~6 周，拆除固定器后，手腕需置于支撑型矫形器中。

? 咨询医生的问题

桡骨远端骨折术后

- 是否有继发性尺骨骨折？
- 桡骨高度是否会降低？
- 多久可以进行被动关节活动范围训练？
- 首选的日常钢钉植入护理 / 伤口护理是什么？

桡骨远端骨折后的潜在并发症

不幸的是，DRF 后确实会出现并发症。早期发现非常重要，与治疗医生的沟通将有利于处理这些并发症，无论是治疗还是手术。腕部骨折造成的结果因人而异，残留疼痛、运动丧失、持续的感觉消失或感觉异常，以及腕部外观的变化可能会让一些康复对象感到沮丧。当手治疗、环境适应和接受改变 / 损伤都不能消退康复对象的忧虑时，在某些情况下可以考虑进行外科会诊。

复杂性区域疼痛综合征

DRF 后复杂性区域疼痛综合征（complex regional pain syndrome, CRPS）的确切发生率尚不清楚，但最近有研究指出，其发生率高达 8.3%[16]和 32.2%[17]。CRPS 的病因尚不清楚。这种疼痛在本质上是神经性的，并且在患肢试图活动时加剧。血管舒缩功能的波动体现在皮肤颜色、体温和出汗。CRPS 可导致极度僵硬、功能丧失和严重残疾。早发现和早治疗是解决这类情况的关键。有证据表明，术后前 3 天的疼痛评分量表数值在 5 或以上的疼痛水平，与 CRPS 的发生率增加有关[18]。

出现 CRPS 者最好采用多学科治疗方案，包括手治疗（见第 37 章）、精神疗法和疼痛管理[19]。医生可能会开具各种各样的药物，且康复对象通常会被转介到疼痛诊所接受交感神经阻滞治疗。DRF 后早期补充维生素 C 和 CRPS 预防之间的关系一直受到关注，但需要更多的研究来证实这种关系[20]。美国骨科医师协会建议医生在 DRF 后常规开具维生素 C 处方。

预防措施。应密切监测康复对象桡骨远端骨折后的 CRPS 体征，包括疼痛、手是否变色、温度变化、色斑、出汗、毛发生长增加和水肿。观察到这一系列症状可能提示早期 CRPS。有关问题需要与医生沟通，以便进行合理的医疗管理。

畸形愈合

骨折复位失败后可导致畸形愈合，最终造成愈合不齐。这可能会导致桡腕关节、尺骨远端和桡尺远端关节明显疼痛，并且这些区域可能发生创伤后关节炎。运动时伴有疼痛以及运动丧失是主诉问题。解决这些问题通常需要矫正手术来恢复桡骨远端解剖高度和角度[21]。有几种方法可以改善与畸形愈合相关的疼痛和功能障碍，例如，桡骨和（或）尺骨截骨矫形术、尺骨远端切除术和桡腕关节融合术。腕关节融合往往是最后的选择，而且常被认为是一种挽救性手术，但不活动、无疼痛、稳定的腕部比疼痛且力量有限的腕部更具功能性。当不能进行手术时，功能性矫形器有时可以提供症状管理。

当骨折畸形愈合导致腕部尺侧疼痛时，可归因于骨折后桡骨高度下降导致尺骨负荷增加。桡骨高度的变化，即使只有几毫米，也会导致尺骨相对于桡骨的高度增加，这就是所谓的尺骨正变异（ular positive variance）。这种改变可能改变桡骨远端、尺骨远端和插入式的 TFCC 的受力分布。例如，典型的 80∶20 的力分布可能变成 70∶30。腕部尺侧承受负荷的改变可能会加重疼痛，特别是当 TFCC 也有损伤时。尺骨正变异可进一步发展为尺骨撞击（ular abutment）（也称为尺骨撞击综合征）。尺骨撞击表现为握力下降、尺偏活动受限、TFCC 退变和撞击，最后导致尺腕部位骨关节炎[22]的一系列变化。尺骨正变异可以通过手术矫正桡骨远端解剖结构或缩短尺骨来解决。手术的目的是建立"尺骨中立位"和正确的调整桡尺远端关节的对线位置[23]。

软组织损伤

造成骨折需要相当大的力量，所以一定程度的软组织损伤（soft-tissue injury，STI）总是与骨折同时发生。为了降低骨折程度而采取的措施可能会导致进一步损伤软组织。骨折通常很容易在 X 线检查中发现，并在相对较短的时间内愈合，而 STI 的治疗更具挑战性。据文献报道，舟月（scapholunate，SL）韧带撕裂导致腕韧带损伤的发生率为 50%，月三角（lunotriquetral，LT）韧带撕裂伴发腕韧带损伤的发生率为 15%[24, 25]。X 线复查显示 SL 韧带撕裂时舟骨和月骨之间的距离大于正常值。在 DRF 中腕韧带受损会导致腕部不稳定，需要长期的治疗或手术来解决（见第 22 章）。

肌腱发炎或断裂

DRF 后的肌腱发炎可由一般的过度使用、肌腱与潜在瘢痕的粘连或肌腱与尖锐骨或内部硬物之间的摩擦引起。肌腱会因在掌侧和背侧钢板上的反复运动和摩擦而发生断裂。最近一项系统综述指出[26]，掌侧钢板肌腱断裂的发生率为 1.5%，背侧钢板肌腱断裂的发生率为 1.7%。如果由于这些并发症必须移除钢板，一般要等到术后至少 6 个月才能进行，以确保骨成熟并且移除钢板不会损害骨的完整性。肌腱断裂必须进行修复，但修复的时机取决于肌腱断裂的时间。有些肌腱在骨折发生后不久就会断裂，而有些则在骨折愈合后的数月或数年才发生断裂。肌腱可以通过直接修复、移植或通过肌腱转移来处理[27]。

神经受压或炎症

正中神经、桡背感觉神经（dorsal radial sensory nerve，DRSN）和尺神经可受 DRF 影响。最常累及的是正中神经。神经压迫可由水肿、屈肌腱鞘炎的发展、跌倒时手掌撑地造成的腕管损伤、重复复位或骨折碎片压迫神经引起。它可以在骨折时急性出现，也可以随着时间的推移而发展[28]。在接受手术治疗的 DRF 中，急性腕管综合征（carpal tunnel syndrome，CTS）的发生率为 5.4%[29]，可以在切开复位内固定时进行腕管松解治疗。如果 CTS 出现得较晚，在亚急性期可以选择通过手术松解。

DRSN 支配手部桡背侧的感觉。钢钉的放置或石膏的挤压会使神经受损或产生炎症。这可能会加重康复对象的负担，但通常会随着时间的推移而解决。少数情况下会出现尺神经症状，可能是由腕尺管处的肿胀或在固定的过程中保持肘关节屈曲而引起的刺激所致。控制水肿和改变体位常常有助于控制这些症状。

尺骨远端骨折

尺骨远端骨折（distal ulnar fractures，DUF）通常与 DRF 一起发生，单独发生是不常见的。DUF 需要被重视，如果治疗不得当，会导致尺侧腕部持续疼痛、DRUJ 不稳，也可能导致前臂旋转能力丧失。DUF 包括尺骨茎突、尺骨头或尺骨干骺端损伤。50% 的 DRF 伴有尺骨茎突骨折[30]。50%～70%

的尺骨茎突骨折的最终结果是骨折不愈合，常规采用保守治疗，少数康复对象遗留长期症状[31]。那些存在影响 DRUJ 功能风险的 DUF 可采用克氏针、钢板和螺钉、空心拉力螺钉和张力带钢丝来维持稳定。

腕骨骨折

腕关节（或腕骨）由 8 块形状独特的骨骼组成（见图 21.3），并由韧带连接，提供了一个良好的稳定性和灵活性之间的平衡。为了执行日常生活任务，活动性高的腕骨之间协调运动使得腕关节可以做各种活动，同时承受压力和紧张。这些腕骨很容易在跌倒时由于手掌撑地而损伤、直接撞击腕部或重复创伤后骨折。腕骨骨折可能会破坏腕关节韧带的稳定性，并导致更多的致残性后遗症。

舟骨骨折

舟骨骨折是成人最常见的腕骨骨折，占全部腕骨骨折的 80%，通常发生在平均 25 岁、经常运动和体力劳动的年轻男性[32]。舟骨是第二大腕骨，形似豆荚，包括近端（约占舟骨骨折的 20%）、腰部（70%）和远端结节（10%）骨折[33]（图 21.7）。舟骨是近排腕骨和桡腕关节的一部分，同时横跨腕中关节。因此，它在腕关节整体运动学中起着不可或缺的作用，如果处理不当，这些类型的骨折会极大地影响功能。

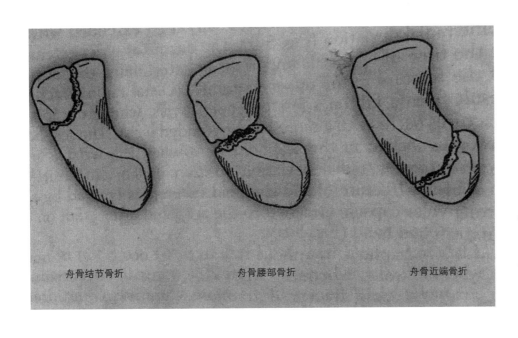

舟骨结节骨折　　　　舟骨腰部骨折　　　　　舟骨近端骨折

图 21.7　舟骨骨折可分为三种主要类型：舟骨结节骨折、舟骨腰部骨折和舟骨近端骨折（引自 Trumble TE, Rayan GM, Budoff JE eds. Principles of Hand Surgery and Therapy. 3rd ed. St. Louis, Elsevier. p101, Fig. 5.2.）

舟骨骨折的诊断与病理

舟骨骨折通常是由腕关节过度伸展和桡偏所致。由于舟骨骨折最初很难通过 X 线检查发现，在很长一段时间内都没被诊断出来的情况并不罕见。康复对象会出现桡侧腕部疼痛、肿胀、伸腕受限和握力下降。拇指轴向受压（称为舟骨受压试验）、解剖学上的鼻烟窝内部和远端上部的压痛有助于诊断舟骨骨折[34]。多达 30% 的舟骨骨折在最初的 X 线检查中未被诊断[35]。未经治疗的舟骨骨折有很高的概率不愈合并发展为致残性关节炎。因此，如果最初的 X 线检查为阴性但仍怀疑是舟骨骨折，则需固定康复对象的腕部并在 1~2 周内重复 X 线检查。这种延迟可使骨折附近的骨质重吸收，使骨折在 X 线片上更明显。

舟骨骨折的治疗

舟骨骨折的愈合时间很大程度上取决于骨折部位及血供。由于其 80% 的关节面排列有软骨，舟骨的大部分血管进入远端。因此，破坏血供的损伤使近端容易发生碎片性死亡或缺血性坏死（avascular necrosis, AVN）[36]。当通过舟骨进行远端活动时，血液供应会得到改善，高度粉碎或移位的骨折容易使舟骨的其他部分出现延迟愈合或不愈合。

◎ 临床精要

根据骨折部位，舟骨骨折保守治疗（石膏固定）的愈合时间预计如下：远端 6~8 周，腰部 8~12 周，近端 12~24 周[37]。

对于无移位、稳定且无韧带损伤的远端和腰部骨折，通常使用石膏固定治疗 6~10 周。石膏固定的方式仍有争议，许多人会把拇指也放在石膏中固定。然而，一些研究表明，对于在 CT 或 MRI 下监测的骨折，拇指的固定是不必要的[38]。无移位的近端骨折需要长臂拇指筒型石膏固定 6 周（以防止前臂旋转），再换成短臂拇指筒型石膏固定至少 6 周[39]。虽然保守治疗可避免潜在的手术并发症，但随着固定时间延长可能会导致僵硬、肌肉萎缩和延迟恢复 ADL[40]。因此，经皮空心螺钉固定已用于一些无移位骨折，使之可以更快愈合、更早活动和更快恢复功能[41]。

移位骨折、粉碎性骨折和伴有 STI 的骨折应复位并通过手术予以稳定，以防止畸形愈合和骨不连。手术方法多种多样，最常用的方法是应用加压螺钉 ORIF[42]。手术后进行 2 周石膏固定，然后在佩戴拇指筒型矫形器的，AROM 内开始进行活动，以确保在运动过程中提供支撑和保护。骨移植用于明显移位、硬化或未如预期愈合的骨折[43]。骨移植后，需要较长时间的术后固定。

? 咨询医生的问题

舟骨骨折

- 舟骨骨折的位置——近端、腰部还是远端？
- 拇指是否应该包括在铸型后的矫形器中？如果是，指骨间（IP）关节是否能活动？
- 是否有已知的附着韧带损伤？
- 对于术后的康复对象，应采用哪种固定方式？是否需要骨移植？
- 在保守治疗 / 手术治疗后开始运动 / 加强训练时，有哪些预防措施？

其他腕骨骨折

诊断和病理

与舟骨骨折相比，其余 7 块腕骨骨折极为罕见。

三角骨（triquetrum）是一块小的金字塔形骨，位置与近排腕骨的月骨毗连。三角骨骨折的原因可能是钩骨和尺骨茎突之间的压迫，许多附着韧带的撕裂或月骨周围骨折脱位会导致月三角骨间韧带的严重损伤[44]。

大多角骨（trapezium）位于舟骨和第 1 掌骨底部之间。这种高度可活动的腕骨在拇指运动中起着不可或缺的作用，因此，骨折的发现和治疗对于恢复捏握功能至关重要。骨折通常是由于手的直接击打或跌倒时手掌撑地造成的损伤，康复对象通常主诉拇指基底部有压痛和捏痛[45]。

钩骨（hamate）钩骨折比钩骨体骨折发生的频率更高[45]。突然的轴向负荷，如对手掌的直接猛击，会使钩骨体骨折。钩骨钩骨折常与铁锤、球棒或高尔夫球杆的用力挥棒导致撕脱性骨折[44]有关。除钩骨钩有急性压痛外，伴有环指、小指抗阻运动的不适，尺神经分布部位有感觉异常[46]。钩骨钩骨折由于血供薄弱，可能出现的并发症有症状性骨不连或缺血性坏死[47]。

新月形的月骨（lunate）是腕关节运动的重要组成部分。典型的骨折是由于跌倒时手掌撑地造成的损伤，导致头状骨撞击月骨。详细评估附着的 SL 韧带和 LT 韧带是至关重要的，因为它们的完整性会影响腕关节的稳定性（见第 22 章）。当骨折时，月骨掌侧的血供有限，容易发生缺血性坏死[48]。月骨折与 Kienbock 病（Kienbock's disease，又称月骨缺血性坏死）相关。虽然实际原因尚不清楚，但该病是一种月骨血液供应受阻最终导致月骨坏死和腕部塌陷[49]的病理过程。

三角骨的掌侧是豌豆大小的豌豆骨（pisiform）。其典型粉碎性骨折是直接猛击小鱼际隆起部位造成的，而撕裂性骨折则可能是尺侧腕屈肌的强烈收缩造成的[46]。豌豆骨部位的急性疼痛是其主要症状。豌豆骨也形成腕尺管的尺侧缘，因此康复对象可能出现尺神经功能障碍。

小多角骨（trapezoid）和头状骨（capitate）的单独骨折不常见，通常是由于跌倒时手掌撑地造成的损伤或通过第 2、第 3 掌骨的高速轴向负荷造成的。这些骨折常与月骨周围脱位、腕掌（carpometacarpal, CMC）关节脱位或附近腕骨骨折有关[45]。头状骨的血供不足，易发生缺血性坏死[47]。

其他腕骨骨折的治疗选择

骨折移位的程度、血液供应和合并伤的存在是决定腕骨骨折治疗的因素。由于腕骨骨折常伴有韧带损伤，治疗的首要目标不仅是恢复骨的排列，而且要确保韧带的稳定。有良好血供的小撕脱性或轻度移位性腕骨骨折，可采取短臂石膏固定 4~6 周的保守治疗方法。这通常适用于大多角骨、小多角骨、豌豆骨、月骨和三角骨骨折[44, 46, 47, 50]。由于头状骨和钩骨的血供较弱，需石膏固定 6~12 周或更长时间[46, 47]。采用经皮钢钉、ORIF 或加压螺钉进行手术固定是移位和不稳定骨折的一种选择。有时还需要修复或重建周围韧带以恢复手腕的稳定性。在严重粉碎和慢性疼痛的情况下，有必要进行骨移植、部分骨融合或近排腕骨切除术[44]。

所有腕骨骨折的潜在并发症

腕骨骨折易发生多种并发症。在 4 周内接受治疗的康复对象可提高愈合率和疗效[39]。如果错过适当的治疗期，可能会导致灾难性的并发症。伴有韧带损伤的移位性骨折可以从排列不齐发展为腕部不稳，进而发展为创伤后关节炎。例如，错位的舟骨骨折显示为拱形畸形（humpback deformity）（远端碎片掌侧成角），并伴有 SL 韧带损伤，可能发展为舟月骨进行性塌陷（scapholunate advanced collapse, SLAC）。舟骨骨折不愈合会对桡舟关节造成压力，并发展为舟骨不愈合进行性塌陷（scaphoid nonunion advanced collapse, SNAC）关节炎[51]。在创伤后关节炎的进展期病例中，舟骨远端切除、豌豆骨切除、近排腕骨切除术或腕骨全融合可能是减轻疼痛和恢复功能的必要措施[52]。

由于尺神经和正中神经靠近豌豆骨、钩骨和大多角骨，在急性骨折或手术后可能发生感觉异常。症状通常伴随时间的推移而消失，但如果出现明显的手内在肌无力或慢性感觉缺陷，则可采取豌豆骨切除术和腕管松解术[44, 46]。

指深屈肌和桡侧腕屈肌的肌腱炎及这些肌腱由于骨折碎片的摩擦而产生的潜在磨损性断裂可分别由钩骨钩骨折和大多角骨骨折[44, 53]所致。

腕部骨折的评估

在愈合的急性期（损伤或手术后 0~6 周）转介到手治疗的适应证包括：存在中度至重度水肿；手指活动能力欠佳；肘部和肩部活动受影响；刚性固定手术后开始早期腕关节 ROM 训练，或在石膏固定期间的功能训练。如果康复对象在急性期处理得很好，通常会在石膏被移除（大约 6 周）的亚急性期就被转诊。

全面的评估对治疗计划至关重要，并为治疗效果提供了基线情况对比。康复对象的个人信息，如年龄、利手、职业和业余活动等需要被记录。损伤的特定信息也应该包含在内，如损伤的日期和机制，手术的日期和细节。回顾医疗记录，包括 X 线检查，详细说明骨的对齐情况、复位类型、稳定性和软组织受累情况。记录康复对象目前的健康状况和用药情况，以及既往上肢受伤情况。评估康复对象的社会心理状态以了解他们是如何应对的。观察那些会改变康复对象听从指令能力的认知功能或既往诊断方面的挑战。下面的评估提示简述了对腕部骨折康复对象进行初步评估时需要考虑的因素和建议的评估领域。

康复对象评分结果测量工具是评估过程的一个重要组成部分。他们提供了客观数据来评估是否恢复了正常功能，帮助确认我们作为治疗师所做的工作，并帮助康复对象判断他们的治疗进展。第 5 章提供了适用于腕部骨折的功能性预后的概述。

评估要点

- 观察康复对象在整个就诊过程中如何保持受伤的肢体。他们是表现得舒适、愿意参与、放松，还是表现出痛苦、警惕、保护自己的肢体？有些人可能会戴着吊带或小枕头，使受伤的手臂保持内旋和屈曲的姿势。他们以何种方式移动或保持受伤手臂的休息可能对评估的结果和建议有帮助。
- 观察并比较无损伤侧腕 / 手交感神经的变化，包括血管舒缩（温度、颜色、肿胀程度）、泌汗运动神经（减少或出汗过多）、毛发运动（无"鸡皮疙瘩"）和营养情况（皮肤质地、指甲和毛发生长）的差异。还需注意肌肉萎缩、手术切口、瘢痕、皮疹和瘀伤的情况。如有需要，可画图或拍摄记录结果。
- 使用简单的康复对象报告的单维度量表（如视觉模拟评分法、数字评分表[54]、修订版面部表情疼痛量表[55]）或多维度量表（如 McGill 疼痛问卷）对休息和活动时的疼痛进行评分[56]。

- 对康复对象的肩部和肘部进行全面的 ROM 评估，以找出受限区域。在评估上肢远端损伤时，偶尔会忽略较不明显的近端损伤或继发性并发症。根据需要测量 AROM 和 PROM。
- 如果在石膏固定过程中出现水肿，可以使用主观的术语描述，如轻度、中度和重度，或凹陷和饱胀。如果需要，可以客观地进行手指周长测量。美国手治疗师协会建议，在取下石膏后，用 8 字测量法进行测量[57]。这种方法是用卷尺按规定的方法环绕腕部和手来测量手的大小。如果没有石膏 / 钢钉 / 外固定装置，则进行体积测量。随着治疗的进展，测量训练前、后的水肿情况，以帮助指导康复进程。
- 如果有需要，可以进行感觉测试。单丝检查可以筛查触压觉。然而，这个测试通常很耗时。抑或者进行最早由 Strauch 等[58]提出的十项测试（Ten Test），这个测试可以快速执行，不需要设备，并被证明有效性良好。
- 评估 / 描述开放性损伤或术后的伤口和瘢痕。伤口和瘢痕的情况通常是通过治疗师对其属性的描述来评估的，包括大小、深度、轮廓、渗出物、颜色、黏附性和敏感性。可以用有效的伤口和瘢痕量表来评估相关参数；然而，评估时间往往是有限的，因此为了提高效率，通常依赖于治疗师的描述。
- 测量单个手指的 AROM 或 PROM，因为疼痛、手术、水肿和固定时缺乏运动可导致活动减少。不适当的石膏固定也会导致手指位置偏移，限制 ROM（例如，石膏制作时掌侧部分往远端延伸得太长，限制了掌指关节的完全屈曲）。评估对指运动以及手内在肌或关节囊的紧张性。一种快速记录手指 ROM 的方法是测量手指屈曲时从指尖到远端掌纹的距离，以及拇指对掌的功能。
- 通过将康复对象的手掌放在桌子上，要求他们抬起拇指并保持伸出的拇指离开桌面以评估拇长伸肌腱的完整性。如果他们不能完成这个动作，确认是否为粘连限制了这个动作或是否存在肌腱断裂。
- 如果可能，测量单独的腕关节和前臂的 AROM（屈曲、伸展、桡偏和尺偏、旋前和旋后），以及腕关节和手指同时伸展和同时屈曲时的 AROM，以确定是否存在手外在肌紧张。

- 一旦医生注意到康复对象的骨骼已充分愈合，且肿胀和疼痛允许，就会使用 Jamar 握力计（Jamar dynamometer）和指捏力计（pinch gauge）评估握力和捏力。此外，推离试验（push-off test）是一个用来量化手掌负重能力的有效和可靠的测试[59]。

桡骨远端骨折和腕骨骨折的康复

所有腕部骨折后的康复目标都是最大限度地恢复上肢的功能。然而，对于腕部骨折后监督下的手治疗与家庭训练计划（home exercise program, HEP）的疗效存在一些争议。一些研究表明，在没有手治疗师的持续指导下，大多数康复对象都有可能自己做得同样好[60-62]。此外有研究发现，与 HEP 相比，监督下的治疗计划在改善功能和疼痛方面更有效[63]。尽管文献表示对 HEP 的疗效存在争议，但仍然需要进行正规治疗。康复对象在整个治疗过程中获得治疗支持的体验不能被忽视。

手治疗师最重要的角色之一是令康复对象明白他们是康复过程中的合作伙伴。康复对象必须了解遵守既定 HEP 的重要性。该计划将由康复对象在两次就诊之间的时间去实行。HEP 应该随着康复对象的进展而定期修改。初始 HEP 通常包括 ROM 训练、水肿控制技术、疼痛管理策略、矫形器的使用和参与功能活动的指南。治疗师应确保康复对象明白这些指引。使用说明表和视频（在康复对象自己的手机上）记录康复对象的训练过程可能有助于 HEP 的执行和坚持[64]。

治疗指南

以下治疗指南分为急性期和亚急性期，以协助桡骨远端骨折和腕骨骨折康复期间的临床推理。每个康复对象的临床决策都是个体化的，许多变量因素将影响各阶段的进展。

急性期（0~6 周）

腕部骨折后制动是很常见的。制动期间可能出现一些不良反应，如肌力下降、ROM 下降、精细运动功能受损，最终导致皮质的运动和感觉表征丧失[65]。不幸的是，在急性期被转介治疗的康复对象不到 10%[66]。这种低转介率可能导致原本可以避免的并发症的发生。理想情况下，接受石膏固定、外固定器或 ORIF 治疗的康复对象应在石膏固定或手术后第 1 周内被转介至手治疗诊所。

石膏 / 矫形器的使用

急性期治疗的首要目标是对骨折愈合的保护。康复对象的石膏固定应合适。石膏过紧可能会导致水肿或其他并发症，如 CRPS[67]。桡骨远端 ORIF 治疗术后的康复对象需要佩戴手腕矫形器进行保护。重要的是，任何矫形器都要贴合良好和舒适，否则会导致进一步的疼痛和肿胀。

水肿管理

僵硬始于水肿。水肿是创伤的自然副产物，损伤和手术后出现一些水肿是正常且符合预期的。然而，持续存在的中度至重度肿胀是"无声的敌人"，因为它会浸润组织，改变关节和肌腱的正常滑动。随着时间的推移，胶原形成增加，从可移动的水肿发展为富含纤维蛋白的水肿，最终转变为瘢痕组织。这种致密水肿可能需要数月才能消退，是所有僵硬的基础。自适性短缩也在僵硬中起作用，组织不能伸展到足够的长度就会自然地缩短。

对水肿进行早期处理至关重要。水肿会不断为瘢痕形成奠定基础，在这一早期阶段花时间处理水肿将为康复对象和治疗师节省数小时的工作以及减少治疗的挫折感。AROM、抬高、冷疗、加压和淋巴引流均可用于治疗水肿[68]（见第 8 章）。

♡ **专业提示**

水肿管理

以下提示有助于在急性期减轻水肿。

- 关节主动活动范围（AROM）：在石膏、矫形器或外固定器固定后，所有可活动关节的 AROM 训练对水肿控制和维持组织长度至关重要。AROM 训练的作用就像一个泵，通过淋巴系统促进水肿部位的组织液流动。
- 抬高：利用重力来帮助静脉血和淋巴液从肢体回流到心脏，在康复的早期阶段是有效的。确保肘部和手部保持在高于心脏的水平。将手臂交叉于胸前不能够保持足够的坡度以减轻水肿，而且肘关节屈曲的体位会阻滞静脉和淋巴回流。需要将肩关节置于一个略微上抬 / 外展的位置，以便整个肢体的引流。

注意事项：如果担心上肢动脉供血不足，就不能使用抬高，因为这种姿势会影响血液流向患肢。

- 冷疗：冷疗可引起局部血管收缩，在急性期有利于控制水肿。对许多康复对象来说，冷疗也有助于缓解疼痛。
- 加压：通过水肿手套、自粘绷带（Coban wraps）、弹性加压绷带或其他加压绷带等形式进行的低度加压可用于限制急性期的可肿胀空间[68]。
- 手法水肿引流（manual edema mobilization, MEM）：这些技术促进引流，对腕部骨折后的康复对象非常有益[69]。MEM 是一项需要专业培训的技能，学习了该技术的治疗师可帮助患者减轻水肿。

关节活动度

应指导康复对象对患侧上肢所有未损伤关节进行 AROM（和 PROM，如需要）训练，包括肩关节、肘关节和手指。许多康复对象因害怕影响腕部骨折的愈合而避免手指活动。治疗师应教育康复对象手指 ROM 有助于减轻水肿，促进肌腱滑动，促进组织长度的维持，改善腕部骨折后的整体预后[70]。应鼓励康复对象在允许的整个活动范围内活动手指，以最大限度地防止手指僵硬。仅仅"摆动"手指几乎不能保持组织长度。

在桡骨远端 ORIF 稳定的情况下，最早可在术后 7~10 天开始手腕的 AROM。而在闭合治疗的情况下，手腕活动必须延迟到拆除石膏后（约 6 周）[71]。如果康复对象进行了 ORIF，且复位稳固，但是肢体特别僵硬，在咨询外科医生意见以及疼痛与肿胀得到控制的情况下，可以进行增加手腕的轻度 PROM。

单个手指的 IP 关节的阻挡训练可以促进指浅屈肌（flexor digitorum superficialis, FDS）、指深屈肌（flexor digitorum profundus, FDP）和拇长屈肌的差异滑动。在掌侧钢板固定的情况下，这些练习尤其重要。背侧钢板固定后，促进伸肌腱滑动的练习是很重要的。通过从全屈曲的复合握拳到钩状握拳，实现单独的指总伸肌移位。钩状握拳时允许 FDS 和 FDP 移位，缓解内在肌紧张。

外固定支架对 ROM 带来了一系列挑战。掌骨上的外固定支架接触点在运动时可引起疼痛，这种疼痛需要被关注，但仍然鼓励进行 ROM 训练。在整个腕部固定的情况下，如果疼痛和肿胀可控，可以循序渐进地进行轻柔的手指 PROM 训练。

ROM 训练可能会轻度增加不适感和肿胀，但这会在 1 小时内消退。应鼓励康复对象使用缓慢而稳定的方法进行练习，而不是采用激进和引起疼痛的方法。运动剂量取决于损伤的复杂性以及因人而异的外部和内部因素[72]。然而，大多数康复对象只要每天进行 5 次练习，其中每项运动重复 5~10 次，就能获得很好的效果。指导康复对象保持伸展至少 5 秒，以便给软组织延展的时间。

疼痛管理

疼痛控制在康复的所有阶段都是必需的，但在急性期是至关重要的，此时适当的管理可以降低康复对象的长期失能水平[73]和 CRPS 的风险。如果疼痛得到控制，康复对象会更好地参与他们的治疗计划。使用镇痛药（根据医生处方）、冰、热（如果水肿正在消退）、冷热交替浴和分级运动想象（graded motor imagery, GMI）[74, 75]有助于管理疼痛。

伤口管理和瘢痕脱敏

伤口和钢钉部位都必须妥善处理，以防止感染（见第 17 章和第 31 章）。

出现粉色瘢痕组织时，应开始瘢痕按摩。瘢痕组织会较厚，并可能黏附在下层组织上，导致活动度降低。瘢痕部位可能有麻木感、对触摸过度敏感或疼痛。康复对象应使用无味的乳液按摩瘢痕，通过圆周运动和足够的压力抑制瘢痕组织增生。这将松动瘢痕组织并使该区域脱敏。瘢痕按摩可每天进行 2~3 次，每次约 5 min。瘢痕过敏时可采用分级脱敏技术。

使用矫形器处理粘连和组织挛缩问题

掌侧钢板固定可能导致外在屈肌紧张，因为钢板这样应用牵涉屈肌腱分离。治疗师教会康复对象主动滑动屈肌腱和被动牵伸屈肌有助于减轻这种紧张。此外，掌侧渐进式热塑矫形器可帮助手指进行舒适的伸展运动（图 21.8）。该矫形器可在夜间使用，因为夜间手指通常处于屈曲位，会进一步导致紧张。由于外科手术产生的瘢痕组织，背侧钢板固定可能导致外在伸肌腱被束缚。这表现为主动伸展手指的能力下降，导致手指处于屈曲状态。在这种情况下，也可以使用掌侧矫形器来支持手指伸展以减缓屈肌紧张的发展。

功能性使用

在急性期，抬举和搬运通常限于 1~2 磅（0.5~1 kg），受伤侧不允许负重。允许并鼓励轻度功能性使用手臂和手，但过度使用可能导致疼痛和肿胀加重，从而干扰康复对象进行 ROM 训练的能力。

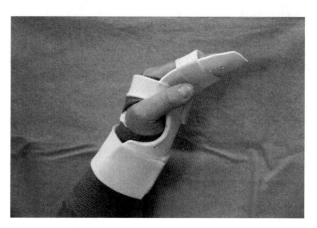

图 21.8 掌侧热塑矫形器可以在前臂石膏上塑形，以治疗外在指屈肌紧张（由 Emily Seeley 提供）

肌力训练

肌力训练并非在急性期就开始，因为骨愈合还没有进展至允许作用力施加于骨。在该阶段进行肌力训练会导致钢板的力学失效和（或）骨折对线不齐。

注意事项：ORIF 术后骨愈合进展并不比其他形式的骨折治疗更快。钢板的存在不允许在急性期有更重的功能性使用或肌力训练。钢板下方的骨需要时间来加固。愈合早期压力过大可能会导致金属板弯曲或断裂。

亚急性期：6 周及以上
石膏 / 矫形器的使用

在亚急性期，康复对象可佩戴手腕矫形器。矫形器的主要目的是支撑软组织，并使腕关节保持伸展状态以促进手指的活动。这种矫形器通常在执行较重的任务、夜间和外出时用于公共场合佩戴。如果有需要的话，定制的热塑矫形器作为一种系列静态矫形器可以被不断重塑，以逐渐增加腕关节伸展的角度。随着时间的推移，疼痛会减轻、关节运动和肌力得到改善，矫形器的使用会逐渐减少。

水肿管理

持续 6 周的水肿通常会出现纤维化，需要数周才能消除。水肿可以按照急性期指南进行治疗，但抬高对比纤维化更严重的高蛋白水肿并无益处。手法引流对这类慢性水肿有效。加压可用于软化纤维水肿，常有助于此期的水肿管理。

关节活动范围

对于 ORIF，手腕 ROM 训练最早在术后第 1 周就开始。使用石膏、钢钉或外固定器的康复对象通常可以在拆除这些器械后开始腕部 ROM 训练。腕部 ROM 训练应该加入家庭训练计划中，如腕屈曲 / 伸展、桡偏和尺偏以及前臂旋转。更有力的腕关节屈肌会在握拳时尝试拮抗伸肌。要专注于单独的腕关节伸展运动，并且在抓握时也保持腕关节伸展。

> ◎ 临床精要
>
> 在开始腕关节 ROM 训练时，康复对象进行主动的伸腕通常是通过手指伸肌（指总伸肌）来代偿手腕伸肌无力。治疗师指导康复对象在进行主动伸腕练习时，通过握拳来分离主要的腕伸肌群。

当疼痛和肿胀得到控制，且 X 线片证实骨折充分愈合时，PROM 训练可以被添加到计划中。如有疑问，可向医生确认。指导康复对象轻轻牵伸，并保持 30 s。持续的轻微牵伸可促进瘢痕重塑和组织延长。过度牵伸会导致进一步的微撕裂，并使得僵硬加重。

有许多被动牵伸的练习。"祈祷"式（图 21.9）可以促进腕关节伸展和牵伸长屈肌。将前臂放在桌子上，手腕部分伸出桌子边缘并用另一只手被动屈曲患手的腕关节，可以对腕关节进行屈曲牵伸（图 21.10）。可以使用毛巾（图 21.11）或手握锤子进行旋后和旋前牵伸，只要腕部尺侧疼痛不增加即可。此外，接受过关节松动技术培训的治疗师可以在治疗过程中执行这些操作，因为手法松动有利于腕关节 ROM 的恢复。

在 ROM 训练之前，对组织进行热敷是有益的，因为这促进了组织的伸展性，并有助于康复对象更舒适地进行牵伸。如果水肿正在消退，可开始使用热敷。[76]

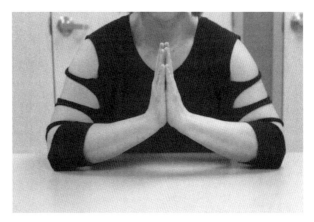

图 21.9　这种"祈祷"式牵伸可以用来解决外在屈肌紧张和伸展手腕。手掌合十，肘部慢慢分开，以增强牵伸（由 Emily Seeley 和 Lesley Von Dehn 提供）

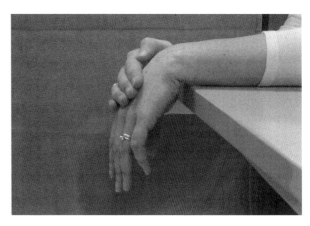

图 21.10　被动屈腕。患侧前臂置于桌上以保持稳定，另一只手在桌子边缘被动地使腕关节屈曲（由 Emily Seeley 和 Lesley Von Dehn 提供）

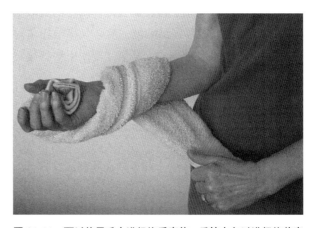

图 21.11　可以使用毛巾进行旋后牵伸。反转方向以进行旋前牵伸（引自 Moscony AMB, Shank T. Wrist fractures. In: Cooper C. ed. Fundamentals of Hand Therapy. 2nd ed. St. Louis, Elsevier;2014,p. 329. ）

疼痛管理

随着新的训练和功能的增加，疼痛可能会轻度增加，但这种疼痛较易通过活动调整和休息得到控制。亚急性期更强烈的持续疼痛是令人担忧的，可能提示存在 CRPS。在这一阶段用于疼痛管理的治疗策略包括冰敷、热敷、冷热交替浴、分级运动想象和电疗，如经皮神经电刺激（transcutaneous electrical nerve stimulation, TENS）。

瘢痕管理和脱敏

瘢痕按摩和脱敏应按照急性期的指南继续进行。疼痛性神经瘤偶尔在这个阶段出现，这将需要医生解决。

使用矫形器处理粘连和组织缩短问题

在腕部骨折后，有些动作很难完成。旋后和伸腕通常是最受限的运动，但这因人而异。当传统的牵伸方法不能将活动范围改善到功能水平，且进展已趋于平稳时，应考虑采用动态和静态渐进式矫形器治疗。这些矫形器是利用"总终末活动范围时间（total end-range time, TERT）"的概念来延长组织。这一概念是基于组织在其最大可耐受末端范围（"低负荷延长牵伸"）的保持时间越长，其活动范围将随着时间的推移改善越多的原理[77]。第 7 章介绍了关于矫形器的信息。

功能性使用

鼓励康复对象在亚急性期进行可耐受的上肢功能使用，并根据需要提供功能适应。大多数康复对象在这一阶段需要指导，以避免过度使用和持续关节痛及肌腱炎的风险。

❨❩ 对康复对象说的话

关于恢复活动

"现在骨骼正在愈合，你要活动腕部，这样可以逐渐恢复正常的活动。从对你来说重要的任务开始，因为在一开始你对功能的耐受可能是有限的，后续可以逐渐增加更繁重的任务。在能够更好地耐受之前，应避免任何会导致明显及持续性疼痛和肿胀的活动。"

肌力训练

通常在 8~10 周后开始肌力训练，这取决于疼痛、肿胀和骨愈合的进展。如有疑问，请向医生确认。应先进行等长收缩训练，接着再做开链运动练习，然后做闭链运动练习。开链运动是指让远端部分运动的练习（增强握力训练、屈腕力量训练和前臂负重旋转）。增强握力训练通常从海绵球或治疗胶泥开始。屈腕力量训练开始时使用 1 磅（约 0.5 kg）的重量。肌力训练的家庭训练计划通常每隔 1 天进行 1 次，使用足够多的重复动作使肌肉疲劳。随着肌力的提高，可以增加远端肢体保持固定的闭链运动练习（如墙壁俯卧撑和引体向上）；但是，这些增强肌力的训练可能并不适用于所有康复对象。

对于功能需求较低的老年康复对象，通过功能性日常活动可逐步提高其肌力，而无须任何正式的肌力加强训练项目。

注意事项：当已知 / 疑似存在 SL 韧带撕裂或 TFCC 损伤时，应谨慎进行增加抓握力量的训练。抓握，尤其是旋前时，会增加 SL 韧带和 TFCC 的负荷，这可能导致这些结构损伤进一步恶化。

腕部感觉运动障碍和康复

握力和 AROM 受损是 DRF 后最常报告的两种缺陷[78]。然而，越来越多的研究试图了解创伤后腕部感觉运动（sensorimotor, SM）功能障碍如何影响功能结局[79]。SM 系统整合了中枢神经系统（central nervous system, CNS）内的外周传入信号（来自皮肤、韧带和肌肉中的感受器），在功能性使用时提供腕部的本体感觉信息[80]。DRF 引起的 STI 和疼痛可破坏本体感觉信息的产生和传递，并可导致 CNS 的神经可塑性发生变化[81]。这可能改变输入处理，并可能导致 SM 韧带的功能障碍[82]。这种缺陷在临床上可观察到，如感觉障碍和关节协调问题，肌肉力量加强或募集困难，以及功能恢复延迟。

主动手腕位置觉测试是目前评估 DRF 后觉察感觉运动控制最有意义的方法[83]。然而，支持干预措施的有力证据有限。DRF 后一些有前景的本体感觉和关节感觉训练方法包括手法技术、镜像疗法、手腕主动的闭链和开链运动练习、肌肉等长和等张收缩运动、干扰训练和智能手机应用程序，如 Tilt Maze 和 Labyrinth[64, 79]。需要进一步的研究来证实 SM 训练方法的有效性，以便指导未来腕部康复范例。

儿童腕部骨折

在 0~19 岁儿童中，前臂是最常见的骨折部位，男孩发生骨折的概率是女孩的 2 倍[84, 85]。儿童的骨骼在许多方面与成人骨骼不同。一个主要的差异是生长板（也称为骨骺板或骨骺）的存在。生长板允许长骨纵向生长，而该区域的骨折可导致这一过程的中断。次级骨化中心（长骨中骨沉积的区域）的存在，也使得骨折难以被识别[86]。儿童的骨膜较厚，形成的骨痂越多，年龄越小，骨重建倾向越大。

儿童桡骨骨折根据部位可分为骨骺骨折或干骺端骨折两类。Salter-Harris 骨折是一种骨骺骨折（physeal fracture）（涉及骨骺板）。Ⅰ型和Ⅱ型 Salter-Harris 骨折不太严重，通常使用石膏固定治疗，无并发症。不稳定的完全性骨折和关节内骨折（Salter-Harris Ⅲ型和Ⅳ型）需要手术干预[87]。

干骺端骨折（extraphyseal fractures）通常发生在干骺端，并根据受累皮质的大小进行分类，包括弯曲骨折、青枝骨折、完全性骨折[87]。弯曲骨折（buckle fractures）是由压迫引起的，无皮质破坏。这种骨折比较稳定，通常用石膏或矫形器固定 3 周，效果良好[88]。青枝骨折（greenstick fractures）导致一侧骨皮质断裂，需要 4~6 周的石膏治疗。损伤可表现为成角和旋转，需要每周监测，以确保维持对线并确保骨折不会穿过两侧皮质。完全性骨折（complete fractures）涉及双侧皮质断裂。这种性质的骨折较为复杂，可能需要 4~6 周的石膏复位，无法维持复位的骨折可能需要手术。

儿童骨折最常进行的手术是避开骨骺（如可能）的经皮钢钉固定。ORIF 很少用于儿童骨折，其受益必须大于骨骺进一步损伤的风险才可使用[88]。儿童骨骼的重塑能力是惊人的。儿童骨折可耐受更多的成角，儿童的骨骼发育成熟至少需要 2 年，因此畸形愈合通常在 2 年内消退。

腕骨骨折一般至青少年时期才会发生，因为在此之前，腕骨的骨化中心被球状生长板包围[89]。这种生长板保护腕骨避免发生骨折，直到青春期左右，骨的比例高于软骨[90]。舟骨骨折是儿童腕骨骨折最常见的类型。其他腕骨骨折很少见。腕骨骨折通常使用石膏固定 4~6 周，无并发症。不稳定和粉碎性腕骨骨折可能需要手术干预。

儿童 DRF 和腕骨骨折的康复治疗遵循与成人相同的原则。然而，儿童康复的速度要比成人快得多。年龄较小的儿童甚至可能不需要治疗，因为石膏固定后活动范围受限和功能的丧失通常是最小的。由于儿童很活跃且不可预测，在石膏拆除后有立即再次损伤的风险，所以可能要到手治疗诊所佩戴几周保护性矫形器。

结论

腕部骨折的治疗包括了解正常解剖结构、骨愈合以及用于恢复腕部和周围结构至可接受的解剖一致性的方法。新的指南、手术方法和硬件设备正在不断发展，以实现改善对线的目标。这些方法将继续改变腕部骨折的康复。康复治疗在腕部骨折的治疗中是有益的，尤其是在出现并发症的情况下，但需要进行随机研究来评价策略的有效性。

案例分析

Marie 是一名 53 岁的左利手教师，她在教室里站在椅子上挂一幅画时，遭受了 FOOSH 损伤。当她感到疼痛并看到手腕畸形时，她立即知道自己受到了严重的损伤。她被朋友带到医院，并由急诊室医生进行了评估。她被诊断为桡骨远端关节内粉碎性骨折，伴桡骨短缩并延伸至桡腕关节和 DRUJ。她的受伤部位被放置在石膏板内包裹，并转诊至当地医院骨科。1 周后，被告知前臂肿胀，无法进行石膏塑形。她的患手被石膏固定并被告知 2 周后回来重新接受评估。

Marie 担心她的腕部姿势体位的问题，且距离下一次预约的时间还很长。她去了一个更大的城市看望家人，并让她的家庭医生给她介绍另一位手外科医生。重新评估骨折后，医生建议进行手术治疗。外科医生称骨折已丧失所有正常对线，如果不做手术，她将出现关节畸形、明显疼痛和旋转功能丧失。这次就诊 4 天后（跌倒后 11 天），她接受了手术。医生放置了掌侧钢板，并使对线恢复得尽可能充分。她进行了石膏固定，并在 10 天后预约外科医生随访。由于担心肿胀和僵硬，她被转诊至手治疗。

在手治疗评估中，腕部表现为中度水肿、屈肌紧张和不能充分伸展手指。她无法握复合拳；主动活动时所有手指指尖到远端掌纹的距离为 2~3 cm。使用视觉模拟评估量表报告疼痛为 4/10 分。Marie 非常焦虑，因为她是一名艺术家和长笛演奏者。她渴望学习如何进行家庭训练并开始进行康复，接受了主动和被动手指屈伸练习的指导，专注于通过保持所有手指关节处于背伸状态，而使长屈肌被动牵伸。她正在完成被动的手指复合屈曲牵伸以及单独的 FDP 和 FDS 滑动练习，以使手指屈肌得到牵伸。

由于在手术路径上的屈肌粘连，此时主动复合屈曲非常具有挑战性。Marie 被鼓励每 2 小时进行 1 次练习，每次重复 10 遍，并保持末端姿势 5 秒。其目的是在不产生疼痛和肿胀的不利影响的情况下增加 ROM。治疗师在 Marie 的石膏上塑型了一个热塑夜间掌侧腕手伸展矫形器。这种伸展矫形器可在夜间对长屈肌进行牵伸。医生还鼓励她抬高手臂以控制水肿。

Marie 在复诊外科医生后 10 天接受了她的第二次治疗。石膏和缝合线已经拆除，治疗师为她安装了可拆卸的手腕矫形器。她开始接受轻柔的手腕 ROM 训练。Marie 的手腕 ROM 非常有限，屈曲 5°，伸展 10°，前臂旋后仅至中立位。她被指导在其家庭训练计划中添加轻柔的手腕 AROM 训练，并使用冰敷以控制水肿和疼痛。她还在白天间歇性地佩戴一只防水肿手套。Marie 的切口愈合良好，但有中度敏感。她被告知需要开始瘢痕按摩，每天 2~3 次，每次 5 分钟。当她坐着时，她要取下矫形器，用手指或衣服摩擦瘢痕，以帮助降低瘢痕的敏感性。

在下一次治疗复诊时，即术后 2.5 周，Marie 的手指 ROM 有所改善，水肿有所减轻，但前臂旋转仍然受限，手腕伸展较差。她咨询外科医生以确定是否可以开始轻柔的 PROM 训练。外科医生对固定效果很满意，允许她的手腕和前臂（旋转）做轻微的 PROM 训练。在每次复诊时进行掌侧腕手矫形器重塑以增加手指伸展。医生还鼓励她以温水浸泡的形式进行热疗，因为水肿正在减轻，即便热疗后水肿轻微加重，但可能更有利于增加延展性和减轻疼痛。

随着 Marie 几周治疗的进展，她在各个方面的活动和功能都不断改善；然而，腕关节伸展的进展有限。她开始演奏长笛，并试着吹一些简单的曲子。在 6 周后的医生随访时，X 线片显示骨愈合进展极好。外科医生下达医嘱给治疗人员，说可以进行更积极的被动牵伸。Marie 接受了更积极的被动牵伸训练指导，包括手腕伸展、屈曲、旋后和旋前。她被要求每天做 4 次牵伸运动，每次完成 5 组，每次伸展在一个舒适的位置后保持 30 秒。她被告知舒适地保持伸展 30 秒比带着疼痛伸展几秒效果更好。

Marie 被指导在家里进行轻度活动时取下矫形器，但进行较重的任务时要继续戴着。逐渐地，她的 ROM 增加到腕关节屈曲 45° 和伸展 50°，手指 ROM 达到全范围，旋后增加至 70°。她被指导利用锤子的重量进行旋后牵伸。术后 8 周，Marie 回到教师岗位，工作职责有所调整，包括避免举起或搬运超过 5 磅（2.5 kg）的重物。术后 10 周，除夜间外，Marie 基本不使用矫形器。她可以毫无困难地完成所有轻度日常任务，并且肿胀已经消退。使用 Jamar 测力计测量，左手握力为 10 磅（约 4.5 kg），右手握力为 40 磅（约 18 kg）。她接受了使用泡沫球加强握力的训练，握 1 磅（约 0.45 kg）重的砝码伸腕。她被要求每隔 1 天完成 3 组、每组重复 10 次的练习，直至力竭。从这时起，她也开始简单的绘画和吹长笛，每天 20~30 分钟。灵巧性正在改善。

术后 15 周，Marie 的家庭训练计划进行得很好，虽然手腕有些疲劳，但她完成了所有的工作任务。她的持物伸腕力度增加至 2 磅（约 0.9 kg），测得左手握力为 20 磅（约 9 kg），无疼痛。腕关节屈曲 ROM 增加到 55°，伸展为 60°，旋后为 80°，旋前充分。她仍然说早晨时会感到僵硬，因此她继续做牵伸训练，每日 3 次。她对她的整体进展感到满意，并计划继续执行她的家庭训练计划，以及重新评估与继续治疗，此后 1 个月结束治疗。

（邱雅贤　伊力法特·安尼瓦尔　译，杨琼

丘开亿　李奎成　审）

参考文献

1. Mirhadi S, et al.: Factors influencing fracture healing, Trauma1 5(2):140 - 155, 2013.

2. Clark B: Normal bone anatomy and physiology, Clin J Am Soc Nephrol 3(Suppl 3):S131 - S139, 2008.

3. Thompson J: Netter's concise orthopaedic anatomy, Philadelphia, 2010, Saunders/Elsevier, pp 142 - 149.

4. Einhorn TA, Gerstenfeld LC: Fracture healing: mechanisms and interventions, Nat Rev Rheumatol 11(1):45 - 54, 2015.

5. Marsell R, Einhorn TA: The biology of fracture healing, Injury 42(6):551 - 555, 2011.

6. Loi F, et al.: Inflammation, fracture and bone repair, Bone 86:119 - 130, 2016.

7. Smith DW, et al.: Early active rehabilitation for operatively stabilized distal radius fractures, J Hand Ther 17(1):43 - 49, 2004.

8. Lichtman DM, et al.: Treatment of distal radius fractures, J Am Acad Orthop Surg 18:180 - 189, 2010.

9. Altman E: The ulnar side of the wrist: clinically relevant anatomy and biomechanics, J Hand Ther 29(2):111 - 122, 2016.

10. MacIntyre NJ, Dewan N: Epidemiology of distal radius fractures and factors predicting risk and prognosis, J Hand Ther(29)136 - 145, 2016.

11. Maheshwari J: Chapter 15: injuries of the forearm and wrist. In Maheshwari J, editor: essential orthopedics, ed 4, New Delhi: India, 2011, Jaypee Brothers Medical Publishers Ltd, pp 108 - 116.

12. Medoff RJ: Distal radius fractures classification and management. In Skirven T, et al.: Rehabilitation of the hand and upper extremity, ed 6, Philadelphia, 2011, Elsevier, pp 941 - 948.

13. Baruah RK: Immobilisation of extra-articular distal radius fractures (Colles type) in dorsiflexion. The functional and anatomical outcome, J Clin Orthop Trauma 6(3):167 - 172, 2015.

14. Abe Y, et al.: Management of intra-articular distal radius fractures: volar or dorsal locking plate—which has fewer complications? Hand 12(6): 561 - 567, 2017.

15. Imatani J, Akita K: Volar distal radius anatomy applied to the treatment of distal radius fracture, J Wrist Surg 6(3):174 - 177, 2017.

16. Beerthuizen A, et al.: Demographic and medical parameters in the development of complex regional pain syndrome type 1(CRPS 1): prospective study on 596 patients with a fracture, Pain 153:1187 - 1192, 2012.

17. Jellad A, et al.: Complex regional pain syndrome type I: incidence and risk factors in patients with fracture of the distal radius, Arch Phys Med Rehabil 95(3):487 - 492, 2014.

18. Savas, et al.: Risk factors for complex regional pain syndrome in patients with surgically treated traumatic injuries attending hand therapy, J Hand Ther 31(2):250 - 254, 2018.

19. Patterson RW, et al.: Complex regional pain syndrome of the upper extremity, J Hand Surg Am 36(9):155 - 162, 2011.

20. Mauck BM, Swigler CW: Evidence-based review of distal radius fractures, Orthop Clin N Am 49(2):211 - 222, 2018.

21. Mulders MA: Corrective osteotomy is an effective method of treating distal radius malunions with good long-term functional results, Injury 48(3):731 - 737, 2017.

22. Sammer DM, Rizzo M: Ulnar impaction, Hand Clin 26:549, 2010.

23. Barbaric, et al.: Ulnar shortening osteotomy after distal radius malunion: review of literature, Open Orthop J 15(9):98 - 106, 2015.

24. Lindau T, et al.: Intraarticular lesions in distal fractures of the radius in young adults. A descriptive arthroscopic study in 50 patients, J Hand Surg Br 22:638 - 643, 1997.

25. Forward DP, et al.: Intercarpal ligament injuries associated with fractures of the distal part of the radius, J Bone Jt Surg 89(11):2334 - 2340, 2007.

26. Azzi AJ: Tendon rupture and tenosynovitis following internal fixation of distal radius fractures: a systematic review, Plast Reconstr Surg 139(3):717e - 724e, 2017.

27. Rhee PC, et al.: Avoiding and treating perioperative complications of distal radius fractures, Hand Clin 28(2):185 - 198, 2012.

28. Patel VP, Paksima N: Complications of distal radius fracture fixation, Bull NYU Hosp Jt Dis 68(2):112 - 118, 2012.

29. Dyer G, et al.: Predictors of acute carpal tunnel syndrome associated with fracture of the distal radius, J Hand Surg Am 33(8):1309 - 1313, 2008.

30. Sammer DM, Chung KC: Management of distal radioulnar joint and ulnar styloid fracture, Hand Clin 28(2):199 - 206, 2012.

31. Logan AJ, Lindau TR: Management of distal ulnar fractures—a review of the literature and recommendations for treatment, Strat Traum Limb Recon 3:49 - 56, 2008.

32. Rettig AC, Kollias SC: Internal fixation of acute stable scaphoid fractures in the athlete, Am J Sports Med 24(2):182 - 186, 1996.

33. Dell PC, et al.: Management of carpal fractures and dislocations. In Skirven T, et al.: Rehabilitation of the hand

and upper extremity, ed 6, Philadelphia, 2011, Elsevier, pp 988 - 1001.

34. Grover R: Clinical assessment of scaphoid injuries and the detection of fractures, J Hand Surg Br 21(3):324 - 327, 1996.

35. Bhat M, et al.: MRI and plain radiography in the assessment of displaced fractures of the waist of the carpal scaphoid, J Bone Jt Surg 86:705 - 713, 2004.

36. Adams JE, Steinmann SP: Acute scaphoid fractures, Hand Clin 26(1):97 - 103, 2010.

37. Brach P, Goitz R: An update on the management of carpal fractures, J Hand Ther 16(2):152 - 160, 2003.

38. Buijze G, et al.: Cast Immobilization with and without immobilization of the thumb for nondisplaced and minimally displaced scaphoid waist fractures: a multicenter randomized, controlled trial, J Hand Surg Am 39(4):621 - 627, 2014.

39. Gelberman RH, Menon J: The vascularity of the scaphoid bone, J Hand Surg Am 5:508 - 513, 1980.

40. Arsalan-Werner A, et al.: Current concepts for the treatment of acute scaphoid fractures, Eur J Trauma Emerg Surg 42:3 - 10, 2016.

41. McQueen MM, et al.: Percutaneous screw fixation versus conservative treatment for fractures of the waist of the scaphoid: A prospective randomised study, J Bone Jt Surg 90B:66 - 71, 2008.

42. Dias JJ, et al.: Clinical and radiological outcome of cast immobilization versus surgical treatment of acute scaphoid fractures at a mean follow up of 93 months, J Bone Joint Surg Br 90(7):899 - 905, 2008.

43. Hirche C, et al.: Vascularized versus non-vascularized bone grafts in the treatment of scaphoid non-union: a clinical outcome study with therapeutic algorithm, J Ortho Surg 25(1):1 - 6, 2017.

44. Pan T, et al.: Uncommon carpal fractures, Eur J Trauma Emerg Surg 42:15 - 27, 2016.

45. Suh N, et al.: Carpal fractures, J Hand Surg Am 39(4):785 - 791, 2014.

46. O'Shea K, Weiland AJ: Fractures of the hamate and pisiform bones, Hand Clin 28(3):287 - 300, 2012.

47. Urch EY, Lee SK: Carpal fractures other than scaphoid, Clin Sports Med 34:51 - 67, 2015.

48. Beckenbaugh RD, et al.: Keinbock's disease: The natural history of Kienbock's disease and consideration of lunate fractures, Clin Orthop Relat Res 149:98 - 106, 1980.

49. Wollstein R et al: A therapy protocol for the treatment of lunate overload or early Kienbock's disease, J Hand Ther 26(3):255 - 260.

50. Sin CH, et al.: Non-union of the triquetrum with pseudoarthrosis: a case report, J Orthop Surg 20(1):105 - 107, 2012.

51. Shah CM, Stern PJ: Scapholunate advanced collapse (SLAC) and scaphoid nonunion advanced collapse (SNAC) wrist arthritis, Curr Rev Musculoskelet Med 6:9 - 17, 2013.

52. Gupta V, et al.: Managing scaphoid fractures. How we do it? J Clin Orthop Trauma 4:3 - 10, 2013.

53. Milek MA, Boulas HJ: Flexor tendon ruptures secondary to hamate hook fractures, J Hand Surg Am 15(5):740 - 744, 1990.

54. Scudds RA: Pain outcome measures, J Hand Ther 14(2):86 - 90, 2001.

55. Hicks CL, et al.: The faces pain scale-revised: toward a common metric in pediatric pain measurement, Pain 93(2):173 - 183, 2001.

56. Melzack R: The McGill pain questionnaire: major properties and scoring methods, Pain 1(3):277 - 299, 1975.

57. Maihafer GC, et al.: A comparison of the figure-of-eight-method and water volumetry in measurement of the hand and wrist size, J Hand Ther 16(4):305 - 310, 2003.

58. Strauch B, et al.: The ten test, Plast Reconstr Surg 99(4):1074 - 1078, 1997.

59. Vincent JI, et al.: The push-off test: Development of a simple, reliable test of upper extremity weight-bearing capability, J Hand Ther 27(3):185 - 191, 2014.

60. Krischak GD, et al.: Physiotherapy after volar plating of wrist fractures is effective using a home exercise program, Arch Phys Med Rehabil 90(4):537 - 544, 2009.

61. Souer JS, et al.: A prospective randomized controlled trial comparing occupational therapy with independent exercises after volar plate fixation of a fracture of the distal part of the radius, Bone Joint Surg Am 93(19):1761 - 1766, 2011.

62. Valdes K, et al.: Therapist supervised clinic-based therapy versus instruction in a home program following distal radius fracture: a systematic review, J Hand Ther 27(3):165 - 173, 2014.

63. Gutierrez-Espinoza H, et al.: Supervised physical therapy vs home exercise program for patients with distal radius fracture: a single-blind randomized clinical study, J Hand Ther 30(3):242 - 252, 2017.

64. Algar L, Valdes K: Using smartphone applications as hand therapy interventions, J Hand Ther 27:254 - 257, 2014.

65. Schott N, Korbus H: Preventing functional loss during immobilization after osteoporotic wrist fractures in elderly patients: a randomized clinical trial, BMC Musculoskelet Disord 15:287, 2014.

66. Michlovitz SL, et al.: Distal radius fractures: therapy practice

patterns, J Hand Ther 14(4):249 – 257, 2001.

67. Li Z, et al.: Complex regional pain syndrome after hand surgery, Hand Clin 26(2):281 – 289, 2010.

68. Villeco JP: Edema: a silent but important factor, J Hand Ther 25(2):153 – 161, 2012.

69. Artzberger SM, Prignanc VW: Manual edema mobilization. In Skirven T, et al.: Rehabilitation of the hand and upper extremity, ed 6, Philadelphia, 2011, Elsevier, pp 868 – 881.

70. Kuo LC, et al.: Is progressive early digit mobilization intervention beneficial for patients with external fixation of distal radius fracture? A pilot randomized controlled trial, Clin Rehabil 27(11):983 – 993, 2013.

71. Valdes K: A retrospective pilot study comparing the number of therapy visits required to regain functional wrist and forearm range of motion following volar plating of a distal radius fracture, J Hand Ther 22(4):312 – 319, 2009.

72. Brody LT: Effective therapeutic exercise prescription: the right exercise at the right dose, J Hand Ther 25(2):220 – 231, 2012.

73. MacDermid JC, et al.: Pain and disability reported in the year following distal radius fracture: a cohort study, BMC Musculoskelet Disord 4:24, 2003.

74. Dilek B, et al.: Effectiveness of graded motor imagery to improve hand function in patients with distal radius fracture: a randomized controlled trial, J Hand Ther 31(1):2 – 9, 2018.

75. Priganc V, Stralka SW: Graded motor imagery, J Hand Ther 24(2):164 – 168, 2011.

76. Szekeres M: The short–term effects of hot packs vs therapeutic whirlpool on active wrist range of motion for patients with distal radius fracture: a randomized controlled trial, J Hand Ther 1 – 5, 2017.

77. Flowers KR, LaStayo P: Effect of total end range time on improving passive range of motion, J Hand Ther 150 – 157, 1994.

78. Harris JE, et al.: The international classification of functioning as an explanatory model of health after distal radius fracture: a cohort study, Health Qual Life Outcomes 3:73, 2005.

79. Hagert E: Proprioception of the wrist joint: a review of current concepts and possible implications on the rehabilitation of the wrist, J Hand Ther 23(1):2 – 16, 2010.

80. Karagiannopoulos C, Michlovitz S: Rehabilitation strategies for wrist sensorimotor control impairment: from theory to practice, J Hand Ther 29(2):154 – 165, 2016.

81. May A: Chronic pain may change the structure of the brain, Pain 137(1):7 – 15, 2008.

82. Karagiannopoulos C, et al.: A descriptive study on wrist and hand sensorimotor impairment and function following distal radius fracture intervention, J Hand Ther 26(3):204 – 215, 2013.

83. Karagiannopoulos C, et al.: Responsiveness of the active wrist joint position sense test after distal radius fracture intervention, J Hand Ther 29(4):474 – 482, 2016.

84. Naranje SM, et al.: Epidemiology of pediatric fractures presenting to emergency departments in the United States, J Pediatr Orthop 36(4):e45 – e48, 2016.

85. Ryan LM, et al.: Epidemiology of pediatric forearm fractures in Washington, DC, J Trauma 69(Suppl 4):S200 – S205, 2010.

86. Kozin SC: Pediatric distal radius fractures. In Slutsky DJ, Osterman AL, editors: fractures and injuries of the distal radius and carpus, ed 1, Philadelphia, 2009, Saunders, pp 165 – 173.

87. Bae DS, Howard AW: Distal radius fractures: what is the evidence? J Pediatr Orthop 32(Suppl 2):S128 – S130, 2012.

88. Dua, et al.: Pediatric distal radius fractures, AAOS Instr Course Lect 66:447 – 460, 2017.

89. Dwek JR: The periosteum: what is it, where is it, and what mimics it in its absence? Skeletal Radiol 39:319 – 323, 2010.

90. Little JT, et al.: Pediatric distal Forearm and Wrist Injury: an imaging review, Radiographics 34(2):472 – 490, 2014.

第 22 章

腕关节不稳

Sarah Mee

介绍

腕关节是一个错综复杂的关节，由曲率及一致性不同的骨骼组成，由各种韧带相连并由肌肉控制。腕关节在负重情况下能够维持正常的腕骨位置，在达到全关节活动范围（ROM）时被认为是稳定的。腕关节稳定是由可伸展、可压缩的力量互相平衡维持的（也就是张力整合）[1]。要形成完全稳定的腕关节，需要正常的骨骼契合、受神经支配且完好的韧带、高效的感觉运动系统的处理以及强大、活跃又稳定的肌群[2]。

腕关节脱位以及不稳是常见的损伤。大部分的腕骨损伤都是由创伤造成的，但也有可能由先天性松弛、感染、炎症反应（如风湿性关节炎）或者先天缺陷造成的。腕关节不稳的误诊以及不当处理会造成异常的腕骨间或者桡腕负重，最终导致关节表面退化。

腕关节不稳通常指同一排腕骨内或者近排与远排腕骨之间的脱位。康复对象通常会表示有腕关节疼痛、无力、突然失控或者异常的声音。为了了解腕骨不稳，理解腕关节的解剖结构和运动力学原理是很必要的。

骨骼解剖学

腕关节由桡骨远端、尺骨和腕骨形成的桡尺远端关节、桡腕关节、腕中关节和腕掌关节组成。桡尺远端关节是尺骨头并入桡骨的乙状切迹，允许前臂旋转。旋转只有在桡尺近端关节参与的时候可以进行，它是由尺骨近端和桡骨小头组成的[3]。桡骨远端通常会在冠状面倾斜 12°（图 22.1A）以及在桡尺平面倾斜 23°[4]（图 22.1B）。尺骨远端表面是由三角纤维软骨覆盖。

近排腕骨由手舟骨、月骨、三角骨、豌豆骨组成，而远排腕骨由大多角骨、小多角骨、头状骨、钩骨组成。这两排腕骨之间的关节就是腕中关节。腕中关节有 3 个面：外侧、中央和内侧。这个关节高度润滑，这样可以允许在各个平面内达到最大活动范围。手舟骨连接近排和远排腕骨。近排腕骨被认为是远排腕骨和桡骨之间的镶嵌体。近排腕骨的活动直接由连接前臂和远排腕骨的韧带带动的肌肉活动来控制。

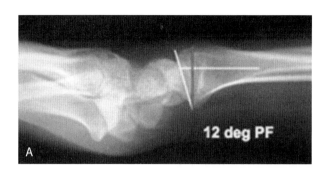

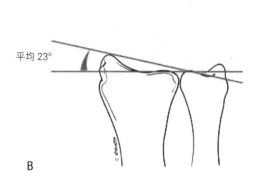

图 22.1 （A）正常情况下桡骨远端会在冠状面朝掌侧倾斜 12°。（B）正常情况下桡骨远端会在桡尺面朝桡侧倾斜 23°

韧带解剖

韧带结构被分为内在（或固有）和外在韧带、掌侧和背侧韧带[3]。腕骨韧带的形状和连接方式的设计是在限制活动时绷紧，在允许活动时放松。这对于控制腕骨间的旋转运动至关重要[2]。

腕关节韧带的关键功能之一就是为本体感觉和通过力学感受器进行感觉运动提供传入反馈[5]。

掌侧韧带

手掌的外在韧带从桡骨远端和尺骨开始一路连接近排和远排腕骨。他们是维持腕中关节和关节稳定的关键韧带（图 22.2A）。其中桡舟头韧带（RSCL）是最偏桡侧的韧带，对掌骨和腕中关节的稳定很重要。它是腕关节桡侧稳定的关键韧带，可防止腕骨跨过桡骨向尺侧平移，也是月舟关节在掌侧强有力的稳定器[2]，汇入尺侧发出的尺头韧带中。

在桡舟头韧带的侧面，由桡舟月韧带（RSLL）来为这些关节提供稳定性。在桡舟月韧带的侧面，桡月韧带的长端和短端为月骨移位提供了关键的阻力。

三角纤维软骨复合体（TFCC）是维持手腕尺侧稳定的关键，由尺侧腕伸肌腱鞘、掌侧桡尺韧带、背侧桡尺韧带、关节盘同系物、尺月韧带和尺三角韧带组成。在三角纤维软骨复合体的掌侧，始于掌侧桡尺韧带的尺三角韧带和尺月韧带分别连接月骨和三角骨。

近排腕骨由舟月韧带从桡侧、月三角韧带从尺侧及横跨整排的舟三角韧带稳定住。舟月韧带有三个组成部分：①背侧部分是稳住舟骨和月骨之间的牵拉力量；②掌侧部分控制两骨旋转的稳定性；③近端负责吸收冲击[7]。月三角韧带可以预防月骨的尺侧平移。舟头韧带和掌侧的三角头钩韧带可以稳定腕中关节。大小多角骨间韧带、小多角骨头状骨韧带、头钩韧带把远排腕骨连接起来。

背侧韧带

腕关节背侧的固有韧带不像掌侧固有韧带那么清晰或结实，但它们为感觉运动提供了最多的输入[8]。最重要的手腕背侧外在韧带为背侧桡腕韧带和背侧腕骨间韧带（图 22.2B）。背侧桡腕韧带防止腕骨的尺侧平移。背侧腕骨间韧带为腕中关节提供了稳定性，防止头状骨在背侧脱位。背侧桡三角韧带支撑着桡腕关节和腕中关节，控制旋后的力量；而在侧面，背桡侧的舟大小多角韧带维持背侧和旋后的稳定性[2]。

桡尺关节韧带

掌侧和背侧的桡尺韧带起始于桡骨远端的乙状切迹边缘。这些韧带控制桡骨远端在尺骨头附近的旋转弧度，使得任何活动范围内都能达到动态控制，并且允许尺骨在掌/背侧稳定移动[6, 9]。

支持韧带

其他附着于腕骨的组织包括伸肌和屈肌支持带的筋膜层。伸肌支持带止于桡骨远端、三角骨和豌豆骨的侧边。在 2 层伸肌支持带之间，将伸肌腱垂直分隔成 6 个隔室[3]。尺侧腕伸肌由深周筋膜稳固地固定在尺骨头的凹槽当中。这种结构控制了尺侧腕伸肌在旋转位的滑动，改变了它在两种不同运动中的机械优势。在旋前时，尺侧腕伸肌在尺骨头的尺侧面作为尺骨的控制者和稳定者。在旋后时，尺侧腕伸肌在尺骨的背面靠近桡骨的位置，作为伸肌

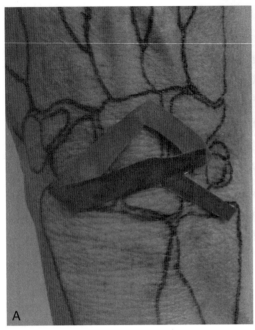
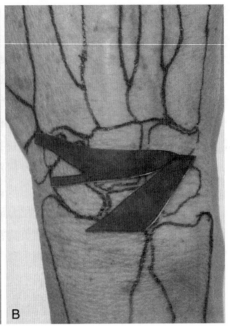

图 22.2 （A）稳定腕骨的掌侧重要韧带：长的桡月韧带、尺月韧带、掌侧三角钩头韧带和桡舟头韧带。（B）稳定腕骨的背侧重要韧带：背侧腕骨间韧带和桡腕韧带

和背侧腕骨的稳定器。桡尺远端关节是由尺侧腕伸肌和旋前方肌动态稳定住的。

在掌侧，屈肌支持带在尺侧连接钩骨和豌豆骨，桡侧则是舟骨和大多角骨，这样就围成了腕管，其中包含了正中神经和 9 条屈肌腱。桡侧腕屈肌止于第 2 和第 3 掌指关节的基底，而尺侧腕屈肌则止于豌豆骨且韧带延伸到钩骨和第 5 掌骨底。拇长展肌的止点是会变化的，但是在 90% 的情况下会止于大多角骨、小多角骨和（或）舟骨和第 1 掌骨底的前方。拇长展肌可以固定第 1 掌骨和腕部的桡偏肌。

前臂骨间膜通过旋转来稳定尺桡骨，特别是在负荷时，沿着桡骨和尺骨的纵向连接起来[6]。远端斜束从远端尺骨体止于乙状切迹、掌侧和背侧桡尺韧带——提高了桡尺远端关节和尺骨的稳定性。

腕关节的正常运动学

腕骨在腕关节屈曲 / 伸展、桡偏 / 尺偏时的运动是非常复杂的。文献表明，在腕关节的中立位时的侧位片上，舟骨相对于月骨和桡骨处于大约 47° 的屈曲位。生理负荷下，舟月韧带在中和舟骨的屈曲倾向上起到了重要作用[10]。腕关节活动时，近排腕骨的行为则取决于远排腕骨承受的压力强度。止于远排腕骨远端的肌腱组织对腕骨施加生理压力[11]。保持近排腕骨与桡骨的正常解剖学关系对腕关节的

正常活动非常重要。

屈曲 / 伸展活动

屈曲 / 伸展活动由桡侧腕屈肌、尺侧腕屈肌、掌长肌和桡侧腕长伸肌、桡侧腕短伸肌、尺侧腕伸肌和拇长展肌发起和控制。这些肌肉共同维护了负重时的稳定性。通过与掌骨底的牢固连接，最初远排腕骨在腕掌关节处活动，决定手的活动平面。因此，远排腕骨也与手的活动方向相同[12]。

在正常的腕关节中，舟骨和月骨会随着头状骨在腕中关节内活动[13]。屈腕时，舟骨屈曲并且旋前，伸腕时则相反。握手时的压力会增加舟大小多角关节的屈曲和旋前，进一步增加了大多角骨和远排腕骨之间的旋前角度。月骨的活动类似但是幅度较小，而头状骨则自转。

在三角钩关节，放松时钩骨处于向背部倾斜的状态。腕关节尺侧的压力会传递到三角骨处并使之进一步伸展。远排腕骨的旋前会进一步增加施加在钩骨和三角骨处的伸展力。这些活动与舟骨和月骨的活动相反，使近排腕骨的压力达到平衡[2, 11]。为了在屈腕时达到全 ROM，近排腕骨会向背侧移动，背侧桡腕和背侧骨间韧带防止月骨过度旋转，避免掌侧间室节段性不稳（volar intercalated segmental instability，VISI）。在伸腕时，舟骨和月骨会向掌侧伸展和移动，而头状骨则向背侧旋转，掌侧桡腕韧

带会防止月骨的过度旋转，避免背侧间室节段性不稳（dorsal intercalated segmental instability，DISI）。

桡偏和尺偏活动

腕关节的桡偏和尺偏活动会比屈曲 / 伸展腕关节时更加复杂。桡尺偏活动会导致腕骨列呈环形运动。桡偏时，远排腕骨向桡侧旋转，在此基础上近排腕骨向尺侧滑动，尺偏时相反。在桡尺偏活动中，腕中关节的活动量是桡腕关节的 1.5 倍[12]。

在腕关节桡偏时，舟骨会在桡骨茎突近端和大小多角骨远端之间受到挤压，迫使舟骨屈曲到与桡骨接近垂直的位置。在舟骨屈曲时，整个近排腕骨会通过完整的舟月韧带和月三角韧带的作用而呈现屈曲状态。桡偏时尺侧韧带拉伸，而桡侧韧带会放松。尺三角韧带的拉紧会影响到三角骨，导致它滑动或者与钩骨分离。桡侧方向上会产生对近排腕骨的偏移效应（translatory effect），导致其向尺侧滑动。桡偏时出现的联合运动包括近排腕骨的旋前和屈曲，而远排腕骨的运动方向恰恰相反。

在腕关节尺偏时，会由钩骨产生对三角骨的压力并迫使它伸展，使得整个近排腕骨被推向伸展。整个近排腕骨会因为桡舟头韧带、长短桡月韧带的拉紧而向桡侧滑动。除此之外，近排腕骨的伸展程度会因为偏移程度的增加而增加，舟骨会带着月骨和三角骨一起被牵拉至伸展位。于是近排腕骨旋后和伸展，而远排腕骨旋前和屈曲[11]。

平面倾斜运动

腕关节在倾斜平面的运动在日常生活活动（activities of daily living，ADL）当中是非常常见的。ADL 中的梳头、钉钉子等活动就是结合了腕关节的桡侧伸展和尺侧屈曲，这类运动被称为平面倾斜运动。在健康且舟月韧带完好的腕关节中，与腕关节屈伸活动相比，平面倾斜运动时舟月关节的活动很小。但是，当腕关节受损导致舟月韧带断裂时，平面倾斜运动会导致舟月关节出现明显的间隙。

前臂旋转运动

前臂旋转需要桡尺远端和近端关节均达到全范围活动。尺骨是固定的，而桡骨会围绕尺骨旋转 180°。运动分为 3 个平面：①沿着长轴旋转；②尺骨向掌侧或者背侧平移；③尺骨向远 / 近端的推移。

在桡尺远端关节，桡骨远端会围绕着固定的尺骨头旋转；而在桡尺近端关节，桡骨头会在环状韧带内旋转[6]。在远端，尺骨头会在掌 / 背侧、远 / 近端内活动来保证全 ROM。在极度旋后时，尺骨头位于乙状切迹的掌侧和近端边缘；而在旋前时，就会平移到背侧和乙状切迹远端[18]。由于乙状切迹较浅，骨骼稳定性差，所以运动和负重都是由掌 / 背侧桡尺韧带和三角纤维软骨复合体来控制[9]。

抓握时腕骨的运动

在抓握的轴向负荷中，止于掌骨底的外在肌作用力经过远排腕骨到腕中关节，再经过近排腕骨到桡腕关节，这是一道跟远近排腕骨之间的曲线明显平行的线路[19]。在中立位的轴向负荷中，78% 的轴向负荷通过桡骨，其中 46% 通过桡舟关节，32% 通过桡月关节；而仅有 14% 是通过尺月关节，8% 通过尺三角关节。这种负荷会随着手的位置的变化而改变[12]。如果尺骨存在变异的话，这种负荷变量会成比例的负向或是正向改变。在中位的尺骨变异中，抓握时由屈肌和伸肌产生的力量会由手指传送到远排腕骨。其间，舟骨趋于旋转至屈曲和旋前位，而月骨则趋于向背侧旋转。腕骨在抓握时的旋转趋势说明近排腕骨会因为完好的舟月韧带和舟三角韧带而一起运动。

对正常中立位腕关节中的第 3 掌骨施加轴向压力，可以导致远排腕骨旋前和向近端平移。这增加了腕中关节的压力，导致了旋前运动的增加。在舟大小多角骨关节水平，这个力量推动舟骨的屈曲和旋前。在三角钩骨关节平面，钩骨（已经处于指向背侧的位置）随着三角钩韧带的收紧而引导三角骨的伸展。如果所有韧带健全，三角骨的伸展会平衡舟骨的屈曲，使得近排腕骨保持稳定。

肌肉对腕关节活动的贡献和对腕关节稳定的影响

腕部肌肉通过负荷和拉伸控制腕骨活动的力量和方向。尤其是，它们在腕中关节处产生旋前 / 旋后的力。当所有腕部肌肉横跨腕关节进行等长负荷时，远排腕骨旋后[2]。腕关节受到的被动轴向负荷会导致远排腕骨旋前[11]。斜拉的肌肉产生最大程度的旋转，背侧肌肉负荷导致腕中关节旋后，尺侧腕伸肌的负荷导致腕中关节旋前。在掌侧的浅层，尺侧腕屈肌的负荷会导致旋后[11, 21, 22]。这些动态运动会对韧带产生张力。

这些韧带和肌肉的协调运动，加上本体感觉，才能维持腕关节的稳定。任何韧带的损伤都会导致腕关节的感觉运动控制的改变，使得一块肌肉从"友好的"控制者变成"不友好的"变形压力。除此之外，韧带损伤会改变腕关节的本体感觉的反馈，所以这类腕关节损伤的全面康复计划中应该包含对本体感觉的训练[2, 20, 23]。

腕关节活动时的本体感觉输入

本体感觉指的是我们的身体对姿势、平衡、关节稳定性、听视觉运动协调的管理[24]。感觉运动功能指的是运动过程中维持关节稳态有关的感觉、运动及中枢神经综合和处理的功能。腕关节在运动中的稳定性是由关节囊和韧带中的机械感受器、本体感受器维持的。这些结构不断向中枢神经系统（CNS）输送关于关节位置、运动速度的信息。输送到 CNS 的关于压力、扭转和疼痛的信息则协调肌肉的收缩来保持关节稳定。维持关节控制和稳定的过程则是由静态和动态的关节稳定器之间的关系来完成。

快速的单突触反射根据需要在肌肉中产生动作或者抑制，以维持稳定[2, 11, 13]。韧带、关节囊、软骨和骨性关节共同构成了静态平衡[2]，关节的动态平衡由横贯关节的肌肉组织提供。如果关节的静态平衡受到了干扰，那么提供动态平衡的组织就要做出更大的努力维持稳定[11]。现在更多人已经意识到，腕关节损伤导致的不平衡对本体感觉输入的干扰是非常复杂的。

腕关节不稳的分类

腕关节不稳很常见，可以由很多种原因造成，如韧带损伤、炎性滑膜炎、舟骨不愈合 / 畸形愈合或者 Kienböck 病（Kienböck disease）（译者注：Kienböck 病即月骨无菌性坏死症），这些不稳由同一排腕骨内或两排腕骨之间的韧带断裂所致。对于这些不稳定，最常用的分类方法可能是梅奥分类法[26]，该方法将腕关节不稳分为 4 个大类。

- 分离型腕关节不稳（carpal instability dissociative，CID）
- 非分离型腕关节不稳（carpal instability nondissociative，CIND）
- 复杂型腕关节不稳（carpal instability complex，CIC）
- 适应型腕关节不稳（carpal instability adaptive，CIA）

分离型腕关节不稳

分离型腕关节不稳是由同一排腕骨的骨折或者韧带断裂造成的，通常是近排腕骨。这种类型的不稳定涉及固有韧带的病理学变化，包括舟月韧带或者月三角韧带的损伤。

舟月韧带撕裂

舟月韧带损伤主要发生在中青年人群中，通常是跌倒时伸手撑地导致腕关节过伸、尺偏和腕中关节旋后。急性损伤期的康复对象通常出现腕关节疼痛水肿，疼痛可能呈发散性。随着时间的延长，疼痛逐渐集中在背侧舟月韧带处。

月三角韧带不稳

月三角韧带不稳远不如舟月韧带不稳常见。让月三角韧带单独撕裂，通常是用于人在跌倒时将手腕处于腕伸和桡偏的位置。来自手掌的尺侧的压力导致腕关节过度旋前，导致月三角韧带受损。

非分离型腕关节不稳

非分离型腕关节不稳会导致整个近排腕骨在桡腕关节和 / 或腕中关节处异常活动。因此，它不是特定在腕骨列的不稳。非分离型腕关节不稳涉及一系列的问题，包括腕中关节不稳、腕骨尺侧移位、头月关节不稳、三角钩骨关节不稳或尺侧腕骨不稳。康复对象可能会出现高迁移谱系障碍（hypermobility spectrum disorder）或高迁移 Ehlers-Danlos 综合征（hypermobility Ehlers-Danlos）[27]。康复对象经常出现难以说明或定位不明确的腕关节疼痛。

复杂型腕关节不稳

复杂型腕关节不稳时，可能同时出现分离型和非分离型腕关节不稳的状况。这种不稳常见于月骨周围脱位伴随桡腕关节损伤，导致舟月关节和月三角关节在月骨向尺侧移位时脱位。

适应型腕关节不稳

这种类型的腕关节不稳表现为桡骨远端骨折不愈合，或者未经治疗的腕关节不稳后导致的腕关节相对于桡骨的适应性改变。

腕关节不稳的康复

支持腕关节不稳康复的研究证据非常有限。许多治疗师都是根据他们自己的偏好和临床经验选择治疗方案[28]。但是，最近开始有文献提出了具体的康复方案——尤其是针对舟月关节不稳[2, 29-32]。这些项目都是基于良好的临床推理，但它们还没有被确认为最佳实践，研究还在进行中。

一般来说，腕关节韧带损伤手术或保守治疗之后的康复主要包括以下内容。

- 水肿和疼痛的管理。
- 维持其他关节的 ROM。
- 根据组织愈合、修复组织的潜在张力和康复对象的症状，开始针对相关组织受控和受保护的活动。
- 避免可能会破坏组织修复或对愈合结构造成过度

负荷的运动或者活动。
- 避免末端有疼痛感或者过度的 AROM 训练。

腕关节损伤的治疗和康复目标是实现稳定的腕关节及其功能性 ROM。在部分文献当中，一致认为腕关节的功能性 ROM 为：屈腕 40°，伸腕 40°，尺桡偏 40°，以及旋前和旋后 ROM 的 75%。

腕关节不稳的新兴康复方法

受伤后，身体的感觉运动系统通常都是会变化的，从而降低了腕关节内部或者附近的机械感受器输入的本体感觉的强度和频率。这就会改变 CNS 的处理和反应，通常会导致运动控制的不平衡，不再使用引发疼痛的肌肉（通常为稳定状态）。随着时间的推移，就会导致腕关节动态不稳。研究表明了本体感觉训练在腕关节不稳康复中的重要性。

Hagert 提出了一项针对腕关节不稳的本体感觉康复计划[5]，其基础是先识别对特定的韧带损伤起保护作用的肌肉，然后训练这些肌肉更有效地做出反应，以防止进一步恶化（表 22.1）[5]。它的临床有效性尚未得到证实，但它确实是基于良好的临床推理和早期研究。

表 22.1 腕关节本体感觉再教育的康复策略（Hagert）

本体感觉康复阶段	康复计划	目的	技术	成果评估
1	基础康复	控制水肿和疼痛，促进运动	基本的手功能康复	VAS、ROM
2	本体感觉唤醒	提高有意识的关节控制	镜像治疗	VAS
3	关节位置觉	达到预定好的关节角度的能力	盲视下的 PROM 和 AROM 训练	量角器测量的准确 ROM
4	运动觉（感受被动感觉的阈值）	不需要视听觉就能感觉到关节活动的能力	手动的被动关节活动或者机器带来的运动	量角器测量的准确 ROM
5	有意识的神经肌肉康复	特定肌肉的力量训练以加强关节稳定	等长训练、离心训练、等速训练综合	特定肌肉肌力测量、综合训练时腕关节的稳定度、等长训练时腕关节稳定
6	无意识的神经肌肉康复	重新激活肌肉	力量球训练、增强式训练	使用 EMG 时的肌肉激活规律

韧带和肌肉反射、本体感觉和腕关节

腕关节的感觉运动系统主要包括三个不断重新平衡和调整的活动：①完好的周围关节、韧带、骨骼肌肉神经感受器和皮肤传来的感觉输入——对关

节压力、运动和速度的反应；② CNS 会处理输入的信息，并把它解释为关节的位置觉、运动觉、阻力的感觉、运动阈值和速度；③运动输出也就是向外输出对关节和肌肉的神经肌肉信息来稳定或者运动。运动信号是指按照特定顺序产生的激活肌肉的信号

以控制力量、方向和速度[33]。

从1997年以来，我们已经知道机械感受器在腕关节韧带中的特殊性[34]。自那以后，研究发现许多腕部韧带中的神经末梢通常都在许多韧带和骨骼的结合处[4, 7, 35]。这就确保了这些韧带中的机械感受器特别是在关节活动的极端情况下会被激活[36]。在其他

韧带中发现的机械感受器位于柔韧的筋膜上部区域中，在那里它们可以提供整个腕关节运动的信息[23, 35]。力学上承受轴向负荷的重要韧带主要位于腕关节的桡侧柱。关键的感觉韧带则主要是从三角骨发出的腕关节背侧和尺侧韧带，被认为是产生足够的神经肌肉控制所需的本体感觉信息的关键因素[8]（图22.3）。

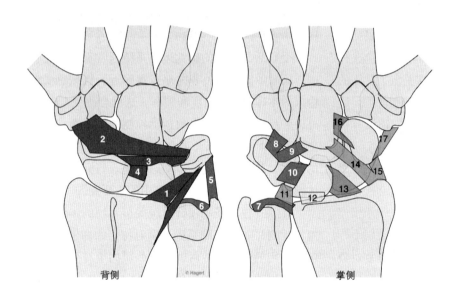

图22.3　腕关节包括三角纤维骨联合体中机械感受器和神经的分布。（1）背侧桡腕韧带；（2）背侧腕间韧带；（3）舟三角韧带；（4）舟月骨间韧带；（5）尺侧边缘韧带；（6）背侧桡尺韧带；（7）掌侧桡尺韧带；（8）三角钩韧带；（9）三角头韧带；（10）掌侧月三角韧带；（11）尺月韧带；（12）短桡月韧带；（13）长桡月韧带；（14）桡舟头韧带；（15）桡舟韧带；（16）舟头韧带；（17）舟大小多角（引自 Courtesy Hagert E, Wrist ligaments: Innervation patterns and ligamento-muscular reflexes. Karolinska Institute, 2008. ）

腕关节不稳的评估

评估腕关节不稳是具有挑战性的，因为稳定性是由很多因素（如力学、感觉运动和中枢神经处理等）组成的。标准的手和腕关节评估技术通常用来评估疼痛、ROM（包括平面倾斜运动）、附属运动和握力。影像学检查、激发试验以及个别韧带、关节和腕关节活动的触诊都有助于全面了解腕关节不稳定的情况。Brown和Lichtman提出了一个评估腕关节体表解剖和鉴别诊断的有效方法。

针对高迁移谱系障碍（hypermobility spectrum disorder）或高迁移Ehlers-Danlos综合征（hypermobility Ehlers-Danlos）的评估可以从相关网址查阅（https://www.ehlers-danlos.com/medical-professionals）。新的标准和评估方法于2017年发布。三角纤维软骨复合体负重测试（TFCC Tear Weightbearing test）[38]可以用于评估康复对象维持腕关节静态承重和负荷的能力。作为测试的一部分（为了帮助治疗方式的选择），可能需要在桡尺远端关节贴上肌贴从而提高压力。有时，肌贴可以减

少疼痛，提高负荷潜力。抓握放松测试（Push-off test）[39]使用了Jamar动态测量仪来评估负荷潜力、疼痛和手腕的静态腕平衡。从康复对象的角度来观察的功能性上肢评估有助于评估感觉运动的各个方面，包括偏侧化（laterality）、躯体意向（body image）、运动想象（motor imagery）、速度、精确度、远近端位置和预期运动及协同激活时腕关节角度的突然变化。在评估中考虑到构成本体感觉的有意识和无意识状态下神经运动控制的各种因素很重要。

腕关节的本体感觉再教育

尽管对腕关节不稳来说本体感觉再教育还是属于相对较新的康复概念，但对治疗关节不稳来说却是公认的组成部分[40]。伴随着损伤带来的疼痛可以改变CNS的神经可塑性，可能会对感觉运动系统产生不利影响。早期合理的疼痛管理可以通过感觉和本体感觉意识来重新组织CNS的处理，防止这些变化的发展并进一步加重腕关节不稳。

具有治疗意义的主要的本体感觉包括：本体感知觉、运动觉和关节位置觉。

本体感知觉

首先，本体感知觉反射存在于腕韧带和腕前臂肌肉之间。例如，刺激舟月韧带，在原动肌开始实际运动之前，会立即产生拮抗肌兴奋性或抑制性激活作为保护性的初始稳定[35]。其次，腕部肌肉的协同收缩为腕关节的静态位置或者运动提供整体的稳定性。在恢复的早期阶段，可以使用感觉反馈的治疗方式，比如镜像疗法[42, 43]、运动想象疗法[44]（偏侧化、可视化和想象运动）等，来提高对关节位置的感知，从而鼓励对控制肌肉激活顺序的感觉运动和神经肌肉系统的认识。除此之外，腕关节和上肢的本体感知觉可以通过在桌子上滚球、在气垫上放松腕关节、用布在平面上来回擦拭等练习进行，这些活动可以增加触觉反馈。[41]

运动觉

运动觉指可以感觉关节或者肢体活动的能力。这项功能主要受肌梭的影响，其次受皮肤感受器和关节感受器影响[5]。在临床实践中，运动觉是通过引起关节运动意识所需的最小关节幅度变化来评估[36、40]。要评估腕关节的运动觉，建议将腕关节固定在一个角度，以每秒 0.5°~2° 的速度缓慢被动移动，直到康复对象表示感觉到了活动[5]。由于视觉会很大程度地影响肢体活动，开始测试时必须屏蔽康复对象的视觉反馈。

关节位置觉

关节位置觉跟运动觉是互相区别的，两者之间的差别超出了本章的讨论范围。但是，它们确实在 CNS 处理和信息解读方面存在差异[40]。在本体感觉再教育中，关节位置觉是准确地重现特定关节角度的能力[5]。这种训练可以在睁眼或闭眼的条件下进行，可以进行主动肌肉收缩也可以被动进行。使用关节量角器就可以轻易地记录康复对象的进度和关节位置测量的准确度。指导康复对象移动腕部达到关节量角器提前设定的角度，主动或在治疗师的协助下缓慢地被动移动腕关节，要求康复对象可以准确指出是否达到位置[41]。增加关节负荷有助于提高关节位置觉[46]。有些建议可以先在视觉指导下进行训练，然后再逐渐屏蔽视觉[5]。需注意，肌肉疲劳会对关节位置觉和感觉运动控制造成不利影响。

神经肌肉康复

腕关节的神经肌肉康复有以下目的。

- 重新获得不稳定腕关节的协调、平衡的活动。
- 运用动态肌肉压力来代偿韧带不足。
- 促进对韧带有益的肌肉收缩以提供关节保护和稳定性。

神经肌肉康复计划的设计应该针对每个康复对象不同的受伤结构和修复位置而量身定制。手治疗师应该在病情允许的负荷范围内对康复对象进行治疗，同时监督其是否出现疼痛、水肿和不稳的迹象。神经肌肉康复计划包括：有意识的等长、向心、离心和等速训练，协同收缩训练，以及无意识的神经肌肉控制，例如，反应性肌肉激活和超等长训练 / 干扰训练（plyometric/perturbation exercises）。

有意识的神经肌肉康复

等长训练

等长训练是一种将关节角度固定、肌肉保持在相同长度的一种静止的肌肉收缩训练[5]，目的就是为了增加 CNS 对肌肉在特定关节角度的意识，提高力量和耐力。这种训练可以运用于早期韧带损伤，方法使用得当的话，它不会增加正处于愈合阶段的韧带的张力。等长训练增加了对原动肌群和拮抗肌群的神经肌肉控制，鼓励在腕关节中立位或休息位进行收缩[47]。治疗师在临床推理过程中应当谨慎考虑肌肉活动带来的张力，避免过度压迫修复中的组织结构。

离心训练和向心训练

离心训练旨在通过长度延长的抗阻力收缩而提高肌肉力量。这种肌肉活动的训练方式通常要在一段时间的等长训练和本体感觉训练以后进行，其目的是在不过度压迫修复中的韧带组织的情况下，增强本体感觉、缓解疼痛[48]，提高肌力、耐力和腕关节肌肉协同收缩能力。离心运动的优点在于可以通过同时收缩拮抗肌来达到协同收缩和可控制的平衡[35]。

在肌肉长度缩短的向心训练中，肌肉力量往往达不到最大值。随着肌肉收缩的阻力减少，其收缩速度随之提高，直到肌肉最终达到最大的收缩速度。随着一系列的缩短和延长收缩训练，离心和向心的关系就会建立起来。

协同收缩训练

协同收缩训练（coactivation training）（使用缓慢的平衡及控制性活动）利用等长、离心、向心收缩来增加本体感觉和提高 CNS 知觉，从而提高腕关节的稳定性[35]。简单的协同收缩训练有平衡球训练（图 22.4）。康复对象把手放在重力球上。提醒康复

对象慢慢把球围着桌子移动，同时激活腕关节的屈肌、伸肌、尺桡偏肌。不管是否配合视觉，这种训练都可以提高运动时的本体感觉，同时提高肌肉控制，从而改善手腕的稳定性。不管是使用哑铃还是弹力带，在全关节活动范围进行抗阻训练都可以增加感觉运动输入、交互和反复的肌肉活动。限定平面和范围的活动（例如，玩具锤或者模仿平面倾斜运动）会通过逐步增加负荷激活稳定肌。

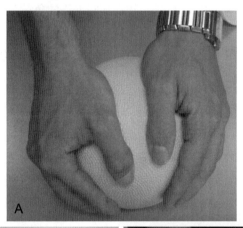

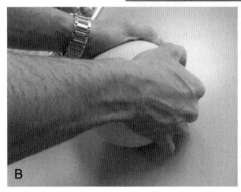

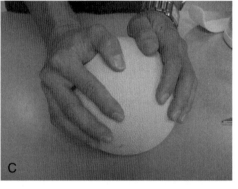

图 22.4 平衡球训练展示。例如，康复对象可以进行需要协同收缩肌肉的动作，如屈腕 – 尺偏、伸腕 – 桡偏。（A）训练开始时手、腕关节的位置。（B）、（C）球上运动的规律

等速训练

等速训练是通过速度控制设备来使肢体的运动速度维持不变的一种训练方式。这种形式的训练通常是高水平运动员进行的，需要特殊器械，而这些器械在一般的手治疗诊所是没有的。对腕关节功能有极大需求的康复对象（如专业运动员、体操运动员或者音乐家）可以从这一类训练中获益，因为它可以增强整体的本体感觉，尽早恢复特定活动训练。

无意识的神经肌肉康复

反应性肌肉激活训练

康复对象要在达到良好的有意识的肌肉控制、

相对无痛的腕关节活动、良好的本体感觉和联合激活的情况下，才可以开始反应性肌肉激活训练。反应性肌肉激活（reactive muscle activation，RMA）的目的是改善因关节内韧带损伤造成的异常神经肌肉反射的激活模式[5, 30, 31]。柔韧性、平衡、对腕 / 手关节活动的反应、肌肉速度和耐力、上肢位置改变，以及开链式的稳定性训练任务等都是康复训练的一部分。RMA 增加了预期性的肌肉控制，也就是增强了在运动时感知危险和不稳活动的能力。

在有视觉和没有视觉指导下的闭链再激活任务（手和上肢一直在固定的位置）应当分级为逐步增加速度、负荷和反应时间的开链运动（随意活动上肢）[30, 32]。可以通过使用球类活动、摆动板或者气

垫来增加任务的平衡和预期要求，从而提高本体感觉。腕关节肌肉的激活可以通过抗阻抓握（如用镊子夹起物体）达到，这通常会造成所有腕关节肌肉的静态同步收缩。

开链活动需要更大的腕关节稳定性且加入了对上肢的控制，如晃动治疗棒（图 22.5）、旋转装弹珠的容器（图 22.6A），拿着棍子绕腕关节迷宫旋转（图 22.6B），控制管道中的水流等活动，这些练习可以促进高水平的感觉运动反馈和随机、快速的肌肉运动控制。更加复杂和快速的上肢控制训练会促进整个上肢的多重肌肉激活[50]。例如，力量球的使用（图 22.7A）、用球拍控制球的平衡、接球和投球，以及在摆动板上做俯卧撑（图 22.7B）。

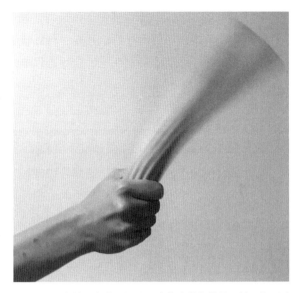

图 22.5 反应性肌肉激活促进了本体感觉和控制下的预期反应，例如，晃动弹力棒以增加感觉输入

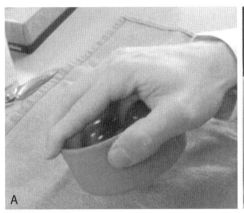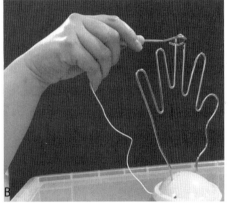

图 22.6 反应性肌肉激活。（A）在旋转的容器内控制弹珠的连续运动。（B）顺着钢线做好的形状在不触碰钢线的情况下活动

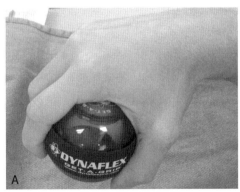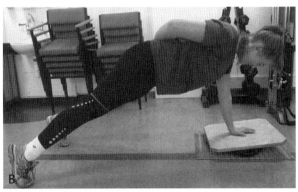

图 22.7 反应性肌肉激活训练。（A）使用 Dynaflex 力量球（Dynaflex Powerball）。这是一个陀螺仪，它的核心可以产生随机方向的力量，刺激器官末端的本体感觉再次激活肌肉，提高关节稳定性。（B）在摆动板上完成单侧或者双侧的平板支撑以获得更高层次的本体感觉和肌肉激活控制

RMA 应该是对腕关节本体感觉训练最有益且最重要的活动，但难以在手治疗门诊开展。可以设置包括健身房和循环运动的家庭训练计划等，以完成需要更多空间和器材的活动。

基于特定腕关节不稳模式的康复理念

应考虑对预动态或是动态不稳的部分韧带损伤的康复对象进行非手术治疗。如果非手术治疗不成功或症状加重，可能需要手术重建以提供稳定性。按照流程，术后康复对象需要石膏固定 6~12 周，然后转诊到手功能康复诊所。长期的固定可能会造成明显的腕关节僵硬，需要长期的康复计划，重点是重新获得伸腕和桡偏 / 尺偏功能。

韧带修复之后还应该考虑给康复对象设置一个术后早期的可控活动方案。这就需要医生和手治疗师的紧密合作。医生需要告知手术细节，尤其是术中修复的韧带的张力大小，帮助治疗师在安全情况下协助康复对象进行早期活动而不再损伤重建的组织。在固定期间，减少受伤肢体的感觉运动处理和中枢神经认知的负面改变很重要。

舟月关节不稳模式

舟月关节脱位是最常见的腕关节不稳，可能为单独损伤，也可能跟其他损伤一并出现，如舟骨或者桡骨远端骨折。这种损伤通常是因为摔倒时伸手着地，腕关节过伸、尺偏和腕中关节旋后造成。舟月关节损伤可以小到韧带扭伤，大到月骨周围脱位。这种范围造成腕关节运动学的改变，造成不同程度的功能异常。

康复对象通常表现为中央或桡侧腕部疼痛并主诉在剧烈活动时腕关节会屈曲。腕关节屈曲时，舟月间隙可能会出现轻度水肿，ROM 良好，但在屈伸的末端伴有疼痛，握力可能会变弱。

临床评估应该包括触诊，并记录压痛最明显的区域。如果按压李斯特结节（Lister's tubercle）远端引起剧烈疼痛，应当怀疑舟月韧带撕裂的可能性。舟月关节的触诊应该包括直接对关节进行冲击式触诊法或者 Watson 舟骨移位试验（Watson's Scaphoid Shift Test）[52]，从腕关节尺偏位置开始该试验。在腕关节被动活动至桡偏位时，对舟骨结节的掌侧突

起处施加压力。正常情况下，舟骨会随着腕关节的桡偏而屈曲。在舟月关节脱位或者韧带撕裂的情况下，舟骨上的压力迫使它走向桡骨背侧。压力解除后，舟骨随着伴有疼痛的闷响恢复原位，表示测试结果为阳性。该测试的特异性为 66%，敏感性为 69%。

腕关节的评估应该包括对影像资料的审查。静态和动态的影像通常可以展现出以下关于舟月韧带撕裂而出现的情况[26, 54]。

- 后 – 前位（P-A）X 线片可以显示出舟月关节之间出现 2~3 mm 的缝隙（图 22.8A），这就是泰瑞·托马斯征（Terry Thomas sign）。为了获取动态不稳的信息，可能会需要一个握拳的动态透视检查。

- 舟骨可能会向掌侧屈曲，在腕关节中立位的 P-A 位 X 线片显示出现一个环状图像（图 22.8B）。

- 腕关节的侧位片显示月骨相对于头状骨背伸 15° 或者更大，而异常的舟月骨角度可能会大于 60°。这种关节变形被称为背侧分离型腕关节不稳（图 22.8C 和 D）。

- 长期的不稳可能会造成桡骨茎突和头月关节的退行性改变。

预动态不稳

预动态不稳阶段是舟月关节病理学的最早征象[50]。在这个阶段，舟月骨的骨间膜缩短或者部分撕裂，造成舟骨和月骨的轻度活动异常。这种力学变化造成腕关节腱鞘炎和疼痛。如果康复对象需要长期承受腕部应力或者重复的腕部创伤却没有接受过治疗的话，腕关节的第二稳定结构减弱，舟月韧带出现进一步退化，造成动态或者静态不稳[55]。在损伤的这一阶段，拍摄的平片提示是正常的，应力下的影像一般也是正常的。

动态不稳

这一阶段的不稳包括了背侧或掌侧舟月韧带的撕裂伤。由于舟月关节之间的骨膜和韧带的完全撕裂，导致大量的运动学和压力传递的改变，但不一定表现为腕关节错位。静态影像通常正常，但特殊的应力影像常显示关节不稳。

静态不稳

静态的腕关节错位通常在舟月关节间膜、韧带

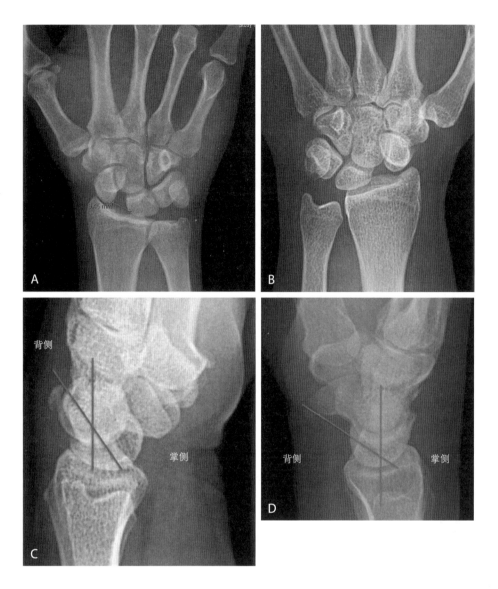

图 22.8 （A）腕部后－前位 X 线片提示舟月关节之间超过 2~3 mm 的间隙。（B）舟骨向掌侧屈曲，在中立位的 P–A 位 X 线片上呈环状。（C）侧位片中月骨相较于头状骨的位置背伸与头状骨成 15° 或更大的角度，这种变形称为背侧分离型腕关节不稳。（D）腕关节侧位片显示舟月骨之间的角度超过 70°。

和舟骨的次级稳定结构同时损伤时发生。随着月骨的伸展，舟骨进一步屈曲。由于舟骨跟大多角骨连接成为远排腕骨的一部分，月骨和三角骨可能会向背侧半脱位，从而改变了月头关节的角度，这就是背侧分离型腕关节不稳畸形，也就是舟月关节角度大于 60°。正常的舟月关节角度在 30°~60° 之间。

这种形式的损伤可能会因为跌倒时用手支撑而引起，也可能是次级稳定结构的逐步衰退而导致。康复对象通常会有腕关节水肿、疼痛、关节活动度受限、握力降低和手功能受限。

舟月骨进行性塌陷（scapholunate advanced collapse，SLAC）

长期的背侧分离型腕关节不稳畸形会造成力学变化和桡腕承重变化，腕关节持续恶化并导致退行性关节炎。这种关节炎是可以预测的，由桡舟关节开始，特别是茎突顶端。后面的进展也包括头月关节的改变，进一步发展成整个腕关节的退化。

舟月关节损伤的康复

舟月关节损伤的管理不管对外科医师还是手治疗师来说都很有挑战性。在诊断为静态不稳的情况下，最好的治疗方法就是早期的手术干预，这有助于恢复正常的腕关节结构排列的同时防止次级稳定结构的损耗性改变。对预动态不稳和动态不稳的管理则是很有争议性的。近期讨论认为第一阶段的部分舟月关节损伤（也就是预动态不稳和动态不稳）应该通过治疗和矫形器来管理[56, 57]。每个康复对象及其损伤都应该和医生讨论并制订个性化治疗方案[17]。

研究表明，在舟月关节脱位时，压力作用于舟月关节并造成更大的缝隙[16, 17]。对手治疗师来说，在舟月韧带修复术后或者急性动态舟月关节损伤后，要尽快考虑运用平面倾斜运动进行早期控制下的关节活动[56]。但是，早期干预中使用平面倾斜运动需要谨慎考虑，因为存在增加受伤关节压力的风险[17]。可以使用矫形器来保证腕关节进行平面倾斜运动时的 ROM 尽可能在安全范围内。目前还没有哪个研究能确定引入平面倾斜运动的最佳时间，也没有绝对安全的活动幅度和术后限制运动的时限。

预动态不稳和动态不稳的康复

在预动态不稳的急性损伤期，康复对象可能会因为疼痛和水肿需要石膏固定 7~10 天，之后改为佩戴矫形器，以便在产生症状的活动中继续使用 2~6 周。矫形器需要将腕关节固定在稍微腕伸和尺偏的位置，保持远排腕骨旋后（手稍微旋后即可实现）以控制尺侧腕伸肌造成的变形[2]。使用矫形器的目的就是防止症状进一步加重，在 ADL 中保护腕关节免受意外应力的影响。

在固定关节期间，应当鼓励康复对象进行无疼痛范围内的 AROM 训练以防止腕关节僵硬。AROM 训练应该运用平面倾斜运动的模式，从桡偏到中位（通过尺偏减少舟月关节的压力）[16, 21, 22]。大部分的 ADL 都是在以下范围进行：腕伸 40°、桡偏 20° 到腕屈 0°、尺偏 20°（与平面倾斜活动类似）[15]。一旦康复对象可以没有疼痛地进行这一项活动，就可以进行

整个平面的 AROM 训练。但是，必须叮嘱康复对象不要进行激进的 PROM 训练或者在尺偏末端的训练，因为这些活动可能会给腕关节韧带造成过大的压力并妨碍修复。

一旦达到几乎无痛的 ROM，就可以进行肌力和抗阻训练，增加协同收缩运动以提高稳定性[5]。避免在功能活动和治疗中进行强力的握拳训练，因为这可能会增加舟月韧带的张力。研究表明，握力是可以仅通过神经肌肉训练提高的[32]。对于疼痛的腕关节，可以在中立位下立刻开始轻柔的等长训练以提供神经肌肉反馈，而不会对舟月韧带产生张力。

针对动态不稳和舟月韧带完全撕裂（但次级稳定结构完整）的腕关节，治疗师可以考虑在穿戴平面倾斜运动控制矫形器时进行早期运动训练。这样可以帮助韧带在无手术干预的情况下愈合，同时可以进行感觉运动训练[56]。随着韧带的修复，平面倾斜运动矫形器有助于控制腕关节活动从桡伸到尺屈的范围，同时限制单纯的腕关节屈伸和桡/尺偏（图 22.9A 和 B）。一些治疗师会为了保护康复对象的舟月韧带而使其通过佩戴肘以上的矫形器将前臂置于旋后位，这可能会减少腕关节的负荷和舟月关节的压力[58]。但是，这种做法需要谨慎考虑，因为对康复对象会造成不便，导致桡尺远端、近端关节的僵硬，本体感知觉和神经肌肉反馈减少。

大部分有症状的预动态不稳和动态不稳的康复

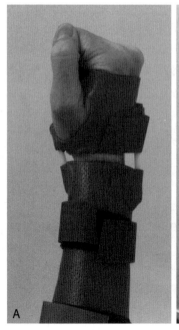
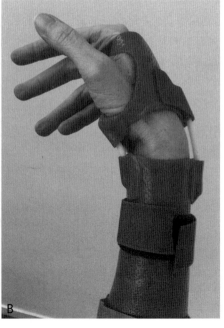

图 22.9　定制平面倾斜矫形器。（A）桡偏伴轻微腕伸。（B）尺偏伴轻微腕屈，同时在背侧和掌侧设计限制屈伸以及为想要进行的训练设限

对象在没有手术干预的情况下可以在 6 个月内恢复。但是，在慢性康复对象中，舟月关节的手术治疗很有必要[54]。

预动态不稳和动态舟月关节不稳的本体感觉再教育

稳定性训练需要详细计划。需要训练桡侧腕屈肌、拇长展肌和桡侧腕长伸肌以稳定和保护舟骨[2, 5]。桡侧腕短伸肌可以通过促进头状骨的伸展来作为月骨的稳定肌，从而增加头月关节在掌侧的压力，抵抗月骨的伸展趋势[26]。桡侧腕屈肌对于部分舟月韧带损伤是"友善"的肌肉，可以在掌侧支持舟骨[5, 26]。尺侧腕屈肌的协同收缩很有好处，但过度活跃则不是，所以避免过度的或末端范围的尺侧腕屈肌训练，因为这会增加舟骨的旋前并拉伤舟月韧带，造成舟月关节缝隙增大[2]。这种变形的压力在旋后末端是最糟糕的，所以在训练和活动中要避免处于这个位置。协同收缩训练主要集中在桡侧肌肉上以增加稳定性，最简单的治疗方法就是通过弯曲弹力棒来实现（图 22.10）。

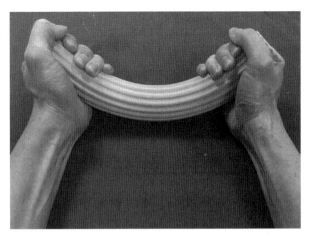

图 22.10　使用弹力棒协同收缩腕部肌肉

伯明翰腕关节不稳方案（Birmingham Wrist Instability Programme）[30]是一个最近提出的治疗指南（表 22.2）。它根据临床推理和进阶标准来提供训练建议[30]。该指南建议从等长弹力带抗阻训练开始，以激活"友好"的肌肉，减少疼痛和避免恐惧，达到早期的振动感觉输入。一旦等长训练表现稳定且没有疼痛，就可以开始承重下的协同收缩训练，先从软性平面上开始，逐渐过渡到硬的平面。最后，

表 22.2　舟月关节不稳的第一阶段治疗指南——伯明翰腕关节不稳方案

伯明翰腕关节不稳方案——治疗指南

康复阶段	训练建议	举例 / 计划	目标 / 推理	进阶条件
有意识控制和等长负荷	无疼痛的等长肌力训练，使用肌力带（3 组 8 个，隔天进行）从旋后开始，到中立位，然后旋前位 全关节无疼痛范围内的肌力训练，使用肌力带	旋后位：30° 伸腕、手指放松、等长收缩桡侧腕长伸肌、桡侧腕屈肌、拇长展肌 旋前位：桡侧腕长伸肌、桡侧腕屈肌、拇长展肌等长训练，腕关节位置不断按 30° 增加 腕关节 AROM 训练时进行桡侧腕长伸肌、桡侧腕屈肌、拇长展肌等长负荷	克服恐惧 / 避免、减少疼痛 在安全位置和范围内激活 / 增强舟骨旋后肌 运动觉 / 关节位置觉训练 早期全 ROM 内振动训练，注意保持在中立位	可以在锻炼时保持中立位 静止时疼痛减轻 全 ROM 内保持良好的控制，特别是伸腕末端
无意识控制"腕关节平衡"	早期负重和反应性肌肉激活 / 晃动	双手放在球上——中立位、旋前 / 旋后位、翻滚 / 转圈 训练到力竭 进阶至单手 进阶至站立（撑墙） 进阶至负重、力量球	早期接受负重和本体感觉挑战	伸腕末端抗压时无痛
无意识控制：更高负荷"腕关节平衡"	训练室康复，开始运动	4 点屈膝 / 平衡板负重 健身球 / 晃动板 上肢运动链训练 轻负重增强式训练（扔球 / 抓球） 高负重增强式训练（鼓掌俯卧撑） 专业运动康复	增加负荷和本体感觉负重难度 增加力量、增强式训练 按需进行激烈活动	轻负重时无痛 回到正常状态下的竞技体育活动中

腕关节承重或者伸展末端都没有疼痛的话，可以进行更有挑战性的活动，例如，反应性肌肉激活、低负荷进阶式训练、上肢开链活动和专业运动项目。

是否加强桡侧腕屈肌肌力训练

等长运动用于舟月间不稳，是韧带损伤治疗中可能有益也可能有害的典型例子之一，要看韧带损伤的严重程度。如果舟月韧带完整，桡侧腕屈肌是舟骨动态稳定的重要部分[2]。而在舟月韧带完全撕裂时，伴随舟月关节间隙增大，桡侧腕屈肌收缩会导致桡腕关节承重增加，导致舟骨进一步移位[54]。所以，对于部分舟月韧带损伤或松弛的康复对象，桡侧腕屈肌的等长训练是有益的，可以稳定舟月间隙。但是，在完全性损伤且未经治疗的舟月韧带损伤中，桡侧腕屈肌的肌力训练则是有害的，只会加剧舟月关节的不稳。

静态舟月关节脱位和急性舟月韧带撕裂的手术干预

急性静态舟月关节不稳可以造成舟月韧带撕裂，也会对第二稳定韧带造成创伤。理想的手术时间还没有具体定论，但是受伤 2~6 周后则手术很难成功，因为腕部固有韧带会在此期间极速退化[54]，所以还应尽早干预。成功修复的手术方式有很多[54]。其中包括以下方式。

- 关节镜修复
- 经皮和关节镜下克氏针固定

通常这种手术是从背侧来修复背侧舟月韧带外加经皮克氏针原位固定 3~6 周。

- 舟骨稳定韧带肌腱重建

通过不同的手术技术移植肌腱来重建稳定的舟骨韧带。一般使用桡侧腕屈肌的一段肌腱。

- 舟骨关节复位术（reduction association of scaphanate joint，RASL 步骤）

这种方法包括切开复位、舟月韧带修复并通过一个无头的螺钉内固定把舟月关节固定住。钉子的固定可以维持 12 个月及以上[26]。

- 切开复位内固定（ORIF）
- 关节囊融合术和次级韧带修复术

背侧关节囊修复术：最常用的技术是 Blatt 关节囊融合术。这项手术包含紧缩桡舟关节囊以防止舟骨过度的旋转到屈曲和旋前位。这是通过从

背侧关节囊创建一个限制结构（capsular checkrein）来防止舟骨过度旋转。但是，也会永久性牺牲部分屈腕功能。一般来说，屈腕会被限制在 20° 以内。

- 腕关节部分融合术

临床最常见的部分融合术有：舟骨 - 大小多角骨、舟骨 - 月骨、舟骨 - 头状骨和桡骨 - 舟骨 - 月骨融合术，以及远端舟骨切除手术。

四角融合加上舟骨切除术也是治疗舟月进展性塌陷腕关节的常见手术方式。

总体来说，在急性期韧带无退行性变时，修复手术的结果都是可以接受的，通常康复对象反馈有轻微疼痛，可恢复 80% 的握力和 75% 的腕关节 ROM。少于 1/3 的康复对象会发生腕关节内退行性改变。

术后康复

舟月韧带修复或者二期重建术后，需要石膏固定腕关节 6~12 周。在此期间，指导康复对象在家进行包括手指、前臂、肘关节和肩关节的 ROM 训练，以及水肿控制技术。也要考虑到使用镜像治疗[59]、运动想象[44]、"友好"肌肉的无负荷等长训练和对侧肌力训练等，对康复对象即时进行感觉运动训练。研究表明，这些训练可以通过刺激感觉运动皮质而减轻疼痛[60]。

移除石膏以后，康复对象需要使用专门的腕关节矫形器以起到间歇性保护、支持和疼痛控制的作用。石膏移除后，康复对象就可以进行平面倾斜运动和中度的 ROM 训练，避免尺侧腕伸肌、和尺侧腕屈肌的活动以防止已修复的舟月韧带承受过大的张力。术后安全的 ROM、负重和力量抵抗范围会随着手术方式而有所不同，这在进行 ROM 和改变活动方式时都需要注意。接下来的康复可以像之前讨论的动态舟月韧带损伤那样继续进行就可以了。

如果腕屈曲 / 伸展活动受限持续存在，则根据低负荷长时间牵伸原则和末端维持总时间等原则，使用动态或静态渐进型矫形器获得改善（图 22.11A 和 B）[61]。此外，ROM 训练和热疗配合持续牵伸可能有助于改善 ROM。

术后早期控制下的保护性运动

背侧关节囊融合术有时会用来治疗静态和动态

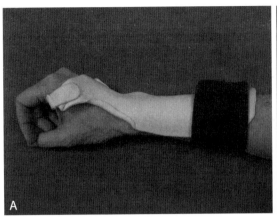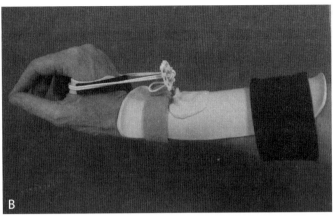

图22.11　定制的矫形器。（A）系列静态伸腕矫形器。（B）动态伸腕矫形器

舟月关节不稳，改良后的关节囊融合术可以用来治疗头月关节不稳[62]。对于舟月关节脱位，关节囊融合术的目的就是通过桡骨背侧的关节囊系带防止舟骨的掌侧旋转。这种系带会限制屈腕，一般来说术后以屈腕45°为目标。因此，手治疗师在术后不要过于激进地追求屈腕功能。关节囊融合术会造成明显的继发性腕关节僵硬，尤其是屈腕和肌腱紧张。修复张力过大或者瘢痕累累的韧带会改变腕骨的力学结构，压迫月三角韧带和三角纤维软骨复合体并造成手腕尺侧疼痛。

为了避免关节囊融合术后出现的这些问题，已经有人提出与其术后固定关节6~10周，不如在术后几天或者几周内将康复对象的腕关节置于铰链式腕关节矫形器中（基于良好的临床决策和跟手外科医师的合作）。铰链式矫形器允许控制下的平面倾斜运动和屈曲/伸展腕活动[63]。关于这项治疗的有效性，临床证据较少，但是临床推理依据是该方法可以减少修复后韧带的压力，防止挛缩；保留桡侧伸腕、中度ROM和其他活动；缩短了固定时间。末端屈腕和尺偏应该慢慢训练。这种康复方式应该针对可靠的、积极的康复对象以确保对治疗计划的依从性。

特殊考虑：腕骨间融合－舟骨切除术中的四角融合术

四角融合常用于处理伴随着腕骨退行性病变的静态舟月关节脱位。术后康复对象需要石膏固定8~16周，直到X线或CT检查显示骨融合。这项手术的目的是减轻疼痛和提高腕关节的稳定性。最终，康复对象可以达到对侧腕关节50%的屈伸活动范围[64]。一旦确认骨融合，即可以移除石膏，康复对象可以开始腕关节和前臂各平面的AROM和轻微PROM训练。可以按需配置腕关节矫形器以支持腕关节和控制疼痛。腕关节屈伸范围可以通过穿戴矫形器来控制数周。感觉运动和神经肌肉运动训练需要优先进行，因为这些康复对象往往伴随慢性疼痛，这些疼痛会造成CNS的改变，降低对"友好"肌肉的感知和激活。

月三角关节不稳

月三角关节不稳是第二常见的腕关节不稳，属于分离型腕关节不稳[26]。一般来说，月三角关节不稳是由创伤和退行性病变造成的。康复对象通常表现为尺侧关节疼痛、尺侧背部水肿、关节触诊时疼痛和旋前位疼痛，手腕尺偏、桡偏或前臂旋转时疼痛更加明显。还可能会因为水肿造成尺神经感觉异常以及腕关节无法承重。腕关节尺侧会发出"咔嗒"的骨骼摩擦声，在尺偏时更为严重。握力及腕关节ROM下降。

影像学通常会出现以下情况：

- 侧位片会表现出一个掌侧间室节段性不稳定（VISI）畸形，也就是头月关节角度大于30°。
- 侧位片表明月骨向掌侧屈曲角度更大。
- 侧位片表现出正常的舟月关节角度。

大多数单独的月三角韧带损伤都是因为向后跌倒手撑地时手臂处于外旋、前臂旋后、腕伸且桡偏的位置而造成的。因此，大多数的损伤都在小鱼际处。但是，月三角关节不稳也有可能是慢性疾病的结果，比如尺腕撞击综合征增大了月三角关节的负荷以及压力导致的韧带撕裂和衰退。无论如何，这些损伤都可以通过手术或者非手术的方式处理。

急性月三角关节损伤

如果早期能诊断出急性月三角关节损伤，非手术治疗就有可能成功。一般来说，有动态和预动态不稳的康复对象需要短臂石膏或矫形器固定 2~6 周。这样能够减少"不友好"肌肉（如桡侧腕长伸肌、拇长展肌、桡侧腕屈肌）的活动以及促进尺侧腕伸肌活动的矫形器是最好的。桡侧腕屈肌可能是"友好的"也可能是"不友好的"肌肉，要看关节不稳定的程度。矫形器的目标应该是将前臂固定在轻微旋前、自然的伸腕 / 桡偏位。放一块软垫在豌豆骨下面和尺骨背侧可以帮助维持最佳的结构排列。

在月三角韧带完全撕裂的情况下，除非旋前、旋后被挡住，否则在前臂旋转时月三角关节的活动很大，因为尺骨通过三角纤维软骨复合体对腕骨产生"活塞"作用[54]。这些微动可以阻碍月三角韧带的正常修复过程。因此，如果早期尝试保守治疗急性完全性月三角损伤，推荐使用肘关节石膏[54]。

感觉运动和神经肌肉训练对康复至关重要[2]。需要重点关注的肌肉是尺侧腕伸肌（+/– 尺侧腕屈肌），减少桡侧腕长伸肌、拇长展肌和桡侧腕屈肌的活动。控制下的协同收缩训练 / 活动可以提供动态平衡和稳定。

静态不稳：术后管理

当保守治疗失败，康复对象症状恶化或处于损伤急性期时，可以考虑手术。手术方法包括重建月三角韧带；月三角部分关节成形术；晚期病例行近排腕骨切除术。但是，近排腕骨切除术通常只适用于腕关节排列属于 VISI 和（或）月三角关节退行性变的康复对象。

腕关节镜检查

腕关节镜检查和月三角损伤清创术后，需要佩戴可移除的矫形器 1~3 周，以控制疼痛和防止手的过度使用。矫形器可以在术后 2~5 天内移除，在所有平面上进行温和的主动腕关节活动，但桡偏时要特别小心。在功能性活动期间，可以允许康复对象逐渐进行轻度负重活动并增加手部的使用量。全程融入感觉运动和神经肌肉康复。

经皮固定月三角关节

研究表明，急性月三角韧带撕裂最好进行经皮固定月三角关节治疗[26, 54]。这种经皮固定物通常在原位保留 3~6 周，同时佩戴短臂矫形器固定，有时也会需要肘上矫形器[54]。康复对象术后首周就应该开展手治疗，合理进行手指、前臂、肘和肩关节 ROM 训练和水肿控制技术。感觉运动处理需要立即启动，同时进行尺侧腕伸肌的等长训练。

一旦内固定移除，应该在所有平面开始轻柔的、可控的腕关节 AROM 训练，尽量将桡侧伸展最小化。术后大约 10 周，开始按需进行 PROM 训练。随后康复对象开始肌力训练和反应性肌肉激活训练。

本体感觉再教育应该在最初愈合之后就开始，主要集中在尺侧腕屈肌和小鱼际肌，以提高月三角关节和腕关节尺侧的动态稳定性。尺侧腕屈肌和小鱼际肌的等长收缩通过豌豆骨在三角骨上产生一个朝向背侧的力，有助于维持腕关节的稳定性[5, 54]。根据尺侧腕关节的疼痛和稳定性，指导康复对象在长达 4~6 个月的时间内避免腕关节冲击性负荷和前臂用力旋转。

慢性月三角关节不稳

在慢性月三角关节不稳的非手术干预康复对象中，症状管理和关节保护是手治疗的关键。矫形器会在负荷活动中为关节提供保护和控制症状。手治疗的目标是防止不适症状进一步恶化，防止月三角关节不稳和腕骨内继发性退行性改变。一般来说，主要症状是在腕关节活动和力量几乎正常的情况下出现尺侧腕关节疼痛。针对这种康复对象，进行家庭康复计划就足够了，计划应当包括腕关节无痛情况下全平面的 AROM 训练和尺侧腕屈肌、小鱼际肌的等长训练。量身定制的尺骨加压矫形器也可以用于控制症状（图 22.12）[65]。随着症状的好转，康复对象可以尝试在运动和工作中使用尺侧加压肌贴。治疗师应当指导康复对象避免增加关联部位的活动、腕关节运动和锻炼，如前臂旋前位时的握力训练。这会增加尺骨变异，导致腕关节尺侧疼痛[54]。反应性肌肉激活训练会改善月三角关节的本体感觉。

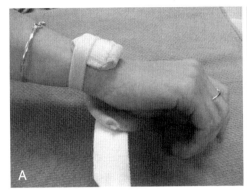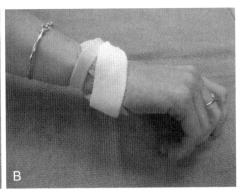

图 22.12　量身定制的尺骨加压矫形器，使用弹力带减少尺侧腕骨向掌侧凹陷

腕中关节不稳

腕中关节不稳是腕关节疼痛的常见病因，属于非分离型腕关节不稳。腕中关节不稳指的是近排和远排腕骨之间不稳[26]，可分为外源性和内源性。内源性腕中关节不稳以整体腕韧带的松弛为特征，而外源性不稳则继发于腕骨外的骨骼异常。外源性的例子包括桡骨远端骨折畸形愈合和与尺骨负变异相关的外源性韧带损伤。内源性可以是背侧、掌侧或背侧掌侧联合因素。

腕中关节不稳经常导致腕关节的不稳，明显的腕关节疼痛（或掌侧或背侧），在腕关节尺偏时突发关节异响伴随疼痛，握力下降。康复对象主诉经常在进行日常生活活动、工作和运动时关节发出伴随着疼痛的异响。这种损伤一般都是创伤造成的，但也可能在无创伤的情况下逐渐发生。许多腕中关节不稳的康复对象在其他关节常有全身性的韧带松弛，因此活动性过度谱系障碍（hypermobility spectrum disorder）的筛查是有用的。

前臂中立位施加向手背侧的力时，通常会发生头状骨在月骨上半脱位。在手上施加向手掌方向的力时，反作用力则会造成腕中关节的掌侧半脱位。韧带很有可能部分撕裂或者减弱，以保持腕关节朝向正确。影像学上来说，腕骨处于正常朝向，使得诊断变得更加困难。

临床测试

观察腕中关节不稳的康复对象的手腕经常会发现，由于韧带松弛，尺侧腕骨向掌侧凹陷。最佳观察角度是腕关节的尺侧或者轴向影像（图 22.13）。全身性松弛的康复对象通常会出现双侧的尺侧腕骨向掌侧凹陷，但只有一侧有症状。查体通常会触诊到三角钩骨关节处压痛。腕关节主动从桡偏到尺偏的过程可能会感觉到或者出现腕中关节处伴有响声的疼痛。前臂中立位或者旋前位时，进行被动的桡尺偏运动也会出现腕中关节发出"咔嗒"声或撞击声。

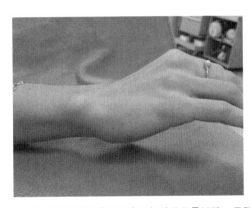

图 22.13　该病例的腕关节展现出了相对于尺骨远端，尺侧腕骨向掌侧凹陷

腕中关节移动测试（midcarpal shift test）是由Lichtman 和其同事提出的[66]，具有良好的敏感性和特异性。测试时将康复对象置于前臂旋前及手腕中立位，在头状骨和尺侧腕骨水平施加后－前向的力，腕关节由此被动尺偏。这项测试中，如果出现伴随响声的疼痛症状，即为阳性征。

影像诊断

对腕中关节不稳的康复对象进行影像学检查，平片结果通常显示正常，包括桡月关节、头月关节和舟月角都显示正常[61]。尺桡偏中立位的侧位片和MRI 可能会显示 VISI，少数情况下表现为 DISI 的休息姿势。但是，这些通常不能断定任何的韧带撕裂。

最有效的评估方法是查体时进行透视[54]。侧位透视通常显示腕关节从桡偏向尺偏时，近排腕骨的位置会突然发生显著的位移，并伴随着响声。这种响声是因为近排腕骨在桡偏到尺偏的过程中没有相对地从掌屈向背伸同步移动。近排腕骨会落后且需要赶上，过程中伴随较大的响声代表关节复位，这被称为追赶碰撞（catch-up clunk）。此外，反向追赶碰撞（reverse catch-up clunk）会在尺偏到中立位时出现。这个响声代表腕关节回到了原本的半脱位位置。在后-前位的影像检查中，在腕关节尺偏时，近排腕骨也会发出类似的响声。

腕中关节不稳的康复

腕中关节不稳的非手术治疗对康复对象和治疗师来说都会是挑战。治疗师首先要从宣教和活动调整开始。指导康复对象避免需要重复进行桡尺偏的活动。治疗目的应该是通过使用肌效贴、矫形器以及提高肌力和协同收缩训练来支持掌侧的凹陷和尝试重置移位的尺侧腕骨。优先考虑感觉运动本体感知觉、镜像治疗、关节位置觉、运动觉和等长训练。训练应该在旋后位进行，以减轻尺骨变异。腕中关节的响声在旋后位会减少。

确保在开始反应性肌肉激活之前，早期的感觉运动知觉训练、有意识的控制和协同收缩训练都是在无痛范围内和稳定的。之后考虑训练"友好"肌尺侧腕伸肌来支持尺侧腕骨的背侧，尺侧腕屈肌/小指外展肌强化尺侧腕骨的掌侧[54]。尺侧腕屈/伸肌的协同收缩对于尺侧腕骨和三角纤维软骨复合体全 ROM 的支持很重要[5, 54]。包括桡侧腕屈肌的活动，因为它会使腕骨旋前，可能有助于稳定尺侧腕关节。进行反方向的平面倾斜运动，将训练集中在桡屈和尺伸的活动中[2]。使用弹力带、水瓶、滚动球和轻柔的负重训练来提高本体感知觉。

还应该指导康复对象在日常生活活动和加重活动期间正确进行尺侧腕屈/伸肌和小鱼际肌的收缩，以提高腕中关节的动态稳定性。尺侧腕屈/伸肌和小鱼际肌的协同收缩可以在腕关节尺偏产生痛响时提供足够的肌肉支持以保持稳定[5]。不管是等长肌效贴还是弹力肌效贴，都可以增加尺侧的支持和改善本体感觉的反馈[67]。

腕中关节不稳的矫形器的使用

如果活动调整无法缓解或者消除症状，就需要使用稳定腕中关节的矫形器（图 22.14A 和 B）。这种矫形器需要通过对豌豆骨提供一个指向背侧的压力，同时在尺骨远端的掌侧提供反向压力来减少腕骨的掌侧凹陷，使得腕骨保持在一个接近中立的位置[28]。如果疼痛和损伤需要，可以全天佩戴矫形器，但是一定要同时进行感觉运动和等长康复训练，或者可以根据负重和维持功能按需佩戴。

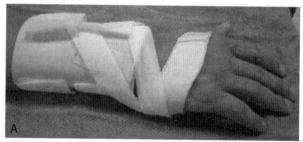
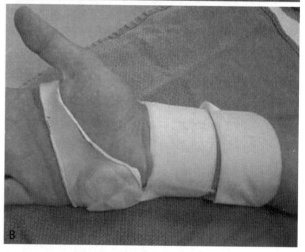

图 22.14　定制的以前臂为基础的尺侧支持矫形器。（A）背侧观。（B）掌侧观

如果腕中关节严重不稳，或者急性期伴有明显疼痛，则短期内需要使用肘上矫形器，将前臂/腕关节固定在旋后位，或者在 Meunster 型矫形器或糖钳式夹板上增加尺侧提拉组件以提供腕骨支持。但是，它会减少感觉运动输入，导致僵硬，并很难佩戴，需要谨慎使用。理想情况下，矫形器应该是以前臂为基础的。

如果疼痛较轻或者在最初几周缓解，康复对象就可以开始使用不那么笨重的以手为基础的尺侧加压矫形器，以增加腕关节的活动。这种矫形器的使用目的在于支持掌侧凹陷部位、减少桡侧到尺侧的运动以及防止末端旋前[28]。可以选择的矫形器很多，但是在选择哪种设计之前应当仔细进行旋前位、中立位和旋后位的评估。需要避免对豌豆骨的压迫导致的疼痛或者刺激尺神经。

如果康复对象计划重返高强度的手部活动或者运动，需要考虑持续使用尺侧加压矫形器或者尺侧加压的肌效贴技术。这在此类活动中提供了额外的腕关节稳定和保护。建议在腕关节无痛且无意识的神经肌肉康复和强化训练完成之前，推迟高强度的手部活动。

腕中关节不稳的手术干预

如果所有的保守治疗失败，还有一项选择就是手术。手术作为止损手段会造成腕关节的生物力学改变，康复对象需要重新适应。手术一般有两种：软组织手术和有限的腕中关节融合术。在康复阶段，外科医师和治疗师需要合作以确保提供压力到腕骨的时间和进程不会破坏手术效果。一种常见的软组织手术是用克氏针进行背侧桡三角韧带（DRTL）收缩术，DRTL 是主要的腕中关节稳定结构。有文献提出将有限的腕中关节融合术作为腕中关节不稳的管理方法[6]。

术后康复对象需要固定 8~12 周。术后的手康复主要包括本体感知觉训练、等长训练和对侧肌力训练[58]。在固定阶段结束后，可以使用矫形器进行疼痛管理、防止过度负重和末端的桡偏 – 尺偏训练。

三角纤维软骨复合体 / 远端桡尺关节不稳

桡骨远端骨折的创伤可导致远端桡尺关节和三角纤维软骨复合体不稳。40%~85% 的不稳定型桡骨远端骨折会发生三角纤维软骨复合体损伤[68]，也会出现在桡骨头骨折或 Galeazzi 骨折（合并远端桡尺关节脱位的桡骨远侧 1/3 骨折）、Essex-Lopresti 病变（桡骨和尺骨体之间的骨间韧带断裂并伴有桡骨头骨折等其他创伤）、尺骨撞击综合征、尺侧腕伸肌腱半脱位或者腱鞘病变、韧带损伤造成的慢性远端桡尺关节不稳和运动过度谱系障碍[27]。康复对象主诉尺侧疼痛，旋转时加重，旋转活动范围丧失，旋转时发出声响伴肌力下降以及腕关节 "松动"（giving way）的感觉。可能会发现尺骨有明显的背侧移位，旋前位尤其明显[6]。尺骨中央凹陷试验（Ulna Fovea Test）[69]可以验证远端桡尺关节韧带的中央凹陷部位断裂和尺三角韧带损伤。三角纤维软骨复合体压力测试（TFCC Press Test）[70]时会导致这种损伤中的腕尺侧疼痛重现。

远端桡尺关节和三角纤维软骨复合体不稳的康复

正如之前在月三角和腕中关节不稳中讨论的一样，康复应该在进行反应性肌肉激活和肌力训练之前集中于感觉运动的处理上。大部分的本体感觉反馈是由背 – 尺侧的机械感受器，特别是附着在三角骨上的机械感受器输入的。因此，应优先考虑本体感知觉训练和有意识的神经肌肉训练，尤其是旋前方肌、尺侧腕屈肌和小指展肌。旋后位可以促进背侧桡尺韧带深层纤维和掌侧桡尺韧带掌侧纤维的收缩[6, 11, 54]。旋前方肌在肘关节完全屈曲的位置可以单独训练（图 22.15A）。尺侧腕屈肌的收缩会造成豌豆骨压迫三角骨，提供尺侧腕骨的掌侧支持。此外，还需要对近端桡尺关节的稳定肌（旋后肌、肱二头

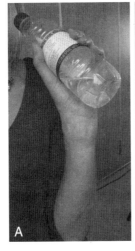
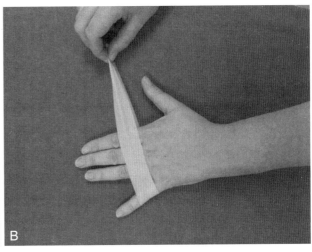

图 22.15 （A）在单独的旋前方肌旋转训练中通过摇晃水瓶训练本体感觉。（B）通过进行小指外展肌的离心、向心神经肌肉训练来提高尺骨和腕中关节的稳定性

肌、旋前圆肌）进行训练。尺侧腕伸肌的训练需要谨慎评估，因为它收缩产生的压力对尺骨的背向作用可能造成更严重的不稳定变形。

　　一旦有意识的肌肉控制得到改善，就应该鼓励协同收缩训练。小指外展肌的离心和向心肌力训练（图 22.15B）会刺激尺侧腕骨的稳定肌。捏握抗阻训练会促进桡侧肌肉的协同收缩（图 22.16）。

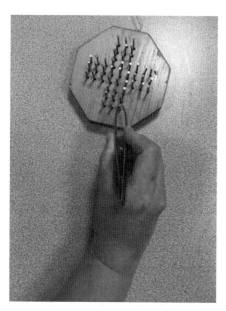

图 22.16　使用镊子训练握力可提高腕肌肉的协同收缩能力，尤其是桡侧和腕骨间旋后控制肌（桡侧腕伸长肌、拇长展肌、桡侧腕屈肌）

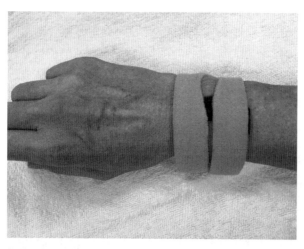

图 22.17　定制的远端桡尺腕关节矫形器，在尺骨的近端和远端具有尺骨支架，同时压住远端桡尺关节

　　绕腕肌效贴和矫形器（图 22.17）也可能会使康复对象获益。做决定时要考虑到每个康复对象的不稳定程度、疼痛程度和功能需求。矫形器应当提高本体感知觉而不是减少感觉运动反馈和肌肉功能。

远端桡尺关节 / 三角纤维软骨复合体不稳的手术干预

　　不稳定的病因会导致手术的选择不同。例如，慢性远端桡尺关节不稳定不伴随退行性病变可以通过韧带重建术来处理[6]。术后一开始可能需要肘进行石膏或矫形器固定前臂以限制旋转，促进韧带修复。之后可以使用前臂尺侧矫形器限制末端范围的旋转，减轻三角纤维软骨复合体和远端桡尺关节的负重[6]。与旋转位的末端相比，中立旋转位的屈伸肌训练对远端桡尺关节产生的力更小。通过有意识的和无意识的神经肌肉康复训练来恢复稳定是至关重要的。一段时间内应避免负重。

　　三角纤维软骨复合体 / 远端桡尺关节术后的常见并发症为旋转僵硬。可能需要使用动态矫形器增加远端和近端桡尺关节的 ROM。应遵循总终点时间和长时间低负荷牵伸的原则，每天至少牵伸 6 小时（图 22.18）。

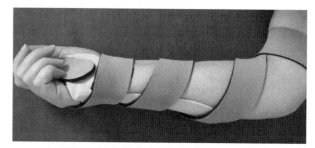

图 22.18　定制的腕伸位肘上矫形器，使用氯丁橡胶材料制作的系带提供的力可有利改善远端和近端桡尺关节的 ROM 和力量

总结

　　腕关节韧带损伤和重建后的康复需要深度了解各种不稳定的模式以及相关病理解剖学原理。医生和治疗师的紧密合作是关键，尤其在重建术后。

　　康复过程需要考虑众多元素——康复对象的活动需求、具体的损伤模式、修复的阶段以及"友好"和"不友好"肌肉对稳定性和负重能力的影响和共同作用，以及对腕关节排列的影响。维持和恢复感觉运动和神经肌肉的同时，最大限度地提高本体感觉的重要性现已经获得广泛认知，必须纳入治疗方案中。

（陈肖雨　译，屠金康　丘开亿　李奎成　审）

参考文献

1. Hagert E, Hagert CG: Understanding stability of the distal radioulnar joint through understanding of its anatomy, Hand Clin 26:459 – 466, 2010.

2. Esplugas M, et al.: Role of muscles in the stabilisation of ligament–deficient wrists, J Hand Ther 29:166 – 174, 2016.

3. Huang JL, Hanel DP: Anatomy and Biomechanics of the distal radioulnar joint, Hand Clin 28:157 – 163, 2012.

4. Lichtman DM, Martin RA: Introduction to the carpal instabilities. In Lichtman DM, editor: The wrist and its disorders, Philadelphia, 1988, WB Saunders, pp 245 – 250.

5. Hagert E: Proprioception of the wrist joint: a review of current concepts and possible implications on the rehabilitation of the wrist, J Hand Ther 23(1):2 – 16, 2010.

6. Altman E: The ulnar side of the wrist: clinically relevant anatomy and biomechanics, J Hand Ther 29:111 – 122, 2016.

7. Mataliotakis G, et al.: Sensory innervation of the sub regions of the scapholunate interosseous ligament in relation to their structural composition, J Hand Surg 34(8):1413 – 1421, 2009.

8. Hagert E: Wrist ligaments – innervation patterns and ligamento–muscular reflexes, Stockholm, Sweden, 2008, Karolinska Instititet, p p51.

9. Kleinman WB: Stability of the distal radioulnar joint: biomechanics, pathophysiology, physical diagnosis and restoration of function. What we have learnt in 25 years, J Hand Surg 32(7):1086 – 1106, 2007.

10. Linscheid RL, et al.: Traumatic instability of the wrist: diagnosis, classification, and pathomechanics, J Bone Joint Surg Am 54:1612 – 1632, 1972.

11. Salva–Coll G, et al.: Effects of forearm muscles on carpal stability, J Hand Surg Eur 36(7):553 – 559, 2011.

12. Berger R: Anatomy and kinesiology of the wrist. In Mackin EJ, Callahan AD, Skirven TM, et al.: Rehabilitation of the hand and upper extremity, ed 6, St Louis, 2011, Mosby, pp Pp18 – 27.

13. Kamal RN, et al.: Carpal kinematics and kinetics, J Hand Surg Am 41(101):1 – 1018, 2016.

14. Patterson R, et al.: Scaphoid anatomy and mechanics: update and review, Atlas Hand Clin 9:129 – 140, 2004.

15. Palmer AK, et al.: Functional wrist motion: a biomechanical study, J Hand Surg Am 10:39 – 46, 1985.

16. Tang JB, et al.: In vivo length changes of carpal ligaments of the wrist during dart–throwing motion, J Hand Surg Am 36(2):284 – 290, 2011.

17. Garcia–Elias M, et al.: Dart–throwing motion in patients with scapholunate instability: a dynamic four dimensional computed tomography study, J Hand Surgery Eur 39(4):346 – 352, 2014.

18. Huang JL, Hanel DP: Anatomy and Biomechanics of the distal radioulnar joint, Hand Clin 28:157 – 163, 2012.

19. Gillula LA, Weeks PM: Post–traumatic ligamentous instabilities of the wrist, Radiology 129(3):641 – 651, 1978.

20. Garcia–Elias M: Kinetic analysis of carpal stability during grip, Hand Clin 13(1):151 – 158, 1997.

21. Salva–Coll G, et al.: Scapholunate instability: proprioception and neuromuscular control, J Wrist Surg 2:136 – 140, 2013.

22. Salva–Coll G, et al.: Role of the extensor carpi ulnaris and its sheath on dynamic carpal stability, J Hand Surgery Eur 27(6):544 – 548, 2012.

23. Hagert E, et al.: Differences in the presence of mechanoreceptors and nerve structures between wrist ligaments may imply differential roles in wrist stabilization, J Orthop Res 23(4):757 – 763, 2005.

24. Jeter E, et al.: Conservative rehabilition. In Lichtman DM, Alexander AH, editors: The wrist and its disorders, ed 2, Philadelphia, 1997, WB Saunders, pp 699 – 708.

25. Clayman CB: The American Medical Association encyclopedia of medicine, New York, 1989, Random House.

26. Dobyns JH, Cooney WP: Classification of carpal instability. In Cooney RL, Linscheid RL, Dobyns JH, editors: The wrist: diagnosis and operative treatment, vol 1. St Louis, 1998, Mosby, pp 490 – 500.

27. Tinkle BT, et al.: The ehlers–danlos syndromes: reports from the international consortium on the ehlers–danlos syndromes, March 2017, pp 5 – 237. 175C:1.

28. Skirven TM: Rehabilitation for carpal ligament injury and instability. In Mackin EJ, Callahan AD, Skirven TM, et al.: Rehabilitation of the hand and upper extremity, ed 6, St Louis, 2011, Mosby, pp 1013 – 1023.

29. Wolff AL, Wolfe SW: Rehabilitation for scapholunate injury: application of scientific and clinical evidence to practice, J Hand Ther 29:146 – 153, 2016.

30. Holmes M, et al.: Early outcomes of 'The Birmingham Wrist Instability Porgramme": a pragmatic intervention for stage one scapholunate instability, Hand Therapy 22(3):90 – 100, 2017.

31. Karagiannopoulos C, et al.: A descriptive study on wrist and hand sensorimotor impairment and function following distal radius fracture intervention, J Hand Ther 23(3):204 – 214, 2013.

32. Hincapie OL, et al.: Proprioceptive retraining for a patient

with chronic wrist pain secondary to ligament injury with no structural instability, J Hand Ther 29:183 - 190, 2016.

33. Braun C, et al.: Dynamic organisation of the somatosensory cortex induced by motor activity, Brain 124:2259 - 2267, 2001.

34. Petrie S, et al.: Mechanoreceptors in the palmar wrist ligaments, J Bone Joint Surg Br 79(3):494 - 496, 1997.

35. Hagert E, et al.: Evidence of wrist proprioceptive reflexes elicited after stimulation of the scapholunate interosseous ligament, J Hand Surg Am 34:642 - 651, 2009.

36. Solomonow M: Sensory-motor control of ligaments and associated neuromuscular disorders, J Electromyogr Kinesiol 16:549 - 567, 2006.

37. Brown DE, Lichtman DM: The evaluation of chronic wrist pain, Orthop Clin North Am Apr 15(2):183 - 192, 1984.

38. TFCC Tear Weight-bearing test - transcript at www.wrist widget.com.

39. Vincent JL, et al.: The push-off test: development of a simple, reliable test of upper extremity weight-bearing capacity, J of Hand Ther 27:185 - 191, 2014.

40. Riemann BL, Lephart SM: The sensorimotor system. Part II: The role of proprioception in motor control and functional joint stability, J Athl Train 37(1):80 - 84, 2002.

41. Karagiannopoulos C, Michlovitz S: Rehabilitation strategies for wrist sensorimotor control impairment: from theory to practice, J Hand Ther 29:154 - 165, 2016.

42. Altschulwe EJ, Hu J: Mirror therapy in a patient with a fractured wrist and no active wrist extension, Scand J Plast Reconstr Surg Hand 42:110 - 111, 2008.

43. Rosen B, Lundborg G: Training with a mirror in rehabilitation of the hand, Scand J Plast Reconstr Surg Hand 39:104 - 108, 2005.

44. Sabate M, et al.: Brain lateralisation of motor imagery: motor planning asymmetry as a cause of movement lateralisation, Neuropsychologia 8:1041 - 1049, 2004.

45. Proske U, Gandevia SC: The kinaesthetic senses, J Physiol 587:4139 - 4146, 2009.

46. Salles JI, et al.: Effect of strength training on shoulder proprioception, J Athlet Train 50(3):277 - 280, 2015.

47. Prosser R, et al.: Current Practice in the diagnosis and treatment of carpal instability - results of a survey of Australian 100 hand therapists, J hand Ther 20:239 - 242, 2007.

48. Woodley BL, et al.: chronic tendinopathy: effectiveness of eccentric exercise, Br J Sports Med 41:188 - 198, 2007.

49. Rainbow MJ, et al.: Functional Kinematics of the wrist, J of Hand Surgery Eur 41(1):7 - 21, 2016.

50. Balan SA, Garcia-Elias M: Utility of the Powerball in the invigoration of the musculature of the forearm, Hand Surg 13:79 - 83, 2008.

51. Garcia-Elias M, et al.: Three ligament tenodesis for the treatment of scapholunate dissociation: indications and surgical technique, J Hand Surg Am 31:125 - 134, 2006.

52. Watson HK, et al.: Examination of the scaphoid, J Hand Surgery 13A:657 - 660, 1988.

53. LaStayo P, Howell J: Clinical provocative tests used in evaluating wrist pain: a descriptive study, J Hand Ther 3:10 - 17, 1995.

54. Garcia-Elias M: Carpal instability. In Mackin EJ, Callahan AD, Skirven TM, et al.: Rehabilitation of the hand and upper extremity, ed 6, St Louis, 2011, Mosby, pp Pp1002 - 1012.

55. Tang JB, et al.: Wrist kinetics after scapholunate dissociation: the effect of scapholunate interosseous ligament injury and persistent scapholunate gaps, J Orthop Res 20:215 - 221, 2002.

56. Sorensen AA, et al.: Minimally clinically important differences of 3 patient rated outcome instruments, J Hand Surg Am 38:641 - 649, 2013.

57. Chennagiri RJR, Lindau TR: assessment of scapholunate instability and review of evidence for management in the absence of arthritis, J Hand Surg Eur 38:727 - 738, 2013.

58. Farr, et al.: Wrist tendon forces with respect to forearm rotation, J Hand Surg Am 38:35 - 39, 2013.

59. Leon-Lopez MT, et al.: Role of the extensor carpi ulnaris in the stabilisation of the lunotriquetral joint. An experimental study, J Hand Ther 26:312 - 316, 2013.

60. Lee M, et al.: Unilateral strength training increases voluntary activation of the opposite untrained limb, Clin Neurophysiol 120:802 - 808, 2009.

61. Flowers K, LaStayo P: Effect of Total End range time on improving passive range of motion, J Hand Therapy 7(3):150 - 157, 1994.

62. Blatt G: Capsulodesis in reconstructive hand surgery. Dorsal capsulodesis for the unstable scaphoid and volar capsulodesis following excision of the distal ulna, Hand Clin 3:81 - 102, 1987.

63. Chinchalkar SJ, et al.: Controlled active mobilization after dorsal capsulodesis to corret capitolunate dissociation, J Hand Ther 23(4):404 - 410, 2010.

64. Bednar JM, et al.: Wrist reconstruction: salvage procedures. In Mackin EJ, Callahan AD, Skirven TM, et al.: Rehabilitation of the hand and upper extremity, ed 6, St Louis, 2011, Mosby, pp 1024 - 1033.

65. Chinchalkar S, Yong SA: An ulnar boost splint for midcarpal instability, J Hand Ther 17:377 - 379, 2004.

66. Lichtman DM, Wroten ES: Understanding midcarpal

instability, J Hand Surg Am 31:491 – 498, 2006.

67. Porretto–Loehrke A: Taping techniques for the wrist, J Hand Ther 29:213 – 216, 2016.

68. Sammer DM, Chung KC: Management of the distal radioulnar joint and ulnar styloid fracture, Hand Clin 28:199 – 206, 2012.

69. Tay SC, et al.: The "ulnar fovea sign" for defining ulnar wrist pain: an analysis of sensitivity and specificity, J Hand Surg Am 32:438 – 444, 2007.

70. Lester B, et al.: "Press Test" for office diagnosis of triangular fibrocartilage complex tears of the wrist, Ann Plast Surg 35(1):41 – 45, 1995.

第 23 章

Melissa J. Hirth
Angela C. Chu
Julianne Wright Howell

手部骨折

引言

我们的双手几乎参与了人类所有的职业与非职业活动，也因此更加容易受伤。在成人和儿童的骨折中，有近 20% 累及手部，其中近一半累及腕骨，另外一半按发生率由大到小依次为远节、近节和中节指骨。当骨折对骨结构产生破坏时，也会相应地对软组织造成损伤。处置骨折需要专业、及时的干预，以免对手和手指复杂的生物力学结构造成永久性的影响。手部骨折的严重程度不一，通常需要医师、手治疗师、手外科医师组成的医学专业团队共同参与处置。部分手部骨折需要手术介入，而大部分则无须外科治疗。但无论哪种治疗方法，都需要一定的时间使骨骼愈合和强化。手部创伤同时也会产生一些问题，如社会心理问题、自理活动依赖、日常工作和娱乐活动参与受限等。

腕骨和指骨骨折会导致骨性结构的稳定性丧失，这会打破手内在肌和手外在肌原本有效的动态平衡，并成为导致畸形的潜在因素，影响骨骼的愈合过程。为了达到骨折愈合的主要目标，手治疗师必须了解骨骼修复、骨折类型和肌肉平衡对骨折稳定性的影响、处置骨折的手术和非手术方法，以及早期实施安全、受控的松动技术。基于这些要素，骨骼才能更好地愈合和强化，关节僵硬、肌腱粘连和肌肉功能丧失的风险才能被降到最低。

手部骨折处置的解剖学基础

骨折处置应首先了解正常的手部解剖学结构，熟练掌握各个骨骼的名称和位置，理解原本正常的手外在肌和手内在肌力量如何对骨折后不稳定的骨骼结构产生影响。每块掌骨向背侧凸起，形成的骨弓为长的指伸肌提供滑动平面，而掌侧的凹面则是长的指屈肌和蚓状肌在手掌侧的止点。掌骨骨干（shaft）呈凸面，并在掌侧形成更高密度的皮质骨，使得其在结构上十分稳定。各个掌骨（metacarpa，MC）的长度和宽度不尽相同，最长的为示指（index finger）或第 2 掌骨（second MC），接下来是中指（long finger）或第 3 掌骨（third MC）、环指（ring finger）或第 4 掌骨（fourth MC）、小指（small finger）或第 5 掌骨（fifth MC），最后是拇指（thumb）或第 1 掌骨（first MC）（图 23.1）。每块掌骨底（base）的宽度是其骨干的 2 倍，并与腕骨相连形成腕掌（carpometacarpal，CMC）关节。各 CMC 关节的活动性间接地受到其掌骨干长度的影响。拇指的掌骨最短，但活动性最大，其次是环指和小指的 CMC 关节，分别具有 15°~25° 的关节活动范围。示指的 CMC 关节活动范围最小。

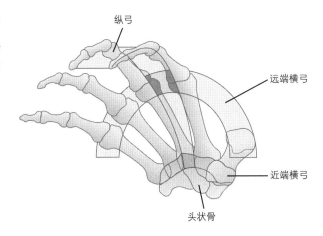

图 23.2　手的纵弓和横弓

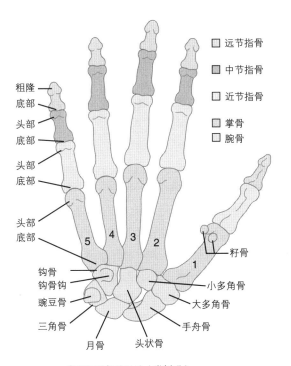

右手和腕部的骨骼（掌侧观）

图 23.1　手部和腕部骨骼的掌侧

手部有三个掌弓，从中指掌骨干的侧面观上最易观察到纵弓（longitudinal arch）。两个横弓（transverse arches）分别为掌骨底与腕骨连接处（CMC 关节）形成的近端横弓，以及掌骨间深韧带连接各掌骨头形成的远端横弓（图 23.2）。这些拱道为手内在肌与手外在肌相互协调、进行粗大和精细运动提供支架，如抓起手机或用空掌的姿势捧起药片或硬币。当掌骨骨折或腕掌关节骨折、脱位时，手内在肌和手外在肌的肌力无法得到充分地控制和（或）固定不当，使这些稳定的骨弓系统面临潜在的畸形风险。

桡侧腕长伸肌（extensor carpi radial longus，ECRL）和桡侧腕短伸肌（extensor carpi radials brevis，ECRB）分别附着于第 2 掌骨底和第 3 掌骨底的背侧，桡侧腕屈肌（flexor carpi radialis，FCR）则在它们的相反方向止于第 2 和第 3 掌骨。尺侧腕屈肌（extensor carpi ulnaris，FCU）止于第 5 掌骨底

掌侧，相反，尺侧腕伸肌（flexor carpi ulnaris，ECU）止于第 5 掌骨底背侧。3 块掌侧骨间肌（palmar interossei）从近端发出，并沿着第 2、第 4 和第 5 掌骨干长轴移行，4 块骨间背侧肌（dorsal interossei）则在相邻的第 1 至第 5 掌骨干间存在 2 个起点。小指展肌（abductor digiti minimi，ADM）起于豌豆骨和钩骨的钩部，在远端止于第 5 掌指关节囊和伸肌腱帽。小指对掌肌（opponens digiti minimi，ODM）在近端起于钩骨钩部和屈肌支持带，远端则止于全部第 5 掌骨干的尺 / 掌侧。

与掌骨类似，14 块指骨（phalanges）的骨干、近端骨骺和底部都向掌侧凹陷；除远节指骨外，所有的指骨都通过颈部将远端骨骺与掌骨相连。远节指骨的终末端为甲粗隆（tuft）。拇指则仅有近节、远节 2 节指骨。

指深屈肌（flexor digitorum profundus，FDP）的长头和伸肌装置的终腱（terminal tendon）分别止于远节指骨底（又称 P3）的掌侧和背侧。远节指骨的掌侧脂肪垫固定在甲床上，具有丰富的神经和很强的活动性，使手指十分敏感，并在抓握时具有灵活性（这也解释了为何远节指骨受伤会引起剧烈疼痛）。背侧的拇长伸肌（extensor pollicis longus，EPL）和掌侧的拇长屈肌（flexor pollicis longus，FPL）是移动拇指远节指骨的手外在肌。指浅屈肌（flexor digitorum superficialis，FDS）止于中节指骨（又称 P2）底的掌侧，而伸肌装置的中央束（central slip）或指总伸肌（EDC）和骨间肌的浅层附着点则止于 P2 底部的背侧。

伸肌腱帽（extensor hood）覆盖了近节指骨（P1）

2/3 的面积，由指总伸肌、蚓状肌和骨间肌共同组成。骨间背侧肌仅有背侧部止于示指、中指近节指骨底部的桡侧粗隆和环指近节指骨底部的尺侧粗隆。小指屈肌（flexor digiti minimi，FDM）的近端附着于豌豆骨和第 5 掌骨底的桡侧，远端止于小指近节指骨底部的尺侧。

拇指大鱼际肌（thenar）中，拇短展肌（abductor pollicis brevis，APB）、拇短屈肌（flexor pollicis brevis，FPB）和拇对掌肌（opponens pollicis，OP）的起点主要位于屈肌支持带上。拇短展肌的远端止于拇指的伸肌腱帽，并覆盖于近节指骨的背侧面。拇短屈肌的浅头止于掌指（MCP）关节囊和近节指骨的底部，深头则附着于拇指桡侧籽骨。拇对掌肌的止点位于第 1 掌骨干的桡侧和掌骨颈。拇收肌（adductor pollicis，AP）有斜头、横头 2 个头，前者起于腕部和第 2、第 3 掌骨底部，后者起于第 3 掌骨干的掌侧。拇内收肌斜头的远端止于拇指尺侧籽骨，横头止于拇指伸肌腱帽。

关节或关节内骨折 / 脱位（intraarticular fractures/dislocations）可能累及骨骼、软骨和软组织等结构。关节的稳定性取决于骨关节表面和软组织结构（如掌板、副韧带和关节囊）的一致性。正常的关节面和完整的软组织对关节的约束是限制手过度伸展、侧偏和旋转活动的关键因素。近端指骨间（PIP）关节为双髁铰链关节，在掌侧由纤维软骨掌板固定，在侧面由侧副韧带固定于中节指骨底的掌侧。侧副韧带附着于近节指骨头侧方、中节指骨底外侧和掌板。近端指骨间关节骨折或脱位有可能引起异常的受力关系，这主要来自附着于中节指骨底部粗隆的伸肌腱中央束提供的伸展力和对侧附着于中节指骨底部的指浅屈肌力量超过了掌板的承受范围。

凸轮样的掌骨头和较浅的近节指骨底组成的关节使得掌指关节能够做出尺偏和桡偏的运动。掌指关节的侧副韧带主要在屈曲而非伸展时起到稳定作用。由矢状束、掌板、侧副韧带和掌骨间韧带组成的悬吊系统为掌指关节提供稳定性。掌骨骨折后，掌骨间韧带对其稳定性起到了关键的作用，防止掌骨向前移位或旋转。有证据显示，掌指关节骨折或脱位后，骨间肌、指总伸肌和手指的外在长屈肌成为潜在的不稳定因素。

近端横弓上相互固定的腕骨之间有骨间韧带牢牢地将它们连接在一起，并固定在宽厚的掌骨底上。

通常需要很强的外力才会引起腕掌关节骨折或脱位，且一般发生在活动性相对较大的拇指、环指和小指腕掌关节。拇指腕掌关节［又称大多角 – 掌骨关节（trapeziometacarpal joint）］为相互嵌合的鞍状，其稳定性主要依靠强有力的掌斜韧带（palmar oblique）［又称喙韧带（beak ligament）］和鱼际肌。当该关节发生骨折或脱位时，拇长展肌（extrinsic abductor pollicis longus，APL）和拇收肌成为主要的不稳定因素。同样由骨间韧带连接的环指和小指腕掌关节活动性很大，致使其在骨折或脱位后容易受到尺侧腕屈肌和尺侧腕伸肌的不稳定力的影响。

手部骨折的评估和分类

诊断手部骨折需要进行全面的评估，包括面谈、体格检查和影像学检查（X 线）。康复对象对致伤事件的描述有助于治疗师更好地理解其受伤原因。康复对象的利手侧、职业和爱好也会直接影响治疗计划的制订。体格检查应包括观察康复对象的皮肤挫伤、肿胀，以及活动时手指的成角和旋转畸形。骨折检查最显著的特征是对疑似骨折部位进行触诊时引发的压痛或疼痛。闭合性骨折是允许触诊的，但由开放性骨折或暴露性骨折引起软组织创伤时则禁止触诊。是否进行神经血管检查取决于损伤的原因（如挤压伤或枪伤）、皮肤是否出现穿刺或割伤、康复对象报告的感觉减退。X 线是诊断骨折的必要检查，其视图可以为单平面，也可以是侧位、后 – 前位、前 – 后位或斜位的结合。标准要求至少拍 3 张手部系列视图，其他视图，如掌骨头骨折的 Brewerton 视图，可以更好地评估骨折的形态。

骨折可分为关节外骨折（远离关节）和关节内骨折（累及关节）。骨科创伤协会（Orthopoedic Trauma Association，OTA）和 AO 基金会建立了一种全球骨折和脱位分类系统并被推广使用。这一系统为每个腕骨、掌骨和指骨指定了一个编码，骨折的部位用骨干、末端（近端或远端）来表示，取代了骨的头部、颈部、底部等表述方法。末端骨折如发生在关节外为 A 型，累及一部分关节为 B 型，累及整个关节面为 C 型。骨干骨折 A 型为简单（单一）骨折，B 型为楔形骨折，C 型为粉碎性骨折。虽然大部分的手外科医生、治疗师、其他医师生和放射科医生仍习惯于在日常交流中使用传统命名法（如本章节的用语），但是在阅读和发表专业文献时，认识 OTA/AO 分类系统还是十分重要的。

儿科骨折使用最广泛的分类方法是 Salter–Harris 系统，根据干骺端、骨干和骨骺的累及程度，一共分为 5 种骨骺端或生长板骨折。图 23.3 显示的是一位在篮球运动中受伤的 9 岁女孩骨折的左手示指 X 线片，其示指中节指骨的近端干骺端发生 SH–Ⅱ型骨折。侧位 X 线片很好地显示了其从背侧骨皮质延展到干骺端的骨折，移位和成角并不明显，轮廓的阴影提示出现了骨折后常见的局部水肿。

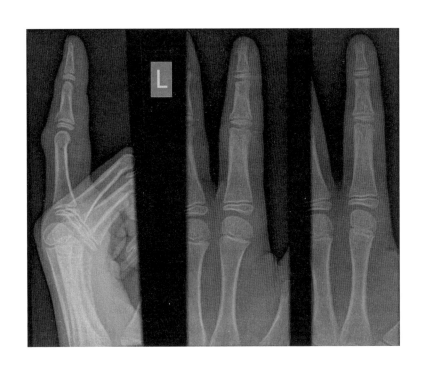

图 23.3　左手示指中节指骨 Salter–Harris Ⅱ 型骨折

手部骨折的病理

当发生骨折时，骨骼外部的包裹层或者骨膜受到伤害，其损伤程度与骨骼移位程度相关。大多数情况下，如果骨骼对线为非移位或位移很小，骨膜将保持其完整性。保守治疗通常用来处置较为稳定的非移位性骨折（如横向或短斜性骨折）。不稳定但未发生移位的骨折则需要在佩戴夹板的基础上用克氏针加以保护。移位性骨折会导致不同程度的骨膜破裂，加上其骨折类型，可能需要手法复位（闭合或开放复位），并需要外科手术用植入物进行固定。确诊骨折移位需要在 X 线下观察到以下 1 个或多个指征：适当的掌侧成角、背侧成角、短缩和（或）旋转。

表 23.1 概括了本章后面将要讨论的控制骨折对线的手术及非手术方法。

表 23.1　骨折相对稳定性、复位方法及愈合方式

骨折相对稳定性	复位方法	愈合方式
最小稳定 / 不稳定	闭合复位（CR）	二期愈合
	石膏固定	
	骨折矫形器	
	经皮穿针（PCP）或克氏针	
	外固定器	
	PCP 牵引	
	切开复位内固定术（ORIF）	
欠稳定	PCP 或克氏针	二期 / 一期愈合
	骨间钢丝固定	
	髓内钉	
稳定	骨折块间螺钉固定	一期愈合 *
	张力带钢丝	
	张力带钢板	
固定	拉力螺钉	
	钢板螺钉	
	90-90 骨间钢丝固定	

注：* 可能包括二期愈合。CR, closed reduction; PCP, percutaneous pins; ORIF, open reduction with internal flxation。

第 2~5 掌骨骨折的病理

具有高度活动性的第 1 和第 5 掌骨是最常发生骨折的部位，其次是第 4 掌骨，因其骨干直径最小。掌骨干骨折最常见的问题包括骨折引起的短缩（移位和成角）及旋转，这需要手术干预进行复位。掌骨的横行和斜行骨折通常是由直接撞击或纵向的应力导致的。横行骨折一般比斜行骨折更稳定，因为后者更容易引起其他问题，例如骨折块旋转和骨相对高度的丧失。

大多数掌骨骨折会产生背侧尖（dorsal apex）（向背侧成角），这是由于受到了掌侧骨间肌变形力的直接影响。尽管从外观上看并不美观，但这种骨折相对比较轻，不一定需要手术来改善功能。当第 5 掌骨成角大于 40°~50°、第 4 掌骨大于 30°、第 3 掌骨大于 20°、第 3 掌骨大于 15° 时，应考虑手术。骨折成角会导致手指的短缩，尤其在第 4 和第 5 掌骨时常发生，而示指和中指则相对较少，它们又都受掌骨间韧带的约束。掌骨每短缩 2 mm，近端指骨间关节将会存在 7° 左右的伸肌滞后（即主动伸展受限）。然而，有些医生会接受 6 mm 的短缩而选择不做手术。掌骨骨折后，骨折块向背侧延展，并有可能引起指总伸肌的创伤性撕裂，因此需要手术检查[11]。任何手指骨折引起的旋转都会在手指屈曲时产生"剪刀样"畸形，这种畸形的程度直到手指能够完成主动屈曲后才可以观察到。正常情况下，当手指屈曲时，每个手指都应指向手舟骨结节。掌骨每旋转 1°，手指的重叠将增加 5° 或 1.5 cm。手外科医师会判断哪种掌骨骨折可以通过制动控制，哪些需要闭合复位手术固定，或需要切开复位内固定，放入钢板、螺钉、张力带或克氏针。

掌骨底骨折因其解剖学上的稳定性而最不常见，且大多数由沉重的力直接打击或挤压伤导致。掌骨底骨折通常为关节内骨折和移位，因此需要通过手术切开复位内固定以恢复 CMC 关节稳定的承重功能。

掌骨颈部骨折是最常见的掌骨骨折，通常由从掌骨头部向近端底部方向的压缩力导致。引起第 4 或第 5 掌骨骨折的情形通常是握紧拳头击打某个坚固的物体，也被称作拳击手骨折（boxer's fracture）（尽管在职业拳击手中并不常见）。当掌骨颈的移位和（或）粉碎性骨折造成环指或小指的背侧成角超过 15°、示指或中指背侧成角大于 10° 时，应考虑手术治疗。但是，当小指成角小于 30°、环指成角小于 20° 时，一些外科医师更偏向于非手术治疗。不遵循该指南的后果包括临床治疗晚期出现的掌指关节失去主动屈曲运动，近端指骨间关节伸展滞后伴有假性爪形手畸形，以及由于掌侧移位导致的握拳时

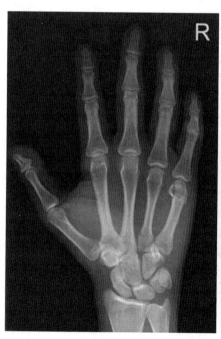
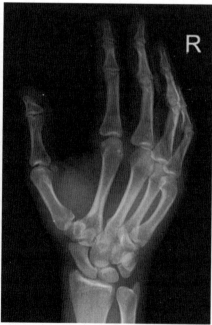
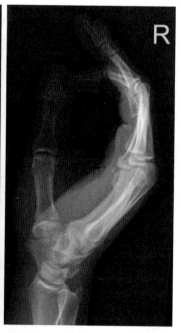

图 23.4　右手第 5 掌骨头 / 颈部最小移位骨折的 X 线片

存在的手掌压痛。图 23.4 的 X 线片显示的是一名 18 岁的康复对象右手击打墙面后导致的拳击手骨折。注意，这里需要进行 3 个不同角度的 X 线检查才能完整地观察骨折的模式。在进行体格检查时，主动运动并未引起手指旋转或近端指骨间关节伸展滞后。针对其最小成角 / 移位的第 5 掌骨头 / 颈部骨折，最终选择了制动及保守治疗。

掌骨头部骨折并不常见，由于是关节内受累，一旦发生则十分严重。损伤的原因一般为轴向应力。只有当少于 25% 的掌骨头受累，且移位小于 1 mm 时，才考虑进行非手术治疗。

◎ 临床精要

当握紧的拳头撞击固体时，掌骨最弱的结构点是其颈部。掌侧骨间肌将掌骨头拉向掌侧导致骨折背侧成角，该骨折被称为"拳击手骨折"。

◎ 临床精要

当手接触一个强大的旋转力或扭力时，可能会发生掌骨干斜行骨折。5° 的旋转移位会导致屈曲时手指存在剪刀样畸形及掌骨干短缩。会有继发于掌骨短缩导致的近端指骨间关节伸展滞后和指总伸肌相对变长的风险。

拇指（第 1 掌骨）骨折的病理

大多数拇指底部的关节外骨折在复位后比较稳定，但累及腕掌关节的关节内骨折则不然。Bennett 骨折是腕掌关节的粉碎性（两段）骨折。掌骨上的轴向负荷是迫使拇指外展的损伤原因。起到强稳定作用的掌斜（palmar oblique）韧带或喙韧带（beak ligament）仍附着在大多角骨上，导致掌骨底尺侧撕脱性骨折。Bennett 骨折通常会导致大多角骨 – 掌骨半脱位，这是由于仍附着在掌骨底的拇长展肌将骨折块向近端牵引，而反方向的拇内收肌仍附着在掌骨上，将其余的骨折块转向旋后。对于大多数 Bennett 骨折，首选使用克氏针进行闭合复位和固定，但如果关节持续不稳且无法在闭合下实现复位，或累及超过 25% 的关节面，则应该使用切开复位内固定术。

比 Bennett 骨折更强的轴向负荷会导致 Rolando 骨折，即拇指腕掌关节的关节内粉碎性骨折，并具有 3 个或多个 T 形或 Y 形骨折块。

继发的问题是掌骨长度的损失和掌斜韧带引起的区域性不稳定力，以及拇长展肌和拇收肌的不平

衡肌力。多数情况下需要手术固定来恢复该移动承重关节的关节面。

拇指的掌骨干骨折十分少见，因为大部分应力会被稳定的掌骨底吸收。掌骨干骨折通常为横行或斜行，但高速的应力也会导致粉碎性骨折。和其他手指掌骨干骨折一样，会在背侧出现骨折尖，远侧骨折块受到拇短屈肌、拇收肌和拇短展肌的牵引而呈内收、屈曲位，而拇长展肌则将近侧骨折块拉向背侧。背侧成角超过 30° 提示需要进行手术复位。

图 23.5 中的 X 线片显示右手拇指掌骨干近端关节外骨折伴有粉碎性骨折和轻度的移位。请注意，拇长展肌使远侧骨折块变得不稳定，导致该骨折出现了背侧尖。有趣的是，图 23.5 X 线片中还能看到已经愈合的第 4 掌骨干骨折。

掌骨骨折最常见的原因来自桡偏的力，这会使拇指的掌指关节尺侧副韧带（UCL）拉紧或导致尺侧副韧带从掌骨头撕脱 / 断裂。这种骨折被称为滑雪者拇指（called skier's thumb），因为滑雪杆使拇指桡偏受力并压迫尺侧副韧带。如果撕脱性骨折未发生移位，采用保护性固定即可，若出现移位，则需要手术恢复稳定、无痛的拇指。

指骨骨折的病理

第 2~5 指近节指骨（P1）骨折

P1 骨折常发生在 10~29 岁年龄组。主要原因是运动中受伤导致第 5 指骨骨折。这类骨折会产生一个掌侧尖，是由手内肌的不稳定力导致的近侧骨折块屈曲和反方向止于中节指骨底的中央腱束使远侧骨折块后伸引起的（图 23.6）。外在的指长屈肌产生的局部力也会使骨折尖向掌侧弯曲。掌侧成角会使 P1 短缩，阻碍伸展的平衡力，导致近端指间关节的伸展滞后。在 P1 骨折中最常遇到的问题就是伸肌滞后，这是过大的掌侧成角和（或）覆盖 2/3 P1 面积的伸肌腱帽出现粘连所导致的。骨折瘢痕（软骨痂）和手术放置的钢板、螺钉、张力带或克氏针等会增加粘连形成的可能性，导致近端指骨间关节伸肌滞后。未经复位的 P1 掌侧尖超过 25°，会影响长屈肌的生物力学关系，表现为手指屈曲功能的减退。P1 的斜行骨折如果没有得到复位和固定，可能会引起与先前描述类似的问题，并在手指主动屈曲时产生更严重的手指旋转或剪刀样畸形。

图 23.7 中的 X 线片展示的是一例 ORIF 术前后

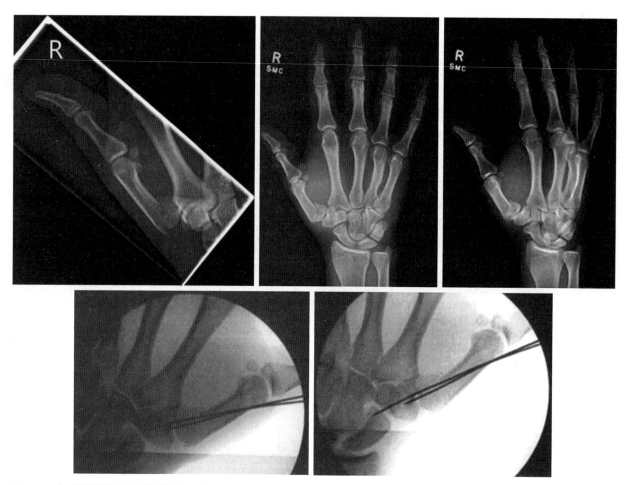

图 23.5　右手拇指掌骨干近端关节外骨折伴粉碎及轻度移位（上）；克氏针复位图（下）

骨骼	区域	区域性变形力	畸形模式	
掌骨 (MC)		手内在肌：远端屈曲	背侧尖	
近节指骨 (P1)		手内在肌：近端屈曲 伸肌装置：远端伸展	掌侧尖	
中节指骨 (P2)	近端 1/3	中央腱：近端伸展 FDS：远端屈曲	背侧尖	
	远端 1/3	FDS：近端屈曲 伸肌腱：远端伸展	掌侧尖	
远节指骨 (P3)	骨干	伸肌腱：不适用（甲床损伤） FDP：远端屈曲	背侧尖	
	Tuft 指端 / 甲粗隆	不适用：无肌腱止点	不适用	
备注：全部畸形 – 功能性骨短缩 +/– 手指旋转或骨折远端侧向成角				

图 23.6　区域性动态变形力和骨折移位的常见模式

右手小指 P1 底关节外斜行骨折伴有桡侧成角和轻度背侧移位的情况。图 23.8 中的 X 线片显示的是右手环指 P1 底关节外斜行骨折在 ORIF 术中使用交叉克氏针前后的对比。侧位 X 线片能够确定骨折产生的掌侧尖。

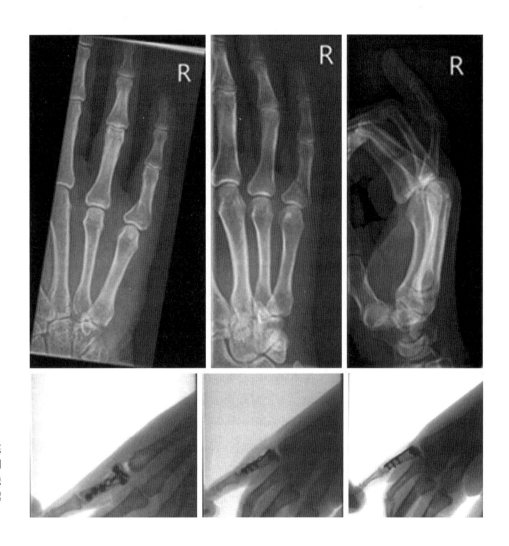

图 23.7 右手小指 P1 底关节外斜行骨折伴有桡侧成角及轻度背侧成角 X 线片（上）。ORIF 及钢板螺钉固定术后 X 线片（下）

第 2~5 指中节指骨（P2）骨折

P2 的关节外骨折十分罕见，这可能因为 P2 相较于其他指骨更宽、更短。诸如运动或机械产生的高冲击力是其损伤的主要机制。该损伤常伴有软组织损伤，因为 PIP 关节的韧带会在 P2 骨折前先遭到破坏。由于 P2 底部中央腱束的止点产生的背向拉力和对侧的指浅屈肌使远侧骨折块屈曲，P2 近端 1/3 发生的骨折会导致背侧尖[1]。若骨折发生在 P2 的远端 1/3 处，则骨折尖将向掌侧突出，因为强有力的指浅屈肌会使近侧骨折块屈曲，之后伸肌腱终腱产生的反方向力会使手指伸展。

第 2~5 指近端指骨间关节（PIP）骨折 / 脱位

PIP 关节的关节内骨折 / 脱位通常由轴向应力引起。背侧脱位即 P2 相对于 P1 向背侧移位比较常见，而掌侧脱位即 P2 移位到相对 P1 掌侧的位置则比较少见。掌侧脱位一般会导致钮孔畸形（boutonniere deformity，由伸肌腱中央束损伤导致的 PIP 关节屈曲、DIP 关节过伸）。

第 2~5 指远节指骨（P3）骨折

P3，尤其是中指 P3，由于处在最远端，比其他手骨更易受到骨折的威胁。挤压是最常见的损伤机制，如被门挤压、卡在机械中或在运动中被踩到。软组织损伤包括甲床创伤、血肿形成、指神经损伤和（或）背侧皮肤和伸肌腱撕脱伤。P3 骨折可能会累及甲粗隆或骨干。由于受指深屈肌拉力的影响，P3 骨折时骨折尖会朝向背侧。图 23.9 中显示一例中

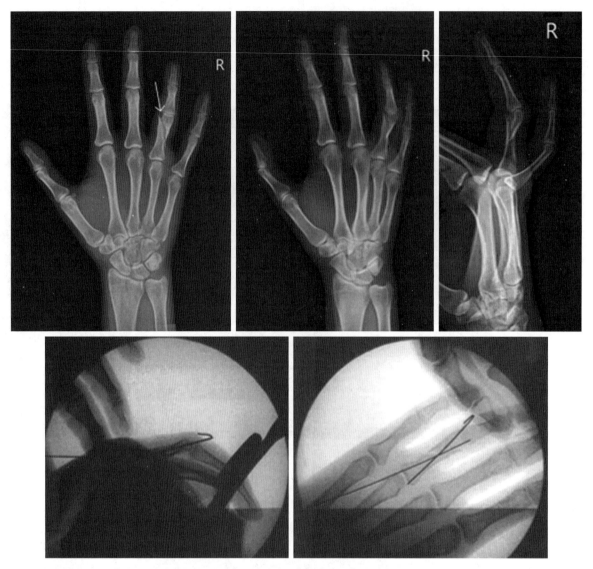

图 23.8　右手环指 P1 干关节外斜行骨折 X 线片（上）。交叉克氏针骨折复位术后图（下）

指 P3 底关节内骨折，伴有的背侧成角，是指深屈肌产生的不稳定力与其他终腱方向相反导致的。

P3 的撕脱性骨折提示骨折块被指深屈肌从掌侧拉脱或被伸肌终腱从背侧撕脱，且通常为关节内骨折。一般来讲，指深屈肌导致的撕脱需要手术介入，其损伤机制为强制伸展一个屈曲的 DIP 关节，如当一名橄榄球运动员拉住另一名球员的球衣时，其屈曲的 DIP 关节将被迫伸展，因此也俗称"球衣指（jersey finger）"。伸肌终腱撕脱伤或骨性槌状指（bony mallet finger）的发生原因为 DIP 关节被迫受力屈曲，如当 DIP 关节伸直时，其远端遭受篮球或棒球的撞击。受累关节面的百分比和关节复位的成功决定了伸肌终腱撕脱后的治疗，但多数情况下并不需要手术介入。

拇指指骨骨折

在发生率上，拇指 P2 骨折发生率仅次于中指 P3 骨折。拇长伸肌从背侧撕脱，或拇长屈肌从掌侧撕脱，会相应地引起指骨间关节下垂或指骨间关节屈曲功能减退。该类骨折最可能累及关节内的结构。IP 关节的稳定性取决于受累的关节面面积及骨性脱位的程度。拇长屈肌撕脱 / 骨折相较于拇长伸肌撕脱 / 骨折更常需要手术治疗，而后者通常被视作骨性槌状指，接受非手术治疗。

类似于其他手指的 P1，拇指的 P1 也被伸肌腱帽和手内在肌所覆盖。局部的动态解剖会影响拇指 P1 骨折，因为强有力的拇长屈肌力会将骨折远侧骨折块拉向掌侧，而伸肌腱帽则将其伸展形成背侧尖。骨折的瘢痕（软骨痂）容易粘连伸肌腱帽，限制其

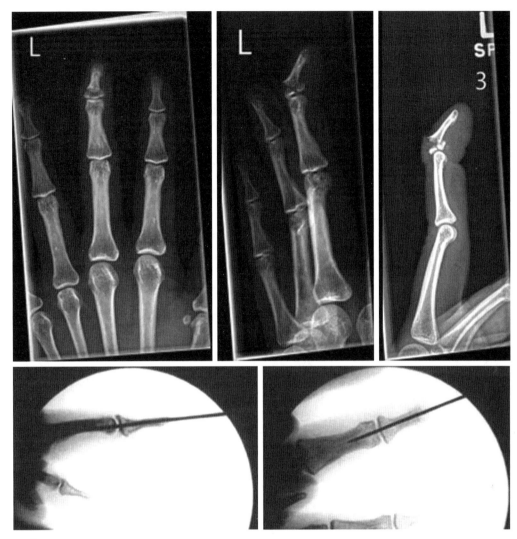

图 23.9 中指远节指骨底关节内骨折伴有背侧成角的 X 线片（上）。克氏针复位图（下）

滑动并导致伸肌滞后。同样的瘢痕还会造成拇长屈肌粘连，限制 IP 关节屈曲。与其他手指的 P1 治疗方法类似，临床决策主要取决于骨折类型、保持骨折复位的能力及合并的软组织损伤。

◎ 临床精要

为了促进同事间的交流，应先提供康复对象的基本信息、受伤机制及骨折 / 手术后的天数。其次应按照表 23.2 的顺序对骨折进行描述。

表 23.2 描述骨折

1	2	3	4	5	6
手	手指	位置	骨和骨的部位	骨折类型 *	补充描述 *
右	拇指	关节内	腕骨 #	横行	开放性
左	示指	关节外	掌骨 #	斜行	闭合性
	中指		指骨 #	粉碎性	移位性
	环指		头部或远端	螺旋形	非移位性
	小指		底部或近端		背侧尖
			骨干		掌侧尖

注：* 可适用的部分术语。

骨折愈合时间表

骨的愈合基础

手部骨折后，儿童骨骼的愈合速度会快于成人。同时，各骨骼间的恢复速度也不尽相同。骨折可分为一期（primarily）再生或愈合（直接地，通过直接接触或最小间隙），或者二期（secondarily）愈合（间接地或存在间隙）。骨是一种活性的生物结构，由具有代谢活性的细胞同化在一个刚性框架中而形成，并处于不断的沉积、再造和重塑中。骨折愈合的预期结果是骨的再生和骨强度的恢复。骨骼再生涉及骨外膜（periosteum）（骨的外部覆膜）和骨内膜（endosteum）（髓腔内薄的血管内衬），骨内膜可产生软骨痂（soft bone callus）。在骨骼未发育成熟的儿童中，骨膜和骨内膜较厚且具有更多的血管分布，产生更强的骨再生和软骨痂。

同一骨骼的结构也存在差异，受到的应力决定了骨的类型，例如，皮质骨、松质骨或编织骨。皮质骨（cortical bone）（致密或层状）是排列整齐的致密骨，松质骨（cancellous bone）（骨小梁）是一种排列成蜂窝状的松散骨性网络，编织骨（woven bone）则存在于胚胎组织和骨折愈合早期的软骨或瘢痕组织中。随着骨骼发育成熟和骨折的成功愈合，编织骨会重塑并被更坚固、更整齐的皮质骨和（或）松质骨取代。掌骨和指骨的骨干（diaphysis）为皮质骨，骨骺（epiphyses）（近端及远端）则由松质骨组成，均被骨膜包裹。透明软骨或关节软骨（articular cartilage）覆盖掌骨和指骨的关节面，并形成 CMC、MCP 和 IP 关节。

骨折愈合的过程取决于骨折块之间的间隙以及骨折块之间的微运动。一期（primarily）愈合（通过直接接触的骨再生）需要具备的条件包括骨间隙小于 0.2 mm、受压缩且骨折块间几乎没有微运动。二期愈合则需要骨折块间隙大于 0.2 mm 并小于 1 mm。间接愈合开始于修复早期，此时软骨痂重塑形成骨痂，并在之后的修复期成熟为骨骼。

非实验室的理想条件下，骨折一期愈合的可能性比较小，大部分通过刚性植入物施加完美应力来固定骨的想法也不切实际。哪怕康复对象有 100% 的依从性，骨折块间的微动仍然会发生。如果我们的首要目标是骨折的愈合，就有必要理解骨折二期愈合中三个相互重叠阶段的临床意义。在最早的炎症阶段，许多种"清扫"细胞涌入由成纤维细胞连接的修复区域。新生血管向内生长，成骨细胞和软骨细胞也会迁移到损伤区域。通过暴露的松质骨和肌肉，愈合所需的营养物质和氧气得到维持。随着修复期的开始，胶原蛋白基质形成，同时成骨细胞在修复部位形成软瘢痕组织。伤后 4~6 周内，在软瘢痕硬化形成骨折块间的编织骨桥之前，骨折处仍十分危险。若在此期间修复处遭受过大的运动和压力，将会导致骨不连或纤维结合不稳。在重塑期间，愈合的骨逐渐开始在形态、结构和机械力方面变得与受伤前类似。新形成的骨需要 3~6 个月才能完全恢复。轴向负荷对这个过程起到支持作用，而施加应力的程度也决定了新骨的沉积和再吸收。

骨折处没有疼痛、压痛提示骨折的临床愈合（clinically healed）。此时的 X 线可能显示骨折处模糊，提示软骨形成期。直到足够的骨重建发生前，骨折线仍明显可见。很多变量会影响骨折临床愈合的时间（clinical healing times）。一般来说，相对于 P1 干骨折（5~7 周），以及掌骨、P3 和 P2 头部和底部骨折（3~5 周），P2 干骨折愈合得最慢（10~14 周）。

> **◎ 临床精要**
>
> 一种简单的检查骨愈合情况的方法是对骨折处进行触诊。通常情况下如果骨折已经临床愈合，康复对象不会报告疼痛。如果仍处于愈合阶段，则该处会产生压痛。

软组织损伤和手部骨折

最常见的骨折并发症不是骨愈合不良，而是与软组织相关。由于骨和软组织相连，骨折的力会损伤骨膜、关节囊、掌板、韧带、肌腱、手内在肌、筋膜平面、腱鞘，以及周围神经和指神经鞘。与非移位骨折相关的软组织损伤可能与局部骨膜水肿有关，或者在复杂性多组织创伤的开放性骨折中非常明显。在这两种情况中，受伤软组织也会引发伤口的修复反应，继而引发"伤口－瘢痕"现象，导致粘连[19]。处理骨折固然重要，但手术会造成其他损伤，将会加重修复反应。

任何骨折的最佳治疗方法都是早期干预、预判和受控运动。早期干预（early intervention）指让康复对象在骨折或手术后的第 1 周内接受治疗。局部肿胀和受伤的手／手指的异常姿势是骨和软组织创伤后的正常反应。关键是预测哪些关节可能会僵硬，哪些肌腱可能会出现粘连，并记住未受伤的手指。在安全的时间和部位引入主动的受控运动（controlled motion），避免为了保证 ROM、肌腱滑动和肌肉功能而使骨折不稳定。

　　一般情况下，一套全面的 ROM 检查缺乏效率。应在仔细观察整体情况的同时，测量预期会出现问题的手指或关节。在最初的 3 周内及时进行干预十分重要，这包括与康复对象和外科医生沟通来制订周密的治疗计划。

手部骨折的非手术治疗

　　任何手部骨折的保守（conservative）（非手术）治疗都需要所有团队成员的通力合作，来交流骨折的详细情况和随后的治疗计划。尽管在"保守"一词中并没有提示，但治疗师在处置早期骨折和提供保护性矫形器上要承担更多的责任。保守治疗需要了解骨折的细节，如损伤原因、骨骼和位置、骨折类型和稳定性，以及会对骨折愈合产生负面影响的局部的力。治疗师必须预见可能会发生的关节和肌腱问题，并对可以使用的治疗计划和矫形器有广泛的认识。将这些关键细节与影响治疗结果的个体因素相结合，能够帮助制订个性化的治疗方案。个性化治疗方案的核心包括：决定骨折相邻关节开始运动的时间；何时开始让手参与受保护的休闲、工作或体育活动；骨骼强度何时能允许开始肌力训练等。

骨折矫形器原理

　　在骨折后对手部的保护方法上，不同手外伤治疗机构使用的低温热塑性材料及石膏、玻璃纤维或合成聚酯材料的使用方式大致相同。让治疗师制作手部骨折矫形器的独特优势包括：早期介入手外伤治疗，以及通过定制的低温热塑性矫形器支持骨折、软组织和康复对象的特定需求。手外伤康复的介入时间越早，骨折的非手术治疗效果就越好，因为这允许治疗师提前预判而不是补救关节僵硬、肌腱粘连和肌肉纤维化等并发症。

　　骨折矫形器通过为骨折处提供成型的包裹性外壳来帮助骨的愈合。在愈合最开始的几周，设计矫形器来限制骨折近端和远端关节的运动。随着愈合的进展，移除骨折矫形器以允许骨折近端和远端关节受控的运动练习，从而对软组织和骨骼施加轻微的应力。一旦形成临床愈合，可进一步调整矫形器以允许骨折两侧的关节活动。在最后阶段使用保护性矫形器可以让康复对象参与手的功能性使用，并继续控制应力对骨的强化作用。

受控运动和手部功能性使用的基础

　　当手部关节外骨折满足以下情况时，可在控制下进行活动：①骨折为闭合的、稳定的、最低程度或没有发生移位；②经过复位和手术固定的不稳定性移位骨折。在这两种情况之间，存在一个"灰色地带"，在早期控制运动时要谨慎地进行活动，以免造成恶化。Feehan 建议直接根据骨折的稳定性和结构特点对早期受控运动进行分级，并将骨折的稳定性和骨骼强度视为连续体。表 23.3 中列出了影响骨相对稳定性和骨强度的因素，这些"问题"对建立所有骨折治疗计划都有所帮助。可使用可选的建议项目（表 23.4）来制订受控运动的治疗计划，可选项包括运动的幅度、种类、方向、频率和参与运动的关节数量，选择标准取决于骨折的稳定性和愈合骨的结构强度。

　　何时开始手的功能性使用也是一个连续过程，需要综合考虑骨折的稳定性和愈合骨的强度。在骨修复的早期阶段需要由骨折矫形器进行保护，在骨折后的最初 3 周内，骨折手应佩戴骨折矫形器并在无痛范围内完成轻度活动。此时，触诊骨折处仍可能产生压痛，但稳定和强度适当的手功能活动不应加剧这种压痛。如果存在疼痛加剧，应减少活动中对愈合骨的使用需求。

　　一般情况下，伤后 3~6 周内骨折处的触诊压痛应该消失（"临床愈合"的标志）。此时，由于软骨痂的形成，骨的稳定性逐渐增加，但骨的强度却处于周期中的最低点。例如，对于第 5 掌骨骨折的康复对象，可以摘下矫形器参与非常轻的活动（如淋浴），但不允许玩电子游戏或骑自行车。骨折后 6 周，电子游戏等轻度活动与骨骼稳定性相匹配，此时可增加骨骼强化所需的可控应力，但在骑自行车、举起背包等重体力活动中仍需要矫形器对骨折进行保护。在 6~8 周，可通过 X 线检查和咨询外科医生确定骨强度是否在功能上满足运动和更高需求的手

部使用（在佩戴或不佩戴骨折支具的情况下）。通常在 12~16 周时，骨强度可允许手功能不受限制地

使用。

表 23.3　影响骨相对稳定性和结构强度的因素

因素	描述
骨和骨的部位	了解骨折位置和局部动态解剖有助于预测可能损害骨折稳定性的潜在不稳定力
骨折线的数量和性质	骨折类型有助于了解骨骼的结构强度，并有助于确定导致骨折块移位的力和移位的方向。
最初的位移和对线	骨折类型有助于了解骨骼的结构强度，并有助于确定导致骨折块移位的力和移位的方向
复位和固定的种类	血管和软组织的破坏与所使用的骨折复位方法类型有关，这也会影响骨修复的方式（一期或二期）
复位固定后的对线	手术复位、固定方法和稳定性有助于选择保护性矫形器的类型、受控运动训练和手的功能性使用
其他软组织损伤的性质	预判与受伤或手术相关的软组织损伤有助于制订全面的治疗计划
距离骨折或手术的时间	通常来讲，结构强度在骨折或手术后随时间的增加而增强
日常生活的功能需求和康复对象的个人偏好	获取这些信息有助于治疗师确定手部早期功能性活动所需骨折矫形器的保护范围，并设定以康复对象为中心的目标

表 23.4　制订个性化训练方案时可选的受控运动的类型及描述

受控运动训练选项	描述
运动弧度	无运动、受控的关节活动、有限活动、全关节范围活动
运动类型	被动：单一关节 / 关节周围组织牵伸或复合多关节 / 关节外组织牵伸 辅助主动：放置和保持或腱固定辅助 主动：肌腱滑动及肌肉功能练习 末端被动：单一 / 关节周围组织牵伸或复合多关节 / 关节外组织牵伸 主动抗阻：肌腱滑动、肌力训练
运动方向	屈曲、伸展或二者都有
运动关节的数量	独立（单一关节） 复合（2 个或以上关节）
运动的频率	重复次数 每日频率

针对骨骼的非手术治疗

掌骨骨折

大多数手指的掌骨干和掌骨颈骨折（尤其是第 5 掌骨骨折）相对比较稳定。目前针对掌骨骨折的治疗存在不同观点。对一组掌骨骨折伤后 1 年的康复对象进行调查发现，经手术治疗的康复对象满意性评分更高，但非手术组的康复对象的功能性和美观度评分更高。由于治疗观点和循证支持存在差异，手外科医师在临床上通常需要和康复对象讨论的内容包括愈合后可能会产生一些畸形但功能良好，以及手术和瘢痕形式存在的风险。

至今还没有哪种掌骨骨折治疗方法或矫形器被证实优于其他方法。但专家一致认为，第 2~5 MCP 关节应至少用矫形器固定于 60° 屈曲位。该功能位保留了侧副韧带的长度，并为掌骨的远端提供了更多稳定性。治疗师的习惯或个体因素会影响康复对象将手腕固定于矫形器中的时间，治疗师同时还应考虑康复对象的骨折位置、骨折类型的相对稳定性以及伤后的时长。

对掌骨底骨折来说，包含手腕的矫形器将提供更大的近端稳定性，因此十分必要。掌骨干、颈部或头部骨折则不需要固定手腕。但对于比较活跃的康复对象或发生在环指、小指的不稳定骨折，暂时

将手腕包含在矫形器内将消除其运动期间尺侧掌骨受到的扭转力。在为第4或第5掌骨骨折的康复对象制作尺侧沟形矫形器，或为桡侧第2、第3掌骨骨折制作沟形矫形器时，应考虑如何纳入相邻手指来稳定相连的掌骨间韧带，并更好地控制手内在肌和手外在肌产生的局部不稳定力。这种绑定相邻手指的设计不仅更加舒适，还可以使用两根手指来协助完成如穿衣等轻度的功能性活动。当骨折累及2个以上掌骨时，应考虑在设计矫形器时囊括所有第2~5

指以保持稳定性。在骨折愈合的早期，在矫形器设计中纳入IP关节将更好地稳定MCP关节，但并不需要全天都将IP关节固定。制作手掌开放的贝壳式桡侧/尺侧沟形矫形器能够在保证IP关节运动空间的同时给予保护。在骨折治疗早期，如果矫形器的设计不是贝壳式的，可将PIP关节远端露出矫形器或将相邻手指固定在一起，确保在提供稳定性的同时允许日常生活中的常规动作。图23.10所示为一个提供给掌骨干、颈部和头部骨折的手部矫形器。

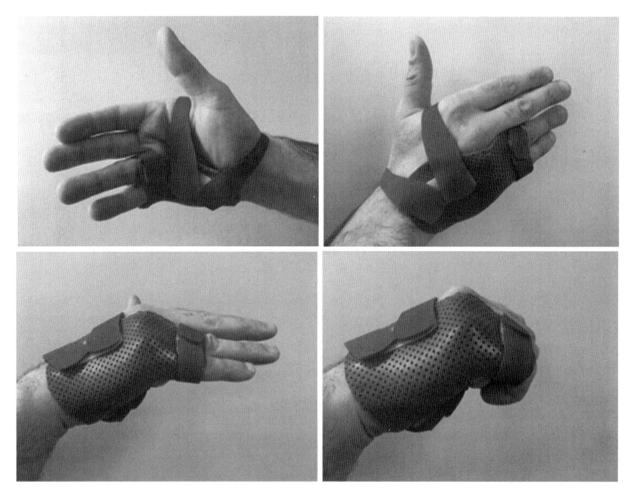

图 23.10　手部手指矫形器，可用于掌骨干、颈部及头部骨折

在保守治疗中，为拇指掌骨骨折设计矫形器时，应考虑的因素包括康复对象的活动程度、拇指IP关节运动的安全范围、骨折的稳定性以及骨折后的天数。一般情况下，拇指MC骨折的矫形器不需要包括腕关节。如果骨折稳定并且康复对象依从性良好，则当下即可允许不受控的拇指IP关节运动。如果康复对象太过活跃、有强烈的炎症反应或骨折的稳定

性较差，则应使用矫形器来控制IP关节的运动。这类矫形器的设计为延长的拇指托，从而限制远端关节在全关节活动范围的半程内进行活动。还可以将矫形器延伸到拇指末端，去掉矫形器的掌侧以进行IP关节运动，在休息时绑扎远端指骨，并配合受控运动进行居家训练，直到康复对象达到一定的依从性和良好的骨折稳定性。

手指近节指骨（P1）骨折

P1 任何位置的骨折都容易引起 IP 关节僵硬、伸肌装置粘连和继发性 PIP 关节伸肌滞后。4 周的固定即可导致 IP 关节活动减少 60% 以上，并对功能造成限制。使用包含受伤手指和相邻手指的手部矫形器，能够治疗闭合性非脱位或最小移位的 P1 掌骨底骨折。在 MCP 关节屈曲 70°~90°（手内在肌阳性位）时，可允许 IP 关节受控的主动运动。IP 关节在此位置的主动运动可：①拉紧包裹在 P1 近端 2/3 的伸肌装置，从而应用压力来增强骨折的相对稳定性；②减少由 P1 骨折导致的软组织损伤。制作矫形器需要覆盖手指背面，起码应包裹至 PIP 关节，但也可以包裹 DIP 关节而不影响其作用。主动活动 IP 关节或将其捆扎起来以获得更多的保护，松开束带即可进行受控运动训练。矫形器通常不需要包含腕部。针对多个手指受累的骨折，可在设计矫形器时包含更多手指，并借助相邻的手指为伤指提供侧向稳定性。

手指中节指骨（P2）骨折

很多 P2 骨折可以选择闭合复位，然后使用石膏或骨折矫形器固定。这一区域骨折需要关注的是伸肌装置滑动能力丧失，从而导致 IP 关节僵硬或伸肌滞后。手指背侧矫形器可在休息时保持 IP 关节伸展（图 23.11）。需要注意的是，背侧矫形器的掌侧固定带通过低温热塑性材料进行了强化，来为骨折处提供四周稳定性，从而实现 IP 关节安全的主动运动。活动量大的康复对象可使用手指掌侧的矫形器来抵消长屈肌腱的作用力。移除矫形器后，可在手动稳定下进行受控的 IP 关节训练。当需要额外的骨折保护和（或）涉及多个手指时，可制作一个手部矫形器，使 MCP 关节屈曲 70° 以上、IP 关节伸展。移除矫形器以便进行 MCP 关节活动，并在 IP 关节受控运动训练时对骨折处提供手动稳定，以避免瘢痕粘连和僵硬。

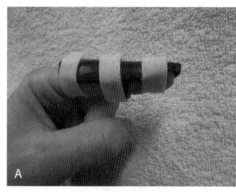 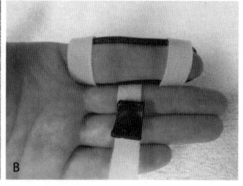

图 23.11 P2 骨折的指背侧矫形器选项。（A）用于示指 P2 骨折的指背矫形器，通过热塑性材料加强带提供四周围支撑。（B）松开强化束带。未显示在图中的是：只松开远端束带且允许 IP 关节的独立受控运动或 IP 关节复合运动

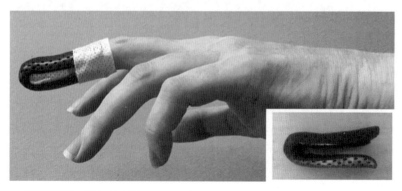

图 23.12 贝壳式或帽状的手指矫形器，用于 P3 骨折

第 2~5 指近端指骨间（PIP）关节骨折 / 脱位

当手指 PIP 关节受累的关节面为 25%~30% 或更少时，可选择进行保守治疗。PIP 关节骨折 / 脱位被定义为单纯性脱位（simple dislocation），需要 P1 头的髁部与 P2 底部保持接触，而复杂脱位（complex dislocation）则提示其已失去接触。由于骨折 / 脱位对 PIP 关节的稳定结构造成破坏，应考虑其对软组织的影响。根据骨折 / 脱位的方向（背侧或掌侧），需要进行监测的关键结构包括掌板、侧副韧带、伸肌腱中央束或指浅屈肌 / 指深屈肌腱。

根据掌板 / 侧副韧带损伤的程度，使用保护性手指骨折矫形器将 PIP 关节安全置于 0°~25° 屈曲之间。矫形器将手指背面用束带固定，抵消了有害的手外在肌的伸力并使 IP 关节掌侧保持开放。尤其在骨折后第 1 周，随着水肿消退应及时调整矫形器。根据需要，可用自粘绷带包裹在整个骨折矫形器上来限制运动和控制水肿。这种矫形器的设计使得 IP 关节在不拆除矫形器的情况下可进行早期的受控屈曲，以及之后的伸展动作。

例如，在术后 / 伤后第 1 周内开始在保护下进行受控运动训练，包括松开 DIP 关节的束带以便进行主动的 DIP 关节运动，此后部分松开 PIP 关节的束带，限制 PIP 关节在 45°~60° 之间活动。充分考虑炎症反应并在无痛下进行运动可以很好地解决潜在的 IP 关节僵硬和肌腱粘连问题。根据骨折情况，在骨折后 2~4 周之间开始受控运动的进展，以增加 PIP 关节屈曲和 IP 关节复合屈曲，并调整矫形器为 PIP 关节自然伸展位。一旦满足临床治愈（4~6 周），根据康复对象的活动水平减少矫形器的佩戴时间并增加手的功能性使用。通常在 6~8 周后，矫形器或手指可附着于相邻的手指上，用于运动或更高强度的手部使用。

第 2~5 指远节指骨（P3）骨折

骨性槌状指（bony mallet finger）发生于 P3 背侧的闭合性关节撕脱骨折，伴有背侧骨折块附着于伸肌终腱。非手术治疗通常针对关节面受累 30% 以下的损伤。撕裂 / 骨折和骨干骨折的主要问题是愈合不良和伸肌滞后。矫形器通常用于处置骨干和甲粗隆骨折。"贝壳式"或"帽状"手指矫形器（图 23.12）用于治疗 P3 底、骨干和甲粗隆非移位性骨折，可根据水肿的波动情况进行随意调整。图中所示的矫形器背部较长，该设计允许 PIP 的全关节范围运动。指深屈肌的屈曲力具有强大的破坏力，将不稳定的 P3 骨折拉向屈曲位。为了控制指深屈肌的力量，一种贝壳式矫形器的设计可覆盖整个手指的背部，而掌侧从 PIP 向近端开放并用束带稳定 P1 和 P3。在指定的练习时间，可松开近端束带，进行 PIP 关节的受控运动。任何一种矫形器都需要在临床愈合期间（至少 4~6 周）全天佩戴。在此之后，尤其是在伸肌终腱撕裂 / 骨折的情况下，矫形器的全天佩戴时间可长达 8 周，以避免伸肌滞后。所有 P3 骨折都会出现屈曲僵硬，但只要进行轻柔的练习和功能性使用，这些僵硬会逐渐好转。随着神经的恢复，甲粗隆骨折或挤压损伤可能需要进行脱敏治疗。

拇指指骨骨折

保守治疗适用于结构稳定且移位小的拇指 P1 或 P3 骨折。预测 IP 关节僵硬、伸肌腱帽或拇长屈肌滑动受限是有必要的。伴有挤压伤的 P3 骨折可能存在指神经痛或甲床损伤。拇指 P1 骨折的处置取决于受伤后的时间、骨折的稳定性和位置。合理的选择手部或拇指矫形器。对于稳定的非移位性 P1 头骨折，可考虑使用拇指矫形器。手部矫形器则提供了更多的保护，尤其是对于非常活跃的拇指。矫形器的基本设计可允许 CMC 关节自由活动，同时四周固定 MCP 关节和指骨。待骨折稳定后，可去除矫形器的掌侧面，开始受控或自由的 IP 关节运动；保留矫形器的背侧面以防止拇指遭受碰撞。在 3~4 周之间，若出现临床愈合，则可露出 IP 关节或转而使用拇指贝壳式矫形器。贝壳式或帽式矫形器与其他手指 P3 骨折非手术治疗使用的矫形器类似，也对拇指 P3 骨折有着不错的疗效。必要时可延长矫形器并贯穿 MCP 关节的背侧，以提供更多的保护。当触诊骨折处产生的压痛减轻后，可修剪矫形器的掌侧以允许 MCP 或 IP 关节进行受控运动和功能性活动。

◎ 临床精要

手部活动和功能性使用的时间和数量需要结合骨折的相对稳定性和结构强度。骨折需要非手术治疗通常意味着其形态相比需要克氏针固定的骨折更加稳定。克氏针提升了骨折处原有的稳定性，使受控运动和在保护下进行手的功能性活动成为可能。对于这两种情况，都需要一个保护性矫形器，何时开始骨折两端关节的早期受控运动因人而异。相比之下，由于刚性内固定的支撑，需要 ORIF 手术和内固定的骨折在术后是相对稳定的。ORIF 术后仍需要佩戴保护性矫形器以尽可能减少骨折微动，但必须立即活动骨折近端和远端的关节，以减轻手术带来的身体反应。

手术治疗和康复

掌骨骨折

　　手术治疗掌骨骨折的适应证包括开放性骨折或角度和（或）旋转移位超出了上文指南中所概述的不稳定骨折。外科治疗技术各不相同且通常由外科医师来决定，包括使用骨移植、克氏针、其他固定针、钢板、螺钉和外固定装置等。克氏针将骨折块固定在适当的位置以便愈合，交叉克氏针可控制骨折块的旋转。图 23.5 中为拇指掌骨骨折使用的交叉克氏针。外固定装置（external fixator）看起来像个支架，可以帮助恢复掌骨的长度，用于多发性创伤（如枪伤），并可能同时需要骨移植处理。ORIF 术包括钢板、螺钉或金属丝复位后的手术固定。如果内部的手术植入物松动或突出导致疼痛或刺激肌腱，则需要在之后进行拆除，尽管这一状况并不多见。ORIF 术更多见于第 2~5 掌骨干和颈部骨折，而克氏针固定多用于掌骨头和掌骨底骨折。在拇指掌骨头骨折中，如果超过 20% 的关节面受累，可考虑采用 ORIF 或克氏针固定[11]。拇指掌骨底骨折 /CMC 关节脱位（如 Bennett 骨折和 Rolando 骨折）可通过手术复位和克氏针固定进行治疗。

　　掌骨头骨折的手术入路需要对指总伸肌腱进行纵向分离，因此相邻关节的早期运动对于避免肌腱粘连非常重要。暴露的克氏针可能会限制或"勾住"软组织，阻碍其在底层骨骼上滑动，并使手指在全关节范围内进行屈曲和（或）伸展时受限。此外，手术瘢痕如果处理不当也将对运动产生限制。遇到以上两种情况，为了尽可能减少 MCP 关节囊的限制、最大限度地增加伸肌腱的滑动，应指导康复对象在屈曲 MCP 关节的同时进行 IP 关节的受控屈伸

训练。大多数康复对象会在手术后 10~14 天内取出缝线，拆线后 1~2 天便可以开始瘢痕按摩。一些早期瘢痕处置技术包括在矫形器下放置硅胶或弹性软垫、使用纸胶带，以及轻柔的瘢痕松动技术。

　　术后保护性矫形器的设计需要考虑的因素与保守治疗类似，例如手部或前臂矫形器的细节特征，以及矫形器中包括的手指的数量。术后矫形器的设计需要与暴露在外的手术植入物相匹配，以便在克氏针清洁和进行受控运动时方便移除。为避免 ORIF 术后骨折块受压和血管受损，不建议将受累掌骨的 MCP 关节屈曲超过 70°。

第 2~5 指近节指骨（P1）骨折

　　P1 移位骨折成角或旋转的程度决定了克氏针的使用技术。图 23.8 是交叉克氏针固定法的示例。当骨折类型为粉碎性、斜行（图 23.7）或开放性骨折需要冲洗和清创（irrigation and debridement）时，应考虑 ORIF 手术。术后早期进行可控运动对于尽可能减少伸肌和屈肌腱粘连至关重要。当对骨折相邻关节进行训练时，治疗师的密切监督对于确保矫形器或健侧手对骨折提供适当的支持十分重要。受控运动的选择应与骨折的稳定性和愈合情况相匹配。训练的建议包括：①当进行 IP 关节的 AROM 训练时，将 MCP 关节放置在中等屈曲位以增加稳定性和最大肌腱滑动；②在指浅屈肌和指深屈肌 AROM 滑动训练时或在解决关节囊受限时分离 IP 关节。

　　如果制作的矫形器四周与躯体吻合良好，包含手指的手矫形器可在 MCP 关节 70°~90° 屈曲、IP 关节伸展时在 3 个点上提供压力。这种矫形器在可控运动训练时方便摘下，同时矫形器的掌侧可以通过松开远端束带而移除，以方便 IP 关节的受控运动。可以在设计时纳入相邻的手指以确保舒适性，或为骨折提供侧方支持。

◎ 临床精要

P1 骨折后出现的 PIP 关节伸肌滞后（PIP joint extensor lag）主要由两个原因引起：①伸肌装置和骨折处发生了粘连；②由于骨折成角导致的 P1 短缩。需要注意的是，骨骼和肌腱长度不成比例导致的伸肌滞后接受治疗后的效果并不明显。

第 2~5 指中节指骨（P2）骨折

　　P2 骨折的手术治疗可包括表 23.1 中概述的任意

方法。如果克氏针跨过了 PIP 关节，则该 PIP 关节不应在早期进行受控运动，但有必要对相邻关节开展早期受控运动。将 IP 关节固定于伸展位的手指矫形器足够治疗单个手指损伤。若涉及多个手指，尤其是存在凸出的克氏针，则佩戴手部矫形器可能更加舒适。以上两种矫形器都应易于拆卸或调整，以实现 PIP 和 DIP 关节的受控运动。

伸肌滞后和 PIP 关节屈曲挛缩的风险很高，因此需要确保 IP 关节在矫形器中的完全伸展，这需要在水肿和软组织条件允许的前提下对矫形器进行一系列调整。要定期进行 IP 关节的受控运动练习以及瘢痕管理技术，以避免伸肌滞后。PIP 关节会发生挛缩，因此一旦骨骼强度允许，应使用背侧静态渐进式手部和手指矫形器或动态 Capener 矫形器。

第 2~5 指近端指骨间（PIP）关节骨折 / 脱位

当 PIP 关节超过 30% 的关节面受累时，会变得不稳定并需要手术治疗。关节内骨折给重建关节一致性和骨性对线的手术带来很大的挑战，因此大多数情况并不适用 ORIF 术或克氏针固定。一般来说，优化 PIP 关节功能最好的方法是利用韧带整复术（ligamentotaxis）的原理进行牵引。该原理为在骨折块远端使用连续的牵引力来对其进行重新对线。这种外部施加的牵引力可以通过使用两种常用方法中的一种来实现，即在手术中使用针和皮筋系统（图 23.13）或牵引系统。可以利用皮肤扎贴来施加牵引力，但横向克氏针是更常见的处理办法。外科医生在远离骨折处钻入横向克氏针，并暴露克氏针的末端以便将弹力带或弹簧连接到定制的矫形器上（图 23.14）。同时

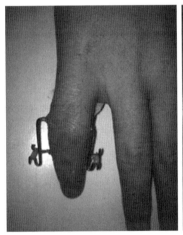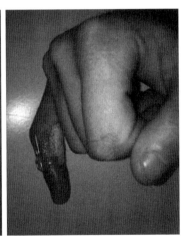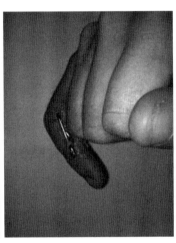

图 23.13　针和皮筋牵引系统，用于 PIP 关节骨折

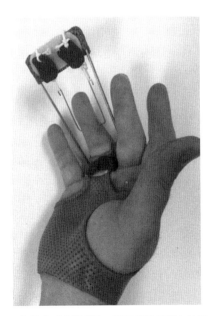

图 23.14　手部的秋千牵引系统，用于 PIP 关节内骨折

提供牵引和关节运动的干预效果比单纯使用一种方法更好。

部分使用针和皮筋牵引系统的康复对象需要手部矫形器以防止磕碰并损坏系统，其他人可佩戴指背的薄矫形器使 PIP 关节在晚间保持伸展，以防止 PIP 关节屈曲挛缩。需要连接横向克氏针的矫形器分为 3 种类型：静态牵引、动态弓形和动态摆动铰链。动态摆动铰链牵引矫形器可以像图 23.14 所示佩戴在手部，也可以在前臂。通常来说，横向克氏针将保留 6 周，并每周对康复对象进行 X 线检查以确定骨折的位置。为了防止 PIP 关节不稳，外科医生会酌情限制其伸展，并以 PIP 关节屈曲至少 50°作为初期目标。

掌板关节成形术后需佩戴限制背伸的手指矫形器，这种矫形器与保守治疗中使用的矫形器类似，并需要持续佩戴 4~6 周。PIP 关节在保证舒适的前提下尽量伸展（不少于 30° 的屈曲），并在随后的治疗中根据骨折压痛的提示逐渐伸直手指。对于顽固性屈曲挛缩，可在手术后 6~8 周内根据关节的稳定性使用动态伸展矫形器。

第 2~5 指远节指骨（P3）骨折

如果 P3 骨折的成角太大，造成无法仅通过手法复位、存在关节半脱位或超过 50% 的关节面受累，则需要进行手术固定。图 23.9 显示了用纵向克氏针进行关节复位和恢复骨折对线。克氏针可以埋在皮下以免突出，之后在手术室或门诊场所移除。不是所有埋藏的轴向克氏针都需要矫形器保护，除非伴有需要保护的软组织损伤，例如开放性伤口、甲床或指神经激惹。对于延伸到指尖之外的克氏针，保护性矫形器可以防止克氏针被磕碰或勾住。

> ◎ 临床精要
>
> 在制作手部矫形器时将大号的橡胶手套置于内衬外，或在制作手指尖损伤的矫形器时将橡胶手套的手指部分剪下，可防止热塑性材料黏附在下面的内衬上。

拇指指骨骨折

对于无法修复且持续不稳定的拇指指骨骨折可能需要手术治疗。P1 的 ORIF 术可通过内固定或克氏针固定。P3 骨折包含骨折或拇长伸肌、拇长屈肌撕脱。针对 P3 干移位或甲粗隆骨折，通常选择植入单轴克氏针治疗。对于 P1 骨折，可使用包含 IP 关节的手部及拇指矫形器。用轴向克氏针固定的 P3 骨折可能需要"帽状"矫形器，该矫形器包含拇指的 IP 关节，以防止过度使用和磕碰。

> ◎ 临床精要
>
> 粘连不只存在于手术治疗的骨折中，任何手部骨折的出血和水肿都是粘连形成的潜在因素，尤其是在手和手指的背部。早期的受控运动和水肿控制是有效的解决办法。

> ？咨询医生的问题

在手部骨折的治疗中要与转诊医师建立可靠的沟通渠道，包括在康复对象到达之前可阅览其 X 线片和手术报告。为了促进与主治医师之间的沟通，我们制订了骨折后最初 3 周内的治疗通常需要考虑的问题。

- 骨折和（或）手术发生在多久前，损伤的原因是什么？
- 骨折的骨骼和具体位置？
- 骨折类型是什么？
- 是否需要骨折复位？
- 是否需要固定？如果是，通过什么方法固定？
- 固定所用的手术植入物是否会干扰任何关节运动？
- 外科医生对骨折稳定性有多大把握？
- 骨折稳定性是否允许早期受控运动？
- 是否存在关联的软组织损伤？如果存在，有什么预防措施？
- 计划何时拆除外部植入物或皮下克氏针？
- 下一次随访影像（X 线检查）是什么时候？
- 在佩戴或不佩戴保护性矫形器的情况下，如何制订康复对象恢复运动、工作或爱好活动的时间表？

> ［ ］告知康复对象的内容

康复对象如果能够理解其损伤原因及保护措施背后的依据，则更有可能参与到自己的治疗中。

关于损伤

- 使用图表或解剖模型来展示骨折的骨骼，并解释骨折愈合过程和骨强度恢复过程。
- 使用个性化的时间表来介绍骨骼愈合 / 强化和功能恢复的过程。
- 当康复对象体内有手术植入物时，通过 X 线片或图片来解释其作用，以及愈合、摘除植入物的时间。
- 和康复对象一起回顾伤口敷料的使用和创口护理的注意事项。
- 为了治疗的成功，设定适当 / 可实现的短期目标，并给予康复对象积极的反馈。

关于矫形器

- 为了提高康复对象的依从性，向他们介绍骨折矫形器相对于石膏固定的优势，例如，矫形器为预防性治疗而非矫正性治疗、可以减少治疗次数以及允许定期清理手部卫生。

- 口头和书面的矫形器介绍同等重要。包括关于磨损、使用手以及如何移除 / 更换矫形器的详细信息。
- 回顾如何在洗澡时用塑料袋 / 手套覆盖矫形器并密封近端，或建议康复对象购买商用的淋浴保护器。
- 指导康复对象清洁矫形器，介绍低温热塑性材料的特性。
- 要求康复对象对局部压痛和发红区域进行监测，这提示该区域的压力过大。感觉减退的康复对象有皮肤破损的风险。
- 提醒康复对象不要自行调整矫形器，有问题应及时联系手治疗师。

关于训练

- 康复对象可能会因担心伤痛而对活动和触碰伤手表现出犹豫。治疗师需要花时间解释训练的益处和注意事项。为帮助康复对象建立信心，可从未受伤的手指和安全的关节开始训练。
- 尽可能鼓励双侧 ROM 训练，一定不要忽视活动肩关节和肘部。
- 向康复对象解释机体对运动的正常反应，例如，应该会有稍发紧的感觉但能够很快消退；同时与持续的锐痛或刺痛等异常感觉做比较。
- 向康复对象介绍在训练时以疼痛为信号的理念。训练应该在最小不适范围内进行稳定的运动功能改善。
- 鼓励康复对象控制活动和训练的节奏。建议在一天内进行多次短暂、频繁的训练，而非几次长时间的训练。
- 让伤手参与早期功能性使用以刺激感觉运动皮质。这些活动可以包括刷牙、进食、手持手机或使用电脑。
- 为了促进康复对象的理解，可尝试使用书面说明、图表或用康复对象的手机拍下训练的视频 / 照片以便日后参考。

- 在实际上手检查之前开始制订全面的评估计划，从而将临床情况与掌握的康复对象信息结合起来。例如，损伤机制、骨折的相关细节、受累的

软组织、骨折复位 / 固定方法以及主治医生的想法等。
- 充分考虑康复对象先前的受伤或疾病史、作业活动和兴趣以及社会支持，这些都可能影响整个康复过程。
- 使用健侧手的 ROM 测量值作为参考和目标。
- 判别瘢痕粘连和（或）外固定限制软组织滑动引起手指活动受限的可能性。
- 伤后 1 周出现的非特异性疼痛、肿胀和僵硬可能是交感神经介导的，需要立即关注并与主治医生沟通，以避免复杂性区域疼痛综合征（CRPS）等并发症。
- 循证地使用自我评估问卷，如上肢功能障碍评定（DASH）、SF-36、密歇根手概况问卷（MHQ）或康复对象特定功能量表（PSFS）来评估总体的损伤和功能。

影响临床推理的特异性诊断信息

早期临床推理（骨折 / 术后 0~3 周）

- 利用骨折类型、伤后时长和固定方法等相关信息作为选择最佳治疗方案的指南。
- 在使用刚性手术植入物的 ORIF 术后不久，即可开始用另一只手在掌侧和背侧保护骨折处，并活动骨折近端和远端的关节。这一指南也同样适用于稳定的非手术骨折。
- "灰色区域"的骨折不太稳定，因此需要延后开始骨折近端和远端关节的主动受控运动。有关骨折相对稳定性的信息请参阅表 23.1。

晚期临床推理（骨折 / 术后 3~8 周）

- 鉴别手内在肌与手外在肌挛缩、关节 / 关节囊限制和肌腱粘连，以便制订具有针对性的治疗计划来改善受限的 ROM。
- 随着康复对象功能的提升，如果手指发生异常麻木 / 刺痛和（或）主动运动引起的疼痛都可能表明康复对象活动过量或过早，出现这些报警信号需要减少活动来缓解屈肌腱鞘炎的体征和症状。

- 为保护克氏针，在对热塑性矫形器进行成型前，先将 2×2 的蓬松纱布垫置于克氏针末端上。去

除纱布后，矫形器内将会为克氏针留出一定的空隙。

- 儿科矫形器需要额外的覆盖物或胶带以防止被儿童摘掉。可将矫形器用胶带 8 字形包裹并固定在手腕，或将弹力手套套在矫形器上并用胶带固定，也可使用吊带防止儿童在学校或剧烈活动时使用手部。

- 从远端至近端轻柔包扎以控制水肿。在进行受控运动时取下包裹物，以减少阻力并允许全关节活动范围的运动。

➤ 预防措施和注意事项

- 任何暴露在外的手术植入物都是潜在的感染部位，应通过保持干燥、清洁、无压迫 / 无突出物来降低风险。不同的外科医生会有自己清洁手术植入物和创口的习惯。当克氏针保留 3 周以上时感染风险会相应增加。

- 克氏针会发生松动，甚至偶尔会发生脱出，这时不要试图塞回克氏针。皮下克氏针也可能会脱出并且因为上方矫形器的压力引起疼痛。因此，应对克氏针上方的空隙进行改良（参考上面的专业提示）。如果遇到这两种情况，应及时通知外科医生。

- 甲床损伤可能会导致新生的指甲畸形，应指导康复对象通过按摩角质层、用胶带粘贴不规则指甲等方法避免钩破。

- 甲下血肿通常为急性，一般在挤压伤后可见，并且可以通过引流来缓解疼痛。可联系康复对象的主治医师来解决此问题。

- 在 P3 挤压伤中受伤的指神经通常会在受伤后 10~14 天存在疼痛和感觉过敏。治疗师应该对康复对象给予充分的安慰，并开始使用感觉脱敏技术。

- 关节内骨折往往会导致关节更加僵硬、肿胀时间更长。被动的关节松动不应产生疼痛，以防此类症状持续。长期来看，这些关节可能会发生创伤性关节炎。

- 骨不连、纤维联合和延迟愈合可能提示微动过多、骨折复位不足（间隙）、健康因素继发骨修复紊乱、药物或烟草使用和（或）康复对象依从性差。

总结

　　手部骨折是手康复临床中的常见问题。骨折一定会伴随软组织损伤，若处置不当会造成功能性僵硬和畸形。为骨折愈合提供保护性稳定并不意味着长时间的固定。治疗师对影响骨折愈合的有利和不利因素、手术和非手术治疗方法以及骨折矫形器设计的理解是成功治疗的基础。治疗师应该与主治医师就 X 线片和手术记录、骨折治疗方案、预后结局等进行良好的沟通。同时，治疗的成功也离不开与康复对象的坦诚沟通和宣教信息共享，从而实现紧密的合作关系。骨折的手术和非手术治疗方法在不断地发展，应时刻关注最新进展以提升疗效。

案例分析

　　MM 是一名右利手的 2 岁男孩，他的手指被门夹伤，于伤后第 3 天就诊。X 线检查结果（图 23.15）显示其右手中指 P3 甲粗隆发生了关节外横向移位骨折、甲床血肿及背侧皮肤撕脱，无肌腱受累。医生将 MM 转至手治疗，以便定制一个贝壳式的保护性矫形器，并对所有关节进行 AROM 训练指导（伤指 DIP 关节除外）。取下绷带和泡沫铝夹板后，MM 开始哭闹并抵触触碰伤手。评估报告指出，由于 MM 的伤手存在水肿并拒绝完成抓握活动，其未受累的关节也存在 ROM 受限。

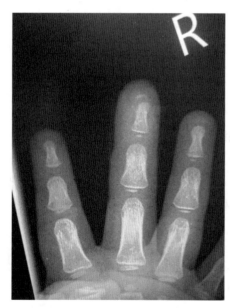

图 23.15　2 岁儿童的右手中指 P3 甲粗隆骨折

在 2 岁孩子的身上制作矫形器比较困难。治疗师尝试用一些办法来分散 MM 的注意，包括在他的毛绒小熊手上缠上绷带来模仿他，并和他一起把玩温热的低温热塑性材料，以提升其舒适度。制作矫形器最关键的一步是将检查手套的手指部分从内衬里拉出来，以保持这一部分的干燥性，并防止加热后的低温热塑材料与之粘连。待冷却后，快速、无痛地将检查手套的手指部分和矫形器取下。贝壳式手指矫形器在固定 DIP 关节的同时允许 PIP 关节运动。使用可调节的束带，以方便他的母亲自行完成调整而不用因为肿胀变化或需要调整弹力大小而再次接受治疗。使用 8 字缠绕法将胶带从手指向手腕缠绕，来确保 MM 不会挣脱矫形器，并用橡胶套包裹，以防矫形器在洗澡时被打湿。

术后 2 周，随着水肿的消退，需要对矫形器进行调整。建议其全天佩戴矫形器，仅在洗澡和更换绷带时摘下。戴上矫形器后，MM 抵触伤手的使用，且不能在游戏中自然地使用双手。治疗师可以用他最喜欢的玩具、软的治疗泥和黏胶鼓励他更好地使用伤手比传统的 AROM 训练更加有效。

在第 4 周时，尽管 MM 仍不允许治疗师触碰他的手指，但甲粗隆骨折的临床愈合时间表提示他已经可以摘除矫形器并开始安全地玩耍了。由于 MM 拒绝使用伤手并且不喜欢被触碰伤指，因此给他提供的感觉脱敏技术包括：轻拍 / 触摸不同质地的物品、用润滑剂按摩他的指尖等。在唱歌时伴随一些手指动作能够鼓励他主动使用伤手。在接受儿童保育、进行剧烈游戏时，需佩戴矫形器以获得舒适性和保护。

到第 6 周时，MM 的指尖不再感觉过敏并开始使用患手，因此无须再佩戴矫形器。指尖上的胶带有助于防止他不规则的指甲在游戏中被勾住。此时，需要鼓励 MM 在抓握动作时使用中指。手康复训练包括用于治疗 DIP 关节僵硬的 PROM、在功能性使用中主动屈曲患指指尖的感觉脱敏等。为了改善 DIP 关节僵硬，治疗师在装满温水的水盆中和 MM 玩一些游戏，例如，戳破肥皂泡和挤压柔软的海绵玩具等。训练时在他最喜欢的黏胶中埋一些其他材质的物体，可以同时进行脱敏、主动抓握和捏的练习。

在出院时，MM 可以在大部分的游戏活动中使用患手，包括握持蜡笔和餐具、以及握住秋千的绳索。无指甲畸形，并具有全关节活动范围。

致谢

许多临床工作者帮助我们提升了对于手部骨折的认识和治疗水平。我们推荐读者进一步学习本章节引用的原始参考文献。

（钱李果　译，危昔钧　丘开亿　李奎成　审）

参考文献

1. Feehan LM: Extra-articular hand fractures part II: therapist's management. In Skirven TM, Osterman AL, Fedorczyk JM, et al.: Rehabilitation of the hand and upper extremity, ed 6, Philadelphia, 2011, Elsevier Mosby, pp 386‑401.

2. Jones WW: Biomechanics of small bone fixation, Clini Orthop 214:11‑18, 1987.

3. Valentin P: The interossei and lumbricals. In Tubiana R: The hand volume 1. Philadelphia PA, 1981, WB Saunders Co., pp 244‑246.

4. Fahrer M: The thenar eminence: an introduction. In Tubiana R: The hand volume 1. Philadelphia PA, 1981, WB Saunders Co., pp 255‑256.

5. Meals C, Meals R: Hand fractures: a review of current treatment strategies, J Hand Surg [Am] 38A:1021‑1031, 2013.

6. Kollitz KM, et al.: Metacarpal fractures: treatment and complications, Hand 9:16‑23, 2014.

7. Meinberg E, Agel J, Roberts C, et al.: Fracture and dislocation classification compendium‑2018, J Orthop Trauma 32(1) Supplement, 2018.

8. Cepela DJ, Tartaglione JP, Dooley TP, Patel PN: Classifications in brief: salter-harris classification of pediatric physeal fractures, Clin Orthop 474:2531‑2537, 2016.

9. Hardy M, Wegener EE: Hand fracture management, J Hand Ther 16(2):79‑80, 2003.

10. Soong M, Got C, Katarincic J: Ring and little finger metacarpal fractures: mechanisms, locations, and radiographic parameters, J Hand Surg [Am] 35(8):1256‑1259, 2010.

11. McNemar TB, Howell JW, Chang E: Management of

metacarpal fractures, J Hand Ther 16(2):143－151, 2003.

12. Weinstein LP, Hanel DP: Metacarpal fractures, J Am Soc Surg Hand 2(4):168－180, 2002.

13. Lehman T, Hildenbrand J: Fractures and ligament injuries of the thumb and metacarpals. In Trumble TE, Rayan GM, Budoff JE, et al.: Principles of hand surgery and therapy, ed 2, Philadelphia, 2010, Saunders Elsevier, pp 35－59.

14. Cannon NM: Rehabilitation approaches for distal and middle phalanx fractures of the hand, J Hand Ther 16:105－116, 2003.

15. Kalfas IH: Principles of bone healing, Neurosurg Focus 10(4):1－4, 2001.

16. Feehan L: Personnal communication with J Howell, May 2018.

17. Moberg E: The Use of traction treatment for fractures of the phalanges and metacarpals, Acta Chir Scand 99:341－352, 1950.

18. Feehan LM: Early controlled mobilization of potentially unstable extraarticular hand fractures, J Hand Ther 16(2):161－170, 2003.

19. Peacock EE, Van Winkle W: Surgery and biology of wound repair, Philadelphia, 1970, W. B. Saunders Company, pp 332.

20. Westbrook AP, et al.: The clinical significance of malunion of fractures of the neck and shaft of the little finger metacarpal, J Hand Surg 33E(6):732－739, 2008.

21. Giddins G: The non-operative management of hand fractures: a review, J Trauma and Orthop 4(4):48－51, 2016.

22. Strickland J, et al.: Phalangeal fractures: factors influencing digital performance, Orthop Rev 39－50, 1982.

23. Freeland AE, Hardy MA, Singletary S: Rehabilitation for proximal phalangeal fractures, J Hand Ther 16(2):129－142, 2003.

24. Shuler MS, Slade JF: Fractures of the phalanx. In Trumble TE, Rayan GM, Budoff JE, et al.: Principles of hand surgery and therapy, ed 2, Philadelphia, 2010, Saunders Elsevier, pp 60－80.

25. Goldman SB, Amaker RJ, Espinosa RA: James traction splinting for PIP fractures, J Hand Ther 21(2):209－215, 2008.

26. Packham TL, et al.: A scoping review of applications and outcomes of traction orthoses and constructs for the management of intra-articular fractures and fracture dislocations in the hand, J Hand Ther 29(3):246－268, 2016.

27. Novak CB, Williams MM, Conaty K: Evaluation of the patient-specific functional scale, Hand 10:85－87, 2015.

第 24 章

Kathryn S. McQueen
Tim Pemberton

肘、腕和手部肌腱病

引言

肌腱炎康复对象所遭受的疼痛会极大地限制他们的日常生活活动，就连拿起咖啡杯这样简单的任务对他们来说也可能非常痛苦，搅拌食物、收拾杂物或者使用键盘这些活动都可能会引起疼痛，还会中断康复对象原来的日常锻炼。康复对象可能不会主动求医，而是希望症状会自行缓解。不幸的是，那些没有得到及时干预的康复对象的症状可能会演变成慢性，这将增加治疗的难度。肌腱炎引起的相关症状包括受累部位的主动活动、抗阻运动和牵伸过程中出现疼痛。

解剖学

肌腱是一种具有独特力学性能的黏弹性结构，它允许肌肉传递力以使关节产生运动。肌腱由胶原蛋白、腱细胞和基质组成的结缔组织构成，其血管化较差[1]。影响肌腱生物力学特性的最主要的因素包括衰老、妊娠和活动（或制动）。20 岁之前，肌腱中胶原交联的数量不断增加，且质量提高，使其抗拉强度得到增强。然而，随着年龄的增长，肌腱的抗拉强度也会逐渐降低[2]。

病理学概述

肌腱炎曾经被认为是一种炎症性疾病，其干预手段主要集中于缓解炎症[3]。然而，根据组织学研究显示，肌腱炎康复对象其实很少出现炎症，其症状更有可能是由衰老和过度使用而导致的肌腱退行性改变所致[3, 4]。因其并非炎症病变，有关肌腱疾病的命名，如上髁炎，实则是用词不当。因此，肌腱炎的干预措施应该侧重将肌腱炎视为肌腱变性（tendinosis）（胶原蛋白分解），而不是肌腱炎症（tendinitis）（以红、肿、热、痛为特征的炎症反应过程），随着时间的推移，传统的炎症治疗方法可能被证明无效[3-5]。

◎ 临床精要

为了达到最好的治疗效果，最关键的是帮助康复对象识别导致肌腱病的活动，并尽可能为他们提供符合人体工学的改变或活动的调整。

◎ 临床精要

肌腱会根据所施加的机械应力进行重塑。当所受应力增加时（如运动），它会变得更为强健，当应力减少或消除时（如固定或佩戴矫形器时），肌腱也会变弱。因此，参与有规律的日常生活活动以及针对特定症状的肌腱运动对损伤后肌腱的重塑尤为重要。然而，对于患有肌腱疾病的康复对象来说，一开始就要减少可能加重相关症状的活动，以促使肌腱愈合。

◎ 临床精要

需要注意的是，首先要确保康复对象没有出现腕管综合征（有关腕管综合征的详细评估，见表 24.1）。如果怀疑康复对象存在腕管综合征，则不应使用反作用力带（counterforce strap），且应在治疗方案中加入桡神经滑动训练。

肱骨外上髁炎

肱骨外上髁炎（lateral epicondylosis）是上肢最常见的肌腱疾病之一，也被称为网球肘、肱骨外上髁病、肱骨外上髁痛和前臂伸肌腱炎[6, 7]。目前，这种疾病累及 1%~3% 的普通人群，男女受累比例相当，最常发生于 40~60 岁的群体[8-10]。肱骨外上髁炎的特点是由于随着结构老化和退化所导致的使用过度和用力过度的损伤。桡侧腕短伸肌（ECRB）是最常受累的伸肌腱[11-13]。出现这种情况最常见的例子是，一名 50 岁的女性在进行园艺工作一整天后突然出现了肘关节外侧的疼痛。

诊断

康复对象通常表现为肘关节外侧疼痛和握力下降。这些症状会影响他们的运动、工作相关任务和基本日常生活活动（ADLs）的能力[14, 15]。

除了肱骨外上髁触诊压痛之外，还有 3 种主要的辅助检查可以协助诊断肱骨外上髁炎：Cozen 试验、Mills 试验和 Maudsley 试验。如果上述 3 项检查均可引发疼痛，则均表现为阳性。Cozen 试验需要将康复对象的前臂置于旋前位，肘关节完全伸展，在腕关节施加阻力以限制其伸展[16]。Mills 试验需将康复对象的前臂置于旋前位，患侧腕关节屈曲，肘关节逐渐伸展[17]。Maudsley 试验和 Cozen 试验较为相似，只是其施加阻力的位置位于第三根手指而不是手腕。用力抓握时，ECRB 必须用力收缩以抵消手腕和手指屈肌的力量，这会导致肱骨外上髁疼痛[18]。由于 ECRB 在抓握力学中的必要性，还有一个可以用于肱骨外上髁炎诊断的潜在测试便是握力测试。如果在肘关节屈曲 90° 时握力更强，而肘关节完全伸展时握力较弱，则握力测试为阳性。然而，正常肘关节则会出现相反的情况，即握力会随着肘关节的完全伸展而增加[19]。

非手术治疗

肱骨外上髁炎的保守治疗主要包括休息、冰敷、活动调整、矫形器佩戴、皮质类固醇注射和力量训练。虽然目前还没有强有力的证据证明哪一种治疗方法最佳，但是许多治疗师在治疗肌腱炎时通常会将治疗分为两个阶段进行[20]。第一阶段的治疗重点在于缓解疼痛和维持由于瘢痕而缩短的肌腱长度，这是肌腱炎的一个特征。第二阶段的治疗将开始进行温和的渐进性力量训练。虽然各种类型的力量训练（如离心训练、离心 - 向心训练、等长收缩训练）均有相关文献支持，但是目前在治疗师中普遍达成的共识为离心力量训练是肱骨外上髁炎最主要的治疗方法[6, 20, 21]。此外，治疗师需要向康复对象进行宣教，告知疼痛完全消失可能需要几个月的时间[6, 20, 21]。常规的肱骨外上髁炎的两个阶段的治疗方案可参考下文。

第一阶段：缓解疼痛和延长肌腱[23]
宣教

宣教的内容应包括肌腱变性的病理解剖学知识、对活动的调整以避免引起疼痛的活动以及避免上举物品时前臂旋前动作发生的人体力学训练。宣教中还有一个非常重要的内容是告知康复对象如果其不能或不愿意对引发疼痛的活动进行调整，那么疗效将会受到影响。

矫形器

可以为康复对象提供腕部背伸（cock-up）矫形器（图 24.1）和反作用力带，并提供佩戴和管理的帮助。腕部 cock-up 矫形器佩戴于手腕的掌侧部分，用以减轻 ECRB 的负担，从而缓解疼痛。反作用力带佩戴于前臂伸肌肌腹的近端，用以减少肌腱走行处的张力。虽然这两种方法通常都被认为是合适的选择，然而事实证明，腕部 cock-up 矫形器在长时间缓解疼痛方面比反作用力带更有效[22, 24]。反作用力带在佩戴时应被拉至舒适的位置，不应过紧。若反作用力带过紧会刺激桡神经。

疼痛管理

治疗师可指导康复对象对受累肌腱进行冰敷以缓解疼痛。此时应注意避免将冰块直接放置于桡神经和尺神经上。

恢复肌腱长度

由于肌腱的退化、瘢痕的形成导致肌腱长度缩短，为了恢复肌腱的正常动力学功能，肌腱的结构需要被延长。在治疗开始前，治疗师应指导康复对象对前臂伸肌群进行牵伸。之后，治疗师应指导康复对象使用未受累的一侧手帮助患侧在肘关节完全伸展的状态下进行腕关节的被动屈伸和尺偏（图24.2）。牵伸训练应在无痛范围内维持20~30秒[20]，然而对于牵伸的有效范围一直存在争议，没有统一的说法[5, 6, 20]。不管怎样，康复对象在无痛范围内进行牵伸的频率越高，其肌腱长度恢复和疼痛缓解的时间就越早。在常规家庭训练计划中应包含每2~3小时进行一次牵伸训练，每组训练重复3~5次，每次维持20~30秒。

第二阶段：力量训练

目前还没有强有力的证据证明力量训练的必要性。然而，从临床循证的角度来看，力量训练可能是有益的。前臂伸肌的离心性力量训练使肌腱处于被拉长的位置，与此同时，这样的方式可以达到在不引起疼痛的情况下拉长肌腱的目的。向心性训练往往会伴随疼痛，并且违背避免让康复对象在手掌向下的情况下上举这一原则，因此应避免应用于力量训练的早期阶段。力量训练每天应进行1~2次，每次使用1磅（约0.45 kg）的<u>重量</u>负重重复10次。此后，慢慢重复至30次作为耐力训练。当康复对象自觉变轻松后，可以将负重调整至2磅（约0.9 kg）继续进行重复训练。治疗师需要注意在力量训练前后都要指导康复对象进行牵伸训练。

如果康复对象能够耐受，力量训练可以在第2次就诊后加入其家庭训练计划之中。当康复对象可以完成2磅的力量训练后，只要保持在无痛状态下，康复对象就应该恢复那些原本因疼痛而避免进行的活动。

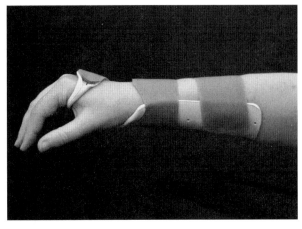

图24.1　用于肱骨外上髁或内上髁疾病cock-up矫形器的典型设计

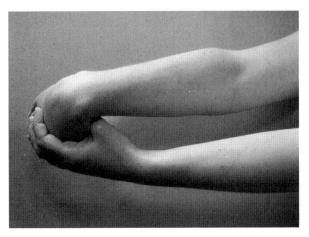

图24.2　肱骨外上髁炎完全牵伸体位。若在完全牵伸体位出现疼痛，康复对象可以通过逐渐练习达到此终末位置

皮质类固醇注射

如果康复对象仍然存在持续性疼痛，并且在已经遵循规定进行了家庭康复训练后仍无改善，那么康复对象的症状就需要借助注射皮质类固醇得到改善。皮质类固醇注射已被证实在短期内（1~4周）有良好的镇痛效果，然而长期效果却不尽如人意。因此，康复对象应首先尝试完成保守治疗计划[25]。若康复对象进行了皮质类固醇注射，应尽快恢复治疗，以确保肌腱长度的恢复。当康复对象疼痛减轻并且可耐受牵伸训练时，可以指导康复对象开始进行力量训练。

手术治疗

手术治疗适用于接受6~12个月保守治疗后仍然因使人疲惫的疼痛而功能减退的康复对象[23]。手术治疗的康复对象除增加瘢痕管理和水肿控制之外，其术后家庭训练计划与保守治疗大致相同。牵伸训练可以在术后 6 周左右开始进行[23, 26-28]。

牵伸训练是减轻疼痛的根本。在获得最大的活动范围之前，疼痛将持续存在。

对于在接受治疗前已经存在长期症状的康复对象来说，其完全康复的可能性较小[29]。这其中还包括了之前确诊过肱骨外上髁炎以及曾接受过可的松注射的康复对象。

肱骨内上髁炎

肱骨内上髁炎（medial epicondylosis）又被称为高尔夫球肘，其特征是疼痛、肿胀和肘部内侧触诊疼痛[26, 27]。肱骨内上髁炎常发生在抓握高尔夫球杆或举重等活动中，这些活动都会导致肱骨内上髁上的屈肌总腱起点受损[26-28]。其病变最常见于旋前圆肌和桡侧腕屈肌腱，除此以外，掌长肌、指浅屈肌和尺侧腕屈肌也可能受到影响[26, 28, 30]。内上髁炎远不如肱骨外上髁炎常见，在肱骨上髁疾病中仅占 20% 左右[26, 27]。与肱骨外上髁炎一样，40~60 岁的人群最有可能受到该疾病的影响，其男女发病率分布较为平均[27]。

诊断

肱骨内上髁炎康复对象在发病时通常会出现以肱骨内上髁为中心的隐匿性疼痛，这种疼痛在完成前臂抗阻旋前和腕关节屈曲的情况下加剧[26, 27, 30]。虽然关节活动范围不经常受到影响，但康复对象经常主诉在从事预期或必要的活动时，由于疼痛加重，功能任务表现严重下降[26, 27]。

非手术治疗

非手术治疗肱骨内上髁炎通常是有效的，被认为是最为主要的治疗手段[26-28]。常用的治疗技术包括休息、冰敷、活动调整、佩戴矫形器（见图 24.1）、皮质类固醇注射和肌力训练。典型的肱骨内上髁炎保守治疗方案与之前提到的肱骨外上髁炎的治疗方案内容相似，但是肱骨内上髁炎的牵伸训练和肌力训练的重点在于腕屈肌。在进行牵伸训练时，康复对象的患侧上肢应处于肘关节伸展、前臂旋后的状态，此时腕关节被动牵伸至伸展位以拉长屈肌和旋前肌群的肌腱（图 24.3）。

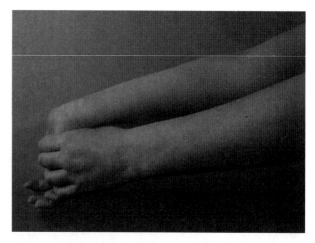

图 24.3　肱骨内上髁炎完全牵伸体位。若在完全牵伸体位出现疼痛，康复对象可通过逐渐练习达到终末位置

手术治疗

如果康复对象进行了肌腱清创手术，那么牵伸和肌力训练应在术后 6 周再开始，除了遵循保守治疗的方案还需要进行瘢痕治疗和水肿管理。

在开始治疗肱骨内上髁炎之前，首先应排除康复对象是否有尺神经炎和尺侧副韧带不稳定的情况[26-28]。

虽然反作用力带可以帮助确诊肱骨内上髁炎的康复对象恢复所期望的活动，但是使用反作用力带已被发现会产生骨间前神经卡压和骨间后神经卡压。应指导康复对象报告使用过程中是否出现刺痛和灼痛情况，如有新的疼痛出现，则应立即停止反作用力带的使用[26, 28]。当在肘部内侧进行冰敷时，应避免直接将冰敷于尺神经上，以防止出现神经刺激症状。

De Quervain 腱鞘炎

De Quervain 腱鞘炎（De Quervain's tenosynovitis）也被称为狭窄性腱鞘炎。在病理学上，它由于过度使用而造成，所涉及的拇长展肌（APL）和拇短伸肌（EPB）肌腱在通过腕关节桡侧第一背侧隔室时的滑动受损[4, 31, 32]。APL 和 EPB 肌腱的平滑运动减弱是由于第一背侧隔室上方的伸肌支持带增厚所致[4]。可能会导致伸肌支持带增厚的动作包括用力或重复抓握，并伴随腕关节尺偏、重复性拇指外展和（或）

表 24.1　上肢肌腱疾病（Tendinopathies）概况

诊断	受影响最多的结构	激发试验	鉴别诊断	矫形器思路
肱骨外上髁炎	ECRB、EDC	• Cozen 试验 • Mills 试验 • Maudsley 试验 • 肱骨外上髁触诊 • 伸腕抗阻 • 伸肘抓握	• 颈部神经根病变 • 近端神经血管压迫 • 腕管综合征	• 保持腕关节伸展 35° 固定的掌侧腕部 cock-up 矫形器 • 伸肌垫配合反作用力支架 • 柔软的四指牵引带
腕管综合征	桡神经浅支	• 中指试验 • 桡神经浅支叩诊（从远端至近端）	• 肱骨外上髁炎	• 无反作用力支架
肱骨内上髁炎	旋前圆肌，FCR，PL	• 肱骨内上髁触诊 • 在前臂旋后，腕关节伸展下进行肘关节抗阻伸展 • 重复前臂旋前用力 • 腕关节抗阻屈曲 • 被动的复合伸展（肘、腕、手指）	• 颈部神经根病变 • 近端神经血管压迫 • 尺端神经病变 • 肘部尺侧副韧带病变	• 保持腕关节固定于中立位的掌侧腕部 cock-up 矫形器 • 屈肌垫配合反作用力支架 • 柔软的四指牵引带
De Quervain 腱鞘炎（桡骨茎突狭窄性腱鞘炎）	第一骨间背侧肌的 APL 和 EPB	• 握拳尺偏试验（Finkelstein test） • 拇指抗阻伸展或外展 • 第一骨间背侧肌疼痛和增厚	• 拇指 MCP 和腕关节炎 • 舟骨骨折 • 交叉综合征 • 桡神经炎	• 固定前臂的拇指人字形矫形器，IP 不固定
第 2~5 指狭窄性腱鞘炎	A1 滑车处的指屈肌腱	• A1 滑车处压痛 • 可能存在可触及的结节 • 主动屈曲指时出现捻发音	• 屈肌腱肿瘤、神经节、脂肪瘤	• MCP 处于中立位的手矫形器 • PIP 处于中立位的手指掌侧沟状矫形器。MCP 和 DIP 不固定
交叉综合征	APL 和 EPB 的肌腹，在腕关节近端约 4 cm 处，与 ECRB 和 ECRL 相交	• 主动复合屈指时出现突然卡住 • 肌腹局部肿胀 • 腕关节抗阻伸展时出现疼痛 • 与 De Quervain 腱鞘炎的试验相同	• De Quervain 腱鞘炎	• 与 De Quervain 腱鞘炎相同
EPL 肌腱炎	李斯特（Lister）结节的 EPL	• Lister 结节处疼痛 • 拇指抗阻复合伸展 • 拇指被动复合屈曲	• De Quervain 腱鞘炎 • 交叉综合征	• 固定前臂的拇指人字形矫形器，包括拇指复合伸展，MCP 也固定于其中

续表

诊断	受影响最多的结构	激发试验	鉴别诊断	矫形器思路
ECU 肌腱炎	ECU	• 前臂旋后伴腕关节尺偏 • 腕关节尺侧疼痛	• DRUJ 不稳定 • TFCC 撕裂 • 尺骨邻接	• 前臂尺侧沟状矫形器 • 为保证舒适，尺骨头根据需要使用垫料进行保护
FCR 肌腱炎	FCR	• 腕关节抗阻屈曲和桡偏 • 被动伸腕出现疼痛 • 近端腕横纹和舟骨状骨结节处疼痛	• 神经节囊肿 • 拇指 CMC 关节炎 • 舟骨骨折 • De Quervain 腱鞘炎	• 掌侧腕部 cock-up 矫形器，腕关节处于中立位或处于较为舒适的位置
FCU 肌腱炎	FCU	• 豌豆骨触诊疼痛 • 腕关节抗阻屈曲和尺偏 • 腕关节被动伸展和桡偏	• 豌豆骨骨折 • 豆三角关节炎	• 前臂尺侧沟状矫形器

注：APL（Abductor pollicis longu），拇长展肌；CMC（carpometacarpal），腕掌关节；DIP（distal interphalangeal），远端指骨间关节；DRUJ（distal radioulnar joint），远端尺桡关节；ECRB（extensor carpi radialis brevis），桡侧腕短伸肌；ECRL（extensor carpi radialis longus），桡侧腕长伸肌；ECU（extensor carpi ulnaris），尺侧腕伸肌；EDC（extensor digitorum communis），指总伸肌；EPB（extensor pollicis brevis），拇短伸肌；EPL（extensor pollicis longus），拇长伸肌；FCR（flexor carpi radialis），桡侧腕屈肌；FCU（flexor carpi ulnaris），尺侧腕屈肌；IP（interphalangeal），指骨间关节；MCP（metacarpophalangeal），掌指关节；PIP（proximal interphalangeal），近端指骨间关节；PL（palmaris longus），掌长肌；TFCC（triangular fibrocartilage complex），三角纤维软骨复合体。

引自 Lee MP, Biafora SJ, Zelouf DS. Management of hand and wrist tendinopathies. In: Skirven TM, Osterman AL, Fedorczyk JM. eds. Rehabilitation of the Hand and Upper Extremity. 6th ed. Philadelphia, PA: Mosby; 2011; Evans RB, Hunter JM, Burkhalter WE. Conservative management of the trigger finger: a new approach. J Hand Ther. 1988;1:59–68; Trumble TE. Tendinitis and epicondylitis. In: Trumble TE. ed. Principles of Hand Surgery. Philadelphia, PA: WB Saunders; 2000; Lindner-Ions S, Ingell K. An alternative splint design for trigger finger. J Hand Ther. 1998;11:206–208; and Verdon ME. Overuse syndromes of the hand and wrist. Prim Care. 1996;23:305–319.

重复性拇指掌指关节屈曲[31-33]。De Quervain 腱鞘炎最常见于 35~55 岁女性，通常发生于利手[4, 31]。

诊断

被诊断为 De Quervain 腱鞘炎的康复对象通常会出现桡骨茎突隐匿性疼痛，可向远端拇指或近端肩部放射[3, 31, 32]。为确定康复对象是否存在 De Quervain 腱鞘炎，可进行的激发性试验包括第一背侧隔室触诊、Finkelstein 试验、APL 抗阻试验[4, 32-34]。在进行 Finkelstein 试验时，治疗师需要指导康复对象将拇指收于手掌内，然后腕关节尺偏[4, 34]，如果症状再次出现，则试验结果呈阳性。

非手术治疗

矫形器

在 De Quervain 腱鞘炎的治疗中，使用矫形器的首要目标是减少 APL 和 EPB 肌腱的重复负荷。在矫形器的选择上，可以选用基于前臂的拇指矫形器（图 24.4）。该矫形器将手腕置于中立位，拇指对掌，通过防止拇指掌指关节屈曲和腕关节尺偏来协助进行疼痛管理[4]。拇指指骨间关节可不固定，因为拇长伸肌腱位于第三背侧隔室，对于 De Quervain 腱鞘炎的康复对象来说通常不会被累及[4, 33]。矫形器应在白天尽可能多的佩戴并在夜间也坚持佩戴，持续 4~6 周。在急性期治疗阶段，冰敷并停止所有会加重疼痛的活动。同时应与佩戴矫形器相结合，以控制症状[4, 33]。尽管物理因子疗法常用于 De Quervain 腱鞘炎的非手术治疗，但现有文献并没有就其有效性达成一致性意见[1]。

> ◎ 临床精要
>
> 为避免佩戴拇指矫形器时刺激桡神经浅支，在制作矫形器的过程中应注意在桡骨茎突周围留有适当空隙。

活动调整

康复对象应避免所有加剧疼痛的动作和活动。活动调整应侧重于避免 APL 和 EPB 肌腱的重复和持续负荷[35]。分解任务、改变活动节奏以及使用未受累肢体完成有困难的 ADL 等都是缓解疼痛的有效策略[35]。

渐进性牵伸训练和肌力训练

一旦疼痛和肿胀通过佩戴矫形器和活动调整

的方式得到了解决，那么就应引入主动和被动的 ROM 训练和牵伸训练，以促进 APL 和 EPB 肌腱在第一背侧隔室的滑动[33]。如果牵伸训练和 ROM 训练不会使症状加重，那么在康复对象的治疗中可以提前引入渐进性肌力训练，训练可从等长肌力训练开始，逐渐过渡到轻量级负重训练（1~2 磅）（0.45~0.9kg），直到最后可以进行完全负重训练[33]。

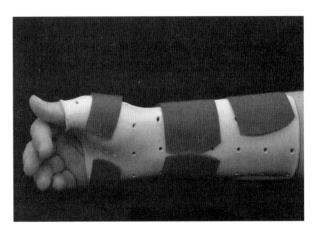

图 24.4　可用于 De Quervain 腱鞘炎的前臂掌侧拇指矫形器

注射皮质类固醇

医生将皮质类固醇注射到康复对象第一背侧隔室被认为是治疗 De Quervain 腱鞘炎最常见和最有效的方法之一。许多康复对象报告在经过一次注射后其症状便得到缓解[4]。文献中支持使用拇指矫形器结合皮质类固醇注射以获得最佳效果。但是当这两种技术单独运用时，并未发现康复对象有显著的改善[36]。症状缓解的时间一般为 1~4 周。

手术治疗

如果在 2 次皮质类固醇注射结合 6 个月的保守治疗后症状仍不能缓解，则可建议康复对象进行手术治疗[4]。手术效果通常较好，高达 91% 的康复对象在术后症状得到完全缓解[4]。术后治疗可在手术后 10~14 天开始。水肿和瘢痕处理也应纳入康复对象的家庭康复治疗计划之中[32, 33]。在术后 2 周可进行主动或辅助主动 ROM 训练，术后 4 周左右可以进行渐进性肌力训练[32]。手术恢复时间一般为 6~8 周。

◎ 临床精要

妊娠晚期的孕妇与孩子年龄较小的母亲患 De Quervain 腱鞘炎的风险更高[4]。为了避免干扰喂养婴儿，基于前臂桡侧的拇指矫形器可能是妈妈们的最佳选择。

扳机指

扳机指（trigger finger）也可称为手指狭窄性腱鞘炎或屈肌腱鞘炎，是指在手指运动过程中屈肌腱出现弹响、爆裂声或卡滞感[37]。"扳机"是由"屈肌腱鞘的体积与其内容物之间的不匹配"引起的，这妨碍了手指屈伸动作的平稳运动[38]。A1 滑车是最容易受影响的部位。50~60 岁的女性是最易受扳机指累及的人群，另外糖尿病患者出现扳机指的风险更高[39]。

诊断

在检查时，康复对象的主诉是在 A1 滑车处触诊出现压痛。手指屈曲时出现僵硬（早晨尤甚）以及手部紧握时出现疼痛都是扳机指可能会出现的症状。此外，还需要评估近端指骨间关节是否有屈曲挛缩，是否出现无法握拳的情况，以及远端掌纹处是否出现肿胀。扳机指的症状影响 1 个以上手指的情况并不少见，首先是拇指、中指和环指最常受累，其次是示指和小指[37, 38, 40]。婴儿也可能会出现扳机指（通常是拇指），如果在 10~12 月龄时仍然无法解决，则通常需要通过手术来干预。

◎ 临床精要

为了评估近端指骨间（PIP）关节挛缩，当对 PIP 关节伸展延迟进行测试时，通过将腕关节置于屈曲位以区分是外在肌紧张还是关节挛缩。

非手术治疗

矫形器

使用矫形器的目的是为了减少肌腱的滑动，从而减少对于 A1 滑车的摩擦力，最终减轻炎症[41]。目前的几项研究探讨了不同的矫形器的效果。0°~15° 的掌指（MCP）关节矫形器（图 24.5A）的有效率在 70%~93%[37, 40-42]。DIP 关节伸展矫形器（图 24.5B）的有效率为 47%~83%[43, 44]。一项研究表明，在佩戴了 PIP 关节伸展矫形器 6~10 周后，1 年后的随访有效率达 87%（图 24.5B）。综上所述，从文献中来看，对于 0°~15° 的 MCP 关节矫形器可以减少扳机指症状有更充足的文献支持[37, 40-44]。然而，DIP 关节和 PIP 关节矫形器也可以起到缓解症状的作用。治疗师和康复对象都应该意识到佩戴 6~10 周矫形器是成功缓解扳机指症状的必要条件。与注射皮质类固醇相比，如果扳机指症状出现不到 6 个月，使用矫形器进行介入其效果可能更好[37]。

由于 ADL 任务需要使用手，这会使康复对象难以佩戴矫形器。康复对象可以根据任务的需求交替使用 MCP 关节矫形器和 DIP 关节伸展矫形器。在佩戴时需要进行检查以确保矫形器可以限制扳机指的触发。

活动调整

治疗师应指导康复对象避免进行导致疼痛或触发扳机指的活动。

家庭训练计划

常规的家庭训练计划应包括 DIP 关节和 PIP 关节的被动屈曲、复合全手指主动屈曲、全手指主动和被动伸展以及主动勾状握拳。康复对象应取下矫形器进行训练，每天 3 次，每次重复 5 遍[41]。重要的是，治疗师必须确保在练习过程不会导致断裂或有爆裂声。如果在训练过程中确实出现了这些症状，则需要对训练计划进行调整。治疗师可以指导康复对象将完全握拳改成半握拳状态进行训练，或者只进行被动屈曲和主动伸展。在症状允许的情况下，逐渐增加家庭训练计划的难度。

◎ 临床精要

经过几次的正规治疗后，扳机指症状应该会有所缓解。如果使用矫形器并结合保守治疗 6~8 周后症状仍然没有缓解，则治疗师需将康复对象转介给医生，考虑进行皮质类固醇注射或手术治疗。

注射皮质类固醇

皮质类固醇注射的区域包括皮下注射或鞘内注射至 A1 滑车区域[45]。康复对象可能会在注射后的几天内仍然主诉存在疼痛，然而大多数康复对象会在注射后 1 周内发现症状得到了缓解。有一部分康复对象可能需要长达 4 周的时间才能注意到症状的改善[46]。皮质类固醇注射被认为是一种相当有效的治疗方法，其有效率在 67%~94%[42]。

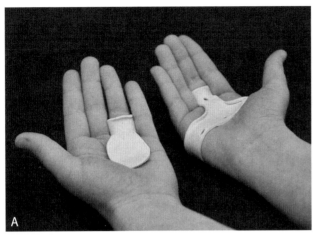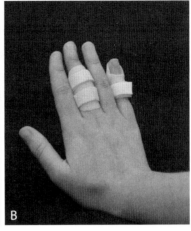

图 24.5　多种用于治疗扳机指的矫形器设计。(A) 阻止 MCP 关节屈曲。(B) 佩戴于中指的矫形器以防止 PIP 关节屈曲，小指上的 stax 矫形器可防止 DIP 关节屈曲

手术治疗

在过去的 100 年中，A1 滑车的开放松解术一直是首选的外科手术[38]。然而，经皮松解术越来越受欢迎，因为它可以在诊疗室通过局部麻醉进行操作。通常情况下，术后需要使用支持性敷料，康复对象术后 1~4 周即可恢复正常活动。大多数康复对象在 A1 滑车松解术后不需要接受治疗。如果需要治疗介入的话，通常是由于 PIP 关节屈曲挛缩、瘢痕压痛或广泛性手部活动受限引起的活动减少。治疗将效仿保守治疗的家庭训练计划，并增加瘢痕处理内容。

案例分析

案例分析 24.1

Jane 是一名 56 岁的女性，她在就诊手外科门诊后来到诊所。医生的转诊单显示"需要 OT/PT 对她的右侧肱骨外上髁进行评估与治疗"。在主观访谈过程中，她表示疼痛发生在肘部，大约在 4 周前耙树叶后开始。她自称是一名退休教师，目前喜欢锻炼和照顾 1 岁的孙子。在评估的过程中，发现其手肘外侧和前臂肌腹部触诊有压痛。在激发试验中 Cozen 试验、Mills 试验、握力测试均呈阳性。她的右侧腕关节复合屈曲为 35°，非复合腕关节屈曲为 55°，这说明她的前臂伸肌处于紧张状态。她主诉休息时疼痛为 2/10 分（VAS），活动时疼痛为 7/10 分。评估结果提示为肱骨外上髁炎。在第一阶段的治疗中，

可以指导她避免进行手掌朝下的活动，尤其是在提起包或购物袋等物品时。需要建议她在接下来几周内不要进行任何会增加疼痛的上肢运动。此外，还需要指导她在夜间佩戴定制的腕关节 cock-up 矫形器，并根据需要在白天佩戴以进行疼痛管理。最后，需要向她演示家庭训练计划，该计划应包括在无痛范围内的牵伸，以缓解前臂伸肌的紧张状态。还需要向她强调完成牵伸训练的重要性，要求她每 2~3 小时进行 1 组，每组重复 3~5 次，每次维持 30 秒。

Jane 认真完成了之前的家庭训练，于 2 周后复诊。这次她报告休息时疼痛为 0/10 分（VAS），在照顾孙子时疼痛感最为强烈。带领她回顾牵伸训练，并指导她在一天中持续进行牵伸。此外，她的疼痛正在改善，并能独立进行训练，因此可以停止佩戴腕关节 cock-up 矫形器。安排 Jane 在 4 周内进行第二次随访。

在第 6 周，她进行了复诊。她说目前不存在疼痛并且可以演示所有牵伸动作。根据她目前的进展，在她的治疗计划中增加了前臂伸肌和屈肌的离心肌力训练。指导她每天进行 1~2 次肌力训练，每次重复 10 遍，从负重 1 磅（约 0.45 kg）开始进行，如果没有出现疼痛的话，可以逐渐增加难度至负重 2 磅（约 0.9 kg），重复进行 30 遍。

在第 10 周，Jane 非常开心地回来复诊，她说她整个周末都在照顾孙子，抱他时没有再出现疼痛。重新评估的结果显示肘外侧和伸肌肌腹没有触痛感，并且 Cozen 试验和 Mills 试验结果也均为阴性。她的复合腕关节屈曲左右侧程度相当，在进行 2 磅（约

0.9 kg）的负重训练时，Jane 可以在姿势正确的情况下完成所有练习。Jane 说，她目前仍然大约每 3 小时完成 1 次牵伸训练。由于 Jane 恢复状况良好，可以与她讨论将家庭训练计划过渡至维持水平。治疗计划中包括每周 2~3 次的牵伸训练和肌力训练。如

果 Jane 的肘部再次出现疼痛，那么需要指导她继续进行牵伸训练和肌力训练直到疼痛消失。此后，她可以结束治疗。

（李文兮 译，邱雅贤 杨永红 李奎成 审）

参考文献

1. Fedorczyk JM: Tendinopathies of the elbow, wrist, and hand: histopathology and clinical considerations, J Hand Ther 25:191 – 201, 2012.
2. Nordin M, Frankel VH: Basic biomechanics of the musculoskeletal system, ed 3, Baltimore, 2001, Lippincott Williams & Wilkins.
3. Ashe MC, McCauley T, Khan KM: Tendinopathies in the upper extremity: a paradigm shift, J Hand Ther 17:329 – 334, 2004.
4. Ilyas AM, Ast M, Schaffer AA: Thoder J: de Quervain's Tenosynovitis of the Wrist, J Am Acad Orthop Surg 15(12):757 – 764, 2007.
5. Oken O, Kahraman Y, Ayhan F, et al.: The short-term efficacy of laser, brace and ultrasound treatment in lateral epicondylosis: a prospective, randomized, controlled trial, J Hand Ther 21:63 – 68, 2008.
6. Martinez-Silvestrini JA, Newcomer KL, Gay RE, et al.: Chronic lateral epicondylosis: comparative effectiveness of a home exercise program including stretching alone versus stretching supplemented with eccentric or concentric strengthening, J Hand Ther 18:411 – 420, 2005.
7. Bisset L, Smidt N, Van der Windt DA, Bouter LM, Jull G, Brooks P, et al.: Conservative treatments for tennis elbow do subgroups of patients respond differently? Rheumatology 46:1601 – 1605, 2007.
8. Allander E: Prevalence, incidence and remission rates of some common rheumatic disease and syndromes, Scand J Rheumatol 3:145 – 153, 1974.
9. Putnam MD, Cohen M: Painful conditions around the elbow, Orthop Clin North Am 30:109 – 118, 1999.
10. Thurston AJ: Conservative and surgical treatment of tennis elbow: a study outcome, Aust N Z J Surg 68:568 – 572, 1998.
11. Nirschl RP: Tennis elbow, Orthop Clin North Am 4:787 – 800, 1973.
12. Nirschl RP: Soft tissue injuries about the elbow, Clin Sports Med 5:637 – 640, 1986.
13. Kraushaar B, Nirschl R: Current concepts review – tendinosis of the elbow (tennis elbow). Clinical features and findings of histological immunohistochemical and electron microscopy studies, J Bone Joint Surg Am 81:259 – 285, 1999.
14. Bisset LM, Vicenzino B: Physiotherapy management of lateral epicondylalgia, J Physiother 61:174 – 181, 2015.
15. Coombes BK, Bisset L, Vicenzino B: Management of lateral elbow tendinopathy: one size does not fit all, J Orthop Sports Phys Ther 45:938 – 949, 2015.
16. Valdes K, LaStayo P: The value of provocative tests for the wrist and elbow: a literature review, J Hand Ther 26:32 – 43, 2013.
17. Mills GP: Treatment of tennis elbow. Br Med J 212, 1937.
18. Walz DM, Newman JS, Konin GP, Ross G: Epicondylosis: pathogenesis, imaging, and treatment, RadioGraphics 30:167 – 184, 2010.
19. Dorf ER, Chhabra AB, Golish SR, McGinty JL, Pannunzio ME: Effect of elbow position on grip strength in the evaluation of lateral epicondylitis, Hand Surg Am 32(6):882 – 886, 2007.
20. Stasinopoulos D, Stasinopoulos I: Comparison of effects of eccentric training, eccentric-concentric training, and eccentric-concentric training combined with isometric contraction in the treatment of lateral elbow tendinopathy, J Hand Ther xx,1 – 6, 2016.
21. Ramen J, MacDermid JC, Grewal R: Effectiveness of different methods of resistance exercises in lateral epicondylosis – a systematic review, J Hand Ther 25:5 – 25, 2012.
22. Wuori JL, Overend TJ, Kramer JF, et al.: Strength and pain measures associated with lateral epicondylosis bracing, Arch Phys Rehabil 79:832 – 837, 1998.
23. Fedorczyk JM: Elbow tendinopathies: clinical presentation and therapist's management of tennis elbow. In Skirven TM, Osterman AL, Fedorczyk JM, et al.: Rehabilitation of the hand and upper extremity, ed 6, Philadelphia, 2011, Mosby, pp 1098 – 1108.
24. Garg R, Adamson GJ, Dawson PA, et al.: A prospective randomized study comparing a forearm strap brace versus a wrist splint for the treatment of lateral epicondylosis, J

Shoulder Elbow Surg 19:508 - 512, 2010.

25. Smidt N, van der Windt DAWM, Assendelft WJJ: Corticosteroid injections, physiotherapy, or wait and see policy for lateral epicondylosis: a randomised controlled trial, Lancet 359:657 - 662, 2002.

26. Ciccotti MC, Schwartz MA, Ciccotti MG: Diagnosis and treatment of medial epicondylosis of the elbow, Clin Sport Med 23:693 - 705, 2004.

27. Amin NH, Kumar NS, Schickendantz MS: Medial epicondylosis: evaluation and management, J Am Acad Orthop Surg 23:348 - 355, 2015.

28. Van Hofwegen C, Baker III CL, Baker Jr CL: Epicondylosis in the Athlete's Elbow, Clin Sport Med 29:577 - 597, 2010.

29. MacDermid JC, Wojkowski S, Kargus C, et al.: Hand therapist management of the lateral epicondylosis: a survey of expert opinion and practice patterns, J Hand Ther 23:18 - 30, 2010.

30. Vinod AV, Ross M: An effective approach to diagnosis and surgical repair ofrefractory medial epicondylosis, J Shoulder Elbow Surg 24:1172 - 1177, 2015.

31. Moore JS: De Quervain's tenosynovitis: stenosing tenosynovitis of the first dorsal compartment, J Occup Environ Med 39(10):990 - 1002, 1997.

32. Goel R, Abzug JM: de Quervain's tenosynovitis: a review of the rehabilitative options, Hand 10:1 - 5, 2015.

33. Jaworski CA, Krause M, Brown J: Rehabilitation of the wrist and hand following sports injury, Clin Sport Med 29:61 - 80, 2010.

34. Rettig AC: Athletic injuries of the wrist and hand part ii: overuse injuries of the wrist and traumatic injuries to the hand, Am J Sports Med 32(1):262 - 273, 2004.

35. Papa JA: Conservative Management of De Quervain's Stenosing Tenosynovitis: a case report, J Can Chiropr Assoc 56(2):111 - 120, 2012.

36. Cavaleri R, et al.: Hand therapy versus corticosteroid injections in the treatment of de Quervain's disease: a systematic review and meta-analysis, J Hand Ther 29:3 - 11, 2016.

37. Colbourn J, Heath N, Manary S, et al.: Effectiveness of splinting for the treatment of trigger finger, J Hand Ther 21:336 - 343, 2008.

38. Ryzewicz M, Wolf JM: Trigger digits: principles, management, and complications, J Hand Surg 31A:135 - 146, 2006.

39. Makkouk AL, Oetgen ME, Swigart CR, et al.: Trigger finger: etiology, evaluation, and treatment, Curr Rev Musculoskelet Med 2:92 - 96, 2008.

40. Evans RB, Hunter JM, Burkhalter WE: conservative management of the trigger finger: a new approach, J Hand Ther 1(2):59 - 68, 1988.

41. Valdes K: A retrospective review to determine the long-term efficacy of orthotic devices for trigger finger, J Hand Ther 25:89 - 96, 2012.

42. Patel MR, Bassini L: Trigger fingers and thumb: when to splint, inject or operate, J Hand Surg 17A:110 - 113, 1992.

43. Rogers JA, McCarthy JA, Tiedman JJ: Functional distal interphalangeal joint splinting for trigger finger in laborers: a review and cadaver investigation, Orthopedics 21:305 - 310, 1998.

44. Tarbhai K, Hannah S, von Schroeder HP: Trigger finger treatment: a comparison of 2 splint designs, J Hand Surg 37A:243 - 249, 2012.

45. Taras JS, Raphael JS, Pan WT, et al.: Corticosteroid injections for trigger digits: is intrasheath injection necessary? J Hand Surg Am 23:717 - 722, 1998.

46. Peters-Veluthamaningal C, Winters JC, Groenier KH, et al.: Corticosteroid injections effective for trigger finger in adults in general practice: a double-blinded randomised placebo controlled trial, Ann Rheum Dis 67:1262 - 1266, 2008.

第 25 章

手指扭伤和畸形

Gary Solomon

手指损伤和畸形是康复对象接受手治疗的常见原因。许多康复对象期望手指损伤后能够自愈，而并没有意识到这类损伤可能造成永久性的畸形。康复对象可能因被诊断为手指（第 2~5 指）或者拇指"扭伤 / 拉伤"而就诊，但实际上可能存在没有被鉴别出来的严重损伤，比如侧副韧带损伤或掌板（volar plate, VP）损伤。当转诊医生并非手外科医生时特别容易发生这种情况。此时，手治疗师有机会鉴别康复对象的临床表现并给予相应的治疗。

手指损伤常常发生在体育活动中，进行排球、篮球、橄榄球运动时，运动员有很高的概率发生近端指骨间（proximal interphalangeal, PIP）关节的损伤。在这些运动相关性损伤中，背侧脱位比掌侧脱位更常见。篮球运动员经常发生钮孔畸形；而当球员的指尖撞击头盔或球时，可能会发生槌状指损伤。运动损伤治疗师经常见到此类扭伤或者手指损伤，处理这些损伤是他们日常工作的一部分。

许多手指损伤起初并没有得到治疗，而延误就医的康复对象可能会出现慢性疼痛、水肿和僵硬。一些长期的问题比如持续性的疼痛和水肿，其治疗极具挑战性。

槌状指、钮孔畸形和鹅颈畸形是具有明显特征的常见手指损伤，通过精准的处理是可以成功治愈的。造成这些畸形的创伤和病理机制各不相同，但无论病因如何，手治疗师掌握病理机制的详细知识和治疗指南有助于处理和指导治疗过程。

槌状指

在远端指骨间（distal interphalangeal, DIP）关节伴有下垂的手指称为槌状指（mallet finger）[2]（图 25.1），典型的症状是 DIP 关节可以被动伸展到中立位而康复对象无法主动伸展该关节，也称为 DIP 关节伸肌滞后（DIP extensor lag）。如果 DIP 关节无法被动伸直到中立位，则称为 DIP 屈曲挛缩（DIP flexion contracture）。损伤早期很少出现 DIP 关节屈曲挛缩；但是损伤如果没有得到及时治疗，则可能进展为 DIP 关节屈曲挛缩。

解剖学

手指的 DIP 关节是屈戌关节（ginglymus joint）（又称铰链关节），它是一种双髁关节（bicondylar）（其中一块骨的两个圆形表面与另一块骨上的浅凹对应形成关节），关节囊及韧带结构与 PIP 关节相似。屈肌和伸肌腱止点均附着于远节指骨最近端的边缘，这种抵止特征有助于维持关节的动态稳定[3]。

诊断与病理

槌状指损伤常常是由于屈曲力量击打指尖或者 DIP 关节在伸展位受到轴向负荷[4]导致伸肌腱止点撕脱。必须排除是否合并撕脱性骨折，因为撕脱伤（伸肌腱 I 区）是造成这种畸形的另一个原因，所以通常需要拍摄前 – 后（A–P）位以及标准侧位 X 线片加以鉴别。此外，应当仔细检查 PIP 关节以排除可能的合并伤[5]。

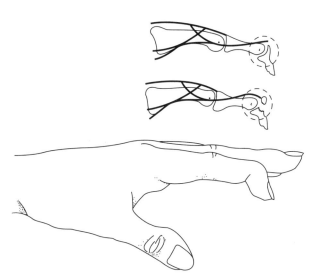

图 25.1　槌状指畸形，这种损伤可能伴有骨折（引自 American Society for Surgery of the Hand:The Hand:Examination and Diagnosis.2nd ed.Edinburgh,UK:Churchill Livingstone;1983.）

治疗与愈合时间轴

在完全伸展位通过矫形器固定 DIP 关节 6~8 周，可使损伤的伸肌腱止点愈合。注意：制动期间绝不允许关节有丝毫的屈曲。制动期过后，康复对象可以拆除矫形器，手治疗师评估 DIP 关节伸肌滞后的情况[6]。

非手术治疗

通过制作矫形器来维持 DIP 关节处于轻微过伸位。如果医生的处方要求过伸位固定，治疗师应确保戴上矫形器时不会导致皮肤发白。注意：当 DIP 关节过伸程度超过组织耐受度时会损害组织的血液循环和营养供给，从而影响愈合[7]。

多种 DIP 矫形器的设计方案都是可行的（图

25.2）。如果发现 PIP 关节存在过伸，可以考虑采用背侧矫形器，在允许完全屈曲的同时，矫形器的近端可以阻止 PIP 关节过伸。康复对象可能需要备用一个矫形器以便洗澡后使用，洗完澡后在确保 DIP 关节保持完全伸直的状态下取下被打湿的矫形器并用备用的干燥矫形器替换。通过这种方式，可以预防湿的矫形器导致皮肤浸渍；而如果没有备用矫形器的话，患指一直固定在同一个矫形器中就会发生浸渍。当担心康复对象对治疗计划的依从性时，也可采用石膏固定。当然，必须避免遇水，须指导康

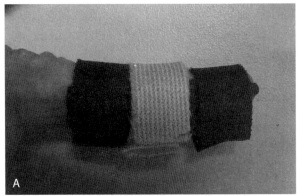

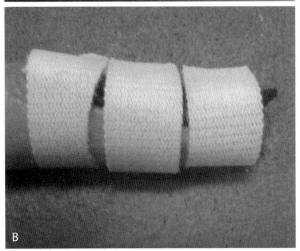

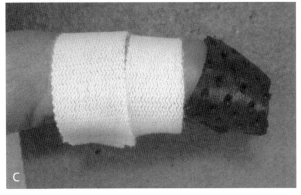

图 25.2　槌状指矫形器。（A）低温热塑材料定做的掌侧矫形器。（B）背侧矫形器。（C）掌 / 背侧结合矫形器（经许可引自 Gary Solomon,MS,OTR/L,CHT）

复对象在洗澡时用塑料袋包裹石膏。

建议使用有孔的矫形材料以保证包裹部位的透气性。在不影响 DIP 关节保持伸直位置的情况下，应当允许 PIP 关节能全范围屈曲。如果可以提供多个矫形器，应当考虑一个背侧矫形器和一个掌侧矫形器，以便康复对象可以交替穿戴而避免同一侧的皮肤受压，保护皮肤的完整。

如果开始的时候 DIP 关节不能被动伸展到中立位，可以对矫形器进行连续调整。如果有必要，可以使用小型静态渐进式 DIP 关节伸展矫形器[8]。DIP 关节背侧的水肿和压痛很常见，可能会影响 DIP 的完全伸展。根据需要治疗水肿，指导康复对象在矫形器制动 DIP 关节的同时进行 PIP 关节的全主动活动范围（active range of motion，AROM）训练。

持续使用矫形器 6~8 周后，如果没有发生 DIP 伸肌滞后，经医生同意后开始进行 DIP 关节轻微的主动活动、轻柔的半握拳运动以及 DIP 关节的限制性阻挡训练是安全的。对于 DIP 关节的阻挡，可以提供一个泡沫模板（Foam template），允许康复对象的 DIP 关节从 0°~25° 主动屈伸活动 1 周；接下来的 1 周将模板调整为允许 35° 屈曲。AROM 训练的重点在于伸展，如果没有出现伸肌滞后，那么允许轻柔的复合性 AROM 训练允许。

治疗早期，治疗师应指导康复对象避免用力或快速抓握以及用力屈曲 DIP 关节，训练时应强调伸展 DIP 关节。关注 DIP 是否出现伸肌滞后非常重要，如果发生伸肌滞后，那么矫形器的使用和训练进程必须进行调整。注意：不应使用被动运动来恢复 DIP 关节屈曲，除非是 AROM 训练时进展有限的极端僵硬病例。因为被动屈曲会大幅增加伸肌滞后的风险，特别是在早期康复过程中。

固定期刚结束时，必须在 AROM 训练间隙持续使用 DIP 关节伸展矫形器，然后在 2~3 周的时间内逐渐去除，夜间可持续使用矫形器 2~3 周。如果 DIP 关节伸肌滞后复发，白天应重新使用。表 25.1 概述了槌状指矫形器去除的经典进展。如果使用矫形器不能纠正 DIP 关节伸肌滞后，可能需要手术矫正畸形。

表 25.1 槌状指矫形器去除计划表（以固定期以后为例）

周	日间	夜间
1	去除 1 小时，2 次 / 天	持续佩戴
2	去除 2 小时，2 次 / 天	持续佩戴
3	日间佩戴 2 小时	持续佩戴
4	仅伸肌滞后时使用	持续佩戴
5	终止使用	终止使用

续表（表头顶部标注）

如果出现轻微的伸肌滞后，手治疗师应该密切监测继发鹅颈畸形的可能。如果发现 PIP 关节出现过伸，建议使用既允许完全屈曲又能阻挡 PIP 关节完全伸展的矫形器。

受伤后最好立即使用矫形器，但即使是作为一个延迟的方案也同样有效[9]。手术干预会产生各种并发症，因此非手术解决方案通常都非常值得尝试。

手术治疗

如果槌状指损伤伴有较大的骨折碎片（大于关节面的 30%）或康复对象明确表示不能依从矫形器佩戴治疗计划，则可能需要手术。治疗槌状指有多种手术方法[4, 10, 11]，可能的并发症包括感染和指甲畸形。

如果行经皮克氏针固定术后，康复对象可能会被送往手治疗诊所进行水肿控制、使用保护性矫形器以及指导康复对象进行针道管理。当骨折表现出足够的愈合后，可取出克氏针并开始 AROM 训练。拔针后继续使用 DIP 关节伸展位矫形器，然后逐渐去除。与非手术治疗一样，治疗师应关注 DIP 关节伸肌滞后的情况。

? 咨询医生的问题

- 有没有骨折（骨性槌状指）？
- 医生倾向于 DIP 关节处于中立位还是过伸位？
- 如果 DIP 关节以克氏针固定，需要保留多久？

( ) 对康复对象说的话

关于损伤

"受损的伸肌腱非常脆弱，为了保证愈合，需要 6~8 周不间断地对 DIP 关节进行固定。这意味着你必须一直佩戴矫形器或（被动地）保持你的指尖伸直，否则这种治疗将无效并可能需要进行手术。"重申这一观念，直到康复对象完全理解保持 DIP 关节伸直的重要性为止。

关于矫形器

"始终保持 DIP 关节的完全伸直是非常重要的，在取下矫形器进行手指清洁时也一样。在取下矫形器时保持 DIP 关节伸直的一个技巧是将手掌向下置于桌面，拆开魔术贴或其他固定物后将矫形器向前拉出来。另一个技巧是用拇指在患指指尖下方提供支撑，用另一只手向前取下矫形器。重新佩戴矫形器时，用另一只手保持 DIP 关节的伸直。"与康复对象一起制订每日取下矫形器 1~2 次的时间表，以便清洗矫形器并检查皮肤。确保康复对象知晓 DIP 关节伸直位的正确技巧。

重点强调皮肤护理的重要性："矫形器内部留滞的水分可能会导致皮肤问题，比如浸渍，这是必须避免的。"教会康复对象识别皮肤浸渍。

关于训练（持续佩戴矫形器 6~8 周后）

"一开始，每天取下矫形器 4 次，轻柔弯曲指尖到模板阻挡水平，然后完全伸直手指末端。在允许的范围内，这周我们将逐渐增加屈曲幅度；下周你就可以逐渐握实心拳了。"

"避免用力抓握及用力屈曲受伤的手指，以防对正在愈合的伸肌腱造成任何负荷。"

向康复对象介绍如何对未受累的手指进行 AROM 训练以及对伤指 PIP 关节进行屈曲："实现 PIP 关节的全 AROM 屈曲非常重要。当佩戴 DIP 关节矫形器时，如果 PIP 关节不进行轻柔的运动，伤指的 PIP 关节可能会出现僵硬。防止未受伤的手指僵硬也很重要。"演示并练习轻柔的 PIP 关节阻挡训练，佩戴 DIP 关节矫形器进行指浅屈肌的单独训练以及直拳训练（图 25.3）。

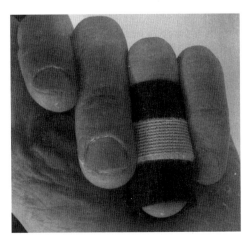

图 25.3　佩戴槌状指矫形器允许 PIP 关节完全屈曲进行直拳训练

- 康复对象手指的 DIP 关节背侧区域可能有压痛和水肿，接触这个区域时手法应轻柔。
- 评估康复对象手指的超常活动，观察其他手指是否出现 DIP 关节伸肌滞后或 PIP 关节过伸情况并进行相应治疗（参照鹅颈畸形的描述）。
- 当伤指用矫形器固定后，轻柔地检查其他手指的 DIP 关节单独屈曲功能。如果康复对象可以单独屈曲其他手指的 DIP 关节的同时不会导致伤指的屈肌腱止点紧张，则可以避免战车效应而导致粘连的发生（与伤指相邻手指的主动屈曲滞后）。

注意事项： 避免在手指水肿时进行体积测量，因为这样会使 DIP 关节最终失去支撑，这是治疗的禁忌证。

影响临床推理的特异性诊断信息

基于观察与评估进行个性化的治疗。如果需要 DIP 关节伸展而康复对象无法忍受，可以先将 DIP 关节固定于康复对象可以耐受的位置，视康复对象情况每隔几天对矫形器进行调整直至达到预期的位置。如果通过矫形器无法达到 DIP 关节的完全伸展或过伸，应当通知医生。

如果水肿很严重，治疗师应当预计到在水肿消退时需要重新调整矫形器并相应地安排复查。采取恰当的干预措施进行水肿管理。

已经松弛导致活动超常的未受伤手指进展为继发性鹅颈畸形的风险更大，这样的康复对象需要防止 PIP 关节过伸并支撑 DIP 关节伸展的矫形器。教会康复对象在 DIP 关节固定的状态下单独进行指浅屈肌（flexor digitorum superficialis，FDS）训练。

注意事项： 确保康复对象接受良好的培训，能够监测矫形器内的皮肤情况。如果出现任何皮肤问题，指导康复对象联系手治疗诊所安排重新检查。使用一种以上的矫形器有助于预防皮肤问题。

矫形器

- 向康复对象展示 DIP 关节矫形器的图片或样品。从舒适度、有效性和可调节性方面解释个人的建议。询问康复对象的偏好。建议康复对象在晚上用胶带（或自粘绷带）固定矫形器以降低睡眠时

- 矫形器滑落的风险。
- 考虑在矫形器下方用胶带固定 DIP 关节于伸展位以获得额外的保护（图 25.4）[7]。
- 询问康复对象的日常活动。如果他们需要进行大量的精细活动性工作，考虑使用背侧槌状指矫形器。
- 制作矫形器时，保持 PIP 关节屈曲可降低指深屈肌（flexor digitorum profundus，FDP）的屈曲张力，使 DIP 关节更容易完全伸展。
- 对于掌侧矫形器，其外侧和内侧边缘不超过手指厚度的一半是至关重要的，以确保绑带的贴服和稳固。
- 在 DIP 关节的皮肤敏感部位使用软质的绑带。
- 小的矫形器制作比较费时，需要有足够的时间修整和微调。
- 康复对象通常喜欢在沐浴时佩戴一个专用的矫形器，这样他们可以在沐浴后换上干爽的矫形器，以防止皮肤浸渍。
- 开始主动屈曲 DIP 关节的时候，在卡片上描记 DIP 关节完全伸展的侧位轮廓。这样可以允许康复对象在治疗期内自我监测任何可能的伸肌滞后（图 25.5）。

训练模板

- 可以用泡沫制作一个很好的模板，当康复对象开始进行主动 DIP 关节屈曲时指引活动的范围。泡沫模板也很容易在后续随访中根据允许的屈曲程度进行调整。

康复对象对治疗的依从性

- 一些康复对象比其他人需要更多的监督和随访，

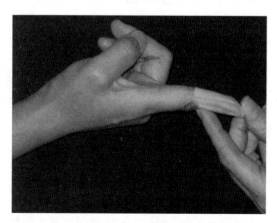

图 25.4　使用胶带将 PDP 关节固定到位以便穿戴槌状指矫形器（经许可引自 Gary Solomon, MS, OTR/L, CHT）

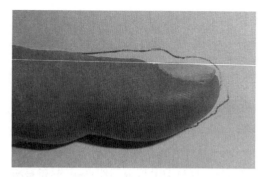

图 25.5　在一张卡片上描记 DIP 关节的侧位轮廓以便康复对象进行家庭训练时作为参考（经许可引自 Gary Solomon, MS, OTR/L, CHT）

原因包括：①水肿消退或加重；②伤口护理；③ PIP 关节僵硬；④鹅颈畸形进展的风险；⑤穿脱矫形器存在问题。在治疗记录中记录康复对象是否能良好地演示技巧。

> ### 注意事项及预防措施

- 检查皮肤浸渍。
- 强调避免用力握拳和快速屈曲的重要性。
- 监测 PIP 关节过伸的进展，尤其在康复对象已经表现出手指松弛的情况下。
- 如果夜间矫形器由胶带固定，应提醒康复对象避免胶带环扎，因为这可能会导致止血带反应。

钮孔畸形

解剖学

钮孔畸形（boutonniere deformity）时，手指处于 PIP 关节屈曲和 DIP 关节过伸的姿势（图 25.6）。损伤可能是开放性的也可能是闭合性的。闭合性损伤时可能不会快速进展成为钮孔畸形，往往在伤后 2~3 周变得比较明显[9]，康复对象可能出现 PIP 关节伸肌滞后或者在陈旧性损伤中出现 PIP 关节的屈曲挛缩。两者之间的区别会影响治疗决策。

诊断与病理

伸肌腱的中央腱止点通常位于中节指骨的背侧基底。钮孔畸形涉及中央腱的断裂，造成侧束（lateral bands）滑移至 PIP 关节运动轴的掌侧，从而转变为导致 PIP 关节屈曲的力[12]。这种失衡也导致 DIP 关节的过伸[13]。在 DIP 关节的这种姿势下，位于 DIP 关节背侧的斜支持韧带（oblique retinacular

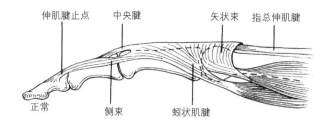

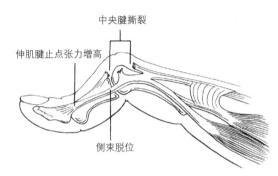

图 25.6　钮孔畸形（引自 Burke SL.Hand and Upper Extremity Rehabilitation:A Practical Guide.3rd ed.St Louis,MO: Churchill Livingstone;2005）

ligament,ORL）有挛缩的风险。假性钮孔畸形是一种 PIP 关节掌板的损伤，通常是 PIP 关节过伸性损伤的结果。

> ◎ **临床精要**
>
> 钮孔畸形的损伤发生在背侧，而假性钮孔畸形的损伤发生在掌侧[3]。

治疗时间轴与康复方案

通常需要日夜佩戴 DIP 关节可自由活动的 PIP 伸直型热塑矫形器或管形石膏[14]至伤后 6 周（图 25.7A 和 B）。当开始 PIP 关节 ROM 训练时，通常只允许在 30°~45° 范围内。只要没有出现伸肌滞后，每周进展 15°。接下来的 3 周，日间间歇性佩戴以及夜间持续使用矫形器。在中央腱组织的连续性重建和畸形矫正期间均需要佩戴矫形器[9]。

与完全制动 6 周不同的方案是早期的短弧运动[6]，其结合了制动与间断的 PIP 关节 30°~40° 限制性屈曲活动以及保持 PIP 关节完全伸直位的 DIP 关节主动活动。给康复对象提供一个家庭使用的 PIP 关节 ROM 训练模板（图 25.8）。大约 3 周后，如果没有出现伸肌滞后，模板屈曲幅度每周增加 10°~15°。

相对伸展活动矫形器（图 25.9）可以用于恢复 PIP 关节伸展的同时也允许 PIP 关节屈曲[15]。有新

的证据表明，相对运动可用于急性钮孔损伤的治疗，同时它也可以易化制动后的 PIP 关节主动伸展训练。通过保持受伤手指的 MCP 关节比其他手指更屈曲，在主动伸指时力量更易于从 MCP 关节传导到 PIP 关节，从而易化 PIP 关节伸展的恢复。

非手术治疗

PIP 关节的被动伸展范围是决定是否延长 PIP 关节伸展制动时间的一个非手术治疗指标。各种不同类型的矫形器都可以达到这个目的，MCP 关节和 DIP 不应固定在矫形器中。为了使 PIP 完全伸展，可能需要对矫形器进行连续调整。

对 PIP 关节制动的同时，康复对象进行 DIP 关节单独屈曲训练非常重要，这有助于维持斜支持韧带的长度。这些训练应当以轻柔的主、被动方式进行（图 25.10），治疗师应该注意观察 MCP 关节任何

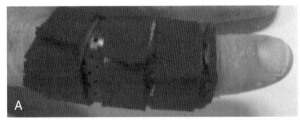

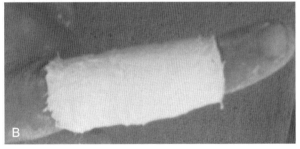

图 25.7　（A）环绕式筒状钮孔矫形器。（B）用于钮孔畸形的管形石膏（经许可引自 Gary Solomon,MS,OTR/L,CHT）

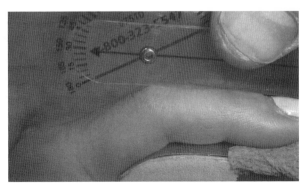

图 25.8　采用泡沫模板开始近侧指间关节保护性屈曲到 30°。（经许可引自 Gary Solomon,MS,OTR/L,CHT）

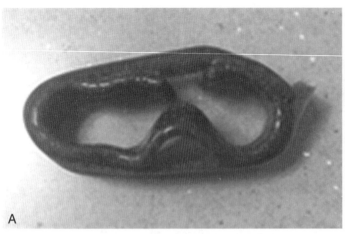
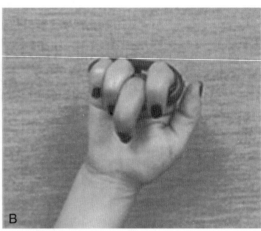

图 25.9 （A）相对活动型矫形器，使右手中指 MCP 关节相对邻指屈曲。（B）同样的相对运动型矫形器穿戴在右手。注意中指 MCP 关节如何比其他手指更屈曲，这个位置在主动伸指的过程中有助于促进中指 PIP 关节的伸展（经许可引自 Gary Solomon,MS,OTR/L, CHT）

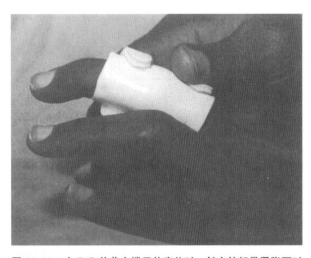

图 25.10 在 PIP 关节支撑于伸直位时，斜支持韧带紧张可以使得 DIP 关节屈曲，主、被动均如此（引自 Clark GL.Hand Rehabilitation: A Practical Guide. 2nd ed.New York,NY:Churchill Livingstone;1998）

偏离正常运动的情况，并根据需要进行训练。

注意事项：当允许康复对象开始主动屈曲 PIP 关节时，先限制屈曲量，并观察 PIP 关节伸肌滞后情况。

强调 PIP 主动伸展很重要，将手指置于 MCP 关节屈曲位有利于这种训练。如果发生 PIP 关节伸肌滞后，则应重新进行持续性矫形器的使用。

如果 PIP 关节伸直后通过训练无法恢复 DIP 关节屈曲，是因为斜支持带挛缩（表现为 PIP 关节伸直时 DIP 关节被动屈曲限制），可能需要通过矫形器来解决。各种定做的小型矫形器可在 PIP 完全伸直时渐进地动态或静态屈曲 DIP 关节[16]。

手术治疗

钮孔畸形是由于伸肌腱Ⅲ区的损伤，多种手术方式均可治疗这种损伤[9]。治疗方案需要治疗师与手外科医生相互合作来确定，术后常用短弧运动法进行训练。

❓ 咨询医生的问题

非手术治疗的康复对象

- 康复对象适合早期限制性的 AROM 还是首选持续性制动？
- 如果选择经典治疗方案，6 周制动之后应该开始 PIP 关节主动屈曲吗？

手术治疗的康复对象

- 是否实现了强力修复（查看手术记录）？
- 该康复对象是否会从早期主动运动或更保守的治疗（如固定）中获益？
- 是否有其他预防钮孔畸形的措施？

🔵 对康复对象说的话

关于损伤（向康复对象展示示意图）

"作为中央腱损伤的后果，注意侧束是怎样向前（掌侧）滑移并造成 PIP 关节屈曲的。PIP 关节需要在伸直位得到支撑，以便受伤的肌腱以同轴对齐的方式愈合，同时也要注意手指尖是怎样指向上方（过伸）的。当 PIP 关节的损伤得到纠正，指尖的畸形也会得到改善。除此之外，针对性的训练也可以帮助矫正畸形。"

关于训练

"基于诊断，在 PIP 关节伸直时改善 DIP 关节屈曲实际上有助于促进 PIP 关节伸直，所以单独屈曲 DIP 关节有助于纠正 PIP 关节伸展不足。PIP 关节制动时进行轻柔的指尖屈曲训练非常重要，因为这有助于矫正损伤。"

评估要点

- 检查其他手指的超常活动。没有受伤的手指是否有类似钮孔畸形的形态？
- 判定 PIP 关节是否可以被动纠正到中立位，在 PIP 关节伸直时 DIP 关节是否能被动纠正至正常屈曲角度（检查 ORL 的紧张度）。
- 检查并练习其他手指单独的 DIP 关节屈曲。提前考虑如何防止出现战车效应。
- 尽可能检查其他手指的复合屈曲情况。

影响临床推理的特异性诊断信息

对于非手术治疗的康复对象，必须判断损伤是涉及 PIP 关节伸肌滞后（PIP 关节可以被动伸展到中立位，但无法主动伸展）还是 PIP 关节屈曲挛缩（PIP 关节无法被动伸展到中立位），这两者之间的区别会影响矫形器的方案（详见后述）。

判定康复对象是否存在 ORL 挛缩。如有这种情况，PIP 关节伸展状态下的 DIP 关节主、被动屈曲均会受限。

♡ 专业提示

临床表现

- 损伤部位的水肿（PIP 关节背侧）会产生加剧钮孔畸形的力量。将治疗水肿置于优先级，因为这有助于恢复 PIP 关节的被动伸展并促进全程治疗的规范化。使用轻柔的加压包扎有助于减轻水肿。
- 在保护伤指的同时分别训练未受伤手指 DIP 关节的主动屈曲是避免战车效应的好办法。
- 热塑板或石膏的 PIP 关节筒状矫形器可能有助于 DIP 关节的单独屈曲锁定练习。这类矫形器可以

用在所有手指的单独 DIP 关节主动屈曲训练，而不需要考虑 MCP 关节的位置。

矫形器

- 如果康复对象已出现 PIP 关节屈曲挛缩，可能需要系列矫正石膏或者矫形器，可选择的有系列静态矫形器、系列石膏、静态渐进式矫形器和动态矫形器。它们可以是成品或定制的，可以只包括手指或包括整只手。这些矫形器的目的是最大限度地延长伸展终末幅度的时间，并且在不加重 PIP 关节周围软组织炎症的情况下实现挛缩的矫正。Ken Flowers 建议使用改良周测试（Modified Weeks Test）来确定解决 PIP 关节僵硬的最佳矫形器[17]。矫形器的选择过程基于对关节进行热疗和牵伸后挛缩的改善程度，即对关节进行热疗和 10 分钟的末端范围牵伸干预，前后测量 PROM 并进行比较。
  - ▲ 如果有 20° 的改善，不建议使用矫形器。
  - ▲ 如果有 15° 的改善，建议使用终末幅度的静态矫形器。
  - ▲ 如果有 10° 的改善，建议使用动态矫形器。
  - ▲ 如果改善幅度小于 5°，建议使用静态渐进式矫形器。
- 康复对象应参与矫形器的选择过程，因为日常生活活动和工作需要会影响康复对象对矫形器佩戴计划的依从性。舒适性、服贴性和皮肤耐受性也会影响这些选择。
- 如果 PIP 关节能完全被动伸展，可以使用小型的 PIP 关节伸展矫形器或石膏。根据需要调整以适应水肿的消除并增加康复对象的舒适感。保持 DIP 关节的自由，并在 PIP 关节制动的同时频繁地训练 DIP 关节主、被动屈曲是非常重要的。
- 如果 ORL 出现挛缩，可以使用轻柔的 DIP 关节屈曲静态渐进式或动态矫形器。使用方便和易于调节是确定应该使用哪种类型矫形器的标准。
- 如果康复对象已获准进行 PIP 关节主动伸展和屈曲训练，并且存在 ORL 挛缩，尝试使用背侧的 DIP 关节伸展阻挡矫形器，以便在积极进行 PIP 关节伸展的同时保持 DIP 关节屈曲。

注意事项：如果存在 ORL 挛缩，康复对象可能存在丧失 FDP 滑移的风险，出现战车效应。

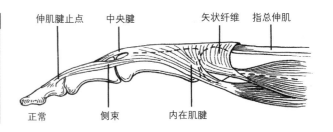

伸肌腱止点　中央腱　　矢状纤维　指总伸肌

正常　　　　侧束　　内在肌腱

◎ 临床精要

允许 PIP 关节进行主动伸展训练后，将康复对象的 MCP 关节置于屈曲位进行训练，相对伸展活动矫形器有助于实现这一目的[15]。

如果复合屈曲受限，应检查手内在肌和手外在肌的紧张度，并相应地在 PIP 关节练习中优先考虑 MCP 关节位置。

注意事项：随着 PIP 关节屈曲的改善，密切关注是否存在 PIP 关节伸肌迟滞。

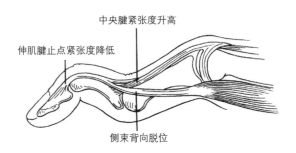

中央腱紧张度升高

伸肌腱止点紧张度降低

侧束背向脱位

图 25.11　鹅颈畸形（引自 Burke SL.Hand and Upper Extremity Rehabilitation:A Practical Guide.3rd ed.St Louis,MO:Churchill Livingstone;2005. ）

▷ 注意事项及预防措施

- 在制动阶段避免 PIP 关节屈曲。
- 如果康复对象有手术史，参照第 26 章的内容。根据皮肤护理的需求指导康复对象在穿脱矫形器时的手指支撑技巧。如果不需要手术，指导康复对象在使用各种矫形器和皮肤护理的同时避免 PIP 关节屈曲的方法。如果使用石膏固定，至少每周更换一次。
- ORL 挛缩提供了导致钮孔畸形的力。在治疗过程中监测这种情况，在 PIP 关节伸直状态下持续地进行 DIP 关节主、被动屈曲。
- 监测 FDP 滑移度的损失情况，以及相对于 FDS 进行独立滑移的困难度，特别是受伤的手指。
- 如果康复对象有手术史，切口部位可能发生粘连。

鹅颈畸形

解剖学

发生鹅颈畸形（Swan neck deformity）时，手指同时处于 PIP 关节过伸、DIP 关节屈曲的状态（图 25.11）[5]。MCP 关节易处于屈曲状态，从侧面看手指呈 Z 形。IP 关节可被动纠正也可能固定在畸形的位置，鹅颈畸形时的 IP 关节与钮孔畸形时正好相反。

诊断与病理

DIP、PIP 或者 MCP 关节水平的损伤均可导致鹅颈畸形。在 DIP 关节水平时，伸肌腱止点中断（拉伤或者撕裂）导致槌状指，这使得 PIP 关节近端的伸肌力量更大，PIP 关节出现过伸[13, 18]，从而导致鹅颈畸形。

如果损伤发生在 PIP 关节水平，掌板 / 关节囊参与 PIP 关节过伸。侧束背向脱位，加剧 PIP 关节过伸。这样就削弱了伸肌腱止点处的拉力，因此 DIP 关

节呈现屈曲的状态。正常情况下，指浅屈肌阻止 PIP 关节过伸。然而，如果指浅屈肌断裂或者相对松弛，PIP 关节过伸的力量受指浅屈肌的限制和控制减少，则容易导致 PIP 关节过伸。内在肌紧张可加剧这个问题[13]。手指主动屈曲时可能会出现伴有疼痛的弹响，这种弹响是由近节指骨髁的侧束引起的[19]。

如类风湿关节炎（rheumatoid arthritis，RA）病例中所见，如果导致鹅颈畸形的原因在 MCP 关节水平，MCP 关节掌侧半脱位和尺侧滑移可能是引发因素。MCP 关节紊乱导致内在肌失衡和紧张，从而导致 PIP 关节过伸[13]。

治疗时间轴与康复方案

鹅颈畸形是一项具有挑战性的诊断。在针对这种情况的保守治疗中，如果矫形器能促进功能改善，消除主动屈曲时的痛性弹响，则可以无限期地使用。

非手术治疗

将 PIP 关节置于轻微屈曲状态的矫形器可能对改善功能非常有效。许多不同种类的矫形器可以用于这类畸形，包括背侧阻挡型（图 25.12）和市售的矫形器，如银环（silver ring）（图 25.13）和 "8 字椭圆形" 矫形器（Oval 8 splint）。矫形器的使用是为了防止 PIP 关节过伸，促进 PIP 关节的主动屈曲。

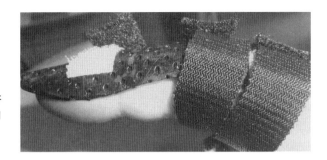

图 25.12　PIP 关节背侧阻挡矫形器。远端绑带可以松开，允许康复对象在矫形器限制的伸展范围内进行屈曲训练（经许可引自 Gary Solomon, MS, OTR/L, CHT）

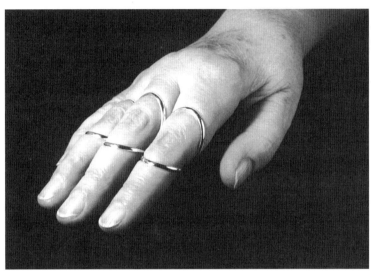 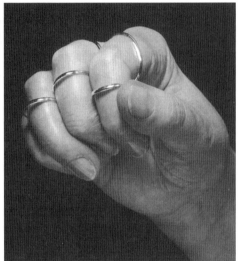

图 25.13　SIRIS（Silver Ring）矫形器阻止 PIP 关节过伸，同时允许 PIP 关节屈曲（Courtesy Silver Ring Splint Co.,Charlottesville,VA）

手术治疗

对于 RA 康复对象，鹅颈畸形的矫正手术可以与其他重建手术同时进行。手术方法包括 FDS 肌腱固定术或者掌板推进术[18, 19]。一些研究人员发现，如果这些组织长时间处于紧张状态，用于恢复平衡的关节囊固定术或肌腱固定术会因为手术效果逐渐衰减而失效[20]。

手术后，康复对象会接受手部相关的治疗，如配置保护性的 PIP 关节背侧伸展阻挡矫形器（大约屈曲 30°），或者针道护理、伤口护理和（或）水肿控制。医生允许后，康复对象可以开始主动的 DIP 关节伸展训练。把手指放置于 PIP 关节屈曲位有助于促进 DIP 关节主动伸展活动。

术后常用克氏针来维持 PIP 关节屈曲。为了避免 PIP 关节过伸和失衡的复发，克氏针拔除之后可使用手指 20°~30° 屈曲的 PIP 关节背侧矫形器，外科医生允许后方可进行 PIP 关节主动屈曲训练。在进行 PIP 关节的 AROM 训练时，PIP 关节背侧矫形器仍可保持佩戴，松开远端的绑带以便阻挡 PIP 关节完全伸展的同时又能屈曲活动（图 25.12）。

在避免相关组织紧张或 PIP 关节过伸的同时，治疗师应专注于手指和手功能的平衡。DIP 关节矫形器可能有助于促进 PIP 关节屈曲的训练工具。作为鹅颈畸形相关失衡的后果，在 PIP 关节过伸时康复对象习惯性地通过明显的 DIP 关节屈曲来启动 PIP 关节屈曲运动，他们的屈曲动作看起来很笨拙且难以完成。治疗师应该尝试柔和的运动弧练习，使 PIP 和 DIP 关节关节的屈曲平滑一致。手把手技术（hand-over-hand technique）通过治疗师轻柔的触觉输入以引导康复对象屈曲，促进正常的功能运动模式，这可能会对治疗有帮助。

？咨询医生的问题

非手术治疗的康复对象

- 造成畸形的主要原因是什么（RA、掌板松弛、未经治疗的槌状指）？

- 是否计划接受手术？或者采取保守治疗而需要

更多永久性的矫形器,比如"8 字椭圆形"或者 Silver Ring 类型的矫形器?

手术治疗的康复对象

- 修复了哪些结构(查看手术记录)?
- 何时拔除克氏针?
- 何时可以开始 PIP 关节的主动屈曲?
- 有哪些具体的注意事项?

( ) 对康复对象说的话

关于损伤(向康复对象展示示意图)

　　"注意侧束是怎样滑到上面(背侧)的,并且怎样导致 PIP 关节处于过伸的姿势。PIP 关节在屈曲时需要支撑以便恢复平衡以及合适的对线。"

关于训练

　　"因为这个诊断,在医生推进治疗计划前避免 PIP 关节伸展程度超过克氏针固定或矫正的位置非常重要。所以,我们需要一个背侧保护性矫形器。当软组织愈合到可以进行保护性活动时,在舒适的范围内轻柔地进行 PIP 关节屈曲训练很重要。"

评估要点

- 检查未受伤手指的超常活动或鹅颈畸形,如果存在的话记录下来。
- 确定 PIP 关节过伸是可被动矫正的还是固定的,是否影响功能?
- 在非手术康复对象中,鉴别原发伤是发生在 DIP 关节还是 PIP 关节。固定 PIP 关节于中立位,如果康复对象不能主动伸展 DIP 关节,则为原发性的 DIP 关节伸肌腱损伤;如果康复对象可以主动伸展 DIP 关节,那么为 PIP 关节掌侧损伤。
- 允许康复对象开始主动活动时,观察主动屈曲的质量,并加强不引起弹响的练习。

影响临床推理的特异性诊断信息

　　治疗的焦点在于造成畸形的原发病因。如果康复对象患有类风湿关节炎,是否累及其他手指或存在风险?是否存在肌腱断裂?有必要的话要考虑给其他手指使用抗畸形矫形器。是否牵涉 MCP 关节?其他手指的内在肌挛缩是致畸因素吗?使用夜间矫形器或内在肌牵伸(或两者都进行)来抵消致畸力

可能是有意义的。需要长期使用 PIP 关节伸展阻挡矫形器吗?如果需要,那么考虑低轮廓且长效的类型,如 Silver Ring 或者"8 字椭圆形"矫形器。

♥ 专业提示

- 除非存在禁忌,否则应注意手指和手的平衡,标注未累及的手指,正确促进整个肢体 ROM 正常。
- 如果康复对象的关节存在超常活动,指导康复对象在 ADLs 训练中避免 PIP 关节过伸的用手方式。比如教会康复对象不要在 PIP 关节过伸的手指上施加压力。
- 在 ADLs 训练任务中,避免"内在肌阳性"训练或姿势。

➤ 注意事项及预防措施

- 治疗槌状指损伤时要密切关注 PIP 关节过伸的迹象(参照槌状指章节)。
- 康复对象手指在远端损伤后,并不一定存在超常活动也能发展成鹅颈畸形。
- 槌状指损伤不是导致 PIP 关节过伸的唯一诊断,需要佩戴 DIP 关节矫形器的手指远端挤压伤或骨折也可能导致 PIP 关节过伸,注意辨别并在轻微屈曲的情况下使用 PIP 关节矫形器进行相应的治疗,以恢复手指的平衡。

近端指骨间(PIP)关节损伤

　　手指的 PIP 关节损伤十分常见,但治疗起来极具挑战性,恰当的治疗有助于防止这种情况变得棘手。

　　PIP 关节脱位是一种常见的损伤[20, 21, 22]。一开始,康复对象可能会忽略手部小关节的扭伤,没有意识到损伤的严重性,并在受伤后几天或几周内都没有就医。此时,可能会出现明显的水肿、纤维化和僵硬,关节膨大和屈曲挛缩是常见的后遗症[3, 18]。

◎ 临床精要

治疗师常常会遇见手指扭伤或脱位的康复对象。因为康复对象可能不理解这个看似简单的诊断的严重临床含义,他们可能会对治疗进展感到沮丧。尽早与康复对象沟通 PIP 关节损伤的自然进程和漫长的恢复过程是很重要的。

解剖学

PIP 关节的结构

PIP 关节是一个具有 100°~110° 活动范围的铰链关节，在近节指骨上有两个髁，髁之间有髁间切迹。由于髁突的轻微不对称，PIP 关节屈曲时会发生约 9° 的旋后[3]。在中节指骨底部的 2 个凹窝和 1 个嵴将扁平、宽大的指骨底分隔，通过关节的榫槽样轮廓及其匹配度提高了稳定性。拇指的 IP 关节在结构上与其他手指的 PIP 关节相似[20]。

PIP 关节的稳定性

PIP 关节的结构及其韧带支持提供了稳定性。侧副韧带（collateral ligaments）是分离 PIP 关节的主要制约因素，其厚度有 2~3 mm，对关节的稳定性至关重要。侧副韧带包含 2 个部分：固有侧副韧带（proper collateral ligament，PCL）和副侧副韧带（accessory collateral ligament，ACL），两者根据其止点区分。

PCL 起自近节指骨侧面，其纤维伸向掌侧远端并止于中节指骨的外侧结节。ACL 的纤维止于更为掌侧方向的掌板（VP）。VP 的成分为纤维软骨，位于 PIP 关节掌侧面，在侧副韧带之间。PCL、ACL 和 VP 在中节指骨上的汇聚区域被称为临界角（critical corner），这一术语反映了它们对 PIP 关节稳定性的重要作用[3]。

VP 的解剖学特征在防止 PIP 关节过伸方面发挥作用。在侧副韧带受伤时，VP 还可作为 PIP 关节的次级稳定装置[3, 20]。

PIP 关节的动态稳定性是通过跨越关节的肌腱和韧带来增强的。它们是中央伸肌腱（中央束）[central extensor tendon（central slip）]、侧束、横支持带（transverse retinacular ligament，TRL）以及 ORL。中央束是 PIP 关节背侧关节囊的一部分，与中节指骨背侧结节相连。侧束有内在肌的参与，位于 MCP 关节轴的掌侧，它们在 PIP 关节轴的背侧连接形成伸肌腱终腱。TRL 起自侧束的掌侧表面，包围侧副韧带和 PIP 关节，从而防止侧束的背侧脱位。ORL 起自屈肌腱鞘，向掌侧延伸至 PIP 关节轴，并在背侧加入伸肌腱终腱。当 PIP 关节伸展时，ORL 紧张，这保证了 PIP 和 DIP 关节伸展的联动，并有助于防止 PIP 关节过伸（图 25.14）[3]。

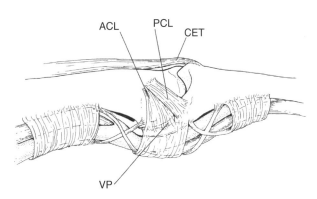

图 25.14　提供 PIP 关节稳定性的结构，包括 ACL、PCL、背侧关节囊和 CET，以及 VP（引自 Mackin EJ,Callinan N,Skirven TM,et al.Rehabilitation of the Hand and Upper Extremity.5th ed.St Louis,MO:Mosby;2002）

诊断与病理

PIP 关节韧带损伤的体格检查需要评估关节的稳定性。A-P 位和标准侧位 X 线检查可以识别关节受累情况，但仅凭 X 线检查可能无法发现细微的损伤。关键问题是主动运动时关节是否稳定[20]。

PIP 关节的功能稳定性（functional stability）需要进行主、被动 ROM 的检查。如果康复对象表现出正常的 AROM 而没有出现脱位，即使损伤存在，关节的稳定性也是足够的，短时间的制动后可以进行保护性 ROM 训练。如果关节在进行 AROM 活动时出现脱位，则可能发生了韧带的严重断裂。在这些病例中，制动的位置是由医生决定的，还有部分是通过确定脱位发生的范围决定的（专栏 25.1）。在 I 度和轻的 II 度损伤中，关节会出现水肿，触诊及进行侧方应力试验时会出现疼痛。

专栏 25.1　韧带扭伤的分级

I 度（轻度）扭伤

· 定义：无 AROM 或 PROM 不稳定；总体连续性好，伴有轻微的撕裂。韧带连续，但部分纤维受损。

· 治疗：如果舒适和可行，将关节完全伸展位制动固定，否则制动在轻度屈曲位。当疼痛消退后开始 AROM 训练并使用伙伴式矫形器进行保护。

II 度扭伤

· 定义：应力试验时不正常的松弛；侧副韧带中断。AROM 尚稳定，但被动试验时提示不稳定。

· 治疗：矫形器固定 2~4 周，医生可能建议早期的 ROM 训练。避免任何情况的侧方应力。

III 度扭伤

- 定义：伴有背侧关节囊或者 VP 损伤的侧副韧带完全性撕裂，手指因为损伤而脱位。
- 治疗：建议尽早外科干预。

改编自 Campbell PJ, Wilson RL. Management of joint injuries and intraarticular fractures.In Mackin EJ,Callahan AD, Skirven TM, et al.eds. Rehabilitation of the Hand and Upper Extremity.5th ed.St Louis,MO:Mosby;2002;and Glickel SZ,Barron A,Eaton RG.Dislocations and ligament injuries in the digits.In Green DP,Hotchkiss RN,Pederson WC.eds.Green's Operative Hand Surgery.4th ed.Philadelphia,PA: Churchill Livingstone;1999.

近端指骨间（PIP）关节脱位的方向

脱位的方向是由关节损伤时中节指骨的位置决定的（专栏 25.2）。脱位的方向通常也决定了所需的矫形器类型以及治疗的进程[13, 18, 21, 22]。背侧脱位涉及掌板远端损伤，因此应限制 PIP 关节的伸展，以防止该结构受到进一步的应力。掌侧脱位涉及中央腱损伤，因此应限制 PIP 关节屈曲。侧方脱位涉及侧副韧带，因此在愈合过程中必须避免对这些结构施加应力。

专栏 25.2　PIP 关节脱位方向的分类

PIP 关节背侧脱位

PIP 背侧脱位可分为 3 个亚型

- Ⅰ型（过伸）：掌板撕脱伴侧副韧带纵向轻微断裂。如果不及时治疗，这种类型的脱位可能会导致鹅颈畸形。
- Ⅱ型（背侧脱位）：PIP 关节的背向脱位伴掌板撕脱，双侧侧副韧带严重撕裂。
- Ⅲ型（骨折 - 脱位）：PIP 关节的背向脱位伴中节指骨掌侧关节面骨折。

稳定性：

- ▴ 中节指骨关节面骨折小于 30%= 稳定 / 非手术治疗
- ▴ 中节指骨关节面骨折为 30%~50%= 脆弱，需要手术重获稳定
- ▴ 中节指骨骨折面大于 50%= 不稳定

PIP 关节侧方脱位

在 PIP 关节伸展时进行侧方稳定性测试，以便对侧副韧带和次级稳定装置（包括掌板）进行评估。如果在轻柔的应力下畸形超过 20°，则提示侧副韧带完全断裂。

PIP 关节掌侧脱位

PIP 中节指关节骨折：掌侧脱位较为少见。这种损伤可能存在旋转机制且中央腱可能撕裂。

改编自 Glickel SZ, Barron A, Eaton RG. Dislocations and ligament injuries in the digits. In Green DP, Hotchkiss RN, Pederson WC.eds. Green's Operative Hand Surgery. 4th ed. Philadelphia, PA: Churchill Livingstone, 1999.

◎ 临床精要

PIP 关节扭伤往往需要制动或限制活动才能痊愈，康复对象有长期水肿的风险。ROM 和功能的永久受限并不少见。

治疗时间轴与康复方案

PIP 关节扭伤最初表现为梭形水肿（fusiform swelling）（PIP 关节处水肿更为明显，两端逐渐变细），损伤后韧带的纤维化可持续 1 年以上，并导致 ROM 和手指功能受限。未受伤的手指可能会变得僵硬，并出现战车效应。

非手术治疗

背侧脱位[4, 19, 21, 22, 23]

典型的 PIP 关节背侧脱位是由暴力推顶 PIP 关节至过伸位导致掌板失效造成的[3]。Ⅰ度损伤通过水肿控制以及 PIP 关节制动于轻度屈曲位来治疗，急性疼痛大约持续 1 周。

Ⅱ度损伤采用 PIP 关节背侧阻挡矫形器治疗大约 6 周。在最初的 3 周内，PIP 关节伸展通常被阻挡在 30°；接下来的 4~6 周内伸展活动范围每周增加 10°。如果允许早期 AROM 训练，治疗师应指导康复对象进行轻柔的屈曲训练，而伸展仅可达到矫形器水平。可以使用弹性绷带轻柔地包扎以便尽可能地治疗水肿，但康复对象很难在不影响 PIP 关节安全的情况下使用压力套。

Ⅲ度损伤中，如果骨折超过中节指骨关节面的 30%，则常需要手术矫正[19, 23]。如果关节匹配度在安全范围内，可以尝试保守治疗。基于 X 线或者透视检查，可以尝试特定伸展限度的 AROM 训练。PIP 关节背侧阻挡矫形器的屈曲角度通常是 20°~30°，但可以根据关节稳定性调整。治疗师必须知道如何限制伸展，以确保 ROM 范围的安全。

手术治疗

对于Ⅲ度背侧脱位，当骨折累及中指骨关节面 30%~50% 时，可采用克氏针对 PIP 关节进行伸直阻挡、切开复位内固定、外固定、牵引矫形器或掌板成形[3, 19, 21, 22, 23, 24]。骨折面积大于 50% 时可以应用半钩骨置换术[24]，通过使用一部分钩骨来重建关节面的形状。一般情况下，手指先屈曲活动，而伸展仅允许到一个指定的稳定点，这个范围通常在手术中确定。

术后需要制作一个大约 30° 屈曲的 PIP 关节背侧阻挡矫形器。主动屈曲训练是允许的，伸展限制在矫形器范围内。手术 3 周后开始循序渐进地加

大伸展范围，通常到术后 6 周可以进行不加限制的 ROM 训练。

屈曲挛缩是一种常见的并发症，增加伸展的矫正措施应当集中在维持手指终末活动范围位置的总时间[17]。在经过较长时间激进的伸展干预措施（比如用力的 PROM 训练）后会导致炎症和水肿加剧以及关节囊的增厚或纤维化[25]。组合使用低张力动态或静态渐进式矫形器以及静态夜间矫形器可以成功克服屈曲挛缩。在 PIP 关节屈曲尚可但伸展受限的康复对象中，系列石膏也可以考虑[26]。

? 需要咨询医生的问题

非手术治疗的康复对象

- 手指伸展需要被阻挡吗？关节在什么角度是稳定的？
- 康复对象在矫形器的范围内进行屈 / 伸训练通常是允许的。对于这个病例是否合适？
- 应该 3 周后以每周 10°~15° 的速度逐渐增加伸展范围，还是等到下次复诊时再进行检查？

手术治疗的康复对象

- 哪些结构得到了修复（查看手术记录）？
- PIP 关节的伸展范围需要限制吗？如果需要，要达到多少度？
- 经典的伸展训练进展速度是 3 周后每周增加 10°~15°，这个进程对个体而言是否合适？
- 医生期望康复对象最终获得怎样的 ROM？

（ ） 对康复对象说的话

关于损伤

"这种诊断愈合缓慢，水肿持续的时间比你想象的要长得多。意识到这一点是有帮助的，这样你就不会因为持续的水肿或僵硬而气馁。有时康复对象需要调整戒指的尺寸，但需要随病程的进展具体分析。用弹力套或是弹性绷带包扎来治疗水肿可能会有帮助。"

"因为这种损伤涉及你手指掌侧组织的撕裂，在愈合过程中我们需要避免过度牵拉以保护组织。弯曲手指是安全的，但你要避免伸直受伤的关节。"

"当组织愈合数周或数月后，不要让手指承受高强度或高要求的抓握活动所带来的压力，这一点非常重要。在使用过程中如果手指出现水肿或疼痛，这表明受损组织还不能承受那么大的应力。最好避免这种情况，以便可以持续改善水肿和灵活性。"

关于矫形器

"使用矫形器的目的是阻止你伸指超过可能导致再脱位、再损伤或者延迟愈合的限度。注意力应集中在时常屈曲手指但仅仅只能伸展到矫形器限定的角度。"

关于动态型或者静态渐进式伸展矫形器

"现在可以安全地伸直手指了，使用矫形器的目的在于将手指保持在活动范围终末端并且增加轻柔的张力以帮助活动。更大的牵伸力量并不一定带来更好的结果，但维持在终末范围的时间越长则越有帮助。理解这一点非常重要。"

侧方脱位

侧方脱位是由于 PIP 关节的内侧或外侧副韧带失效导致。这种损伤常因手指承受侧方创伤性推顶造成（图 25.15）。

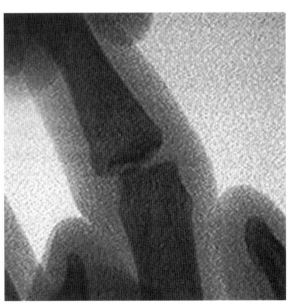

图 25.15　PIP 关节脱位的 X 线侧位片（经许可引自 Gary Solomon,MS,OTR/L,CHT）

非手术治疗

Ⅰ度损伤可以通过水肿控制或在急性期使用矫形器短时间制动来治疗，随后进行 AROM 训练。可以使用伙伴式矫形器或铰链式 PIP 关节矫形器为 PIP 关节提供支撑，以避免在运动和功能性使用期间的侧向应力（图 25.16A 和 B）。训练应包括 DIP 关节阻挡以及轻柔的 ORL 牵伸，以保持侧腱束正常滑动。

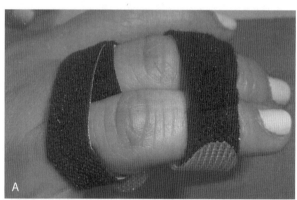

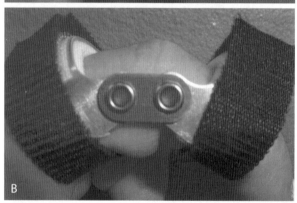

图 25.16 （A）伙伴式矫形器（魔术贴制作）支撑伤指以促进运动。（B）铰链式 PIP 关节矫形器在活动时为 PIP 关节提供支撑。铰链式矫形器对示指 RCL 损伤以及小指侧副韧带损伤尤为有用（经许可引自 Gary Solomon,MS,OTR/L,CHT）

在Ⅱ度损伤的急性期，常使用手指槽形矫形器并推荐使用弹性绷带包扎来进行水肿控制。PIP 关节可以轻度屈曲，因为Ⅱ度撕裂可能向下延伸到掌板。矫形器的使用可以持续到 2 周；但如果利用伙伴式矫形器借助相邻手指给患指的韧带提供支持，则可以进行早期轻柔的主动活动。对于示指桡侧副韧带（RCL）或者小指侧副韧带损伤，推荐使用铰链式矫形器（使用伙伴式矫形器时小指 PIP 常常不能很好地与邻指对齐。）

在Ⅲ度损伤中如果关节可以通过闭合的方式复

位，通常使用 PIP 关节背侧阻挡矫形器进行保护，并开始稳定范围内的短弧运动。Ⅲ度损伤有可能需要切开复位。虽然手术干预的多样性和复杂性超出了本章的讨论范围，但治疗进展取决于固定的稳定性以及逐渐恢复运动而不对修复的结构造成进一步应力的能力。

关于矫形器

"一旦开始活动你的手指，佩戴伙伴式矫形器或者保护性的铰链式矫形器会在你重获手指运动功能时对受伤韧带提供支撑。"

关于训练

"每次你的组织受到无痛运动的刺激时，就会出现有益的临床反应，包括关节的润滑和血液循环，从而促进愈合，这种刺激越多越好。相反，导致水肿或疼痛的运动不但没有帮助，而且是有害的。"

评估要点

- 询问伤指或其他手指以前的损伤情况，因为先前就存在的僵硬可能会影响康复对象的预后。
- 在检查手指时动作要非常轻柔，康复对象的手指可能会很痛。
- 鉴别梭形水肿（PIP 关节周围的水肿）和均匀水肿（整个手指的水肿）。
- 当允许康复对象进行 AROM 训练时，单独检查 FDS 和 FDP 的功能，同时也要检查 ORL 的紧张度（即检查 PIP 提供伸展时 DIP 提供的屈曲功能）。
- 鉴别内在肌、外在肌和关节的挛缩。
- 询问 ADL 计划以确定是否有些训练可能减慢愈合过程。

影响临床推理的特异性诊断信息

受伤机制和是否累及 VP 是重要的信息。如果累及 VP，PIP 关节应该被保护在 20° 或 30° 屈曲以促进 VP 的愈合。此外，应该时刻记住：如果没有及时实现完全伸展，侧副韧带将面临挛缩的风险。

对于 PIP 关节损伤，水肿处理是最重要的，这种损伤常常会残留持续水肿。水肿会导致侧副韧带疼痛、变短和挛缩，进而丧失 ROM 和肌腱滑动性。

因此，应优先考虑水肿的治疗。AROM 训练和所有的训练应该将刺激量限制在不引起水肿增加的范围内。

◎ 临床精要

激进的干预可以使 ROM 暂时增加，但因此会导致疼痛和水肿加重。像这样的激进治疗并不能改善运动功能。事实上，由于关节活动过度而引起的疼痛和水肿有可能导致活动能力的丧失。

针对不同组织设计特异性的训练。鉴别内在肌挛缩或外在肌挛缩，并据此确定手指训练的位置。检查未伤手指的 FDS 和 FDP 滑动并进行 FDS 的独立运动，因为这些可以促进 PIP 关节屈曲，并防止潜在活动受限的进展。

♡ 专业提示

组织耐受性和康复对象教育

监测组织的耐受性，这决定了手治疗的干预措施。向康复对象解释这种类型的损伤不能使用强制运动来改善，剧烈的手部运动只会使情况恶化。就算有这样的指导，康复对象仍可能倾向于做强烈的运动来恢复屈曲，实际上这对组织是有害的。提高康复对象对组织耐受性概念的认识，告知他们如何进行无痛的练习。可能会有人建议康复对象做一些用力的抓握练习（如捏网球或抗阻抓握），治疗师需向康复对象解释手部组织需要为这些刺激做好准备，负面的组织反应表现为运动后的水肿和疼痛，这些反应反而会减慢恢复过程。

伙伴式矫形器

通常情况下，选择伤指受伤侧的相邻手指与之以伙伴式矫形器捆绑进行支撑。如果中指 PIP 关节的 RCL 受到损伤，需要保护以免尺侧应力，在这种情况下用伙伴式矫形器将中指捆绑到示指上，使中指 PIP 关节中立位对齐。

在两个平面（如近节指骨和中节指骨）使用伙伴式矫形器可能最有用。其重要的特性是提供支持、舒适和方便使用。注意伙伴式矫形器的松紧度，因为绑带太紧会产生止血带效应，加重水肿。

掌侧脱位 [19, 21-23]

PIP 关节掌侧脱位明显少于其他方向的脱位 [23]。可能伴有中央腱撕脱、侧副韧带损伤、中节指骨背侧关节唇骨折。

非手术治疗

如果复位后关节尚稳定，中央腱完整，那么可以开始轻柔地 ROM 训练。

如果中央腱撕脱，需要用手指 PIP 关节槽形矫形器固定 4~6 周，并允许 DIP 关节自由活动。指导康复对象进行单独的 DIP 关节阻挡训练，以维持侧束与螺旋状 ORL 的定位和完整性。

当允许康复对象进行 AROM 训练时，可以先行短弧运动。对于各种伴随的侧副韧带损伤，用上述伙伴式矫形器或者铰链型 PIP 关节矫形器进行支撑也是非常重要的。

手术治疗

如果 PIP 关节在复位后仍然不稳定，需要使用克氏针固定在伸展位。

训练指导

简单、频繁、无痛的训练比低频度的训练更有效。向康复对象解释组织耐受性决定了运动方案。

▷ 注意事项和预防措施

- 避免加剧疼痛或僵硬的训练。对于 PIP 关节损伤，组织的耐受性极其重要。
- 未加控制的持续性水肿可导致严重的临床和功能后果。
- 这种类型的损伤愈合时间很长，这使得治疗充满挑战。治疗师必须创造性地提供关于治疗稳步进展的事实信息，同时努力避免让康复对象感到气馁。

拇指 MCP 关节损伤

拇指 MCP 关节损伤，特别是尺侧副韧带（UCL）损伤的康复对象，常被转诊至手治疗师，恰当的治疗可促进稳定、无痛的功能恢复。

拇指 MCP 关节损伤可能涉及 UCL 或 RCL。UCL

比 RCL 的损伤更为常见。对于 UCL 的治疗指南同样适用于 RCL。

解剖学

拇指的 MCP 关节是一个铰链关节，屈曲和伸展构成了主要的运动弧。旋前－旋后和外展－内收被认为是该关节的附属运动。拇指 MCP 关节屈曲时会发生旋前，因为掌骨头的桡侧髁比尺侧髁宽[3, 20]。

拇指 MCP 关节的 ROM 是独特的。屈曲 ROM 为 55°~85°，在人体所有关节中它的活动性变化最大。掌骨头较平的人活动性更小，而掌骨头越接近球形的人活动性越大。拇指 MCP 关节在伸展时具有 0°~20° 范围的侧方活动。该关节的稳定性主要来自韧带、关节囊和肌肉肌腱的支持[20]。

在侧方，拇指 MCP 关节有强大的 PCL，它起自掌骨外侧髁并向掌侧斜向止于近节指骨。ACL 起 PCL 掌侧，止于掌板和籽骨[19]。籽骨被描述为拇指 MCP 关节周围结构的会聚点[27, 28]。MCP 关节屈曲时 PCL 紧张。

拇指 MCP 关节从鱼际肌获得稳定性，特别是拇收肌（AP）、拇短屈肌（FPB）和拇短展肌（APB）。FPB 和 APB 止于桡侧籽骨，AP 止于尺侧籽骨[20, 28]。

诊断与病理

UCL 损伤被称为滑雪者拇指（skier's thumb），因为摔倒时拇指以处于超范围外展的位置着地是一种常见的滑雪损伤，滑雪杆的手柄可能导致拇指外展。在历史上，这种损伤也被称为猎场看守人拇指（gamekeeper's thumb），因为这个术语描述的是一种在杀兔子时对拇指 MCP 关节桡侧施加应力而造成的损伤。目前，猎场看守人拇指指代的是慢性拇指 MCP 关节 UCL 不稳[3]。

拇指 MCP 关节急性 UCL 损伤通常涉及韧带自其近节指骨止点处的撕脱。同时也可能发生 ACL、VP 或背侧关节囊的损伤。如果在拇指 MCP 关节发生伴有明显桡偏的完全断裂，可能导致浅层韧带的移位和 AP 腱膜嵌顿，这种情况被称为斯特纳病变（Stener lesion）（图 25.17）。**注意：斯特纳病变需要外科手术矫正，因为嵌顿会阻挡韧带的愈合**[3]。

拇指 MCP 关节 RCL 的损伤比较少见，损伤的机制通常是拇指暴力内收。治疗计划也遵照与 UCL 损伤类似的过程，小心避免向尺侧的应力。

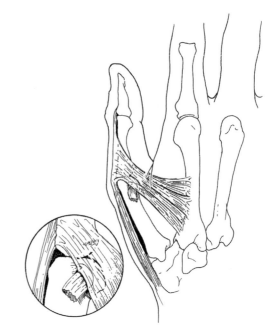

图 25.17　斯特纳病变尺侧副韧带发生移位，同时伴有内收肌腱膜嵌入其中。这种类型的损伤需要进行手术治疗，因为内收肌腱膜的嵌入会阻碍愈合（引自 Callinan N, Skirven TM. et al. Rehabilitation of the Hand and Upper Extremity. 5th ed. St Louis, MO: Mosby; 2002）

临床评估拇指 MCP 关节的不稳定性损伤的方法是在拇指 MCP 关节背伸 30° 和屈曲 30° 时，向拇指提供桡偏（评估 UCL）或尺偏（评估 RCL）的轻微应力，结果需要与对侧比较。如果疼痛妨碍测试，医生可以选择注射麻醉剂。不同的标准可以用来描述韧带的完全性撕裂：①不稳定程度比健侧大 35°；②不稳定程度比健侧大 15°。

> **◎ 临床精要**
> 在进行应力试验时，部分撕裂的康复对象可能比完全撕裂的康复对象疼痛更加明显。

A–P 位、侧位和斜位 X 线检查可以排除撕脱性骨折的可能性，应力位 X 线检查可能也有帮助[27]。其他的影像学技术如超声、磁共振成像、关节造影也可以被应用。被忽视和未经治疗的损伤可能会导致疼痛和不稳定。

治疗时间轴和康复方案

拇指 MCP 关节需要制动 4~6 周以期愈合，在制动期间应当鼓励进行 IP 关节的 ROM 训练。受伤后，拇指需要几个月的时间才能安全、舒适地进行抗阻对捏和承受轴向负荷。

非手术治疗

如果韧带损伤是部分性的撕裂，可用手部或前臂的拇指人字形矫形器（IP 关节自由活动）制动 2~4 周。之后，在获得医生允许的情况下进行 AROM 训练，训练间隙继续佩戴矫形器[29, 30]。对于 UCL 损伤，可开始屈伸和桡侧外展；随后，AROM 训练进阶为轻柔的掌侧外展和对掌。大约在 6 周时，进阶为主动–辅助 ROM 训练。可以较早开始轻微的侧捏练习，但在得到医生批准之前不要进行指尖对捏和拇指尖负重练习，这些练习要在受伤后 8 周或更长时间以后再进行。这种限制对于避免韧带受到应力是必要的[3]。对于 RCL 损伤的治疗过程与此类似，但至少 8 周内应避免侧捏。

手术治疗

手术过程可能包括切开复位以及对骨折进行内固定，重建 UCL 的止点。MCP 关节可以用克氏针固定，并且通常会通过轻微的尺偏过矫正来避免修复后的韧带受到应力。拇指人字形石膏或者热塑性矫形器固定 4 周，之后通常在拆除固定石膏或矫形器的同时拆除克氏针[3]。

如果使用了克氏针，拇指的腕掌关节和 MCP 关节在拔除克氏针后开始 AROM 训练。瘢痕治疗以及水肿控制对减轻切口瘢痕区域拇长伸肌腱（EPL）的粘连非常有用。和非手术治疗一样，侧捏训练应比指尖对捏更早开始，在术后 8 周内应当避免指尖对捏以保护修复结构免于应力。术后 6~8 周内使用保护性拇指人字形矫形器。治疗师应当告知康复对象术后几个月内 MCP 关节尺侧的疼痛是正常的[3]。

非手术治疗的康复对象

* 我们通常以屈曲 / 伸展和桡侧外展动作开始拇指运动。这个病例允许掌侧外展和对掌吗？
* 我们是否应该等 8 周后再让进行抗阻力的指尖对捏训练？

手术治疗的康复对象

* 是斯特纳病变的康复对象吗？
* 医生期望康复对象的 MCP 关节获得多大的 ROM？
* 是否应在 8 周内避免抗阻力对捏或轴向负荷的运动？
* 还有什么其他注意事项？
* 保护性矫形器需要使用多长时间？

关于损伤

"在这种诊断下，实现无痛、稳定的拇指 MCP 关节活动比实现 MCP 关节的全范围活动更重要。您可能恢复不了 MCP 关节的全范围活动，但实现无痛的功能性活动，如捏和手的抗阻应用就是一个成功的结果。"

关于矫形器

"你需要佩戴保护性矫形器（图 25.18）以避免粗暴使用受伤拇指或对其施加应力。在公共场合握手或互动时，它也可以用于提醒别人多加小心。"

关于训练

"注重最后一个关节（IP 关节）的活动从而避免它出现僵硬非常重要。但是，小心不要对拇指指尖进行按压。除非医生允许，不要用力进行指尖的对捏。"

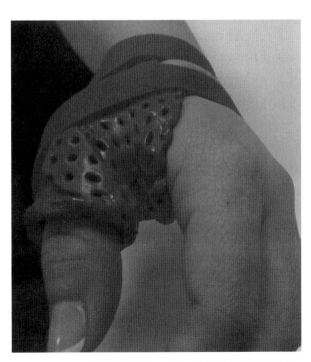

图 25.18　允许指骨间关节活动的短款拇指人字形矫形器，为 MCP 关节提供良好的侧方支撑（经许可引自 Gary Solomon, MS,OTR/L,CHT）

评估要点

- 观察康复对象的对侧拇指是否松弛（包括侧方）。
- 评估对侧拇指的 MCP 和 IP 关节的 AROM。
- 患侧虎口是否存在挛缩？
- 在手术的康复对象中观察瘢痕粘连情况并检查 EPL 的滑动性。
- 了解康复对象的 ADL 需求以及为了保护受损组织所需的任何调整。

影响临床推理的特异性诊断信息

制作一个虎口张开效果良好并维持拇指处于避免指尖负荷位置的矫形器，确保拇指近节指骨有良好的侧方支撑，以避免侧向应力。当水肿消退后对矫形器进行调整以保证良好的侧方稳定性。

♡ 专业提示

- 由于拇长屈肌比 FPB 更容易分离，同时也因制动造成 MCP 关节的僵硬，康复对象常常难以单独主动屈曲拇指 MCP 关节。如果 IP 关节屈曲过度活跃，尝试使用掌侧槽形的 IP 关节伸展矫形器来进行 MCP 关节主动屈曲的独立训练，同时在近端对掌骨进行支撑也是有帮助的。

▶ 注意事项和预防措施

- 警惕并采取措施避免虎口挛缩。一种经典的方法是将拇指置于过矫正的位置（轻度尺偏），但不要减少虎口的张开程度。
- 避免指尖负荷和抗阻力对捏。
- 评估和制订"问题解决性"的 ADLs 以保护受伤的结构。试着增加日常使用工具的周径（例如，将笔身加粗）来减少拇指 MCP 关节的负荷。
- 指导康复对象避免忍痛使用拇指。

案例分析

案例分析 25.1

Oliver，34 岁，机场转运货车司机，提乘客行李时夹住了右手小指。他最初在一家急救中心接受了治疗，伤指被固定在铝泡沫矫形器上。出于清洁卫生的原因，他选择将其拆除。

Oliver 被建议做一个小指的槌状指矫形器。治疗师和他讨论了可供选择的款式，包括掌侧、背侧以及掌背侧结合款，最终决定采用基于背侧并可以在远节指骨掌侧提供支撑的结合款，这样可以提供最好的支撑并在工作中得到保护。治疗师指导他如何在矫形器中进行单独 PIP 关节的 ROM 训练。

6 周后，允许他开始 DIP 关节的 AROM 训练。Oliver 的 DIP 关节的 ROM 为 0°~20°，治疗师用泡沫制作了一个有 25° 夹角的模板，同时给他制订了一个家庭训练计划，在强调 DIP 关节伸展的同时让DIP 关节屈曲逐步达到模板的角度。

在接下来一周的随访（伤后 7 周）中，他的伤指达到了 0°~25° 活动范围的目标。模板被调整到 40°，接着指导他如何逐步向这个目标训练。同时也指导他在静息时每天如何移除矫形器 2 次，每次 1~2 小时。

在受伤后 8 周，允许 Oliver 进行握复合拳、勾拳和不受限制的 DIP 关节主动阻挡练习。矫形器分别在白天和晚上佩戴 2 小时。允许他重返工作岗位，但不能用力抓握或抬重物。伤后 10 周伤指的 ROM 达到 0°~55°，此时解除活动限制。

案例分析 25.2

Trudi，14 岁，女性，因右环指 PIP 关节背侧脱位就诊。手外科医生在透视下检查患指关节发现伸展超过 50° 时出现关节不稳，于是建议她进行手术，但她和家长选择尝试保守治疗。

通过手法复位及多次尝试在透视下进行热塑板矫形器制作，发现关节不能维持良好的复位。此时，尝试使用手指管形石膏将关节固定在屈曲 60°。

3 周后复查，伸展范围增加至 45° 时关节已足够稳定，更换石膏额外固定 1 周。

4 周时，制作 30° 屈曲的背侧阻挡型热塑矫形器，她开始主动屈伸练习至矫形器水平。之后矫形器被逐渐调整，允许每周增加 10° 的伸展范围。

8 周时，她的 PIP 关节活动范围为 15°~90°，并开始使用低张力 PIP 关节伸展矫形器，同时夜间使用槽形矫形器保持 PIP 关节伸直。

至伤后 10 周，她获得了 PIP 关节完全 ROM，活动恢复不再受限制，包括体育活动。

（杨蔚勃　译　崔金龙　丘开亿　李奎成　审）

参考文献

1. Bertini TH, Laidig TJ, Pettit NM, et al.: Treatment of the injured athlete. In Skirven TM, Osterman AL, Fedorczyk J, et al, editors: Rehabilitation of the hand and upper extremity, ed 6, Philadelphia, 2011, Elsevier Mosby.

2. Brzezienski MA, Schneider LH: Extensor tendon injuries at the distal interphalangeal joint, Hand Clin 11:373–386, 1995.

3. Little KJ, Jacoby SM: Intra–articular hand fractures and joint injuries: part I–surgeon's management. In Skirven TM, Osterman AL, Fedorczyk J, et al, editors: Rehabilitation of the hand and upper extremity, ed 6, Philadelphia, 2011, Elsevier Mosby.

4. Hofmeister EP, Mazurek MT, Shin AY, et al.: Extension block pinning for large mallet fractures, J Hand Surg Am 28A:453–459, 2003.

5. American Society for Surgery of the Hand: The hand: examination and diagnosis, ed 2, Edinburgh, 1983, Churchill Livingstone.

6. Valdes K, Naughton N, Algar L: Conservative treatment of mallet finger: a systematic review, J Hand Ther 28:237–246, 2015.

7. Evans RB: Clinical management of extensor tendon injuries: the therapist's perspective. In Skirven TM, Osterman AL, Fedorczyk J, et al, editors: Rehabilitation of the hand and upper extremity, ed 6, Philadelphia, 2011, Elsevier Mosby.

8. Biernacki SD: A flexion contracture splint for the distal interphalangeal joint, J Hand Ther 14:302–303, 2001.

9. Doyle JR: Extensor tendons: acute injuries. In Green DP, Hotchkiss RN, Pederson WC, editors: Green's operative hand surgery, ed 4, Philadelphia, 1999, Churchill Livingstone.

10. Tetik C, Gudemez E: Modification of the extension block kirschner wire technique for mallet fractures, Clin Orthop Relat Res 404:284–290, 2002.

11. Lin JS, Samora JB: Surgical and nonsurgical management of mallet finger: a systematic review, J Hand Surg 43:146–163.e2, 2018.

12. Grau L, Baydoun H, Chen K, et al.: Biomechanics of the acute boutonniere deformity, J Hand Surg 43:80.e1–80.e6, 2017.

13. Alter S, Feldon P, Terrono AL: Pathomechanics of deformities in the arthritic hand and wrist. In Skirven TM, Osterman AL, Fedorczyk J, et al, editors: Rehabilitation of the hand and upper extremity, ed 6, Philadelphia, 2011, Elsevier Mosby.

14. Colditz J: Plaster of paris: the forgotten hand splinting material, J Hand Ther 15:144–157, 2002.

15. Hirth MJ, Howell JW, O'Brien L, et al.: Relative motion orthoses in the management of various hand conditions: a scoping review, J Hand Ther 29:405–432, 2016.

16. Saleeba EC: Dynamic flexion splint for the distal interphalangeal joint, J Hand Ther 16:249–250, 2003.

17. Flowers KR: A proposed decision hierarchy for splinting the stiff joint, with an emphasis on force application parameters, J Hand Ther 15:158–162, 2002.

18. Catalano LW, Skarparis AC, Glickel SZ, et al.: Treatment of chronic, traumatic hyperextension deformities of the proximal interphalangeal joint with flexor digitorum superficialis tenodesis, J Hand Surg 28A:448–452, 2003.

19. Chinchalkar S, Lanting B, Ross D: Swan neck deformity after distal interphalangeal joint flexion contractures: a biomechanical analysis, J Hand Ther 19:420–425, 2009.

20. Glickel SZ, Barron A, Eaton RG: Dislocations and ligament injuries in the digits. In Green DP, Hotchkiss RN, Pederson WC, editors: Green's operative hand surgery, ed 4, Philadelphia, 1999, Churchill Livingstone.

21. Chinchalkar SJ, Gan BS: Management of proximal interphalangeal joint fractures and dislocations, J Hand Ther 16:117–128, 2003.

22. Katsoulis E, Rees K, Warwick DJ: Hand therapist led management of mallet finger, J Hand Ther 10:10–17, 2005.

23. Dennerllein J: Finger flexor tendon forces are a complex function of finger joint motions and fingertip forces, J Hand Ther 18:120–127, 2005.

24. Calfee RP, Keifhaber R, Sommercamp TG, Stern PJ: Hemi–hamate arthroplasty provides functional reconstruction of acute and chronic proximal interphalangeal fracture–dislocations, J Hand Surg 34A:1232–1241, 2009.

25. Waris E, Mattila S, Sillat T, Karjalainen T: Extension block pinning for unstable proximal interphalangeal joint dorsal fracture dislocations, J Hand Surg 41:196–202, 2016.

26. Glasgow C, Tooth LR, Fleming J: Mobilizing the stiff hand: combining theory and evidence to improve clinical outcomes, J Hand Ther 23:392–401, 2010.

27. Gallagher KG, Blackmore SM: Intra–articular hand fractures and joint injuries: part II therapist's management. In Skirven TM, Osterman AL, Fedorczyk J, et al, editors: Rehabilitation of the hand and upper extremity, ed 6, Philadelphia, 2011, Elsevier Mosby.

28. Mohler LR, Trumble TE: Disorders of the thumb sesamoids, Hand Clin 17:291–301, 2001.

29. Rotella JM, Urpi J: A new method of diagnosing metacarpophalangeal instabilities of the thumb, Hand Clin 17:45–60, 2001.

30. Galindo A, Suet L: A metacarpophalangeal joint stabilization splint, J Hand Ther 15:83–84, 2002.

第 26 章　伸肌腱损伤

Linda J. Klein

长期以来，因为并发症更少、疗效更好，伸肌腱损伤被认为比屈肌腱损伤处理起来更简单。许多研究人员认为，由伸肌腱损伤引起的并发症同样令人沮丧，这种损伤会导致患指和患手严重丧失活动和功能[1-3]。根据 Rosenthal 和 Elhassan 的研究显示，"手指的伸肌较弱，它们的工作能力和滑动幅度都小于它们的拮抗肌屈肌，但它们需要非屈肌功能所必需的自由活动。"[1] 伸肌腱比屈肌腱更薄、更宽。与屈肌腱相比，伸肌腱在手部更为表浅，并允许黏附于筋膜层和皮肤。在近节指骨上，伸肌腱有一个宽的肌腱 – 骨界面，可以导致致密的粘连。因为手术而短缩的伸肌腱，可能会导致手指难以恢复全关节活动范围的屈曲。背部肿胀可能会阻碍肌腱滑动。伸肌腱损伤后，重建内在肌和外在肌 / 肌腱群之间的正常平衡状态对于外科医生和治疗师来说是一项困难的任务。常见的功能性并发症包括手部屈曲功能丧失、伸肌滞后和握力下降[2]。为了预防这些并发症，伸肌腱入路与屈肌腱入路相似，这种手术已发展为包括术后即刻进行的受限制的被动和主动活动。结果显示，尤其在前 12 周，手术效果比单纯制动治疗效果更好[3-11]。本章的目的是让读者了解伸肌腱不同区域的解剖学、病理学、愈合过程和康复方案，使伸肌腱修复术后的康复对象在仅有最小限度并发症的同时，达到最大限度的功能恢复。

诊断与病理

伸肌腱损伤可能是由开放性或闭合性损伤引起的。伸肌腱的开放性撕裂伤最常发生在肌腱被利器撕裂。开放性损伤在受伤时被诊断为肌腱、神经和韧带损伤。肌腱损伤的各种情况是不同的，如部分撕裂伤或完全撕裂伤、干净或污染、直的切口或锯齿状切口。伸肌支持带、矢状束、骨、韧带、神经或血管可能发生合并损伤，挤压力会增加伸肌腱损伤的复杂性。肌腱和相关结构的修复应在受伤后尽快进行，通常在急诊室进行。

伸肌腱闭合性创伤可能是由于肌腱从附着处断裂、肌腱与粗糙的骨突产生摩擦或由疾病造成的肌腱受损，如风湿性关节炎。手指的伸肌腱闭合性损伤包括槌状指和钮孔畸形。类风湿关节炎可以导致滑膜侵犯伸肌腱，通常发生在腕关节水平，这最终会导致肌腱断裂。在腕部发生的闭合性伸肌腱断裂是由肌腱在骨突处发生摩擦导致，例如，经过 Lister 结节上的拇长伸肌（extensor pollicis longus，EPL）断裂和经过尺骨远端粗糙边缘上的小指伸肌（extensor digiti minimi，EDM）断裂。本章的重点在于介绍伸肌腱损伤后的手术修复、术后愈合和术后的康复方法。在第 25 章中，我们已讨论了肌腱闭合性损伤不需要外科修复（如槌状指和钮孔指）。

伸肌腱的外科修复

与屈肌腱相比，伸肌腱的外科手术修复类型较少受到重视。当肌腱修复术后开始运动时，伸肌腱的修复强度对于防止肌腱裂缝或断裂非常重要。现在有许多用于伸肌腱的缝合技术[1, 2, 12, 13]。Newport 指出，由于伸肌腱比屈肌腱更小、更扁平，并且交叉连接较少，因此在伸肌腱中进行更牢固的多股修复更为困难。由于肌腱较小且缺乏胶原交联，用相同的修复技术修复肌腱，伸肌腱修复的强度约为屈肌腱的 50%[1, 13]。伸肌腱撕裂后所选择的手术缝合的类型在很大程度上取决于肌腱受伤的部位。伸肌腱较薄的区域（如手指）无法进行多股修复这类更牢固的修复[1]。本章讨论的伸肌腱损伤的治疗方案不受医生所使用的手术技术类型影响。

愈合时间轴

肌腱的愈合依赖于肌腱直接的血供和滑膜扩散。伸肌腱的血供通过血管系膜，从桡动脉、尺动脉和掌深弓经筋膜到达伸肌腱。伸肌腱滑膜扩散的营养来自手背深筋膜层和伸肌支持带[1]。

手部肌腱修复后的 3 种基本康复方法是：①制动；②肌腱修复后即时的被动运动；③肌腱修复后即时的主动运动。这些方法的主要区别在介入（所处）时间是肌腱愈合的早期或第一个月。

预防措施。在使用即时运动康复方案之前，治疗师必须知道外科医生是否认为修复后的肌腱足够坚强，能够耐受这类康复方法。

肌腱愈合的早期包括炎症期（inflammatory phase）和早期纤维增生期（fibroplasia phase），此时肌腱处于最脆弱的状态，胶原蛋白刚开始在修复部位沉积。肌腱愈合的中期是肌腱修复到具有抗拉强度。在肌腱愈合的后期，肌腱继续修复以具备抗拉强度，并开始根据施加在其上的张力进行重塑。肌腱在修复后 12 周具有足够的抗拉强度，几乎可以承受任何活动。软组织重塑持续数月。

大多数接受过伸肌腱修复的康复对象在肌腱修复后 6~8 周内手部可以有轻微活动。这是因为手的持续正常使用可对屈肌腱产生阻力，而很少对伸肌腱产生阻力。

具备肌腱愈合的相关知识是确定修复后的肌腱何时可以安全进行抗阻训练的基础。这是一个需要理解的重要概念。基于这一知识的指导方针会影响在屈肌腱修复后加强握力或捏力的临床决策，也会影响关于伸肌腱修复后对手指伸展活动施加阻力的临床决策。当肌腱粘连对主动运动的限制大于被动运动时，给肌腱施加阻力是合适的。阻力对瘢痕组织施加张力以改善近端肌腱的滑动。然而，同样的阻力可以克服肌腱修复后的抗拉强度并导致肌腱断裂。肌腱修复后主动运动良好，表明没有粘连。肌腱没有周围粘连的支持和限制，当肌肉对抗阻力时，大量张力直接通过肌腱传递，这增加了肌腱断裂的风险。因此，本章中的所提到的愈合时间轴必须是个性化的。如果修复后的肌腱表现出良好或极好的滑动，则应推后施加阻力的时间，或推迟到外科医生确定肌腱接近或处于完全抗拉强度时进行。

伸肌腱修复后张力最小化的预防措施

当开始运动时，肌腱修复并未达到最大强度。在修复后 12 周内，治疗师应谨慎避免肌腱有间隙或有潜在断裂的情况。有两种情况会导致修复后肌腱的裂缝或断裂。第一种，在伸肌腱足够强壮到可以承受一定的张力之前，过度拉伸伸肌腱修复处至屈曲位（将肌腱修复处分离）。第二种，在修复肌腱做同向的主动或抗阻运动时，肌肉对肌腱施加过度的内在拉力。这包括伸肌腱修复之后，在肌腱足够强壮到承受肌腱的内部张力之前，进行主动或抗阻伸展。

预防措施。当开始主动运动时动作要轻柔，伴随肌腱的愈合，可以逐渐增加施加在肌腱上的张力。

治疗师在鼓励康复对象通过主动运动来使肌腱滑动时，必须考虑为了实现主动运动，肌肉在修复的肌腱上施加的张力。在肌腱康复方面的目标是实现肌腱滑动，在愈合过程中减少修复处的张力。可以将施加在肌腱上的阻力和张力最小化，通过减轻肿胀和关节僵硬、缓慢和温和的运动，以及在主动运动期间使用近端关节的最佳体位使肌腱滑动。在肌腱修复后的最初 6 周内，活动与修复的肌腱相关的僵硬关节时，必须使肌腱处于保护位。

◎ 临床精要

在训练期间需要将伸肌腱放置在保护位，维持所有的关节保持在伸展位（除了训练期间正在活动的关节），尤其是正在被动活动关节的近端关节。这项举措将减少伸肌腱修复的张力。

例如，如果手背伸肌腱损伤修复后 3 周指骨间（proximal interphalangeal，PIP）关节僵硬，则维持腕关节和掌指（metacarpophalangeal，MCP）关节伸展，同时应用轻柔的关节松动术对 PIP 关节进行被动屈曲活动。这将防止修复后的伸肌腱被过度拉伸，同时改善单个关节的屈曲。

? 咨询医生的问题

肌腱损伤的类型和复杂性存在很多变数，因此，在开始治疗前了解每种损伤和损伤后的手术非常重要的。要询问医生的问题可能包括以下内容。

- 哪些肌腱发生了撕裂？在什么水平 / 区域？（注：这不一定与皮肤撕裂的位置有关。）
- 还有其他哪些结构受伤（矢状束、韧带、血管、神经、骨骼）？
- 所有的结构是否都适合进行强健的修复，或是否存在对某些结构的力量或愈合的担忧？
- 外科医生是否倾向于特定的肌腱修复方案，例如制动，即时被动运动，或即时主动运动？阐明你计划用于给我们共享案例的康复对象的治疗方法。这可能需要进行讨论和商议。
- 哪些关节应放置在矫形器内？
- 是否需要单独的夜间休息矫形器？
- 如果康复对象在术后没有立即接受手治疗，那么康复对象在术后应采取什么体位？康复对象在接受治疗前可否进行活动？
- 明确目前允许的康复训练和活动水平。转诊时康复对象是否被禁止被动屈曲和（或）抗阻训练？是否有任何限制，或康复对象是否被允许提前解除限制？

（ ）对康复对象说的话

"伸肌腱将肌肉与骨骼连接起来，它使你的手指 / 拇指伸直"（用治疗师的手给康复对象演示说明）。使用图片或图表向康复对象展示受伤的伸肌是如何变成肌腱的，以及肌腱需要如何被肌肉拉动才能向近端滑动以实现手的主动伸展或向远端滑动以实现手的屈曲。

"当你的伸肌腱受伤时，这个（这些）关节就不能再伸直了（用治疗师的手给康复对象演示说明）。现在外科医生已经把肌腱修复好了，肌腱需要时间来愈合。肌腱一般需要 12 周才能完全愈合，但是术后 6~8 周，你的手指可以进行轻微活动。我们会逐渐增加修复后肌腱的活动强度，但是如果你活动得太多太快，修复的肌腱将会撕裂。导致肌腱撕裂或断裂的两个原因是：将肌腱牵伸到屈曲位置（用治疗师的手说明牵伸手指屈曲位会对修复后的伸肌腱造成过度拉伸），或肌肉内部的拉力太大造成肌腱修复处无法承受。因此，你必须严格按照护具（矫形器）的说明操作。这一措施将防止肌腱被过度牵伸或过度使用。任何情况下，在肌腱愈合的过程中你都不能做超出我们建议你用手进行的活动，否则肌腱可能会断裂。如果断裂，肌腱可能无法再次修复，或者如果需要再次手术，结果也不可能如第一次手术效果那么好。"

解剖学

手指外部伸肌腱包括指总伸肌（extensor digitorum communis，EDC）、指固有伸肌（extensor indicis proprius，EIP）、小指固有伸肌（extensor digiti minimi，EDM）、拇长伸肌（extensor pollicis longus，EPL）、拇短伸肌（extensor pollicis brevis，EPB）和拇长展肌（abductor pollicis longus，APL）。这些肌腱中的每一根都从手的背侧跨越过手腕，穿过伸肌支持带的下方，伸肌支持带分为 6 个间室，这种方法可以最大限度地提高伸肌腱穿过腕关节时的机械效率，防止弓弦现象（bowstringing）（图 26.1）。

在 MCP 关节的近端，腱联合（juncturae tendinum）纤维与 EDC 肌腱分离，与相邻的 EDC 肌腱形成交叉连接。这种纤维的交叉连接不同程度的存在于每个个体中，但最一致的发生在环指、中指和小指的 EDC；腱联合纤维有助于邻近手指的伸展，并有助于在手指屈曲时将 EDC 维持在掌骨头部的中线上。

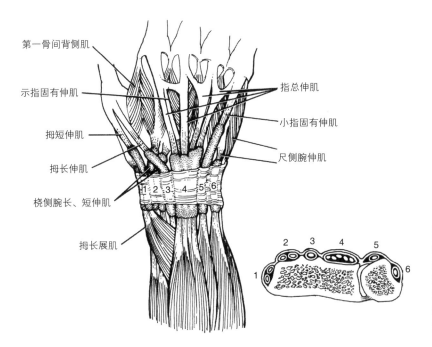

第一骨间背侧肌

示指固有伸肌

拇短伸肌

拇长伸肌

桡侧腕长、短伸肌

拇长展肌

指总伸肌

小指固有伸肌

尺侧腕伸肌

图 26.1 Ⅵ区和Ⅶ区伸肌腱解剖。伸肌支持带起着滑轮的作用，它可以维持外在伸肌腱的机械效率，防止弓弦现象。它还通过滑膜扩散协助为伸肌腱提供营养（Fess EE. Hand and Upper Extremity Splinting: Principles and Methods. 3rd ed. St Louis, MO: Mosby; 2005）

手指外部伸肌腱主要用于伸展手指的 MCP 关节，以及拇指的 MCP 和 IP 关节。EDC 还通过其对侧束的解剖学贡献和对中指指骨近端的附着，来辅助 IP 伸展。

PIP 关节和远端指骨间（DIP）关节的伸展主要由外侧束完成，外侧束部分由 EDC 支持的蚓状肌腱和骨间肌腱组成（图 26.2）。手指两侧的侧束在 PIP 和 DIP 关节穿过运动轴的背侧，并在 DIP 关节上方汇合形成末端伸肌腱。在 PIP 和 DIP 关节处的伸肌腱通过结合肌腱纤维和韧带支撑在未受伤的手指中保持微妙的平衡，以防止过多的背侧或掌侧肌腱侧束移位（半脱位）。横支持韧带从掌侧支撑外侧束，三角韧带从背侧支撑外侧束。斜支持韧带（oblique retinacular ligaments，ORLs）沿手指两侧穿过 PIP 和 DIP 关节，掌侧至 PIP 关节运动轴，背侧至 DIP 关节运动轴。因此，当 PIP 关节伸展时，它会对 ORL 施加张力或拉伸 ORL。这会引起穿过 DIP 关节的韧带变紧，利用这种腱固定效应可在 DIP 关节上放置被动伸展的辅助装置。

拇指的 IP 关节主要由 EPL 肌腱帮助伸展，MCP 关节由 EPL 和 EPB 联合伸展。APL、EPB 和 EPL 肌腱帮助伸展腕掌（carpometacarpal，CMC）关节。

伸肌腱的损伤与损伤区域有关，因此对于不同区域的损伤，伸肌腱修复后的治疗都有不同的方案。伸肌腱分区如图 26.3 所示。表 26.1 总结了肌腱愈合早期用于肌腱修复的矫形器。

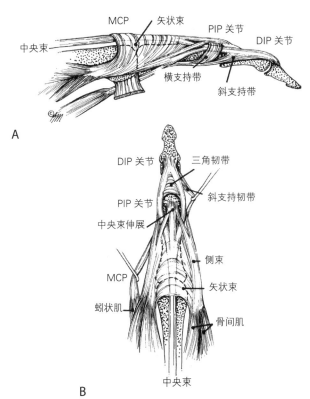

图 26.2 （A）MCP 关节水平的伸肌腱由横膜或矢状束固定在适当的位置，横膜或矢状束将伸肌腱拴系在关节上并使其居中。矢状束起自掌板和掌骨颈部的掌间韧带。伸肌腱腱帽的任何损伤或膨大都可能导致伸肌腱半脱位或脱位。（B）来自蚓状肌和骨间肌的固有肌腱在近节指骨的近端和中段水平处连接伸肌装置，并向远端延伸至手指的 DIP 关节。PIP 关节的伸肌装置最好将其描述为伸肌腱的三分叉进入中央束，中央束附着于中节指骨的背侧底部和两条外侧束。外侧束继续向远端插入远节指骨的背侧底部。伸肌装置通过横支持带保持在 PIP 关节上方（Doyle JR. Extensor tendons: acute injuries. In Green DP, Hotchkiss RN, Pederson WC. eds. Green's Operative Hand Surgery 4th ed. New York, NY: Churchill Livingstone; 1999.）

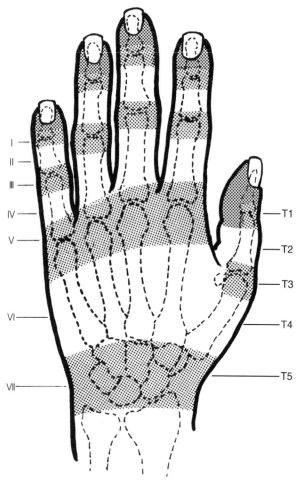

图 26.3 手外科学会国际联合会肌腱损伤委员会定义的伸肌腱分区 (Kleinert HE, Schepel S, Gill T. Flexor tendon injuries. Surg Clin North Am. 1981;61:267.)

I 区和 II 区伸肌腱损伤

诊断与病理

I 区和 II 区伸肌腱损伤可导致槌状指。闭合性损伤可能由肌腱断裂或撕脱引起，这会导致手指远节指骨下垂（屈曲）。闭合性槌状指的治疗见第 25 章。I 区和 II 区伸肌腱开放性撕裂伤的处理是通过外科手术修复，通常需要克氏针来维持 DIP 关节在伸直位。I 区和 II 区伸肌腱手术修复后的治疗与该区域闭合性损伤的治疗方法相似，包括由转诊的外科医生确定制动数周（图 26.4），然后逐渐增加 DIP 关节的屈曲程度。

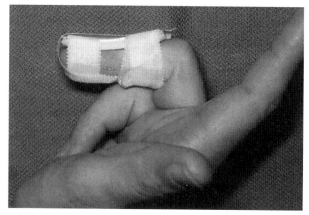

图 26.4 DIP 关节伸展矫形器

损伤区域	制动	即时被动伸展	即时主动伸展
I 区和 II 区	DIP 关节伸展支具（见图 26.4）	不适用	不适用
III 区和 IV 区	单指支具，IP 关节完全伸展，用魔术贴固定（见图 26.5）	动态矫形器，允许 PIP 关节屈曲 30°（见图 26.6）	单指支具，在活动间隙用魔术贴固定（见图 26.5） PIP 关节屈曲 30°，DIP 关节屈曲 20° 的支具（见图 26.7）
V 区、VI 区和 VII 区	腕部分伸展和手指完全伸展或轻微 MCP 关节屈曲的全长休息位支具（见图 26.8）	动态 MCP 关节伸展矫形器，可以使 MP 关节屈曲 30°（见图 26.9（A）和（B）	支撑腕部的即时主动伸展矫形器（见图 26.10） 或去除动态牵引支具改成主动伸展组件

表 26.1 肌腱愈合早期用于伸肌腱修复的矫形器概述

III 区和 IV 区伸肌腱损伤

诊断与病理

该区域的损伤可能是因为闭合性断裂或开放性撕裂所致。闭合性断裂通常是由于 PIP 关节背侧受到直接的钝力，导致 EDC 肌腱在中节指骨附着处断

裂。闭合性断裂导致 PIP 关节主动伸展变弱，而完整的外侧束仍存在少量的 PIP 关节主动伸展受限。随着时间的推移，较大的 PIP 关节伸展滞后的发展导致了钮孔畸形。第 25 章详细介绍了这种损伤的治疗。

III 区和 IV 区伸肌腱的开放性撕裂伤常见于任何类型的尖锐物品对于 PIP 关节和近节指骨平面的损

伤。在对该区域的伸肌腱进行一期修复后，在肌腱愈合的早期阶段有三种方案可供选择：制动、即时被动伸展运动和即时主动伸展运动。制动是经常被应用的方法，但随着外科治疗的进步，即时被动运动和即时主动运动的应用越来越普遍，尤其是在复合性损伤的情况下。在肌腱愈合的早期阶段，肌腱修复后的前 4 周内三种康复治疗方案在矫形器的应用和训练方面各不相同。这段时间之后，康复对象将根据当前的受限程度进阶。传统上，医生决定术后的方案并指导康复的进展。然而，随着治疗师的教育水平、技能水平和知名度的提高，手治疗师在这一过程中发挥了更大的协同作用。在选择方案或推进治疗计划时要考虑的因素包括损伤类型、损伤平面、损伤的复杂性、手术修复的强度，以及康复对象的依从性、动机和健康因素。在审查伸肌腱康复的具体方案之前，重要的是要了解如何调整伸肌腱修复后 ROM 的评估，以便在整个愈合过程中保护正在愈合的肌腱（专栏 26.1），以及治疗修复后的手部肌腱时要记住的重要概念（专栏 26.2）。

专栏 26.1　伸肌腱修复术后活动范围的评估

伸肌腱修复

1. 当在伸肌腱修复后的早期愈合阶段开始治疗时，评估所有手指关节的被动伸展至 0°，以及腕关节被动伸展的可耐受程度。
2. 除非正在使用即时主动伸展方案，否则不要在伸肌腱修复后立即评估主动伸展。
3. 不要在肌腱愈合的早期阶段评估手指的屈曲功能，但使用即时被动或主动伸展方案屈曲 30° 除外。当允许在修复处施加张力的方向上进行有控制的运动时，要注意保护肌腱的位置是至关重要的。
4. 在肌腱愈合的中期阶段，要评估在单个手指关节屈曲同时其他手指关节维持伸展时伸肌腱的情况。1~2 周后，在伸腕的情况下评估手指的复合屈曲，并在手放松的情况下评估手腕的屈曲。
5. 治疗结束时，手指的复合屈曲减去主动伸展的度数，就可以得出受伤手指的总的主动运动结果。

专栏 26.2　治疗修复后的手部肌腱时要记住的概念

- 最初矫形器的设计是通过阻止肌腱的张力来保护修复后的肌腱。
- 修复的肌腱可因牵伸或肌肉的主动收缩超出了修复处的承受能力而断裂。
- 除伸肌腱 I 区和 II 区外，所有肌腱修复均有 3 种设计方案。这些方案从最保守到最不保守依次为制动方案、即时被动运动方案、即时主动运动方案。

- 运动开始时，动作要轻柔。当外科医生确定肌腱的修复和牵伸强度能够承受轻微的运动时，就可以开始运动了。
- 肌腱愈合早期至中期的主动运动越好，粘连越少。粘连越少，对修复肌腱施加阻力就推迟得越久。
- 为了治疗关节僵硬，被动运动只可以在肌腱维持在放松的保护位方向上时拉伸肌腱修复处。
- 从一个阶段的运动进阶到下一个阶段应在外科医生的关注下完成。
- 除非肌腱愈合的中期主动运动受到粘连的限制，否则将推迟对修复肌腱施加阻力。

康复：早期

肌腱愈合的早期在手术修复后立即开始，持续到修复后的 3~4 周。

制动方案

- 矫形器：当修复后的伸肌腱在肌腱愈合的早期进行制动时，外科医生应用术后夹板、手指长度的石膏或在康复治疗中制作的热塑矫形器来保持 PIP 关节完全伸展。如果除 EDC 肌腱外，外侧束也发生损伤，则应保持 PIP 关节完全伸展。矫形器在术后 3~4 周内应一直佩戴（图 26.5）。

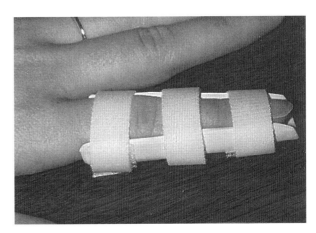

图 26.5　手指矫形器，用魔术贴固定，用于在 III ~ IV 区伸肌腱修复后，或在即时控制主动运动方案的两次训练之间固定

- 训练：在制动方案中，修复后的肌腱在第一个 3~4 周内始终处于被保护的伸展位。在肌腱愈合的早期，康复对象只能活动除矫形器保护外的关节。

即时被动运动方案

- 适应证：当致密的粘连限制肌腱的滑动时，可采用即时被动伸展康复方法。这种方法的目标是使伸肌腱向远端滑动 5 mm。

- 矫形器：在肌腱修复后的前 3 天内，治疗师制作手部伸展矫形器，用于支撑 MCP 关节并使 PIP 关节被动伸展（图 26.6）。PIP 关节仅可主动屈曲至 30°，然后使用弹性伸缩吊索将 PIP 关节被动伸展至 0° 位[7]。在两次训练的休息间隙，支条使手指保持完全伸直。

- 训练：指导康复对象在佩戴矫形器的情况下每小

- 矫形器：SAM 方案要求使用 3 个单指热塑矫形器。除训练外，第一个矫形器始终维持手指 PIP 和 DIP 关节完全（0°）伸展。第二个矫形器是维持 PIP 关节屈曲 30° 和 DIP 关节屈曲 20°，它被用作训练板（图 26.7）。第三个是较短的矫形器，它可以使 PIP 关节完全伸展，并允许 DIP 关节屈曲到可耐受的程度。

- 训练：每小时 1 次，训练板使手指保持在 PIP 关

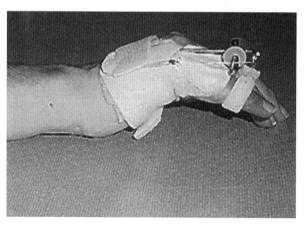

图 26.6　手部支条用于 Ⅲ～Ⅳ 区伸肌腱修复的即时控制被动运动方案，允许 PIP 关节屈曲 30°

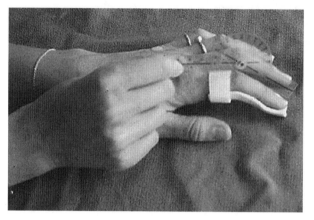

图 26.7　在 Ⅲ～Ⅳ 区修复伸肌腱的即时控制主动运动方案中使用的 PIP 关节屈曲 30° 和 DIP 关节屈曲 20° 的训练板

时进行 1 次训练。康复对象通过放松吊索设备实现 10 次重复的主动 PIP 关节屈曲 30°，然后手指被动伸展。通过支条上的一个阻块将屈曲限制在 30°。支条矫形器在术后第一个 3~4 周内保持原位。一些方案允许在术后 3~4 周逐渐增加 PIP 关节屈曲范围[8]。3~4 周后移除矫形器，并按照在康复中期训练中所讨论的允许康复对象屈曲到可耐受的程度。

　　预防措施：重要的是要教育康复对象活动范围不能超越矫形器的阻块。如果屈曲过大，超过治疗师指导的程度，可能会导致康复对象伸肌腱断裂。

即时主动伸展方案

- 适应证：即时主动伸展方案适用于与即时被动伸展方案相同的情况，其额外的好处是有更明确的近端肌腱滑动。如被动方案，这种方法也可促进远端肌腱滑动。在肌腱修复后的前 3 天内开始本方案。一种即时控制主动伸展方案称为短弧运动方案（short arc motion protocol，SAM）。该方案是由 Evans[3,9] 发明的，相关介绍请见下文。

节屈曲 30° 和 DIP 关节屈曲 20°。腕关节被放置在屈曲 30° 的位置，这样可以使屈肌腱松弛，从而减少对 IP 关节主动伸展的抵抗力。单指训练板放置在适当位置，手指主动屈曲到训练板，然后在 IP 关节处主动伸展。如果外侧束未受伤，则采用第三个较短的运动矫形器，在完全伸展 PIP 关节的同时，DIP 关节主动屈曲至可耐受程度。如果外侧束受伤并修复，则在本次训练中康复对象可目视监测 DIP 关节仅可屈曲 30°。进行时间短但重复次数多的训练（每小时重复 10~20 次）。肌腱修复后 2 周，训练板增加至使 PIP 关节屈曲 40°。肌腱修复后 3 周，训练板增加至使 PIP 关节屈曲 50°，肌腱修复 4 周时，训练板增加至使 PIP 关节屈曲 70°。随后训练进入中期阶段。

康复：中期

　　4 周后停止使用矫形器，并开始主动单关节屈曲。对于在肌腱愈合早期使用制动方案的康复对象，手指主动屈曲可能受限。肌腱修复第 5 周可进行轻度

的复合屈曲。如果水肿对于康复对象来说不是一个主要的问题，可以在主动运动前对软组织进行热敷。

预防措施：对康复对象进行运动技术教育非常重要。早期过分激进的屈曲 PIP 关节可能会导致伸肌腱再次损伤。

◎ **临床精要**

肌腱愈合的早期阶段，被制动的肌腱在训练手指移动时常受到粘连的限制。避免立即使用暴力来帮助肌腱移动。活动必须循序渐进，维持手指伸展能力的同时逐渐恢复手指的屈曲功能。

在肌腱修复 6 周时，如果手指主动屈曲没有显示出稳定、循序渐进的进步，治疗可能会发展到采用被动屈曲活动。在维持屈曲过程中进行热疗可能有助于复合屈曲功能的恢复。同时，此时开始加强握力训练。如果屈曲仍然明显受限，则在肌腱修复后的 6 周后可使用温和的动态或静态渐进式屈曲矫形器。在使用矫形器对修复的肌腱施加力量之前，咨询转诊康复对象的外科医生是很重要的。

〔〕**对康复对象说的话**

"我们现在要以在你修复过的肌腱上施加一点应力这种方式来开始活动你的手指。因为肌腱还没有达到最大强度，所以缓慢地做运动并循序渐进的增加中节和远节指骨间关节屈曲能力是很重要的。你不能用外力（如你的另一只手）把手指往下压，否则可能会再次损伤肌腱。我们希望每周都能看到大约 30° 的改善，并确保你能继续伸直手指。屈曲手指更容易，但一旦失去伸直手指的能力，想要恢复该功能就会更难。"

影响临床推理的特异性诊断信息

当在愈合的初始阶段使用即时被动或主动伸展方案时，预计在肌腱愈合的中期实现屈曲存在的问题就会较少。

预防措施：如果情况稳定，手指主动屈曲功能循序渐进的恢复，则推迟被动屈曲活动或使用动态屈曲矫形器直到出现平台期，以防止对愈合的伸肌腱施加过大的力量而导致其断裂。

对于由伸肌腱粘连（extensor tendon adhesion）引起的 IP 关节伸展受限（被动伸展比主动伸展更明显），应使用夜间伸展矫形器进行治疗，强调白天的主动伸展训练，而不太强调大力量的屈曲。

因为 IP 关节的伸展明显是由外侧束来完成的，所以在进行 IP 关节主动伸展的同时，提高了伸肌保

持 MCP 关节屈曲的效率。这被称为反锁定（reverse blocking）练习。在进行 IP 关节伸展训练时应避免 MCP 关节过伸，因为 MCP 关节过伸限制了 EDC 协助 IP 关节伸展的能力，并降低了侧束的效率。

进行伸肌腱修复的康复对象通常可以在术后 6 周不受限制的完全恢复手部的功能，如果康复对象在此时手部有功能性运动，以及正在着手推进家庭训练计划，此时康复对象可以出院。然而，当存在较强的粘连时，手指在愈合的中期可能无法达到理想的运动水平。当手部运动受限而干扰手部功能时，需要进行额外的治疗。

康复：后期

在伸肌腱修复后 8~12 周，康复对象通常可以完全正常使用受伤侧手。在治疗中，屈曲受限应采用热疗结合牵伸、被动和主动屈曲单个关节、锁定练习、复合屈曲训练和加强握力等方法。静态渐进型或动态屈曲矫形器可加入 HEP 以增加手指屈曲功能。受限的主动 IP 关节伸展应通过反锁定练习（reverse blocking exercises）、夜间 IP 关节牵伸手指矫形器和对修复肌腱的抗阻训练来治疗。对伸肌装置的抗阻训练有助于对附着的伸肌腱施加更大的近端拉力以改善手指主动伸展功能。这是通过使用较轻的徒手抗阻运动进行反锁定练习来实现的，或者康复对象可以伸展手指对抗治疗泥、抗阻带或橡皮圈。然而，这些训练只有在运动过程中 MCP 关节过伸受阻时，才能有效改善Ⅲ区和Ⅳ区伸肌腱的滑动。

◎ **临床精要**

通过使用相对运动矫形器锁定 MCP 关节，该矫形器保持受伤手指的 MCP 关节比相邻手指稍微弯曲，协助伸肌腱的力量转移到 PIP 关节。这个姿势提高了 PIP 关节伸展练习的有效性。

如果被动 IP 关节伸展受限，则应在白天间歇性使用动态 IP 关节伸展矫形器，夜间使用静态伸展矫形器。

Ⅴ区、Ⅵ区和Ⅶ区伸肌腱损伤

诊断与病理

Ⅴ区、Ⅵ区和Ⅶ区伸肌腱的损伤通常是由于撕裂伤造成的。Ⅶ区伸肌腱损伤的另一个原因是炎症

（如类风湿关节炎）导致的肌腱断裂或由肌腱异常反复摩擦骨骼引起的磨损和断裂。这些区域的肌腱损伤需要外科修复。修复后，有制动、即时被动伸展和即时主动伸展的康复方法可供选择。

康复：早期

制动方案

- 矫形器：伸肌腱修复制动 MCP 关节和 MCP 关节近端需要一个全长的休息位石膏或热塑矫形器（图 26.8）。一些外科医生使用术后夹板对康复对象制动 4 周；其他的康复对象在治疗诊所制作热塑矫形器。矫形器可保持手腕轻微伸展和手指完全伸展。一些外科医生倾向于用矫形器使 MCP 关节轻微屈曲（20°）；但这可能会导致 MCP 关节伸展滞后[3]。当修复部位靠近手背肌腱联合处时，必须使受伤肌腱两侧的肌腱和受伤的肌腱一起伸展。如果修复部位位于 MCP 关节上方，腱联合的远端，则修复肌腱的手指应保持完全伸展，但两侧相邻的 MCP 关节可屈曲 30° 或被允许屈曲至可耐受的程度。相邻手指屈曲，当修复部位位于腱联合处的远端时，将修复肌腱的近端部分拉向远端，以减少修复后的肌腱张力。

- 训练：当使用制动方案时，大约在肌腱修复后 4 周，即肌腱愈合的中期开始手和手腕的训练。

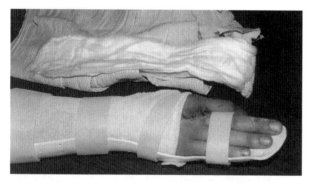

图 26.8   在 Ⅴ ~ Ⅶ 区修复后，在制动方案中使用的全长的休息位矫形器

即时被动伸展方案

- 适应证：对于复杂损伤、多发肌腱损伤、腕关节伸肌支持带下的损伤或外科医生和治疗师首选时，可使用即时被动伸展方案。最常用的即时控制被动伸展方案是由 Evans 开发的，他推荐 Ⅰ区和 Ⅱ区近端的所有伸肌腱在修复后进行即时运动[3, 10]。由于 Ⅶ 区的手指伸肌腱和 Ⅴ 区的拇指伸肌腱位于伸肌支持带区域，因此，此处的肌腱修复容易出现粘连。Evans 建议采用即时被动或主动运动的康复方法来减轻粘连。结果与即时被动和主动伸展方法相比，即时运动方案能显著改善肌腱的滑动[3, 10]。

手术修复后 3 天内开始即时被动伸展方案[3, 10]。

- 矫形器：用于即时被动伸展的矫形器可维持手腕轻微伸展，并由一个伸展支条组成，该支条使受伤的手指在休息时完全伸展，在训练时仅允许示指 MCP 关节屈曲 30°，而最多允许环指和小指 MCP 关节屈曲 40°（图 26.9）。掌侧矫形器或支条线上的止动珠可阻止 MCP 关节屈曲。在肌腱修复后的 3 周内要一直佩戴矫形器。在治疗诊所去除矫形器只是为了帮助清洁矫形器和皮肤。许多康复对象提出，在戴有背部支条矫形器的情况下很难入睡和穿衣。在这些情况下，可以制作夜间休息的伸展矫形器，移除背部支条矫形器，以便睡觉和穿衣[3]。

预防措施。如果康复对象取下矫形器并允许手指屈曲太多，可能会存在肌腱断裂的潜在风险。

- 训练：指导康复对象主动活动手指，仅使 MCP 关节屈曲，直到矫形器停止（30°~40°），然后放松手指。当手指放松时，支条上的吊索附件被动的将手指移动回到完全伸展位（0°）。MCP 关节屈曲 30°~40° 会导致伸肌腱向远端滑动 5 mm，这降低了制动后发生致密粘连的风险。手指的 IP 关节也可以在其全部可活动的范围内轻微屈曲，伴随 MCP 关节和手腕关节完全伸展。上述训练每小时重复 10~20 次。在肌腱修复后的 3 周，从矫形器上移除屈曲阻块，并允许康复对象将手指屈曲至可耐受程度。康复对象应继续被动伸展 2~3 周，允许支条吊索将手指移动回到完全伸展位。

- 被动腕部肌腱固定训练只能在治疗师的协助下进行，方法如下：治疗师被动地完全伸展康复对象的腕关节，同时允许手指的 MCP 关节放松至屈曲 40°（治疗师手动支撑康复对象的手指以防止过度屈曲）；然后治疗师被动举起康复对象的手指完全伸展，同时让手腕屈曲 20°。

- 此方案适用于拇指伸肌 Ⅴ 区撕裂的 EPL 肌腱修复后[3]。矫形器将腕关节和拇指的 MCP 和 CMC 关

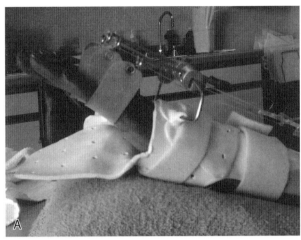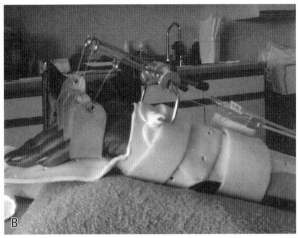

图 26.9 （A）动态 MCP 关节伸展支条允许 MCP 关节屈曲 30°。（B）即时被动伸展矫形器内的主动屈曲被矫形器底座的掌侧部分锁定在 30°。用于 V ~ Ⅶ区伸肌腱修复后的即时被动运动方案

节保持在伸展状态，同时用支条和吊索支撑 IP 关节。允许 IP 关节屈曲 60° 以在拇指伸肌 V 区（支持带下方）获得 5 mm 的肌腱滑动。拇指伸肌腱 V 区修复术后的被动腕部肌腱固定术由治疗师按以下步骤进行：维持手腕至 0°，保持拇指所有关节完全伸展。然后放松拇指，被动地将手腕伸展至完全伸展位。

- 在肌腱修复后的 3~4 周，允许移除矫形器进行训练，并在拇指和手腕的每个单独关节循序渐进的主动屈曲，同时其他所有关节保持伸展。该矫形器可在沐浴和训练时摘下，但在其他所有时间佩戴，直到肌腱修复后 5~6 周。

即时主动伸展方案

- 适应证：Evans[3, 10] 描述了 V ~ Ⅶ区修复的即时主动伸展方案，该方案只能在治疗师的协助下进行。她指出该方案可用于任何伸肌腱修复，但特别适用于复杂的修复，以及在腕关节伸肌支持带下的修复。Howell、Merritt 和 Robinson[11] 描述了另一种用于Ⅳ ~ Ⅶ区修复的即时主动伸展方案，该方案使用相对运动矫形器控制运动。这一方案在发表后获得了积极的评价，并已被用于治疗其他伸肌腱疾病，如矢状束损伤和钮孔畸形[14, 15, 16]。
- 使用这两种方案的矫形器和训练。

Evans 设计的即时控制主动运动方案：Evans 和 Thompson[3, 10] 描述的即时主动康复方法适用于 V ~ Ⅶ区的伸肌腱修复。它使用的支条矫形器与即时被动伸展方案中描述的相同。除治疗师指导训练

期间外，康复对象在任何时候都要佩戴矫形器。如下所示，矫形器仅在治疗诊所为进行下列训练方案中的主动运动部分时可被移除。治疗师在康复对象身上进行被动运动方案中描述的缓慢、重复的腕关节 /MCP 关节腱固定活动动作，直到被动运动提供最小阻力（减少僵硬和水肿的影响）。通过维持康复对象的手指完全伸展并允许腕关节屈曲 20° 来执行训练的主动保持部分。要求康复对象将手指主动保持在此伸展位几秒钟，然后允许 MCP 关节屈曲 30°，并主动伸展回到 0°，手腕屈曲 20°。这样重复 20 次。

使用相对运动矫正定位的即时控制主动运动：Howell、Merritt 和 Robinson[3, 11] 描述的该方案适用于Ⅳ ~ Ⅶ区的修复。在手术修复后的 5~10 天内，制作两件式矫形器。矫形器的一个组成部分是掌侧腕托，它将腕关节保持在 20°~25° 的伸展位。矫形器的第二个组成部分是一个 yoke 矫形器，由一块长而薄的热塑材料制成，近节指骨宽度，是手背侧长的 1.5 倍。yoke 矫形器被包裹在受伤的手指下方和未受伤的手指上方以支撑受伤的手指，与相邻手指相比，相对伸展 15°~20°。这称为相对运动矫形器（图 26.10）。当遇见多个手指受伤时，可查阅相关参考文献了解针对具体受伤的手指推荐的治疗方法。

伸肌腱修复后的第一个 3 周在矫形器内可进行完全主动复合屈伸，康复对象将在这 3 周内全程佩戴矫形器。术后 3 周，康复对象移除矫形器的腕部组件，只保留矫形器的 yoke 组件。但是，康复对象在肌腱修复后的 5 周内继续佩戴腕部和 yoke 的组合矫形器进行中等和重体力活动。在 5~7 周之间，康

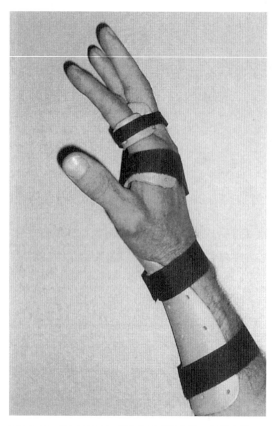

图 26.10　即时控制主动运动矫形器使用腕关节支撑和 yoke 组件，也称为相对运动矫形器［JW, Merritt WH, Robinson SJ. Immediate controlled active motion following zone 4–7 extensor tendon repair. J Hand Ther. 2005;18（2）:182］

复对象只佩戴矫形器的 yoke 组件。大多数康复对象在术后 7 周结束治疗，90% 以上的康复对象报告疗效良好 [3, 10, 11]。

康复：中期

矫形器

在修复和固定后 4 周，保护性矫形器仅在工作和重体力活动期间间断使用，并逐渐停止使用。如果伸展受限，则应使用完全伸展的夜间休息位矫形器。

当伸肌腱修复后进行即时主动或被动伸展方案时，这些方案里描述的矫形器可持续佩戴到第 6~7 周（如前所述）。

训练

在 V 区、VI 区和 VII 区伸肌腱修复后 4 周，允许每个关节循序渐进地主动屈曲，具体如下。

- MCP 关节屈曲，IP 关节伸展
- IP 关节屈曲，MCP 关节伸展
- 腕关节屈曲，手指伸展

如果没有其他禁忌，可以选择热疗来缓解僵硬。

在第 5 周或第 6 周，开始手指复合屈曲。如果屈曲明显受限，可以轻微增加手指被动屈曲。将手指包裹到屈曲最大限度，并根据需要进行热疗。在 6~7 周时，可以增加手腕 / 手指的复合屈曲。

影响临床推理的特异性诊断信息

当 MCP 关节主动伸展因为 V 区、VI 区和 VII 区粘连受限时，伸肌滞后导致 MCP 关节被动伸展超过主动伸展。除了在夜间使用伸展矫形器外，积极的伸展训练对于在粘连处施加近端张力以改善粘连肌腱的近端滑动也很重要。

重新获得手指的全复合伸展可能更具挑战性，这需要 EDC 和内在肌功能的平衡。在手指以完全被动的方式伸展时给以支撑，例如，将手指放在桌子上，并尝试将活动受限的手指从桌子上主动抬起。当修复后的 EDC 粘连时，康复对象可能无法成功地将手指从桌子上抬起，但经常能感觉到手背伸肌腱近端的拉扯。这有助于肌腱的近端滑动，以及可以给康复对象提供反馈告诉他们正在使用正确的肌肉 / 肌腱。如果康复对象在此项训练中屈曲 MCP 关节，而不是使用 EDC 尝试抬起 MCP 关节，会感觉到放在桌子上的指尖处压力增加，这一反馈说明他们使用了错误的肌肉。

◎ 临床精要

最有效的改善 MCP 关节主动伸展的方法是在 IP 关节屈曲或放松状态下进行运动。当 MCP 关节的主动伸展受限，而康复对象试图主动伸展整个手指时，内在肌通常首先起作用，因为它们不受粘连的限制。因为内在肌在进行 IP 关节伸展的同时进行 MCP 关节屈曲，所以它们在进行 MCP 关节伸展时是无效的，破坏了该项训练的目的。单独的 MCP 关节伸展是通过 IP 关节在屈曲时放松来实现的。这是最成功的改善粘连的 EDC 肌腱近端到 MCP 关节的近端滑动的方法。

康复：后期

如中期训练所述，继续训练使伸肌腱的近端和远端滑动最大化。在修复后 6 周增加握力和渐进性上肢功能训练。从修复后 6~8 周开始，对于缺乏屈曲功能的康复对象，经外科医生批准可以增加佩戴一个动态或静态渐进式屈曲矫形器在白天间断使用。

案例分析

案例分析 26.1

　　53 岁的屠夫 EE 在工作时，右小指背部被锯伤。当在一家与工作场所有关的工伤医院的急诊室看到他时，他的伤口出现了感染，接受了静脉注射抗生素的治疗，并在受伤后 8 天转诊至手外科医生。手术在受伤后 9 天进行，探查发现一个不规则的撕裂伤延伸到伸肌装置，包括中央束滑脱。外科医生锯除 PIP 关节的背侧部分髁突及关节面，修复了中央束，并将 PIP 关节用克氏针固定在几乎完全伸展的位置（图 26.11）。

　　EE 在肌腱修复后 10 天接受治疗，为了维持腕关节处于中立状态，使环指和小指伸直并保护克氏针，治疗师为他制作了热塑矫形器（图 26.12）。外科医生选择完全固定和制动患指是因为 EE 合并了骨和肌腱损伤、感染史，以及医生对 EE 的理解能力和依从性有怀疑。

　　EE 在术后 4 周去除克氏针，开始每周 3 次主动治疗。第一周，在沐浴和训练之间继续使用矫形器。第二周（术后 5 周）开始，直到术后 6 周，只有当 EE 外出时才使用矫形器。对于单个关节的初始 ROM，MCP 关节为 0°~50°，PIP 关节为 –15°~20°，DIP 关节为 0°~50°。腕关节运动超过正常范围的 75%。EE 在家庭训练计划中接受了单个关节主动屈曲、反锁定伸展训练和被动伸展的指导。由于运动极度受限，在开始治疗的 1 周内，训练进阶到包括主动复合屈曲和单个关节的温和被动屈曲。1 周后，MCP 关节主动 ROM 为 0°~60°，PIP 关节为 –25°~40°，DIP 关节为 0°~10°。DIP 关节为被动伸展 –5°。

　　康复对象在术后 5 周佩戴着保护性矫形器恢复了轻度肉类包装的工作。治疗包括将手指屈曲至可耐受的程度使用热疗，然后进行主动和被动屈曲和伸展训练、反锁定练习以及功能性抓握和释放活动。利用从小指到环指的伙伴指套来尝试改善小指的运动。肌腱修复后 6 周 MCP 关节的 ROM 为 0°~75°，PIP 关节为 –30°~55°，DIP 关节为 0°~10°。PIP 关节被动伸展到 –5° 并表现出伸肌腱粘连。主动运动的进步在这个时候停滞了。治疗中每个关节的屈曲角度提高 10°。然而，EE 治疗时的受限与前一疗程相同。伤后 8 周，EE 开始功能强化训练，除主动和被

　　动的居家训练外，在家中还用治疗泥进行抗阻训练。

　　EE 在术后 11 周行影像学检查诊断 PIP 关节为创伤性关节炎。此时停止康复治疗，在一个疗程结束时 MCP 关节的 ROM 为 0°~90°，PIP 关节为 –25°~60°，DIP 关节为 0°~25°。外科医生将继续跟踪康复对象的小指和手部的运动和功能，并在将来进一步确定手术的潜在益处，包括伸肌腱松解术以清除肌腱粘连。

　　该案例表明，当Ⅲ～Ⅳ区的伸肌腱、周围组织和骨之间形成致密粘连时，伴有复杂损伤的 IP 关节难以恢复屈曲和伸展。即时运动方案可阻止限制性粘连，但是由于涉及关节面损伤以及康复对象的理解和依从性问题，该方案未予以考虑。这个病例表明，当这些因素同时存在时，可能需要使手指制动，接受肌腱粘连的情况，并认识到需要进一步的手术来改善运动和功能。

　　（杨惟翔　译，张培珍　丘开亿　李奎成　审）

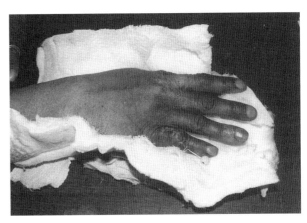

图 26.11　Ⅲ～Ⅳ区复杂伸肌腱损伤需要修复和克氏针固定

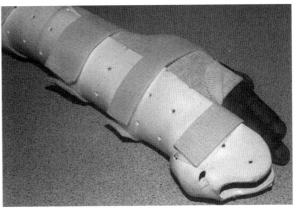

图 26.12　尺侧伸展全长矫形器保护克氏针和修复的肌腱

参考文献

1. Rosenthal EA, Elhassan BT: The extensor tendons: evaluation and surgical management. In Skirven TM, Osterman AL, Fedorczyk JM, et al.: Rehabilitation of the hand and upper extremity, ed 6, Philadelphia, 2011, Elsevier Mosby, pp 487 - 520.

2. Newport ML, Tucker RL: New perspectives on extensor tendon repair and implications for rehabilitation, J Hand Ther 18(2):175 - 181, 2005.

3. Evans RB: Clinical management of extensor tendon injuries: the therapist's perspective. In Skirven TM, Osterman AL, Fedorczyk JM, et al.: Rehabilitation of the hand and upper extremity, ed 6, Philadelphia, 2011, Elsevier Mosby, pp 521 - 554.

4. Mowlavi A, Burns M, Brown RE: Dynamic vs. static splinting of simple zone V and zone VI extensor tendon repairs: a prospective, randomized, controlled study, Plast and Recon Surg 115(2):482 - 487, 2005.

5. Talsma E, de Haart M, Beelen A, et al.: The effect of mobilization on repaired extensor tendon injuries of the hand: a systematic review, Arch Phys Med Rehabil 89:2366 - 2372, 2008.

6. Hall B, Lee H, Page R, et al.: Comparing three postoperative treatment protocols for extensor tendon repairs in zones V and VI of the hand, Am J Occup Ther 64(5):682 - 688, 2010.

7. Walsh MT, Rinehimer W, Muntzer E, et al.: Early controlled motion with dynamic splinting versus static splinting for zones III and IV extensor tendon lacerations: a preliminary report, J Hand Ther 7(4):232 - 236, 1994.

8. Thomes LJ: Early mobilization method for surgically repaired zone III extensor tendons, J Hand Ther 8(3):195 - 198, 1995.

9. Evans RE: An analysis of factors that support early active short arc motion of the repaired central slip, J Hand Ther 5(4):187 - 201, 1992.

10. Evans RE, Thompson DE: The application of force to the healing tendon, J Hand Ther 6(4):266 - 284, 1993.

11. Howell JW, Merritt WH, Robinson SJ: Immediate controlled active motion following zone 4-7 extensor tendon repair, J Hand Ther 18(2):182 - 190, 2005.

12. Lee SK, Dubey A, Kim BY, et al.: A biomechanical study of extensor tendon repair methods: introduction to the running-interlocking horizontal mattress extensor tendon repair technique, J Hand Surg Am 35:19 - 23, 2010.

13. Newport ML, Williams CD: Biomechanical characteristics of extensor tendon suture techniques, J Hand Surg Am 17(6):1117 - 1123, 1992.

14. Merritt WH: Relative motion splint; active motion after extensor tendon injury and repair, J Hand Surg Am 39(6):1187 - 1194, 2014.

15. Burns MC, Derby B, Neumeister MW: Wyndell merritt immediate controlled active motion (ICAM) protocol following extensor tendon repairs in zone IV-VII: review of literature, orthosis design, and case study - a multimedia article, Hand (N Y). 8(1):17 - 22, 2013.

16. Hirth MJ, Howell JW, O'Brien L: Relative motion orthoses in the management of various hand conditions: a scoping review, J Hand Ther 29(4):405 - 432, 2016.

第 27 章

屈肌腱损伤

Linda J. Klein

数十年来，屈肌腱损伤的修复和康复一直是外科医生和治疗师们所面临的挑战。屈肌腱需要在紧凑的滑车内运行，获得较长的滑动距离和较大的滑动效能，使手指能够完成全范围的屈曲和伸展活动（图 27.1）。屈肌腱修复术后，尤其是发生在滑车部位的修复，由于瘢痕形成，屈肌腱与周围组织快速粘连。一旦发生屈肌腱粘连（flexor tendon adhesions），手指在进行主动屈曲活动的过程中，屈肌腱滑动距离不能满足需求，导致手指主动关节活动范围（AROM）比被动活动范围（PROM）受限更大。如果术后立即允许肌腱滑动，将降低粘连的发生率，但这种方法可能导致修复肌腱的再次断裂。在过去的 50 年里，研究人员已经尝试了大量的方法，提出了多种屈肌腱修复和康复的方案。具有挑战性的目标是最大限度地减少屈肌腱的粘连，改善其滑动距离，同时避免修复肌腱的再次断裂。

本章将帮助治疗师理解各种屈肌腱治疗方案背后的基本原理。为了给每个康复对象制订最适合的康复方案，外科医生和治疗师之间沟通十分必要，同时也离不开经验丰富的手治疗师的密切观察。

解剖学

手外在屈肌腱通过腕管进入手部，包括第 2~5 指的指浅屈肌（the flexor digitorum superficialis，FDS）腱、指深屈肌（flexor digitorum profundus，FDP）腱和拇指的拇长屈肌（flexor pollicis longus，FPL）腱。在前臂、腕和手部，指深屈肌腱位于指浅屈肌腱深处。在近节指骨水平，指浅屈肌腱分成两束，然后重新汇合附着于中节指骨（图 27.2）。指浅屈肌腱能够屈曲掌指（metacarpophalangeal，MCP）关节和近端指骨间（proximal interphalangeal，PIP）关节。在近节指骨水平，指深屈肌腱从下方穿过指浅屈肌腱分叉处，继续向远端附着于远节指骨。指深屈肌腱是负责手指远端指骨间（distal interphalangeal，DIP）关节屈曲的唯一肌腱。在拇指中，拇长屈肌附着于远节指骨，是拇指指骨间（interphalangeal，IP）关节的唯一屈肌腱。

屈肌腱走行于腕横韧带和掌部的支持韧带下方，同时被充满滑

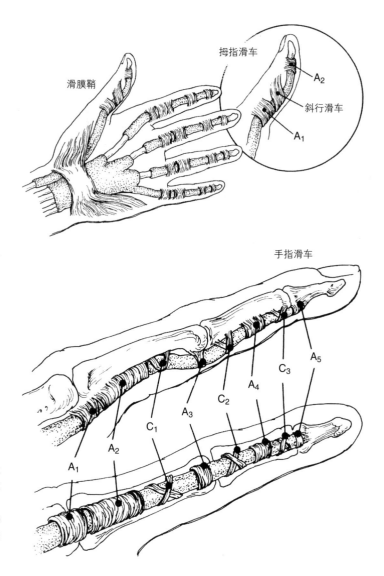

图 27.1　屈肌腱解剖图示，在腕和手指部位，滑车系统内有滑膜覆盖在肌腱周围。手指有 5 个环形滑车（图中用 A 指代）和 3 个交叉滑车（图中用 C 指代）；拇指有 2 个环形滑车和一个斜行滑车（引自 Chase RA. Atlas of Hand Surgery. Vol 2. Philadelphia, PA: WB Saunders; 1984.）

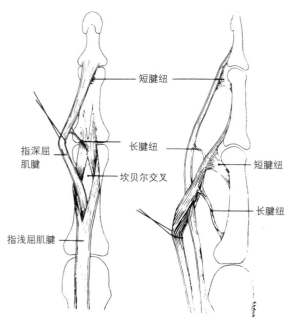

图 27.2　指深屈肌腱和指浅屈肌腱在手指的解剖图示，指深屈肌腱从指浅屈肌腱的分叉处穿出，向远端延伸附着于远节指骨（引自 Schneider LH. Flexor Tendon Injuries. Boston, MA: Little Brown; 1985.）

液的滑膜囊（synovial bursa）包裹，从而使肌腱在滑动时不会产生过度摩擦（图 27.1）。滑膜囊包裹着手指的屈肌腱，在系列滑车下运行，这些滑车可防止屈肌在主动屈曲时出现弓弦畸形（图 27.1）。滑车不完整时，屈肌收缩，屈肌腱受到牵拉离开骨面，形成弓弦畸形，不能有效地将指骨向近端拉动。滑车将屈肌腱紧紧地贴合在骨面上，在肌肉收缩时允许屈肌腱有效地向近端滑动。

诊断和病理

　　引起屈肌腱病理变化的最常见原因是外伤，包括开放性撕裂伤和闭合性损伤。开放性撕裂伤可以是完全的或部分的，可能引起肌腱长度的变化，也可能是清洁撕裂伤、锯齿状撕裂伤或切割伤，伤口可能是清洁的或被污染的。可伴随发生滑车损伤和韧带、神经、骨骼或血管损伤，从而增加修复的复杂性。在理想情况下，肌腱及其附属结构在受伤后应尽快修复，通常是在急诊室进行。在少数情况下，康复对象会前往门诊，向医生主诉"手指不能活动"，起因是之前手受伤导致屈肌腱损伤而未引起重视，或因康复对象在受伤当时没有得到有效的医疗处理。延期修复的屈肌腱通常必须通过屈肌腱移植术或修复手术进行治疗。

屈肌腱的闭合性外伤最常发生于指深屈肌腱在远节指骨掌侧面的附着点发生断裂。这种损伤发生在用力屈曲的指尖被外力扳直时，导致指深屈肌腱从指骨上断裂或发生撕脱骨折。这也被称为"球衣指（jersey finger）"，常见于橄榄球运动中，一方拉着对方的球衣，另一方则试图通过拉拽挣脱对方而造成的肌腱损伤。

要诊断指深屈肌腱是否完好，在手指 DIP 关节下方抵住康复对象的手指并要求他屈曲指尖（图27.3）。由于指深屈肌腱是唯一通过手指 DIP 关节的肌腱，因此，检查手指 DIP 关节是否可主动屈曲可判断指深屈肌腱的完好。

为了诊断指浅屈肌腱是否完好，必须消除指深

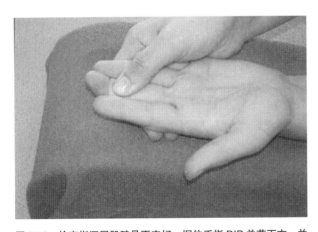

图 27.3 检查指深屈肌腱是否完好：握住手指 DIP 关节下方，并要求康复对象主动屈曲手指 DIP 关节

屈肌腱的动作，使其不能辅助完成 DIP 关节的屈曲。为了消除指深屈肌腱在 PIP 关节处的作用，使指浅屈肌腱独立发挥作用，检查时，医师或治疗师通过手法将康复对象其他所有手指完全伸直，并要求康复对象屈曲被测手指的 PIP 关节（图 27.4）。如果指深屈肌腱的作用被消除，被测手指的 DIP 关节应该是处于放松、完全没有张力的状态。

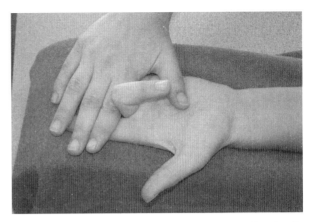

图 27.4 确定指浅屈肌腱是否完好的测试。保持其他所有手指完全伸展以防止指深屈肌腱辅助，并要求康复对象主动屈曲 PIP关节

愈合时间轴

对于屈肌腱撕裂或断裂后回缩，必须通过手术修复以重新获得主动运动能力。修复后的肌腱可通过内、外两种机制逐渐愈合。肌腱的血液供应由肌腱背面的指动脉通过腱纽提供（图 27.2），屈肌腱在腱纽之间和肌腱的掌侧面相对缺少血供。在损伤或修复过程中，有可能损伤腱纽。最初的研究认为，断裂的指屈肌腱在粘连部位需要血液供应才能愈合（外愈合机制）。随后的研究表明，手术后的屈肌腱能够通过血液的直接滋养和滑车内润滑液的浸润所提供的营养物质而愈合（内愈合机制）[1]。

肌腱愈合阶段可以相互重叠，包括炎症阶段（inflammatory phase）（术后 0~1 周），纤维增生阶段（fibroplasia phase）或修复阶段（术后 1~6 周）和重塑阶段（术后 6 周以上）[2]。在炎症阶段，肌腱处于最弱的状态，胶原蛋白刚开始沉积在修复部位。当肌腱愈合的中间阶段是肌腱获得抗拉强度时。抗拉强度（tensile strength）可衡量肌腱在断裂前能够承受的力量大小。在肌腱愈合的后期，修复的肌腱持续获得抗拉强度，并开始适应施加于肌腱上的张力来进行重塑。在术后 12 周，修复后的屈肌腱被认为具有足够的抗拉强度，可以耐受大多数功能性活动，并且在 12~14 周时恢复正常的手功能。因此，屈肌腱修复术后 3~4 周时的康复应对修复部位予以最大的保护。如果在最初主动运动时受到限制，从第 2 个月开始可以逐渐增加训练强度。在术后第 3个月，如果粘连限制了肌腱滑动，可采用特定的练习来帮助肌腱重塑。从被动屈曲到主动屈曲再到最终抗阻屈曲的进展过程，取决于修复肌腱的抗拉强

度和每个个体的组织对损伤、手术的反应。有关具体指南，请参阅本章的"进阶训练"内容。

手术治疗

过去几十年中，屈肌腱修复技术一直在改进。实践表明，由于术后粘连或尝试早期主动运动导致的再次断裂，使得指屈肌腱修复的效果不佳。大量研究立足于缝合材料和技术，以确定最佳手术修复方案，使修复强度足以承受屈肌腱的即时应力并获得滑动功能而不会断裂，同时最大限度地减少粘连[3-10]。断裂发生后，外科医师将屈肌腱断端靠拢，选择适宜的外科技术进行缝合，同时尽可能多的保留滑车。其中，保留 A2 和 A4 滑车是最重要的，可防止弓弦畸形的发生。

当指深屈肌腱从其远节指骨附着点撕脱或在其远端附着点 1cm 内断裂时，外科医生在术中将肌腱向远端推进并重新固定[9]。在这种情况下，外科医生使用缝合线穿过肌腱，将指深屈肌腱缝合回远节指骨处。可以采用铆钉将缝合线固定在指骨上，或者缝合线一直穿过骨和指甲后，打结固定于指甲背侧的纽扣上（图 27.5）。拇长屈肌腱的修复以类似的方式进行。

当屈肌腱撕裂时，常伴随手指神经的损伤。进行指神经修复后，治疗师应与外科医生讨论是否需要在术后 2~3 周内使用矫形器，让 IP 关节有轻微的屈曲，以防止修复的神经张力过大。

研究表明，通常穿过修复肌腱的缝合线股数越多，修复效果越佳[3,10]。传统的修复技术包括双股缝合，即两股缝合材料同时穿过修复部位。这种类型的修复允许肌腱愈合的早期阶段应用制动方案或即刻

被动运动方案（immediate passive motion protocol），但在屈肌腱修复后，其强度不足以持续耐受即刻主动运动方案（immediate active motion protocol）。四股缝合技术已被证明可以耐受即刻轻柔地主动运动[3]。六股或更多股的缝合技术也被确定可以耐受即刻轻柔地主动运动。然而，这些方法在技术上要求很高，并且可能使手指活动不灵活，以致无法在滑车内滑动并产生摩擦，并有磨损和潜在断裂的风险。因此，尽管一些外科医生会选用六股或更多股的缝合方案进行屈肌腱修复的手术，四股缝合技术并配合应用即刻主动运动方案，仍是屈肌腱修复的常用方案[11]。注意，手治疗师在确定适宜的康复运动方案之前，必须了解术中应用于屈肌腱修复的缝合股数。

术后在指屈肌腱Ⅰ区和Ⅱ区的滑车内易发生致密的肌腱粘连，给屈肌腱康复带来了挑战。指屈肌腱分区如图 27.6 所示。指屈肌腱修复术后的 3 种基本康复方法：①制动；②沿修复肌腱方向进行即刻被动运动；③沿修复肌腱方向进行即刻主动运动。这些方法的主要差别体现在肌腱康复的早期阶段（术后第 1 个月）。所有屈肌腱修复术后康复方案都会使用不同版本的背侧阻挡矫形器来保护屈肌腱，屈曲腕和（或）MCP 关节，以保护修复后的肌腱在术后 6 周内不会受到过度的牵伸。专栏 27.1 总结了屈肌腱修复术后早期康复阶段使用的各种矫形器。在表 27.1~27.3 中，介绍了屈肌腱术后每个愈合阶段的矫形器及相关训练方法。

专栏 27.1　用于屈肌腱愈合早期的矫形器

制动
- 背侧阻挡矫形器或石膏固定

即刻被动屈曲
- 具有 IP 关节摆位作用的背侧阻挡静态矫形器（见图 27.8）
- 带弹性牵引的背侧阻挡矫形器（见图 27.9）

即刻主动屈曲
- MCP 关节和腕关节屈曲位的背侧阻挡矫形器，静态休息以提供保护（见图 27.10B）
- 用于运动训练的腕铰链矫形器（Indiana 方案，见图 27.10A）
- 带弹性牵引的背侧阻挡矫形器，腕关节中立位，用于保护和家庭训练（Klein 方案，见图 27.11）
- MCP 关节和腕关节屈曲位的背侧阻挡矫形器，带弹性牵引，仅在治疗中进行主动运动训练时移除（Evans 方案）

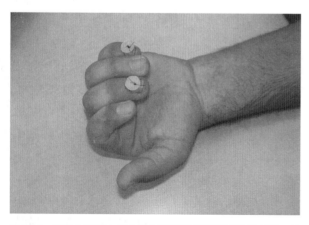

图 27.5　在多个手指中通过缝合线将指深屈肌腱缝合回骨骼，用纽扣将缝合线固定在康复对象的指甲上

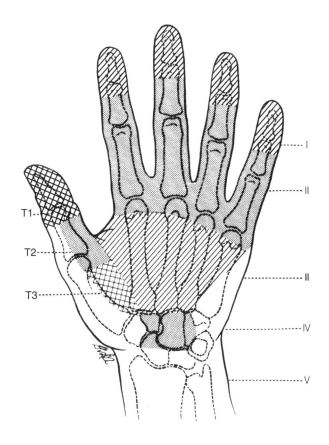

图 27.6　指屈肌腱分区（引自 Kleinert HE, Schepel S, Gill T. Flexor tendon injuries. Surg Clin North Am. 1981;61:267）

表 27.1　屈肌腱修复后的制动方案			
	早期	中期	后期
矫形器	背侧阻挡石膏或矫形器 • 腕关节屈曲 20°~30° • MCP 关节屈曲 50°~60°，IP 关节保持伸直	• 将背部阻挡矫形器调整到腕关节中立位 • 训练时移除矫形器	• 不再使用保护性矫形器 • 如果需要，可在夜间应用伸指位矫形器
运动	• 制动 • 如果早期干预，治疗师可进行被动屈曲活动	• 被动屈曲 • Duran 被动训练（见图 27.7） • 屈腕时，主动伸指 • 腕部肌腱固定练习 • 轻柔主动屈指 • 在术后 3 周时评估肌腱滑动情况；如果存在粘连，请增加以下运动： 直拳和勾拳的肌腱滑动（见图 27.13） 锁定练习	添加以下内容： • 完全主动屈曲、伸展练习 • 锁定练习 • 低强度抗阻训练

表 27.2　屈肌腱术后的即刻被动屈曲方案			
	早期	中期	后期
静态矫形器	背部阻挡矫形器（图 27.8）： • 屈腕 20°~30° • MCP 关节屈曲 50°~60° • IP 关节伸直	• 沐浴和训练时取下矫形器	• 不再使用保护性矫形器 • 如果有欠伸，使用夜间伸指矫形器
弹性牵引矫形器	与静态矫形器相同，但要增加以下内容： • 白天对指尖的弹性牵引（图 27.9）	• 去除指尖的弹性牵引力 • 沐浴和训练时取下矫形器	• 不再使用保护性矫形器 • 如果有欠伸，使用夜间伸指矫形器

续表

| 运动 | • 被动屈曲
• Duran 被动训练（见图 27.7）
• 在矫形器内主动伸展 IP 关节 | 取下矫形器，并增加以下内容：
• 腕部肌腱固定练习
• 放置 – 保持屈指
• 轻柔主动屈指
• 屈腕伸指，逐渐将腕关节伸展至中立位
• 评估肌腱滑动
• 如果存在粘连，增加轻柔的锁定练习和肌腱滑动练习 | 增加以下内容：
• 腕关节中立时伸指练习，逐渐伸腕
• 如果有粘连，进行轻度抗阻训练；如果轻度粘连，延迟到 8~12 周后进行抗阻训练
• 如果需要，被动伸展 IP 关节 |

表 27.3　屈肌腱修复后即刻主动屈曲方案

	早期	中期	后期
矫形器选择	• 腕部肌腱固定矫形器和静态背侧阻挡矫形器（见图 27.10） • 腕关节中立位背侧阻挡矫形器，有或无弹性牵引（见图 27.11）	• 继续佩戴矫形器至术后第 6 周；如果有使用弹力牵引，术后 4 周停止	• 不再使用支具，或在重负荷活动、工作期间使用手部背侧阻挡矫形器 • 如果存在 IP 关节屈曲挛缩，8~10 周后使用动态 IP 关节伸展矫形器
运动	• 腕部肌腱固定练习 • 被动屈指 • MCP 关节屈曲位，主动伸展 IP 关节 • 放置 – 保持屈曲位	继续早期练习并增加以下内容： • 柔和的主动屈曲 • 直拳（见图 27.13） • 复合握拳 • 如果有粘连，则用锁定练习 • 如果需要，被动伸展 IP 关节	继续中期练习，并增加以下： • 勾拳（见图 27.13） • 如果有粘连，则在 8 周时开始轻柔抓握练习；如果肌腱滑动良好，则延迟进行

屈肌腱术后康复

制动方案

手指屈肌腱修复术后很少使用完全制动方法[12, 13]，但在某些特定情况下它是适用的。12 岁以下的儿童通常在术后的前 3~4 周内制动，但治疗师和外科医生应评估每个儿童的成熟度，以及是否具有服从其他替代方案所要求的练习和注意事项的能力。完全制动方案用于不能遵守和坚持治疗计划的其他康复对象和有认知障碍（如痴呆症）的康复对象。

在损伤伴随骨折或有大面积皮肤缺损需要植皮的情况下，需要一段时间的制动以保证骨折或植皮部位在开始运动方案前充分愈合。

> ◎ **临床精要**
>
> 在使用制动方案的早期康复阶段，禁止修复后的屈肌腱单位主动收缩。因此，如果不制动的话，就有可能发生屈肌腱滑动。

早期阶段制动引起的屈肌腱粘连和关节僵硬是屈肌腱术后的常见并发症。表 27.1 中呈现了关于制动方案中矫形器的使用和运动的大体指南。

即刻被动屈曲方案

在 20 世纪 60~70 年代发展起来的即刻被动屈曲方案[13-16]，几十年来一直被认为是首选的治疗方法，其目的是尽量减少在 Ⅱ 区发生致密的粘连。在 2005 年发表的一项实践研究表明，74% 的治疗师会应用几种类型的即刻被动屈曲方案进行屈肌腱术后康复训练[17]。应用传统的两股线屈肌腱修复术后的 3~4 日内，治疗师应立即启动被动屈曲方案。有时，即便术中应用加强缝合方法（四股或更多股缝合线），但因康复对象愈合因素或依从性问题而无法实施即刻主动屈曲方案，则需要选择被动屈曲方案。

治疗师应制作背侧阻挡矫形器，使腕关节和 MCP 关节保持屈曲位，PIP 关节保持伸直状态，以防止修复后的肌腱过度紧张。指导康复对象应用 Duran 和 Houser 技术在背侧阻挡矫形器内进行被动屈指和主动伸展 IP 关节的活动，旨在改善肌腱滑动（图 27.7）。表 27.2 总结了即刻被动屈曲方案中应用的矫形器和运动指南。

与制动相比，即刻被动屈曲方案的好处是可以改善修复肌腱的血液循环，降低发生关节僵硬的风

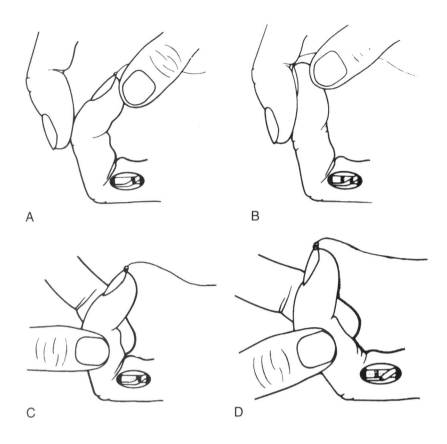

A

B

C

D

图 27.7 Duran 和 Houser 的被动屈肌腱滑动练习。（A）和（B）保持 MCP 关节和 PIP 关节屈曲位，被动伸展 DIP 关节。这个动作将修复的指深屈肌腱向远端滑动，远离修复的指浅屈肌腱。（C）和（D）在保持 DIP 关节和 MCP 关节屈曲的情况下，PIP 关节被动伸展。这个动作使得修复肌腱同时远离手术部位和周围组织，否则它们可能会形成粘连（引自 Duran RJ, Coleman CR, Nappi JF, et al. Management of flexor tendon lacerations in zone 2 using controlled passive motion postoperatively. In Hunter JM, Schneider LH, Mackin EJ, et al., eds. Rehabilitation of the Hand. 3rd ed. St Louis, MO: Mosby; 1990）

险，使屈肌腱远端产生部分滑动。甚至在一些案例中，修复肌腱近端也会有少许的滑动。

后期发展形成了多个即刻被动屈曲方案，主要被分为两大类，包括：①肌腱愈合的早期阶段，在训练间隔使用矫形器静态制动 IP 关节（图 27.8）；②使用一种具有弹性牵引的矫形器在训练间隔保持手指动态屈曲（图 27.9）。通常由外科医生和手治疗师共同决定使用矫形器的类型。

在肌腱愈合的早期阶段，训练间隔保持 IP 关节屈曲，其原理是潜在地增加肌腱向近端滑动，允许

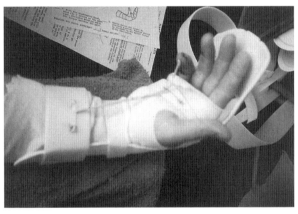

图 27.9 具有弹性牵引的背侧阻挡矫形器

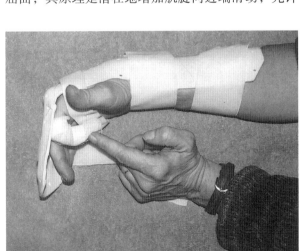

图 27.8 静态 IP 关节摆位的背侧阻挡矫形器

肌腱在相对于手术部位及滑车系统更近端的位置获得更多休息时间。通过在更长时间内保持手指被动屈曲，以改善手指的僵硬。在屈肌腱的早期愈合阶段，训练间隔将手指置于被动屈曲状态，并对其进行弹性牵引，可以减少手指无意识主动屈曲的发生，从而保护肌腱免于断裂。

用弹性牵引保持手指屈曲会增加 IP 关节屈曲挛缩的可能性，并且对康复对象来说，这比使用简单的静态矫形器更复杂。对于没有出现 IP 关节屈曲挛缩迹象的康复对象，也可以坚持康复计划，并且对没有软组织愈合并发症的康复对象，可以选择具有

弹性牵引的即刻被动屈曲方案。对于那些白天使用动态屈曲矫形器的康复对象，弹性牵引器应在晚间休息时松开，并且通常将手指固定在矫形器的背侧挡板上。如果康复对象在晚上习惯握紧拳头，可将手指部位的绑带松开，避免因绑带产生屈肌抗阻收缩而影响屈肌腱愈合。

研究报告表明，使用即刻被动屈曲方案可能有多种结局。已有研究证实，应用手指被动屈曲方案，指深屈肌腱的滑行是有限的[18]，而且相关研究延伸到实行改良手术技术的康复对象，以提高疗效。

即刻主动屈曲方案

屈肌腱术后启动即刻主动屈曲方案始于 20 世纪 90 年代，这是外科技术进步和发展的结果，因为当时出现了更强的肌腱修复技术（如四股或更多股缝合修复）。肌腱术后立即进行主动屈曲方案的优势在于可在致密粘连形成之前便实现屈肌腱的滑动。较多研究人员[7, 19-22]发现，在愈合早期阶段应用即刻主动屈曲方法可以显著改善肌腱愈合的效果，包括屈肌腱滑动的改善。文献中有多种即刻主动屈曲方案可应用于充分牢固修复的屈肌腱。表 27.3 总结了一些常见的应用于即刻主动屈曲方案的矫形器和运动指南。

治疗师应在康复对象休息时应用背侧阻挡矫形器保护患指，指导患指进行放置 - 主动保持（place and active hold）屈曲的训练。这些训练可在家中使用合适的矫形器进行。在没有矫形器的情况下，治疗师可协助进行腕部肌腱固定练习。

训练可以从缓慢增加被动运动强度作为准备活动，以减少水肿和僵硬。而后应用以上所提及的即刻被动活动方案进行被动屈曲和主动 IP 关节伸展练习，以及增加腕部腱固定练习（wrist tenodesis exercises）和放置 - 主动保持手指屈曲训练，其主要过程如下。

- 轻柔地将患指被动放置于屈曲位，带动腕关节伸展 30°。
- 嘱康复对象保持手指屈曲，然后松开。如果康复对象成功完成主动训练部分，会使屈肌腱向近端滑动，防止致密粘连形成。注意相邻手指对患指的影响。
- 放松手指；腕关节肌腱固定练习，允许腕关节屈曲放松，同时手指协同伸展。

最近报道了其他屈肌腱修复术后手指主动活动的方法，并取得了良好的效果。其中一种是 St. John 方案[23]，在康复对象处于清醒状态下进行屈肌腱修复术[23, 24]。在这个方案中，康复对象在手术中伤口缝合前能主动屈曲手指，使外科医生确保修复后的肌腱能够承受主动屈曲并在滑车内平稳滑动。该方案使任何问题都可以在术中得到即时解决。在这个方案中，应用背侧阻挡矫形器限制腕部伸展最大到 45°、MCP 关节屈曲 30°、IP 关节则完全伸展。在术后 3~5 天，康复对象通过完成主动 1/3~1/2 的握拳动作，开始真正的主动屈曲，并从手指 DIP 关节屈曲（勾拳）开始[23]。

配合即刻主动屈曲方案使用的矫形器

- 手腕铰链矫形器（图 27.10A）：配合 Indiana 方案[19]练习应用。如图制作矫形器的前臂部分和手部，二者边缘在腕背汇合，限制腕关节背伸不超过 30°。手部部件的 MCP 关节放在屈曲 60° 位、IP 关节伸展位。在两次训练之间，应用背侧阻挡矫形器（图 27.10B）制动腕关节和 MCP 关节屈曲、IP 关节伸展位。该方案的好处在于能够在肌腱康复早期进行主动屈曲训练期间，保持最佳的腕部制动体位以降低肌腱修复部位的张力。在更换矫形器进行练习的过程中，须信任康复对象不会使用患手或将患手放置在其他体位。

- 保持腕关节中立位的背侧阻挡矫形器（图 27.11）：在家中采用 Klein 方案[20]，保护的同时进行放置 - 主动保持训练，治疗中可移除矫形器，进行带有主动保持动作成分的腕部肌腱固定练习。在这个方案中，矫形器腕关节的位置确定是基于 Silverskiold 和 May 的工作成果[7]，术后采用腕关节中立位制动不会引起断裂率增加，并具有 95% 的优良率。在腕关节中立位，手指主动屈曲时产生的张力明显小于腕关节屈曲位，但并不如腕关节部分伸展位那样理想。目前的应用有采用或者不采用四指弹性牵引的，这主要取决于康复对象的组织反应和外科医生的偏好。该矫形器的优点包括制作简易，可以长时间佩戴，便于无法在训练期间安全更换矫形器的康复对象选择使用。

- 腕关节、MCP 关节屈曲伴 IP 关节伸展的背侧阻挡矫形器：在 Evans 方案[21]中使用，所有 4 个

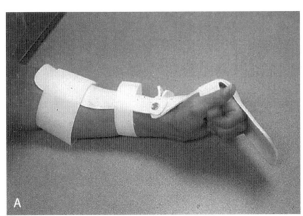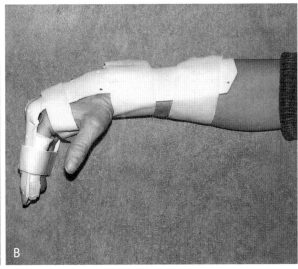

图 27.10 （A）手腕铰链矫形器，用于即刻主动屈曲康复训练。（B）具有静态保护作用的背侧阻挡矫形器

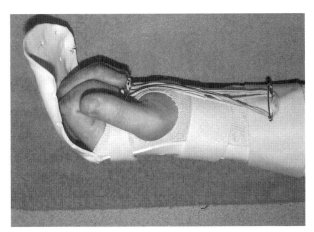

图 27.11 带弹性牵引的背侧阻挡矫形器，保持腕关节中立位，用于即刻主动屈曲康复方案

手指（第 2~5 指）均具有弹性牵引，这种传统的背侧阻挡矫形器仅在腕部肌腱固定练习和放置 – 主动保持练习治疗中移除。康复对象在家中按照上一节所述的被动屈曲方法进行锻炼，除康复早期阶段的治疗外，没有任何主动练习。

康复对象应用即刻主动屈曲方案的注意事项

- 缝合手术的类型：当应用四股或多股缝合线进行屈肌腱修复时，经由外科医生批准，考虑使用即刻受控主动屈曲方案是合适的。尽管有双股缝合术后使用主动屈曲的方案[21]，但它最初是由一位经验丰富的治疗师设计和应用的。
- 应考虑肿胀和关节僵硬的程度，因为这些因素会增加屈曲做功，如果有过多影响，可能会妨碍康复对象进行即刻主动屈曲方案练习。屈曲做功是

一个术语，用于描述在主动屈曲过程中肌腱克服阻力产生滑动时的张力大小，这些阻力包括关节僵硬、水肿、由大面积修复引起的摩擦、滑车紧张或肌腱肿胀等因素[25]。

- 影响术后愈合的因素：糖尿病等疾病可能会导致愈合缓慢。
- 康复对象坚持治疗计划的能力：依从性差可能会导致康复对象做出超出医嘱范围的行为或自行卸除矫形器，从而增加肌腱再断裂的概率。依从性的关注不仅可以帮助排除不适用即刻主动屈曲方案的康复对象，还能帮助康复对象理解制动方案可以保护肌腱免于断裂。
- 治疗师的经验水平：建议治疗师在应用即刻主动屈曲方案之前对屈肌腱愈合、缝合技术强度、风险和预防措施进行深入了解。

⊙ 临床精要

在第一次治疗时，很难确定康复对象是否有能力遵循治疗计划。如果康复对象表现出不能适当地遵守预防措施和使用特定方法进行训练的能力，我们可能需要采用允许较少运动的康复方案，或者可能需要在术后 3~4 周内使用石膏代替可拆卸矫形器。

应用即刻主动屈曲方案时影响临床推理的特异性诊断信息

在肌腱愈合的早期阶段，主动屈指时应尽量降低肌腱的张力，防止肌腱出现再次断裂。水肿、僵硬，以及由于大面积修复、滑车紧张或肌腱肿胀导致的任何内部摩擦增加，都会增加主动屈曲做功。

作为治疗师，我们的目标是减少屈曲做功，从而降低损伤后修复肌腱的张力，尤其是在术后立即开始主动运动时。这是通过减轻水肿和关节僵硬以及通过采用最佳关节位置，以减少主动屈曲时肌腱内产生的张力来实现的。

最佳手腕位置

研究表明，在主动屈曲期间，采用部分伸腕和MCP 关节屈曲位时，屈肌腱的张力最小[26]。当腕关节处于屈曲状态时，屈肌腱需要明显增加力量才能屈曲手指。通过将腕关节微微伸展，伸肌腱在腕部松弛，使手指放松在部分屈曲位。这时肌肉仅需要轻微收缩即可将手指进一步屈曲并主动轻握拳。因此，大多数即刻主动屈曲方案在主动屈曲练习时，应保持手腕中立位或轻微背伸的姿势，而避免在手腕屈曲时主动屈指。

在屈肌腱愈合的早期阶段，避免在活动范围的终末端用力屈曲，这会显著增加屈肌腱内的张力[21]。注意：在主动屈曲方案中，屈肌腱愈合早期阶段的目标是进行轻握拳练习，包括 DIP 关节屈曲（以确保指深屈肌腱滑动），而不是用力握拳。教会康复对象使用这些方法很重要，因为康复对象若试图超出允许范围的活动，可能导致术后屈肌腱再次断裂。

所有屈肌腱修复的临床推理考虑

启动主动屈曲

在即刻主动屈曲方案中要求术后立即开始主动屈曲活动，在制动和即刻被动屈曲方案中则需要术后 3~4 周才开始主动屈曲练习。此时调整背侧阻挡矫形器，使手腕处于中立位，并允许康复对象在有或无矫形器的情况下进行主动屈曲训练。在进行第 1 次主动屈曲训练时，请按照下列步骤操作。

- 通过被动屈曲，最大限度地提高关节活动范围，同时保持腕关节和 MCP 关节屈曲，进行主动 IP 关节伸展练习。
- 进行被动腕部肌腱固定练习：
  - 被动屈曲手指，同时将腕关节伸展约 30°。
  - 将腕关节置于中立位，放松手指。
  - 屈腕，并主动伸展手指。
  - 在腕关节部分伸展的情况下，做屈指动作的放置 – 主动保持练习。
- 在腕关节部分伸展的情况下做主动屈指练习。

- 通过比较被动屈曲到主动屈曲的活动来评估屈肌腱的滑动情况。

当患指主动屈曲明显比被动屈曲更受限时，这表明存在阻碍屈肌腱向近端滑动的粘连。这种情况下，如果下一次治疗仍得不到改善，可以考虑让康复对象进行一些近端方向上增加肌腱张力的练习。

> ◎ 临床精要
>
> 当康复对象开始主动运动时，要注意动作轻柔，随着愈合的进展，可逐渐增加肌腱的张力。握住或捏住物体会大大增加屈肌腱内的张力，在屈肌腱康复的早期阶段和中期阶段必须避免使用，除非发生粘连限制滑动。

进阶训练

屈肌腱修复术后训练的进阶应该从对修复肌腱产生最小力的练习开始，并且在滑动受限时，逐渐引入张力更高的练习。Groth[27] 研究了各种具有代表性的屈肌腱训练中产生的力量并提出了"力的进阶金字塔"模式，用于指导治疗师在修复的肌腱受到粘连限制时采取逐步推进的主动屈曲训练方法。练习力量从最小到最大按以下顺序进行：被动屈曲和保护性伸展，屈指动作的放置 – 主动保持（图 27.12），主动完全握拳、勾拳和直拳（图 27.13），单关节的锁定练习（阻挡），复合抗阻握拳，抗阻锁定练习。当粘连致主动屈曲受限大于被动屈曲时，进入下一阶段的练习。允许康复对象在家中进行 1~2 次的训练，只有在当前练习阶段没有改善时才可进入下一阶段的练习。通过训练提升屈肌力量时，注意考虑以下几点。

- 尚无文献明确阐明通过屈肌腱粘连程度来判断修复部位可增加的张力；因此，方案的选择依赖于临床判断、经验以及经验丰富治疗师和转诊外科医生之间的沟通。虽然有一篇文献表明当被动屈曲和主动屈曲之间有 50° 的差异时，使用更大的屈肌力是合理的[12]；但另一篇文献[28] 的建议是两者之间相差 15°，还有一篇文献则将主动滞后定义为主动和被动屈曲之间的差异超过 5°[27]。作者认为，在 PIP 关节和（或）DIP 关节处被动和主动屈曲之间存在 10°~15° 或更多的差异，表明粘连限制了主动屈曲。作者最关心的是 DIP 关节主动屈曲，因为指深屈肌腱往往会成为粘连最严重的肌腱，可限制复合屈曲、精细动作的灵活性和握力。在粘连部位使用适当的张力，随着时间的推移有利于肌腱在张力方向上重塑，从而改善肌腱的滑动。

- **注意事项**：施加的力太大会导致粘连和修复破裂，并导致修复后的屈肌腱断裂。

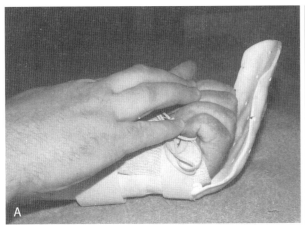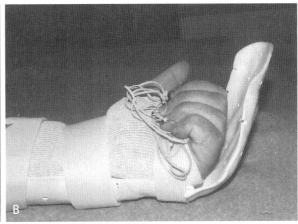

图 27.12　四股缝线修复屈肌腱术后的放置 – 主动保持屈曲位。（A）康复对象用健侧手指轻轻将患侧手指被动置于屈曲位置。（B）在患手主动保持屈曲位时健侧手指松开

三种握拳的方法

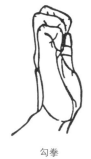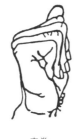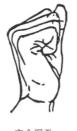

勾拳　　　　　直拳　　　　　完全握拳

图 27.13　肌腱滑动练习的三种不同姿势：勾拳、直拳和完全握拳（引自 Stewart Pettengill K, van Strien G. Postoperative management of flexor tendon injuries. In: Mackin EJ, Callahan AD, Skirven TM, et al., eds. Rehabilitation of the Hand and Upper Extremity. 5th ed. St Louis, MO: Mosby; 2002）

- 如果在早期康复对象有良好的主动运动，粘连较少发生，可延迟抗阻训练。而如果康复对象由于粘连而缺乏运动，可以更早地开始抗阻运动。当粘连限制主动运动而不是被动运动时，可适当地引入阻力，尽量在瘢痕上施加张力以改善肌腱的近端滑动。然而，这一阻力可能会超过修复肌腱的抗拉强度并导致断裂。修复后肌腱良好的主动运动表明没有粘连，因为粘连会阻止修复后肌腱向近端滑动。当肌肉抵抗增加的阻力时，屈肌腱会产生张力。如果没有周围粘连的支持和限制，所有这些张力直接通过修复的肌腱传递，当阻力被引入时，肌腱断裂的风险会大大增加。因此，本章中的所有时间轴都必须个体化，对于具有良

好滑动能力的修复后屈肌腱应当推迟其抗阻练习的时间，直到转诊外科医生确定肌腱可以承受接近或完全抗拉的强度。

- **注意事项**：只有在出现明显的屈肌腱粘连时，才在愈合的中间阶段引入抗阻训练，这种粘连对主动屈曲的影响大于被动屈曲。如果主动屈曲没有受到明显限制，抗阻训练被推迟到肌腱愈合的后期阶段或直到外科医生确定肌腱可以承受接近或完全拉伸强度。当开始运动时，千万不要让修复肌腱达到最大抗拉强度。在整个愈合过程中均存在肌腱断裂或潜在断裂的风险。

了解肌腱的愈合、肌腱修复强度随时间的相对变化以及肌腱粘连的限制作用，是确定修复肌腱进行抗阻训练安全升级的基础。

指骨间关节屈曲挛缩

屈肌腱术后常见的并发症是 PIP 关节进展性屈曲挛缩，由于关节囊和韧带紧张，PIP 关节无法被动伸直。为了尽量减少屈曲挛缩，应尽早开始使用背侧阻挡矫形器，并在夜间将 IP 关节制动在伸展位上。重点是术后尽早在保持 MCP 关节屈曲的情况下尝试恢复完全主动的 IP 关节伸直，以防止发生屈曲挛缩。目前有些安全和适当的技术用于预防 / 纠正 IP 关节屈曲挛缩。以上只能在经验丰富的手治疗师的指导下完成，注意动作轻柔，最大限度地屈曲 MCP 关节，尽量降低修复肌腱的张力，并且须评估

可能潜在的风险，谨慎操作。

当屈肌腱所经过的其他关节处于被动屈曲位时，屈肌腱处于松弛状态，属于受保护的位置。在此位置，鼓励其轻柔、安全的伸展挛缩关节。

例如，在屈肌腱修复术后 4 周，当 PIP 关节屈曲挛缩时，在应用轻柔的关节松动或被动伸展 PIP 关节的同时，保持腕关节和 MCP 关节屈曲。这将防止修复后的屈肌腱过度拉伸，同时有助于改善关节的伸展。关注康复对象的任何防御反应，执行被动伸展活动时宜轻柔。康复对象可能让屈肌参与防御反应，在活动范围末端产生的力量对于修复肌腱是不安全的。

康复对象可在术后 5~6 周或经手术医师同意后，开始在夜间使用掌侧伸展沟状矫形器来促进 PIP 关节伸展。

不管目标如何，尤其是在应用制动或即刻被动屈曲方案后，术后屈肌腱的主动屈曲活动可能会因粘连形成而受到限制。由于粘连，尤其是 DIP 关节，经常会发生相邻手指的主动屈曲活动受限，这是由于指深屈肌腱都起自共同肌腹效应（quadriga effect），握力将随着主动屈曲能力的失去而减弱。有粘连的屈肌腱通常需要更长时间的康复治疗，特别强调家庭训练计划（home exercise program，HEP）的重要性。HEP 较长甚至超过 12 周的肌腱愈合期方案中应包括锁定练习和抗阻练习，以便在漫长的重塑过程中继续促进肌腱滑动。对于术后有明显粘连、限制手功能的屈肌腱可采用进一步的手术治疗，再次手术通常在术后 4~6 个月进行[2]。

进行即刻被动屈曲的屈肌腱康复方案效果要优于采用制动方案[14-16]。使用即刻主动屈曲方案的康复效果更佳[7, 19-21]，但这些方案的实施需要术中良好的肌腱修复、经验丰富的手治疗师以及依从性较好的康复对象来共同决定。

特定区域的治疗方案

文献中有许多关于 Ⅱ 区屈肌腱修复术后的治疗方案，其他区却较少受到关注。Evans[29] 为 Ⅰ 区屈肌腱修复设计了一个特定的方案。位于 Ⅱ 区近端的屈肌腱修复后较少发生限制性粘连，并且对改善滑行的训练反应更好。作者采用相同的矫形器和时间

指南对不同区域的屈肌腱修复术后进行康复训练，除非医师觉得 Ⅱ 区近端的修复肌腱足够牢固，可以提前进行运动训练。

拇长屈肌腱修复后需要制作拇指背侧阻挡矫形器，将腕掌关节放置在放松体位，避免伸展，MCP 关节屈曲 30°，除非指神经同时修复并需要保护，否则 IP 关节放置于完全伸展位。对于被动屈曲方案，腕关节可以固定在 20°~30° 屈曲位，而在即刻主动屈曲方案中腕关节处于中立位。虽然有些矫形器包含手指[30]，但作者允许手指自由活动。为了达到拇长屈肌腱滑动的目的，推荐一种特定的方法，即在固定 MCP 关节的同时被动屈曲和伸展 IP 关节。Brown 和 McGrouther[31] 的一项研究表明，在固定 MCP 关节时进行被动 IP 关节屈曲和伸展，拇长屈肌腱的滑动发生在近节指骨的水平；但如果在 IP 关节被动运动期间 MCP 关节处于屈曲位置，则不会发生滑动。

矫形器

在肌腱术后几天内使用矫形器时，治疗师通常需要去除手术敷料并在手术切口上敷上薄层敷料。在更换敷料和制作矫形器的过程中，需要将手置于肌腱保护的位置。对于修复的屈肌腱，可以通过将腕和手指放在枕垫边缘来轻松实现。注意：当手术敷料和矫形器被移除时，康复对象可能想要伸展或移动手指，此时应向康复对象强调要保持原位不动。**注意事项**：在制作矫形器时，切记避免对修复肌腱进行拉伸，以免导致肌腱断裂。

评估要点

肌腱修复术后对康复对象的第一次治疗，包括移除术中敷料 / 夹板、制作矫形器、HEP 指导和简要评估。评估内容包括观察伤口或手术切口是否有渗液、是否有出血或感染迹象，以及观察手指和上肢的肿胀程度。获得康复对象对疼痛的口头描述，并和康复对象一起讨论疼痛的感觉。由于需要在第一次预约时制作矫形器，特定的感觉测试可以推迟到下一次的治疗中进行。**注意**：在进行感觉测试时，要将手和手指保持在肌腱受保护的位置。

在肌腱修复后，不会立即以常规的方式评估关

节活动范围。在早期阶段，愈合中的肌腱不可能安全地进行全范围的活动而不发生断裂。如专栏 27.2 所示，对关节活动范围进行有限的评估是适当的。专栏 27.3 描述了使用 Strickland-Glogovac 公式对屈肌腱术后的活动进行最终评估的方法[32]。

专栏 27.2　屈肌腱修复后关节活动范围的评估

1. 屈肌腱修复后的早期阶段，在不破坏愈合组织的情况下，在疼痛范围内立即评估所有手指关节的被动屈曲范围。
2. 若无手指神经损伤，保持腕和 MCP 关节屈曲位，观察 IP 关节主动伸展活动至 0° 位。在屈肌腱愈合的中间阶段之前不要评估复合伸展，因为这可能导致肌腱断裂。
3. 使用即刻主动屈曲方案时，在腕关节略微伸展位评估主动握持时，可获得手指复合屈曲程度。
4. 在屈肌腱修复后的中间阶段，针对所有类型的方案，都要评估主动屈曲功能。在腕关节屈曲的情况下评估复合手指伸展功能，1~2 周后腕关节处于中立位的情况下复测。在 12 周后，肌腱完全愈合过程结束后，再评估抓握和捏力，因为这会在修复后的肌腱中产生显著的张力。
5. 当屈肌腱愈合和康复完成后，通过 IP 关节主动屈曲角度相加，再减去欠伸角度，计算患指的关节活动范围，此计算中不考虑 MCP 关节的运动。Strickland 和 Glogovac[32] 设计的公式是常用的，可在专栏 27.3 中找到。

专栏 27.3　屈肌腱修复后运动功能分级[32]

公式

$$[（PIP 关节屈曲角度 + DIP 关节屈曲角度）-（PIP 关节欠伸角度 + DIP 关节欠伸角度）] \div 175 \times 100 = 正常百分比（\%）$$

分类

优秀：85%～100%
好：70%～84%
一般：50%～69%
差：低于 50%

在肌腱修复后的第一次评估中，不适合进行力量评估。握力和捏力的评估需要推迟到手术后 12~14 周肌腱愈合之后再进行。因为这是一项比较大的力量活动，作者建议只有在获得外科医师的准许后才能进行握力和捏力测试。

手部肌腱修复的治疗对于治疗师具有挑战性。它需要手治疗师跟进实时变化，掌握并理解肌腱愈合过程，从而获取所需的知识和经验。专栏 27.4 总结了肌腱修复术后康复对象治疗时需要记住的要点。注意：开始治疗时，强烈建议治疗师对肌腱术后的康复对象进行监督，以确保其操作管理和对一些重要概念的正确理解运用。

专栏 27.4　指屈肌腱修复术后康复对象治疗时应记住的原则

- 最初，矫形器是用来防止肌腱张力过大，保护修复后的肌腱。
- 修复后的屈肌腱会因被动拉伸或主动屈曲活动的强度过大而导致肌腱无法承受，从而出现断裂。
- 三种类型的方案专为术后屈肌腱康复而设计。按保守程度从高到低分别是制动、即刻被动屈曲和即刻主动屈曲方案。
- 开始轻柔主动屈曲活动。对于处在肌腱愈合的中间阶段、修复较弱的损伤肌腱，或者当粘连限制主动屈曲而不是被动屈曲时，如果外科医师确定修复肌腱的拉伸强度可以承受主动屈曲，应立即开始主动屈曲。
- 肌腱愈合早期到中期的主动运动越好，粘连就越少。粘连发生越少，修复肌腱的抗阻训练越应该后延。
- 当进行被动伸展以减少屈曲挛缩时，将屈肌腱置于受保护的位置（所有其他关节保持屈曲状态，使肌腱松弛）。
- 从一个练习进阶到下一个练习，需要获得转诊外科医师的许可才能进行。
- 在肌腱愈合中后期，除非主动运动受到粘连的限制，否则修复肌腱的抗阻训练应该后延。

? 咨询医生的问题

由于肌腱损伤的类型和复杂程度多样化，治疗师必须在开始治疗之前对损伤程度和手术类型有深入的了解，包括以下问题。

- 有哪些肌腱发生了断裂？（这种离断损伤并不总是很明确。）
- 损伤中还有哪些其他结构受损（神经、韧带、血管、骨骼）？
- 是否所有结构都得到了强有力的修复，或者对某些结构的强度或愈合有疑问？
- 进行了何种类型的修复（即屈肌腱修复中使用了多少股线）？
- 如果在修复后立即转诊，康复对象采用制动方案、即刻被动还是即刻主动运动方案？明确计划为康复对象采取的方案。

() 对康复对象说的话

"肌腱将肌肉与骨骼连接起来，使您的手指或拇指朝这个方向移动"（可以用自己的手进行示范）。使用图片或图表向康复对象展示屈肌如何移行为肌腱，以及肌腱必须被拉向近端才能实现主动屈曲。

"当你的肌腱受伤时，它不能再屈曲手指或拇指。现在外科医生已经修复了受伤的肌腱，它需要时间来愈合。屈肌腱需要12周才能愈合。我们会逐渐增加修复后肌腱的活动量，但是如果你过早地频繁活动，会导致肌腱再次断裂。以下两种情况下可能会导致修复肌腱再次断裂：一种情况是拉伸修复部位，造成肌腱断裂分离（在你的手上演示何种伸展会对修复的屈肌腱造成过度拉伸）；另一种情况是修复的肌腱无法耐受过强的肌肉收缩而断裂。因此，您必须在第一个月全程佩戴矫形器，以防止肌腱过度拉伸，并在早期阶段保护肌腱免受伤害。我们仅在治疗中取下矫形器以清洁你的手和矫形器，并进行一些额外的练习。如果你仔细按照说明进行操作，即可避免肌肉收缩或过度拉伸肌腱而导致肌腱断裂。"

"肌腱愈合过程中，无论发生任何情况，你都应遵循我们的指导去用手完成任务，若违背指导原则的话，可能会造成肌腱再次断裂。如果发生再次断裂，肌腱可能无法再次修复，或者进行再次手术的效果不佳。"

案例分析

案例分析 27.1

John 是一名23岁的男子，从事酒保工作。由于小指掌面受伤而就诊。他在洗玻璃杯时，杯子在手中碎裂，造成了 II 区的指浅、深屈肌腱损伤。外科医生采用四股缝合技术对肌腱进行了修复，并要求他采取即刻主动屈曲方案。

手术后3天，治疗师为他制作了维持腕关节中立位、MCP关节屈曲、IP关节完全伸展的背侧阻挡矫形器，同时对四个手指进行了弹性牵引（图27.11）。John 在 HEP 中接受了被动屈曲、放置－主动保持屈曲（图27.12）以及矫形器内 IP 关节伸展的训练指导。他被要求在家中必须全程佩戴矫形器，在治疗中可移除矫形器，以清洁皮肤和矫形器、更换敷料，在手指放松的情况下，轻柔被动屈曲手指和腕部，进行腕关节肌腱固定练习（练习中腕关节伸展30°）。腕关节放置在20°~30° 伸展位，进行被动手指屈曲和放置－主动保持手指练习，John 在家中佩戴矫形器的情况下进行同样的练习，保持腕关节处于中立位。保持 MCP 关节屈曲位时，伸展 IP

关节至0° 位。

初次评估显示小指中度肿胀，手部轻度肿胀，切口无分泌物。在制作矫形器时，进行关节活动时存在中等程度的疼痛。评估了被动手指屈曲、IP关节伸展和放置－主动保持轻度屈曲时的关节活动范围：小指 MCP 关节被动屈曲70°，PIP 关节被动屈曲70°，DIP 关节被动屈曲50°。对屈曲－主动保持屈曲的关节活动范围进行评估，分别为 MCP 关节屈曲70°，PIP 关节屈曲65°，DIP 关节屈曲45°。MCP 关节固定在屈曲位时，PIP 关节存在10° 欠伸和 DIP 关节存在5° 欠伸。John 每周参加2次治疗。在被动、放置－主动保持屈曲活动方面逐渐取得了进步。

在手术后4周，John 能够获得相同的被动和放置－保持屈曲关节活动范围，MCP 关节可屈曲75°，PIP 关节可屈曲85°，DIP 关节可屈曲55°，同时 DIP 和 PIP 关节的欠伸均为5°。术后5周，从矫形器上取下弹性牵引装置。John 被允许取下矫形器，以便采用腕部肌腱固定练习进行手指的主动屈伸训练和清洁。在第8周时，将矫形器缩短为手部矫形器以允许腕关节活动，并指导 John 在工作或较大量活动期间使用矫形器，防止 DIP 关节屈曲受到阻力。术后12周小指的 AROM 为 MCP 关节0°~90°，PIP 关节0°~90°，DIP 关节0°~70°（图27.14）。术后12周，John 恢复了正常工作并且手的使用不受限制，指导他在接下来的1~2周内避免指尖抗阻活动（例如，负重时的钩状抓握）。运动结果计算为 $[(90 + 70) - 0] \div 175 \times 100 = 92\%$，根据 Strickland-Glogovac 公式评估等级属于优秀。

这个案例研究的对象是一个在康复的早期阶段屈肌腱粘连最轻且肌腱滑动良好的例子，在整个康复过程中不需要超出方案进行主动保持和主动训练。

案例分析 27.2

Sarah，一名28岁的女性，在试图用刀分离冷冻肉饼时，切伤了左手环指的指浅屈肌腱、指深屈肌腱。采用四股缝线法修复肌腱术后3天，她开始接受治疗，被要求在没有弹性牵引下进行即刻主动屈曲方案练习。为此制作了腕部中立、MCP 关节屈曲50°、IP 关节伸直位的背侧阻挡矫形器。初次评估显示轻度至中度水肿，切口部位有少量分泌物，疼痛报告为8/10分（VAS），因受伤而产生严重焦虑并希望术后尽快活动手指。MCP 关节被动屈曲达

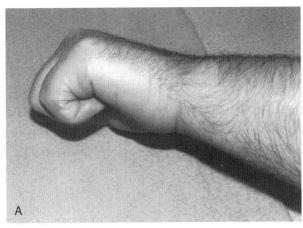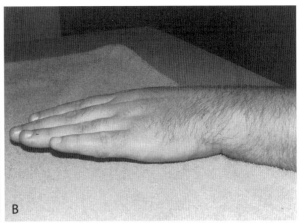

图 27.14　屈肌腱修复后 8 周的案例分析结果。(A) 屈曲;(B) 伸展

到 70°，PIP 关节为 70°，DIP 关节为 30°。放置 – 主动保持屈曲活动中，MCP 关节屈曲 60°，PIP 关节为 45°，DIP 关节为 20°。MCP 关节固定在屈曲位时，PIP 关节欠伸 15°，DIP 关节欠伸 10°。花费大量时间对 Sarah 进行了教育和强调，通过执行规定的练习，疼痛水平会较当前水平降低，并且她可以控制练习的力量和疼痛水平。

Sarah 被安排每周接受 2 次治疗，但前 3 周她错过了 2 次治疗。术后 2 周的 PROM 为 MCP 关节屈曲 75°、PIP 关节屈曲 75°、DIP 关节屈曲 35°。在训练结束时，放置 – 主动保持的屈曲活动度分别为 MCP 关节 70°、PIP 关节 55°、DIP 关节 20°。放置 – 主动保持和被动屈曲之间的差异为 40°，Sarah 的训练被推进到主动屈曲阶段。术后 3 周，她的手指屈曲活动度略微增加，MCP 关节为 70°、PIP 关节为 65°、DIP 关节为 25°；被动屈曲和主动屈曲之间仍然存在 50° 的差异，在与转诊外科医师讨论后开始轻柔的锁定练习。

接下来的 1 周，在训练计划中增加了勾拳和直拳练习（图 27.13）。在 6 周时，开始用低阻力的治疗泥练习轻轻抓握。进步是非常缓慢的，术后 12 周的结果是 MCP 关节屈曲活动范围为 0°~80°，PIP 关节为欠伸 10° 至屈曲 90°，DIP 关节为欠伸 10° 至屈曲 30°。根据 Strickland-Glogovac 公式[32]，结果为 [(90 + 30) – (10 + 10)] ÷ 175 = 0.57 × 100% = 正常值的 57%，属于一般结果类别（见专栏 27.3）。

对于屈肌腱严重粘连的康复对象，其主动屈曲比被动屈曲更受限制，本案例分析在其整个康复过程中展示了这种进阶式的训练。这个案例也反映了康复对象的参与程度和焦虑相关的情绪会对治疗效果有限制。

（王骏　译，史东东　丘开亿　李奎成　审）

参考文献

1. Lundborg G, Rank F: Experimental intrinsic healing of flexor tendons based upon synovial fluid nutrition, J Hand Surg 3(1):21, 1978.

2. Seiler III JG: Flexor tendon repair, J Am Soc Surg Hand 1(3):177 – 191, 2001.

3. Strickland JW: The scientific basis for advances in flexor tendon surgery, J Hand Ther 18(2):94, 2005.

4. Tang J, Gu YT, Rice K, et al.: Evaluation of four methods of flexor tendon repair for postoperative active mobilization, Plast Reconstr Surg 107:742 – 749, 2001.

5. Taras JS, Raphael JS, Marczyk S, et al.: Evaluation of suture caliber in flexor tendon repair, J Hand Surg Am 26A:1100 – 1104, 2001.

6. AlavanjaG Dailey E: Mass DP: Repair of zone II flexor digitorum profundus lacerations using varying suture sizes: a comparative biomechanical study, J Hand Surg Am 30(3):44 – 54, 2005.

7. Silfverskiold KL, May EJ: Flexor tendon repair in zone II with a new suture technique and an early mobilization program combining passive and active flexion, J Hand Surg

Am 19:53, 1994.

8. Trail IA, Powell ES, Noble J: The mechanical strength of various suture techniques, J Hand Surg Br 17:89 - 91, 1992.

9. Seiler III JG: Flexor tendon injury. In Wolfe SW, Hotchkiss RN, Pederson WC, et al.: Green's operative hand surgery, ed 7, Philadelphia, 2017, Elsevier.

10. Momose T, Amadio PC, Zhao C, et al.: Suture techniques with high breaking strength and low gliding resistance: experiments in the dog flexor digitorum profundus tendon, Acta Orthop Scand 72(6):635 - 641, 2001.

11. Taras JS, Martyak GG, Steelman PJ: Primary care of flexor tendon injuries. In Skirven TM, Osterman AL, Fedorczyk J, et al.: Rehabilitation of the hand and upper extremity, ed 6, St Louis, 2011, Elsevier.

12. Cifaldi Collins D, Schwarze L: Early progressive resistance following immobilization of flexor tendon repairs, J Hand Ther 4:111, 1991.

13. Pettengill KM, van Strien G: Postoperative management of flexor tendon injuries. In Skirven TM, Osterman AL, Fedorczyk J, et al.: Rehabilitation of the hand and upper extremity, ed 6, St Louis, 2011, Elsevier.

14. Duran RJ, Coleman CR, Nappi JF, et al.: Management of flexor tendon lacerations in zone 2 using controlled passive motion postoperatively. In Hunter JM, Mackin EJ, Callahan AD, editors: Rehabilitation of the hand, ed 3, St Louis, 1990, Mosby.

15. Kleinert HE, Ashbell TS, Martinez T: Primary repair of lacerated flexor tendons in "no man's land," J Bone Joint Surg 49:577, 1967.

16. Dovelle S, Kulis Heeter P: The Washington regimen: rehabilitation of the hand following flexor tendon injuries, Phys Ther 69:1034, 1989.

17. Groth GN: Current practice patterns of flexor tendon rehabilitation, J Hand Ther 18(2):169 - 174, 2005.

18. Silfverskiold KL, May EJ, Tornvall AH: Flexor digitorum profundus tendon excursions during controlled motion after flexor tendon repair inzone II: a prospective clinical study, J Hand Surg Am 17:122 - 133, 1992.

19. Strickland JW, Gettle KH: Flexor tendon repair. In Hunter JM, Schneider LH, Mackin EJ, editors: Tendon and nerve surgery in the hand—a third decade, St Louis, 1997, Mosby.

20. Klein L: Early active motion flexor tendon protocol using one splint, J Hand Ther 16(3):199, 2003.

21. Evans RE, Thompson DE: The application of force to the healing tendon, J Hand Ther 6:262, 1993.

22. Trumble TF, Vedder NB, Seiler JG, et al.: Zone II flexor tendon repair: a randomized prospective trial of active place-and-hold therapy compared with passive motion therapy, J Bone Joint Surg 92(6):1381 - 1389, 2010.

23. Lalonde D: How the wide awake approach is changing hand surgery and hand therapy: inaugural AAHS sponsored lecture at the ASHT meeting, San Diego, J Hand T her 26(2):175 - 178, 2013. 2012.

24. Higgins A, Lalonde D: Flexor tendon repair postoperative rehabilitation: the saint john protocol, Plast Reconstr Surg Glog Open 4(11), 2016.

25. Halikis MN, Manske PR, Kubota H, et al.: Effect of immobilization, immediate mobilization, and delayed mobilization on the resistance to digital flexion using a tendon injury model, J Hand Surg Am 22:464, 1997.

26. Savage R: The influence of wrist position on the minimum force required for active movement of the interphalangeal joints, J Hand Surg Br 13:262, 1988.

27. Groth GN: Pyramid of progressive force exercises to the injured flexor tendon, J Hand Ther 17(1):31 - 42, 2004.

28. Sueoka SS, Lastayo PC: Zone II flexor tendon rehabilitation: a proposed algorithm, J Hand Ther 21(4):410 - 413, 2008.

29. Evans RB: Zone I flexor tendon rehabilitation with limited extension and active flexion, J Hand Ther 18(2):128, 2005.

30. Elliot D, Southgate C: New concepts in managing the long tendons of the thumb after primary repair, J Hand Ther 18(2):141 - 156, 2005.

31. Brown C, McGrouther D: The excursion of the tendon of flexor pollicis longus and its relation to dynamic splintage, J Hand Surg Am 9:787 - 791, 1984.

32. Strickland JW, Glogovac SV: Digital function following flexor tendon repair in zone II: a comparison of immobilization and controlled passive motion techniques, J Hand Surg 5:537, 1980.

第 28 章　肌腱和神经转移

Deborah A. Schwartz

接诊诸如肌腱或神经转移等大型重建术后的康复对象并进行康复指导，往往会令人兴奋和富有成就感。这些康复对象往往遭受过一定的创伤或损伤，导致某些功能受到影响。这种创伤可能是巨大的，足以改变他们的生活方式，需要医护人员极大的理解和支持。也许由于先天畸形，某位康复对象从未拥有过较好的手部功能，而转移手术可以为他提供改善或增强手部功能的可能性，从而帮助他拥有更好的独立生活的能力。肌腱和神经转移术应该以团队协作的形式进行，团队应包括手术医生、康复对象、治疗师、心理咨询师或社工（针对有心理需求的康复对象提供心理支持）[1]。手治疗师在康复对象从就诊到康复的整个过程中都起到了相当重要的作用。在术前评估中，治疗师负责精确评估并记录康复对象所有相关的功能及其变化情况，也是作为了解康复对象现有能力（能做什么和不能做什么）及手术目标（希望通过手术达到什么样的目的）的主要信息来源。手治疗师也负责对康复对象及其家属进行手术进程和术后康复的相关知识宣教，包括各个阶段可能的恢复情况。手治疗师是康复对象主张的积极拥护者，在与外科医生合作的过程中帮助明确哪些方面的功能活动对康复对象而言最为重要。手治疗师也需要根据康复对象的心理状态，决定是否需要社工或心理咨询师的介入，以及帮助他们寻求支持性服务或为术后就业做好准备。在有需求的情况下，手治疗师可以主动联系康复对象的主管（如果是工伤性质）或保险公司寻求支持性服务。术前的治疗内容常包括训练、牵伸软组织或关节来重获全范围的关节被动活动、预防畸形的出现和强化或激活主要选择肌群/肌肉。这些治疗有助于建立运动再训练和术后再教育能力。在术前的这段时间，治疗师多数情况下会使用一对一的方式帮助康复对象进行治疗，更多地把自己放在合作者的位置以帮助康复对象朝着功能性目标最大化发展。

肌腱转移的适应证

肌腱转移术指通过手术，将正常工作的肌单位的肌腱重新放置，用以取代功能缺失或无功能的肌肉[2, 3]。总的来说，肌腱转移术常用来帮助重建失衡手的肌肉平衡（图 28.1）。肌腱转移术的适应证包括中枢神经系统损伤导致的手部肌肉失衡，如脊髓损伤或脑性瘫痪，因上肢受到损伤导致不可修复的神经肌腱离断或挤压损伤，以及由于长

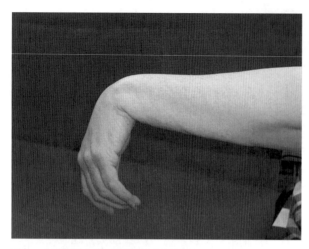

图 28.1　由于桡神经麻痹导致手功能失衡

时间的神经压迫导致的不可逆的肌肉损伤。除此之外，某些疾病也可能导致手部肌肉失衡，如脊髓灰质炎、类风湿关节炎、Charcot-Marie-Tooth 综合征（手内在肌受到影响导致肌纤维消耗）、先天性畸形（如臂丛神经麻痹或拇指发育不全）[1-4]。

神经转移的适应证

神经转移指取可使用的健康神经的远端，将其转移到受损神经的远端并与靶肌肉相连[5-7]。这项技术彻底改变了以往的周围神经手术，并且取得了显著的功能效果[8]。神经转移术最常应用于无法进行神经移植的臂丛神经损伤和（或）损伤部位与靶肌肉间距较长的周围神经损伤。对于有近端神经撕脱损伤、神经损伤部位存在明显瘢痕或多节段神经损伤的康复对象而言，可以将神经转移术作为备选治疗方案之一[8,9]。神经转移可以延缓运动终板的退化程度，并加速靶肌肉在完全萎缩前恢复神经再支配的进程。神经转移术后的常见目标是在 12~18 个月内实现靶肌肉的神经重建[8]。与肌腱移植术相比，神经转移术能够在不切开多块肌肉获取供体肌腱的情况下，促进感觉功能恢复，以及多块肌肉的神经再支配[5,7-9]。神经供体常由转移前所支配的肌肉名称来指代。

肌肉及肌腱转移术的注意事项

在进行肌腱转移术之前，康复对象可能已经接受了如神经减压、神经修复、肌肉和（或）肌腱修复等的替代性疗法。若康复对象伤后没有其他的恢复或神经再生，医生会考虑将肌腱转移术作为恢复性治疗。一般来说，医生在康复对象伤后会观察 3~4 个月，明确康复对象出现自发性运动恢复的可能性较小之后，再考虑进行肌腱转移手术[2]。

手术的先决条件包括[2-9]：

- 康复对象的需求分析
- 骨骼的稳定性
- 水肿或炎症的消退情况
- 是否有足够的软组织床
- 可活动关节
- 可供消耗的供体肌肉和（或）神经

肌肉能够执行特定的功能，而这些功能也可以由其他的肌肉代偿完成。肌肉及肌腱的转移原则上不能以造成其他的运动功能损伤为代价。神经的作用也是执行某些功能，而供体神经往往选择那些支配靶肌肉的同时又具有其他神经支配的神经。

供体神经的选择与供体肌肉的选择类似，在目标受体的拮抗肌 / 神经和协同肌 / 神经中，优先选择具有协同作用的肌肉及神经，可使术后更容易实现目标活动[5-9]。

供体肌腱的选择必须考虑以下几个方面[2,3]：

- 具有足够的力量对抗拮抗肌的力量和张力
- 肌肉所处位置与目标动作的运动方向相符
- 为单方向活动肌肉，执行功能单一
- 一旦摆脱了周围结缔组织的束缚，肌肉可能发生偏移

肌肉的收缩距离应等于单个肌纤维的静息长度。所需的肌肉偏移运动（excursion）指在全关节活动范围产生的关节活动，而附属运动（available excursion）被手关节周围的结缔组织所限制[2,3]。其他需要考虑的因素包括多种介入下屈肌和伸肌侧分别所处的节段等级，以及其他替代疗法的选择，如神经转移术、关节融合术（arthrodesis）、肌腱固定术等（通过手术将离断的肌腱重新固定连接在更为近端的关节上实现肌腱的固定效果）[1-3]。

此类重建手术成功的关键在于康复对象的手术动机和理解能力。如果康复对象本身缺乏明确的功能性目标和（或）以之为导向的努力，手术本身不能带来情况的改善。在手术的全过程中，康复对象积极主动的参与十分重要[1,2]。

◎ 临床精要

康复对象应充分了解肌腱或神经转移术可以达到的预期效果及其局限性。治疗师应向康复对象充分解释说明术后完全恢复手的 "正常" 功能和（或）外观是不现实的，同时强调手术的主要目的是改善功能情况和独立性。

术前治疗

周围神经损伤的康复对象在等待神经再生或修复性手术的同时能够从康复治疗中获益。对于桡神经、正中神经和尺神经麻痹的康复对象，使用设计优良的矫形器能够显著提高他们的功能情况；若不适用或不进行康复介入，则可能会导致严重的关节挛缩或肌腱的过度拉伸[1, 10, 11]。总而言之，周围神经损伤常常会伴随关节僵硬、不适和姿势异常，而不同的静态和动态矫形器可以用来有针对性地进行介入。

- 桡神经麻痹的康复对象需要腕关节和掌指（MCP）关节伸展方向的支撑（图 28.2）。

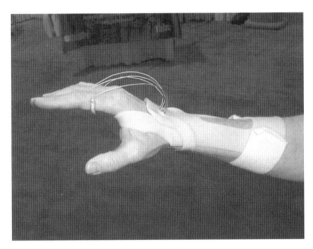

图 28.2　适用于桡神经麻痹的动态矫形器

- 正中神经麻痹的康复对象需要将拇指支撑固定于对指和外展位以实现精细活动操作（图 28.3 和 28.4）。
- 尺神经麻痹的康复对象需要将 MCP 关节固定在屈曲位来预防尺侧手指的爪形状态，并代偿手内在肌的功能。如果正中神经同时受累，康复对象则可能需要额外的拇外展的支持（图 28.5 和 28.6）。

如果康复对象选择进行转移手术，相关的治疗管理包括术前评估、训练和宣教[1, 10, 11]。与康复对象共同训练的这段时间能帮助加强治疗师与康复对象的治疗关系。不幸的是，许多需要手康复的康复

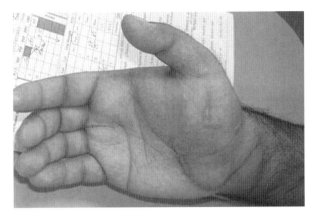

图 28.3　康复对象由于正中神经麻痹导致的拇指内收

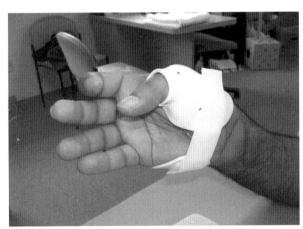

图 28.4　适用于正中神经麻痹的功能性矫形器

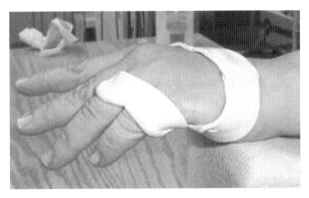

图 28.5　适用于尺神经麻痹的静态抗爪形手矫形器（8 字形）

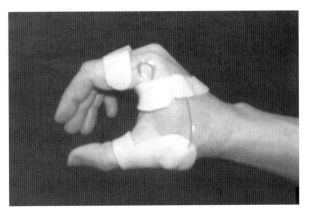

图 28.6　适用于尺神经 / 正中神经麻痹的动态矫形器

对象在手术前并没有接受术前康复，这种情况治疗师需要尽快获得康复对象的信任。

评估要点

通过面谈开始评估流程，以明确康复对象期待的手术结果。如果康复对象年纪较小，则同时需要与其家属会面明确手术目标。评估期间可参考以下内容。

- 对康复对象的术后康复依从性进行评估。如果受伤后已经进行过康复训练，这对于建立良好的治疗关系有益；如果没有接受过早期康复，治疗师依旧可以通过解释相关概念来帮助建立融洽的治疗关系，发展作为教练、教育者和合作伙伴的治疗关系，从而制订以功能为导向的治疗方案。

- 详细记录康复对象的受伤史、手术史和治疗史，有助于进行肌腱和（或）神经转移手术的临床决策。

- 检查康复对象的肢体；观察并记录皮肤的外观、瘢痕、粘连、肌肉萎缩、骨性标志和肤色变化的情况和位置。

- 使用 TEN TEST、S-W 单丝测试、两点辨别测试和（或）实体觉测试评估感觉情况[1, 10-12]。如果康复对象是一名儿童，治疗师要观察他们是如何在游戏中使用患手的。可以设计使用实体觉游戏来帮助评估患手对感觉的处理能力。实体觉（stereognosis）指利用物体大小和材质相关的触觉线索来感知和识别物体的能力。对儿童进行评估比较具有挑战性，治疗师可以通过创造互动游戏及与父母讨论观察到的患肢使用情况来帮助完善评估[1]。

- 进行主 / 被动关节活动范围（AROM/PROM）的评估测量。仔细评估每个受累关节，判断终末感觉的软硬程度，是否存在关节挛缩或松弛。若存在关节挛缩，手术前应有针对性的进行处理；若存在关节松弛，在进行肌腱转移术时可能要考虑进行介入，适当增加关节张力。

- 通过功能性评估来判断康复对象的手功能情况，如 Jebson 手功能测试（Jebson Hand Function Test）、功能灵活性测试（Functional dexterity test）（图 28.7）或 Moberg 拾物测试（Moberg's pickup test）[1,13]。

- 进行以下一项康复对象目标主观评估测试：加拿大作业活动行为评估量表（COPM）、上肢功能障碍评分（DASH）及其简版（Quick DASH），

或密歇根手功能问卷（Michigan Hand Outcomes Questionnaire，MHQ）[14]。这些评估有助于治疗师全面了解康复对象对于自己的独立功能情况的主观评价，帮助明确康复对象在康复进程中如何看待自己以目标为导向的功能进展情况[14]。

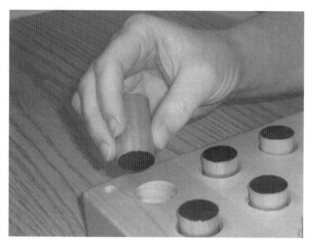

图 28.7　手功能灵活性测试

除了以上评估之外，治疗师还要注意观察康复对象的运动模式，是否存在替代或代偿运动[1]，即康复对象可能使用的，用以弥补非正常活动肌肉功能的运动模式。这些异常运动模式可能导致未受累肌肉的过度牵拉和力量减退。一般来说，康复对象手术后，治疗师需要帮助进行训练，避免异常运动模式的出现；尽早发现异常的运动模式，并且教会康复对象认识并避免异常运动。

💜 专业提示

使用录像和图片有助于准确记录康复对象术前的功能水平，也可以使用康复对象的手机进行相关记录。录像和图片可以很好地帮助对代偿运动模式进行评估并检查康复治疗进展情况以及比较康复对象术前和术后康复进程中的功能情况。

在评估结束时，用康复对象自己的语言整理记录一份他们的最大功能需求清单，询问他们最想用受累手做些什么，拿牙刷、喝瓶子里的汽水，还是端住瓶子用另外一只手打开瓶盖？治疗师不要告诉康复对象这些目标应该是什么，而是让他们用自己的语言来定义想要完成的活动。如果是一名儿童，让家长参与这部分评估并描述他们所希望孩子能够做到的事情。

使用徒手肌力测试（MMT）（表28.1）来评估受累肌肉的情况。确保供体肌肉足够强壮，能够转移到新的位置[1-4, 15]。供体肌肉的肌力至少要能抗重力完成全范围关节活动。临床上医务工作者需要检查可能的供体肌肉是否存在和活跃，而不是直接参照资料选定肌肉供体，毕竟不是每个人都有掌长肌腱（PL）用以转移。

表 28.1 徒手肌力测试（MMT）

等级	名称	描述
5	正常	能抗重力和充分阻力的运动
4	较好	能抗重力和一定阻力的运动
3	适当	能抗重力做全关节活动范围的运动，但不能抗阻力
2	轻微	在消除重力的姿势下能做全关节活动范围的运动
1	少许	可触及肌肉轻微收缩，但无关节活动
0	无	无可见或可感觉到的肌肉收缩

◎ **临床精要**

根据以下情况将肌肉分为4个组别将很有帮助。
• 哪项肌肉在工作？通过MMT所能检测到的肌肉。
• 哪些肌肉不工作？通过MMT未检测到的肌肉。
• 需要的目标运动功能是哪些？包含所有需要改善的动作。
• 哪些肌肉可供选择使用？所有具有抗重力和轻微阻力下完成全范围关节活动能力的消耗性肌肉（图28.8）[2]。

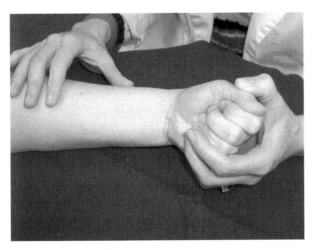

图 28.8 尺侧腕屈肌的MMT

在评估过程中，治疗师可以使用矫形器来模拟肌腱转移术后的功能情况，从而使康复对象能够及时看到并判断改变特定关节的位置是否可以改善现有的功能情况。例如，在进行对掌成形术（即通过

肌腱转移恢复拇指对掌功能）之前，治疗师通过制作并让康复对象佩戴短拇对掌矫形器，来观察是否能够实现抓握和捏的功能[1]；而康复对象佩戴矫形器后可能展现出更好的捏住和抓握物品的能力。治疗师可以帮助正在考虑是否进行肌腱转移术来加强腕关节背伸能力的康复对象制作腕部矫形器，通过将手腕固定在背伸位，可以极大程度地帮助实现手指抓握和释放的运动模式。通过佩戴腕部矫形器，康复对象能够看到手功能的改善。同时，加强手腕背伸位的支撑能够帮助预防腕屈肌的缩短[1, 10]。

◎ **临床精要**

治疗师要帮助康复对象实现符合现实的期望和功能目标，确保康复对象知晓可能的治疗结果都有什么。
• 用康复对象容易理解的方式解释相关术语和治疗进程。

一旦供体肌肉和（或）神经被选定，手术计划一经制订，治疗师要帮助康复对象在生理和心理层面上为手术的开展做好准备。

有条件的情况下，作为康复对象的咨询/主管治疗师，可以询问主刀医生是否能够参与转移手术。这是一个绝佳的收集信息和进行观察的机会，能够让治疗师直接查看受累肌腱/神经的状态、修复的强度，以及使用了哪些肌腱/神经进行转移（可能与术前计划不一致）。

( ) 对康复对象说的话

"外科医生会将你的一块'正常肌肉'重新放置到肌肉受到影响的关节上（或'神经支配正常的肌肉到失神经支配的肌肉'）。手术前的治疗能够帮助你做好手术准备并让手术结果更成功。我们需要通过被动活动和牵伸来确保你的关节处于良好且松弛的状态。我们需要将关节牵伸到最大的活动范围，并使用矫形器帮助维持牵伸的效果。建议在夜间佩戴矫形器，这样不会影响到你白天使用手的能力。如果你的关节很紧张，供体提供的肌腱将无法实现全关节活动范围的运动。我们在手术前要对供体肌肉进行训练，使它变得更强壮，为转移后在新的关节实现活动做好准备。"

供体肌肉可以通过渐进性阻力训练、生物反馈技术和神经肌肉电刺激进行强化（图28.9）[1]。例如，在进行桡侧腕短伸肌（extensor carpiradialis brevis，ECRB）止点部位的转移，以实现桡神经麻

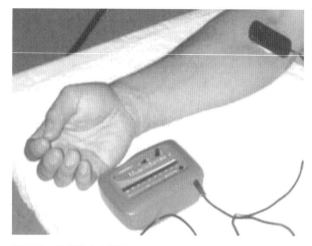

图 28.9 神经肌肉电刺激

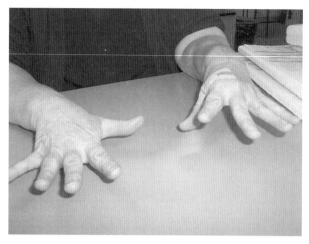

图 28.10 桡神经麻痹康复对象肌腱转移术后

痹后的腕背伸功能前，要加强旋前圆肌（pronator teres，PT）的肌肉力量。

治疗师要确保告知康复对象周围神经损伤常伴有感觉丧失，并可能因此而存在烫伤/烧伤和皮肤破损风险。有时康复对象能够明显感觉到这种感觉的丧失，例如，正中神经或者尺神经损伤的康复对象有时指尖会没有感觉。然而，以桡神经为例，在末端存在感觉分支，即桡神经浅支。该神经受损时，所支配区域的皮肤在手部进行日常生活活动（ADLs）中容易受到损伤。注意图 28.10 中康复对象背侧第一指间有绷带，这是因从烤箱中取出物品时烫伤所致。

在进行术前治疗的过程中，治疗师可以与康复对象就可实现的功能结果进行讨论。在讨论过程中，可以加入外科医生的意见，如果康复对象是一名儿童，要加入家长的意见和观点。讨论内容包括手术的时间节点，术后制动和术后的康复计划，尽量避免康复对象术后出现对时间节点及康复依从性的问题。治疗师可以考虑列出术后外科医生的随访时间，如果康复治疗的地点在外科医生的办公区域，多数

康复对象和家属会希望每次治疗都能见到外科医生；因此，在治疗过程中要始终努力的建立融洽的治疗关系和稳固的工作信任关系。

手术治疗：一般指南

外科医生会根据康复对象需求和 MMT 结果来选择供体肌肉或神经进行移植。

常见的肌腱转移术

针对上肢常见的三种神经麻痹而进行的特定的肌腱转移术具有不同的名称。作为治疗师，熟悉这些常见的手术名称是十分有益的，如 Royle、Camitz 或 Huber 转移术，常用于正中神经麻痹后拇指外展或对掌功能的重建[2, 3, 16, 25]（专栏 28.1）；Brand、Stiles-Bunnel 和改良 Boyes 转移用于治疗桡神经麻痹[2, 3, 4, 25]（专栏 28.2）或 Zancolli Lasso 转移技术常用于尺神经麻痹的治疗[2, 3, 15, 25]（专栏 28.3）。文献中常会描述其他常用的手术名称、手术进程和代偿手段[15]。治疗师需要提前与医生沟通，明确手术中会使用的供体肌肉（图 28.11~28.13）。

专栏 28.1 正中神经麻痹的常见肌腱转移[2, 3, 16, 25]

Camitz：掌长肌腱转移以实现掌侧外展功能（非真正意义上的对指）

Royle、Bunnell 和 Thompson：运用多种远端附着技术转移环指指浅屈肌以实现对掌功能

Huber：小指展肌转移至拇短展肌以实现对掌功能

Richter 和 Peimer：环指或小指的指浅屈肌转移至拇短展肌以实现对掌功能

旋前圆肌转移至桡侧腕短伸肌以实现腕关节伸展。

Boyes：指浅屈肌（中指端）转移至指总伸肌以实现 MCP 关节伸展；指浅屈肌（环指）转移至拇长伸肌腱和示指固有伸肌。

Brand：桡侧腕屈肌转移至指总伸肌以实现 MCP 关节伸展，至掌长肌以实现拇指伸展。

Jones：尺侧腕屈肌转移至指总伸肌以实现 MCP 关节的伸展。

此外，桡侧腕屈肌转移至拇长展肌和拇短伸肌实现拇指桡侧外展。

Brand：桡侧腕短伸肌，通过外侧带移植到手内在肌。

Burkhalter：指浅屈肌中指部由近节指骨处附着，而不是外侧带。

改良 Stiles-Bunnel：指浅屈肌中指和环指肌腱分离附着于各个手指的侧束或近节指骨的外侧带。

Zancolli Lasso：指浅屈肌穿过滑车后缝合回自身，以改善 MCP 关节的屈曲功能。

其他的可以用于恢复捏力和拇指内收的干预方法如下。

Boyes：通过自由移植增长肱桡肌，使其穿过第三和第四掌骨间，后接入拇指的内收肌结节。

Smith-Hastings：将桡侧腕短伸肌由第一掌骨转移至拇收肌处以恢复捏力。

表 28.2 列出了一些不常见的肌腱转移术。

常见神经转移术

在所有可供选择的神经中选择供体神经，以帮助康复对象恢复特定的运动和感觉功能（表 28.3）[5-9]。

? 咨询医生的问题

如果条件允许的话，治疗师可以阅读手术报告，以明确治疗师和医生对康复对象的预期目标较为实际的理解。同时，治疗师可以考虑询问手术医生以下几个问题。

- 哪些肌肉或神经被转移到了什么部位？
- 手术中是否创建了滑轮系统来改变肌肉／神经的牵引过程？
- 被转移的肌腱单元或神经的质量如何？
- 是否需要移植物来增加长度？
- 采用了什么类型的缝合技术？
- 手术肢体术后需要制动固定多长时间？
- 转移术后的肌肉张力是如何确定的？

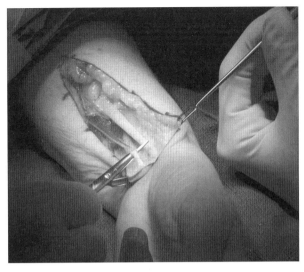

图 28.11　手术剥离右侧掌长肌腱和左侧桡侧腕屈肌腱

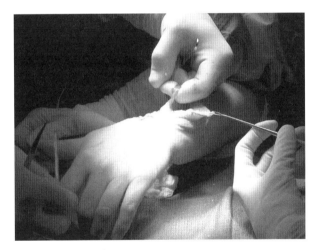

图 28.12　辨别拇长伸肌腱

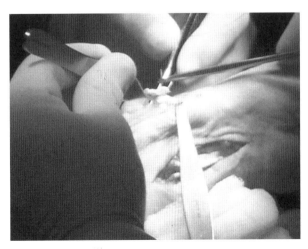

图 28.13　肌腱的 Pulvertaft 编织技术

表 28.2　不常见的肌腱转移术

疾病情况	适应证	手术进程	矫形器
脊髓损伤	侧捏和内旋不足	肱桡肌至 FPL	前臂内侧拇指内收矫形器，保持手腕处于中立位，不含肘
脊髓损伤	肘部伸展受限	肱二头肌至肱三头肌	夜间使用肘伸展矫形器 白天限制肘关节屈曲
脊髓损伤	手掌握力不足	ECRL 至 FDP	腕部处于中立位、MCP 关节屈曲、IP 关节伸展的背侧限制性矫形器
产伤性臂丛神经麻痹	肩关节外旋 / 外展受限	背阔肌和大圆肌腱至后肩袖肌群	飞机式矫形器，手臂外旋 30°~ 40°，外展 120°
产伤性臂丛神经麻痹	肘关节屈曲受限	Steindler（肘屈肌 – 旋前肌转移）	肘关节屈曲矫形器，保持肘关节屈曲 100°~ 110°

注：ECRL, 桡侧腕长伸肌；FDP, 指深屈肌；FPL, 拇长屈肌；IP, 指骨间关节；MCP, 掌指关节。

表 28.3　常见神经转移术

功能受损情况	供体神经	受体神经	备注
肩关节的功能和稳定性	1. 脊髓副神经 2. 肱三头肌或胸内侧神经	1. 肩胛上神经 2. 腋神经	
肘关节屈曲	完好的正中神经（支配 FCR、FDS、PL）和尺神经束（支配 FCU）	肌皮神经的肱二头肌分支	
腕和手指伸展	正中神经双神经移位术： 1. 正中神经移位术支配 FDS 2. 正中神经支配 FCR	1.ECRB（腕关节伸展） 2.PIN（手指伸展）	
前臂内旋	尺神经分支至 FCU 或桡神经分支至 ECRB	支配 PT 的神经	
手指屈曲	肌皮神经、桡神经和（或）尺神经	AIN	
拇指对掌	正中神经浅支（AIN 到 PQ）	正中神经返支	可能需要插入性移植
第一指间感觉	第三指间常见指神经	第一指间支配神经	

注：AIN（anterior interosseous nerve），骨间前神经；ECRB（extensor carpi radialis brevis），桡侧腕短伸肌；FCR（flexor carpi radialis），桡侧腕屈肌；FCU（flexor carpi ulnaris），尺侧腕屈肌；FDS（flexor digitorum superficialis），指浅屈肌；PIN（posterior interosseous nerve），骨间后神经；PL（palmaris longus），掌长肌；PQ（pronator quadratus），旋前方肌；PT（pronator teres），旋前圆肌。

术后治疗：一般指南

　　术后治疗可以简单地分为 3 个阶段：早期、中期和晚期。我们将介绍康复治疗介入的一般指南和一些不同肌腱转移和康复治疗介入的案例。其中，我们将对几个突出了治疗干预措施的案例进行更加具体的介绍[17, 18]。

不同时期的康复方案

肌腱转移术后：早期（1~4 周）

　　肌腱转移术后的治疗从使用保护性石膏进行肢体摆放开始，以避免转移组织受到张力作用。在这种情况下可以保证转移组织在不被过度拉伸或撕裂的情况下愈合[1-3]。神经转移术后患肢需要在保护位置制动的时间比肌腱转移术后稍长，以预防神经

与周围组织粘连[7-9]。在此阶段可采取以下措施：

- 针对未受累的手指和关节设计运动计划
- 监测患肢的水肿情况
- 确保石膏或矫形器的牢固性和适配性
- 对康复对象进行治疗进程的相关宣教
- 按需开展脱敏治疗
- 回顾治疗相关的时间框架和制订的预期疗程安排

　　康复对象可能会急于看到手术效果，并了解术后可能的功能改变情况。在这种情况下，治疗师需要对其进行术后不同时间阶段的康复宣教，解释说明所有被转移的组织结构都需要一定的时间才能愈合。在每次治疗中对功能性目标、康复时间节点，以及预期的疗程进行回顾可有助于术后康复的顺利进展。

"在肌腱转移术后的康复过程中，不要用敷料覆盖未受累的关节。定期进行石膏外所有部位的 AROM 训练。定期抬高受累侧手臂以减轻肿胀情况。如果固定石膏出现了松动，请立刻通知医生。"

如果固定用的石膏出现了松动，治疗师可以提议使用更为舒适的低温热塑矫形器代替石膏固定。

肌腱转移术后：中期（4~6 周）

在肌腱转移术后康复的中期阶段，治疗的内容更具有参与性和可操作性。在此阶段，术后固定用的石膏可以拆除，进而使用低温热塑矫形器帮助患侧将肢体维持在保护性位置[1, 11]。在检查康复对象的肢体时，明确掌侧和背侧切口的位置。由于手术需要大面积暴露手术部位以将供体肌腱定位并固定在新的连接点，术后瘢痕可能会广泛存在于康复对象肢体的两侧。在此阶段，治疗师可以开始介入瘢痕管理技术，包含按摩、脱敏治疗、超声疗法，以及按需使用高弹力和硅胶产品。其中，硅胶产品可以帮助维持瘢痕的湿润度并提供加压作用[1, 17]（图28.14）。

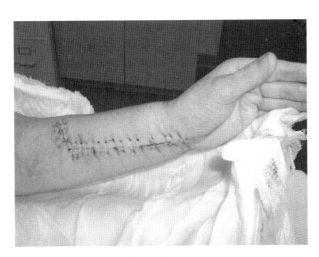

图 28.14　肌腱转移术后的瘢痕情况

利用热敷袋、旋涡浴和（或）干热治疗等热辐射治疗来改善组织的弹性，减少关节僵硬程度并增加受累部位的局部血供[1]。开始进行单独关节的 AROM 训练。每天进行数次短时间的小强度主动和主动辅助运动，以减少关节僵硬。例如，关节单独运动可以是拇指 IP 关节的屈曲和伸展，或者是拇长

伸肌和指总伸肌腱转移术后 MCP 关节的屈曲和伸展（图 28.15）。

注意事项：避免转移组织参与复合运动和过度拉伸。

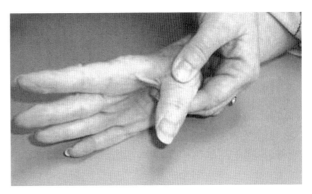

图 28.15　拇指 IP 关节的单独运动

当治疗师注意到高质量的肌肉收缩动作出现时，便要尽早开始促进靶肌肉活动，而这也是康复计划的核心[1, 9, 18]。进行术前训练和宣教的益处在这个阶段能够非常明显地体现出来。术前能够主动收缩供体肌肉的康复对象在手术后能够更快地激活这些肌肉的新功能。对于一些难以启动目标活动的康复对象，治疗师可以使用易化技术（专栏28.4），即辅助促进靶肌肉的收缩活动以发挥其新的功能（图 28.16~28.18）。运动再学习疗法对于促进皮层重新映射和肌肉募集至关重要[6-9, 18]，通过重复、主动的锻炼和活动来促进和增强正常的运动模式和肌肉平衡。神经转移术后，可以通过激活供体肌肉启动靶肌肉的运动，评估肌肉是否能被神经再次支配[18]。术后的运动再训练包括了供体肌肉和受体肌肉的共同收缩以增强神经的活性作用；利用生物反馈技术提供视觉和听觉反馈，最大限度的强化目标运动，并最大限度地减少肌肉代偿活动的出现[18]。

感觉的再训练和再教育是治疗的另一个重要组成部分，尤其对于感觉神经转移术后的康复对象而言，可能需要额外的感觉教育，了解感官再学习训练的（抽象）概念，以保持定期进行这些训练活动的动力。

专栏 28.4 易化技术

放置并保持：将康复对象的腕关节或手指放在所需的位置，让他们保持在这个位置并数到 10。对康复对象进行宣教使他们能够独立完成此动作。

双手同时运动：让康复对象同时用双手执行治疗师要求的动作。

利用供体肌肉的原有活动：让康复对象尝试执行供体肌肉的原始动作，并监测新的肌肉活动的出现。

对供体肌肉施加阻力：对供体肌肉施加适当的阻力（在执行原始运动时）。

语言提示：通过文字和描述鼓励目标运动的执行。

敲击、振动：轻轻敲击供体肌肉，或使用小型振动器刺激肌肉分布区域来帮助启动供体肌肉。

视觉和功能提示：让康复对象想象用患手握持物体或执行任务。在目标活动中观察小肌肉的活动。

镜像训练：让康复对象将患手放在镜子后面，并用双手同时执行所需的功能。康复对象只能看到利手及其在镜子中的影像。治疗师要监测患手的运动。

神经肌肉电刺激（neuromuscular electrical stimulation，NMES）：使用 NMES 来募集供体的肌肉活动。将较小的电极放在供体肌肉的运动点上，并将较大的分散电极垫片放在非收缩区域。

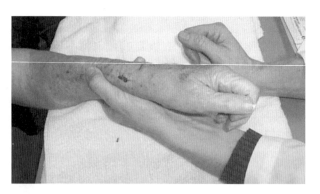

图 28.18 对供体肌肉施加阻力

◎ 临床精要

在手康复中使用镜像疗法可以减轻截肢者的疼痛并促进脑卒中康复对象的运动再训练，对肌腱和神经转移的康复对象也可能具有积极的治疗作用[20, 21]。为了促进供体或靶肌肉的活动，治疗师可以将镜子垂直放置在康复对象面前，用未受伤的手的镜像来代替和隐藏患侧手。康复对象根据要求活动未受伤的手，然后得到了两只手一起活动的视觉反馈。一般来说建议康复对象在安静的环境中，每天进行 2 次镜像训练，并在双手训练过程中将注意力集中于镜像手的活动上[20, 21]。同时治疗师也可以尝试将运动表现进行分级，强调左右识别和想象动作[20-22]。

◎ 临床精要

鼓励康复对象重复进行缓慢而有效的动作，以促进好的运动模式的强化。需要注意的是，目标肌肉可能会容易疲劳，所有一组运动最好不要超过 30 分钟，避免过度锻炼。

◎ 临床精要

术后的早期阶段，可以使用动态矫形器辅助功能性活动，以促进正确的运动模式的出现。随着康复对象肌肉控制能力的增加，治疗师可以修改矫形器以减少其辅助力，促进肌肉的独立运动。

( ) 对康复对象说的话

  "当你开始使用你的靶肌肉时，一定要确保你的动作是准确无误的，而且做出的动作是你所需要的。当你注意到运动的方向有轻微的改变，那么就代表着你的手臂疲劳了，需要休息。开始时尝试每个动作做 10 次，并在一天多做几次重复训练，训练后戴上矫形器休息。佩戴矫形器有助于保持手臂的最佳位置，直到它足够强壮到能够独立保持在最佳位置上。如果你发现你的手臂很容易疲劳，不要惊慌。身体的所有结构都需要一定的时间来适应新功能，慢慢你会看到你的手臂一天比一天强壮。"

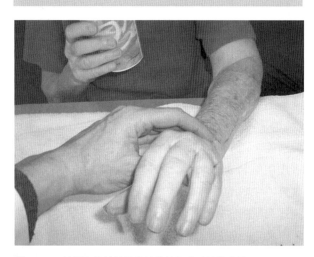

图 28.16 放置和保持的易化技术可促进腕关节背伸

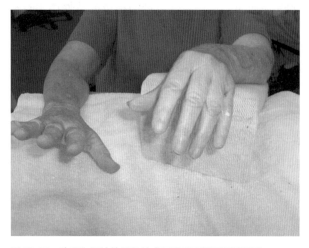

图 28.17 放置和保持的易化技术可促进双侧手同时运动

- 不要向被转移肌肉的关键功能的运动反方向进行被动活动或拉伸。例如，在腕背伸肌腱转移术后避免腕关节的被动屈曲，以避免缝合的肌腱受到张力和应力作用。
- 不对目标运动施加阻力。
- 不要进行任何会对转移的肌肉或神经施加张力的复合运动。
- 避免靶肌肉过度劳累。

在这个阶段，治疗师可以尝试让治疗过程更有趣、更个性化，而不是让康复对象重复照本宣科和死记硬背的练习。一旦靶肌肉能够被稳定持续地激活且 AROM 在功能范围内，治疗师可以将功能活动引入康复计划中，包括在术前目标设定期间所描述的目标功能活动。在治疗中提供尽量多的机会来让康复对象练习对他个人而言有意义的活动。

肌腱转移：后期（6~12 周）

多数情况下，在术后 6~8 周，治疗师可以开始在康复对象的治疗过程中增加强化训练，如抗重力运动，而训练的重点仍然是达到高质量的 ROM。治疗师可以指导康复对象逐渐停止使用矫形器，除非四肢较为疲劳；鼓励康复对象在 ADL 中去使用患手，包括洗澡、穿衣、娱乐和工作活动等。

不要急于增加转移肌肉的相反方向的 PROM，而只在必要时进行，避免对转移肌肉的缝合部位持续施加张力[1,11]。

(˙) 对康复对象说的话

"现在，转移的组织已经在新的位置愈合，并且你的手臂力量足够强大，能够满足你每天的常规日常活动需要。现在你要试着在日常生活中正常使用你的患手，如试着用双手吃饭和穿衣。在所有的活动中要确保你的运动模式正常，不使用其他肌肉进行代偿。避免过度训练和疲劳。如果感到疲劳，请立即休息并佩戴矫形器。"

神经转移：早期

Kahn 和 Moore[23] 提出了一种新的神经移植后的康复方法，重点是供体激活策略，强调康复对象的宣教以及早期频繁的培训。他们的治疗守则中包括三个康复阶段，使用 MMT 为依据确定需重点训练

和运动的活动。早期阶段包括通过高频率训练来促进供体肌肉的主动收缩和 PROM 训练，以预防关节紧张和挛缩。这种高重复、低阻力的运动称为新神经通路的"泛化"。

神经转移：中期

在定期就诊时对康复对象的靶肌肉使用 MMT 进行评估。通过增加对供体肌肉的阻力能够引起受体肌肉的轻微收缩，这即为正向活动反应。随后将练习推进到消除重力状态下的运动和主动辅助训练。持续保持受体肌肉的泛化。当靶肌肉的 MMT 评分为 2+~3/5 分时，治疗师可以开始进行针对重力的肢体位保持练习。

神经转移：后期

当 MMT 显示康复对象可以在重力作用下进行全方位关节运动（3/5）时，治疗师可以开始进行抗阻训练，过程中要控制训练的节奏，避免因进展缓慢造成治疗对象的疲劳和沮丧。

◎ 临床精要

Kahn 和 Moore[23] 建议治疗师在描述转移手术过程的时候可以适当使用比喻，以便康复对象能够更好地理解所涉及的解剖结构。他们将神经和肌肉比喻为灯和电线：切断或未插入电源线时，指示灯不工作；此外还可以用高速公路和绕行道路比喻通向目标肌肉的替代路径。

影响临床推理的特异性诊断信息

手术治疗：恢复对掌功能 / 对掌成形术

正中神经损伤导致的最严重的致残性功能丧失是拇指对掌功能的丧失。拇指对掌是指拇指向上向外伸出手掌的动作。对掌成形术的适应证包括正中神经麻痹、先天性畸形（如拇指发育不全）、肌腱及神经损伤和（或）其他疾病（如 Charcot-Marie-Tooth 综合征）。在进行术前评估时，治疗师可以从轻柔的被动活动开始，检查第一指间是否存在紧张。治疗师也可以通过发起治疗性活动来促进手指外展，从而解决指间紧张的问题；同时制作静态渐进式指间矫形器，以在夜间保持指间距离的拉伸（图 28.19）[16]。

拇指对掌活动的主动肌为拇短展肌、拇短屈肌、拇对掌肌和拇短屈肌。若需恢复以上肌肉的功能，

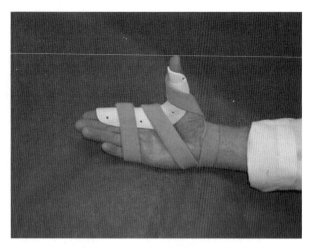

图 28.19   用以牵伸第一指间 / 虎口的矫形器

需要选择不同的供体肌肉进行手术（见专栏 28.1）。

治疗师必须明确哪块肌肉被用作供体肌腱，因为这会直接影响术后保护性矫形器、易化技术和治疗活动的选择。

在术后石膏固定 3~4 周后，治疗师需要为康复对象制作一个长对掌矫形器将拇指固定于外展位以保护转移的肌腱（若穿过手腕）；同时指导康复对象日夜佩戴矫形器，并仅在训练时移除矫形器（刚开始佩戴时）。

最简单的易化技术是放置和保持练习。使用此技术时，治疗师要将康复对象的手腕或手指放在（靶肌肉）目标位置，并要求康复对象在抗重力作用下维持不动。例如，如果康复对象的指浅屈肌的环指肌腱被用作拇指外展的供体肌肉，则应将康复对象的拇指置于外展位置，要求康复对象持续弯曲环指同时将拇指固定。此时大声数数，尝试让康复对象保持 5 秒，然后逐渐增加到 10 秒，并重复几次。告诫康复对象不要因为没有达到全范围活动或无法保持姿势超过几秒钟而气馁；这种虚弱和疲劳会逐渐改善，他很快就会看到进步。很快康复对象就能够更快地募集目标肌肉，并保持更长时间的收缩。一旦康复对象能够独立且不费力地完成目标动作，治疗师便可以鼓励康复对象在 ADLs 中多使用拇指。通过设计需要抓握大直径物体的活动，促进拇指外展和对掌的加强，然后让康复对象逐步过渡到需要抓握较小直径物体的活动。

当治疗师注意康复对象拇指的主动活动控制有明显改善时，可以指导康复对象适当减少白天佩戴矫形器的时间，确保康复对象在所有的 ADLs 中都能自如地使用拇指。这个过程需要随着时间的推移循序渐进。指导康复对象在夜间、人群中和不熟悉的环境中继续佩戴矫形器进行保护，直到术后 12 周。

手术治疗：腕关节背伸和指伸的修复

桡神经严重损伤导致桡侧腕短伸肌、桡侧腕长伸肌和尺侧腕伸肌功能异常，造成腕关节伸展功能缺失；指总伸肌、指固有伸肌和小指伸肌功能异常，导致手指伸展功能缺失；拇长伸肌、拇短伸肌和拇长展肌功能异常会导致拇指背伸和外展功能缺失。同时桡神经损伤后常见典型的腕关节屈曲或腕关节下垂姿势，又常被称为"垂腕畸形"（见图 28.1）[15]。

如果损伤发生在桡神经两个终末支（桡感觉神经和骨间后神经）的近端，康复对象第一指间（虎口）背侧可能存在感觉缺损。虽然该区域的感觉障碍对功能的影响较小，但康复对象仍可能在未意识到的情况下发生烫伤或烧伤意外。

治疗师要始终对康复对象进行感觉损伤皮肤区域受伤或发生烧伤的可能性（图 28.10）的教育。注意康复对象第一指间背侧（虎口背侧）的绷带提示他在从烤箱中取出物品时发生了烫伤。

术后治疗

术前治疗总是着眼于维持功能水平和预防或纠正关节挛缩。康复对象的握力减退可能是由于腕关节缺乏稳定性所造成，导致很难伸展手指和释放物体[10]。他们可能会通过腕关节的屈曲和旋前来实现手指的释放动作（图 28.20 和 28.21）。随着时间的推移，这可能会导致瘫痪的肌肉过度拉伸，形成腕关节屈曲畸形。治疗师可以通过牵伸和使用静态或静态渐进式和（或）功能性矫形器来帮助解决腕关节挛缩或腕关节紧绷的问题。

术前治疗通过创造性地制造和使用矫形器帮助

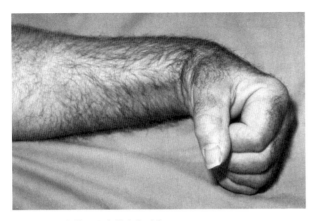

图 28.20　桡神经麻痹的康复对象

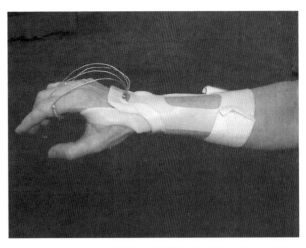

图 28.23　带有 MCP 关节伸展支撑的桡神经损伤的动态矫形器

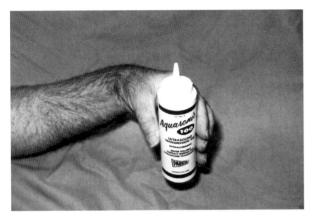

图 28.21　通过过度牵伸腕关节背伸结构达到的代偿性抓握模式

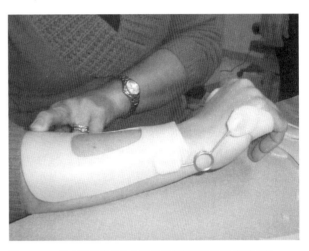

图 28.24　带有腕关节背伸支撑的桡神经损伤的动态矫形器

处理腕关节和指关节功能性伸展缺失的问题。对握力有要求的康复对象可以受益于背侧或掌侧静态腕部矫形器的使用。其中，背侧腕关节矫形器的好处是能够保留手掌的感觉输入（图 28.22）。

　　对手腕或手指灵活性有需求的康复对象可能更加受益于动态腕关节或手指矫形器的使用（图 28.23 和 28.24）。

◎ 临床精要

临床上有许多不同的矫形器设计和热塑性材料可供选择，每个都能为治疗师提供不同的功能解决方案。在矫形器的制作过程中，治疗师要保持设计的简单性，让康复对象参与制造过程，确保矫形器易于穿脱，并能够达到改善或增强康复对象功能的目的。否则，制作的矫形器将不会予以使用。

术后治疗

　　桡神经麻痹后的肌腱移植术的综合目标是恢复腕关节伸展、MCP 关节伸展以及拇指伸展和外展[2]。旋前圆肌通常会作为腕关节背伸的供体肌腱（保留旋前方肌用于主动旋前）；其他供体肌肉也会包含在内，帮助恢复手指和拇指伸展的功能和力量，其中典型的转移方式包括桡侧腕屈肌或指浅屈肌的中指

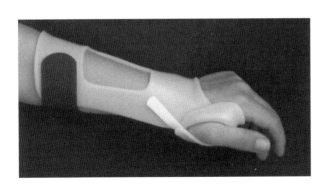

图 28.22　背侧腕关节矫形器

部转移至指总伸肌，以及掌长肌转移至拇长伸肌。这些手术过程又各有不同。

◎ 临床精要

治疗师应主动与外科医生沟通，明确哪些供体肌肉被用作代偿以及代偿哪些功能。熟悉转诊医生最常用的肌腱转移方式（专栏 28.1~28.3）。

腕关节背伸修复术的适应证也包括部分脑性瘫痪康复对象，由于屈肌张力的增加导致腕关节屈曲失衡和姿势异常。在这种异常姿势下，康复对象腕关节伸肌过度伸展，导致腕关节和指屈肌缩短，使手功能受限。临床上这种情况下常使用尺侧腕屈肌转移至桡侧腕长伸肌来帮助加强腕关节主动背伸的能力[24]。评估康复对象在腕关节背伸位置下手指的主动控制能力是十分重要的[1, 11]。治疗师可将康复对象手腕固定于背伸位，让康复对象用力握拳后打开手指。若康复对象未表现出对手指的主动控制，可以使用肌腱联合运动帮助手指打开和释放物体。加强腕关节伸展会妨碍康复对象利用肌腱联合运动使用手指的能力，可能对康复对象而言并无益处[11]。

早期

腕关节伸展肌腱转移术后，患侧上肢通常被固定在屈肘 90° 的长臂石膏中（以保护旋前圆肌的起点）。前臂固定在旋前位，手腕固定在背伸 30°~40°位，MCP 关节固定于 0° 位，IP 关节可以自由活动[1-3, 11, 24]。通常需要持续 3~4 周的石膏固定。

〇 对康复对象说的话

"一定要抬高手臂，活动肩关节不让它变得僵硬。这样可以减少手指肿胀。同时你需要在一天中经常弯曲和伸直可以移动的手指，以防止它们变得僵硬。"

4 周后，用长臂矫形器替换石膏，矫形器可将康复对象的手臂保持在同样的固定位置。治疗师可以指导康复对象在白天移除矫形器进行主动活动训练。当康复对象的活动范围提升，且对转移的肌腱控制增强时，更改佩戴处方，指导康复对象仅在夜间佩戴保护。指导术后 12 周[1]。

♡ 专业提示

一些外科医生会在术后 6~8 周同意康复对象将长臂矫形器改为更舒适的手腕固定矫形器。治疗师需及时与外科医生核实明确他们对矫形器的选择。

中期

根据之前描述的易化技术，激活转移的肌肉（专栏 28.4）。

用简单的放置 - 保持技术在腕关节背伸状态下激活供体肌腱。将康复对象手腕固定于背伸位，尝试保持在此位置 5~10 s。在训练过程中逐渐增加肌肉收缩的长度，或尝试让康复对象同时主动背伸双侧手腕。如果不能引起反应，则对供体肌肉的原始运动提供一些阻力。例如，如果旋前圆肌被用作腕部伸展的供体，在康复对象前臂旋后状态下，对旋前活动施加一定的阻力。此时应该可以看到一些腕关节主动伸展的迹象。不要期望康复对象能立刻达到完整的或 50% 的腕关节活动范围。此时转移的肌腱非常脆弱，仍然需要时间来愈合和加强。治疗师需要非常缓慢和仔细地使用这种易化技术。

如果在同一手术中进行了多个肌腱的转移，则需要将每一个肌腱转移视作一个单独的实体，并针对每一个动作采用易化策略。例如，在前面描述的腕关节伸展练习之后，治疗师可以继续针对手指（第 4~5 指）和拇指的肌腱转移，利用类似的方法进行训练，如 MCP 关节和拇指伸展的放置 - 保持练习。如果供体肌肉同时转移促进了两种运动功能，如将环指指浅屈肌转移至拇长伸肌和指固有伸肌的 Boyes 转移[2, 3]，则必须将这两种运动作为单个整体功能进行训练（专栏 28.2）。

治疗师需要确保康复对象能够主动发起腕关节和手指伸展，并保持等长收缩。随着时间的增长慢慢引入更多的需要腕关节和手指伸展的活动。

后期

术后 8~12 周，治疗干预的重点应该是康复对象受累关节完成功能性关节活动（如果无法完成完全活动范围）的能力。治疗师可以在 ADL 中加入强化性练习，如持续性握力活动和腕关节及手指关节伸展的渐进抗阻训练。到这个阶段，康复对象应该具备了在所有的 ADL 中使用受累肢体的能力。治疗师需要和康复对象讨论存在的问题或需要继续加强的部分。如果康复对象不需要恢复全范围的腕关节屈曲活动，治疗师则不需要被动屈曲康复对象的腕关节，以预防转移的肌腱被牵拉出的情况出现。

手术治疗：肌腱转移术修复拇指伸展

拇指伸展功能丧失可能由于桡神经损伤或肌肉和肌腱损伤。桡骨远端骨折的康复对象可能会经历闭合性拇长伸肌腱断裂[2]。肌腱断裂在类风湿关节炎康复对象中也很常见。指固有伸肌通常被选为拇伸肌的供体肌肉[2]。肌腱转移术后，手腕和拇指，包括 IP 关节需要固定在完全伸展位。固定 3~4 周后，治疗师可以制作长对掌矫形器，将康复对象的拇指 IP 关节固定在完全伸展位。

♡ 专业提示

矫形器作为运动辅助工具

治疗师可以制作一个小型的拇指 IP 关节伸展矫形器来促进拇指 MCP 关节处的主动伸展。这种矫形器能帮助康复对象在拇指 MCP 关节而不是 IP 关节处产生力（图 28.25）。

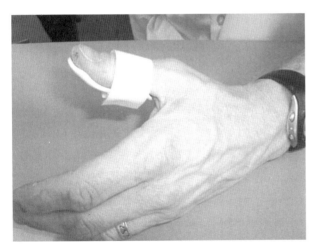

图 28.25　拇指 MCP 关节伸展易化技术

同样，治疗师可以为康复对象的第 4~5 指制作环形手指伸直矫形器来帮助 MCP 关节产生屈曲和伸展的力，并阻止其向远端移动。康复对象可以戴着矫形器练习 MCP 关节的主动屈曲和伸展运动，而后达到在没有矫形器的情况下完成此运动的能力（图 28.26 和 28.27）。

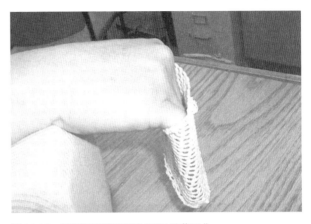

图 28.26　阻断矫形器以促进 MCP 关节屈曲

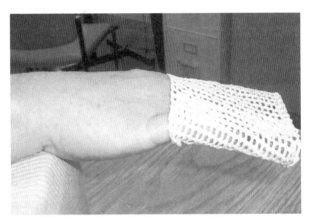

图 28.27　阻断矫形器以促进 MCP 关节伸展

手术治疗：恢复手内在肌

尺神经损伤或麻痹的康复对象可能会出现腕关节屈曲乏力、握力不足、掌弓扁平、蚓状肌功能丧失、MCP 关节屈曲以及捏力减弱。高位尺神经损伤位于屈肌群止点的近端，低位尺神经损伤位于指深屈肌神经支配的远端，通常表现为手指爪形畸形，这是由于来自非对抗性手外在伸肌造成的 MCP 关节过度伸展和非对抗性指深屈肌的过度牵拉[2, 3, 25]。在高位尺神经损伤中，指深屈肌也会受到影响，因此不存在爪形畸形。尺神经麻痹会导致康复对象抓物困难，因为正常情况下手指的屈曲由 IP 关节开始再到 MCP 关节屈曲。正常情况下 MCP 关节屈曲由手内在肌控制，一旦手内在肌功能受损，手就难以完成握持物品的功能活动[11]。事实上，当尺神经损伤的康复对象试图抓住物体时，手指常从指尖开始滚动屈曲，在实际碰到物体之前手就已经闭合了。尺神经受累造成的感觉缺失也会导致功能状况的改变[4]。

◎ 临床精要

尺神经受累的另外两个体征如下[4,10]。

1. Wartenberg 征：小指非对抗性伸肌和手掌内收肌的瘫痪导致小指偏心性外展（图 28.28）。

2. Froment 征：拇长屈肌替代拇收肌和第一骨间背侧肌；如果康复对象侧捏时使用拇指 IP 关节屈曲代偿，则该病理征为阳性（图 28.29）。

治疗师需要在评估中寻找以上迹象，并将测试结果记录下来（如果有则为阳性）。

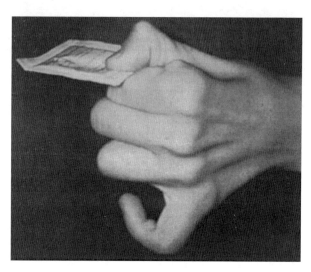

图 28.28 Wartenberg 征（引自 Burke SL：Hand and Upper Extremity Rehabilitation: a Practical Guide. 3rd ed. Philadelphia, PA: Churchill Livingstone; 2005）

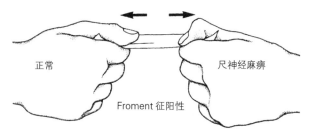

图 28.29 Froment 征（引自 Burke SL: Hand and Upper Extremity Rehabilitation: a Practical Guide. 3rd ed. Philadelphia, PA: Churchill Livingstone; 2005）

术前治疗

尺神经麻痹康复对象术前治疗的主要目标包括预防 MCP 关节和 PIP 关节的挛缩，维持手外在屈肌的正常生理长度[10]。治疗师可以帮助康复对象制作静态或动态抗爪形手矫形器，帮助支持掌弓以及将尺侧 MCP 关节固定在屈曲位，预防手内在肌的过度拉伸（图 28.5 和 28.6）。

针对尺神经麻痹继发的畸形，外科医生可以从多种手术方式中选择适当方式进行治疗（专栏 28.3）[2,3,25]。

术后治疗

根据手术流程，术后一般要求康复对象佩戴制动性矫形器将 MCP 关节固定在屈曲位 3~4 周。使用的制动矫形器可以是前臂背侧阻挡矫形器或将 MCP 关节固定于屈曲位、IP 关节固定于伸展位的掌侧腕关节矫形器。制动 4 周后，康复对象可以开始进行轻柔的 AROM 训练，包括肘、腕和 MCP 关节的分离活动[1-3]。需要注意的是，在活动过程中一次仅活动一个关节，以预防转移肌腱张力的增高。治疗师指导康复对象在手的休息位下进行 MCP 关节的轻柔屈伸至全关节屈曲。

尺神经损伤肌腱转移术后的注意事项

- 避免 MCP 关节的完全伸展（避免转移关节的过度牵伸）。
- 避免 IP 关节的被动屈曲和伸展。

尽早针对转移肌腱开展易化技术。当康复对象开始恢复手指的主动控制活动，可以逐渐将功能性训练包含在治疗内容中，并鼓励康复对象在 ADLs 中正常使用患手；同时，将原来的前臂矫形器替换成手部矫形器。治疗师要告诫康复对象主动进行手指的屈曲活动，但要避免张力过大的复合屈曲活动。

避免完全伸指状态下的过度抗阻，避免转移组织的过度牵伸[1-3]。术后 8 周左右可以开始轻柔的力量训练，保证动作的高质量。术后 12~14 周，可根据康复对象的个人情况慢慢脱离矫形器的使用，恢复全部活动。

其他肌腱转移术后标准

神经移植的术前和术后康复方案遵循同样的指南。治疗师需要在治疗进程中始终遵循术后康复指南。仔细评估康复对象存在哪些功能缺陷，并为手术制订功能性目标。帮助康复对象将手术肢体放置在无张力位置以保护转移的肌肉和（或）神经。根据需要利用易化技术、运动和（或）感觉再教育疗法开始激活靶肌肉，并将对康复对象而言有意义的功能活动纳入治疗范围中。

相关领域的新发现

科研人员研究比较了术后早期开始主动活动的康复对象和肌腱转移术后根据传统标准制动 3~4 周后的康复对象的情况[26]，发现前者能够明显缩短康复进程，缩短康复对象必须脱离工作的时间。研究人员也将早期主动运动与动态矫形器的使用进行了比较[27]，发现早期活动方案是安全和经济的，康复对象也表示早期主动运动能使疼痛减轻、使功能和运动恢复得更快。此外有研究表明，非全身麻醉的"完全清醒"状态下进行手术能够方便医生在皮肤闭合前对转移肌肉的张力进行调整，并且在手术过程中与康复对象实现即刻沟通，让康复对象做需要的活动[28]，对康复对象的预后有益。

肌腱移植和神经移植有助于患有破坏性神经损伤和（或）先天性畸形的康复对象达到功能上的进步。手术技术的进步以及对运动再学习和术后康复方案细节的关注促进了周围神经损伤后神经转移技术的成功。与传统肌腱转移术相比，神经移植使神经再支配的时间更早，功能恢复更快。随着不同神经疾患的治疗标准的发展，神经转移技术的适应证范围正在不断扩大。

走向成功的策略

肌腱和（或）神经转移手术可以帮助康复对象极大的改善功能状态。采用包括外科医生、康复对象和治疗师以及其他医疗保健人员（如果需要）的团队模式，会使每个参与者受益；手术开始前细致的术前评估、适当的康复对象选择以及全面的观察和计划非常重要。感觉功能受限的康复对象也可以从神经转移术中受益[5-9, 18]。

确定康复对象最关键的功能目标以及评估实现这些目标所需的肌肉和神经功能是必不可少的。有关手术和康复过程各个方面的宣教可促进康复对象参与合作和增强治疗效果。治疗师根据康复对象的情况使用矫形器和有意义的活动也能够增强治疗效果。康复过程中，注意解剖结构的变化和术后的愈合时间流程以保证康复进程的顺利开展。

案例分析

案例分析 28.1　桡神经麻痹与腕、指伸展功能的恢复

SK，女，74 岁，右利手，在护理院中独自生活。她在人行道上摔倒导致左侧肱骨骨折，然后手臂于长臂石膏中制动约 5 周。石膏移除后，SK 发现自己无法伸展手腕和手指。经医生诊断为桡神经麻痹，转介到手康复中心进行 ROM 训练和矫形器制作。

治疗师为 SK 制作了动态 MCP 关节伸展矫形器供她在全天的功能活动中使用。此外，还制作了腕部矫形器供她在夜间佩戴。在伤后 3~4 个月无明显神经再生迹象后，外科医生开始计划进行肌腱转移手术。

治疗师对 SK 进行了详细的访谈，明确了 SK 存在基本 ADLs 受限，包括独立进食和穿戴能力的受限。她在护理院中的活动包括打牌、打字、编辑社区通讯以及参与社区活动。由于她无法用左手打字或拿卡片，因此不再参加任何集体活动。治疗师进行了全面的术前评估，包括 MMT 以确定哪些肌肉可以用作供体。SK 的所有正中神经和尺神经支配的肌肉都表现为适当及以上的肌肉等级。

外科医生进行了以下肌腱移植。

- 旋前圆肌至桡侧腕长伸肌
- 桡侧腕屈肌至指总伸肌
- 掌长肌至拇长伸肌

手术后，医生嘱咐 SK 佩戴长臂石膏制动 4 周，保持肘部屈曲 90°，前臂旋前，腕部伸展 30°，MCP 关节伸展 0°（图 28.30 和 28.31）

在制动期间，SK 被要求持续活动肩关节和手指。术后 4 周去除术后敷料，治疗师为她制作了长臂矫形器，以保持手臂与之前制动状态下相同位置。同时开始进行腕关节、手指（第 2~5 指）和拇指的缓慢独立运动（图 28.32~28.35）。

这时，治疗师开始利用易化技术以激活转移的肌肉。治疗师对所有转移的肌肉采取了放置－保持练习，并利用对旋后的阻力来加强旋前圆肌的募集（供体肌肉到腕伸肌）。不久之后，SK 就可以独立完成以上动作了（图 28.36）。

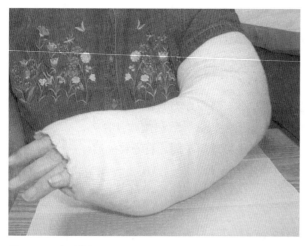

图 28.30   术后敷料

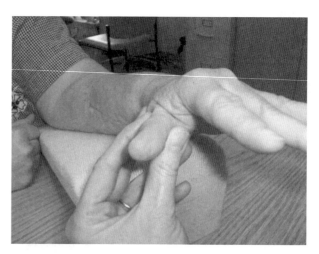

图 28.33   拇指伸展

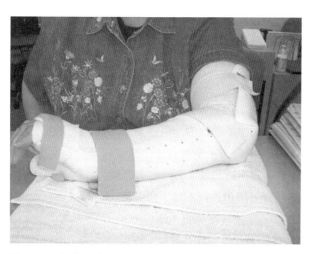

图 28.31   长臂矫形器

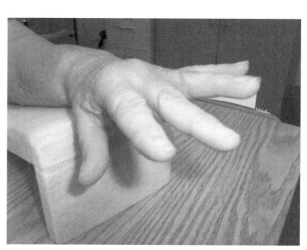

图 28.34   MCP 关节伸展

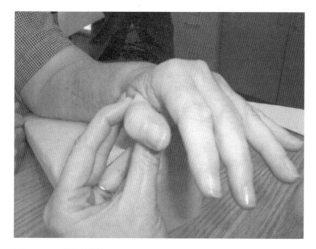

图 28.32   拇指屈曲

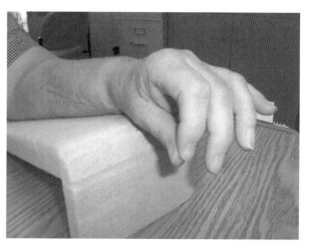

图 28.35   MCP 关节屈曲

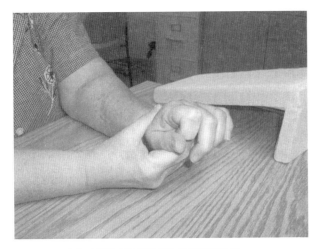

图 28.36　康复对象独立进行放置和保持腕部伸展

　　因为移植的肌肉很快就会表现出疲劳，所以每次治疗时间应该控制较短。随着肌肉力量的增强，SK 能够在整个训练过程中持续更长时间并更频繁地收缩靶肌肉。除了易化技术外，治疗内容还包括了很多对康复对象而言有意义的活动，例如拿着扑克牌、模拟打字和用受伤的手举杯（图 28.37~28.39）。

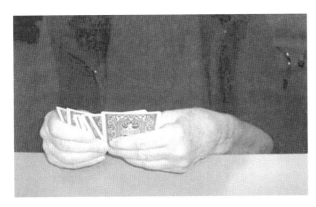

图 28.37　将持牌纳入日常诊疗计划中

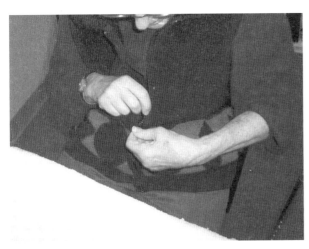

图 28.38　将独立穿衣纳入日常诊疗计划中

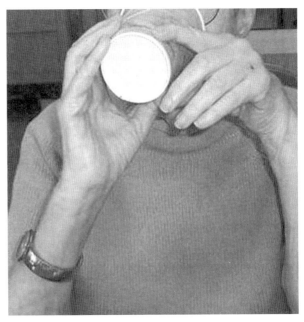

图 28.39　将独立进食纳入日常诊疗计划中

　　术后 6 周时，治疗师将长臂矫形器改为仅在夜间使用的手腕矫形器，并鼓励 SK 在所有的 ADL 中多使用左上肢。SK 通过训练加强手腕伸展力量，并在术后的 11 周出院接受家庭康复。需要注意的是，尽管 SK 从未达到抗重力作用下腕关节的全活动范围的伸展，但她在 ADL 中充分展现了手腕的功能性背伸。

案例 28.2　正中神经麻痹和外展成形术

　　CB 是一名 62 岁的右利手女性，患有严重的腕管综合征，随着时间的推移病情逐渐恶化，导致鱼际肌萎缩和拇对掌能力减弱，主诉疼痛、麻木和难以操纵物体。外科医生进行了腕管松解术和外展成形术以恢复其拇指外展功能，选用环指的指浅屈肌为供体肌肉移植至拇短展肌位置。CB 在术后 2 周被转介到手康复中心接受治疗。治疗师为其制作长对掌矫形器以保护手术部位并保持拇指外展。最初，治疗师仅对 CB 未受累的手指进行锻炼，促进肩部和肘部的 ROM 以减少关节肿胀并预防僵硬，同时开展针对前臂掌侧的瘢痕管理和脱敏技术。术后 4 周时，CB 开始取下矫形器进行日常主动训练。开始时治疗师要求 CB 将拇指置于外展位并维持，同时保持拇指与环指对指。CB 学会利用环指屈曲抗阻来主动刺激指浅屈肌的运动。

　　开始的康复训练包括大件物品的抓取，后期

慢慢发展为小件物品的抓取，如将中国跳棋放在托盘上。ADL 也被包含在治疗方案中，如扣纽扣、书写和打字。慢慢地，CB 能够逐渐恢复到手术前完全独立生活的水平。肌腱转移手术与腕管松解手术相结合，成功地消除了 CB 受累手指麻木和刺痛的感觉，并恢复了她强大、实用的拇指功能（图 28.40~28.42）。

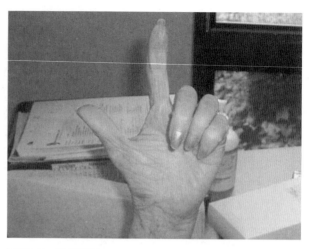

图 28.41　拇指伸展

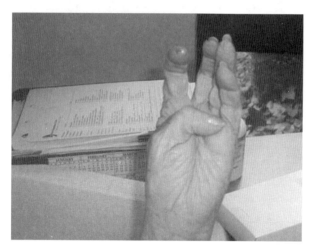

图 28.40　拇指内收

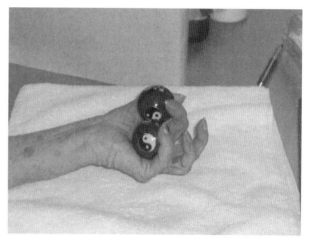

图 28.42　通过操控康复球保持拇指活动

（肖剑秋　译，黄犇　丘开亿　李奎成　审）

参考文献

1. Duff SV, Humpl D: Therapist's management of tendon transfers. In Skirven TM, Osterman AL, Fedorczyk JF, et al.: Rehabilitation of the hand and upper extremity, ed 6, Philadelphia, 2011, Mosby, pp 781 – 791.

2. Seiler III JG, Desai MJ, Payne HS: Tendon transfers for radial, median, and ulnar nerve palsy, J Am Acad Orthop Surg 21(11):675 – 684, 2013.

3. Wilbur D, Hammert WC: Principles of tendon transfer, Hand Clinics 32(3):283 – 289, 2016.

4. Cook S, Gaston RG, Lourie GM: Ulnar nerve tendon transfers for pinch, Hand Clinics 32(3):369 – 376, 2016.

5. Korus L, Ross DC, Doherty CD, Miller TA: Nerve transfers and neurotization in peripheral nerve injury, from surgery to rehabilitation, J Neurol Neurosurg Psychiatry 87(2):188 – 197, 2016.

6. Rinker B: Nerve transfers in the upper extremity: a practical user's guide, Ann Plast Surg 74:S222 – S228, 2015.

7. Tung TH, Mackinnon SE: Nerve transfers: indications, techniques, and outcomes, J Hand Surg 35(2):332 – 341, 2010.

8. Moore AM, Novak CB: Advances in nerve transfer surgery, J Hand Ther 27(2):96 – 105, 2014.

9. Tung TH: Nerve transfers. In Skirven TM, Osterman AL, Fedorczyk JF, et al.: Rehabilitation of the hand and upper extremity, ed 6, Philadelphia, 2011, Mosby.

10. Moscony AMB: Common peripheral nerve problems. In Cooper C, editor: Fundamentals of hand therapy: clinical reasoning and treatment guidelines for common diagnoses

of the upper extremity, St Louis, 2007, Mosby Elsevier, pp 201‐250.

11. Ashworth S, Kozin SH: Brachial plexus palsy reconstruction: tendon transfers, osteotomies, capsular release and arthrodesis. In Skirven TM, Osterman AL, Fedorczyk JF, et al.: Rehabilitation of the hand and upper extremity, ed 6, Philadelphia, 2011, Mosby, pp 792‐812.

12. Uddin Z, MacDermid J, Packham T: The ten test for sensation, J Physiother 59(2):132, 2013.

13. Fess EE: Functional tests. In Skirven TM, Osterman AL, Fedorczyk JF, et al.: Rehabilitation of the hand and upper extremity, ed 6, Philadelphia, 2011, Mosby.

14. Von der Hyde R, Droege K: Assessment of functional outcomes. In Cooper C, editor: Fundamentals of hand therapy: clinical reasoning and treatment guidelines for common diagnoses of the upper extremity, St Louis, 2007, Mosby Elsevier, pp 115‐127.

15. Cheah AEJ, Etcheson J, Yao J: Radial nerve tendon transfers, Hand Clinics 32(3):323‐338, 2016.

16. Chadderdon RC, Gaston RG: Low median nerve transfers (opponensplasty), Hand Clinics 32(3):349‐359, 2016.

17. Pettengill K: Therapist management of the complex injury. In Skirven TM, Osterman AL, Fedorczyk JF, et al.: Rehabilitation of the hand and upper extremity, ed 6, Philadelphia, 2011, Mosby, pp 1238‐1251.

18. Novak CB: Rehabilitation following motor nerve transfers, Hand Clinics 24(4):417‐423, 2008.

19. Vikström P, Carlsson I, Rosén B, Björkman A: Patients' views on early sensory relearning following nerve repair—a Q‐methodology study, J Hand Ther, 2017. https://doi.org/10.1016/j.jht.2017.07.003.

20. McCabe C: Mirror visual feedback therapy. a practical approach, J Hand Ther 24(2):170‐179, 2011.

21. Plumbe L, Peters S, Bennett S, Vicenzino B, Coppieters MW: Mirror therapy, graded motor imagery and virtual illusion for the management of chronic pain (Protocol), Cochrane Database Syst Rev (1), 2013. CD010329‐1.

22. Dilek B, Ayhan C, Yagci G, Yakut Y: Effectiveness of the graded motor imagery to improve hand function in patients with distal radius fracture: a randomized controlled trial, J Hand Ther, 2017. https://doi.org/10.1016/j.jht.2017.09.004.

23. Kahn LC, Moore AM: Donor activation focused rehabilitation approach: maximizing outcomes after nerve transfers, Hand Clinics 32(2):263‐277, 2016.

24. Koman LA, Li Z, Patterson Smith B, et al.: Upper extremity musculoskeletal surgery in the child with cerebral palsy: surgical options and rehabilitation. In Skirven TM, Osterman AL, Fedorczyk JF, et al.: Rehabilitation of the hand and upper extremity, ed 6, Philadelphia, 2011, Mosby, pp 1651‐1658.

25. Ratner JA, Kozin SH: Tendon transfers for upper extremity peripheral nerve injuries. In Skirven TM, Osterman AL, Fedorczyk JF, et al.: Rehabilitation of the hand and upper extremity, ed 6, Philadelphia, 2011, Mosby, pp 771‐780.

26. Rath S: A randomized clinical trial comparing immediate active motion with immobilization after tendon transfer for claw deformity, J Hand Surg Am 34:488‐494, 2009.

27. Giessler GA, Przybilski M, Germann G, et al.: Early free active versus dynamic extension splinting after extensor indicis proprius tendon transfer to restore thumb extension: a prospective randomized study, J Hand Surg Am 33:864‐868, 2008.

28. Lalonde DH, Kozin S: Tendon disorders of the hand, Plast Reconstr Surg 128(1):1e‐14e, 2011.

第 29 章

关节炎

Cynthia Clare Ivy

在美国，关节炎是手功能障碍人口残疾的主要原因[1]。至 2040 年，预计至少有 25.9% 的成人将被诊断为关节炎及关节炎导致的活动障碍（arthritis attributable activity limitation，AAAL）[2, 3]。此外，关节炎也是全球老年人口最常见的慢性疾病之一[4, 5]。关节炎的种类超过 100 种[6]，其中骨关节炎（osteoarthritis，OA）是全世界最常见的导致关节障碍的疾病[7]。OA 的特点包括软骨退化、骨重建、骨赘形成、关节正常功能丧失[8]。类风湿关节炎（rheumatoid arthritis，RA）是一种以慢性破坏性滑囊炎为特点的多系统疾病，其在发达国家人口中的发病率为 0.5%~1%，也是成年人口中最常见的自身免疫性关节炎[9]。其他类别的类风湿疾病包括青少年关节炎（儿童）、系统性红斑狼疮（systemic lupus erythematosus，SLE，以炎症和血管异常为特点的一种系统性自身免疫疾病）、痛风（gout，因尿酸或尿酸盐结晶沉淀导致的一种关节障碍）、滑囊炎（bursitis，黏液囊炎症）和纤维性肌痛（fibromyalgia，弥漫性疼痛并常见特定压痛点）[9, 10]。

在美国，已有 5440 万名成人被医生告知其存在一些关节炎的症状，这些人中接近一半存在 AAAL[11]。在 60 岁以上的人群中，女性患手部 OA 的概率高于男性，而 60 岁以下的人群中，男性较女性更为常见[12]。女性更易在远端指骨间（distal interphalangeal，DIP）关节、近端指骨间（proximal interphalangeal，PIP）关节和拇腕掌（carpometacarpal，CMC）关节等部位发生 OA，而男性更易在腕部和掌指（metacarpophalangeal，MCP）关节处发生 OA[12]。此外，DIP 关节受累的人中，有 50% 同时存在 PIP 关节受累[13]。

由于如此高的发病率，许多手治疗师会在临床工作中碰到这类康复对象。因此，手治疗师必须了解疾病的演变、潜在的畸形、影响日常生活活动（activities of daily living，ADL）的限制因素，并知道如何教育康复对象了解他们的疾病，以及选取治疗方案。关节炎及关节炎康复对象的管理是个非常广泛的话题。本章展示了手治疗门诊中的主要工作内容和常见问题。然而，这些并不完整，我鼓励读者从其他资源中寻找更多信息。

骨关节炎

病理

OA 常被称为"磨损性疾病"。然而，这一笼统的称呼可能过于简单，OA 的前沿研究将其分为几种不同的类型，有些类型的炎症反映较强烈[[14-16]]。研究证据表明，OA 的发病机制除了与力学因素相关外，基因和代谢也在发病机制中有重要作用[[16, 17]]。软骨细胞作为在软骨内唯一的细胞，其在不同 OA 个体中的表现各异[[17, 18]]。软骨细胞可以产生促炎症细胞因子和降解细胞基质的酶[19]。基质的降解与关节软骨的减震功能失效相关，并可以导致疾病的进展。力学因素，包括损伤后引起的关节负重异常、繁重的劳动、关节不稳和肥胖均可增加 OA 的患病风险[17]。

随着年龄增长，OA 是无法避免的，因此，老龄化也是其中一个危险因素[20]。随着年龄的增长，软骨细胞维持或修复软骨的能力降低，导致关节面容易磨损及软化[20]。而此时若关节受到损伤，如老年骨折，由于软骨无法自我修复，其更容易产生组织退化[20]。除了软骨损坏，关节内还会出现新骨形成（骨赘），并导致疼痛和活动受限。骨赘（又称骨刺），可能发生于 MCP 关节、PIP 关节或 DIP 关节，其中，PIP 关节结节又称布夏尔结节（Bouchard nodes）；DIP 关节结节又称赫伯登结节（Heberden nodes）[21]。畸形可能发展成槌状指（mallet finger），导致无法主动伸展 DIP 关节，或者发展成钮孔畸形，导致 PIP 关节侧偏或者屈曲畸形。康复对象常出现关节活动度减小、疼痛、摩擦音和炎症。

愈合时间轴

目前并没有针对 OA 的治愈方法。当前的科学思维主要认为分子的异常导致了疾病、解剖异常和生理改变[23]。治疗主要依据每一位康复对象的个性化需求和疾病分期来开展。分期主要依据放射影像来确定。当需要确定疾病的严重程度时，磁共振成像可以显示更清晰[24]。在早期阶段，常出现关节间隙变窄、关节周围肿胀，有时候可能并没有明显症状[23]；中期的标志是骨赘、软骨下硬化和囊肿[25]；后期可见骨蚀、关节半脱位和纤维性肌强直[24]。

术后依据损伤愈合的时间轴指导 OA 康复对象的治疗。在术后增殖期（术后 4 天 ~3 周，此时成纤维细胞着床于胶原蛋白层），大部分治疗指南都包含了如何平衡特制矫形器的使用和轻柔运动[26]。术后的治疗还应该同时注意恢复期间的水肿管理、ROM 和 ADLs 的参与。

评估要点

对关节炎康复对象的评估应该包括功能、疼痛、AROM、关节稳定性和炎症。功能评估应该包括家庭、工作和休闲三方面的活动。康复对象常在对其有意义的活动受到影响时寻求帮助。标准化的测试包括加拿大作业表现测量表（Canadian Occupational Performance Measure）和关节炎影响评价指数（Arthritis Impact Measurement Scales）[28]，这些健康问卷非常有助于治疗师与康复对象一起确认 ADLs 的限制和目标。使用 10 cm 长的视觉模拟评分（visual analog scale，VAS）评估休息和活动状态下的疼痛，0 代表无痛，10 代表剧烈疼痛，或者使用 Hawker 等的研究所涉及的 7 种可用于评估关节炎疼痛的任意一种量表[29]。注意：通常不建议评估被动关节活动范围（passive range of motion，PROM），特别是关节不稳时。禁止对不稳的关节进行被动牵伸，因为这会进一步加重关节炎。

记录炎症区域时，需要详细到哪个关节受累。如果关节发热和发红，这提示关节可能正处于急性炎症反应阶段。对拇指基底部 OA 的评估可以使用 Eaton 分类系统，它被广泛用于严重等级的确定并指导治疗[30]。这些分期见表 29.1。治疗应基于临床发现以及每一位康复对象的独特价值观和优先事项。影像学分期可作为监测疾病进展情况的标志。

拇指的稳定性可以通过康复对象进行指尖对捏的方式评估。对捏时如果拇指的 MCP 关节和指骨间（IP）关节无法保持接近中立位，侧韧带稳定性可能有问题。评估手指的 PIP 关节和 DIP 关节的侧方稳定性是非常重要的。受伤关节评估时，需先固定近节指骨，再把远节指骨向不同方向轻柔地活动。关节稳定性下降时，指关节的活动范围会变大。评估过程中也要注意 IP 关节的侧偏。同时记录那些被治疗师用轻柔的力都无法纠正位置的固定畸形关节。OA 的固定畸形关节可能包括 DIP 关节屈曲或成角，拇腕掌关节内收和拇掌指关节伸展或屈曲。在评估拇腕掌关节 OA 时，内收应力测试（拇指与示指平行，用力并指内收）或外展应力测试（在掌侧平面内施加阻力于拇指）的疼痛表现均有较高的敏感性和特异性[31]。

表 29.1　基底关节骨关节炎的 Eaton 影像学分期

Eaton 分期	影像学
Ⅰ期	关节面外观正常，关节间隙轻微变宽
Ⅱ期	软骨下软化改变，骨赘和游离体小于 2 mm
Ⅲ期	拇指 CMC 关节间隙变窄并出现囊性变。掌骨半脱位可能发生。骨赘和游离体大于 2 mm
Ⅳ期	关节间隙变窄的拇指 CMC 关节病出现

引自 Eaton RG, Glickel SZ. Trapeziometacarpal osteoarthritis. Staging as a rationale for treatment. Hand Clin. 1987;3（4）:455.

上肢骨关节炎非手术治疗的一般指导

OA 在过去几年的手治疗文献中是最常见的疾病，有大量的研究探讨了 OA 的非手术治疗方法[32]。非手术治疗从细致的评估开始，确定康复对象的个性化需求。干预手段包括关节保护教育、疼痛缓解治疗、训练、矫形器和辅具。

关节保护

关节保护的原理是一组改良活动的建议，包括改变人体功效学的姿势，辅助技术和工具以降低对关节的压力和损伤。对于 OA 来说，需要特别注意拇掌指关节和 IP 关节的体位和减压。针对 OA 和 RA 的一般关节保护原理按照不同的主题分类如图 29.1 所示。生物力学的研究已经非常深入，且让科学家们可以更好地理解功能性任务过程中关节负荷的静态和动态力矩[33, 34]。辅具的使用可以让小关节的运动学正常化并减少关节压力。因为 ADLs 过程中过度地使用对捏会把巨大的力矩传递到不稳定的拇腕掌关节，所以，向康复对象宣教以降低施加在拇腕掌关节上的压力和应力的技巧是非常重要的[35-37]。

有几个研究和报告支持关节保护教育和辅具可以改善 OA 康复对象的手功能和疼痛[38-40]。欧洲抗类风湿联盟（European league against rheumatism, EULAR）发表了一份系统性回顾，建议手部 OA 康复对象采用关节保护结合运动性治疗[41]。其中一项研究中使用的辅具包括了加粗的握笔器、防滑垫、斜柄刀、夹书器和其他可以提升握持力量和整体手功能的工具[42]。辅具可以增加杠杆效应和分散压力，包括更大直径的笔、宽的钥匙扣、大的塑料药瓶盖和汽车开门器。当把手的直径增加时，手指握持物品时需要更小的力量。正常情况下，把手占用户手长的 19.7% 是最舒适的[43]，完美的工具把手应

该设计成直径为 33 mm 的圆柱体[44]。为了减小推拉物品时需要的最大力量，圆柱体把手应与推拉的方向平行[45, 46]。减少腕关节尺偏的设计可以降低把手对握力的需求[47]。

康复对象独立从坐位站起时，常会用手部提供很强的支撑力。在一些案例中，有的辅具（如助站椅、沐浴椅、马桶增高器）可以协助坐－站活动，代偿下肢肌力减弱，降低手部的压力。其他的关节保护原理包括活动节奏调整和活动计划制订（也被称为"能量节约"），使用辅具降低力量的需求，避免过长时间抓握，避免拇指重复运动，靠近身体搬物品，将物品重量分布在多个关节上[40, 41, 48-50]。

手治疗师可以帮助康复对象了解 OA 和 RA 出现时，使用基础关节保护原理的好处。康复对象通过一般宣教可以获益的内容包括 OA 知识、活动过程中管理疼痛和改变习惯的提示。干预措施应该包括协助患者设定目标和有规律地会见治疗师。

物理因子治疗

表浅的热疗通常用于缓解关节的疼痛，可以融入每日常规的自我管理方案中[52]。表浅热疗的物理因子包括石蜡、微粒疗法、热敷包、微波敷包、水疗和电热手套。更深层的热疗方法可采用治疗门诊常用的连续波超声。减轻疼痛，维持或增加 ROM 是使用这些物理因子的主要目标。需要特别指出的是，在验证热疗和超声效果的研究中发现，仅有弱至中等的证据支持使用热疗能够减轻 OA 康复对象的疼痛并增加握力[39, 53]。虽然更多的系统性回顾支持这些观点，但这些研究仍然推荐采用综合疗法，包括治疗性运动、热疗和矫形器，以达到减轻疼痛和改善功能的最佳效果。在实践中，大部分康复对象反映通过热疗让他们获取了实质性的缓解。注意：当康复对象使用表浅热疗并应用于居家训练中时，治疗师应提醒康复对象避免烫伤。

运动

在确定 OA 个体的训练方案时，初始评估至关重要。在活动过程中，治疗师必须观察当前的畸形状态、关节松弛度和手部姿势改变的情况。训练方案必须个性化。个性化的训练方案是有益的，而对所有 OA 康复对象设定标准化训练方法则可能是有害的[57, 58]。一篇 Cochrane 系统性评价总结指出，

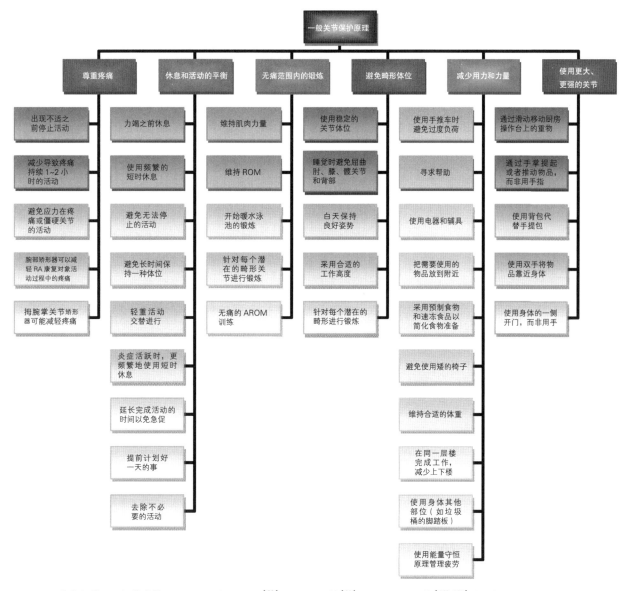

图 29.1 关节保护原理概览［基于 Cordery 和 Melvin [56]，Meenan 等 [28] 和 Hammond 等 [143, 145] 的概念。经许可引自 Beasley J. Osteoarthritis and rheumatoid arthritis. J Hand Ther. 2012;25（2）:163–172］

训练对手部疼痛、功能和手指关节僵硬只有低水平的小至中等正向疗效证据 [59]。大部分研究均围绕着 OA 后的拇腕掌关节 [55, 60-64] 展开。一篇系统性回顾研究发现，没有任何显著的证据证明抗阻训练能提升握力和手功能 [65]。然而，对于拇腕掌关节 OA 康复对象而言，越来越多的证据支持针对性地增强拇对掌肌（opponens pollicis，OP）和第一骨间背侧肌是有帮助的。因为这两组肌肉的合力致使第一掌骨轻微远离大多角骨 [66-72]。加强这些肌肉还能抵消导致第一掌骨底部背侧半脱位和拇指内收的变形力 [57, 73]。

手部 AROM 训练通常包括腕关节的屈伸、轻柔的手指屈伸和拇指对掌。通过手部 OA 个体的握力

评估和整体功能自我报告发现，关节保护和居家疼痛缓解训练相结合是一种提升手功能的有效干预方法。相较于单纯使用关节保护方案，当矫形器和运动同时用于关节保护方案时，疼痛、僵硬、握力和 ADL 表现能力均有更优的进步 [42]。相对握力练习而言，AROM 训练被认为有效 [39, 42]，即使是轻微的捏橡皮泥练习也会将力传导至不稳的拇腕掌关节并可能加重潜在的畸形 [35]，握力增强训练也可能加重屈肌腱的炎症，从而加重手指疼痛和症状的触发和锁定。不应该为了潜在的肌力增加而牺牲关节的稳定性 [38]。

稳定无痛的拇指为手指进行有效的抓握和捏提供有力的支撑，特定的训练可以提升肌肉的力量并

帮助稳定拇指。维持拇指在稳定位置的同时收缩拇对掌肌和指屈肌的一种方法是使康复对象轻柔地挤压网球，同时抬起示指和中指并离开网球，摆出 V 形手势[74]。对虎口进行牵伸和按摩[63]，或者对肌肉表面扳机点的放松，可以协助缓解疼痛和虎口内收[75]。拇指虎口牵伸可以通过康复对象抓握 1 英寸（约 2.5 cm）木钉，同时实施手法放松拇收肌（adductor pollicis，AP）[38]。也可以利用表面覆有厚斜纹布的夹子（图 29.2）。注意：OA 康复对象的治疗性运动不应该增加畸形的力量或者引起疼痛。

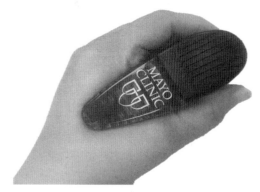

图 29.2　夹子可以用于放松 AP 扳机点和牵伸虎口。夹子应覆盖绒布或类似的材料以增加康复对象的舒适性。夹住并保持 30~90 秒，直至感觉到疼痛缓解[87]（源自梅奥诊所的患者教育材料）

一篇系统性综述探索了抗阻训练对 OA 个体肌肉力量、关节疼痛和手功能的效果，结果显示并无证据证明抗阻训练对抓握力量和手功能有显著的疗效，对疼痛缓解的效果也较小[66]。然而，一些研究则推测抗阻训练可能有益于肢体功能状况的改善，从而减轻疼痛并提升抓握力量[76, 77]。一项针对低强度整体训练的研究显示，训练使 OA 患者个体的有氧能力得到提升，焦虑和抑郁也能得到缓解[78]。

矫形器

在 OA 人群的研究中，矫形器是手部使用过程中减轻疼痛最有效、应用最广泛的干预方法[55, 60, 62, 79–81]。矫形器通过将关节固定在指定位置以保护关节和减轻疼痛。矫形器通过在日常用手的过程中固定关节及支撑关节以抵消畸形力量引起的变形，达到降低压力的目的。支撑性矫形器通常在日间活动时穿戴，而有些康复对象反映只有晚上穿

戴才可以缓解疼痛。随机对照研究的系统性回顾和 meta 分析显示，单独使用矫形器可以提升功能和减轻疼痛[60, 62, 79]。

研究表明，应用于 OA 拇腕掌关节的矫形器的种类有很多。然而，大部分研究均建议使用那些可以让 IP 关节自由活动的手部矫形器[82]。如果掌指关节也被矫形器固定的话，通常需要屈曲 10°~20°，拇指也应该置于示指和中指的三点捏位置。同时应该根据康复对象参与活动的种类和个体差异进行矫形器的选择[55]。如果矫形器适配得好，拇腕掌活动时被稳定在最佳位置，康复对象会反映在捏取物品的活动中疼痛减轻。主动捏的活动过程中的影像可以验证矫形器是否恰当地将掌骨维持在大多角骨上[82]。

对于 IP 关节的矫形器干预，目前已经有使用矫形器减轻疼痛和提升功能的成功经验，包括在受累关节使用 Silipos 袖套和定制槽，或者使用环形矫形器。这些矫形器在活动过程中穿戴用以保护关节，避免关节进一步受到伤害。此外，定制的三点矫形器可用于矫正 PIP 关节和 DIP 关节的侧偏，也能让手在使用过程中更加舒适。

拇指骨关节炎

OA 可能会影响拇指的全部关节，鹅颈就是其中一种常见的畸形。这种畸形的特点是第一掌骨内收，底部从大多角骨背侧半脱位，MCP 关节过伸和 IP 关节屈曲（图 29.3）。在做捏的动作通常会感到

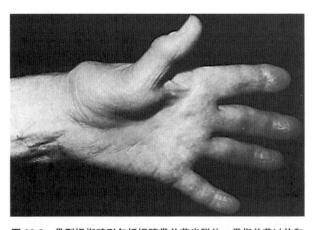

图 29.3　Ⅲ型拇指畸形包括拇腕掌关节半脱位、掌指关节过伸和指骨间关节屈曲（引自 Terrono AL, Nalebuff EA, Phillips CA. The rheumatoid thumb. In: Skirven TM, Osterman AL, Fedorczyk JM, et al., eds. Rehabilitation of the Hand and Upper Extremity. 6th ed. St Louis, MO: Elsevier; 2011, p. 1347. ）

疼痛，因为用力捏的活动可显著加重半脱位。拇指的 IP 关节有时候会处于屈曲姿势。评估拇指时，需要先确定畸形的具体模式，才可以设计个性化的治疗方案，通过辅助技术、训练和矫形器对抗畸形的力量。

? 咨询医生的问题

- 拇指的什么关节受累（如影像所见）？
- 腕部是否也有关节受累？
- 针对此状况，康复对象是否正在服用任何药物？

( ) 对健康康复对象说的话

关于状况

"这是一张拇指 OA 的放射影像。问题通常从这个关节（拇腕掌关节）开始。当软骨磨损和关节韧带松弛之后，这个关节就会滑出原来的位置。一段时间后，拇指做远离手掌的活动将变得非常困难。将不得不利用拇指相邻远端关节（掌指关节）进行代偿，常被向外牵拉和过伸。"

关于矫形器

"我们将要尝试几种矫形器（也叫支具）用于提高拇指的稳定性。我们有几种选择，但我们需要观察来确定哪一种更适合你。有些人喜欢夜间佩戴一种矫形器，白天佩戴另一种限制较少的矫形器。"

关于训练

"大力捏的活动和练习会使这个关节（拇腕掌关节）受压，并降低关节的稳定性。轻柔地锻炼你的手部是非常重要的，你的锻炼不应该产生损伤。有些人喜欢在温水池里锻炼或者锻炼之前使用热敷包加热他们的手。"

评估要点

- 确定拇指畸形是否可以被动地纠正。轻柔地稳定掌骨在大多角骨的底部，然后将拇腕掌关节置于外展位，MCP 关节置于屈曲位（图 29.4）。这是使用矫形器的正确体位。
- 确定疾病进展如何影响康复对象的功能和治疗目标。这便于让治疗师设计可能提升康复对象自我效能感的个性化方案。与康复对象一起合作制订

治疗计划可以协助治疗师与康复对象建立融洽的关系，使康复对象对治疗方案有更好的依从性。

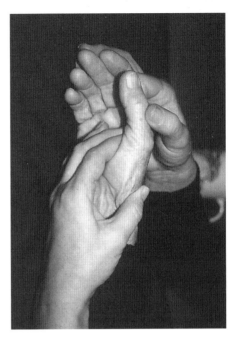

图 29.4　当拇指畸形可以被动地纠正时，治疗师的手所摆放的位置通常确定了矫形器需要施加的力量（基于 Judy Leonard, OTR, CHT. 引自 Beasley J. Soft orthoses: indications and techniques. In: Skirven TM, Osterman AL, Fedorczyk JM, et al., eds. Rehabilitation of the Hand and Upper Extremity. 6th ed. St Louis, MO: Elsevier; 2011, p. 1614. ）

◎ 临床精要

如果拇指畸形无法被动纠正，矫形器可以提供支撑作用，但无法改变畸形。

♡ 专业提示

治疗师在为拇指骨关节炎康复对象适配矫形器时有多种选择。矫形器可以使用轻薄的热塑材料定制塑形（图 29.5），或者在某些情况下，正确使用柔软的材料（如氯丁橡胶）固定可以抵消畸形的力量。有几种预制的方案供选择。替代方案包括橡胶拇腕掌关节限制支具（Comfort Cool Thumb CMC Restriction Splint）（图 29.6）（North Coast Medicla Inc. Morgan Hill，CA）和功能性拇指支撑护套（MedicalLab）。定制的手部矫形器可以支持拇指掌侧外展，同时轻微屈曲腕掌关节和掌指关节也有较好的效果。康复对象对矫形器的接受度取决于活动过程中是否减轻了疼痛和提升了关节稳定性。康复对象常将这误解为力量的提升。

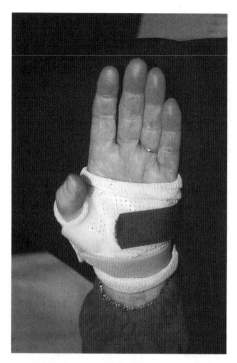

图 29.5　手部矫形器用于那些可被动纠正畸形的关节，以减轻疼痛。矫形器使掌骨轻微掌侧外展和掌指关节轻微屈曲。腕带使支具增加额外的腕掌关节的稳定性（引自 Beasley J.Therapist's examination and conservative management of arthritis of the upper extremity. In: Skirven TM, Osterman AL, Fedorczyk JM, et al., eds. Rehabilitation of the Hand and Upper Extremity. 6th ed. St Louis, MO: Elsevier; 2011, p. 1339）

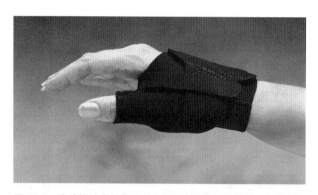

图 29.6　橡胶拇腕掌关节限制支具配有额外的绑带用以支撑和轻柔地压迫拇腕掌关节。支具也可以轻柔地将掌骨置于外展位（引自 North Coast Medical, Inc., Morgan Hill, CA，Beasley J. Soft orthoses: indications and techniques. In: Skirven TM, Osterman AL, Fedorczyk JM, et al., eds. Rehabilitation of the Hand and Upper Extremity. 6th ed. St Louis, MO: Elsevier; 2011, p. 1614）

有时候康复对象的拇指 IP 关节较粗大，使矫形器的穿脱变得困难。当矫形器为近节指骨提供支撑时，必须足够大以适配 IP 关节。扩大热塑板矫形器拇指孔的一种简便方法是，首先将矫形器从康复对象手上取下，趁热塑板仍有一定温度时，将合拢的

剪刀插入拇指孔，再轻柔地打开剪刀。另一种技术是等热塑板冷却后，撬开矫形器近节指骨部分的缝隙，然后使用魔术贴固定。通过解开魔术贴实现扩大矫形器，以方便矫形器的使用和穿脱。还有一种解决方案是矫形器不要覆盖掌指关节，或者通过近节指骨盖板达到摆放掌指关节在屈曲位[83]。如果大多角骨的近端关节也受到 OA 的影响，如舟骨和小多角骨（这称作盘状关节炎），需要考虑设计矫形器时跨过腕关节和拇指。

如果矫形器穿戴舒适且适用的话，康复对象通常会喜欢穿戴矫形器。许多康复对象白天穿戴软质矫形器，晚上穿戴硬质矫形器[82]；也有一些康复对象感觉白天穿戴硬质矫形器对拇指的支撑更好。双侧受累的康复对象第一次可先尝试一侧手定制矫形器，等确定穿戴反应之后再决定为另一侧手制作。

▶ 预防措施和注意事项

- 制作矫形器后，需要检查压迫区域。康复对象至少需要复诊一次以评估适配情况并进行必要的调整。
- 没有穿戴过的矫形器看起来更干净，通常干净的矫形器可能暗示穿戴不舒适，需要调整。有些康复对象因为害怕麻烦治疗师而不好意思要求调整矫形器。

拇指骨关节炎的手术治疗

腕掌关节成形术后的治疗

拇腕掌关节成形术包括切除大多角骨，以允许 OA 累及的掌骨恢复外展位和消除骨摩擦带来的疼痛。目前有几种不同的外科技术可用于重建关节。一般情况下，供体肌腱做成腱球，塞进关节间隙。韧带重建后用于稳定拇腕掌关节，这被称为韧带重建肌腱成形[84]，可纠正掌指关节的过伸。大部分康复对象需要石膏固定 4~6 周，然后转介至手治疗门诊。

术后干预因手术不同而方案各异。当外科医生允许拇腕掌关节主动活动时，让康复对象学会恰当地活动是非常重要的。这些康复对象手术前常常通过活动他们的拇指指骨间关节和掌指关节代偿。一种重新学习拇腕掌关节运动的方法是屈曲拇指指骨间关节和掌指关节（尝试保持屈曲位），然后轻柔地进行拇腕掌关节的屈伸运动。恢复拇收肌的肌力和

强化第一骨间背侧肌有助于促进拇掌指关节的稳定性[85]。

依据外科医生的建议，术后矫形器从手术那天起需要佩戴 6~12 周。大部分 AROM 恢复迅速的康复对象均想尽快恢复活动。然而，许多 ADL 均要求较强的捏力，因此需要外科医生允许后才可恢复。重返工作岗位的决定取决于工作所需的活动类型。注意：许多外科医生建议从手术日起，至少等待 3 个月才可以进行用力的捏指活动。

? 咨询医生的问题

- 当石膏固定去除时，应该使用基于手部还是基于前臂的矫形器？
- 哪个时间节点开始进行轻柔的拇腕掌关节主动活动？
- 矫形器应该在哪个时间节点停止使用？
- 康复对象需要等待多久才能在 ADLs 中进行用力的捏指活动？

() 对康复对象说的话

关于手术

"外科手术可以帮助你纠正关节位置。当关节修复后，你将会拥有一个无痛且稳固的指关节。供体肌腱被做成腱球并置于修剪好的骨内。有时候称此为锚定。"

关于矫形器

"修复过程中，我们需要使用矫形器保护你的拇指。为了达到最佳效果，我们需要在活动和稳定之间维持好平衡。你需要在锻炼期间以及夜间穿戴矫形器，直到外科医生决定停止矫形器的使用。矫形器要尽量舒适且不能引起任何表皮压迫，这点是非常重要的。"

关于运动

"当获得了外科医生允许，我们会开始轻柔地锻炼你的新拇指关节。因为你已经很长时间没有活动过关节了，我将会向你演示一些锻炼方法，以帮助你重新学习如何正确地活动拇指。最后我们可以进行轻柔的力量训练。我们通常会先进行不涉及拇指的抓握力量训练，因为我们不想在它还没有完全修复之前，过早和过度受压。手术成功与否取决于拇指的稳定性是否建立，过早进行捏指活动可能会有损外科手术修复的稳定性。"

评估要点

- 许多前来治疗的康复对象对外科手术的恢复时间感到惊讶。
- 石膏固定几周后，皮肤将会变得非常干燥，瘢痕也会非常敏感。轻柔地清理皮肤和使用润肤露对康复对象是有益的。如果瘢痕可以承受，可以开始进行轻柔的瘢痕按摩。引导康复对象将瘢痕管理作为居家训练方案之一，每天进行若干次按摩。
- 留意这些人群是否会出现复杂性区域疼痛综合征的症状。

♡ 专业提示

矫形器

之前描述的拇指矫形器适用于拇腕掌关节成形术后佩戴。应特别注意，要避免矫形器对手术切口处和拇指根部靠近桡神经浅支位置产生压力，这些区域可能非常敏感。有些康复对象在恢复的过程中逐渐从前臂矫形器转用手部矫形器；有些康复对象获准重返工作岗位后，喜欢使用软质的橡胶矫形器（图 29.6）用于过渡，这种矫形器在使用时允许手部有一些活动，同时提供轻柔的支撑力。

≫ 预防措施和注意事项

- 外科术后 3 个月，避免用力的捏指活动。
- 矫形器不应该限制拇指在一个位置。
- 如果外科手术刺激了桡神经浅支，有些康复对象反映使用经皮神经电刺激（TENS）治疗后症状得到缓解。硅胶垫也可能有帮助。

远端指骨间关节骨关节炎

OA 康复对象的 DIP 关节通常会变大，被称作"赫伯登结节"[12]。这些结节的出现是由于伸肌腱附近形成骨赘，插入远节指骨。当这些骨赘出现在 PIP 关节时，被称为"布夏尔结节"。OA 发生在 DIP 关节时，开始可能是非常疼痛的，但随着时间推移疼痛通常会减轻。康复对象使用环形或者休息槽式矫形器时可以缓解疼痛[86, 87]。关节保护教育对这些康复对象也非常有用。此外，弹力绑带缠绕或者袖套式包裹可以实现轻度施压以缓解疼痛，同时起到保护作用，避免被触碰。

有时候康复对象使用矫形器治疗的目的是判断是否需要进行外科 DIP 关节融合术。康复对象日常生活中穿戴矫形器，模拟关节融合，如果矫形器在没有过多功能改变的情况下缓解了疼痛，那么康复对象可能会在 DIP 关节融合术后获得更好的恢复。

？ 咨询医生的问题

- 康复对象是否准备进行 DIP 关节融合术？如果是，医生是否愿意让我们尝试使用矫形器制动关节，观察康复对象是否有良好的反应？

（ ） 对康复对象说的话

关于健康状况

"手指的末端关节（DIP 关节）是最常见的发生 OA 的部位。此关节发病初始会疼痛，但疼痛会慢慢消失。"

关于矫形器

"如果你感觉到疼痛，我们可以试试扎贴、袖套保护器或者使用矫形器制动关节。如果你考虑外科手术融合你的关节，先试试在手部运动时穿戴矫形器，可以帮助你决定是否需要这项手术。"

关于运动

"许多有晨僵的人在开始一天的活动之前，会通过 10~20 min 的热疗来帮助他们增加手部活动的能力。在 ADL 中，要避免长时间用手指牢牢地握持物品，因为这个姿势会导致畸形和疼痛。"

评估要点

评估时确定每一位康复对象的个性化需求，例如，有些康复对象不希望穿戴矫形器，而有些康复对象可能希望只使用矫形器。

♡ 专业提示

矫形器

因为赫伯登结节和关节炎症的出现，DIP 关节的矫形器需要确保舒适并均匀分布压力。推荐使用薄和轻的矫形器材料，且材料应该有非常好的悬垂特性，例如，发泡胶或者热塑板材。矫形器通常放置于手指背侧，以便活动过程中指腹的感觉输入（图 29.7）。为了把这些支具保持在指定位置，推荐使用非黏性绷带，如自黏弹性绷带。

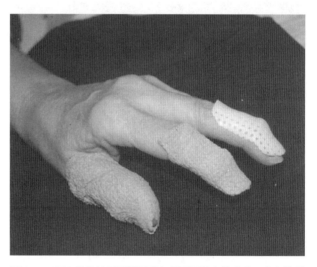

图 29.7　DIP 关节的矫形器通常仅用于那些突发疼痛，考虑外科融合术的康复对象，或者外科融合术后的康复对象

➤ 预防措施和注意事项

发生急性疼痛时，DIP 关节背侧的皮肤会变得非常敏感。应该在确保矫形器舒适的前提下，既要避免手指受压和滑动，又不能贴合太好、太紧，以致手指感觉收缩太紧、不适。DIP 关节矫形器可能需要根据肿胀的变化而进行调适。

类风湿关节炎

类风湿关节炎（RA）是成人中最常见的自身免疫性炎症骨关节炎，会降低人们的 ADL 能力[88]，增加死亡率[88, 89]，并对生活质量产生负面影响[90]。RA 的特点是滑膜炎、产生自身抗体、软骨和骨破坏导致畸形，全身症状包括心血管、肺、心理和骨骼状况[91, 92]。RA 可引起剧烈的关节疼痛，且呈慢性和进展性。该疾病与基因和环境因素相关[92-95]。开始时，炎症进展主要在滑液组织内[96]；当滑膜血管酶表达酶允许软骨穿透、软骨损害和关节侵蚀时，就会发生关节破坏[96, 57]。

即使是最有经验的手治疗师，面对 RA 康复对象的评估和治疗也是一项挑战。当关节和软组织结构受累时，这种疾病会影响手的内部平衡。治疗应该根据康复对象的职业特点、畸形（或者潜在的畸形）、疾病阶段、功能需求和优先级进行个性化对待。疾病和治疗选择的教育对于新诊断的康复对象而言非常重要。

病理学

RA 一般对称性地影响双侧手部关节，常常包括 MCP 关节、PIP 关节、拇指和腕关节[94, 97]。早期症状包括长时间的晨僵、极度乏力和 PIP 关节肿胀[97, 98]。

屈肌腱鞘炎可能会减少手指的活动范围和力量，并导致扳机指[99]。47.7% 的 RA 人群存在骨间肌腱鞘炎[100]。手部关节的滑膜炎是最先出现的病理症状，被称为 RA 的"临床前阶段"，这通常是医疗干预的起始阶段[101, 102]。RA 的症状发生可能非常突然，但一般情况下，症状会在数周内缓慢进展。

各种各样的畸形会影响 RA 人群的手功能。典型的之字形畸形包含腕尺侧脱位伴掌骨桡偏，紧跟着是 MCP 关节尺偏[103]。风湿病样小节是 RA 的一种早期关节外表现，可以发生在肘关节和手指的受压区域，但通常不会导致疼痛[104, 105]。在过去的 20年，可能改变疾病进程的生物药理学干预已经通过早期用药改善了 RA 的管理，并减轻了关节破坏和失能[106, 107]。

◎ 临床精要

RA 通常表现为对称和双侧受累。

RA 的病因学理论包括了基因、环境和机会之间的关系[108]。其中一个理论认为环境中首先有个未知的触发因素激活了天然免疫，诱导了免疫应答信号。免疫应答引起了自身抗体的生成，导致关节特异性炎症反应的发生。炎症缓慢进展，导致组织破坏和重塑[109]。机械因素（例如，人们使用手的方式）可能会进一步侵蚀易损伤部位。这些被称为"机械伤害"部位[110]，例如，第 2 和第 3 掌指关节。虽然目前原因不明，但 RA 的关节骨侵蚀似乎不像其他炎症性关节病那样容易修复[108]。

目前的分类标准促进形成了 RA 不同治疗策略的发展。1949 年发表在《美国医学会杂志》（*Journal of American Medical Association*，JAMA）的一篇经典论文将 RA 分为 4 期[110]。在广泛应用药物治疗疾病之前即可进行分期。了解这些分期有助于我们治疗因各种原因未服药的 RA 康复对象。

急性期或者 I 期表现为关节肿胀、炎症、发热。II 期症状明显减退，结节可能出现在关节滑液囊（充满液体的囊，用于减少摩擦）或者沿着肌腱分布；ROM 内通常无痛，且无明显的畸形，但结构继续恶化。在破坏性的"慢性活跃"III 期，康复对象通常表现为疼痛减轻，但有不可逆的关节畸形。IV 期被描述为"慢性失活"或"骨骼塌陷和畸形"。关节畸形可能包括不稳定、脱位、自发融合和骨性或纤维性关节强直（关节僵硬）。

对 RA 病理的认识引起了抗风湿类药物（disease-modifying anti-rheumatic drugs，DMARDs）、糖皮质激素和生物 DMARDs 的发展，也导致了早期 RA 药物管理新指南的产生[111]。目前 EULAR 已经更新了 12 项关于 RA 管理的指南。这些指南包括在确诊 RA 后，立即使用 DMARDs 治疗，目标是让所有的患者达到维持缓解或疾病处于低活动状态[111]。

愈合时间轴

EULAR 指南的发展和 DMARDs 的广泛应用是目前最接近治愈的方法。尽管医学在进步，但重要的是目前仍需把关节炎按照慢性病对待[112]，且医学的进步并不一定能改变免疫系统的破坏性行为[113, 114]。手治疗师可以通过教育、物理因子治疗、矫形器、关节保护和辅具协助康复对象管理他们的症状。治疗师与 RA 康复对象常需终生保持联系，在疾病发展过程中，康复对象可能会因为个性化需求而寻求治疗师的协助。

评估要点

对康复对象的详细评估内容包括握力、ROM、职业概况、当前 ADLs 状态、关节畸形、疾病发展阶段、手术史、治疗期望和疼痛。

职业概况

职业概况是对康复对象职业历史和经历、日常活动的模式、兴趣、价值观和需求的总结[115]。完成职业概况的评估有助于手治疗师更好地理解康复对象当前需求的优先级并协助康复对象制订个性化的治疗方案。

握力

定期对握力和捏力进行评估可以帮助治疗师和康复对象了解治疗进展。握力降低的 RA 个体可能显示出 ADLs 受限[116, 117]。一份发表于 2018 年的研究总结中提到，尽管握力在首次诊断和治疗后的 5 年内有所改善，但是仍然远低于预期[118]。研究已经显示，延长的作业治疗方案可以促进握力提升，个性化的手部力量和牵伸锻炼方案也有促进作用[120]。

关节活动范围

手部 AROM 的测量结果取决于一天当中评估的时间及康复对象在就诊当天是否存在炎症。角度测量对确定疾病的进展是非常有帮助的，但畸形会在后期影响测量角度的精确性。手指的复合屈曲、主动伸指和拇指对掌的测量可提供功能方面的信息。利用表格追踪手指和手的变化也可以追踪 ROM 和畸形的变化。MCP 关节尺偏的程度可以给关节畸形的进展情况提供有用的信息，此评估应该在手指主动伸展活动范围内进行。

> **◎ 临床精要**
>
> 由于韧带的松弛，MCP 关节屈曲和伸展时的尺偏存在差异。因此，应结合尺偏情况来报告 MCP 关节的位置。

肌腱破裂可能引起 AROM 丧失，导致功能丧失。当肌腱在粗糙或不规则的骨上滑动时，可能发生破裂。肌腱因为滑膜炎而变得脆弱，可能易发生磨损，甚至断裂。虽然屈肌腱和伸肌腱都可能破裂，但因为伸肌腱靠近桡骨、尺骨远端和腕骨，所以更容易受累[121]。第 3、4、5 指的伸肌腱特别容易受累。李斯特结节处（Lister's tubercle，一个骨性标志）的拇长伸肌腱和尺骨远端的指总伸肌常发生破裂。环指和小指的指总伸肌和小指伸肌的肌腱常在患有 RA 时发生断裂[122]。由于这些肌腱的完整性较差，一般通过移植而不是肌腱修复来达到治疗目的[121]。

肌力

Adams 等的研究指出，手部握力是反映上肢功能的可靠指标[123]。由于握力测试可能引起 OA 所在关节的疼痛和压力增加，单次测试比三次测试取平均值的方法更合适[124, 125]。B&L 工程（B&L Engineering）捏力测试仪被认为是捏力评估工具的金标准[126]。相较于肌力衰弱，关节不稳通常更易造成 ADLs 过程中的问题，因为，尽管有合适的肌肉力量，如果康复对象的关节塌陷且畸形，其将无法维持对物品的抓握。

日常生活活动

功能评估始于康复对象进入门诊那一刻。观察康复对象如何脱下他们的外套并坐在桌旁，这对了解他们捏指、抓握和完成功能活动的能力非常有价值。关节畸形可以通过简单的活动进行观察，甚至可能非常明显。康复对象进入门诊的速度通常可以提供疼痛级别和下肢受累的定性信息。

在制订居家训练计划和设计矫形器时，治疗师必须了解康复对象的家庭和支持系统。例如，康复对象可能需要特殊的绑带辅助，或者需要照护者的协助才能穿戴矫形器。与康复对象一起确认可实现的目标是非常重要的。活动日记可以洞察康复对象的需求并鼓励他们主动参与到治疗过程中[127]。日记可以帮助康复对象确定 ADL 的问题领域，包括涉及哪个关节，困难是否由于疼痛、力量和姿势异常造成。

疼痛

急性炎症引起的疼痛通常在疾病的早期最严重。VAS 可以用于观察治疗的有效性，但临床观察也发现，在疾病的后期，康复对象对于疼痛的评分会比治疗师预期的低。矫形器可以帮助减轻疼痛，但应与每一位康复对象的日常生活能力要求相平衡。类风湿结节可能是痛性的，在评估中就应该注意，因为这会影响矫形器的设计和绑带摆放的位置。滑膜炎引起的神经压迫可导致疼痛或麻木。正中神经卡压（腕管综合征）是其中一个常见的腕关节问题。尺神经可能在 Guyon 管（腕关节）和肘管（肘关节）处受压。

关节畸形

关节畸形的触诊可以帮助确认关节是否稳固或可被动矫正，是否存在脱位或部分脱位。在评估中记录此信息，包括文字描述和量角器评估数据。常见的腕关节和手部畸形将在以下部分进行讨论。

鹅颈畸形

鹅颈畸形的特点是 DIP 关节屈曲和 PIP 关节过伸。屈肌腱滑膜炎可以侵蚀掌板（PIP 关节掌侧面厚纤维软骨），它正常可以防止 PIP 关节过伸。屈肌腱滑膜炎也会限制 PIP 关节屈曲，导致康复对象主要通过 MCP 关节完成屈指动作[128]。这导致手内在肌用力时出现代偿模式，抓握活动过程呈手内在肌阳性位，即 MCP 关节屈曲，IP 关节伸展。这种代偿模式会导致外侧伸肌腱背侧半脱位和 PIP 关节过伸，DIP 关节相应地出现屈曲畸形。伸肌反应的机制集中在 PIP 关节，如果掌板松弛或者裂开，将导致 PIP 关节过伸。

使用椭圆形 8 字矫形器将 PIP 关节置于轻微屈曲位，可以提升功能和康复对象的满意度。有项研究显示，相较于对鹅颈状畸形定制的矫形器，预制矫形器具有更好的接受度和耐受度[129]。另一项研究报道，银环支具可以提升部分 RA 康复对象的灵活性[130]。

钮孔畸形

钮孔畸形的特点是 PIP 关节屈曲，DIP 关节过伸。滑膜炎引起中间伸肌腱变弱、延长，或者从骨和囊膜附着点破坏，使 PIP 关节处于屈曲位。引起机械拉力的改变的首要因素是侧束，然后是掌侧连接 PIP 关节的韧带，这会导致 PIP 关节的屈曲和 DIP 关节的过伸。

MCP 关节尺侧偏和掌骨半脱位

MCP 关节与 PIP 关节的铰链关节不同，有更多的运动平面。它们可以完成屈曲、伸展、外展、内收、旋前、旋后运动。当肌腱、韧带或骨骼结构形成的约束系统被滑膜炎和关节侵蚀破坏后，会导致手部关节塌陷，形成畸形。导致 MCP 关节尺偏的另外一些因素包括掌骨头不对称，关节腔内液体累积，

活动过程中屈肌和伸肌拉动的对线和手内在肌在尺侧和掌侧的发力[131]。屈肌腱在 MCP 关节施加了强大的朝向尺侧和掌侧的力量。侧捏活动、抓握物品、书写，甚至重力，均倾向对 MCP 关节造成尺侧和掌侧偏的力。

畸形可能还包括腕关节的桡偏（图 29.8）。韧带不稳定时腕骨可能移位成多种畸形。腕骨近侧列脱位可导致手部桡偏[107]。前臂手部矫形器可在 ADLs 过程中用于稳定腕关节。矫形器可减轻疼痛和提升握力，但可能减少手的 AROM[132]。软质和硬质的夜间休息位矫形器均可以减轻疼痛。

RA 的畸形对矫形器的制作和适配均有挑战。当使用矫形器干预 MCP 关节尺偏和掌侧半脱位时，需要考虑掌骨的位置，它常处于桡偏。将 MCP 关节置于抗尺偏体位，有利于解决拇腕掌关节桡偏畸形。矫形器的设计应该解决之字形畸形涉及的所有问题[133, 134]。抗畸形休息位（最舒适的位置）指腕关节伸展 10°~15°，掌骨中立位，腕关节和 MCP 关节无侧偏，PIP 关节和 DIP 关节屈曲 10°，拇指在舒适的桡侧外展位，且拇 MCP 关节和 IP 关节屈 10°~15°[135]。

> **◎ 临床精要**
> MCP 关节的尺偏和掌侧半脱位是 RA 中最常见的畸形。

腕骨掌侧半脱位

腕关节的慢性滑膜炎引起的桡骨韧带松弛和桡骨远端关节面掌侧倾斜可导致腕骨掌侧半脱位（图 29.9）。这种情况下的矫形器一般包括支持腕关节的掌侧配件[136]。尽管有一篇系统性综述发现穿戴腕部休息位矫形器更受康复对象欢迎[137]，但关于腕部矫形器的相关研究目前并没有统一意见。

尺骨远端背侧半脱位

尺骨远端不稳在 RA 中很常见。尺骨远端旋后位骨突较少，而旋前位较多。RA 的病程常常会削弱韧带结构，引起尺骨远端向背侧突起、疼痛和前臂旋转时产生摩擦音[138]。这种尺骨不稳定和背侧骨突可以导致腕关节水平的伸肌腱破裂。矫形器为尺骨远端稳定性提供支撑，有助于缓解旋前、旋后时

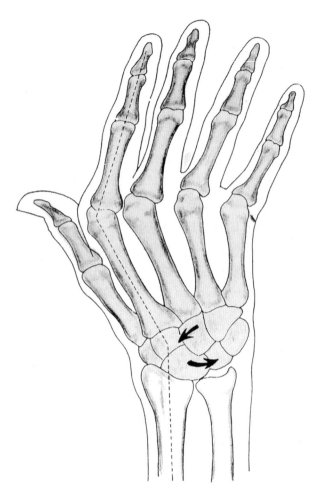

图 29.8 腕关节桡偏和 MCP 关节尺偏的之字形畸形。虚线为休息状态下的 RA 个体的手和腕关节所处位置。注意腕关节的桡偏和 MCP 关节的尺偏。箭头所示为畸形的力，桡骨远端的腕骨向尺侧滑动，向桡侧倾斜（经许可重绘自 Melvin JL. Rheumatoid Disease: Occupational Therapy and Rehabilitation. 3rd ed. Philadelphia, PA: FA Davis; 1989, p.281）

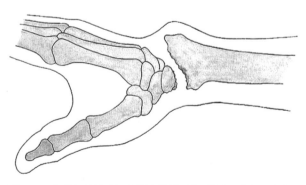

图 29.9 桡骨远端关节面自然的掌侧倾斜和慢性滑膜炎导致桡侧腕骨掌侧半脱位（经许可重绘自 Melvin JL. Rheumatoid Disease: Occupational Therapy and Rehabilitation. 3rd ed. Philadelphia, PA: FA Davis; 1989, p.280）

的疼痛[139]。

拇指畸形

　　RA 中常见的拇指畸形模式见表 29.2。Ⅰ型最常见，MCP 关节屈曲和 IP 关节过伸（图 29.10）。Ⅱ型的拇 MCP 关节屈曲、半脱位、内收，MCP 关节过伸，且 IP 关节屈曲（图 29.3）。Ⅲ型畸形的矫形器可以参考之前描述推荐的 OA 拇指畸形矫形器。读者可以参考 Terrono 等的研究[140]，以进一步获取 RA 拇指畸形的相关信息。

捻发音

　　AROM 中的捻发音听起来像碎裂声或爆裂声。检查手掌过程中，当康复对象屈伸手指时，应该触诊第一环状滑轮（位于 MCP 关节的掌侧面）。增厚的屈肌腱、扳机点或周期性锁定屈曲提示屈肌腱鞘炎。

皮肤状态

　　对皮肤的评估应该包括颜色、温度和肿胀。在开始阶段，皮肤通常变红和发热。在后期，皮肤可能变薄和容易挫伤，这可能是长期使用类固醇和抗炎药物所致。皮肤脆弱的特点会影响术后修复和降低对矫形器的耐受。注意：皮肤撕裂可能仅在轻微

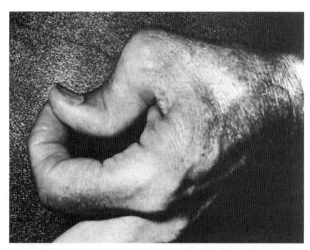

图 29.10 Ⅰ型 RA 畸形伴 MCP 关节屈曲和远端关节过伸（引自 Terrono AL, Nalebuff EA, Phillips CA. The rheumatoid thumb. In: Skirven TM, Osterman AL, Fedorczyk JM, et al., eds. Rehabilitation of the Hand and Upper Extremity. 6th ed. St Louis, MO: Elsevier; 2011, p. 1345）

表 29.2　类风湿关节炎的拇指畸形

类型	又称作	腕掌关节	掌指关节	指骨间关节
Ⅰ	钮孔畸形	无累及	屈曲	过伸
Ⅱ	不常见	屈曲和内收	屈曲	过伸
Ⅲ	鹅颈畸形	屈曲、内收和半脱位	过伸	屈曲
Ⅳ		进展过程中，内收和屈曲	桡偏和尺侧韧带不稳	无累及
Ⅴ		有或无累及	掌侧板不稳，过伸	无累及
Ⅵ	残毁性关节炎	任何水平的骨消失导致坍塌		

的应力下就会发生，例如，穿衣或者碰到桌边时的摩擦。

上肢类风湿关节炎非手术治疗的一般指南

关节保护

最新的 EULAR 指南推荐对 OA 个体进行宣教[141]。关节保护的宣教包括提供避免潜在致畸力量和避免脆弱关节过度负荷的姿势。治疗干预包括在引导下练习使用辅具和辅助技术（例如，使用打开的手掌开瓶盖，而不是使用侧捏）。一篇发表于 2017 年的系统性回顾研究描述了较强的证据支持关节保护宣教在管理 RA 症状和提升 ADL 方面的有效性[142]。

OA 和 RA 的一般关节保护原理的分类已在表 29.3 中列出。有关应用于特定畸形的特定原理和技术的更完善的信息，读者可以参考 Cordery 和 Rocchi 的研究[143, 144]。教育 – 行为关节保护方案包括技巧练习、目标设置和居家训练方案，这比短时间的指引或者信息手册更有效，也更少出现畸形，更少出现晨僵，提升 ADLs 能力并促进关节保护的依从性[145]。结合关节保护和辅具可以提升手功能和减轻疼痛[39]。

RA 的关节保护应该针对当前和潜在的畸形。例如，对有鹅颈畸形倾向的康复对象进行关节保护时，应避免活动时将 PIP 关节置于完全伸展位（如手持书本）。相反，如果康复对象有钮孔畸形倾向时，则不鼓励 PIP 关节屈曲的活动（如使用钩状抓握拿钱包）。有 MCP 关节尺偏倾向的康复对象应注意将尺偏的力施加于 MCP 关节，并使用替代抓握技术（表 29.3）。拇指的关节保护原理聚焦在减小指捏活动的力量，如使用杠杆和更大的桶装工具。

表 29.3　类风湿关节炎掌指关节的关节保护原理

加重掌指关节尺侧偏的活动	关节保护原理
使用右手拧紧罐子	使用掌根拧紧罐子或使用两只手利用开罐器打开罐子
整理床单时肩关节内收	整理床单时采取肩关节外展动作
搅拌时前臂旋前和侧捏汤匙	通过前臂中立位，汤匙头在尺侧，柱状抓握汤匙搅拌
将手撑在下颌处，同时对手指施加尺侧方向的力	避免下颌放在手部上休息或把下颌放在手掌上
端起一杯咖啡	使用双手捧和使用轻质杯子
切食物	使用 90° 把手的刀、比萨刀或者电动刀
侧捏转动车门钥匙或点火	使用组合钥匙旋转器
侧捏拿钱包	使用腰包、背包或者肩包

引自 Melvin JL, Ferrel KM, eds. Adult rheumatic diseases. Vol 2. Bethesda, MD: The American Occupational Therapy Association; 2000.

物理因子治疗

以连续超声、温水、石蜡和热敷贴的形式使用热疗[146]，以冰水混合物的形式使用冷疗，以及最后使用电疗，如 TENS 已经被用于治疗 RA 相关疼痛。除了减轻疼痛，这些物理因子也可作为辅助治疗用于维持和改善 ROM。蜡疗、超声和低剂量激光已经被用于减轻晨僵和促进 ROM。但是，文献发现相较于锻炼、关节保护、其他形式的康复对象宣教和矫形器使用，物理因子治疗的有效性较弱[142, 146-149]。注意：在急性炎症期，当关节温度升高时，热疗是禁忌的，因为它会加重炎症。

冷疗用于降低关节温度、缓解疼痛和减轻炎症，较适用于急性期，但是许多康复对象不能耐受冷疗。

运动

关节活动范围

运动的指导原则是让康复对象在舒适的 AROM 范围内工作，以防止因炎症累及的关节结构被过度牵伸。一般的运动包括腕关节、手指屈伸和拇指对掌的 AROM 训练。仰卧位的肩关节和肘关节主动活动有利于预防僵硬。由于重力的影响减小，康复对象常常可以在仰卧位下获得更好的肩关节活动。这些活动有助于 RA 康复对象提升耐力和肌力，被推荐为 RA 康复对象的日常常规训练[150, 151]。临床中，康复对象也反映小组训练，如温水池、太极班和其他减轻疼痛的训练课程，在心理社会方面有益处[134]。

增强肌力

为了增强潜在肌力而牺牲稳定性是没有必要的。如果不关注的话，握力加强会导致手指尺偏增加。然而，细心的治疗师可能从个性化定制、监控下完成的居家训练方案中发现，如果训练没有引起疼痛或没有超负荷，RA 康复对象的手部力量、功能和疼痛均可以得到改善[120, 152, 153]。研究也支持此观点，且副作用极少。然而，大部分研究仅应用于药物管理较好的康复对象[154]。注意：为 RA 康复对象的手部进行肌力增加训练时要小心，避免加重畸形。避免手内在肌伸展位、MCP 关节尺偏、腕关节桡偏、抓握和捏练习过程中的疼痛。治疗性运动不应该有引发畸形的力和引起疼痛。

矫形器

个性化的矫形器对 RA 康复对象非常重要。例如，晚间休息位矫形器用于陈旧性示指 MCP 关节脱位成形术后伴随 PIP 关节屈曲挛缩的康复对象。通过使用日间矫形器达到被动将 PIP 关节置于较大的伸展位，使康复对象可以在捏和抓握的活动中使用手指。通过将示指置于伸展位，并将所有的手指相对 MCP 关节置于中立位对线，使康复对象可以在夜间处于舒适的休息位。如要参考力学机制，为 RA 康复对象设计个性化的矫形器，请参考 Paul Brand 博士[155]和 Judy Melvin 的研究[156]。

❓ 咨询医生的问题

- 有肌腱断裂吗？
- 外科手术是不是康复对象未来的选择？

- 你对个性化手部肌力强化训练方案的想法是怎么样的？

◖◗ 对康复对象说的话

关于状况

"当你患有 RA 后，关节对线变得不稳，且会损伤关节周围的结构，导致关节松动。"

关于矫形器

"设计出来的矫形器是为了保持你的手指和腕关节正确的对线。它应该是舒适的，且可以帮助你减轻疼痛。因为白天需要进行繁重的活动，有些人喜欢白天穿戴软质的矫形器。它可以支持你的手指，让你可以做一些活动。"

关于运动和关节保护

"学习可以保护关节的方法是非常有帮助的。辅具也可以在进行活动的过程中降低关节的压力。治疗师可以帮助你确定最佳选择。运动应该是轻柔、无痛和避免畸形体位的。"

评估要点

尽管畸形非常严重，但是康复对象有时还是可以用手做许多事。矫形器制作之前，一定要弄清楚康复对象是否真的需要？是否会穿戴？辅具使用时应考虑康复对象的个体需求和内心期望。

♡ 专业提示

矫形器

使用支具的目的是轻柔地摆放所有受累的关节。如果在矫形器里只有手指的对线桡偏，且没有腕关节的支撑性矫正，则此时腕关节会进一步桡偏。掌骨头处的绑带可提供需要的阻力制衡杠杆长臂，以对齐手指的绑带或者垫片。然而，手部和腕关节不可强制摆放，因为我们无法使用支具矫正严重的畸形。

另一个方法是应用双面魔术贴扣带置于矫形器内部的掌骨头位置，实现从尺侧牵拉腕关节。绑带的轻柔牵拉力有助于腕关节从原来的趋势变成与手指同向，且拉向桡侧位置。对齐桡侧的轻柔拉力有助于手指维持在合适的体位，对抗尺偏的力量。为了在日常生活中保护手部，有些康复对象白天也穿戴软质橡胶手指矫形器（图 29.11）。

小泡沫垫片可以为 MCP 关节提供柔软但宽松的对线，且可随时根据肿胀或者炎症引起的手指大小变化而改变。有些康复对象喜欢有皮质覆盖的热塑板制作的垫片。

康复对象对治疗计划的依从性

康复对象会穿戴适配良好且舒适的矫形器。因为穿戴矫形器出现磨损和破裂，有些康复对象每年都要更换新的矫形器。如果康复对象复诊时，矫形器仍是清洁的，则暗示他可能没有穿戴矫形器。大部分康复对象的双侧手都需要矫形器，这可能导致晚上沐浴的时候非常困难。每隔一晚左右手交替穿戴矫形器可能有助于解决这个情况。

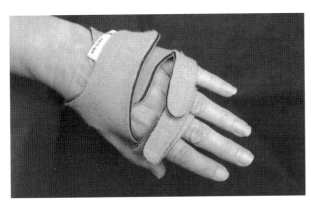

图 29.11　当 RA 康复对象存在 MCP 关节尺偏时，白天穿戴软质橡胶制抗尺偏矫形器有帮助（Rolyan Hand–Based In–Line Splint from Sammons Preston, Mississauga, ON）

▷ 预防措施和注意事项

手指和腕关节不应该被强制对线。避免为了增加 MCP 关节伸展而在手指上使用长臂杠杆增加力量，这点非常重要。如果近节指骨是倾斜而不是滑动至适当位置，这可能磨损指骨的背侧唇。这导致矫形器实际上增加了疼痛和关节面的压力吸收[155]。康复对象晚上使用矫形器时，应该清楚如何合适地应用，以避免关节倾斜，且矫形器应该恰当地佩戴，让关节滑动到位。

鹅颈畸形

〇 对康复对象说的话

关于健康状况

"RA 使关节、韧带和肌腱丧失稳定性。当你使用手时，手指的中间关节（PIP 关节）倾向于向后扣，末端关节（DIP 关节）倾向于屈曲。这导致抓握物品非常困难。"

关于矫形器

"有几种类型的矫形器可供使用。这些矫形器允许你的手指屈曲并防止中间关节（PIP 关节）往后扣。"

关于运动

"维护中间关节（PIP 关节）屈曲的能力非常重要。这需要通过你的另外一只手轻柔地帮助其向掌侧屈曲。"

评估提示

细心地评估双侧 PIP 关节和 DIP 关节的 AROM 和 PROM。如果关节可以被动地矫正，康复对象通常适合使用鹅颈矫形器。

♡ 专业提示

矫形器

矫形器纠正鹅颈畸形（防止 PIP 关节过分伸，允许屈曲）需要长期坚持佩戴，因此应该耐用。使用矫形器后，灵活性可能会得到改善[130]。有研究证据表明，康复对象对预制的鹅颈矫形器有更好的接受度和耐受性[129]。塑料的椭圆形 8 字支具是不错的选择，它有非常多的码数供选择，且可以使用热风枪来调整矫形器（图 29.12）。另外一种选择是金属定制的 SIRIS（或者叫银戒指）支具。治疗师需要使用特制的工具测量，这些工具可以从销售公司获取。这些支具允许进行大部分的 ADLs，且洗手时也不需要取下来。

▷ 注意事项

小心确认矫形器不会太紧或太松。如果太松，康复对象常常会遗失，如果太紧，可能会形成压力区。

如果使用银戒指支具，康复对象需要很好地理解如何调整矫形器，以适应每天变化的手指码数。有些康复对象的皮肤对金属的反应敏感，如果需要，可以从制造商那里获取一种特殊的涂层。

（感谢 Jeanine Beasley，在第 1 版和第 2 版中为此部分内容奠定的基础。）

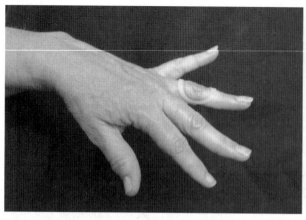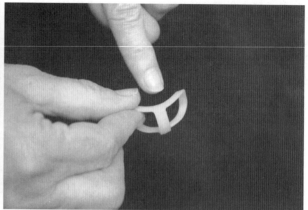

图 29.12　塑料的椭圆形 8 字支具有许多不同的码数可选，可从 3-Point Products 公司获得（Stevensville，MA）

案例分析

案例分析 29.1 类风湿关节炎的非手术治疗

RA 康复对象 Bonita 是一名 53 岁的护士。她在当地的心脏监护室工作，每周的工时为 40 小时，她觉得药物可以帮助她控制大部分的疼痛。她抚养着两个孩子，平时喜欢到教堂演奏风琴。Bonita 反映，当她完成一些活动时，右手指和环指的 PIP 关节会出现过伸，如弹奏风琴时。这导致她在弹奏时需要花更大的力气才能按动琴键，有时候还会产生疼痛。她想寻求提升示指和环指稳定性的帮助，使她能完成活动。

鉴于此情形，预制矫形器比定制矫形器有更好的接受度和耐受性，Bonita 配制了 5 码和 6 码的塑料的椭圆形 8 字支具（3-Point Rroducts）[129]。她学习了如何使用支具恰当地防止其 PIP 关节的过伸，同时又允许 PIP 关节的全范围屈曲。她被告知，反向使用时可以使支具更紧，这可能有利于她的水肿。Bonita 还学习了关节保护理论，包括在拿书或者平板电脑时，避免手内在肌伸展位。她也清楚如何对 PIP 关节轻柔地进行 PROM 训练，以保持 PIP 关节的屈曲活动范围。

Bonita 1 周后与丈夫一起回到门诊。她反映弹奏风琴时的手指稳定性增加了。她感觉矫形器在工作和各种日常生活活动中均提升了 PIP 关节的稳定程度。她的丈夫听说有银戒指支具，希望可购买后和诞生石一起戴到 Bonita 的环指上，作为他们周年纪念日礼物。治疗师也了解到，有研究发现，银戒指支具可以提升 RA 患者的灵巧功能。

Bonita 使用尺码测量器测量了需要的银指环码数。确认码数后，他们提交了预定表格。她的丈夫提前购置好了诞生石，且已预留位置安装到支具指环上。所以，她们将预定表格和诞生石一起邮寄了出去。

银指环矫形器于 8 天后到货，并在随后的一次手治疗期间进行了适配。她学习了如何通过屈曲或者分离的方式调整银指环的松紧度。即使发生肿胀时，支具也可以合适地穿戴。Bonita 继续穿戴示指塑料的椭圆形 8 字支具。

门诊治疗后 2 周，Bonita 因为遗失椭圆形 8 字支具而停止使用。她感觉全天穿戴矫形器让她的疼痛减轻，同时还提升了关节的稳定性。支具让 PIP 关节可以在保持全范围屈曲外，还限制了过伸。她还感觉在活动过程中使用矫形器，让她减少了对镇痛药的需求。重新使用椭圆形 8 字支具后，我们鼓励她如果有进一步的协助需求，可以随时联系治疗师。

（危昔均　译，周欢霞　董安琴　王骏　审）

参考文献

1. Publication CDC: Prevalence of disabilities and associated health conditions among adults — United States, 1999, Morb Mortal Weekly Rep 50(7):120 – 125, 2001. http://www.jstor.org/stable/23312102.

2. Hootman JM, Helmick CG, Barbour KE, Theis KA, Boring MA: Updated projected prevalence of self–reported doctor–diagnosed arthritis and arthritis–attributable activity limitation among US adults, 2015 – 2040, Arthritis Rheum 68(7):1582 – 1587, 2016. https://doi. org/10.1002/art.39692. https://onlinelibrary.wiley.com/doi/abs/10.1002/art.39692.

3. Mchugh J: Epidemiology: arthritis more common than expected, Nature Rev Rheum 14(1):3, 2018. https://doi. org/10.1038/nrrheum.2017.203. https://search.proquest.com/docview/1978778814.

4. Australian Institute of Health and Welfare: A snapshot of arthritis in australia 2010, Canberra, 2010, Australian institute of Health and Welfare (AIHW).

5. Peeters G, Alshurafa M, Schaap L, de Vet HCW: Diagnostic accuracy of self–reported arthritis in the general adult population is acceptable, J Clin Epidemiol 68(4):452 – 459, 2015. http://www.sciencedirect.com.ezproxy 2.library. arizona.edu/science/article/pii/S0895435614003953. doi: //doi–org.ezproxy2.library.arizona.edu/10.1016/ j.jclinepi.2014.09.019.

6. Centers for Disease Control and Prevention, (CDC). Arthritis in general. Accessed April 1, 2018.

7. Vos T, Flaxman AD, Naghavi M, et al.: Years lived with disability (YLDs) for 1160 sequelae of 289 diseases and injuries 1990 – 2010: a systematic analysis for the global burden of disease study 2010, Lancet 380(9859):2163 – 2196, 2012. https://doi.org/10.1016/S0140–6736(12)61729–2. https://www.clinicalkey.es/playcontent/1– s2.0–S0140673612617292.

8. Kraus VB, Blanco FJ, Englund M, Karsdal MA, Lohmander LS: Call for standardized definitions of osteoarthritis and risk stratification for clinical trials and clinical use, Osteoarthr Cartil 23(8):1233 – 1241, 2015. http://www.sciencedirect. com/science/article/pii/S1063458415008997. https://doi. org/10.1016/j.joca.2015.03.036.

9. Helmick CG, Felson DT, Lawrence RC, et al.: Estimates of the prevalence of arthritis and other rheumatic conditions in the United States. part I, Arthritis Rheum 58(1):15 – 25, 2008. https://doi.org/10.1002/ art.23177. http://www.ncbi. nlm.nih.gov/pubmed/18163481.

10. Lawrence RC, Felson DT, Helmick CG, et al.: Estimates of the prevalence of arthritis and other rheumatic conditions in the United States. Part II, Arthritis Rheum 58(1):26 – 35, 2008. https://doi.org/10.1002/ art.23176. http://www.ncbi. nlm.nih.gov/pubmed/18163497.

11. Haugen IK, Englund M, Aliabadi P, et al.: Prevalence, incidence and progression of hand osteoarthritis in the general population: the framingham osteoarthritis study, Ann rheum Dis 70(9):1581 – 1586. 2011. https://doi. org/10.1136/ard.2011.150078. http://www.ncbi.nlm.nih.go v/ pubmed/21622766.

12. Kaufmann RA, Lögters TT, Verbruggen G, Windolf J, Goitz RJ: Osteoarthritis of the distal interphalangeal joint, J Hand Surg 35(12):2117 – 2125, 2010. https://doi. org/10.1016/j.jhsa.2010.09.003. https://www.clinicalkey.es/ playcontent/1–s2.0–S0363502310010634.

13. Barbour KE, Helmick CG, Boring M, Brady TJ: Vital signs: prevalence of doctor–diagnosed arthritis and arthritis–attributable activity limitation—United States, 2013–2015. MMWR, Morb Mortal Weekly Rep 66(9):246, 2017. https:// search.proquest.com/docview/1878088158.

14. Gazeley DJ, Yeturi S, Patel PJ, Rosenthal AK: Erosive osteoarthritis: a systematic analysis of definitions used in the literature, Semin Arthritis Rheum 46(4):395 – 403, 2017. https://doi.org/S0049–0172(16)30209–8 [pii].

15. Malfait AM: Osteoarthritis year in review 2015: Biology, Osteoarthr Cartil 24(1):21 – 26, 2015. https://doi. org/10.1016/j.joca. 2015.09.010. https://www.clinicalkey.es/ playcontent/1–s2.0–S1063458415013242.

16. Boesen M, Ellegaard K, Henriksen M, et al.: Osteoarthritis year in review 2016: imaging, Osteoarthr Cartil 25(2):216 – 226, 2016. https://doi. org/10.1016/ j.joca.2016.12.009. https://www.clinicalkey.es/playcontent /1–s2.0–S1063458416304691.

17. Mobasheri A, Batt M: An update on the pathophysiology of osteoarthritis, Ann Physical Rehabil Med 59(5):333 – 339, 2016. http://www.science direct.com/science/ article/pii/S1877065716300847. //doi.org/10.1016/j . rehab.2016.07.004.

18. Goldring MB: Chondrogenesis, chondrocyte differentiation, and articular cartilage metabolism in health and osteoarthritis, Therapeutic Advances Musculoskeletal 4(4):269 – 285, 2012. https://doi.org/10.1177 / 1759720X12448454. doi: 10.1177/1759720X12448454.

19. Fernandes JC, Martel–Pelletier J, Pelletier J: The role of cytokines in osteoarthritis pathophysiology, Biorheol 39(1–2):237 – 246, 2002. https://www.scop us.com/inward/record. uri?eid=2–s2.0–0036286667&partnerID=40&md5=a

0963228ac0c265db9885db3b7e1ce12. [Accessed 28 April 2018].

20. Martin J, Buckwalter J: Aging, articular cartilage chondrocyte senescence and osteoarthritis, Biogerontol 3(5):257 - 264, 2002. https://doi.org/S0049-0172(16)30209-8. http://www.ncbi.nlm.nih.gov/pubmed/12237562.

21. Gazeley DJ, Yeturi S, Patel PJ, Rosenthal AK: Erosive osteoarthritis: a systematic analysis of definitions used in the literature, Seminars Arthritis Rheum, 2016. https://doi.org/10.1016/j.semarthrit.2016.08.013. https:/ /www.clinicalkey.es/playcontent/1-s2.0-S0049017216302098.

22. Punzi L, Frigato M, Frallonardo P, Ramonda R: Inflammatory osteoarthritis of the hand, Best Pract Res Clin Rheum 24(3):301 - 312, 2009. https://doi.org/10.1016/j.berh.2009.12.007. https://www.clinicalkey.es/playcontent/1-s2.0-S1521694209001521.

23. Kraus VB, Blanco FJ, Englund M, Karsdal MA, Lohmander LS: Call for standardized definitions of osteoarthritis and risk stratification for clinical trials and clinical use, Osteoarthr Cartil 23(8):1233 - 1241, 2015. http://www.sciencedirect.com/science/article/pii/S1063458415008997. https://doi.org/10.1016/j.joca.2015.03.036.

24. Haugen IK, Lillegraven S, Slatkowsky-Christensen B, et al.: Hand osteoarthritis and MRI: development and first validation step of the proposed Oslo hand osteoarthritis MRI score, Ann Rheum Dis 70(6):1033 - 1038, 2011. https://doi.org/10.1136/ard.2010.144527. http://www.ncbi.nlm. nih.gov/pubmed/21436160.

25. van der Kraan PM, van den Berg WB: Osteophytes: relevance and biology, Osteoarthr Cartil 15(3):237 - 244, 2007. http://www.sciencedirect.c om/science/article/pii/S106345840600327X. doi: //doi.org/10.1016/j.joca.2006.11.006.

26. Cooper C: Chapter 1 - fundamentals of clinical reasoning: hand therapy concepts and treatment techniques. Fundamentals of hand therapy, Elsevier Inc, 2007, pp 3 - 21. https://doi.org/10.1016/B0-32-303386-5/50004-7.

27. Law M, Baptiste S, McColl M, Opzoomer A, Polatajko H, Pollock N: The Canadian occupational performance measure: an outcome measure for occupational therapy, Canadian J Occupational Ther 57(2):82 - 87, 1990. https://doi.org/10.1177/000841749005700207. http://journals.s agepub.com/doi/full/10.1177/000841749005700207.

28. Meenan RF, Mason JH, Anderson JJ, Guccione AA, Kazis LE: AIMS2. the content and properties of a revised and expanded arthritis impact measurement scales health status questionnaire, Arthritis Rheum 35(1):1 - 10, 1992. https://doi.org/10.1002/art.1780350102. http://www.ncbi.nlm.nih.

gov/pubmed/1731806.

29. Hawker GA, Mian S, Kendzerska T, French M: Measures of adult pain: Visual analog scale for pain (VAS pain), numeric rating scale for pain (NRS pain), McGill pain questionnaire (MPQ), Short-Form McGill pain questionnaire (SF-MPQ), chronic pain grade scale (CPGS), short Form-36 bodily pain scale (SF-36 BPS), and measure of intermittent and constant osteoarthritis pain (ICOAP), Arthritis Care Res 63(S11):S252, 2011. https://doi.org/10.1002/acr.20543. https://onlineli brary.wiley.com/doi/abs/10.1002/acr.20543.

30. Eaton RG, Glickel SZ: Trapeziometacarpal osteoarthritis: staging as a rationale for treatment, Hand clinics 3(4):455, 1987. http://www.ncbi .nlm.nih.gov/pubmed/3693416.

31. Gelberman RH, Boone S, Osei DA, Cherney S, Calfee RP: Trapeziometacarpal arthritis: a prospective clinical evaluation of the thumb adduction and extension provocative tests, J Hand Surg 40(7):1285 - 1291, 2015. https://doi.org/10.1016/j.jhsa.2015.04.012. ht tps://www.clinicalkey.es/playcontent/1-s2.0-S0363502315004505.

32. Takata SC, Wade ET, Roll SC: Hand therapy interventions, outcomes, and diagnoses evaluated over the last 10 years: a mapping review linking research to practice, J Hand Ther, 2017. http://www.sciencedirect.com. libproxy.nau.edu/science/article/pii/S0894113016302770. //doiorg. libproxy.nau.edu/10.1016/j.jht.2017.05.018.

33. Luker K, Aguinaldo A, Kenney D, Cahill-Rowley K: Ladd A Functional task kinematics of the thumb carpometacarpal joint, Clin Orthop Relat Res 472(4):1123 - 1129. 2014, https://doi.org/10.1007/s11999-013-2964-0. http://www.ncbi.nlm.nih.gov/pubmed/23549712.

34. Halilaj E, Rainbow M, Got C, et al.: In vivo kinematics of the thumb carpometacarpal joint during three isometric functional tasks, Clin Orthop Relat Res 472(4):1114 - 1122, 2014. https://doi.org/10.1007/s11999-013-3063-y. http://www.ncbi.nlm.nih.gov/pubmed/23681597.

35. Cooney WP, Chao EY: Biomechanical analysis of static forces in the thumb during hand function, J Bone Joint Surg 59(1):27 - 36, 1977. https://doi.org/10.2106/00004623-197759010-00004. http://jbjs.org/ar ticle.aspx?articleid=16988.

36. Wu JZ, Sinsel EW, Zhao KD, An K, Buczek FL: Analysis of the constraint joint loading in the thumb during pipetting, J Biomechanical Engineer 137(8):7, 2015. https://doi.org/10.1115/1.4030311. https:// doi.org/10.1115/1.4030311.

37. Bensghaier A, Romdhane L, Benouezdou F: Multi-objective optimization to predict muscle tensions in a pinch function using genetic algorithm, Comptes rendus - M é canique 340(3):139 - 155, 2012. https://www.sciencedirect.com/

science/article/pii/S1631072112000277. https://doi. org/10.1016/j.crme.2012.01.002.

38. Beasley J: Clinical relevance commentary in response to: effectiveness of a fine motor skills rehabilitation program on upper limb disability, manual dexterity, pinch strength, range of finger motion, performance in activities of daily living, functional independence, and general self-efficacy in hand osteoarthritis: a randomized clinical trial, J Hand Ther 30(3):274 - 275, 2017. https://doi.org/S0894-1130(17)30126-6 [pii].

39. 7 Valdes K, Marik T: A systematic review of conservative interventions for osteoarthritis of the hand, J Hand Ther 23(4):334 - 351, 2010. https://doi.org/10.1016/j.jht.2010.05.001. https://www.clinicalkey.es/pl aycontent/1-s2.0-S0894113010000505.

40. Dziedzic K, Nicholls E, Hill S, et al.: Self-management approaches for osteoarthritis in the hand: a 2 × 2 factorial randomised trial, Ann Rheum Dis 74(1):108 - 118, 2015. https://doi.org/10.1136/annrheumdis-2013-203938. http://www.ncbi.nlm.nih.gov/pubmed/24107979.

41. Zanghi HA, Ndosi M, Adams J, et al.: EULAR recommendations for patient education for people with inflammatory arthritis, Ann Rheum Dis 74(6):954 - 962, 2015. https://doi.org/10.1136/annrheumdis-2014-206807. http://www.narcis.nl/publication/RecordID/oai:cris. maastrichtuniversity.nl:publications%2F57311db7-678f-4cbc-aabf-913463598fdf.

42. Stamm TA, Machold KP, Smolen JS, et al.: Joint protection and home hand exercises improve hand function in patients with hand osteoarthritis: a randomized controlled trial, Arthritis Rheum 47(1):44 - 49, 2002. https://doi. org/10.1002/art1.10246. http://www.ncbi.nlm.nih.gov/pub med/11932877.

43. Kong Y, Lowe BD: Optimal cylindrical handle diameter for grip force tasks, Int J Ind Ergon 35(6):495 - 507, 2005. https://doi.org/10.1016/j. ergon.2004.11.003. https://www. sciencedirect.com/science/article/pii /S0169814104002148.

44. Sancho-Bru JL, Giurintano DJ, P é rez-Gonz á lez A, Vergara M: Optimum tool handle diameter for a cylinder grip, J Hand Ther 16(4):337 - 342, 2003. https://doi.org/10.1197/ S0894-1130(03)00160-1. https://www.sciencedirect.com/ science/article/pii /S0894113003001601.

45. Young JG, Woolley C, Armstrong TJ, Ashton-Miller JA: Hand-handhold coupling: Effect of handle shape, orientation, and friction on breakaway strength, Human Factors: J Hum Factors Ergon Society 51(5):705 - 717, 2009. https://doi. org/10.1177/0018720809355969. http://www.ingentac onnect.com/content/hfes/hf/2009/00000051/00000005/

art00007.

46. Seo NJ, Armstrong TJ: Effect of elliptic handle shape on grasping strategies, grip force distribution, and twisting ability, Ergonomics 54(10):961 - 970, 2011. https://doi.org/ 10.1080/00140139.2011.606923. http://www .tandfonline. com/doi/abs/10.1080/00140139.2011.606923.

47. Hallbeck MS, Cochran DJ, Stonecipher BL, Riley MW, Bishu RR: Hand-handle orientation and maximum force, Hum Factors Ergon Society Annual Meeting Proceedings 34(10):800 - 804, 1990. https://doi .org/10.1177/15419312 9003401029. http://www.ingentaconnect.com/content/hfes/ hfproc/1990/00000034/00000010/art00029.

48. Hochberg MC, Altman RD, April KT, et al.: American college of rheumatology 2012 recommendations for the use of nonpharmacologic and pharmacologic therapies in osteoarthritis of the hand, hip, and knee, Arthritis Care Research 64(4):465 - 474, 2012. https://doi .org/10.1002/ acr.21596. https://onlinelibrary.wiley.com/doi/abs/10.1002/ acr.21596.

49. Conaghan PG, Dickson J, Grant RL: Guidelines: care and management of osteoarthritis in adults: summary of NICE guidance, BMJ 336(7642):502 - 503, 2008. https://doi. org/10.1136/ bmj.39490.608009. AD https://www.jstor.org/ stable/20509118.

50. Beasley J: Osteoarthritis and rheumatoid arthritis: conservative therapeutic management, J Hand Ther 25(2):163 - 172, 2012. https://doi .org/10.1016/ j.jht.2011.11.001. https://www.clinicalkey.es/playcontent/ 1-s2.0-S0894113011001529.

51. Hammond A, Bryan J, Hardy A: Effects of a modular behavioural arthritis education programme: a pragmatic parallel-group randomized controlled trial, Rheumatology 47(11):1712 - 1718, 2008. https://doi .org/10.1093/ rheumatology/ken380. http://www.ncbi.nlm.nih.gov/pub med/18815153.

52. Bjurehed L, Brodin N, Nordenskiold U, Bjork M: Improved hand function, self-rated health and decreased activity limitations - results after a two month hand osteoarthritis group intervention, Arthritis Care Res (Hoboken), 2017. https://doi.org/10.1002/acr.23431 [doi].

53. Zhang W, Doherty M, Leeb BF, et al.: EULAR evidence based recommendations for the management of hand osteoarthritis: report of a task force of the EULAR standing committee for international clinical studies including therapeutics (ESCISIT), Ann Rheum Dis 66(3):377 - 388, 2007. http://www.ncbi.nlm.nih.gov/pubmed/17046965. https://doi: 10.1136/ard.2006.062091.

54. Lue S, Koppikar S, Shaikh K, Mahendira D, Towheed TE:

Systematic review of non-surgical therapies for osteoarthritis of the hand: an update, Osteoarthr Cartil 25(9):1379 - 1389, 2017. https://doi.org/S1063-4584(17)31028-2 [pii].

55. Aebischer B, Elsig S, Taeymans J: Effectiveness of physical and occupational therapy on pain, function and quality of life in patients with trapeziometacarpal osteoarthritis - a systematic review and meta-analysis, Hand Ther 21(1):5 - 15, 2016. https://doi.org/10.1177/1758998315614037. https://doi.org/10.1177/1758998315614037.

56. Ahern M, Skyllas J, Wajon A, Hush J: The effectiveness of physical therapies for patients with base of thumb osteoarthritis: systematic review and meta-analysis, Musculoskelet Sci Pract 35:46 - 54, 2018. https://doi.org/S2468-7812(18)30045-6 [pii].

57. Colditz JC: An exercise program for carpometacarpal osteoarthritis based on biomechanical principles, J Hand Ther 26(1):81 - 82, 2013. https://doi.org/10.1016/j.jht.2012.10.002. https://www.clinicalkey.es/playcont ent/1-s2.0-S0894113012001573.

58. Valdes K, von der Heyde R: An exercise program for carpometacarpal osteoarthritis based on biomechanical principles, J Hand Ther 25(3):251 - 263, 2012. https://doi.org/10.1016/j.jht.2012.03.008. https://www.clinicalkey.es/playcontent/1-s2.0-S0894113012000427.

59. Osteras N, Kjeken I, Smedslund G, et al.: Exercise for hand osteoarthritis: A cochrane systematic review, J Rheum 44(12):1850 - 1858, 2017. https://doi.org/10.3899/jrheum.170424 [doi].

60. Ahern M, Skyllas J, Wajon A, Hush J: The effectiveness of physical therapies for patients with base of thumb osteoarthritis: systematic review and meta-analysis, Musculoskelet Sci Pract 35:46 - 54, 2018. https://doi.org/S2468-7812(18)30045-6 [pii].

61. Deveza LA, Hunter DJ, Wajon A, et al.: Efficacy of combined conservative therapies on clinical outcomes in patients with thumb base osteoarthritis: protocol for a randomised, controlled trial (COMBO), BMJ Open 7(1), 2017. https://doi.org/10.1136/bmjopen-2016-014498. https://search.proquest.com/docview/1858001906.

62. Lue S, Koppikar S, Shaikh K, Mahendira D, Towheed TE: Systematic review of non-surgical therapies for osteoarthritis of the hand: an update, Osteoarthr Cartil 25(9):1379 - 1389, 2017. http://www.sciencedirect.com .libproxy.nau.edu/science/article/pii/S1063458417310282. https://doi.org.libproxy.nau.edu/10.1016/j.joca.2017.05.016.

63. O'Brien VH, McGaha JL: Current practice patterns in conservative thumb CMC joint care: survey results, J Hand Ther 27(1):14 - 22, 2014. https://doi.org/10.1016/j.jht.2013.09.001. https://www.clinicalkey.es/pl aycontent/1-s2.0-S0894113013001270.

64. Spaans AJ, van Minnen PL, Kon M, Schuurman AH, Schreuders AR, Vermeulen GM: Conservative treatment of thumb base osteoarthritis: a systematic review, J Hand Surg 40(1):21.e6, 2015. https://doi.org/10.1016/j.jhsa.2014.08.047. https://www.clinicalkey.es/playcontent /1-s2.0-S0363502314014336.

65. Magni NE, McNair PJ, Rice DA: The effects of resistance training on muscle strength, joint pain, and hand function in individuals with hand osteoarthritis: a systematic review and meta-analysis, Arthritis Res Ther 19, 2017. https://search.proquest.com/docview/1916623472. https://doi.org/10.1186/s13075-017-1348-3.

66. Villafane JH, Valdes K, O'Brien V, Seves M, Cantero-Tellez R, Berjano P: Conservative management of thumb carpometacarpal osteoarthritis: an italian survey of current clinical practice, J Bodyw Mov Ther 22(1):37 - 39, 2018. https://doi.org/S1360-8592(17)30038-4 [pii].

67. Brand PW: Mechanics of individual muscles at individual joints. In Clinical mechanics of the hand, ed 3, p 131. United States. http://catalog .hathitrust.org/Record/004059512.

68. McGee C, Mathiowetz V: Evaluation of hand forces during a joint-protection strategy for women with hand osteoarthritis. Am J Occup Ther 71(1): 7101190020p8, 2017. https://doi.org/10.5014/ajot.2017.022921 [doi].

69. McGee C, O'Brien V, Van Nortwick S, Adams J, Van Heest A: First dorsal interosseous muscle contraction results in radiographic reduction of healthy thumb carpometacarpal joint, J Hand Ther 28(4):375 - 381, 2015. https://doi.org/10.1016/j.jht.2015.06.002. https://www.clinicalke y.es/playcontent/1-s2.0-S0894113015000988.

70. O'Brien VH, Giveans MR: Effects of a dynamic stability approach in conservative intervention of the carpometacarpal joint of the thumb: a retrospective study, J Hand Ther 26(1):44 - 52, 2013. http://www.scienc edirect.com/science/article/pii/S0894113012001603. //doi.org/10.1016 /j.jht.2012.10.005.

71. Ladd A, Crisco J, Hagert E, Rose J, Weiss A: The 2014 ABJS Nicolas Andry award: The puzzle of the thumb: Mobility, stability, and demands in opposition, Clin Orthop Relat Res 472(12):3605 - 3622, 2014. https://doi.org/10.1007/s11999-014-3901-6. http://www.ncbi.nlm.nih .gov/pubmed/25171934.

72. DeMott L: Novel isometric exercises for the dynamic stability programs for thumb carpal metacarpal joint instability, J Hand Ther 30(3):372, 2016. https://doi.org/10.1016/j.jht.2016.09.005. https://www.clinicalke y.es/playcontent/1-

s2.0-S0894113016301740.

73. O'Brien VH, Giveans MR: Effects of a dynamic stability approach in conservative intervention of the carpometacarpal joint of the thumb: a retrospective study, J Hand Ther 26(1):44‐52, 2013. https://doi. org/10.1016/j.jht.2012.10.005. https://www.clinicalkey.es/playcontent/1-s2.0-S0894113012001603.

74. DeMott L: Novel isometric exercises for the dynamic stability programs for thumb carpal metacarpal joint instability, J Hand Ther 30(3):372, 2016. https://doi.org/10.1016/j.jht.2016.09.005. https://www.clinicalke y.es/playcontent/1-s2.0-S0894113016301740.

75. Villafañe JH, Cleland JA, Fern á ndez‐de‐Las‐Peñas C: The effectiveness of a manual therapy and exercise protocol in patients with thumb carpometacarpal osteoarthritis: a randomized controlled trial, J Orthopaedic Sports Phy Ther 43(4):204‐213, 2013. https://doi.org/10.2519/ jospt.2013.4524. http://www.ncbi.nlm.nih.gov/pubmed/23485660.

76. Rogers MW, Wilder FV: The effects of strength training among persons with hand osteoarthritis: a two‐year follow‐up study, J Hand Ther 20(3):244‐250, 2007. http://www.sciencedirect.com/science/article/pii /S0894113007000324. //doi.org/10.1197/j.jht.2007.04.005.

77. Osteras N, Kjeken I, Smedslund G, et al.: Exercise for hand osteoarthritis: a cochrane systematic review, J Rheumatol 44(12):1850‐1858, 2017. https://doi.org/10.3899/jrheum.170424 [doi].

78. Minor MA, Hewett JE, Webel RR, Anderson SK, Kay DR: Efficacy of physical conditioning exercise in patients with rheumatoid arthritis and osteoarthritis, Arthritis Rheum 32(11):1396‐1405, 1989. https://doi .org/10.1002/anr.1780321108. http://www.ncbi.nlm.nih.gov/pub med/2818656.

79. Roll SC, Hardison ME: Effectiveness of occupational therapy interventions for adults with musculoskeletal conditions of the forearm, wrist, and hand: a systematic review. Am J Occup Ther 71(1):7101180010p12, 2017. https://doi.org/10.5014/ajot.2017.023234 [doi].

80. Valdes K, Naughton N, Algar L: Linking ICF components to outcome measures for orthotic intervention for CMC OA: a systematic review, J Hand Ther 29(4):396‐404, 2016. https://doi.org/S0894‐1130(16)30076‐X [pii].

81. Cole T, Robinson L, Romero L, O'Brien L: Effectiveness of interventions to improve therapy adherence in people with upper limb conditions: a systematic review, J Hand Ther, 2017. http://www.sciencedirect .com.libproxy.nau.edu/science/article/pii/S0894113017302818. //doiorg. libproxy.nau.edu/10.1016/j.jht.2017.11.040.

82. Beasley J: Therapist's examination and conservative management of arthritis of the upper extremity. In Rehabilitation of the hand and upper extremity, ed 6, p 1343.e2. https://doi.org/10.1016/B978‐0‐323‐05602‐1.00103‐3. https://www.clinicalkey.es/playcontent/3 ‐s2.0‐B9780323056021001033.

83. Colditz JC: The biomechanics of a thumb carpometacarpal immobilization splint: design and fitting, J Hand Ther 13(3):228‐235, 2000.https://doi.org/10.1016/S0894‐1130(00)80006‐X. https://www.science direct.com/science/article/pii/S089411300080006X.

84. Johnson J, Goitz RJ: Ligament reconstruction and tendon interposition, Operative Techniques Orthopaedics 28(1):16‐22, 2018. http://www.scien cedirect.com/science/article/pii/S104866661730112X. http://doi.org/10.1053/j.oto.2017.12.005.

85. O'Brien VH, Giveans MR: Effects of a dynamic stability approach in conservative intervention of the carpometacarpal joint of the thumb: a retrospective study, J Hand Ther 26(1):44‐52, 2013. https://doi .org/10.1016/j.jht.2012.10.005. https://www.clinicalkey.es/playcontent/1‐s2.0‐S0894113012001603.

86. Ikeda M, Ishii T, Kobayashi Y, Mochida J, Saito I, Oka Y: Custommade splint treatment for osteoarthritis of the distal interphalangeal joints, J Hand Surg 35(4):589‐593, 2010. https://doi.org/10.1016/j. jhsa.2010.01.012. https://www.clinicalkey.es/playcontent/1‐s2.0‐S0363502310000687.

87. Kjeken I, Smedslund G, Moe RH, Slatkowsky‐Christensen B, Uhlig T, Hagen KB: Systematic review of design and effects of splints and exercise programs in hand osteoarthritis, Arthritis Care Res 63(6):834‐848, 2011. https://doi.org/10.1002/acr.20427. https://onlinelibrary.wiley.com/doi/abs/10.1002/acr.20427.

88. Pincus T, Callahan LF, Sale WG, Brooks AL, Payne LE, Vaughn WK: Severe functional declines, work disability, and increased mortality in seventy‐five rheumatoid arthritis patients studied over nine years, Arthritis Rheum 27(8):864‐872, 1984. https://doi.org/10.1002/art.1780270805. http://www.ncbi.nlm.nih.gov/pub med/6431998.

89. Solomon DH, Karlson EW, Rimm EB, et al.: Cardiovascular morbidity and mortality in women diagnosed with rheumatoid arthritis, Circulation 107(9):1303‐1307, 2003. https://doi.org/10.1161/01. CIR.0000054612.26458.B2. http://circ.ahajournals.org/cgi/content/abs tract/107/9/1303.

90. Chaigne B, Finckh A, Neto D, Alpizar Rodriguez D, Ribi C, Chizzolini C: SAT0393 health related quality of life in

rheumatoid arthritis and systemic lupus erythematosus patients in switzerland: not the same impact, Ann Rheum Dis 74(Suppl 2):801, 2015. https://doi.org/10.1136/annrheumdis-2015-eular.4188. https://search.proquest.com/docv iew/1901787275.

91. Kourilovitch M, Galarza-Maldonado C, |Ortiz-Prado E: Diagnosis and classification of rheumatoid arthritis, J Autoimmunity 48:26 - 30, 2014. https://doi.org/10.1016/j.jaut.2014.01.027. https://www.clinicalkey.es/playcontent/1-s2.0-S0896841114000304.

92. Joshi VR: Rheumatology, past, present and future, J Assoc Phys India 60(1):21 - 24, 2012. https://www.scopus.com/inward/record.uri?eid=2-s 2.0-84855526359&partnerID=40&md5=19f1d0ca11b98bb62fd01216 c0b05f80. [Accessed 18 June 2018].

93. Gregersen PK, Jack S, Winchester RJ: The shared epitope hypothesis. an approach to understanding the molecular genetics of susceptibility to rheumatoid arthritis, Arthritis Rheum 30(11):1205 - 1213, 1987. https://doi.org/10.1002/art.1780301102. https://doi.org/10.1002/art. 1780301102.

94. Liao K, Alfredsson L, Karlson E: Environmental influences on risk for rheumatoid arthritis, Cur Opini Rheum 21(3):279 - 283, 2009. https:// doi.org/10.1097/BOR.0b013e32832a2e16. http://www.ncbi.nlm.nih .gov/pubmed/19318947.

95. Karlson EW, Chang S, Cui J, et al.: Gene-environment interaction between HLA-DRB1 shared epitope and heavy cigarette smoking in predicting incident rheumatoid arthritis, Ann Rheum Dis 69(1):54 - 60, 2010. https://doi.org/10.1136/ard.2008.102962. http://www.ncbi.nlm .nih.gov/pubmed/19151010.

96. Scott IC, Galloway JB, Scott DL: Inflammatory arthritis in clinical practice, ed 2, London [u.a.], 2015, Springer.

97. Aletaha D, Neogi T, Silman AJ, et al.: 2010 rheumatoid arthritis classificationcriteria: an American college of rheumatology/european league against rheumatism collaborative initiative, Ann Rheum Dis 69(9):1588, 2010. https://pure.amc.nl/portal/en/publications/2010-rheumatoid-arth ritis-classification-criteria-an-american-college-of-rheumatologyeuropean- league -against-rheumatism-collaborative-initiative(9d2fbd1d-f75f-4859-9d7a-ef12d3f4be72).html.

98. Stephanie N, Christina B, Erik T, de Laar MA: Fatigue and factors related to fatigue in rheumatoid arthritis: a systematic review, Arthritis Care Res 65(7):1128 - 1146, 2013. https://doi.org/10.1002/acr.21949. https://doi.org/10.1002/acr.21949.

99. Horsten NCA, Ursum J, Roorda LD, Schaardenburg VD, Dekker J, Hoeksma AF: Prevalence of hand symptoms, impairments and activity limitations in rheumatoid arthritis in relation to disease duration, J Rehabil Med 42(10):916 - 921, 2010. https://doi. org/10.2340/16501977-0619. http://www.narcis.nl/publication/Record ID/vu2:oai:dare.ubvu.vu.nl:1871%2F20924.

100. Rowbotham E, Freeston J, Emery P, Grainger A: The prevalence of tenosynovitis of the interosseous tendons of the hand in patients with rheumatoid arthritis, Eur Radiol 26(2):444 - 450, 2016. https://doi. org/10.1007/s00330-015-3859-0. http://www.ncbi.nlm.nih.gov/pub med/26045344.

101. Navalho M, Resende C, Rodrigues AM, et al.: Bilateral MR imaging of the hand and wrist in early and very early inflammatory arthritis: tenosynovitis is associated with progression to rheumatoid arthritis, Radiology 264(3):823 - 833, 2012. https://doi.org/10.1148/radiol.12112513. http:/ / www.ncbi.nlm.nih.gov/pubmed/22723498.

102. Villeneuve E, Nam JL, Bell MJ, et al.: A systematic literature review of strategies promoting early referral and reducing delays in the diagnosis and management of inflammatory arthritis, Ann Rheum Dis 72(1):13 - 22, 2013. https://doi.org/10.1136/annrheumdis-2011-201063. http://w ww.ncbi.nlm.nih.gov/pubmed/22532640.

103. Chung KC: Clinical management of the rheumatoid hand, wrist, and elbow. In: ed 1. 2016 ed. Cham: Springer International Publishing; 2016:184-285. http://lib.myilibrary.com?ID=907051. 10.1007/978- 3-319-26660-2.

104. Nyhäll-Wåhlin B, Turesson C, Jacobsson L, et al.: The presence of rheumatoid nodules at early rheumatoid arthritis diagnosis is a sign of extraarticular disease and predicts radiographic progression of joint destruction over 5 years, Scandinavian J Rheum 40(2):81 - 87, 2011. https://doi. org/10.3109/03009742.2010.509103. http://www.ncbi.nlm.nih.gov/pu bmed/20919947.

105. Tilstra JS, Lienesch DW: Rheumatoid nodules, Dermatologic Clinics 33(3):361 - 371, 2015. https://doi.org/10.1016/j.det.2015.03.004. https: //www.clinicalkey.es/playcontent/1-s2.0-S0733863515000170.

106. van Dongen H, van Aken J, Lard L, et al.: Efficacy of methotrexate treatment in patients with probable rheumatoid arthritis: a double-blind, randomized, placebo-controlled trial, Arthritis Rheum 56(5):1424 - 1432, 2007. https://doi.org/10.1002/art.22525. http://www.ncbi.nlm.nih.gov/ pubmed/17469099.

107. Bukhari MAS, Wiles NJ, Lunt M, et al.: Influence of disease-modifying therapy on radiographic outcome in

inflammatory polyarthritis at five years: results from a large observational inception study, Arthritis Rheum 48(1):46 – 53, 2003. https://doi.org/10.1002/art.10727. http://www.ncbi.nlm.nih.gov/pubmed/12528102.

108. McInnes IB, Schett G: Pathogenetic insights from the treatment of rheumatoid arthritis, Lancet 389(10086):2328 – 2337, 2017. http://www .sciencedirect. com/science/article/pii/S0140673617314721. //doi.org/1 0.1016/S0140-6736(17)31472-1.

109. Holmdahl R, Malmström V, Burkhardt H: Autoimmune priming, tissue attack and chronic inflammation — the three stages of rheumatoid arthritis, Eur J Immunol 44(6):1593 – 1599, 2014. https://doi.org/10.1002/ eji.201444486. https://onlinelibrary.wiley.com/doi/ abs/10.1002/ eji.201444486.

110. Steinbroker O, Traeger CH, Batterman RC: Therapeutic criteria in rheumatoid arthritis, J Am Med Association 140(8):659 – 662, 1949. https://doi.org/10.1001/ jama.1949.02900430001001. https://doi.org/ 10.1001/ jama.1949.02900430001001.

111. Smolen JS, Landew é R, Bijlsma J, et al.: EULAR recommendations for the management of rheumatoid arthritis with synthetic and biological disease–modifying antirheumatic drugs: 2016 update, Ann Rheum Dis 76(6):960 – 977, 2017. https://doi.org/10.1136/ annrheumdis– 2016–210715. https://doi.org/10.1136/ annrheumdis–2016–210715.

112. Tuyl HD, Felson DT, Wells G, Smolen J, Zhang B, Boers M: Evidence for predictive validity of remission on long–term outcome in rheumatoid arthritis: a systematic review, Research 62(1):108 – 117, 2010. https://doi .org/10.1002/ acr.20021. http://www.narcis.nl/publication/RecordID/vu 2:oai:dare.ubvu.vu.nl:1871%2F46200.

113. Catrina AI, Svensson CI, Malmström V, Schett G, Klareskog L: Mechanisms leading from systemic autoimmunity to joint–specific disease in rheumatoid arthritis, Nature Rev Rheum 13(2):79 – 86, 2017. https:// doi.org/10.1038/nrrheum.2016.200. https://www.ncbi.nlm. nih .gov/pubmed/27974851.

114. Klareskog L, Catrina AI, Paget S: Rheumatoid arthritis, Lancet 373:659 – 672, 2009.

115. The American Occupational Therapy Association: AOTA occupational profile template, Am J Occup Ther 71(Suppl 2):S13, 2017. https://doi .org/10.5014/ajot.2017.716S12. https://www.ncbi.nlm.nih.gov/pub med/29309016.

116. Nordenskiöld U: Daily activities in women with rheumatoid arthritis, Scandinavian Univ. Press, 1997.

117. Hallert E, Björk M, Dahlström Ö, Skogh T, Thyberg I: Disease activity and disability in women and men with early rheumatoid arthritis (RA): an 8-year followup of a Swedish early RA project, Arthritis Care Res 64(8):1101 – 1107, 2012. https://doi.org/10.1002/acr.21662. https://onl inelibrary.wiley.com/doi/abs/10.1002/acr.21662.

118. Rydholm M, Book C, Wikström I, Jacobsson L, Turesson C: Course of grip force impairment in patients with early rheumatoid arthritis over the first five years after diagnosis, Arthritis Care Res 70(4):491 – 498, 2018. https://doi. org/10.1002/acr.23318. https://onlinelibrary.wiley.co m/ doi/abs/10.1002/acr.23318.

119. Mathieux R, Marotte H, Battistini L, Sarrazin A, Berthier M, Miossec P: Early occupational therapy programme increases hand grip strength at 3 months: results from a randomised, blind, controlled study in early rheumatoid arthritis, Ann Rheum Dis 68(3):400 – 403, 2009. https:// doi. org/10.1136/ard.2008.094532. http://www.ncbi.nlm. nih.gov/pub med/19015209.

120. Lamb SE, Williamson EM, Heine PJ, Adams J, Dosanjh S, Dritsaki M, et al.: Exercises to improve function of the rheumatoid hand (SARAH): a randomised controlled trial, Lancet 385(9966):421 – 429, 2015. https:// doi. org/10.1016/S0140–6736(14)60998–3. https://www. clinicalkey.es/p laycontent/1–s2.0–S0140673614609983.

121. O'Sullivan MB, Singh H, Wolf JM: Tendon transfers in the rheumatoid hand for reconstruction, Hand Clinics 32(3):407 – 416, 2016. https://doi. org/10.1016/ j.hcl.2016.03.014. https://www.clinicalkey.es/playcontent/ 1–s2.0–S0749071216300269.

122. Moore JR, Weiland AJ, Valdata L: Tendon ruptures in the rheumatoid hand: Analysis of treatment and functional results in 60 patients, J Hand Surg 12(1):9 – 14, 1987. https://doi.org/10.1016/S0363–5023(87)80151–X. https://www.sciencedirect.com/science/article/pii/ S036350238780151X.

123. Adams J, Burridge J, Mullee M, Hammond A, Cooper C: Correlation between upper limb functional ability and structural hand impairment in an early rheumatoid population, Clin Rehabil 18(4):405 – 413, 2004. https://doi. org/10.1191/0269215504cr732oa. http://journals.sagepub.c om/doi/full/10.1191/0269215504cr732oa.

124. Coldham F, Lewis J, Lee H: The reliability of one vs. three grip trials insymptomatic and asymptomatic subjects, J Hand Ther 19(3):318 – 327, 2006. https://doi.org/10.1197/ j.jht.2006.04.002. https://www.sciencedi rect.com/science/ article/pii/S0894113006000949.

125. Kennedy D: The reliability of one versus three trials of pain–free grip strength in subjects with rheumatoid

arthritis, J Hand Ther 22(4):387 – 388, 2009. https://doi. org/10.1016/j.jht.2009.07.015. https://www.clin icalkey.es/ playcontent/1–s2.0–S0894113009000908.

126. Mathiowetz V, Vizenor L, Melander D: Comparison of baseline instruments to the Jamar dynamometer and the B&L engineering pinch gauge, OTJR: Occupation, Participation and Health 20(3):147 – 162, 2000. https:// doi.org/10.1177/153944920002000301. http://journals.s agepub.com/doi/full/10.1177/153944920002000301.

127. Devore GL: Preoperative assessment and postoperative therapy and splinting in rheumatoid arthritis. In Hunter JM, Schneider LH, Mackin EJ, et al.: Rehabilitation of the hand: surgery and therapy, ed 3, Philadelphia, 1990, Mosby, pp 942 – 952.

128. Rehim SA, Chung KC: Applying evidence in the care of patients with rheumatoid hand and wrist deformities, Plast Reconstr Surg 132(4): 885 – 897, 2013. https://doi. org/10.1097/PRS.0b013e31829fe5e1 [doi].

129. Knipping A, ter Schegget M: A study comparing use and effects of custom– made versus prefabricated splints for swan neck deformity in patients with rheumatoid arthritis, Hand Ther 5(4):101 – 107, 2000. https://doi. org/10.1177/175899830000500401. http://journals. sagepub .com/doi/full/10.1177/175899830000500401.

130. Spicka C, Macleod C, Adams J, Metcalf C: Effect of silver ring splints on hand dexterity and grip strength in patients with rheumatoid arthritis: an observational pilot study, Hand Ther 14(2):53 – 57, 2009. https:// doi.org/10.1258/ ht.2009.009012. http://journals.sagepub.com/doi/full/ 10.1258/ht.2009.009012.

131. Flatt AE: The care of the arthritic hand, United States, 1995, Mosby, p 1. http://catalog.hathitrust.org/ Record/003006265.

132. Steultjens EEMJ, Dekker JJ, Bouter LM, Schaardenburg DD, Kuyk MAMAH, Van den Ende ECHM: Occupational therapy for rheumatoid arthritis (review), Cochrane Database Syst Rev (1):CD003114, 2004. https://doi. org/10.1002/14651858.CD003114.pub2. http://www.narcis. nl/publication/RecordID/oai:repository.ubn.ru.nl:2066 %2F58846.

133. Callinan NJ, Mathiowetz V: Soft versus hard resting hand splints in rheumatoid arthritis: pain relief, preference, and compliance, Am J Occup Ther 50(5):347 – 353, 1996. https://doi.org/10.5014/ ajot.50.5.347. https://www.ncbi. nlm.nih.gov/pubmed/8728664.

134. Biese J: Arthritis. In Fundamentals of hand therapy: clinical reasoning and treatment guidelines for common diagnoses of the upper extremity, ed 1, St. Louis, 2007,

Elsevier Inc, pp 348 – 375.

135. Ivy CC, Dell RB: General principles of rehabilitation after surgical reconstruction of the rheumatoid hand, Tech Hand Up Extrem Surg 4(1):69 – 75, 2000. https://doi. org/10.1097/00130911–200003000–00010. https://www. ncbi.nlm.nih.gov/pubmed/16609414.

136. Colditz JC: Arthritis. In Malick MHKM, editor: Manual on management of specific hand problems, Pittsburgh, 1984, AREN, pp 112 – 136.

137. Egan M, Brosseau L, Farmer M, et al.: Splints and orthosis for treating rheumatoid arthritis, Cochrane Database of Syst Rev 4(4):112 – 136, 2001. https://doi. org/10.1002/14651858.CD004018.

138. Swanson AB: Pathomechanics of deformities in hand and wrist. In Hunter JM, Schneider LH, Mackin EJ, et al.: Rehabilitation of the hand: surgery and therapy, ed 3, Philedelphia, 1990, Mosby, pp 891 – 902.

139. Beasley J: Soft splints: indications and techniques. In ed 6, Skirven TM, Osterman AL, Fedorczyk JM, et al.: Rehabilitation of the hand and upper extremity, vol. 2. Philedelphia, 2011, Elsevier Inc, pp 1610 – 1619.

140. Terrono AL, Nalebuff EA, Philips CA: The rheumatoid thumb. In Skirven TM, Osterman AL, Fedorczyk JM, et al.: Rehabilitation of the hand and upper extremity, ed 6, Philedelphia, 2011, Elsevier Inc, pp 1344 – 1355.

141. Zanghi HA, Ndosi M, Adams J, et al.: EULAR recommendations for patient education for people with inflammatory arthritis, Ann Rheum Dis 74(6):954 – 962, 2015. https://doi.org/10.1136/annrheumdis– 2014– 206807. http://www.narcis.nl/publication/RecordID/oai:cris .maastrichtuniversity.nl:publications%2F57311db7–678f– 4cbc–aabf– 913463598fdf.

142. Siegel P, Tencza M, Apodaca B, Poole JL: Effectiveness of occupational therapy interventions for adults with rheumatoid arthritis: a systematic review, Am J Occup Ther 71(1):7101180050p1, 2017. https://doi .org/10.5014/ ajot.2017.023176. https://www.ncbi.nlm.nih.gov/pub med/28027042.

143. Cordery J, Rocchi M: Joint protection and fatigue management. In Melvin JJG, editor: Rheumatologic rehabilitation: assessment and management, vol. 1. Bethesda, MD, 1998, American Occupational Therapy Association, pp 279 – 322.

144. Cordery JC: Joint protection; a responsibility of the occupational therapist, Am J Occup Ther 19(5):285, 1965. https://www.ncbi.nlm.nih.gov/ pubmed/5832168.

145. Hammond A, Freeman K: The long–term outcomes from a randomized controlled trial of an educational – behavioural

joint protection programme for people with rheumatoid arthritis, Clin Rehabil 18(5):520–528, 2004. https://doi.org/10.1191/0269215504cr766oa. http://journal s.sagepub.com/doi/full/10.1191/0269215504cr766oa.

146. Robinson V, Brosseau L, Casimiro L, et al.: Thermotherapy for treating rheumatoid arthritis, Cochrane Database Syst Rev (1):CD002826, 2002. https://www.ncbi.nlm.nih.gov/pubmed/11869637.

147. Casimiro L, Brosseau L, Robinson V, et al.: Therapeutic ultrasound for the treatment of rheumatoid arthritis, Cochrane Database Syst Rev (3):CD003787, 2002. https://www.ncbi.nlm.nih.gov/pub med/12137714.

148. Brosseau L, Robinson V, Wells G, et al.: Low level laser therapy (classes I, II and III) for treating rheumatoid arthritis, Cochrane Database Syst Rev (4):CD002049, 2005. https://doi.org/10.1002/14651858. CD002049.pub2. https://www.ncbi.nlm.nih.gov/pubmed/16235295.

149. Vlieland Vliet, Theodora PM: New guidelines on nondrug treatment in RA, Nature Re Rheum 6(5):250, 2010, https://doi.org/10.1038/ nrrheum.2010.59.

150. Hurkmans E, van der Giesen FJ, Vliet Vlieland TP, Schoones J, Van den Ende: ECHM: Dynamic exercise programs (aerobic capacity and/or muscle strength training) in patients with rheumatoid arthritis, Cochrane Database Syst Rev (4):CD006853, 2009. https://doi.org/10.1002/14651858.CD006853.pub2. https://www.ncbi.nlm.nih.go v/pubmed/19821388.

151. Minor MA, Hewett JE, Webel RR, Anderson SK, Kay DR: Efficacy of physical conditioning exercise in patients with rheumatoid arthritis and osteoarthritis, Arthritis Rheum 32(11):1396–1405, 1989. https://doi. org/10.1002/anr.1780321108. https://www.ncbi.nlm.nih.gov/pub med/2818656.

152. O'Brien AV, Jones P, Mullis R, Mulherin D, Dziedzic K: Conservative hand therapy treatments in rheumatoid arthritis-a randomized controlled trial, Rheum (Oxford, England) 45(5):577–583, 2006. https://doi. org/10.1093/rheumatology/kei215. https://www.ncbi.nlm.nih.gov/pub med/16319099.

153. Bergstra SA, Murgia A, Te Velde AF, Caljouw SR: A systematic review into the effectiveness of hand exercise therapy in the treatment of rheumatoid arthritis, Clin Rheum 33(11):1539–1548, 2014. https://doi. org/10.1007/s10067–014–2691–2 [doi].

154. Hammond A, Prior Y: The effectiveness of home hand exercise programmes in rheumatoid arthritis: a systematic review, Br Med Bull 119(1):49–62, 2016. https://doi.org/10.1093/bmb/ldw024 [doi].

155. Brand P, Hollister AM, Agee JM: Transmission. In Brand PWHA, editor: Clinical mechanics of the hand, vol. 3. St. Louis, 1999, Mosby, pp 61–99.

156. Melvin JL, Ferrel KM, editors: Adult rheumatic diseases (vol. 2). Bethesda, MD, 2000, The American Occupational Therapy Association.

第 30 章　烧伤

Lisa Deshaies；
Maura Ann Walsh

根据美国烧伤协会的建议，任何深度的手部烧伤都应被归为严重损伤，需要接受专科烧伤中心的治疗。然而，治疗师会在各类医疗机构见到损伤急性期处理过后的烧伤康复对象。烧伤可因热源、化学物品或电击造成。原因多种多样，包括房屋火灾、车祸，以及在生活或工作中接触到的电流，或热的物体或液体[1,2]。

◎ 临床精要

手背烧伤多为火焰灼伤或爆炸伤；手掌烧伤则多由化学物品、摩擦伤或高压电导致[3]。

随着伤情对手功能的影响，烧伤会对康复对象的社会心理功能及生活质量造成严重的影响[4,5,6]。瘢痕、外观损毁，以及对身体和周围环境的失控感，会给康复对象带来严重的躯体形象改变，社交逃避，对未来充满焦虑，甚至绝望[7]。收入减少和逃避讨论情绪问题也可能是社会心理问题成因之一[8]。其他烧伤后常见的心理特征包括睡眠障碍、抑郁、焦虑、内疚、羞耻、自责及创伤后应激[7,9,10]。

相关的认知、情绪和社会心理问题（如缺乏注意力、冷漠、疼痛及精力不足）会影响康复对象的恢复，导致康复对象很难全身心投入并坚持全程治疗。康复对象的重要亲属亦会被影响甚至产生焦虑情绪[11]。

为了能够制订出适当的烧伤治疗方案，治疗师必须全方位掌握相关的解剖和伤口愈合及瘢痕成熟过程。积极的预后也离不开对康复对象及重要亲属的情感支持。

解剖学

皮肤是人体最大的器官。提供保护，防止外界细菌入侵，对抗体液过度流失，通过排汗调节体温，保护深层结构免受伤害，促进特定物质吸收（如维生素 D），以及接受来自环境的感觉反馈均是皮肤的重要功能[12-14]。缺少了皮肤提供的保护，暴露出来的下层组织（如肌肉和肌腱）会变得干燥，神经末梢也会暴露。皮肤的一个重要的非生理性功能是提供给每个个体独一无二的身体容貌。

正常的皮肤由 2 层基础结构组成，分别为表皮和真皮。表皮（epidermis）是薄的、无血管的最外层结构，仅占皮肤厚度的 5% 左右。真皮（dermis）相对来讲厚得多，包含血管、神经、毛囊、汗腺和皮脂腺，以及具有皮肤再生功能的上皮基底层。皮肤的厚度因其所在部位的不同而不同。

皮肤的结构和功能也是千变万化的。手背部皮肤包含汗腺和皮脂腺，而手掌部皮肤则不含。手掌部皮肤含有大量的感觉感受器。

固有肌腱和非固有肌腱系统之间微妙的平衡也会被烧伤所影响[3]。

诊断和病理

暴露于热源的温度和时长以及皮肤被烧伤的特性决定了组织的损伤量。烧伤依据深度和面积划分。烧伤越深，面积越大，则预后越差[12, 16, 17]。其他影响因素包括受伤前疾病和相关损伤情况[16]。烧伤深度是通过肉眼观察判断损伤所涉及的范围或对解剖结构的破坏程度。烧伤深度可由级别（Ⅰ度、Ⅱ度、Ⅲ度或Ⅳ度）或深度（浅表部分皮层烧伤、深部皮层烧伤、全皮层烧伤，以及带有皮下组织损伤的全皮层烧伤）来描述；使用深度划分是更具描述性和现代化的方法（图30.1）。因为皮肤厚度多变，手部烧伤可能存在不同深度的组织损伤。

浅表部分皮层烧伤（相当于Ⅰ度和Ⅱ度烧伤）会累及上皮层，并可能会伤及真皮层浅表部分。这类烧伤呈红色或亮粉色，有水疱，柔软且湿润。感觉是完整的，神经末梢的暴露会导致疼痛和对温度、空气及轻触觉敏感。因上皮基底层完整，这类烧伤在2周或2周以内皮肤自主再生，不需要植皮。

深部皮层烧伤（相当于深Ⅱ度烧伤）会累及上皮层和和真皮较深层部分。毛囊、皮脂腺和上皮附件仍完整。这类烧伤呈斑驳的红色或蜡白色，柔软、湿润且有弹性。感觉可能存在或受损，取决于神经末梢暴露或受损的程度。上皮再生可在3~6周发生，可通过植皮来加速伤口愈合。

注意事项：深部皮层烧伤可能会转变为全皮层烧伤。

全皮层烧伤（相当于Ⅲ度烧伤）会累及上皮层和全部真皮层，包括毛囊、神经末梢及上皮基底层。若烧伤深至皮下脂肪层，则皮脂腺可受累。感觉因神经末梢损毁而消失。这类烧伤呈白色或棕褐色，蜡样，干燥或似皮革样，且质硬。皮肤不会发生自主的上皮再生，需要植皮。

伴有皮下损伤的全皮层烧伤（相当于Ⅳ度烧伤）会伤及深层的脂肪肌肉组织，甚至是骨骼。电击伤常常造成这类损伤。这类烧伤需要对坏死组织进行大范围清创并植皮。如若损伤极其广泛、严重，可能需要截肢[13, 17]。

烧伤范围通过估计烧伤体表面积的百分比来决定。计量方法有九分法和Lund-Browder表两种。受伤范围描述为所伤及的体表总面积（total body surface area, TBSA）百分比。粗略的计量方法是由个体的手掌面积作为体表面积的1%。手每一面则组成体表面积的1.5%（译者注：此书中所采用的TBSA计算方法与我国所使用的方法略有出入，可做参考）；因此个体的双手环状烧伤为6%TBSA烧伤[17]。

愈合时间轴

任何伤口，包括烧伤，其目标都是尽快愈合以尽可能减少瘢痕形成及相关后遗症的出现。伤口闭合所用时间是决定瘢痕进展最重要的因素。其他影响因素包括年龄、遗传，以及烧伤深度和部位[18]。

伤口愈合是一个动态的细胞学过程，包括相互重叠的三个阶段。一期为炎症（或渗出）期，以炎症反应为特点，中性粒细胞和巨噬细胞清理残骸

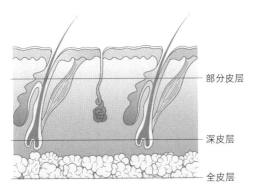

图30.1　烧伤依据深度分类（引自 Leveridge JE. Burns. In: Prosser R, Conolly WB, eds. Rehabilitation of the Hand and Upper Limb. Edinburgh, UK: Butterworth Heinemann; 2003. ）

部分皮层

深皮层

全皮层

并为伤口修复做准备。这一阶段自受伤开始，延续 3~5 天。二期为成纤维细胞（增生或修复）期，持续 2~6 周，特点是出现成纤维细胞，合成胶原蛋白和肌成纤维细胞，引起伤口收缩（wound contraction）。新生的上皮特别薄且脆弱，同时，伤口的张力会随着胶原蛋白的增生而增加。胶原蛋白是随机、无序排列的。上皮化后伤口依然会继续收缩，不过程度会有所减弱。三期为成熟（重塑）期，可能会持续数年。胶原蛋白持续交联，抗张能力逐渐增强 [19, 20]。通常伤后 6 周即可恢复 50% 的张力，恢复至极限也仅会达到正常皮肤张力的 80% [19, 20]。随着瘢痕成熟，胶原沉积减缓，多余的胶原蛋白分解，直至达到瘢痕成熟。

据报道，烧伤后发生增生性瘢痕（hypertrophic scars）的概率为 32%~72% [9]。危险因素包括肤色较深、上肢烧伤、烧伤严重程度、愈合时间（大于 3 周）及多次手术。增生性瘢痕表现为凸起、增厚、发红、发紧及瘙痒。它还会挛缩，常伴有变形。跨关节瘢痕是最容易引起问题的，因为瘢痕挛缩（scar contraction）会导致功能性关节活动下降，据报道有 38%~54% 在烧伤中心就诊的康复对象会发生此类情况 [22]。瘢痕肥大和挛缩在伤后前 4~6 个月最为活跃 [23]。早期有全范围关节活动范围（ROM）的康复对象在随后的数月可能会丧失关节活动；因此需要长期随访治疗。伤后前 6~12 个月保持柔软的瘢痕有利于全关节功能的恢复 [17]。对处于活跃期的瘢痕，保守治疗仍可能是有效的。一旦瘢痕成熟，则需要手术治疗来改善 ROM 或外观。

烧伤恢复的阶段

烧伤的恢复分为 4 个相互重叠的阶段：①急性期；②早期；③植皮期；④康复期 [23]。急性期指受伤后前 2~3 天。早期常常指从第 2 天或第 3 天至伤口愈合的这个阶段，包括自主愈合或手术治疗。植皮期指在早期进行植皮手术以覆盖伤口的阶段，或在康复期进行重建手术的阶段。康复期由伤口愈合持续至瘢痕成熟。

◎ 临床精要

水肿和不良摆位是急性期和早期的主要变形力源。在植皮期和康复期伤口愈合后，瘢痕挛缩则成了主要的变形力源。

非手术治疗

治疗的过程受烧伤的深度和范围、康复对象的健康状况、伤口愈合的阶段，以及医生的治疗计划的影响。非手术治疗是部分皮层烧伤的一个治疗选择，因为这类烧伤上皮可再生 [3, 13, 23]。治疗旨在预防感染，促进愈合和减少并发症。

敷料

敷料用于保护伤口，提供良好的愈合环境。敷料分为粘连款或不粘连款，并可达到多种目的，包括感染控制、改善舒适度、伤口制动、吸收液体、清创及早期加压 [16, 19]。有多种敷料产品和伤口护理 / 清创更替时间安排可供选择。敷料和局部用药的选择取决于伤口的类型和所处阶段，并受到医生的偏好的影响。治疗师必须与医生紧密合作以便充分理解敷料的使用规划和原理。

体位摆放

在烧伤恢复的早期，体位摆放对于减轻水肿非常重要，因为水肿可造成局部缺血、内在肌紧缩、姿势变形、活动丧失、粘连及纤维化 [23]。水肿是伤口愈合过程中的正常组成部分，并且烧伤会引起局部和系统化的反应 [24]。烧伤后水肿会在伤后 1 小时内迅速发展，在伤后 36 小时达到顶峰，通常在 7~10 天内缓解 [23]。如果水肿在后续阶段持续存在则是一大隐患。

注意：为了确保手部动脉血流，急性期抬高手臂至低于心脏的位置，并保持肘部伸展 [23]。

除了抬高肢体，可根据需要应用加压装置（如加压包扎、加压袖套或手套），注意监测血流循环和皮肤的完整性，因为脆弱的伤口和瘢痕很容易破裂。

体位摆放还可用于预防因软组织短缩造成的活动丧失。典型的舒适体位为肩关节内收、内旋，肘关节、腕关节、手指屈曲及拇指内收。活动丧失将不仅仅出现于烧伤所累及的关节。可使用枕头、大块敷料、楔形泡沫或矫形器来改变原有姿势，促进正确的体位摆放。

◎ 临床精要

记住一个烧伤治疗诀窍：舒适的姿势就是畸形的姿势。

矫形器

矫形器可用于制动伤口以促进伤口愈合，并可保护手部关键结构。注意，并不是所有的手部烧伤都需要矫形器治疗，这点很重要。是否使用矫形器取决于烧伤的深度、范围，以及康复对象所能够承受的体位摆放、训练和功能的程度。大部分浅表部分皮层烧伤不需要矫形器，因为愈合会在 3 周内完成。如果愈合不理想，韧带暴露，或主动伸/屈手部关节严重受限，则应考虑使用矫形器[23]。矫形器适用于一些手部不能主动活动或活动过激的病例。矫形器更常用于较深度的烧伤。即使在伤口愈合早期使用了静态矫形器来预防烧伤瘢痕挛缩，挛缩的发生概率仍有 5%~40%，支撑其有效性的证据较弱[25]。

◎ **临床精要**

在急性期和早期，水肿会导致体位摆放不良和典型的烧伤手部畸形，即腕关节屈曲，掌指关节过伸，指骨间关节屈曲，拇指内收及掌弓变平。

除非另有其他指征，通常手部制动位应为腕关节伸展，掌指（MCP）关节屈曲，指骨间（IP）关节伸展，且拇指外展。轻度的腕关节伸展可通过稳固肌腱作用激发 MCP 关节屈曲，而 MCP 关节屈曲又会拉伸侧韧带以防止其短缩。近端指骨间关节（PIP）伸展可保护脆弱的伸肌腱机制，同时拇指外展可保护第一指蹼。文献中关于理想的关节角度的描述多种多样[26]。一致认可的观点为腕关节伸展 15°~30°，MCP 关节屈曲 50°~80°，IP 关节充分伸展或微屈曲，拇指外展于桡侧外展和掌侧外展的中立位，拇指 MCP 关节屈曲 10°，拇指 IP 关节充分伸展（图 30.2）[13, 18, 23]。对于单独的掌侧烧伤，腕关节应置于中立位至微伸位，手指充分伸直并外展，同时拇指置于桡侧外展并伸展位[23]。绝不要强行将关节摆放至理想体位。尽管有预制矫形器，但倾向于使用由带孔隙的板材定制的矫形器，因为这样会更加准确适配，而且可以根据水肿和关节活动情况的变化进行调整。矫形器可由纱布卷、弹性绷带或治疗带固定。

注意事项：仔细观察并调整矫形器固定是否得当，以确保不会限制血液循环[23]。

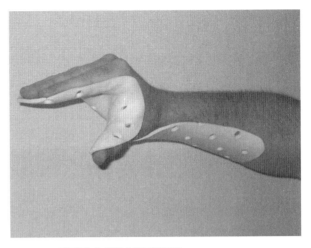

图 30.2 手部烧伤急性期的矫形器摆位

对于 IP 关节受累严重的康复对象，外科医生可能会选择克氏针跨关节固定，以保证制动并保护伸肌结构[3]。

矫形器还可在随后的恢复期用于预防或矫正瘢痕挛缩。为预防瘢痕挛缩，可使用静态矫形器固定关节，抵抗瘢痕挛缩。常见的手部瘢痕挛缩包括手掌侧烧伤时的腕关节屈曲，手背侧烧伤时的腕关节伸展或屈曲，第一指蹼烧伤时的拇指内收，手背侧烧伤时的 MCP 关节和 IP 关节伸展，以及手掌侧烧伤时的 MCP 关节和 IP 关节屈曲。仅在夜间佩戴静态矫形器，如果可能，尽量避免优势手在日间佩戴矫形器。使用连续性静态矫形器、动态矫形器（也称"弹性活动"）或静态渐进式矫形器（也称"非弹性活动"）来改善 ROM 和（或）瘢痕挛缩。将瘢痕置于有张力的拉长体位以促使其新细胞生长、胶原蛋白重塑和组织伸展[14, 27]。

环状烧伤可能需要交替使用不同的矫形器以顾及各个瘢痕[18]。

运动

烧伤恢复早期的运动对控制水肿、促进肌腱滑动并帮助维持 ROM 和力量很重要。在严密监控伤口状态的前提下，可让康复对象在去除敷料时进行主动活动。少量重复的肌肉泵练习有利于缓解水肿。内在肌收缩包括蚓状肌的姿势训练和手指的外展/内收。如果康复对象不能有效进行全范围 ROM，则进行柔和的主动辅助运动或被动活动。保持在伤口闭合和疼痛程度可耐受的范围内进行运动很重要；辅助手应放于伤口最稳定及疼痛程度最轻的位置。

注意事项：这个阶段过激的活动对脆弱的组织不利，会加重瘢痕增生[23]。为了预防韧带撕裂，如果已知或预料未来可能发生的伸肌腱损伤，则不要进行 IP 关节的活动。

在恢复的后期，强化运动以获得充分的主动和被动的腕关节和手部活动。包括针对个别僵硬关节进行轻柔的被动运动。对于跨多个关节的瘢痕（多见于手背烧伤）可能还需要腕关节和手指的屈曲或伸展的复合运动。有效地牵拉瘢痕后，瘢痕颜色会变白[23]。抗阻运动有助于恢复肌肉的力量和耐力。较强壮的肌肉有利于对抗紧缩的瘢痕。康复对象可在两个方向进行抗阻运动以对抗瘢痕和肌腱粘连。通过训练和治疗性运动来改善力量、灵活性、协调性及手的功能。

在瘢痕成熟阶段，一旦瘢痕有足够的张力耐受松动术所带来的摩擦力，则可针对僵硬关节进行关节松动。

文献研究表明，持续被动运动（CPM）对因疼痛、焦虑或水肿造成的主动活动减少的手部烧伤康复对象的治疗有效[28]。

注意事项：对于有可能发生的伸肌腱损伤，使用 CPM 时应非常小心，因为这项技术对于纤弱的伸肌腱系统有可能会过于粗暴。

手功能的应用

在恢复的各个阶段，应尽可能地鼓励康复对象在日常生活中进行手功能的应用。仍存在功能受限的时候，辅助器具（如组合把手）可以促进功能的发挥。手的使用有重要的生理和心理益处；它有助于改善 ROM、力量、耐力、肌腱滑动及消肿，并能给予康复对象自我掌控感和自我满足感。然而，要明确疼痛、愈合、活动和力量的改善并不总会自然而然地促进手活动的再参与。康复对象可能会害怕疼痛或损伤脆弱的组织。应认可这类担忧并帮助康复对象克服它们。

瘢痕治疗

瘢痕治疗的目标是尽可能地调节瘢痕，使其平坦、平滑、柔软，并有可接受的外观。因为瘢痕形成是伤口愈合不可避免的组成部分，我们预期的最佳状态是通过治疗（如加压、硅酮制品、按摩及物理因子治疗等形式）来改变其物理和机械特性，以尽可能减轻瘢痕。虽然这些治疗方式的确切机制并不是十分明确，其疗效的客观依据也并不充分，但是这些治疗确实带来了积极的临床疗效[29-31]。

加压的方式多种多样，包括矫形器、压力绷带和压力衣。瘢痕增生和瘢痕挛缩在伤后早期即开始形成，因此压力应在早期应用（即伤口愈合 2 周内）[18, 23, 32]。拇指的治疗原则是使用过渡性压力绷带和手套直至手部可以耐受测量定制压力衣。自粘弹力绷带所能提供的压力可有效改善水肿和瘢痕，且必要时这种绷带可在薄敷料外使用（图 30.3）[18, 32]。压力值应循序渐进以确保可耐受。一旦瘢痕可耐受穿脱和活动过程中的剪切力，可选择应用预制指套和手套。当水肿稳定，伤口愈合至小于原来的 1/4，瘢痕可耐受更高的压力和定制手套带来的摩擦力时，可进行手套定制前的测量（图 30.4）[23]。除皮肤清洁和运动外的时间，应持续穿戴加压辅具，以确保最佳疗效。康复对象可能需要一定的时间来适应全时段穿戴。

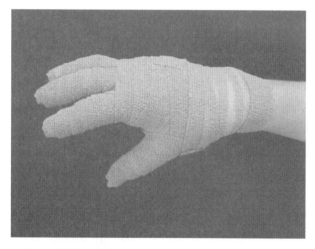

图 30.3　自粘弹力绷带

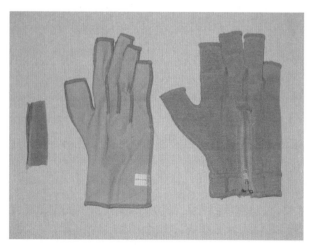

图 30.4　预制指套、预制手套和定制压力手套

硅酮制品有多种形式，包括片状和泥状。一些硅酮凝胶贴是自粘的，而另一些是需要额外固定。硅酮虽然可以单独使用，但常常和加压结合应用，尽管二者联合应用的疗效混在一起无法区分[33, 34]。一些制造商会在压力衣内增加一层薄硅酮层，但是这种设计可能会更难穿脱，因为硅酮会增加摩擦力。推荐的硅酮佩戴时间为至少每天 12~24 小时；并需要密切观察，因为它的保湿特性可能会造成皮肤浸渍[18, 23]。

注意事项：不要在伤口处或脆弱的皮肤表面应用硅酮。

手法或使用振动仪按摩可能有助于活动限制性纤维，缓解瘙痒并减轻疼痛[35, 36]。在开始阶段，需要轻柔地进行按摩新愈合的皮肤，以避免水疱形成和皮肤破损。随着张力增加，可加大压力至瘢痕泛白的力度，并以环形动作向各个方向按摩瘢痕。按摩之前要先润滑瘢痕，使组织做好准备。每天需至少按摩 2 次[18, 23]。

物理因子治疗（如热敷、蜡疗、微粒疗法和超声）也被用于烧伤瘢痕运动和活动前的组织准备[18, 23]。热量可以缓解疼痛并提升胶原纤维的弹性，使得瘢痕更容易活动。石蜡综合了热量和皮肤润滑的功效，这二者皆有利于活动前的准备。微粒疗法也有利于增生性瘢痕的脱敏。厚瘢痕最好用超声进行加热。

注意事项：应小心进行热疗，因为瘢痕可能使感觉减退，热耐受下降。绝不要在开放伤口或破损皮肤处应用热疗。

手术治疗

全皮层烧伤需要手术治疗，因为上皮不能自主再生。伤口自发延迟愈合（通常晚于 2~3 周）的深皮层烧伤可通过手术来改善预后功能和容貌[3, 17]。

可能需要尽早进行切除无法存活的烧伤皮肤（也称"焦痂切除术"或"筋膜切开术"）以建立健康创面基底并维持血流灌注[2, 3, 18]。伤口可以通过组织移植、培养的上皮细胞皮肤或皮肤替代物来覆盖。异种移植物（heterograft）是取自其他物种（例如猪）的皮肤。同种异体移植物（homograft）是取自人类的皮肤，最常取自尸体。异种移植物和同种异体移植物都用于暂时性覆盖伤口直至可以使用康复

对象自己的皮肤。自体移植物（autograft）是康复对象自己的皮肤，取自供皮区（donor site）并放置于受皮区伤口的移植物[15, 37]。可以是中厚皮片（split-thickness skin graft, STSG）或全厚皮片（full-thickness skin graft, FTSG）。皮片越厚，所包含的真皮附件越多。通常较薄的中厚皮片会用于覆盖手背部位。较厚的中厚皮片或全厚皮片常用于手掌区域，这样可以提供更好的敏感度和耐磨度[15]。中厚皮片可直接使用（称为"片状皮"），可通过打孔来引流液体（称为"网状皮"）或拉网扩展以覆盖更大面积。暴露肌腱和骨的深层伤口可能需要包含筋膜和（或）肌肉层的皮瓣（flap）[37, 38]。植皮和皮瓣均需要时间来愈合，并且在受区和供区均会留下瘢痕。

◎ 临床精要

植皮也会出现瘢痕挛缩；越薄的植皮，越容易回缩[37]。

相比片状皮或未扩张的网状皮，拉网扩张的植皮更容易产生瘢痕和挛缩[15, 17]。培养的上皮皮片是由上皮细胞在实验室环境下生长构成。这类非常薄且脆弱的皮片会用于没有足够供皮区的康复对象，对于手部的覆盖效果很差[15, 23]。

烧伤伤口手术后的治疗对于功能预后的最优化起着决定作用。手术后流程依据手术步骤和术者喜好的不同而变化。中厚皮片和全厚皮片移植术通常会在术后制动数天，以利于血管生成和植皮附着。相比于标准的中厚皮片，培养的皮片因其脆弱性进展缓慢。相比于植皮，皮瓣更不容易操作，通常会制动较长时间。和其他伤口愈合一样，植皮和皮瓣移植也需要时间来进行胶原蛋白沉积和增强抗张能力。一旦植皮或皮瓣稳定，就要开始谨慎地推进体位摆放、矫形器干预、运动及瘢痕治疗。

注意事项：愈合中的组织在前 3 周很容易受伤，尤其不可耐受剪切力[3, 15]。仔细监控是否有水疱和破损的表现，并和手术医生讨论是否可以推进治疗或暂缓治疗。

手术是挛缩松解和重建的康复过程中的必要部分。在瘢痕成熟后也可能需要进行手术治疗。对于儿童，可能在生长发育结束之前需要定期手术，这是由快速生长的骨骼和相对慢速生长的瘢痕组织之间的矛盾所造成的。瘢痕挛缩松解需要在已经造成 ROM 受限的紧缩的瘢痕部位增加更多的皮肤。前述的组织移植和局部旋转或推进皮瓣（如 Z 字整形术）

一样常见[15, 17, 37]。手术后治疗的步骤和时间流程与
伤口愈合所要求的类似。

❓ 咨询医生的问题

非手术康复对象

- 伤口治疗和敷料方案是什么？
- 是否需要矫形器？
- 针对韧带或关节的完整性，有哪些已知或可能存在的问题？
- 对于抬高患肢、活动或压力治疗时，有哪些必需的注意事项？

手术康复对象

- 进行了什么手术？（如果可能，保留一份手术记录复印件）
- 采取了哪种类型的植皮或皮瓣移植？
- 术中 ROM 是多少？
- 术后敷料移除后，植皮或皮瓣存活得怎样？
- 伤口治疗和敷料方案是什么？
- 是否有关于韧带或关节完整性的问题？
- 是否需要矫形器？
- 在进行抬高、活动或加压时，有哪些必需的注意事项？
- 你倾向于依照何种术后治疗方案？

💬 对康复对象说的话

关于伤情

"烧伤导致了一系列的皮肤损伤。皮肤对预防感染和保护我们手部的深层结构非常重要。这幅图（皮肤解剖图举例）描绘了皮肤的分层和关键解剖结构，如毛囊、汗腺、油脂腺和神经末梢。你所经历的烧伤损伤到皮肤的这个深度，会对你的皮肤造成这样的影响。"

根据康复对象的损伤程度及与疼痛和感觉相关的症状来调整谈话内容。

关于伤口治疗和愈合

"最主要的目的是帮助你尽快愈合以预防感染并减轻瘢痕形成。这是为你制订的伤口护理和敷料使用方案。最重要的是你能够理解它，接受它，并遵守要求。"

如果康复对象能够执行或辅助完成伤口治疗，

疼痛和焦虑会减轻。根据需要指导并与康复对象及其他重要亲属及照护者进行练习，以改善他们的舒适度。如果将要或已经进行组织移植，需要对康复对象解释其目的以及在供区和受区可能出现的状况。

关于瘢痕管理

"伤口愈合会伴随着瘢痕形成的过程。活跃的瘢痕逐步成熟需要数月或数年的时间。活跃的瘢痕会发红、变厚、凸起且坚硬。活跃的瘢痕还会趋向于发紧，并可能会很痒，尤其是最初的 2~3 个月。随着瘢痕成熟，你会发现红色逐渐消退并接近正常皮肤的颜色，瘢痕会变平、变软，瘙痒会得到缓解。瘢痕对阳光特别敏感，因此你需要使用防晒剂或手套来保护它。你要用温和的清洁剂洗手，不要直接接触有强去污成分的清洁产品，那会使皮肤干燥。干燥的瘢痕更容易破损，并变得更痒。瘢痕会随着时间的推移逐渐具有耐受性，但永远不会和普通皮肤一样有弹性。因为瘢痕部位的感觉可能会减退，你需要更多的依赖视觉观察来防范伤害。瘢痕也缺乏保持湿润的能力；因此你全天需要经常涂抹保湿霜来维持它的健康。避免使用含有香精或乙醇成分的保湿剂，那会使瘢痕干燥。尽管我们不能够阻止瘢痕发生，但是我们可以通过应用治疗措施（如按摩、加压和使用硅酮），尽量维持瘢痕的平坦、柔软和活动性。"

指导康复对象和重要亲属，让他们理解瘢痕治疗的内容，怎样监控皮肤问题，以及如何恰当的维护加压和硅酮辅具。

关于矫形器

"矫形器可用来预防活跃的瘢痕挛缩和瘢痕挛缩导致的关节活动丧失。它们还可以用来重获因烧伤而丧失的活动。要谨遵我们制定好的穿戴日程，并观察有没有因矫形器造成的任何皮肤问题，这很重要。"

确保康复对象和重要亲属理解每种矫形器的使用目的、穿戴日程，以及如何维护矫形器。

关于运动

"运动对于维持你的关节和瘢痕活动很重要。为你制订的训练项目包含了牵伸瘢痕、帮助肌腱滑动及使你的手更有力的内容。每次都要确保在开始训练之前已经很好地进行了瘢痕保湿，以防瘢痕破损。"

指导康复对象和重要亲属了解有关每项运动的使用目的及何时进行、如何进行。

关于功能

"维持手功能最好的一个办法就是在你的日常生活活动中尽可能多地使用它。尽管一开始它会有一点笨拙，但使用你的手能够帮助你的瘢痕保持柔软，让你的关节维持松动，使你的肌肉变得有力。你可能要通过监控压力、水疱或损伤的迹象来更加小心地保护瘢痕。"

如果使用了辅助器具，要向康复对象解释："这些辅助器具会帮助你在现阶段更好地使用你的手，直至你可以更容易地拿东西或做更多其他事情。"

评估技巧

- 在愈合的伤口、脆弱的瘢痕及感觉消失或感觉过敏的区域小心并轻柔地摆放你的手或器具（如量角器）。
- 挛缩可能会有瘢痕紧缩、关节紧缩或两者同时存在。通过观察瘢痕的发白情况及触摸瘢痕张力来判断区分瘢痕挛缩和关节挛缩。
- 跨多个关节的瘢痕需要密切评估。在瘢痕放松的姿势评估单个关节的 AROM 和 PROM 以测量关节真正的活动性。瘢痕的张力会限制活动并显现出关节活动受到了影响。例如，对手背烧伤的康复对象，应将腕关节和 MCP 关节置于完全伸展位来测量 PIP 关节的屈曲。一旦确定了单个关节活动情况，便可以通过评估复合的主动和被动活动来了解瘢痕是否需要限制以及如何限制活动。
- 使用图像来帮助追踪记录伤口愈合和瘢痕外观。以"cm"为单位测量伤口尺寸并描述其特征（如颜色、完整性、引流情况和气味）来量化开放性伤口[19]。使用瘢痕评估工具来量化瘢痕，如用温哥华瘢痕量表来评定色素沉积、血管分布、柔软度和高度[39,40]。使用视觉模拟量表评估康复对象对瘢痕的主观评分也是有益的，因为康复对象的认知可能和治疗师的不同。尽管治疗师会观察到客观的进步，康复对象可能不会认同他们关于瘢痕在改善的观点[41]。记得还要评估供皮区。
- 通过手部轮廓图来评估并记录指蹼的改变。治疗师可以使用没有笔管的细笔芯来获得最精确的描绘。

- 在没有先经过医生许可的情况下，不要在有开放伤口的时候进行体积测量。容积计每次使用后都要消毒。
- 观察周围神经受累的表征和模式。神经损伤可由直接损伤、感染或者神经中毒引起。瘢痕紧缩、摆位不当或者水肿造成的局部卡压也很常见[23]。
- 讨论烧伤是如何影响康复对象的整体功能水平的。探究对于康复对象来说哪些是最重要的活动，并确定最可能会阻碍康复对象功能活动的因素。

◎ 临床精要

如果关节达到最大限度的活动范围时瘢痕发白，则瘢痕挛缩是主要的限制因素。如果瘢痕在末端活动范围处未发白，则限制因素是关节或其他软组织的紧缩。

影响临床推理的特异性诊断信息

每个康复对象都有独特的临床、功能、心理、社会和文化需求。个体化治疗以评估结果和每个人的理解及欣赏为基础。通过宣教和促进主动参与的开放模式来授权康复对象及重要亲属全程参与治疗。通过尽可能给予康复对象选择的机会来赋予康复对象主动权。瘢痕成熟的过程可能会需要数年，要确保把康复对象自我管理治疗所需的所有工具都交给了他自己。定制信息并教会康复对象如何在每个可能的机会中实施治疗，而不是为他们做治疗；这有利于更好的远期结果[42]。治疗需求也是由烧伤的深度和部位、损伤的时间和手术步骤、伤口愈合的阶段，以及烧伤恢复的阶段所决定的。预估潜在的瘢痕挛缩并指导预防或纠正性的治疗。治疗手部烧伤的原则可应用于身体其他任何部位的烧伤。

注意事项：制订治疗方案应与医生紧密合作，并及时反馈新问题。

手背烧伤常常会引起拇指指蹼挛缩，继而限制拇指的功能姿势，以及引起其余四指指蹼挛缩，继而限制手指外展并可能会限制 MCP 关节屈曲。MCP 关节、IP 关节及手指复合性屈曲的丧失也是很典型的。一些病例中，手部可能会因早期体位摆放不良、水肿或瘢痕挛缩而出现内在肌缺失姿势（图 30.5）。如果伸肌装置损伤，也会出现纽扣畸形。手掌部烧伤常会引起拇指和其余四指复合性伸展受限。

注意事项：每个瘢痕都是独特的，康复对象会有各种各样的临床问题，因此要进行全面的评估来

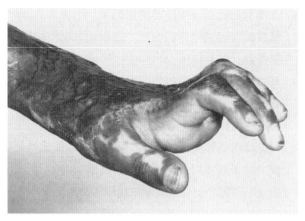

图30.5　手背烧伤导致内在肌缺失姿势（引自 Thornes N: Therapy for the burn patient. In: Prosser R, Conolly WB, eds. Rehabilitation of the Hand and Upper Limb. Edinburgh, UK: Butterworth Heinemann; 2003. ）

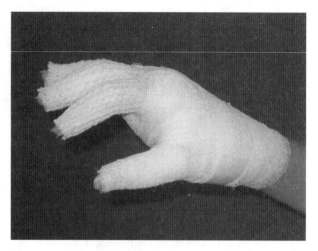

图30.6　不影响活动的手部敷料包扎

明确需求。治疗烧伤是一个动态的过程。依据最活跃、最影响功能的瘢痕来排列治疗的优先顺序。经常进行再评估并依据需求的改变来调整治疗方案。环状瘢痕尤其具有挑战性，因为它包含双向牵拉的瘢痕，很可能同时限制关节的屈曲和伸展。

♡ 临床技巧

水肿

　　如果存在开放性伤口或新鲜植皮，要在测量体积之前获得医生的许可。抬高手部时，保持肘关节尽可能伸直以促进血液流动。在使用弹力绷带或戴预制手套时，可在手掌部、指缝或手背叠加泡沫垫，以提供更加均衡的压力。

伤口治疗

　　手部使用敷料时，要将手指分开包扎，以免不必要地限制活动和影响手功能（图30.6）。如果拇指也需要包扎，要注意拇指的位置，包扎在利于功能性掌侧外展的位置。在纱布垫外缠绕包扎指蹼以提供早期加压。如果使用矫形器或临时压力衣，则需要保持敷料厚度一致。

瘢痕治疗

　　瘢痕过度敏感是一个常见问题，常需要在康复对象可耐受其他治疗（如矫形器、压力或按摩）前解决。手掌侧区域瘢痕过度敏感也可能严重影响手功能。使用等级化的刺激来弱化感觉，注意维持在康复对象可耐受的压力和剪切力的范围内，以避免

损伤。

　　在加压困难的区域，可在压力装置下使用压力垫来增大压力，如指蹼和掌弓。插垫可以由热塑性塑料、硅酮或泡沫制品制成（图30.7）[18, 23, 32]。对瘢痕的可耐受压力进行分级。等级顺序可由缠绕自粘性弹力材料加压，升级至软材料的预制手套，推进至定制压力手套。订购定制手套需注意康复对象的特殊需求。拉链或魔术贴可以使手套更容易穿脱，减少对脆弱皮肤的损伤。末端开口有益于手指的感觉和手功能。大部分厂家可提供不同等级的弹性布

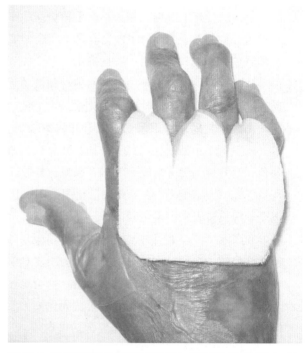

图30.7　拇指指蹼的硅酮凝胶贴和插入指缝的泡沫垫可增大手套压力

料来制作手套。依据瘢痕的耐受程度和功能需求来选择材料。非常脆弱的瘢痕可能需要软材料制作的手套；对于活跃康复对象且耐受性好的瘢痕，可能需要更加耐用的材料。软面料可被策略性地应用于容易产生不适或瘢痕破损的区域，如骨性突出部位及拇指指蹼（图 30.8）。可以在手掌区域缝制绒面或其他织物及带子来提升手套的耐用度，并防止物体滑落[23]。

康复对象穿戴压力手套时，压力材料全天保持

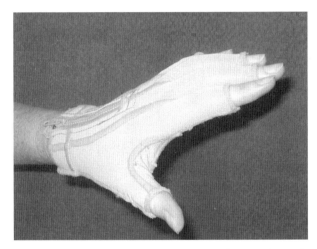

图 30.8　手背带有拉链，末端开口和拇指指蹼软垫的定制压力手套

拉伸。洗涤压力衣能帮助材料恢复至原始状态。为康复对象提供两套压力衣，这样每天都有可替换穿戴的可以提供适当压力的干净压力衣。正常穿戴的话，定制压力衣通常可使用 2~4 个月。一些康复对象难以遵守穿戴日程，因为压力衣太紧，穿起来很热，并有可能限制灵活性和功能性感觉。为了提高依从性，让康复对象选择设计和颜色，解释压力衣的使用目的，并经常与他们讨论穿戴压力装备的感受[43]。

注意事项：留意由压力衣、硅酮和插垫引起的过敏反应、皮肤浸渍或破损，以及循环或感觉损害。

矫形器

确保在康复对象佩戴的各类敷料、插垫或压力衣的外面适配矫形器，以确保最佳的贴合。如果要在感觉过敏或热敏感的瘢痕位置直接塑型矫形器，可以在放置温热的材料前先使用一层薄棉纱或薄敷料。在塑型矫形器之前，通过临时放置填充物来缓解骨突部位或其他相关区域的压力，这样可以使材料"凸出"。如非必要，避免在矫形器内部放置衬里或垫子，因为会使矫形器难以保持清洁。如果使用了衬里或垫子，要在塑型前将其放置在矫形器材料上。

由于伤口和瘢痕很脆弱，因此令所有边缘完全光滑至关重要。根据矫形器的类型及其预期用途，可选择热塑性材料。具有完全记忆的材料适用于多次重塑的连续静态矫形器。具有良好一致性的材料适用于对不平整的瘢痕施加压力的设计。具有良好刚性的材料适用于承受瘢痕强烈收缩力的矫形器材料。绑带的选择和放置也必须仔细考虑，以防止压力或剪切力的产生。

为了防止不必要的关节活动限制，设计的穿戴日程需尽可能多地让手部自由地参与活动

注意事项：一些非常活跃的瘢痕，仅仅几个小时不佩戴矫形器便可能会导致严重的活动丧失。

随着瘢痕的成熟，穿戴时间可以逐渐减少，尤其是康复对象的活动水平或压力装置足以控制瘢痕挛缩的情况下。

系列石膏、系列静态矫形器、动态矫形器和静态渐进式矫形器都可用于治疗腕部和手。所使用的矫形器的类型取决于瘢痕的位置、瘢痕挛缩的方向和治疗师的偏好。对烧伤瘢痕施加压力的矫正干预通常包括将关节放置在其他情况不常用的位置，如腕关节屈曲、MCP 关节伸展、拇指桡侧外展或所有关节的复合伸展。创造性地思考以设计一个提供最大益处的矫形器。尽可能保持未受累关节自由。考虑在白天使用低限制性的矫形器，在晚上使用限制更严格的矫形器。随着水肿的消退、瘢痕形状的改变或瘢痕挛缩的改善或恶化，矫形器可能需要频繁的重塑或修改。

拇指指蹼挛缩对连续静态矫形器反应良好。一个完全贴合指蹼的矫形器往往是最有效的。将拇指放在可以达到最大拉伸（可见瘢痕发白）的外展平面上，并确保应力不会作用于 MCP 关节尺侧副韧带上。绑带可以固定在手腕周围，以向所需的方向施加压力，并保持矫形器牢固到位（图 30.9）。

系列石膏或槽式矫形器可用于 IP 关节屈曲挛缩。倒膜可能是处理严重挛缩的更好的办法，因为石膏比热塑性塑料适应性更好。槽式矫形器可以用自粘绷带固定，以获得更牢固和贴服的适配。

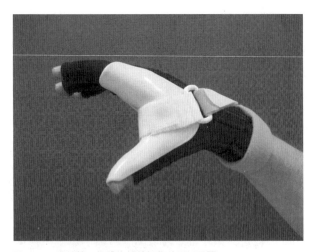

图 30.9　用于第一指蹼挛缩的拇指外展矫形器

对于 MCP 关节伸展挛缩可利用系列静态、动态或静态进行性 MCP 关节屈曲矫形器来治疗。在一些病例中，白天使用简单的伸腕矫形器或基于手部的管腔条形矫形器并结合手的功能应用可以促进 MCP 关节屈曲。晚上可以使用设计用于对瘢痕施加持续压力的限制性更强的矫形器作为补充。全接触式手掌矫形器可以有效治疗手掌烧伤引起的屈曲挛缩（图 30.10）。

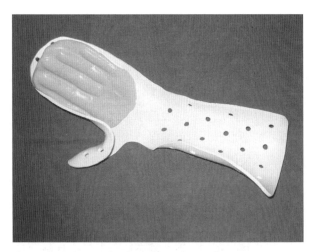

图 30.10　带有硅酮弹性橡胶垫的全接触式手掌矫形器用于手掌瘢痕挛缩

运动

包括瘢痕拉伸、ROM 和肌腱滑动练习。力量训练也很有帮助，因为强壮的肌肉能够更好地对抗紧绷的瘢痕。抓握和橡皮泥练习有利于促进手的复合屈曲。运动前应充分润滑瘢痕。可能需要对未烧伤的部位进行训练，以恢复因制动或失用而失去的活动性或力量。

改善功能

使用辅具改善在烧伤恢复的各个阶段的功能。在器具上加把手或使用万能袖带来辅助抓握。紧绷的瘢痕会限制动作的灵活性和减慢动作速度。皮肤完整性、疼痛、活动和力量的改善并不等同于自发恢复手部功能。将治疗性运动（如木工或皮艺）和有意义的功能任务整合到治疗项目中，以帮助康复对象看到他们的功能潜力，并获得对使用手部的信心。与每个康复对象讨论自我照护、家庭、社区、娱乐或职业需求，并解决特定的干扰因素。对有瘢痕的康复对象来说，重新融入社交活动尤其困难。与康复对象一起设法尽可能独立、安全、舒适地重返活动。请记住，最终的目标是恢复到康复对象伤前的功能水平。

心理调适

烧伤后的恢复不仅是解剖结构的愈合。要注意可能会干扰治疗和恢复的因素，如疼痛、焦虑和抑郁。与康复对象建立融洽的关系和信任机制。在整个治疗过程中为康复对象提供鼓励、理解和情感支持。在治疗过程中，尽可能充分地促进康复对象的参与并建立自我控制感。可酌情将康复对象转介至其他健康服务提供者，以帮助其解决问题。向康复对象和其他重要家属宣教有关支持资源。许多国家和地区组织为烧伤幸存者及其重要家属提供信息、同伴咨询、支持团体和娱乐活动。通过美国烧伤协会和菲尼克斯烧伤幸存者协会可获取相关信息。

再评估

经常重新评估瘢痕的活动性和 ROM，因为瘢痕的状态可以迅速改善或恶化。需相应地调整治疗方案、目标和优先级。与康复对象和其他重要家属分享结果，如果发现改善就作为正向强化，如果没有看到改善或瘢痕状态恶化，则激励他们更密切地遵循治疗建议。密切合作，出现问题立即解决问题。

◎ 临床精要

为了疗效，所施加的压力必须适合瘢痕。

▶ 预防措施注意事项

- 促进伤口愈合并控制水肿，降低瘢痕形成的程度。
- 在伤口治疗和敷料更换期间，遵循正确的感染控制程序。

- 当在水肿的手上使用矫形器时，永远不要强迫关节进入理想的位置。相反，让关节尽可能接近理想位置，并随着水肿的消退逐渐调整矫形器。
- 当已知或预知伸肌腱损伤时，应特别小心近 PIP 关节；只有经医生许可才能活动这些关节。
- 当使用矫形器和压力装置时，密切监测皮肤破损的迹象。
- 对于新愈合的伤口或瘢痕，应谨慎使用热疗。
- 仔细评估康复对象的工作环境。身体烧伤比例较大的康复对象对高温的耐受性降低。化学品也可能会增加瘢痕恶化的风险。

案例分析

案例分析 30.1

DL 是一名 24 岁的右利手汽车机械师，在工作中的一次小爆炸中，右手遭受了 4% TBSA 的环状烧伤。手掌伤口是浅表和深部皮层烧伤的混合，跨过腕关节到前臂部位；手背损伤是涉及部分深皮层的烧伤。他被收入当地的烧伤病房，手背伤口接受了早期切开和取自右大腿的中厚皮片移植。手掌烧伤采用非手术治疗。术后 3 周 DL 被转介到手治疗诊所。

治疗

DL 到达手治疗诊所时尽管没有开放性伤口，但他的手仍裹着厚重的敷料。他说，手暴露在外无遮盖"太痛苦了"。他的手部有轻微水肿，最明显的是在手背侧。以下是右手的诊疗记录：

瘢痕没有增生，但非常红、干燥且紧缩，在运动范围末端时发白。这只手似乎最近还没有被清洗过。握力测量为 15 磅（约 6.8 kg）。所有的运动功能都完好无损。单丝测试时触压觉正常，但在整个评估过程中发现手掌表面过度敏感。DL 和他的女友同住，女友陪同他接受治疗。他只能用左手来完成日常生活中的基本活动。

当下的治疗优先事项被确定为减少过敏，解决水肿，并改善手开合的 ROM。过敏和对疼痛或皮肤损伤的恐惧限制了 DL 照护他的手以及想要移动或使用它的能力。这个问题最初是通过让他在治疗开始时轻轻洗手并在瘢痕处涂抹乳液来解决的。DL 在前几个治疗阶段并不愿意这样做，他需要很多鼓励来完成完整的任务。第三次治疗后，他的手在来治

疗时就一直保持得很干净。他也能够忍受在自己先进行几分钟的按摩后，让治疗师按摩他的瘢痕。

	AROM（°）	PROM（°）
示指 MCP	30~55	25~60
PIP	35~65	30~85
DIP	5~40	0~50
中指 MCP	25~40	15~50
PIP	40~70	40~80
DIP	10~50	5~60
环指 MCP	25~55	20~65
PIP	40~75	35~80
DIP	15~35	10~35
小指 MCP	10~30	10~40
PIP	55~70	35~75
DIP	20~55	10~60
拇指 MCP	20~45	20~55
IP	0~5	0~15
外展	0~30	0~35

注：AROM：主动关节活动范围；DIP：远端指骨间关节；IP：指骨间关节；MCP：掌指关节；PIP：近端指骨间关节。

DL 觉得无法去除手部绷带，但他同意尝试使用自粘绷带来帮助处理水肿，并为他的瘢痕提供一些轻微的压力。泡沫垫被放置在手掌和指缝及手背部。这个绷带一开始施加了非常轻的压力，随着过敏的缓解和他对治疗师的信任度的增加，DL 每次都能够承受更多一点的压力。治疗 2 周后，水肿几乎消失，过敏已经充分改善，DL 觉得他可以戴柔软的预制压力手套。这使他可以更自由地活动，并经常去除手套来清洁皮肤、按摩和渐进性地使用不同材质来脱敏。当水肿完全消失后，DL 开始佩戴定制的压力手套。

通过联合应用矫形器、运动和功能训练来增加ROM。DL 在屈伸方面都缺乏活动，治疗师必须对关节和运动的优先级排序。获得 MCP 关节屈曲和 PIP 关节伸展被选为最优先解决的事项。为每个手指制作槽式矫形器，并佩戴在加压绷带外。其目的是连续的提升 IP 关节的伸展 ROM，并将屈肌力转移到 MCP 关节，以改善 MCP 关节主动屈曲的 ROM。白天使用掌侧腕关节伸展矫形器来促进 MCP 关节屈曲并防止跨腕关节的前臂掌侧瘢痕挛缩。夜间佩戴的矫形器则是为了改善复合伸展 ROM。制作腕关节和手指最大限度伸展、同时拇指最大限度外展的掌侧

腕手矫形器。因为每个手指的 IP 关节需要放置在不同的角度，腕手矫形器是在现有的槽式矫形器上塑形，以达到更精确的适配。当 IP 关节伸展改善至差 15° 到中立位时，MCP 关节主动屈曲也改善了（约 2 周），此时逐渐减少在白天使用槽式矫形器，以促进 IP 关节屈曲和手功能的应用。之后不久停用日间腕手矫形器。

所有关节的主动运动和轻柔的被动运动都启动并缓慢推进。随着 DL 的过敏和水肿的改善，他可耐受更剧烈运动的能力也在随之提高。力量训练从挤压一个大的、柔软的泡沫球进阶到使用橡皮泥。在治疗的后期，DL 能够进行渐进性抗阻负重训练。

为了帮助 DL 在治疗初期时开始整合手的功能应用，在他的餐具和牙刷上加装了大直径的软管。由于他能够很容易地用左手完成任务，他不愿意尝试使用右手直到情况好转。当他了解了日常积极使用右手对减少水肿、过敏和瘢痕挛缩的治疗价值后，他就愿意将功能应用作为家庭训练计划（HEP）的一部分。当他发现他的手在开始使用后看起来和感觉都好多了，他开始渴望在家里做更多活动。DL 与治疗师说，他是一名鼓手，偶尔会与一个由朋友组成的乐队一起表演。治疗师能够利用这项兴趣作为一种激励 DL 的手段，使击鼓成为他家庭训练计划的重点。DL 被要求带来一个小鼓和鼓槌，并和治疗师一起对他的鼓槌设计改造。软的垫子被包裹在鼓槌的近端，以加大鼓槌直径使他可以握住。随着复合屈指程度的改善，衬垫的直径也逐渐减小。在手治疗诊所进行治疗性运动以改善握拳和力量。这些活动包括皮革冲压和一个木工项目，治疗期间他制作了一个配重井以便居家训练使用。最终的活动涉及模拟工作任务的工具使用。DL 担心无法避免在工作中弄脏压力手套。他带来了通常会戴的乙烯基手套，发现大一号的手套更适合戴在他的压力手套外层。之后他开始在家里做一些汽车维修的工作。

结果

在整个治疗项目中，DL 接受了关于被伤和治疗的各个方面的教育。建立信任，培养他对自己治疗的自主性，为他提供选择，通过不断分享重新评估的结果让他看到自己的进步，激发兴趣，最终成功康复。治疗结束后，DL 恢复了完全 ROM，过敏问题也得到解决。握力为 75 磅（约 34 kg）。他全天戴着压力手套，恢复了使用他的右手作为所有活动的优势手，这足以保持完全的复合屈曲而不需要矫形器。当他感到掌侧瘢痕出现挛缩时，他就继续佩戴夜间矫形器，将他的手腕和手放在复合伸展位上。他对长期管理自己的瘢痕很有信心，并知道如何在家里继续进行手部力量训练。在治疗结束后不久，医生允许他重返工作岗位。

（张莹莹　译，李攀　董安琴　王骏　审）

参考文献

1. Wolf SE, Cancio LC, Pruitt BA: Epidemiological, demographic, and outcome characteristics of burns. In Herndon D, editor: Total burn care, ed 5, New York, 2018, Elsevier, pp 14‑27.

2. Culnan DM, Capek KD, Huang T: Acute and reconstructive care of the burned hand. In Herndon D, editor: Total burn care, ed 5, New York, 2018, Elsevier, pp 589‑608.

3. Germann G, Hrabowski M: Burned hand. In Wolf SW, Hotchkiss RN, Pederson WC, et al.: Green's operative hand surgery, ed 7, Philadelphia, 2017, Elsevier, pp 1926‑1957.

4. Rosenberg L, Rosenberg M, Rimmer RB, et al.: Psychosocial recovery and reintegration of patients with burn injuries. In Herndon D, editor: Total burn care, ed 5, New York, 2018, Elsevier, pp 709‑720.

5. McAleavy AA, Wyka K, Peskin M, et al.: Physical, functional, and psychological recovery from burn injury are related and their relationship changes over time: a burn model system study, Burns 44:793‑799, 2018.

6. Knight A, Wasiak J, Salway J, et al.: Factors predicting health status and recovery of hand function after hand burns in the second year after hospital discharge, Burns 43:100‑106, 2017.

7. Aili Low JF, Meyer WJ, Willebrand M, et al.: Psychiatric disorders associated with burn injury. In Herndon D, editor: Total burn care, ed 5, New York, 2018, Elsevier, pp 700‑708.

8. Reeve J, Frances J, McNeill R, et al.: Functional and psychological outcomes following burn injury: reduced

income and hidden emotions are predictors of greater distress, J Burn Care Res 32:468 – 474, 2011.

9. Lawrence JW, Mason ST, Schomer K, et al.: Epidemiology and impact of scarring after burn injury: a systematic review of the literature, J Burn Care Res 33:136 – 146, 2012.

10. Kornhaber R, Childs C, Cleary M: Experiences of guilt, shame and blame in those affected by burns: a qualitative systematic review, Burns 44:1026 – 1039, 2018.

11. Sundara DC: A review of issues and concerns of family members of adult burn survivors, J Burn Care Res 32:349 – 357, 2011.

12. Brownson EG, Gibran NS: Evaluation of the burn wound: management decisions. In Herndon D, editor: Total burn care, ed 5, New York, 2018, Elsevier, pp 87 – 92.

13. Malick MH, Carr JA: Manual on management of the burn patient, Pittsburgh, 1982, Harmarville Rehabilitation Center Educational Resource Division.

14. Richard RL, Staley MJ: Biophysical aspects of normal skin and burn scar. In Richard RL, Staley MJ, editors: Burn care and rehabilitation: principles and practice, Philadelphia, 1994, FA Davis, pp 49 – 69.

15. Pedersen WC: Nonmicrosurgical coverage of the upper extremity. In Wolf SW, Hotchkiss RN, Pederson WC, et al.: Green's operative hand surgery, ed 7, Philadelphia, 2017, Elsevier, pp 1528 – 1573.

16. Voigt CD, Celis M, Voigt DW: Care of outpatient burns. In Herndon D, editor: Total burn care, ed 5, New York, 2018, Elsevier, pp 50 – 57.

17. Simpson RL: Management of burns of the upper extremity. In Skirven TM, Osterman AL, Fedorczyk JM, et al.: Rehabilitation of the hand and upper extremity, ed 6, Philadelphia, 2011, Elsevier, pp 302 – 316.

18. Serghiou MA, Ott S, Cowan A, et al.: Burn rehabilitation along the continuum of care. In Herndon D, editor: Total burn care, ed 5, New York, 2018, Elsevier, pp 476 – 508.

19. von der Heyde RL, Evans RB: Wound classification and management. In Skirven TM, Osterman AL, Fedorczyk JM, et al.: Rehabilitation of the hand and upper extremity, ed 6, Philadelphia, 2011, Elsevier, pp 219 – 232.

20. Hawkins HK, Jay J, Finnerty CC: Pathophysiology of the burn scar. In Herndon D, editor: Total burn care, ed 5, New York, 2018, Elsevier, pp 466 – 475.

21. Peacock EE: Wound repair, ed 3, Philadelphia, 1984, WB Saunders.

22. Oosterwijk AM, Mouton LJ, Schouten H, et al.: Prevalence of scar contractures after burn: a systematic review, Burns 43:41 – 49, 2017.

23. Tufaro PA, Bondoc SL: Therapist's management of the burned hand. In Skirven TM, Osterman AL, Fedorczyk JM, et al.: Rehabilitation of the hand and upper extremity, ed 6, Philadelphia, 2011, Elsevier, pp 317 – 341.

24. Edgar DW, Fish J, Gomez M, et al.: Local and systemic treatments for acute edema after burn injury: a systematic review of the literature, J Burn Care Res 32:334 – 347, 2011.

25. Schouten HJ, Nieuwenhuis MK, van Zuiljen PPM: A review on static splinting therapy to prevent burn scar contracture: do clinical and experimental data warrant its clinical application? Burns 38:19 – 25, 2012.

26. Richard R, Staley M, Daugherty MB, et al.: The wide variety of designs for dorsal hand burn splints, J Burn Care Rehabil 15:275 – 280, 1994.

27. Brand PW, Hollister AM: Clinical mechanics of the hand, ed 3, St Louis, 1999, Mosby.

28. Covey MH, Dutcher K, Marvin JA, et al.: Efficacy of continuous passive motion devices with hand burns, J Burn Care Rehabil 9:397 – 400, 1988.

29. Ault A, Plaza P, Paratz J: Scar massage for hypertrophic burns scarring: a systematic review, Burns 44:24 – 38, 2018.

30. Nedelec B, Carter A, Forbes L, et al.: Practice guidelines for the application of nonsilicone or silicone gels and gel sheets after burn injury, J Burn Care Rehabil 36:345 – 374, 2015.

31. Ai J–W, Liu J–T, Pei S–D, et al.: The effectiveness of pressure therapy (15–25 mmHg) for hypertrophic burn scars: a systematic review and metaanalysis, Sci Rep 7:40185, 2017, https://doi.org/10.1038/srep40185.

32. Staley MJ, Richard RL: Scar management. In Richard RL, Staley MJ, editors: Burn care and rehabilitation: principles and practice, Philadelphia, 1994, FA Davis, pp 380 – 418.

33. Steinstraesser L, Flak E, Witte B, et al.: Pressure garment therapy alone and in combination with silicone for the prevention of hypertrophic scarring: randomized controlled trial with individual comparison, Plast Reconstr Surg 128:306e – 313e, 2011.

34. Li–Tsang CWP, Zheng YP, Lau JCM: A randomized clinical trial to study the effect of silicone gel dressing and pressure therapy on posttraumatic hypertrophic scars, J Burn Care Res 31:448 – 457, 2010.

35. Bell PL, Gabriel V: Evidence based review for the treatment of post–burn pruritus, J Burn Care Res 30:55 – 61, 2009.

36. Field T, Peck M, Hernandez–Reif M, et al.: Postburn itching, pain, and psychological symptoms are reduced with massage therapy, J Burn Care Rehabil 21:189 – 193, 2000.

37. Levin LS: Management of skin grafts and flaps. In Skirven TM, Osterman AL, Fedorczyk JM, et al.: Rehabilitation of the hand and upper extremity, ed 6, Philadelphia, 2011, Elsevier, pp 244 – 254.

38. Jones NF, Lister GD: Free flaps to the hand and upper extremity. In Wolf SW, Hotchkiss RN, Pederson WC, et al.: Green's operative hand surgery, ed 7, Philadelphia, 2017, Elsevier, pp 1574 - 1611.

39. Sullivan T, Smith J, Kermode J, et al.: Rating the burn scar, J Burn Care Rehabil 11:256 - 260, 1990.

40. Tyack Z, Simons M, Spinks A, et al.: A systematic review of the quality of burn scar rating scales for clinical and research use, Burns 38:6 - 18, 2012.

41. Jones LL, Calvert M, Moiemen N, et al.: Outcomes important to burns patients during scar management and how they compare to the concepts captured in burn-specific patient reported outcome measures, Burns 43:1682 - 1692, 2017.

42. Szabo MM, Urich MA, Duncan CL, et al.: Patient adherence to burn care: a systematic review of the literature, Burns 42:484 - 491, 2016.

43. Coghlan N, Copley J, Aplin T, et al.: Patient experience of wearing compression garments post burn injury: a review of the literature, J Burn Care Rehabil 38:260 - 268, 2017.

第 31 章　感染

Louann Gulick Gaub

手治疗师通常是最先发现康复对象出现早期炎症或感染迹象的人，如红［发红（rubor）或红斑（erythema）］、肿［肿块（tumor）］、热［灼热感（calor）］、痛［疼痛感（dolor）］。治疗师通过了解感染的迹象，可以及时与医生就问题进行沟通，从而促进早诊断、早治疗。积极的观察可以决定选择手术治疗或非手术治疗。延迟治疗可能导致更严重的粘连、僵硬、关节挛缩、截肢或失能[1]。

手治疗认证委员会在 2014 年的一项实践调查中，大多数手治疗师都反馈治疗过感染的康复对象。伤口处理作为上肢活动和功能治疗技术的辅助手段[2]，是手治疗的一部分。从事上肢康复工作的治疗师必须能够识别感染的早期症状，在医疗记录中记录观察结果，与主治医生沟通。手治疗师在感染的治疗和宣教方面发挥着不可或缺的作用。

"炎症"和"感染"并不是同义词。炎症（inflammation）是对由物理、化学或生物制剂的伤害引起的一种保护性反应[3]。异常的刺激启动了身体的应激机制，以破坏或清除该物质或修复、治愈该部位[3]。炎症反应常常发生在细菌、病毒和其他致病微生物等感染性因子入侵时[3]。因此，感染性因子可以引起炎症。感染（infection）是微生物在身体组织中的入侵和繁殖[4]，这其中必须有易感宿主和足够破坏正常组织的毒性病原体，而机体通过形成抗体和炎症反应进行应答[4]。

感染可以导致组织损伤，甚至死亡。它可能由轻微划痕引起，也可由重大创伤引发。自 1942 年首次使用青霉素以来，手部感染和并发症的发生率已大大降低[5, 6]。然而，由于细菌不断进化，细菌对抗生素的敏感性也会随着时间的推移而改变。许多受感染的伤口含有不止一种致病微生物，一些细菌甚至对现有的抗生素产生了耐受，而不受其影响。耐甲氧西林金黄色葡萄球菌（*methicillin-resistant Staphylococcus aureus*，MRSA）就是这样一种耐药菌。在医院和社区中，MRSA 引发的感染一直在增加。据报道，所有手部感染中 MRSA 感染占 34%~73%[7]。

预防

因感染会导致更高的再入院率，自美国通过《患者保护和可负担医疗法案》（Patient Protection and Affordable Care Act in the United Sates，2010）以来，医疗保健从业者提高了对感染预防的关注度。非预期的高返院率所带来的花费是高昂的，并可能表明护理质量有问题。根据《可负担医疗法案》（Under the Affordable Care Act），医院可能会因为高再入院率而受到惩罚。此外，医疗保险和医疗补助可能会转向对每个护理事件的"捆绑"支付系统，这将包括不良事件发生后前 30 天内的所有护理工作[8]。感染的治疗成本高昂，如果采用这种支付系统，将进一步激励美国的医院预防感染。

手卫生是防止卫生保健设施中交叉感染的关键。工作人员对手卫生越重视，MRSA 的感染率就越低[9, 10]。用肥皂、温水或酒精制剂清洗是实现良好手卫生的有效途径[9]。美国疾病控制和预防中心在 2017 年发布了手术部位感染预防指南，其中包括让患者在术前使用肥皂洗澡，在手术室使用含酒精的制剂备皮，避免在手术切口上使用局部抗生素，以及在围术期控制血糖水平等[11]。

越来越多的手部手术在非传统手术室进行。例如，加拿大 70% 以上的腕管松解术都是在无菌小手术室局部麻醉下进行的，但这并不会增加感染风险[12]。wide-awake 局麻技术（完全清醒无止血带局麻技术）在手部手术中的应用（如肌腱修复），可以在不增加感染风险的基础上降低手术费用[13]。

基本原则

感染通常发生在特定条件下。致病的感染性微生物必须有足够的数量或毒性，并且必须有易感的宿主。为了应对生物体的入侵，人体会产生抗体发生炎症反应。这些微生物会被宿主击退或发展为感染[4]。热、红、肿、痛和功能丧失是炎症的外在表现，宿主体内的生理变化更加复杂，值得在本章之后进一步研究。一般来说，生理过程包括：①血液流动加速（随着小动脉的扩张和损伤区域新毛细血管的开放）；②毛细血管通透性增加（使富含蛋白质的液体渗出到血管外）；③白细胞渗出（为抵抗外来物质或疾病，细胞从血管内转移到受伤部位或有微生物入侵的部位）[3]。

宿主对感染的易感性取决于诸多因素，如损伤的严重程度以及是否涉及多个系统。某些情况会增加感染风险，如糖尿病、获得性免疫缺陷综合征（AIDS）、雷诺病、营养不良、肥胖、肾衰竭、烧伤、免疫抑制、酗酒和药物滥用[7, 14, 15]。使用类固醇类

药物可能使康复对象更容易发生感染。某些系统性疾病，如糖尿病，会因血流受损而导致组织的氧合能力减弱。细胞代谢需要氧气，有效的组织氧合是防止感染所必需的条件[16]。微血管疾病引起的缺血或影响正常血流的创伤，会使细菌停留于感染区，使抗生素更难发挥作用[7]。

多种类型的微生物可引起手部感染，但最常见的是金黄色葡萄球菌，它可能占所有手部感染的 60%[7]，其次是 β - 溶血性链球菌。许多伤口感染是多菌性的（含有 1 种以上的病原体），如咬伤[7]。感染最初可能是蜂窝组织炎（cellulitis），这是一种皮肤和皮下组织的浅表感染，通常不产生脓肿（abscess）（局部集聚的脓液）。病变部位质软、温热并有红斑。除非出现脓肿，蜂窝组织炎通常不需要切开引流[1, 7]。

未经治疗的轻微损伤可能会导致非常严重的手部感染并迅速发展，导致淋巴管炎（lymphangitis）。淋巴管炎涉及来自皮肤的浅表淋巴管，但也可累及动脉系统后的深部淋巴管。淋巴管炎的一些症状包括发热、恶心、心动过速，以及手和前臂上出现红色条纹。如果感染没有得到及时治疗，可能在肘部或腋下形成脓肿（图 31.1）[6]。蜂窝组织炎和淋巴管炎被认为是浅表的扩散性感染。在手部还有其他类型的感染，如皮下脓肿、滑膜鞘和深部感染。皮下脓肿包括甲沟炎、化脓性指头炎和表皮下脓肿。由于松散的结缔组织和淋巴系统的流动方向，手部感染引起的水肿更易出现在手背上[14]。

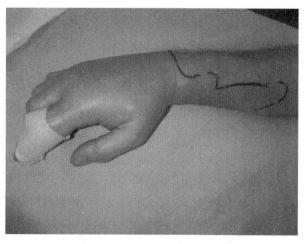

图 31.1　淋巴管炎和化脓性屈肌腱鞘炎。通过在前臂上做标记表明红斑和水肿的进展（引自 James Nappi, Hand & Microsurgery Associates, Columbus, OH）

解剖和病理

甲周膜

甲周膜（perionychium）包括整个指甲结构，由甲床（生发基质和不育基质）、甲板、甲襞、甲上皮、甲下皮和甲周表皮组成（图31.2）。甲襞是指甲近端的凹陷皱襞，以容纳近端指甲。甲襞背侧有一穹隆（甲上皮）[17,18,19]。甲弧影（lunula）是甲体近端的白色半月形区域，正好处于骨膜的远端。高度血管化的甲床通过指甲显露出来，通常呈粉红色[19]。甲床和远端指甲之间的甲下皮（hyponychium）有助于防止真菌和细菌污染。甲下皮含有白细胞和淋巴细胞，它们可以抵御甲下区（指甲下）的病菌侵袭。甲周表皮（paronychium）是甲板和甲床缘的侧边皮肤[17,18,19]。

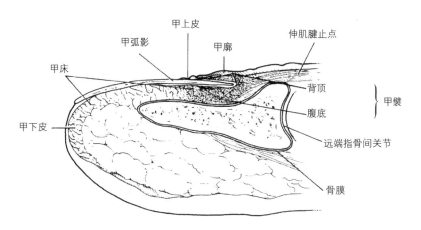

图 31.2 甲床解剖（引自 Sommer NZ, Brown RE. The perionychium. In: Wolfe SW, Hotchkiss RN, Pederson WC, et al., eds. Green's Operative Hand Surgery.6th ed. Philadelphia, PA: Churchill Livingstone; 2011）

指甲对于美观和功能而言都很重要。指甲在捏或握物体时对手指提供反压力，从而提高了灵敏性。指甲具有保护、调温、改善灵敏性的作用[17,18,19]。在外伤性指尖损伤中，甲下血肿（subungual hematoma）（指甲下的局限性血块）是由甲板下的出血引发的。出血导致甲床与甲板分离，继而导致压力升高，出现跳动性疼痛。医师可以通过在指甲上钻孔来排空血肿[18]。

甲沟炎

甲沟炎（Paronychia）是指甲或甲板周围软组织的感染（图31.3），是手部最常见的感染[1,20]。它可能是急性或慢性的，常见原因包括甲根部倒刺、咬指甲和修指甲等[1,7,20,21]。在儿童中，甲沟炎与吮吸手指有关。红斑、肿胀和疼痛可能发生在指甲的侧褶或基部[21]。急性甲沟炎最常见的致病菌是金黄色葡萄球菌[7,22]。

慢性甲沟炎更常见于将手频繁浸入水或洗涤剂中的人，如洗碗工和办公室清洁工[23]。吮吸手指的人和患有糖尿病的人更易患慢性甲沟炎[20]。正常情况下，甲下皮可保护甲下间隙不受微生物入侵，但当手指反复浸入水中并暴露在碱性环境中时，保护屏障则被破坏，细菌或真菌便容易进入甲下间隙[18]。

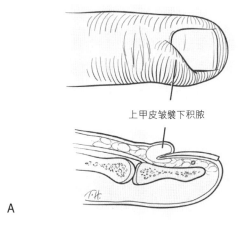

A

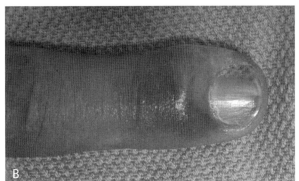

B

图 31.3 红肿的侧甲襞和上甲襞伴甲上皮积脓。（A）图解。（B）病例展示（引自 Stevanovic MV, Sharpe F. Acute infections. In: Wolfe SW, Hotchkiss RN, Pederson WC, et al., eds. Green's Operative Hand Surgery. 6th ed. Philadelphia, PA: Churchill Livingstone; 2011）

以前认为，大多数慢性甲沟炎是由白色念珠菌引起的。然而，现在则更多地归因于环境刺激物引起的皮炎。尽管仍可能会发现白色念珠菌，但当生理屏障得到改善时，真菌就会消失。慢性甲沟炎更像是一种湿疹性疾病，对类固醇的反应比抗真菌药的反应更好[23]。慢性甲沟炎康复对象会反复出现红斑和渗液。顽固性炎症引发的甲襞血管减少可能会导致甲襞与甲板分离[7]。如果指甲没有得到充分的治疗，可能会导致永久性畸形（图 31.4）。

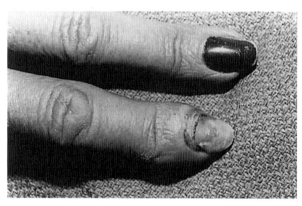

图 31.4　慢性甲沟炎（引自 Mackin EJ, Callahan AD, Skirven TM, et al., Rehabilitation of the Hand and Upper Extremity. 5th ed. St Louis, MO: Mosby; 2002 ）

甲上皮脓肿

甲上皮脓肿（eponychia）通常指涉及甲根上方组织和甲侧襞的感染。脓肿在甲弧影处发展积聚[20]。由于指甲底部的炎症，甲襞和甲板之间的密封性被破坏，感染从指甲的一侧开始，表现为甲沟炎，然后从指甲根部延伸到指甲的另一侧，称为"绕甲感染"[1, 14]。

化脓性指头炎

涉及远端指垫的感染被称为化脓性指头炎（felon）。指垫或指腹由纤维分隔为多个腔室，这些腔室内的皮下脓肿（脓液）可导致压迫感、肿胀、发红和剧烈疼痛。受伤机制可能包含穿透性创伤，如夹板或指尖验血[21]。如果不加以治疗，来自化脓性指头炎的脓肿可以蔓延至远节指骨，导致骨髓炎（骨和骨髓的炎症）或骨炎（骨的炎症）。指尖拥有手部最集中的感觉感受器[20]，因此当指腹压力增加时，通常会出现剧烈的疼痛。

屈肌腱鞘感染

手部的屈肌腱在滑膜鞘内运动。这些鞘管的血管化程度很低，肌腱通过滑液扩散获得大部分的养分[20]。滑液为诱导细菌生长的环境。当鞘内发生感染时，就会出现化脓性屈肌腱鞘炎（pyogenic flexor tenosynovitis）[14, 21]。因细菌增殖使得鞘管内压力增加从而导致血液供应更少，引发肌腱坏死和断裂。屈肌腱鞘感染最常由金黄色葡萄球菌和 β- 溶血性链球菌引起[20, 21, 24]。

Allen Kanavel 博士是 20 世纪早期开始治疗手部感染的先驱，他描述了 4 种鉴别化脓性屈肌腱鞘炎的体征（Kanavel 体征）：①手指半屈位；②手指均匀肿胀；③腱鞘压痛；④手指被动伸直时疼痛[7, 14, 20, 21, 24]。

即使治疗及时，化脓性屈肌腱鞘炎也会导致永久性的肌腱瘢痕、手指僵硬和功能障碍[25]。还可能发生肌腱坏死或感染扩散到深筋膜间隙。虽然不常见，但桡侧和尺侧滑囊感染可能伴有拇指或小指的屈肌腱鞘感染。小指或拇指屈肌腱鞘感染时，除 Kanavel 体征外，腕远端横纹、小鱼际或大鱼际隆起处可能有压痛和肿胀[20]。

临床提示。通过以下 4 个主要症状来鉴别屈肌腱鞘炎：①手指半屈位；②手指均匀肿胀；③循腱鞘压痛；④被动伸指诱发极度疼痛[7, 14, 20, 21, 24]。

深部感染

感染可以发生在上肢的很多部位（图 31.5）。包括大鱼际、小鱼际、掌中间隙和前臂"Parona"间隙（腕筋膜间隙，位于指深屈肌腱与旋前方肌之间）。感染也可以发生在一些浅表间隙，包括手背侧皮下间隙、背侧腱膜下间隙和指蹼间隙（领口状脓肿常见）[7, 20]。感染可能由穿透性损伤引起或由邻近的屈肌腱鞘感染扩散而来[7]。康复对象可能表现为手掌间隙的压痛和肿胀。肿胀常出现于手背，是因为手掌由致密的筋膜组织组成，限制了掌侧肿胀的加重。筋膜间隙感染属于医疗紧急情况，通常需要手术引流[7, 14, 20]。

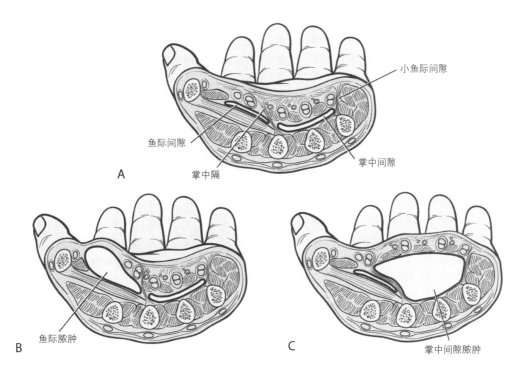

A
小鱼际间隙
鱼际间隙
掌中隔
掌中间隙

B
鱼际脓肿

C
掌中间隙脓肿

图 31.5　深部的手掌间隙。（A）掌中部的潜在间隙；（B）鱼际间隙脓肿；（C）掌中间隙脓肿（引自 Stevanovic MV, Sharpe F. Acute infections. In: Wolfe SW, Hotchkiss RN, Pederson WC, et al., eds. Green's Operative Hand Surgery. 6th ed. Philadelphia, PA: Churchill Livingstone; 2011）

骨髓炎

如果周围软组织感染得不到根除或存在穿透性创伤，就可能导致骨内感染（骨髓炎，osteomyelitis）。化脓性指头炎、化脓性关节炎、软组织感染、开放性骨折或咬伤都可导致骨髓炎[20, 26]。常见病原体是金黄色葡萄球菌和链球菌，免疫功能低下的人群更易感染[7]。完整的骨皮质为阻碍病原体入侵提供了良好的屏障，但创伤后成为感染的突破口。局部炎症导致的骨坏死，称为死骨（sequestrum）。由于缺乏血管，病原体更容易在死骨中生存，抗生素对坏死骨区域的疗效也比较差[26]。

当需要使用金属制品来固定骨折部位时，病原体可随之进入，并且在针或螺钉周围部位会发生感染（图 31.6）。通过使用抗生素和良好的伤口护理治疗，可以很好地控制大部分针道感染[20]。针道感染的发生率较低（0.5%~21%）[20, 26-29]，使用外固定架的感染率高于内固定[29]。大多数由针和螺钉引起的感染是轻微的，如果早期治疗不会导致严重的骨髓炎。然而，这些感染可能需要早期移除骨折固定物。如果感染得不到控制，可能会导致骨坏死[20, 26]。

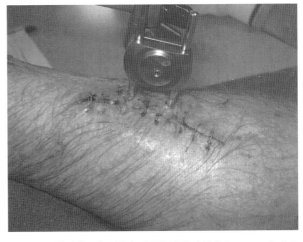

图 31.6　前臂外固定架近端钉道周围感染（引自 Louann Gulick Gaub.）

化脓性关节炎

当感染性病原体侵入并繁殖于关节时，可能发生化脓性关节炎（osteomyelitis）。临床表现包括梭形关节肿胀（关节周围较宽，两端逐渐变细）、红斑和关节活动时疼痛。最常见的病原体是 β- 溶血性链球菌和金黄色葡萄球菌。痛风或其他结晶性关节病具有相似的临床表现，因此，细菌培养和结晶分析可以帮助医生做出更准确的诊断[7]。化脓性关节炎通常发生在穿透性损伤后，或从其他感染部位扩散传播，如化脓性指头炎或化脓性屈肌腱鞘炎[1]。手术引流和静脉注射抗生素是最佳的治疗方案，但一些医生可能会建议从口服抗生素治疗开始[7, 30]。

坏死性筋膜炎

坏死性筋膜炎属于一种严重的医疗紧急情况，需要紧急手术清除坏死组织和静脉注射抗生素。细菌感染筋膜（结缔组织）并迅速扩散，破坏周围组织。延误治疗可能会导致肢体坏死甚至死亡。大多数死亡源于器官衰竭和败血症，死亡率从 23% 到 76% 不等[7]。这种严重的细菌感染也被称为"食肉菌感染"，在免疫功能低下的个体中更为常见。糖尿病、癌症、肾病、慢性肝病和静脉药物滥用会使感染风险增加[7, 31]。坏死性筋膜炎的症状出现得很快，但具有迷惑性，特别是在有轻微切割伤的情况下。个体最初会表现出疼痛或红斑，然后会出现发热、疲劳、呕吐和寒战。坏死性筋膜炎相当罕见，但美国疾病控制和预防中心估计，美国每年有 700~1100 例[31]。

常见的感染损伤机制

人类咬伤

人类的唾液中含有许多细菌和病毒，口腔中的细菌多达 50 种[7]。手部可以通过多种方式被唾液污染，包括拳头击打牙齿、咬指甲、使用牙科器械或被咬伤。打斗时咬伤（fight bite）或握拳伤（clenched-fist injury）是由于击打他人嘴部时，对方的牙齿可撕裂手背皮肤。手背这个薄弱的保护区容易发生掌骨和指骨骨折、关节囊感染和伸肌腱撕裂[1, 7, 14, 21]。由于伤口看上去并不严重，康复对象最初可能不会寻求医疗护理，但拖延治疗会增加严重感染和患骨髓炎的风险[14, 21]。在手术引流和使用抗生素后，伤口通常保持开放直至二期愈合（secondary intention）（逐渐愈合并自行闭合）。

动物咬伤

犬和猫的唾液中含有许多致病微生物，最常见的致病菌是巴氏杆菌[14, 32-34]。如果被动物舔到伤口和抓痕可能会引发感染[33]。犬咬伤占动物咬伤的

80%，比猫咬伤更常见。然而，猫咬伤更有可能导致感染，50% 的猫咬伤会导致感染[7]。猫的牙齿又尖又薄，造成的刺伤能将细菌带入组织深处，并迅速闭合且难以清洗。犬的牙齿更大、更钝，可造成软组织的挤压和撕裂损伤。如果被动物咬伤，要立即用肥皂和温水清洗，尽快求医，尤其是在免疫系统功能低下的情况下（如糖尿病、肝病、HIV/AIDS）[33]。大多数动物咬伤的伤口处理方式都是保持开放状态直至二期愈合。

静脉药物滥用

静脉药物滥用者常会使用被污染的针头刺入静脉。他们可能将化学品注入软组织，引发感染和坏死。这些感染通常从皮下脓肿开始，然后发展为肌腱鞘、关节或筋膜间隙的感染。药物滥用者可能不会及时就医且依从性较差。此外，静脉药物滥用者往往免疫力低下、营养不良，肝炎和 HIV/AIDS 的发病率较高[14, 32]。由于静脉注射滥用药物导致的前臂感染可能会在深层组织中产生肿胀和压力，这种情况被称为筋膜室综合征。这种压迫会导致肌肉、神经和血管缺氧。严重的水肿、手指屈曲时前臂疼痛和手指被动伸直时疼痛可能是缺血性肌挛缩（Volkmann contracture）的征兆。这是一个严重的紧急情况，这表明肌肉正在发生坏死。此时可能需要进行筋膜切开术（通过手术打开皮肤和筋膜），以排出组织内的感染渗出液，降低组织压力[32]。

分枝杆菌

手部最常见的分枝杆菌感染是海洋分枝杆菌。这种感染通常很难诊断，因为症状可能是多种多样的，而且可能数周或数月内才出现[35]。感染通常由于刺伤或皮肤擦伤后，伤口接触鱼鳍或鱼缸引起。分枝杆菌存在于水和土壤中，因此人们在海滩、湖泊和游泳池也会感染分枝杆菌。感染的表现包括沿淋巴引流管的皮肤病变或结节，屈肌或伸肌的局限性腱鞘炎[14]。由于感染比较持久，而且相对无痛，康复对象可能会延误最佳治疗时机，从而导致滑膜组织的结构被破坏[14, 35]。

真菌感染

发生在手部的真菌感染很少需要手术。土壤、荆棘或木刺污染伤口可能会导致感染，如孢子丝菌

病。这些感染表现为无痛性丘疹，最终会沿着淋巴引流的路径扩散[35]。念珠菌是一种能引起指甲畸形的致病菌。最常见于外周血管疾病、雷诺病或库欣综合征[34]。当个体经常将手暴露在潮湿或碱性环境中时，甲下皮失去抵御感染的能力，会发生念珠菌感染[18]。真菌感染可以用全身或局部应用抗真菌药物治疗[18]。然而，新的证据将许多真菌感染更多地归类为湿疹性疾病，这些疾病对应用类固醇药物的反应比抗真菌药物更好[23]。

病毒

手部最常见的两种病毒性感染是带状疱疹性白癜风和甲周疣[18]。由人乳头瘤病毒引起的甲周疣通常更多的是外观问题，有多种治疗方法，包括手术治疗和非手术治疗，但大多数疣会在 2 年内消退。然而，根除疣是最佳的治疗方法，因为在此期间周围组织可能会受到侵袭[35]。

疱疹性白癜风是由单纯疱疹病毒引起的，可以通过黏膜或破损的皮肤感染。它可以通过手指（有开放性伤口）接触口腔或生殖器部位的疱疹病灶而传播[21, 35]。疱疹性白癜风常见于接触口腔分泌物时未采取标准预防措施的医护人员。手指上出现充满液体的水疱、肿胀、不适或发红是疱疹性指头炎的特征。由于一些症状相似，它可能会与化脓性指头炎或甲沟炎混淆[7, 21, 34]。这种病毒通常在 3 周内自行消退。疱疹性指头炎严禁切开，因为这样做可能会导致继发性细菌感染[7, 14, 18, 21, 34]。在水疱消退后，病毒处于潜伏状态，20% 的人在诱因下会重新发病[7]。

愈合时间轴

感染者延迟就医有造成严重组织损伤的风险。延迟时间越长，个人面临的风险就越大。伤口和感染的消退时间取决于感染部位、康复对象的医疗状况、受伤程度和损伤部位。延迟治疗和复杂病例可能需要切开引流、组织松解、手术重建，甚至是截肢。

非手术治疗

受伤后及时的伤口护理有助于预防感染。立即用肥皂和温水清洗或冲洗伤口，以帮助清除污垢、唾液或含有细菌的异物[33]。如果伤势严重，及时就医很关键。有些损伤看起来很轻微，例如，打架时掌骨被咬了一小口，个人可能不会立即就医，却可能引发严重感染。要提醒康复对象，当有疑问时，尽早咨询医学专家是最稳妥的。

> ◎ 临床精要
>
> 如果存在感染和急性炎症，应固定受累部位，阻止感染扩散，减轻疼痛和水肿。应将该部位固定在预防畸形或僵硬的位置，如安全位（safe position）（内在肌阳性体位（intrinsic plus position）：腕关节轻度背伸、掌指关节屈曲位、指骨间关节伸直位（除非对损伤结构不利）。

急性甲沟炎的非手术治疗包括口服抗生素（通常是抗葡萄球菌）、温水浸泡和手指休息。如果出现脓肿，就要进行外科引流。慢性甲沟炎可能更难治疗，尤其是当康复对象在潮湿的环境中工作时，接触到的物质会损害指甲下层抵抗真菌和细菌的天然屏障。慢性甲沟炎可以用抗真菌或抗菌药物治疗，同时避免手长时间浸泡在水和碱中[19]。一些研究表明，局部应用类固醇药物是治疗慢性甲沟炎的首选。

化脓性指头炎和指腹感染应及时口服合适的抗生素（通常是抗金黄色葡萄球菌）治疗。否则，将不可避免地需要手术引流，以防止感染进一步扩散到其他组织并导致远端指骨坏死[1, 14]。化脓性屈肌腱鞘炎最好立即进行治疗，即在发病后 12~24 小时内进行治疗。早期的非手术治疗包括口服或静脉注射抗生素（通常对抗金黄色葡萄球菌或 β- 溶血性链球菌）、支具固定、温水浸泡和肢体抬高[19, 21]。屈肌腱鞘内的感染会迅速扩散，损害肌腱的功能，扩散到其他筋膜间隙并导致肌腱坏死。类似的感染需要受到密切监测，通常需要手术干预[1, 7, 19, 21, 25]。

重要的是要理解，手治疗师不具有诊断本章中描述的任何感染或病症的资质。治疗师的作用是在观察到感染迹象时向医生描述手部的临床表现，例如，红斑、渗出增加、脓性渗出、疼痛加重或水肿加重，医生将据此做出诊断。

手术治疗

根据损伤部位和程度，术后治疗可能包括伤口护理、水肿控制、支具制动以及关节活动范围（ROM）训练。急性甲沟炎的外科治疗包括清除甲襞周围的脓液。外科医生可以切除部分或全部指甲[7, 22]。如果非手术治疗对慢性甲沟炎无效，可能需要进行拔除指甲和"甲上皮袋形缝合术"。这个手术是在近端甲襞切除一椭圆形皮肤，以促进引流[7, 14, 22, 23, 34]。

其他感染，如化脓性指头炎、动物或人类咬伤以及化脓性屈肌腱鞘炎，如果保守治疗不能在 48 小时内解决感染问题，可通过手术切开引流[14, 20-22]。手治疗师更有可能在术后接触到这些复杂的病例，根据所损伤的部分和程度进行个体化治疗。

手治疗师经常用内固定或外固定的方法治疗康复对象的骨折。克氏针固定的感染率很低，3%~8.3%的康复对象发生浅表针道感染[17, 28, 29]。克氏针放置在掌骨或指骨比放置在手腕和前臂（尺骨、桡骨远端）的感染率更高。与埋在皮下的克氏针相比，暴露在外的克氏针会增加感染的发生率[29, 36]。

? 咨询医生的问题

- 感染涉及哪些局部结构？
- 进行 AROM/PROM 训练的注意事项有哪些？
- 如何护理伤口（如浸泡、换药频率、换药技巧、包扎开放性伤口等）？
- 康复对象是否可以在家自行换药？
- 是否需要使用支具？如果需要的话，哪些结构应该被固定？固定在什么位置？腕部是否固定在内？

◖◗ 对康复对象说的话

如果怀疑感染

"检查你的手是否存在红、肿、热、痛的症状。如果你出现高热，感觉不适，或你怀疑症状在恶化，告知你的医生。通过早期症状识别感染并进行及时治疗可以尽早康复。"

术后康复对象

"保持你的手高于心脏对减轻肿胀至关重要。肿胀会导致僵硬和疼痛。及早控制肿胀可促进手功能更好的恢复。良好的伤口护理可以明显降低感染风险。"

评估要点

- 如果怀疑存在感染，请描述并测量症状范围（如红斑的范围），以便在后续复诊时进行观察比较。

- 如果怀疑存在感染，不要试图测量 ROM 或进行治疗性运动而引起不必要的疼痛。当康复对象在诊所时，立即联系医生并描述观察结果。治疗师能发现 ROM 训练或治疗性运动是禁忌的。
- 查明是否有治疗禁忌，例如，PROM 训练或抗阻活动。
- 检查敷料以记录渗出液的量、颜色和气味。
- 观察并记录皮肤的浸渍情况（在潮湿环境中暴露时间过长会导致皮肤变白变软）。
- 监测并记录克氏针或螺钉部位周围的外观。术后可能会出现轻微的红斑，应密切监测是否出现红斑的增加或其他感染迹象。针道感染可导致骨髓炎[20, 27]。应根据医生的喜好进行钉道护理。

影响临床推理的特异性诊断信息

感染早期的及时治疗很重要。当康复对象还在诊所时，治疗师一旦观察到感染的迹象，应立即联系医生。当治疗师不确定时，则需要确认康复对象有识别病情恶化（在家中自我监测）的能力。向康复对象说明如何识别体征，症状加重时如何联系医生。若康复对象不愿自行判定，或难以做出准确判断，建议增加治疗面诊的频率，以便治疗师可以更密切地监测病情。

注意事项：如果怀疑存在感染，最好记录下来并立即联系医生。

伤口的护理方案应由经治医生决定。如果伤口的状态发生变化（例如，渗出液增加并浸透敷料或伤口颜色变化），则可能需要更改换药方式。与手外科医生密切合作的治疗师，由于工作和培训内容，往往可以独立做出这些决定，否则应该在继续治疗前与医生讨论伤口护理的更改方案。

♡ 专业提示

矫形器

是否需要矫形器是由损伤的结构来确定的。为了满足舒适感或保护修复组织，可能需要同时固定多个手部关节。矫形器的选择应与医生共同讨论。例如，患有化脓性屈肌腱鞘炎的康复对象，早期可能通过使用包括腕关节、将手固定在安全位的矫形器而获益。疾病带来的肌腱滑膜炎和粘连可能会导致关节僵硬，因此，近端指骨间（PIP）关节伸直位矫形器或屈曲活动矫形器的使用有助于实现最佳运动范围。对于化脓性指头炎和甲沟炎，可以制作远端指骨间（DIP）关节伸直位矫形器来制动和保护指尖。

伤口护理

指导康复对象了解出现炎症的迹象，如红、肿、热、痛。手治疗师应该明白，这些症状在某种程度上伴随着正常伤口愈合的早期炎症阶段。脓液并不总是表明有感染[36]。如果怀疑有感染，最好让医生评估伤口。为促进脓液排出，伤口可保持开放，达到二期愈合。医生可能会要求治疗师和（或）康复对象用条状纱布轻轻包住开放的伤口，以保持表层伤口开放，让深层部分先愈合（图 31.7）。伤口保持开放并不会增加感染风险，比如残端术后指尖自行愈合[37]。

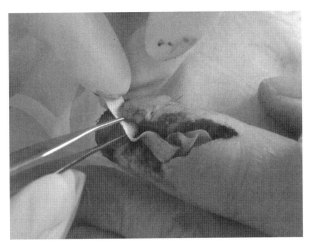

图 31.7　用条状纱布包扎伤口，伤口敞开直至二期愈合（引自 Louann Gulick Gaub.）

伤口护理还可能包括清除腐烂物（湿润和白黄色的坏死组织）或焦痂（坚硬、干燥和黑色的坏死组织），因为这些失去活力的组织阻碍了正常的细胞反应。焦痂形成了一种机械性的阻碍，阻止伤口闭合，使得伤口中的细菌容易生长[36]。如果治疗师对任何伤口护理技术不满意，应与转诊医生讨论这个问题。

手治疗师在伤口愈合和感染控制方面具有重要作用。预防或控制感染的技术包含使用适当的敷料（环境屏障）保护伤口，清洁伤口（温和的肥皂和水或生理盐水）[38]，清除坏死组织，管理渗出

物。医生可能会或不会推荐使用局部消毒剂，因为它们具有细胞毒性，不仅可以破坏细菌，还可以破坏健康组织的细胞壁[33, 36]。在感染的情况下，每天用温水浸泡 2~4 次，可能有助于促进引流和清洁伤口[22, 34, 38]。

水肿控制

过度水肿会对软组织延展和 ROM 造成负面影响，因此控制水肿很重要。手术后，伤口均会发生水肿，水肿是机体损伤后正常炎症反应的一部分，是由细胞间隙中液体过多造成的[37]。然而，过度的水肿会增加感染的风险，延迟愈合时间，导致僵硬和瘢痕[36, 37]。最好的方法是预防过度水肿，而不是在出现水肿后再进行治疗。处理水肿包括抬高患肢，外部缠绕压迫，适当地 AROM 训练，若没有禁忌（如循环系统损伤的康复对象）也可以使用冷疗法[36-38]。

物理因子治疗

物理因子治疗对水肿、疼痛和僵硬均有帮助。然而，当康复对象有活动性感染时，治疗师应谨慎使用。有些方式可能是禁忌的，如超声、冷热水浴、间歇性气动压缩泵、肌内效贴或离子透入疗法[38]。

> ### ➤ 预防措施和注意事项

- 观察是否有红、肿、热、痛或发热。康复对象在家中检查是否出现这些迹象，如果怀疑有感染，<u>应立即联系医生</u>。
- 如果康复对象不遵守限制或敷料包扎的要求，在病例中注明这一点。

案例分析

案例分析 31.1

Gina，女，40 岁，在家里被猫咬了一口。她清洗了手指，贴了创可贴，然后继续日常生活，没有任何顾虑。大约 12 小时后，伤口处出现明显的疼痛、红斑和水肿并逐渐加重。在急诊科，手外科医生观察到 Gina 的示指有化脓性屈肌腱鞘炎的迹象，选择手术切开和引流。对屈肌腱鞘进行了切开、减压和冲洗，引出渗液和脓液。A1 滑车也被切开。手术后，Gina 在医院过夜，接受监测和静脉注射抗生素。

术后第 2 天，Gina 开始接受手治疗。移除厚重的手术敷料，用温水和液体肥皂浸泡伤口，并移除了伤口中的填充物。外科医生让创口保持开放并至自行愈合。伤口没有明显的感染迹象。伤口用窄条纱布和干敷料疏松包扎。康复对象在家中每天换药 2 次。Gina 以最小的幅度进行肌腱滑动。治疗师制作了 PIP 关节伸直位矫形器，用于夜间佩戴，以纠正 20° 的 PIP 关节屈曲挛缩。3 周后，Gina 的伤口几乎完全闭合，ROM 也完全恢复。及时恰当的医疗护理避免了持续的肌腱功能障碍。

致谢

作者要感谢 Cynthia Cooper，她为第 1 版中本章的内容奠定了良好基础。

（赵刚　译，吴嬿　董安琴　王骏　审）

参考文献

1. Patel DB, Emmanuel NB, Stevanovic MV, et al.: Hand infections: anatomy, types and spread of infection, imaging findings, and treatment options, Radiographics 34(7):1968 – 1986, 2014.

2. Keller JL, Caro CM, Dimick MP, et al.: Thirty years of hand therapy: the 2014 practice analysis, J Hand Ther 29(3):222 – 234, 2016.

3. Inflammation (n.d.): Farlex Partner Medical Dictionary. Retrieved February 26 2018 from https://medical–dictionary. thefreedictionary.com/Inflammation, 2012.

4. Infection. (n.d.): Medical Dictionary for the Health Professions and Nursing. Retrieved February 26 2018 from https://medical–dictionary .thefreedictionary.com/Infection, 2012.

5. Arias CA, Murray BE: Antibiotic–resistant bugs in the 21st century—a clinical super–challenge, N Engl J Med 360:439 – 443, 2009.

6. Flynn JE: Severe infections of the hand: a historical perspective. In Jupiter JB, editor: Flynn's hand surgery, ed 4, Baltimore, 1991, Williams & Wilkins.

7. Osterman M, Draeger R, Stern P: Acute hand infections, J Hand Ther 39(8):1628 – 1635, 2014.

8. Curtin CM, Hernandez–Boussard T: Readmissions after treatment of distal radius fractures, J Hand Ther 39(10):1926 – 1932, 2014.

9. Mathur P: Hand hygiene: back to the basics of infection control, Indian J Med Res 134(5):611, 2011.

10. Nadimpalli G, Bhamare S, Rao NP, Ingole S: Incidence of methicillinresistant Staphylococcus aureus (MRSA) infection among patients and hospital staff and impact of preventive measures in reduction of MRSA infection rate: a prospective observational study, Int J Basic Clin Pharmacol 5(6):2336 – 2340, 2018.

11. Berrios–Torres SI, Umscheid CA, Bratzler DW, et al.: Centers for DiseaseControl and Prevention guideline for the prevention of surgical site infection, 2017, JAMA Surgery 152(8):784 – 791, 2017.

12. LeBlanc MR, Lalonde DH, Thoma A, et al.: Is main operating room sterility really necessary in carpal tunnel surgery? A multicenter prospective study of minor procedure room field sterility surgery, Hand 6(0):60 – 63, 2011.

13. Lalonde D: How the wide–awake approach is changing hand surgery and hand therapy: inaugural AAHS sponsored lecture at the ASHT meeting, San Diego, 2012, J Hand Ther 26(2):175 – 178, 2013.

14. Taras JS, et al.: Common infections of the hand. In Skirven TM, Osterman AL, Fedorczyk JM, et al.: Rehabilitation of the hand and upper extremity, ed 6, Philadelphia, 2011, Elsevier Mosby.

15. Fitzgibbons PG: Hand manifestations of diabetes mellitus, J Hand Surg Am 33:771 – 775, 2008.

16. Guo SA, DiPietro LA: Factors affecting wound healing, J Dent Res 89(3):219 – 229, 2010.

17. Wilhelmi B, et al.: "Nail pathology, medscape reference", 2017.

18. Wegener EE: Identification of common nail and skin disorders, J Hand Ther 23:187 – 197, 2010.

19. Zook EG: Anatomy and physiology of the perionychium, Hand Clin 18:553 – 559, 2002.

20. Stevanovic MV, Sharpe F: Acute infections. In Wolfe SW, Hotchkiss RN, Pederson WC, et al.: Green's operative hand surgery, ed 6, Philadelphia, 2011, Elsevier Churchill Livingstone.

21. Clark DC: Common acute hand infections, Am Fam Physician 68(11):2167 – 2176, 2003.

22. Ritting AW, O'Malley MP, Rodner CM: Acute paronychia, J Hand Surg Am 37(5):1068 – 1070, 2012.

23. Relhan V, Goel K, Bansal S, Garg VK: Management of chronic paronychia, Indian J Dermatol 59(1):15, 2014.

24. Kennedy CD, Huang JI, Hanel DP: In brief: Kanavel's signs

and pyogenic flexor tenosynovitis, Clin Orthop Relat Res 474(1):280 – 284, 2016.

25. Draeger RW, Bynum Jr DK: Flexor tendon sheath infections of the hand, J Am Acad Orthop Surg 20(6):373 – 382, 2012.

26. Honda H, McDonald JR: Current recommendations in the management of osteomyelitis of the hand and wrist, J Hand Surg Am 34:1135 – 1136, 2009.

27. Hsu LP, Schwartz EG, Kalainov DM, et al.: Complications of K−wire fixation in procedures involving the hand and wrist, J Hand Surg Am 36(4):610 – 616, 2011.

28. Rizvi M, Bille B, Holtom P, et al.: The role of prophylactic antibiotics in elective hand surgery, J Hand Surg Am 33(3):413 – 420, 2008.

29. Richard MJ, Wartinbee DA, Riboh J, et al.: Analysis of the complications of palmar plating versus external fixation for fractures of the distal radius, J Hand Surg Am 36(10):1614 – 1620, 2011.

30. Kowalski TJ, Thompson LA, Gundrum JD: Antimicrobial management of septic arthritis of the hand and wrist, Infection 42(2):379 – 384, 2014.

31. Centers for Disease Control and Prevention: Necrotizing Fasciitis, page last reviewed: July 3, 2017. https://CDC.gov.

32. Cahill JM: Special infections of the hand. In Jupiter JB, editor: Flynn's hand surgery, ed 4, Baltimore, 1991, Williams & Wilkins.

33. LSU School of Veterinary Medicine: What you should know about animal bites, Official Web Page of Louisiana State University (website), http://www.vetmed.lsu.edu/animal_bites.htm, Accessed June 17, 2013.

34. Keyser JJ, Littler JW, Eaton RG: Surgical treatment of infections and lesions of the perionychium, Hand Clin 6(1):137 – 153, 1990.

35. Abzug JM, Cappel MA: Benign acquired superficial skin lesions of the hand, J Hand Surg Am 37:378 – 393, 2012.

36. Von Der Heyde R, Evans RB: Wound classification and management. In Skirven TM, Osterman AL, Fedorczyk JM, et al.: Rehabilitation of the hand and upper extremity, ed 6, Philadelphia, 2011, Elsevier Mosby.

37. Villeco JP: Edema: a silent but important factor, J Hand Ther 25:153 – 160, 2012.

38. Hartzell TL, Rubinstein R, Herman M: Therapeutic modalities—an updated review for the hand surgeon, J Hand Surg Am 37(3):597 – 621, 2012.

第 32 章

掌腱膜挛缩

Steven Kempton
Mojca Herman
Prosper Benhaim

引言

掌腱膜挛缩症（dupuytren contracture）是一种发生在手掌和手指筋膜的良性纤维增生性疾病，可导致掌部筋膜出现进行性增厚和缩短。随着疾病进展，手掌和手指处形成的条索会导致手指屈曲畸形，最终丧失伸展功能[1]。关节挛缩也会导致手指畸形，挛缩通常发生在保持屈曲位的手指，特别是在近端指骨间（proximal interphalangeal, PIP）关节。

掌腱膜挛缩虽常见却无法治愈，有几种治疗方法可供选择。目前，干预的目的是通过手术、化学分离（筋膜切开术）或手术切除（筋膜切除术）病变组织来保持和改善手部的功能。掌腱膜挛缩的矫正治疗包括手术和非手术干预，如针刺腱膜切开术和胶原酶溶组织梭状芽孢杆菌（Xiaflex 和 Xiapex）注射。此外，辅助治疗对特定的患者亚群有一定的作用，如对严重受限关节进行动态外固定、植皮手术、脂肪注射、类固醇注射和放射治疗。应和患者说明，即使应用所有的治疗方案之后，掌腱膜挛缩依然较易复发。

在掌腱膜挛缩症患者的术后处理中，手治疗很重要。手治疗师与手外科医生密切沟通后，指导康复对象训练，以获得手指最大的伸展，改善手部功能。常见的干预措施包括矫形器、伤口 / 瘢痕管理、水肿控制、运动训练、力量训练和如何安全活动宣教。本章的目的是讨论掌腱膜挛缩的管理，特别关注治疗的作用。本章由一组医师和一名手治疗师撰写，因此交替使用术语"患者"和"康复对象"。

诊断

掌腱膜挛缩是一种遗传性疾病。总体患病率为 0.2%~56%，取决于所研究的人群。北欧后裔的患病率较高，多见于 60 岁以上男性[2]。该病常与糖尿病、酗酒、手外伤、人类免疫缺陷病毒（human immunodeficiency virus, HIV）感染及服用抗癫痫药物有关。识别掌腱膜挛缩需要医生具备正常手部解剖学知识和熟练掌握手功能评定能力[3]。掌腱膜挛缩通常由初级保健医生和手外科医生做出诊断，手治疗师在治疗手部其他问题的过程中，经常会看到掌腱膜结节和皮肤凹陷，有时手治疗师是第一个帮助患者确诊的医务人员。

掌腱膜挛缩的早期诊断对康复对象的宣教和干预时机都非常重

要。疾病分为组织增生期、退缩期和畸形期[4,5]。远端掌纹周围结节和皮肤凹陷是增生期和条索形成前的最早征象，这样的结节通常没有压痛感，仅5%~10% 的病例可能出现痛感。条索形成、掌指（metacarpophalangeal，MCP）关节和 PIP 关节挛缩是退缩期的典型表现。最常见的受累部位是环指，其次是小指、中指、拇指和示指[6]。掌腱膜挛缩的诊断基于临床表现，不需要影像学和其他特定检查。

迪皮特朗（Dupuytren）病变是一种更具侵袭性的疾病，以男性为主，多发生于 50 岁前，有家族史，双侧受累。患者经常出现关节垫和其他部位的异常病变，包括足部的结节性跖纤维瘤病（Ledderhose 病）和阴茎海绵体硬结症（Peyronie 病）[7]。

病理解剖学

掌腱膜的主要功能是稳定掌部皮肤与下面的骨骼，是掌腱膜挛缩的好发部位。掌腱膜由浅纵、深横纤维组成，这些纤维在保持屈肌腱滑动的同时，通过连接皮肤和底层骨骼来稳定掌部结构。该筋膜层组成了代表正常解剖结构的束带和韧带[4,5]。腱膜条索的形成代表正常腱束的病理改变，可导致手指挛缩。假性条索是 MCP 关节挛缩最常见也是最主要的原因（图 32.1）[4]。

干预指征

在决定对掌腱膜挛缩进行手术前，应慎重考虑手部的侵入性操作会增加其他部位疾病进展的风险[8]。

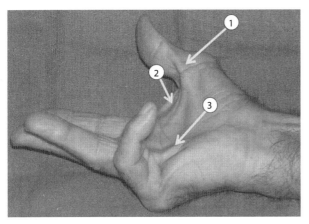

图 32.1　掌腱膜挛缩的手。①第 1 掌骨上的假性条索导致拇指 MCP 关节挛缩。②连合索导致虎口挛缩。③第 4 掌骨假性条索导致环指 MCP 关节挛缩，桡侧副索延伸至小指导致 MCP 关节和 PIP 关节

因此，手术治疗的适应证应根据客观的关节挛缩严重程度结合疼痛、外观、功能限制等主观因素。常规干预指征包括 MCP 关节挛缩大于 30°、PIP 关节挛缩大于 15° 及手功能丧失[6]。

非手术治疗

即使手术是掌腱膜挛缩治疗的金标准，但对于不适合或不愿意手术的患者，可以选择非手术治疗。手治疗作为手术的一种替代方式已经被研究。小样本量研究表明，夜间佩戴静态牵伸支具结合牵伸和按摩可以改善手指的伸展功能。然而研究也表明，这些治疗在增生期更有效，且需要康复对象较好的依从性[9,10]。

虽然支持单独使用手治疗作为一种治疗方案的证据不足以指导治疗决策，但对于一些希望避免手术并期望维持目前功能水平的患者来说，非手术治疗可能是一个合理的选择。然而需要指出的是，治疗并不能阻止疾病的进展。对于伴有疼痛的 Dupuytren 结节，注射皮质类固醇可能有助于软化和平复结节[11]。

> ◎ 临床精要
> 当掌腱膜挛缩的康复对象前来就诊时（通常由初级保健医生转诊），需要询问他们是否咨询过手外科医生的治疗方案。如果没有，应考虑转诊（直接通过康复对象或转诊医生联系）。康复对象需要知道，他们的所有治疗方案只能在手外科医生检查后才能确定。

微创治疗

非外科医生提出了纠正屈曲挛缩的干预措施，即针刺腱膜切开术和注射胶原酶，再进行手法治疗以破坏腱膜条索。这些操作虽然避免了掌部的大切口，但仍会让患者感到不适，与手术相比可能会更早复发。

针刺腱膜切开术

经皮针刺筋膜切开术或针刺腱膜切开术（needle aponeurotomy，NA）是一种微创技术，指使用小的皮下注射针作为经皮手术刀片削弱病变的条索，通过手法操作使条索断裂，从而改善手指的伸展。在 PIP 关节屈曲横纹和近端横纹之间出现大结节或条

索的 PIP 关节挛缩，应特别小心[12]。对于浸润性疾病、腱膜挛缩易感体质或先天难治性腱膜挛缩，因为术后可能导致快速复发，所以不建议使用 NA[13]。年轻患者也是 NA 的一个相对禁忌证，因为复发的可能性很高。

为了实现精确的表皮麻醉，表皮层内注射要沿整个条索多个位点进行浸润。注意避免部分或完全的指神经阻滞，以便在术中保留感觉。针刺腱膜切开术采用皮下注射针，不同的外科医生喜欢采用不同型号的针。通常使用较小型号的针头穿刺，通过来回横扫的方式削弱条索。使用较大型号的针头就类似于使用挡风玻璃雨刮器扫刮的方式进行横向经皮筋膜切开术。针刺腱膜切开术可以在外科医生的办公室或手术室完成，术后每年的复发率为 10%~20%[14]。

由于治疗方法不同，很难定义掌腱膜挛缩松解的复发。手术可以完全切除病变筋膜，而 NA 和胶原酶会破坏条索进而留下创口。Van Rijssen 等间接的定义了复发，即关节的总被动活动受限角度增加超过 30°[12]。该方法具有可重复性，用来比较手术和非手术治疗，具有更好的临床相关性。

胶原酶

2010 年，美国食品药品监督管理局（FDA）批准临床使用溶组织梭状芽孢杆菌（Xiaflex）生产的注射胶原酶来治疗掌腱膜挛缩。名为 Xiapex 的同种注射剂也于 2011 年在欧盟批准使用。加拿大卫生部于 2012 年批准使用 Xiaflex；2013 年，澳大利亚治疗用品管理局也批准使用该产品。

在两项双盲安慰剂对照研究中，验证了胶原酶治疗掌腱膜挛缩的临床疗效和安全性[15, 16]。在最近的一项回顾性研究中，Nydick 等将 NA 和胶原酶注射进行比较，发现短期内（3 个月）临床疗效和患者满意度是相同的。两组之间的临床疗效（定义为挛缩减少到正常的 0°~5° 以内）和挛缩的平均减少程度相似[17]。

胶原酶的所需和推荐注射剂量尚不明确，目前正在研究中。胶原酶注射后手法治疗的最佳时间仍不能确定，通常在注射后的 24~72 小时介入。但有许多医生在最初注射的 1~2 周就介入了手法治疗。注射胶原酶后，5 年复发率为 47%，这与手术治疗相当[18]。

最终手法治疗

在多个点位用针刺腱膜切开术或胶原酶注射，条索一旦减弱或分离，就需要对患者进行测试，以确认所有屈肌腱和指神经的完整性。确认完整后，在治疗部位注射麻醉剂，实现手指和手掌的联合阻滞，这样就可以在没有明显疼痛的情况下进行手指牵伸。被动牵伸手指使条索完全断裂并破坏所有残留的条索（图 32.2）。伸展每根手指时都应屈曲腕关节以保护肌腱，以减少肌腱断裂的风险。

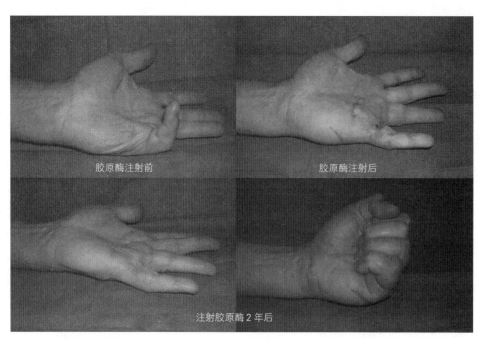

图 32.2　小指关节注射胶原酶前后对比和注射 2 年后的挛缩情况

在 NA 或胶原酶注射处理后，皮肤创口要用维生素软膏和非黏附纱布包扎，并佩戴伸展位矫形器。指导患者每天用肥皂和水洗手，再涂抹抗生素软膏和非黏附纱布包扎，直到伤口愈合。患者通常在处理后 1~3 天接受手治疗。

手术治疗

手术是治疗掌腱膜挛缩的黄金方案，可以实现最彻底的屈曲挛缩松解、病变筋膜切除，以及最低的总复发率（5%~10%/ 年）。尽管外科手术是专业技术，但仍有多种手术类型可供选择。手术的目的是分离掌腱膜挛缩或切除病变筋膜。如果在手术结束后仍存在皮肤缺损的情况，伤口可以保持开放愈合，也可以使用全层皮肤移植。

筋膜切开术

筋膜切开术是针对那些病情太重而无法进行手术切除的患者，切开筋膜以解除挛缩。与切除术相比，筋膜切开术的复发率更高[19]。

局部筋膜切除术

局部筋膜切除术是治疗掌腱膜挛缩最常用的方法。切除所有病变的筋膜，留下正常的筋膜。这种手术使疾病不太可能在切除部位复发，但可能在邻近部位产生新的病变（图 32.3）。

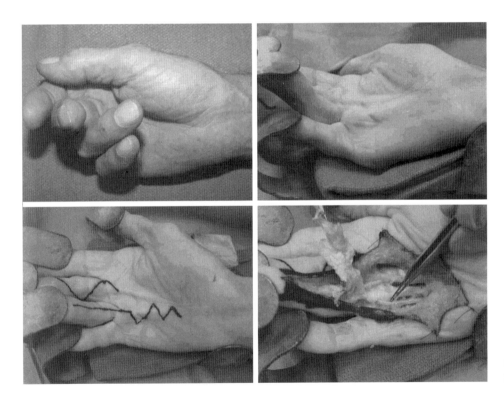

图 32.3　掌筋膜切除术治疗环指、中指掌腱膜挛缩

皮肤筋膜切除术

皮肤筋膜切除术指切除皮肤和底层病变筋膜。如因掌腱膜挛缩引起侵袭性疾病或复发性挛缩，可考虑此手术。移植的皮肤供区常选择手臂内侧或腹股沟处的全层皮肤。

全筋膜切除术

全筋膜切除术指切除所有病变和正常的筋膜。该方案只适用于 Dupuytren 病变累及手大部分区域的患者。对于这类广泛性疾病，可能同时出现条索和 PIP 关节掌侧腱膜挛缩。第一阶段筋膜切除术可能由于皮肤缺损而需要植皮，也可能因血管痉挛导致手指局部缺血[20]。在这种情况下，使用动态外固定装置在数周内缓慢伸直 PIP 关节，然后在第二阶段进行 PIP 关节囊切开术和筋膜切除术[21,22]。

完全清醒的掌腱膜挛缩手术是手外科的发展趋势，包括局部麻醉下使用肾上腺素代替止血带进行手术。肾上腺素是一种血管收缩剂，可控制出血。研究表明，在避免全身麻醉风险和降低成本的优势下，术中使用肾上腺素的效果与全身麻醉相当[23,24]。

筋膜切除术后的主要护理措施是使用大面积敷料及利用掌侧矫形器保持 MCP 和 PIP 关节的伸展。术后的初始敷料需要保留几天，以减少手掌血肿的风险。此外，不可吸收的缝合线需等到 14 天以后拆除。

手治疗是术后护理的重要组成部分，外科医生应告知患者，手治疗是恢复和保持手指伸展的关键。治疗应注重伤口护理、水肿控制、良好的屈曲功能的恢复和手部的整体功能的改善。如 Evans 等所述，治疗应采用无张力方案，包括轻柔的主动和被动关节活动，直到炎症消退[25]。无张力治疗方案最大限度地提高了组织的氧合能力和营养，同时避免了不必要的炎症、水肿或侵袭性治疗可能发生的延迟愈合等并发症[25]。无张力治疗方案还包括佩戴 3 周降低伤口张力的矫形器，过度的张力会刺激炎症和肌成纤维细胞，而持续有限的张力则会重塑和软化胶原蛋白[26]。

并发症

筋膜切除术治疗掌腱膜挛缩最常见的并发症是血肿（2%~15%）、感染（1%~3%）和皮瓣坏死（1%~3%）[27]。患者也可能出现术后的手指麻木，这通常是暂时的，但也可能提示存在正在修复的神经损伤。手术过程中可能发生动脉损伤，但一般会在术中修复。治疗师应密切观察血管修复术后患者的情况，谨慎使用加压技术。

由于手指伸展时拉伸到动脉，常引起动脉痉挛。

如果在治疗过程中发现手指变白，治疗师应该把手指恢复到屈曲位并提高手温。如果血流灌注后没有得到改善，应尽快通知手外科医生进行进一步检查和治疗[4]。

术后 2~3 周可能会发生 Dupuytren 耀斑反应，表现为与检查不对应的僵硬、水肿和疼痛，更常见于女性患者[28]。

复杂性区域疼痛综合征（complex regional pain syndrome，CRPS）可能与 Dupuytren 耀斑发作的方式类似，通常发生于术后 4~6 周。如果怀疑是 CRPS，治疗师应将患者转回外科进行适当的医疗管理，并可能二次转诊给疼痛专科医生进行诊疗。如果水肿比预期严重或怀疑是早期的 CRPS，医生可以选择开出逐渐减量的类固醇药物处方（如甲泼尼松龙），以最大限度地减轻水肿、炎症和疼痛。

◎ 临床精要

仔细监测手治疗康复对象在掌腱膜挛缩松解或手术后是否出现感染、过度水肿和明显疼痛。如果出现问题，要马上转介给外科医生进行评估和诊疗。即使不确定是否存在问题，也最好让外科医生评估一下情况。从而在早期识别感染、耀斑反应和早期的 CRPS，减少术后严重并发症。

针刺腱膜切开术的并发症通常少于开放性手术。皮肤撕裂是最常见的并发症，据报道发生率为 3%[14]。胶原酶注射后最常见的并发症为局部疼痛、肿胀、瘀伤、瘙痒、短暂的局部淋巴结肿大/疼痛，以及皮肤撕裂（图 32.4），较不常见的并发症为肌腱

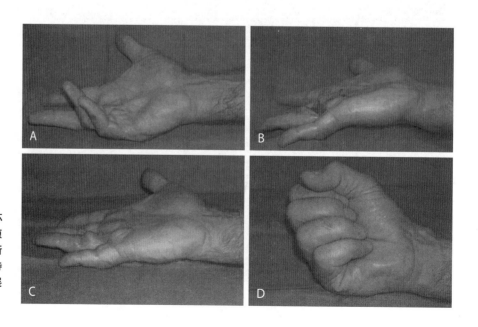

图 32.4 （A）掌腱膜挛缩限制环指和小指的伸展。（B）注射胶原酶后，用力牵伸手指可使腱索断裂。有时会导致皮肤撕裂，需等待二次愈合。（C）手指功能性伸展的恢复及维持。（D）手指屈曲

断裂、神经失用和 CRPS[15]。

掌腱膜挛缩减压术后治疗指南

　　本节为治疗师处理已经接受过掌腱膜挛缩松解的康复对象提供了通用指南。提供干预和治疗的时长从几天到几个月不等。接受非手术治疗（针刺腱膜切开术和胶原酶注射）的康复对象干预时间通常不超过 1 个月，接受筋膜切除术的康复对象可能需要 2~3 个月的专业治疗。

　　康复的进程是根据康复对象的具体情况而确定的，这取决于开放性伤口的严重程度、组织愈合的速度、组织对于治疗的反应以及康复对象的康复目标。对于术后大面积开放性伤口的康复对象，康复的进程会更缓慢。治疗师应在第一次治疗前与手术医生进行沟通，以确定所有治疗方案及预期进程。

第一次康复干预

　　康复对象一般在非手术操作后的 1~2 周或筋膜切除手术后 1 周，进行第一次手治疗。

- 取下敷料，进行初次评估。评估伤口、水肿、ROM、疼痛、感觉和手的功能性活动。
- 指导康复对象护理伤口、监测感染和浸渍（皮肤长时间浸泡或处于潮湿状态所致的变软发白、起皱等皮肤表现）。
- 宣教水肿处理技术。
- 宣教监测感觉和功能的影响。
- 指导康复对象进行频繁、轻微的主动和被动 ROM 训练，重点关注手指伸展和内在拉伸。告知康复对象缝合线和（或）开放性伤口不是训练的禁忌证，相反，这些训练有助于达到最佳的预后效果。
- 为受累及邻近手指定制静态夜间伸展矫形器。如果需要，还可以制作一个 PIP 关节牵伸矫形器在白天间歇性佩戴，这对于重度 PIP 关节挛缩的康复对象尤为重要。要求康复对象每次治疗时都带着矫形器，以重新评估其合适度（图 32.5 和图 32.6）。
- 指导康复对象立即使用患手（即使有时用绷带包扎）进行轻度的功能活动，并在 4~6 周内避免剧烈活动。如果手术范围较大，建议在 8~10 周内避免剧烈活动。

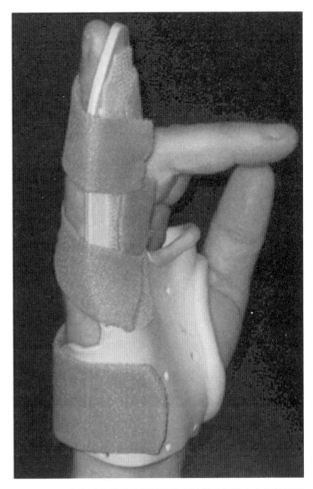

图 32.5　一个为受累关节及邻近关节定制的手部静态夜间伸展矫形器

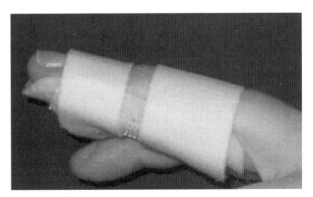

图 32.6　如果需要在白天间歇性佩戴，可以制作 PIP 关节伸展矫形器，尤其针对有重度 PIP 关节挛缩的康复对象

第二次康复干预：1 天 ~1 周后

　　第二次干预的时间取决于康复对象在初次评估时的临床表现、对家庭训练计划的理解以及所需要的康复措施。第二次干预通常在第一次干预的几天或 1 周后开始，最早可在次日进行。

- 仔细重新评估伤口、水肿、疼痛、感觉、ROM、手的功能性活动和矫形器的适合度。回顾家庭训练计划内容，根据这次评估结果，更新计划。向康复对象重申开放性伤口不是进行 ROM 训练的禁忌证。
- 查看矫形器的佩戴时间表。如果需要，可以重新制作矫形器，以实现手指的完全伸展。研究表明，矫形器可以改善胶原酶注射或针刺腱膜切开术后康复对象的手指伸展[30]。随着伤口愈合，由于水肿的减轻或使用敷料的减少，矫形器也可能需要修整。
- 回顾短期目标的进展情况，如改善手指的屈伸、促进伤口愈合、减轻水肿和疼痛及增加患手的简单功能使用等。
- 确认康复对象没有过度使用患手后，加大活动强度。
- 后续就诊的次数和频率取决于康复对象的临床表现和特定的技能需求。

手法治疗 / 术后 2~3 周

- 细致评估手指的 ROM。如果康复对象难以恢复联合屈曲，可考虑使用复合绷带或动态 PIP/ 远端指骨间（DIP）关节屈曲矫形器。确认康复对象正在进行牵伸训练。

　　每次康复对象就诊时都要评估和调整矫形器，以实现最大的伸展。

- 一旦伤口愈合，指导康复对象进行瘢痕重塑。
- 根据情况增加训练时间。在所有伤口愈合后，康复对象希望在组织恢复前恢复更高要求的活动并不少见。教育康复对象，如果他们过度使用患手，可能会引起组织肿胀、疼痛、僵硬和 ROM 降低，反而会延缓恢复进展。
- 注意术后 2~4 周内的 Dupuytren 耀斑反应。耀斑反应并不常见，康复对象的主诉包括水肿加重、关节僵硬、疼痛及 ROM 降低。如果出现耀斑反应，请将患者转诊给医生进行药物治疗，可能包括短期口服类固醇药物，甚至类固醇药物注射，在此期间不要过度频繁地进行关节被动活动。

手法治疗 / 术后 3~4 周

- 手法治疗 4 周后可达到全范围活动，筋膜切除术后可能需要更长的时间。

- 监测在 2~4 周内可能出现耀斑反应的康复对象。
- 根据康复对象的疼痛和炎症程度，开始分级渐进式强化训练。在 1~2 周内，将康复对象过渡到家庭康复阶段。

手法治疗 / 术后 4~6 周

- 重新做最后一次评估，确定家庭康复计划（包括训练和矫形器需求），给康复对象制订一个完善的家庭训练计划。
- 有些康复对象在这个时间轴上的进展缓慢。

● 对康复对象说的话

　　在手治疗过程中，宣教内容是根据个人需求和临床表现定制的。下述总结了需要对康复对象进行的宣教内容。

手法治疗 / 伤口护理和瘢痕管理

　　掌腱膜挛缩松解会产生不同程度的开放性伤口。重要的是，康复对象能够正确看待他们的伤口，自行换药（有时在朋友或家人的帮助下）。教导康复对象如何监测感染非常重要，感染的症状和体征包括疼痛加剧、伤口周围发红、分泌物过多、分泌物异味、发热、寒战和手臂上出现红色条纹。如有上述情况，建议他们立即联系医师（或去看急诊），避免等到下一次治疗时才确认可能发生感染。提醒康复对象遵循医生的用药说明，无论他们感觉或认为伤口情况如何，完成整个抗生素疗程是很重要的。

　　转诊医生通常对清洁方案、敷料、药膏和换药频率有自己的偏好。开放性伤口可使用非处方外用抗生素软膏（如新孢霉素、多孢菌素或杆菌肽），以促进湿性伤口愈合。不同国家或地区关于治疗师提供和（或）管理药物（甚至是非处方药和药膏）的规定有所不同，在应用 / 管理任何药物之前，请检查相关法律法规。指导康复对象用药膏涂抹伤口，然后在伤口上覆盖一层非黏性纱布（如 Xeroform 或 Adaptic），再用薄纱布包扎。

　　康复对象应每天更换 2~3 次纱布敷料，以防止纱布干燥，粘到伤口上。撕下粘连在伤口上的敷料会影响组织愈合。避免伤口干燥（变干）至关重要，尤其是在肌腱外露的情况下。

　　康复对象经常犯这样的错误，试图用大量的抗生素软膏和过多的纱布来保护伤口，这样会导致皮肤浸渍，最终导致皮肤破损。指导康复对象谨慎使用药膏和敷料，并监测伤口周围皮肤是否出现白色或皱纹（浸渍的迹象）。如果发现浸渍，应让皮肤表面保持空气流通，然后减少药膏的用量。使用药膏的目的是创造湿性的伤口环境，而不是引起伤口的湿性损伤。当伤口无渗出时，可将敷料由纱布换成创可贴，直到伤口完全愈合。

治疗师应告诉康复对象什么时候可以让伤口保持"干净湿润"和"脏湿润"。干净湿润指的是在用手洗澡、洗头和用肥皂和水洗手等活动时的伤口状态，这通常在术后第 5~7 天（如果有肌腱外露则需要 10~14 天）。脏湿润指的是在用手洗碗、在泳池 / 湖 / 海里游泳、在按摩浴缸里浸泡和做园艺活动时的伤口状态。在伤口完全愈合之前，几乎不能进行这类活动。

一旦伤口完全愈合，就开始瘢痕管理。瘢痕管理技术可调节外部瘢痕的形成，以获得更平坦、更光滑、更柔软、更美观的瘢痕。在伤口愈合后 2 周内，开始使用加压产品加压，如硅胶片、瘢痕定型（如绷带和压力衣）和弹性体（如 Otoform Kc），直到实现美观的目的。

瘢痕按摩是另一种瘢痕管理技术，康复对象应该每天进行几次，每次几分钟。教导康复对象使用乳液或油轻柔按摩，以避免水疱形成和皮肤破损。康复对象还应该观察组织炎症反应，这可能会造成瘢痕组织过度的生长。

虽然支持瘢痕按摩和加压治疗有效性的高水平证据有限，但这些治疗技术因其独特的好处而被广泛用于手治疗。

水肿管理

掌腱膜挛缩松解后常出现手部水肿。治疗师有很多方法来处理水肿：抬高患肢、轻柔的向心性按摩、压力衣 / 压力手套 / 压力套（如手指用自粘绷带和手腕用筒状绷带）、主动运动和冷疗法。有关水肿控制技术，详见第 8 章。

关节活动范围训练

必须指导康复对象在开始手治疗后立即开始 ROM 训练。康复对象经常因为出血和伤口不敢活动患肢，治疗师应告诉他们，不管肿胀、缝合或存在开放性伤口，他们都必须开始活动。优先考虑手指的伸展

和内在拉伸。

ROM 训练通常包括每个手指关节的主动轻柔的 PROM（屈伸）训练，特别是 MCP 和 PIP 关节。应该经常锻炼，让组织适应新的运动负荷。与低频率高强度运动相比，组织对高频率低强度运动的反应更好。许多治疗师建议进行温和的、有控制的锻炼，每次重复 5~10 次，每天 4~6 组。

因为软组织愈合的增生特性，康复对象经常描述在术后 2~3 周内很难维持 ROM。治疗师和康复对象应密切关注 ROM，并持续进行频繁轻柔的运动锻炼。告诉康复对象这种情况很自然，以避免在这段时间内因过度激进的锻炼而产生沮丧和不必要的挫败感。

被动手指运动

被动 ROM 应包括 DIP、PIP 和 MCP 关节的单独屈曲 / 伸展、手指的联合屈曲 / 伸展和内在拉伸（图 32.7A）。

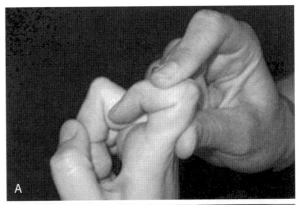
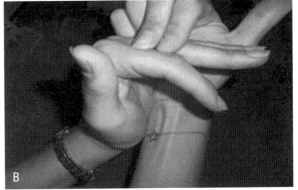

图 32.7 （A）内在拉伸演示：MCP 关节伸展伴 PIP 关节屈曲。（B）反向阻断训练演示：被动保持 MCP 关节屈曲并主动伸展 PIP 关节

主动手指运动

　　主动 ROM 应包括肌腱滑动练习、握拳、手指外展 / 内收，以及单独阻断 PIP 和 DIP 关节，以达到指深、浅屈肌腱的最大相对滑动偏移（图 32.8）。对康复对象来说，通常恢复手指的主动屈曲并不困难。一部分原因是手在挛缩松解前处于弯曲姿势，此外，康复对象自然地想练习握拳。治疗师应采取积极措施，防止康复对象发展为内在肌紧张，这可能会对手指的主动运动产生负面影响。

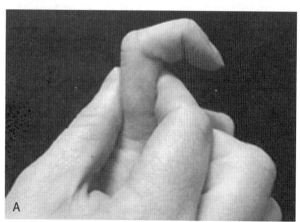

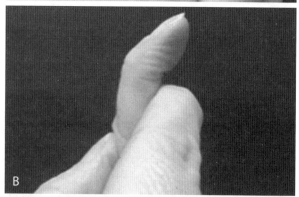

图 32.8　分别对 PIP 关节（A）和 DIP 关节（B）进行单独关节阻断，以获得指浅屈肌（A）和指深屈肌（B）的最大滑动偏移

　　重点进行手指伸展训练，尤其是 MCP 和 PIP 关节的主动伸展。指导康复对象进行下列 MCP 关节训练：①单独的指伸肌练习（保持 PIP/DIP 关节于屈曲位置，MCP 关节主动伸展）；②单独 / 共同手指抬起（手掌平放在桌面上，同时主动伸展 MCP 关节）；③ MCP 关节主动屈曲 / 伸展，同时保持 PIP/DIP 关节伸展；④手指完全伸展位，主动外展 / 内收（图 32.9）。

　　针对 PIP 关节，指导康复对象进行反向阻断训

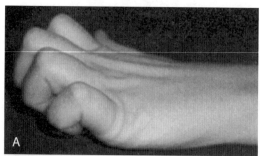

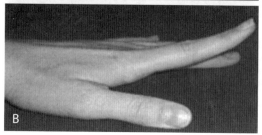

图 32.9 （A）单独的指伸肌练习演示（PIP/DIP 关节屈曲状态下，主动伸展 MCP 关节）。（B）单独抬指练习演示：手掌平放在桌子上，同时强调 MCP 关节的主动伸展

练（见图 32.7B）。反向阻断训练需要康复对象屈曲 MCP 关节，在近节指骨背侧施加支撑力，主动伸展 PIP/DIP 关节。这样做可以让指伸肌在 PIP 关节中发挥更大的杠杆作用，并为蚓状肌提供更好的位置来伸展 PIP/DIP 关节，从而单独完成 PIP 关节伸展动作。在某些情况下，如果康复对象长时间不动或害怕活动，则需要接受手腕、前臂、肘关节和肩关节的 ROM 指导。

力量

　　评估康复对象的握力和捏力，并对其手腕和前臂进行徒手肌力测试。再评估康复对象的肌力能否适应目标，并指导其进行分级渐进式的强化训练，以帮助其实现功能目标。极限肌力强化应在目标导向性临床治疗中进行，这些训练需要专业的技巧和监督，并在 1~2 周内引导康复对象过渡到家庭强化训练中。

感觉

　　在挛缩松解过程中，指神经一般会受到干扰或牵拉，通常表现为暂时性神经失用症。教导康复对象在功能性活动中关注失去知觉的手。在日常生活活动中，一定要注意尖锐或发热的物品，以避免不必要的伤害。如果感觉没有改善，应建议康复对象直接与医生沟通。

矫形器

在掌腱膜松解术后，通常会定制掌侧伸展矫形器，以利于新生组织修复。也有一些研究反对筋膜切除术后常规使用矫形器[26, 31, 32]。然而，当前缺乏高质量研究来准确衡量康复对象使用矫形器的依从性，以确定其有效性和临床意义[29]。

注射胶原酶后，通常建议康复对象佩戴 8 周的夜间手指伸展矫形器[15]，也有一些医生建议佩戴 12~16 周。康复对象继续使用夜间伸展矫形器的时间长短取决于其维持主动和被动手指伸展的能力。矫形器在第一次来访时制作（如有必要，可以使用敷料），随着敷料的改变、肿胀消退和伸展活动增加，需要重新对矫形器进行塑形／调整。在组织允许的情况下，逐渐增加矫形器的伸展程度。矫形器应该舒适，不存在任何压力区域，并避免造成耀斑反应或血管结构损害。

此外，如果手指 PIP 关节挛缩有明显的缓解，并伴有伸肌腱薄弱，可考虑定制一个基于手指伸展的矫形器，在白天间歇性佩戴几周。假设用手指矫形器保持 PIP 关节完全被动伸展，并限制 PIP 关节完全主动和被动屈曲数周，可能有助于改善伸展[33]。这也可能使已经向掌侧偏移到 PIP 关节轴的侧腱束重新对齐，还可能使减弱的中央滑动实现相对收紧。

当 PIP 关节开始主动屈曲时，应观察伸肌滞后。只要保持主动伸展，主动屈曲就会提前。考虑在 PIP 关节伸肌明显滞后的情况下，使用相对运动屈曲矫形器[34]。相对运动矫形器已被证明可以改善 PIP 关节的主动伸展。但在使用时，要注意确保这些矫形器中 MCP 关节的相对屈曲不会引起继发性 MCP 关节屈曲挛缩。在大多数情况下，白天用动态矫形器，晚上用伸展矫形器。

◎ 临床精要

康复对象总是担心夜间佩戴伸展矫形器会妨碍手的康复，因为早上取下矫形器时，手会感到非常僵硬，他们会停止佩戴夜间矫形器。治疗师要告知康复对象早上取下矫形器时，感到僵硬是正常的。轻轻握拳几次后，僵硬会明显缓解。要告知康复对象连续数周佩戴夜间牵伸矫形器可取得更好的效果。同时也要告诉康复对象长时间佩戴矫形器并不能防止疾病复发。

物理因子治疗

掌腱膜挛缩松解后，在手治疗过程中有很多物理因子治疗方式可供使用。有数据表明，低强度激光治疗会改变细胞功能并诱导生物愈合，有益于开放性伤口的愈合[35]。干扰电和经皮神经电刺激可用来消除水肿和减轻疼痛，具有很高的临床满意率，尽管缺乏严谨的科学数据支持，仍被广泛应用[36]，冷疗也被推荐作为其他治疗的辅助手段。

伤口愈合后，石蜡和湿热敷等热疗有助于增加胶原蛋白的延展性，改善血液循环，在减轻关节僵硬的同时缓解疼痛。有热效应的超声（连续波）也可用于瘢痕组织，以提高深、浅层组织的温度，提高细胞内活性和组织的敏感性[36]。

有关手康复中物理因子治疗的更多信息，请参见第 9 章。

恢复功能活动

应鼓励康复对象立即使用患手进行轻度功能性活动（如进食、洗漱、穿衣和准备便餐）。至少术后 4~6 周内避免剧烈活动（如高尔夫、网球、园艺活动以及使用螺丝刀和锤子），如手术创面较大，则 8~10 周后才可进行剧烈活动。

♡ 专业提示

在治疗开始前，治疗师应花时间与康复对象沟通疾病的诊断、临床表现和治疗目标。尽管医生会让康复对象对皮肤瘀青和撕裂及术后手治疗的康复时间做好心理准备，但康复对象通常对康复过程有不同的预期。治疗师要努力向康复对象解释手的康复过程、个人应做的努力并取得康复对象的理解。

康复对象必须能够看到伤口，学会监测自己的伤口。如果他们在术后首次就诊时就难以接受看到开放性皮肤撕裂、血流或大切口，可以在其仰卧时去除敷料以便观察。这最大限度地降低了血管迷走神经反应的风险（康复对象可能因心率和血压突然下降产生昏厥）。指导康复对象每天检查伤口以监测感染是至关重要的。

开放性伤口的存在通常会影响 ROM 的精确测量。这时可采用粗略的范围描述，例如测量指尖到远端掌横纹的距离。

认识和处理长期挛缩引起的继发性缺损是必要的。PIP 关节长期的屈曲挛缩可导致伸肌腱的中央滑车退化，形成钮孔畸形或掌板和侧副韧带挛缩。由于手内在肌紧张，MCP 关节的长期屈曲挛缩也可导致 PIP 关节活动受限。

向康复对象强调，尽管有缝合线或开放性伤口，也必须进行关节活动训练。虽然在做各种训练时可能会出血，但无论如何还是应该坚持锻炼。

随着伤口的愈合，软组织挛缩，需要时刻关注手指的伸展情况。不要让皮肤或瘢痕挛缩影响关节活动。

检查上肢所有的关节活动问题，并解决家庭训练计划中的任何问题。

关注康复对象在每次治疗时出现的疼痛反应，以防出现掌腱膜挛缩、耀斑反应和（或）CRPS 等潜在并发症。

➤ 预防措施和注意事项

治疗师与转诊医生沟通确定康复对象是否需要特别限制或防护性措施。

- 密切监测感染征象，如果怀疑有感染，应立即就医。
- 注意掌腱膜挛缩和（或）CRPS 的发生。
- 定制矫形器时，要特别注意作用于组织上的张力不可过大。

? 咨询医生的问题

在康复对象第一次就诊前，治疗师应向转诊医生询问治疗中涉及但未在转诊信息中提及的任何问题。

- 术后哪天可以开始手功能训练？
- 康复对象需要什么类型的矫形器？哪些手指需要使用矫形器？推荐康复对象佩戴多长时间的矫形器？如果外科医生进行了虎口挛缩松解，是否需要使用 C-bar 矫形器来防止挛缩？
- 如果外科医生在筋膜切除术期间放置了引流管，什么时候可以拔除引流管？
- 是否需要限制性或保护性措施？
- 是否有关于敷料和（或）伤口管理的具体说明？
- 伤口什么时候能沾水 / 湿润？（分清 "干净湿润"与 "脏湿润"。）
- 康复对象是否已清楚了解什么是主动和被动关节活动？如果没有，应何时开始运动？什么时候可以开始强化运动？
- 康复对象何时可以恢复剧烈运动？

（张丽　张祝筠　周丹　译，乔彤　董安琴

王骏　审）

参考文献

1. Shih B, Bayat A: Scientific understanding and clinical management of Dupuytren disease, Nat Rev Rheumatol 6:715-726, 2010.

2. DiBenedetti DB, Nguyen D, Zografos L, et al.: Prevalence, incidence, and treatments of Dupuytren's disease in the United States: results from a population-based study, Hand 6(2):149-158, 2011.

3. Hindocha S, McGrouther DA, Ardeshir Bayat: Epidemiological evaluation of Dupuytren's disease incidence and prevalence rates in relation to etiology, Hand 4(3):256-269, 2009.

4. Khashan M, Smitham PJ, Khan WS, Goddard NJ: Dupuytren's disease: review of the current literature, Open Orthop J 5:283-288, 2011.

5. Ketchum LD: The rational for treating the nodule in Dupuytren's disease, Plast Reconstr Surg Glob Open 2(12):e278, 2014.

6. Rayan GM: Dupuytren disease: anatomy, pathology, presentation, and treatment, JBJS 89A:190-198, 2007.

7. Hindocha S, Stanley JK, Watson S, Bayat A: Dupuytren's diathesis revisited: evaluation of prognostic indicators for risk of disease recurrence, J Hand Surg Am 31(10):1626-1634, 2006.

8. Elliot D: The early history of contracture of the palmar fascia, J Hand Surg 13B:246-253, 1988.

9. Ball C, Nanchahal J: The use of splinting as a non-surgical treatment for dupuytren's disease: a pilot study, Br J Hand Ther 7(3):76-78, 2002.

10. Larocerie-Salgado J, Davidson J: Nonoperative treatment of PIPJ flexion contractures associated with Dupuytren's disease, J Hand Surg Eru 37(8):722-727, 2012.

11. Sood A, Therattil PJ, Kim HJ, Lee ES: Corticosteroid injection in the management of Dupuytren nodules: a review of the literature, Eplasty 15:e42, 2015.

12. Van Rijssen AL, Gerbrandy FSJ, Linden HT, Klip H, Werker PMN: A comparison of the direct outcomes of percutaneous needle fasciotomy and limited fasciectomy for Dupuytren's disease: a 6-week follow-up study, J Hand Surg 31A:717 - 725, 2006.

13. Degreeef I, De Smet L: Risk factors in Dupuytren's diathesis: is recurrence after surgery predictable? In Degreef I, editor: Therapy resisting Dupuytren's disease. New perspectives in adjuvant treatment, Leuven, 2009, KatholickeUniversiteit, pp 50 - 55.

14. Morhart M: Pearls and pitfalls of needle aponeurotomy in Dupuytren's disease, Plast Reconst Surg 135(3):817 - 825, 2015.

15. Hurst LC, Badalamente MA, Hentz VR, et al.: Injectable collagenase clostridium histolyticum for Dupuytren's contracture, NEJM 361(3):968 - 979, 2009.

16. Gilpin D, Coleman S, Hall S, Houston A, Karrasch J, Jones N: Injectable collagenase clostridium histolyticum: a new nonsurgical treatment for Dupuytren's disease, J Hand Surg Am 35(12):2027 - 2038, 2010.

17. Nydick JA, Olliff BW, Garcia MJ, Hess AV, Stone JD: A comparison of percutaneous needle fasciotomy and collagenase injection for Dupuytren disease, J Hand Surg Am 38(12):2377 - 2380, 2013.

18. Peimer CA, Blazar P, Coleman S, Kaplan FT, Smith T, Lindau T: Dupuytren contracture recurrence following treatment with collagenase clostridium histolytium (CORDLESS [collagenase option for reduction of Dupuytren's long-term evaluation of safety study]): 5-year data, J Hand Surg Am 40(6):1597 - 1605, 2015.

19. Rodrigo JJ, Niebauer JJ, Brown JL, Doyle JR: Treatment of Dupuytren's contracture: long-term results after fasciotomy and fascial excision, J Bone Joint Surg 58A: 380 - 387, 1976.

20. Lawson GA, Smith AA: Dynamic external fixation in the treatment of Dupuytren's contracture. In Dupuytren's disease and related hyperproliferative disorders, 2012, pp 297 - 303.

21. Rives K, Gelberman R, Smith B, et al.: Severe contractures of the proximal interphalangeal joint in Dupuytren's disease: result of a prospective trial of operative correction and dynamic extension splint, J Hand Surg Am 17:1153 - 1159, 1992.

22. Houshian S, Gynning B, Schroder H: Chronic flexion contracture of proximal interphalangeal joint treated with the compass hinge external fixator. A consecutive series of 27 cases, J hand Surg Br 27(4):356 - 358, 2002.

23. Nelson R, Higgings A, Conrad J, Bell M, Lalonde D: The wide-awake approach to Dupuytren's disease: fasciectomy under local anesthetic with epinephrine, Hand 5(2):117 - 124, 2010.

24. Bismil QMK, Bismil MSK, Bismil A, et al.: The development of one-stop wide awake Dupuytren's fasciectomy service: a retrospective review, JRSM Short Rep 3(7):48, 2012.

25. Evans RB, Dell PC, Fiolkowski P: A clinical report of the effect of mechanical stress on functional results after fasciectomy for Dupuytren's contracture, J Hand Ther 15:331 - 339, 2002.

26. Kemler MA, Houpt P, van der Horst CM: A pilot study assessing the effectiveness of postoperative splinting after limited fasciectomy for Dupuytren's disease, J Hand Surg Br 37(8):733 - 737, 2012.

27. Krefter C, Marks M, Hensler S, Herren DB, Calcagni M: Complications after treating Dupuytren's disease. a systematic literature review, Hand Surg Rehabil 36(5):322 - 329, 2017.

28. Zemel NP: Dupuytren's contracture in women, Hand Clin 7(4):707 - 711, 1991.

29. Sweet S, Blackmore S: Surgical and therapy update on the management of Dupuytren's disease, J Hand Ther 27(2):77 - 84, 2014.

30. Skirven TM, Bachoura A, Jacoby SM, Culp RW, Osterman AL: The effect of a therapy protocol for increasing correction of severely contracted proximal interphalangeal joints caused by Dupuytren disease and treated with collagenase injection, J Hand Surg Am 38(4):684 - 689, 2013.

31. Jerosch-Herold C, Shepstone L, Chojnowski AJ, Larson D, Barrett E: Night-time splinting after fasciectomy or dermofasciectomy for Dupuytren's contracture: a pragmatic, multi-center, randomised controlled trial, BMC Musculoskelet Disord 12:136 - 145, 2011.

32. Larson D, Jerosch-Herold C: Clinical effectiveness of post-operative splinting after surgical release of Dupuytren's contracture; a systematic review, BMC Musculoskelet Disord 9:104 - 110, 2008.

33. Skirven TM, Bachoura A, Jacoby SM, Culp RW, Osterman AL: The effect of a therapy protocol for increasing correction of severely contracted proximal interphalangeal joints caused by Dupuytren disease and treated with collagenase injection, J. Hand Surg 38(4):684 - 689, 2013.

34. Hirth MJ, Howell JW, O'Brien L: Relative motion orthoses in the management of various hand conditions a scoping review, J Hand Ther 29(4):405 - 432, 2016.

35. De Abreu Chaves ME, De Araujo AR, Cruz Piancastelli AC, Pinotti M: Effects of low-power light therapy on wound healing: LASER xLED, An Bras Dermatol 89(4):616 - 623, 2014.

36. Hartzell TL, Rubinstein R, Herman M: Therapeutic modalities—an updated review for the hand surgeon, J Hand Surg 37A:597 - 621, 2012.

第 33 章

手和腕部的囊肿与肿瘤

Julie Pal
Jackie Wallman

前臂和手部的肿瘤可以起源于上肢的任何组织，包括滑膜、脂肪、皮肤、淋巴、神经、血管或骨骼。肿瘤可分为 3 类：①类肿瘤样病变；②良性肿瘤；③恶性肿瘤。手治疗师很有可能在他们接诊的临床转诊的康复对象中见到上肢肿瘤。因此，了解诊断和治疗的常见流程、涉及的组织，以及如何管理上肢肿瘤康复对象的身体护理和心理因素的影响是非常重要的。

腱鞘囊肿

腱鞘囊肿（Ganglion Cysts）是最常见的肿瘤，占手和腕部所有病例的 15%~60%。它的临床表现和诊断可能令人困惑，治疗方法也是多变的[1]。全面详细地了解病史对制订最合适的处置和康复方案是至关重要的。康复医生和手治疗师都应该注意相关的创伤或频繁使用肢体情况、任何腱鞘囊肿的快速变化时期和（或）疼痛。虽然腱鞘囊肿不太可能转化为恶性肿瘤，但当腱鞘囊肿的生长速度、大小和外观有显著变化时则需立即转诊给手外科医生。

诊断和流行病学

腱鞘囊肿是一种充满黏蛋白的软组织囊肿，由关节或腱鞘的滑膜构成[2]。关于囊肿形成的理论包括黏液变性、滑膜膨出以及关节囊或韧带损伤[2]。囊肿通常是无痛的，其大小往往随着时间和活动的变化而变化，有的可能不经干预也会消失，有的也可能持续存在，也可能随着时间的推移而逐渐显现或突然出现。腱鞘囊肿一般在特定的位置单独出现，但据报道，它们几乎可发生于腕部和手部的每个关节[2]。囊肿变大会压迫附近组织引起疼痛，一般康复对象会描述为在腕关节极度屈曲、伸展或负重活动时疼痛[1]。腕背关节囊的骨间后神经、腕管内的正中神经以及腕尺管（Guyon 管）内的尺神经被囊肿压迫时都可引起症状。腱鞘囊肿一般起源于腕舟月关节和韧带。囊肿主体通过一个充满黏液的裂隙与下方的关节腔相通（图 33.1）[2]。

好发人群

腱鞘囊肿可发生在任何年龄，任何性别，多见于青少年至中年的女性。在韧带松弛的康复对象中更常见。一般情况下，腱鞘囊肿可自行消退，少数需要治疗或手术干预。10% 的腱鞘囊肿康复对象近期有外伤或损伤史，或有手或肢体频繁使用情况[2]。腱鞘囊肿也可发生于儿童，通常在 2 年内自愈。很少会有儿童进行腱鞘囊肿切除手术[1]。

解剖位置

腕关节背侧腱鞘囊肿是最常见的囊肿类型，占手、腕囊肿的 60%~70%[2]，他们可见于腕背侧，通常位于拇长伸肌和指总伸肌腱之间，相当于舟月韧带水平。第二种常见的类型是腕掌侧囊肿，占总数的 15%~20%。它们通常与舟月韧带有关，较少与桡舟关节有关。腕关节掌侧囊肿常见于腕桡侧（桡侧腕屈肌腱上方）（图 33.2）。当评估腕掌侧腱鞘囊肿时，治疗师应触诊囊肿并进行艾伦试验（Allen test）。血管肿瘤表现为搏动性肿块或手部血流受阻，但由于其靠近桡动脉和舟月关节，很容易被误认为是腕关节掌侧囊肿（图 33.3）。

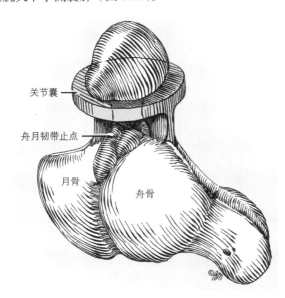

图 33.1　腱鞘囊肿和舟月关节止点显示通过关节囊上充满黏液的裂隙与关节相通的结构（引自 Athanasian EA. Bone and soft tissue tumors. In: Wolfe SW, Hotchkiss RN, Pederson WC, et al. eds. Green's Operative Hand Surgery. 6th ed. Philadelphia, PA: Churchill Livingstone; 2011.）

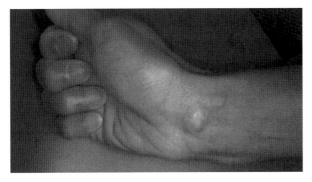

图 33.2　腕关节掌侧腱鞘囊肿

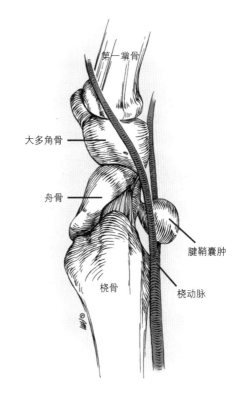

图 33.3　桡动脉和腱鞘囊肿的解剖图解（引自 Athanasian EA. Bone and soft tissue tumors. In: Wolfe SW, Hotchkiss RN, Pederson WC, et al. eds. Green's Operative Hand Surgery. 6th ed. Philadelphia, PA: Churchill Livingstone; 2011.）

支持带囊肿是一种由腱鞘发展而来的囊肿，而非来自关节。掌侧腱鞘囊肿在近端指骨间（proximal interpha-langeal, PIP）关节或掌指（metacarpophalangeal, MP）关节附近可触及并伴有症状。伸肌腱鞘囊肿并不常见，但如果发现，通常涉及第 1 掌骨背侧（拇长展肌和拇短伸肌），可伴有桡骨茎突狭窄性腱鞘炎（拇长展肌、拇短伸肌等通过桡骨茎突的肌腱在腱鞘内反复摩擦或损伤后，滑膜水肿、渗出增加，引起腱鞘管壁增厚、粘连或狭窄所致的炎症反应），腱鞘囊肿形成于腱鞘本身，而非腱鞘内（图 33.4）。

隐藏或隐匿的腱鞘囊肿可能是不明原因的腕部疼痛和过度压痛的来源。由于这种类型的腱鞘囊肿位于腕部的深处，通常会导致背侧关节囊内的骨间后神经受压，从而导致腕关节背部疼痛[2]。可通过掌屈康复对象的腕关节进行检查[2]。骨内囊肿十分罕见，通常见于舟骨或月骨处。对于原因不明的持续腕关节疼痛且无明显可见的囊肿，可采用计算机断层扫描（CT）或磁共振成像（MRI）诊断。

黏液囊肿是一种见于手指、足趾关节背部的囊肿，最常见的是 PIP 关节和（或）远端指骨间（distal interpha-langeal ,DIP）关节（图 33.5）。黏液囊肿与 DIP 关节和 PIP 关节的骨关节炎密切相关[2]。黏液囊肿通常形成于 DIP 关节的骨赘上，称为赫伯登结节（Heberden node）。由此产生的对甲床的压迫而形成指甲纵向凹陷。腕部隆突是一种骨关节炎的骨赘，它形成于示指或中指的腕掌（carpometacarpal, CMC）关节桡侧腕长伸肌和腕短伸肌附着处[2]。腕部隆起坚硬，不可移动，触诊有压痛，腕关节屈曲时可以观察到。

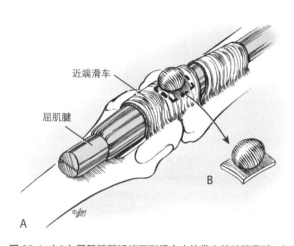

图 33.4 （A）屈肌腱鞘近端环形滑车支持带上的腱鞘囊肿。（B）包含囊肿周围腱鞘的切除标本（引自 Athanasian EA. Bone and soft tissue tumors. In: Wolfe SW, Hotchkiss RN, Pederson WC, et al. eds. Green's Operative Hand Surgery. 6th ed. Philadelphia, PA: Churchill Livingstone; 2011.）

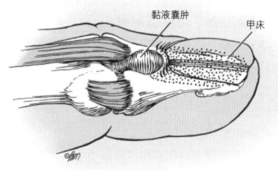

图 33.5 在某些情况下，位于甲床上的早期黏液囊肿可能会造成指甲纵向凹陷（引自 Athanasian EA. Bone and soft tissue tumors. In: Wolfe SW, Hotchkiss RN, Pederson WC, et al. eds. Green's Operative Hand Surgery. 7th ed. Philadelphia, PA: Elsevier; 2017, page 2005, Figure 59.29.）

愈合时间轴

康复对象会寻求医生的建议，因为他们担心潜

在的恶性肿瘤、功能受损、肌力下降或疼痛[2]。疗程取决于医生和康复对象均同意的治疗方式和方法。囊肿的治疗指征包括疼痛、活动受限、神经压迫和皮肤溃疡[3]。

非手术治疗

动态观察适用于没有持续性疼痛或功能受限的康复对象[2]。外科医生可以选择用或不用抽吸和（或）皮质类固醇注射。研究表明，虽然抽吸可消除囊肿，但有 60% 的复发率[1]。

> ◎ 临床精要
> 由于腕关节掌侧囊肿靠近桡动脉且有潜在的并发症，通常不进行抽吸和（或）皮质类固醇注射[1]。对于囊肿症状持续的康复对象，最好选择手术治疗。

手术治疗

对于非手术治疗仍有持续症状的康复对象，手术切除是最有效的治疗方法[4]。运用手术切除囊肿及其附着的关节囊，不仅可以防止囊肿复发，还可以保护腕部的韧带。如果肿瘤是实质性的或难以判断其性质，可进行肿瘤切开活检。临床上，康复对象通常是出于美观、疼痛或皮肤溃疡的原因选择切除黏液囊肿。重要的是要切除潜在的骨赘以避免复发[1]。有时切除黏液囊肿及其附属的骨赘则需要植皮或皮瓣。[5]

> ◎ 临床精要
> 关节镜手术这项新技术已经被证明可减少腕部囊肿切除术后的并发症。如果腱鞘囊肿位于腕关节背侧与舟月韧带相连处，则运用关节镜手术是最合适的。运用关节镜手术不仅可做到最小的组织创伤，同时能更好地评估桡舟关节和腕中关节，还利于多个囊肿被完整地切除[5]。

治疗时间轴

非手术治疗

根据康复对象是否有关节僵硬、功能障碍和（或）疼痛，治疗时间轴差异很大。运用的治疗方法旨在保持和改善功能及减少疼痛。干预措施应包括以下内容。

1. 症状管理。使用静态矫形器以提供组织支持。

2. 循序渐进的家庭训练计划，旨在维持或改善

关节活动范围和（或）功能。

3.疼痛管理的指导。使用热敷和冷敷的方式（注意其禁忌证和注意事项）。例如，如果疼痛和水肿加重的康复对象不应使用热敷，而应该使用冷敷。冷敷对急性的疼痛和水肿治疗是合适的。

手术后治疗

如果康复对象进行了肿瘤切除手术，大约 5 天内要运用大面积敷料保护手术创面。ROM 训练通常在术后 2 周内开始。术后短时间内最好避免热敷、PROM 训练或激进的 AROM 训练。治疗师应指导康复对象进行缓慢轻柔的主动运动以减少腕部和手指瘢痕的形成、关节僵硬和水肿。康复对象开始进行主动活动可能有疼痛，可指导其缓慢进行。在切除腕部囊肿时，必须注意腕关节的掌屈情况。

如果在 DIP 关节黏液囊肿切除后采用植皮或局部皮瓣覆盖，在开始运动前 2 周内要固定 DIP 关节以保护移植物。黏液囊肿切除后进行固定的另一个原因是避免术后伸肌腱的粘连。

注意事项：在囊肿切除后，进行关节被动拉伸时要谨慎，以免加重潜在的关节炎病变。

❓ 咨询医生的问题

- 腱鞘囊肿涉及哪些结构？
- 腕部腱鞘囊肿是否会影响腕关节的稳定性？
- 期望的 ROM 恢复程度。
- 何时开始 AROM 训练？
- 是否需要避免 PROM 训练？
- 有什么预防措施吗？
- 是否需要矫形器？如果需要，固定于什么体位？它是用于维持稳定性还是改善症状[6]？

💬 对康复对象说的话

非手术方法

"你可能会注意到囊肿的大小有变化。你可能还会发现当你活动手部和腕部时，囊肿的大小也会发生变化。腕关节反复使用或负重时，疼痛和症状可能会加重，但休息后会减轻。佩戴矫形器可能会有所帮助。"

手术方法

"手术后，你可能会在活动手腕的过程中感到僵硬和疼痛。康复训练要遵循循序渐进的原则，不要过于急躁，要有耐心。要注重腕关节的使用，在过度使用或活动手腕时，疼痛可能会加重。治疗目标是减轻疼痛。因此，要避免"没有疼痛就没有效果"的康复方式。

评估要点

- 为避免术后僵硬应尽早开始轻柔的腕关节及手指的主动活动。
- 开始 AROM 训练，特别是腕关节的掌屈。早期应避免剧烈的主动或被动牵伸。
- 如果康复对象在腱鞘囊肿切除后需要进行手治疗，不应将捏和握力测试作为初始评估的内容，因为力量测试对早期恢复的组织来说张力太大。
- 急性创伤史、活动导致腕部疼痛或腱鞘囊肿发作可能表明有潜在的舟月韧带或其他韧带扭伤。如果囊肿是由创伤造成的，应避免肌力增强训练和过度活动。如果疼痛和功能限制持续存在，应由手外科医生对康复对象进行重新评估。
- 腕背部腱鞘囊肿很容易与伸肌腱滑膜炎或腕背隆突相混淆。如果康复对象有弥漫性腕部水肿，可伴伸腕疼痛和（或）伸指疼痛，很可能是伸肌腱滑膜炎。腕背隆突则可通过第 2 或第 3 掌骨的骨性标志来区分。

影响临床判断的特定诊断信息

当康复对象被诊断为腱鞘囊肿时，解决他们最主要的困扰是很重要的。一般来说，康复对象的首要目标是改善腕关节活动时的疼痛或改善外观。应优先考虑减轻腕关节的疼痛和稳定性而非完好的 ROM 和力量。

💗 专业提示

矫形器

腕部矫形器对进行保守治疗（未手术）的康复对象的腕部组织和关节起支撑作用。矫形器应具有功能性，以便康复对象能够在轻微疼痛下活动。康复对象可以根据实际情况按需配备和使用矫形器。

有时，一种 DIP 关节保护矫形器也应用于腱鞘囊肿切除术后的康复对象。

康复预期

治疗师和康复对象之间的沟通对于康复目标的实现是至关重要的。手治疗师必须明确治疗目标和控制下进行循序渐进运动锻炼的重要性。此外，治疗师应密切关注康复对象的目标和需求，以便制订一个合理的治疗计划。

突发事件

康复对象的症状有时会有不可避免的加重，如疼痛、水肿。疼痛或水肿最好的治疗方法是休息、使用矫形器、热疗或冷疗以及活动调整。只要组织没有持续的刺激，症状就会慢慢消失。

瘢痕形成

进行囊肿切除的康复对象，应在缝合线被拆除且皮肤愈合并能充分承受摩擦和压力时，立即教授其瘢痕处理技术。指导康复对象进行瘢痕按摩，轻柔按压和活动皮肤，以限制瘢痕过度增生黏附在基底结构上。康复对象可在愈合的切口部位使用硅酮胶片或纸胶带包裹以控制瘢痕的形成。

并发症

术后最常见的并发症是腱鞘囊肿的早期复发。如果囊肿没有被完全切除，它很有可能会复发，可再次手术切除。然而，在同一区域反复手术时，瘢痕的形成及其下结构的粘连是最需要关注的。附近的感觉神经分支损伤导致神经瘤的形成也可能是手术后的并发症。

腱鞘囊肿切除后可能会出现腕关节或手指僵硬，而长时间使用矫形器会进一步加重这种情况。如果腕背部腱鞘囊肿切除后腕关节掌屈受限，则需要使用动态的屈腕矫形器。治疗技术可采用加热和拉伸。加热治疗时把腕关节拉伸于可忍受的最大屈曲位是有益的。如果康复对象有潜在的手指或腕部骨关节炎，在开始缓慢被动牵伸时应小心，避免剧烈反应和加重疼痛。

➤ 预防措施和注意事项

- 切除腕背部腱鞘囊肿后，治疗师应密切监测腕关节屈曲动作，因为这个动作对康复对象来说恢复很困难。

- 监测术后伤口愈合情况。锻炼将对有缝线的伤口或手术切口施加过大的张力造成延迟愈合并导致瘢痕形成。
- 若康复对象在切除黏液囊肿时需要植皮或皮瓣，应避免过度牵拉皮瓣。未经外科医生同意，禁止采用冷热疗法和 DIP 关节运动。部分康复对象可能需要保护性 DIP 关节矫形器。
- 手指的 AROM 训练对于防止术后手指僵硬、预防和改善手部水肿、保持软组织的滑动性等方面非常重要。康复对象早期循序渐进地进行 AROM 训练为其家庭康复提供了保障。

手和腕部其他肿瘤

大部分位于前臂和手部的软组织肿块属于良性肿瘤，且临床上可以明确诊断，一般无症状出现，不需要治疗[2]。大多数前臂和手部的软组织肿瘤不产生疼痛，但血管球瘤例外，它的特点是剧烈疼痛且压迫神经组织，还有一小部分属于恶性肿瘤，需要介入治疗。

诊断和流行病学

肿瘤的诊断要依据医生详细采集病史和全面体格检查。X 线检查常用于检查康复对象是否存在骨受累或软组织内钙化情况。MRI 检查是目前用于恶性肿瘤解剖结构的检查手段[1]。B 超、骨扫描和 CT 扫描也可用于进一步分析肿瘤。如果怀疑是恶性肿瘤，通常可进行活检（从肿瘤中取出的样本），这一过程可能会切除部分组织，以明确诊断肿瘤及确定最佳治疗方案。

肿瘤类型

巨细胞瘤（Giant-cell tumors）又称为黄色纤维瘤、局限性结节性腱鞘炎和色素沉着绒毛结节性腱鞘炎[2]。是上肢第二常见的软组织肿瘤。尽管这些命名显示了它的特点，但并非所有巨细胞瘤都包含巨细胞，其病理过程与腱鞘也无明显相关[2]。巨细胞瘤常发生于手或手指的掌侧或背侧，其最常见的位置是手指近节指骨的掌侧[1]。

脂肪瘤（Lipomas）是一种常见的软组织肿瘤，由成熟的脂肪细胞组成，质地柔软，一般情况下，这类肿瘤不会导致疼痛，除非它们的缓慢生长压迫神经可导致疼痛。脂肪瘤的大小在上肢不同的位置存在很大的差异。手部最常见的位置是手掌深处[1]。

前臂和手部的血管瘤（Vascular tumors）分先天性和获得性两类。这些肿瘤通常呈蓝色、红色或紫色，可能会伴有疼痛或搏动感（可触及搏动）[1]。先天性异常分化会导致血管瘤（血管扩张的良性肿瘤）、先天性动静脉畸形（动脉与静脉间异常的联系）和淋巴管瘤（淋巴管的肿瘤）等疾病[1]。常见的获得性血管瘤为化脓性肉芽肿和血管球瘤。化脓性肉芽肿表现为易出血的红色肿块（图33.6）。一般认为这类肿瘤是由创伤和继发性感染引起的。血管球瘤是良性肿瘤，其特点是组织都包含在了一个血管球中。血管球是一种正常的结构，由皮肤支持层内的动静脉吻合组成，起着温度调节器的作用。血管球瘤最常见于手指的甲下区（指甲下方）[7]。通常表现为三联征症状，即冷过敏、阵发性疼痛和点状疼痛[7]。这类肿瘤偶尔会压迫骨骼和侵蚀骨组织[7]。

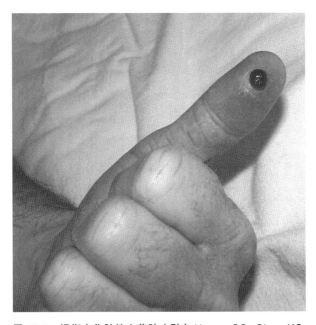

图 33.6　拇指尖化脓性肉芽肿（引自 Haase SC, Chug KC. Skin tumors. In: Wolfe SW, Hotchkiss RN, Pederson WC, et al. eds. Green's Operative Hand Surgery. 6th ed. Philadelphia, PA: Churchill Livingstone; 2011. ）

表皮样囊肿（epidermal inclusion cyst）发生在穿刺性损伤后，角质上皮的碎片被带入皮下组织，组织增生并形成角蛋白，经过数年形成肿瘤。这类囊肿最常见于30~40岁的男性，多发生于左手中指或拇指[2]。

最常见的两种神经性肿瘤是神经鞘瘤（neurilemomas）[又称施万细胞瘤（Schwannomas）]和神经纤维瘤（neurofibromas）。这两种良性肿瘤非常罕见，仅占手部肿瘤的1%[1]。神经鞘瘤形成于神经膜细胞，其生长较缓慢，最常位于前臂内侧和手部掌侧。这类肿瘤多见于40~60岁的康复对象，可能被误诊为腱鞘囊肿[2]。神经纤维瘤也起源于施万细胞，因累及神经组织，所以可能引起神经症状[1]。

上皮良性肿瘤包括普通疣和寻常疣，由人类乳头瘤病毒感染引起。这类肿瘤可累及手的任何部位，通常见于外伤处。皮肤纤维瘤也称皮肤纤维组织细胞瘤和角状棘皮瘤，是良性上皮肿瘤。由于它们的外观和颜色与同位置的恶性上皮病变类似，可能会产生混淆，所以这类肿瘤的鉴别诊断十分重要[1]。

手部最常见的原发性骨肿瘤是内生软骨瘤（图33.7），占手部骨肿瘤的90%。有趣的是，其中约35%的内生软骨瘤发生在手的内部。这种良性软骨肿瘤最常见于近节指骨，其次是掌骨和中节指骨[2]。此类肿瘤通常因康复对象轻微创伤引起骨折或伴有局部（通常是无痛的）水肿时被发现[2]，也可通过X线检查被偶然发现[2]。

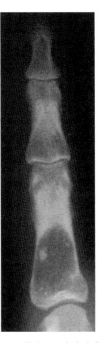

图 33.7　内生软骨瘤。MRI 检查显示存在病变骨（引自 Athanasian EA. Bone and soft tissue tumors. In: Wolfe SW, Hotchkiss RN, Pederson WC, et al. eds. Green's Operative Hand Surgery. 7th ed. Philadelphia, PA: Elsevier; 2017, page 2020, Figure 59.49 A. ）

恶性上皮肿瘤有三种类型：鳞状细胞癌、黑色素瘤和基底细胞癌。鳞状细胞癌在前臂和手部最常见，可能扩散到更深层的组织。黑色素瘤和鳞状细胞癌一样常见，因为它易向淋巴结迅速扩散，所以很可能危及生命。基底细胞癌是最不常见的，而且往往限于局部[1]。这些肿瘤似乎都与阳光暴晒有直接的关系。

软组织肉瘤是起源于肌肉和结缔组织的一类恶性肿瘤。这类肿瘤十分罕见，它具有浸润性和转移性，因此必须积极采用截肢、化疗和放疗等治疗方法[1]。

病程与愈合

肿瘤治疗的病程和愈合差别很大。接受肿瘤手术切除的治疗情况和总体健康状况将决定伤口愈合的速度。肿瘤引起的组织损伤类型及范围和治疗过程是影响其康复预后的一个重要因素。如果康复对象的病情复杂，存在多种并发症且曾接受放疗，可能会导致组织质量差，恢复缓慢。

非手术治疗

- 由于许多肿瘤可自行消退，因此延期治疗是出生后不久出现的血管瘤常规的治疗方法。
- 疣可采用非手术治疗方法（如冷冻疗法或局部外用水杨酸盐）。
- 手部先天性动静脉畸形最初可采用加压手套、抬高和药物治疗[1]。

手术治疗

- 巨细胞瘤的治疗方法是手术切除，这类肿瘤的复发率高达 50%[8]。
- 较大的脂肪瘤很难切除，复发率较低[1]。
- 如果血管瘤必须施行手术，分离正常和异常的组织将十分复杂，而且可能会损伤血管。这一过程需要结扎供血血管再切除肿瘤[1]。淋巴管瘤手术同样具有挑战性，但对远端血管的风险较小。
- 先天性动静脉畸形的切除只用于病变部位疼痛或保守治疗失败的康复对象[1]。
- 化脓性肉芽肿通常采用手术治疗，电灼热、硝酸银和激光治疗在治疗化脓性肉芽肿方面也取得了一些成效[1]。
- 针对有症状的血管球瘤的治疗方法是去除甲板后切除肿瘤，然后修复甲床[1]。
- 包裹性囊肿切除的目的是去除整个囊壁及其内容物，以减少复发的风险[1]。

- 切除神经鞘瘤通常不会损伤神经纤维。神经纤维瘤因存在神经组织受累，故其切除术后神经功能缺损的情况并不少见。10% 的康复对象患有多发性神经纤维瘤，即所谓为 von Recklinghausen 病或神经纤维瘤病[1]。
- 通常，切除皮肤纤维瘤是为了鉴别诊断和排除恶性肿瘤。
- 恶性肿瘤的治疗方法取决于临床表现，可能需要大范围的手术和重建来恢复功能，也可能需要化疗和放疗。

？咨询医生的问题

- 涉及什么结构？
- 伤口护理的指导原则是什么？
- AROM 训练的注意事项和指导方案是什么？
- 如果需要的话，需要什么类型的矫形器？
- 长期预后如何？
- 如果需要进行美学或功能重建，还需要进行哪些手术？

( ) 对康复对象说的话

"肿瘤切除手术的愈合需要一定的时间，并且会在你的皮肤或皮下组织留下瘢痕。练习我教给你的动作很重要。但是，在练习过程中也要适当让你的手进行休息。我们治疗的主要目标是处理瘢痕和组织水肿，恢复正常的手部活动，以帮助你消除疼痛来回归日常生活。已经切除的肿瘤可能会复发，将来可能需要进行其他治疗。"

为了很好地与康复对象交流，治疗师要从医生和手术报告中收集信息，并准备好回答与肿瘤有关的解剖学问题。为了帮助康复对象恢复手部功能，治疗师需要设定分期治疗方案和预期目标。康复对象会经常询问治疗师是否见过类似的案例，治疗师要诚实地回答。

评估要点

- 首先，最重要的是倾听康复对象的担忧。治疗师可能是第一个他们能倾诉自己担忧的人。要有耐心多支持并鼓励他们，因为他们很可能正担心自己的肿瘤是恶性的，或是正与严重的疾病做斗争。
- 优先考虑伤口愈合。

- 筛查或评估康复对象的感知觉，以便根据需要指导他们采取安全防护措施。
- 评估过程应避免引起疼痛的评估。

◎ 临床精要

临床换药时要谨慎，尤其是初次换药时，可能会引起某些康复对象的不适。每位康复对象临床反应存在较大差异，所以要准备好应对出现的恶心或头晕等情况。对于手治疗的同时接受放化疗的康复对象来说尤其如此。

影响临床推理的特异性诊断信息

手治疗师必须与医生沟通以便清楚地了解每个康复对象的临床诊断和治疗计划。如前所述，每类疾病在其临床表现、部位、功能影响和医疗管理等方面存在差异，这可能让康复治疗富有挑战性，但十分有益。

♡ 专业提示

矫形器

当需要矫形器时，要注意矫形器的用途、涉及的解剖结构和康复对象的功能需求。佩戴矫形器时要确保其舒适度。特别是有神经受损的情况时，使用矫形器要考虑其支持保护和防止畸形。

康复对象的期望

鼓励康复对象对其手部的功能恢复要有信心，减轻其不安情绪，帮助康复对象设定可行的预期目标，并通过观察 ADL 的测量指数和（或）记录，关注他们所取得的成果。

日常生活活动

协助康复对象恢复上肢功能是手治疗师的重要职责之一。找出对康复对象来说重要的 ADL 并将其纳入治疗和设定目标中。此外，考虑使用辅助器具或调整功能活动的方法，以帮助康复对象参与家庭或工作活动。

➢ 预防措施和注意事项

- 需要注意，针对切除恶性肿瘤的康复对象，某些物理治疗是禁忌的。
- 指导康复对象对未受累关节进行关节活动，以防止局部僵硬，减轻水肿。

案例分析

案例分析 33.1 黏液囊肿

患者，女，66 岁，右利手，已退休，于右腕管松解术和右手拇指指骨间关节黏液囊肿切除术后 8 天来进行康复治疗。主诉：因腕管综合征引起的手指麻木。接受了切除黏液囊肿手术。在初期评估中，她说她的手指不适感已经有所改善，并已经能独立地进行所有与腕管松解相关的家庭训练。她表示，自己术后的疼痛和不适主要来自拇指，她不能充分弯曲拇指来进行功能性活动或对抗阻力，这让她感到困扰。与另一只手相比，她右手拇指的指骨间关节运动明显受限和疼痛。由于不能正常使用拇指导致其 ADLs 能力也受限。术后 12 天，她进行了轻柔的拇指 AROM 训练，在治疗师的指导下练习瘢痕按摩技术，并配备拇指压力指套以提供支持并减轻水肿。

治疗 6 周后，她主诉她的腕管综合征的所有症状均已消失，但拇指指骨间关节仍有残余疼痛和僵硬感。然而，她现在能够使用她的右手拇指做大多数活动，并在长期家庭训练计划指导下维持拇指的功能。家庭训练计划包括 AROM 训练，增加舒适感的热敷和一个静态指间关节伸展矫形器，辅助关节的支撑和休息，避免指骨间关节的伸肌松弛。她对术后手治疗的效果感到十分满意。当她出院时，她能自如地控制她的手部并能够参加家庭活动。

案例分析 33.2 腱鞘囊肿

患者，女，37 岁，右利手，经手外科治疗后来就诊。她告诉治疗师，她在几年前就发现了一个腕掌侧的腱鞘囊肿，后自行消退。然而，当她最近生下了第三个孩子后，腱鞘囊肿再次出现，并且在活动时疼痛。去看医生后，医生建议她佩戴一个腕关节矫形器，以协助控制其症状和制动周围组织。该患者说，她不想进行手术。此外，她还说她的医生跟她解释过，因为腱鞘囊肿距离桡动脉很近，手术治疗可能会损伤桡动脉，所以她不适合进行囊肿注射或抽吸。

治疗师给她制作了腕关节矫形器，使腕关节处于中立位，并教会她进行腕关节和手指关节的活动训练，以免出现僵硬。治疗师还告诉她，起初要多佩戴矫形器来缓解急性期临床症状。随着疼痛的缓解，可以减少矫形器的佩戴次数。她的计划是在做家务和烹饪中使用该矫正器，但在照护婴儿时不使用。她向治疗师保证，她会遵从治疗计划，并且积极参与独立治疗。她打算只有出现持续性疼痛和功能受限时才会打电话预约随访。1 个月后，康复对象打电话说她的症状几乎完全消除了，而且腱鞘囊肿根本看不出来。她没有再出现其他问题，治疗结束。

（张裴景　译，赵刚　董安琴　王骏　审）

参考文献

1. Sweet S, Kroonen L, Weiss L: Soft tissue tumors of the forearm and hand. In Skirven TM, Osterman AL, Fedorczyk JM, et al.: Rehabilitation of the hand and upper extremity, ed 6, St Louis, MO, 2011, Mosby, pp 289‑301.

2. Athanasian EA: Bone and soft tissue tumors. In Wolfe SW, Hotchkiss RN, Pederson WC, et al.: Green's operative hand surgery, ed 6, Philadelphia, PA, 2011, Churchill Livingstone, pp 2141‑2195.

3. Teh J, Vlychou M: Ultrasound guided interventional procedures of the wrist and hand, Eur Radiol 19:1002‑1010, 2009.

4. Gallego S, Mathoulin C: Arthroscopic resection of dorsal wrist ganglia: 114 cases with minimum follow‑up of 2 years, Arthroscopy 26:1675‑1682, 2010.

5. Edwards SG, Johansen JA: Prospective outcomes and associations of wrist ganglion cysts resected arthroscopically, J Hand Surg Am 34:395‑400, 2009.

6. Cooper C: Ganglion cysts and other common tumors of the hand and wrist. In Cooper C, editor: Fundamentals of hand therapy, St Louis, MO, 2007, Mosby, pp 412‑420.

7. Koman LA, Paterson Smith B, Smith TL, et al.: Vascular disorders. In Wolfe SW, Hotchkiss RN, Pederson WC, et al.: Green's operative hand surgery, ed 6, Philadelphia, PA, 2011, Churchill Livingstone, pp 2197‑2240.

8. Plate AM, Lee SJ, Steiner G, et al.: Tumorlike lesions and benign tumors of the hand and wrist, J Am Acad Orthop Surg 11:129‑141, 2003.

第 34 章

创伤性复合手外伤

Paige E. Kurtz

在创伤性手外伤的诊疗中，往往需要同时对多个手部结构或系统进行保护和治疗，并做出恰当的临床决策（如从何处入手开始治疗）。因此，对治疗师而言，接诊创伤性手外伤的康复对象并参与从初次评估到恢复良好功能状态的过程充满挑战和成就感。

系统策略指治疗师对每个受损的系统单独进行评估，确定各系统的损伤阶段，并决定如何在采取必要的预防措施的同时给予最好的治疗，是评价、评判优先级和治疗复杂性手外伤最简单易行的方法。系统策略评估需要包括皮肤（创面/植皮）、肌腱（屈肌腱、伸肌腱或二者均有）、神经、血管（静脉及动脉）和骨骼（骨折、融合、关节面)等系统的情况，根据每个系统所处的阶段选择正确的干预措施。疼痛和水肿的评估也常需额外考量。

整个过程中，应提前进行治疗规划。治疗师应将康复对象可能进行的手术与治疗计划和目标设定相结合，如康复对象计划进行肌腱松解术或肌腱移植术，治疗师应尽可能改善目标关节的 PROM；计划进行肌腱转移术，治疗师则应最大限度改善潜在供体肌肉的力量。同时，治疗师应对康复对象进行持续宣教，让其了解自己在治疗过程中所处的阶段、下一阶段的治疗是什么，以及保持较高的治疗依从性的重要性。治疗师应帮助康复对象做好长期治疗（1 年或更久），并做好多次手术的准备[1]。

多数创伤性手外伤会累及不同的结构和系统。其中，最极端复杂的损伤需要进行再植手术（replant），即将离断的手指、手或手臂通过手术进行重接以重建其活力与功能。但是，并非所有的手外伤都需要进行再植或血管重建（revascularization，修复断裂的动脉或静脉以恢复肢体血供）。无论如何，创伤性损伤所涉及的预防措施、决策制定和治疗过程都是相似的。

◎ 临床精要

创伤性手外伤康复的目标不是重获一只完全正常的手，而是在最少疼痛的基础上最大限度地恢复其功能。

在明确了损伤部位和损伤程度的基础上，治疗师应尽快确定合理的功能目标。部分康复对象可能功能正常，但存在 ROM 受限的情况。治疗师应与康复对象积极交流，一起确立合理的治疗目标和期望。一般来说，期望管理和心理支持是手康复治疗中最重要的部分之一。预期疗效一般由外科医生在术前给予解释，并在术后由治疗师予以强化，与康复对象对疗效的满意度息息相关[2]。

注意事项： 实现无痛手的功能性捕捉和抓握优于为了强行获得更多 ROM 而损坏关节稳定性。通常，并不值得冒险增加疼痛和水肿的可能性或降低长期获益的概率。

解剖学

创伤性多系统损伤可能累及从皮肤表面到骨骼的多种结构。复合型损伤包括再植和血管重建，可能发生在从上臂到指尖的不同节段，因此手治疗师必须深入掌握相关解剖结构及实用知识。治疗师必须了解：①创面愈合的各个阶段；②静脉、动脉、肌腱、韧带和骨骼的解剖和愈合过程；③这些组织和结构在功能活动中的生物力学及内在联系。

治疗师对"正常"（非损伤）手的力学知识的了解能为术后实现手功能最大化提供基础。理解损伤和手术内涵有助于更好地确立可实现的目标并制订相应的治疗计划。康复方案的制订与愈合时机和顺序相关，并受不同手术类型的影响。针对同一康复对象，可能需要在制动某些结构的情况下尽早活动其他结构，这可能是治疗的难点所在。因此，在进行创伤性手外伤的治疗时需要掌握关节活动与被保护结构间的平衡，明确各个阶段稳定性与活动性的相对重要性。对愈合中的结构给予适当压力能够帮助愈合，但过度的压力可能会导致稳定性的丧失，因此，治疗师应根据自身的专业知识和技巧，综合考虑康复对象的目标和期望值，调整推进治疗进程的强度和进度。

治疗师必须明确康复对象的受损组织、具体破坏程度、不同类型的损伤对不同组织的影响，以及采取的修复手术方案；同时，受伤时手所处的姿势也可能影响损伤的结构和水平（即损伤的解剖定位）。在治疗过程中，治疗师应考虑损伤对整个肢体范围内非损伤结构的影响（如肩关节或肘关节），以避免其他继发的功能损伤。

明确解剖结构和损伤的功能意义十分重要。Moran 和 Berger[3] 描述了构成手功能的 7 种基本动作，包括 3 种类型的捏和 4 种类型的抓握。这些动作可以进一步归类为两种基本的手功能性运动：拇指与其余手指的捏和抓握。桡侧手损伤会影响抓握和精细动作的协调，从而影响捏的动作。尺侧手损

伤会影响抓握的力量和稳定性，从而影响抓握的动作。制订治疗计划和设计训练及活动时，需要考虑到这些功能性动作[4]。

> ◎ **临床精要**
>
> - 指屈肌较指伸肌具有更多的功能参与度；然而，在日常生活活动中，腕关节伸展的作用大于屈曲。重要的是保证腕关节的稳定性，从而避免手指功能和握力受损。
> - 拇指对手功能的影响巨大，保持良好的虎口和对掌功能非常关键。
> - 良好的功能敏感性对于重建手的功能活动非常重要。

诊断与病理

创伤性手外伤可由多种类型的力所导致，包括锐性撕裂伤和钝性挤压伤。创伤机制（例如，撕脱、挤压、割裂或者扭转力）和创面的清洁程度都是重要的病理因素。闭合性挤压伤可能没有明显的肉眼损伤，但由于内部结构的广泛损坏，可能涉及骨折或缺血（ischemia，局部缺血）。

早期治疗通常在急诊科完成，理想状态是即刻转介至手外科和（或）再植小组，由手外科医生评估伤情，明确可抢救组织和可重建功能。急诊和手术治疗可遵循多种解决问题和决定优次的系统及规则。通常来说，挽回拇指是再植手术的第一原则；多指离断伤应尽量植回；对于未成年人，无论何种损伤水平，都应尽可能完成再植；不完全离断伤应尽最大努力积极治疗[4]。专栏 34.1 列出了治疗复杂性手外伤的常用手术方式。

> **专栏 34.1　治疗复杂性手外伤的手术方式**
>
> 皮肤
> - 一期手术修复。
> - 用皮片或皮瓣覆盖创面。
> - 可保持皮肤伤口暂时开放待二期手术闭合，以进行后续清创和避免限制血管结构。
>
> 肌腱
> - 屈肌腱和伸肌腱都应修复。
> - 可进行肌腱移植、肌腱转移或肌腱清除以便为远期移植做好准备，通常可放入临时垫片。
>
> 神经
> - 可采取移植或吻合的方式进行修复神经。

血管
- 静脉和动脉可采取移植或吻合的方式进行修复。

骨骼固定
- 采用骨移植物、固定器、钢丝、钢针、钢板、螺钉或其他设施对骨骼进行固定。
- 若关节面不能修复，可采取关节置换术放入植入物。
- 可根据情况实施关节融合术。

愈合时间轴

手术治疗

首先，手外科医生根据手术时机和受伤程度，明确可修复和无法保留、必须截除的结构，以及需远期手术的部分[5,6]，以期通过手术修复尽可能多的受损结构。在进行手术治疗前，必须进行清创，修复或清除污染和无活力组织。

稳定受伤部位常常是手术修复的第一步；制订治疗方案时，维持血流通畅和骨折固定最为关键。通常来说，骨骼损伤应尽早采取适当的技术固定并允许关节进行早期活动。有时，为了更好地完成其他组织的断端修复，骨科医生会考虑进行骨骼缩短术；由于周围结构的生物力学受到影响，康复对象的 ROM 和肌力可能下降。

肌腱修复通常在手术后进行（血管受损情况严重时除外）。如果屈肌腱和伸肌腱同时受损，外科医生会在优先考虑功能性屈曲的基础上尝试重建二者间的平衡。一般情况下，术后先进行血管和神经修复术，最后进行皮肤覆盖。

外科医生的首要目标是恢复康复对象在治疗师参与下可达到的良好的功能结局。外科医生的任务是构建强健的结构、最佳的骨骼排列和关节活动性，提供良好的血液供应，以及提高肌腱进行功能性平衡和滑动的能力。如果创伤过于复杂，后续产生的瘢痕、肌腱、神经移植、关节挛缩以及其他症状可以通过远期手术进行治疗。

手术之后，相关系统的不同结构所处的愈合阶段可能不同。例如，手指骨折可以通过内固定恢复良好的稳定性，但表面的皮肤移植或感染可能导致创面延迟愈合。此时常使用系统性策略制订治疗计划。

在手治疗康复的过程中，应对各个系统进行优先排序，避免出现由于某些结构未愈合而导致的其他结构无法愈合。其顺序通常排列如下。

1. 手术修复动脉与静脉（良好的血供对于提供创面愈合所需的营养和促进修复结构的存活非常重要）。

2. 固定骨骼及韧带损伤（ROM 训练需要稳定的支撑结构）。

3. 屈肌腱修复优于伸肌腱（功能活动中屈肌比重更大，但仍应尽可能保持屈伸肌平衡）。

4. 神经和敏感性（神经恢复是一个漫长的过程，可通过保护邻近血管和肌腱以保护损伤神经）。

5. 创面、瘢痕和软组织（预防和减少挛缩，促进愈合）。

在整个康复进程中，必须注意水肿和疼痛的处理：控制水肿以避免僵硬和纤维化；控制疼痛以促进康复对象的治疗参与（康复训练、创口护理等）。

治疗早期（术后 0~3 周，急性期）的目标和重心是处理和保护已修复组织，预防邻近关节发生僵硬，控制水肿，治疗创面，处理疼痛，提供宣传教育、心理支持等。进入治疗中期（术后 3~6 周）后，治疗重心逐渐转变为增加受累关节的 ROM，减少瘢痕的产生，持续性创口护理和启动受累肢体的功能性使用。治疗后期应集中于最大化受累肢体的ROM、耐力、肌力及其功能。

? 咨询医生的问题

情况允许时，治疗师应尽可能取得手术记录的备份，并在必要时与手术医生进行交流，以确保和手术医生对于治疗目标和期望的理解一致。专栏34.2 列出了一些可以考虑询问医生的适当问题。

与临床医生相比，治疗师与康复对象相处的时间更长，因此治疗师更容易了解康复对象的问题和困扰，并更能注意到他们可能存在问题的细微变化。

◎ 临床精要

不要怕和转诊医生及时探讨与康复对象的状况、主诉或问题有关的任何信息。

(●) 对康复对象说的话

关于创伤

治疗师应向康复对象解释与其伤情和康复目标有关的情况，教导康复对象及家属将重建手的功能作为最佳治疗结果。告知康复对象手的日常生活活动独立并不等于获得正常的 ROM，"我们的治疗重心放在能够让你使用手完成尽可能多的正常任务上，而不是让其恢复完全正常"。建立团队性的医患关系，"我的职责是教练，你的职责是每天进行锻炼。我们共同努力，帮助你的手恢复最佳功能。如果不在家坚持训练，仅靠每周几次的治疗是不可能实现目标的"。

治疗师应与康复对象明确违反治疗禁忌和预防措施的严重后果，"如果不能按照我强调的方式训练，或不按要求佩戴矫形器，可能导致你的手延迟愈合。而一旦出现了差错，甚至可能需要再次手术"。

康复对象常倾向于向治疗师询问他们不敢询问医生的问题。作为治疗师，如果无法回答，需及时将问题转介给医生。

用通俗的语言解释清楚相关的解剖和愈合过程有助于提高康复对象的依从性，使治疗效果更佳。用康复对象能够理解的语言通俗地说明通过特定训练能够达到什么目标，给予屈肌和伸肌运动模式的基本信息，并解释许多活动手指的肌肉都起源于肘关节附近。治疗师还可以利用模型、图片或画图的方式来展示特定的解剖结构，解释其功能如何被创伤影响，以及合理的预期疗效。若康复对象可能需要后续手术，治疗师应确保康复对象了解此信息，并将其与治疗目标进行整合。

关于矫形器

康复对象需明确矫形器是手创伤后进行保护和稳定的关键环节，需根据治疗师的指导坚持佩戴。

治疗师应帮助康复对象了解矫形器的重要性，明确手固定姿势的意义，"矫形器能够帮助保护损伤的结构，促进正确愈合；如果随意去除或以错误的方式活动手，可能产生已修复组织无法承受的压力"。

关于运动

多数康复对象在术后早期不敢进行手部活动，尤其是伴随疼痛、伤口肿胀或开放性伤口（如看到暴露于手部皮肤之外的钢针时），此时治疗师应告知康复对象持续活动的重要性，"像我示范的这样进行锻炼并不会让你的手受伤。相反，如果不进行早期锻炼，要恢复良好的活动将非常困难。如果等到水肿消退、钢针去除或者创面愈合后才开始活动，手指会非常僵硬，届时再活动会产生更大的痛苦"。同时，治疗师应教导康复对象并非锻炼的越多越好，应遵从治疗师的运动处方，明确锻炼频率和运动方式。

◎ 临床精要

在康复对象进行居家训练时可使用手机拍摄视频进行记录，这能够帮助康复对象更正确地履行训练计划。视频能够提供关于正确动作的信息；与书面运动处方相比，视频跟练能够帮助康复对象达到更好的训练效果。

专栏 34.2　需要从医生处获得的信息

治疗师应确保他们从康复对象的内科医生或外科医生处获得以下信息。

1. 需要保护哪些结构，能够活动哪些部位？
2. 哪些结构在什么（解剖）水平受到损伤，哪些结构被修复了？
3. 这是什么类型的损伤（挤压、撕脱、刀割 / 撕裂，割伤的类型，伤口是清洁还是污染的）？
4. 预期的治疗目标和转归是什么？

关于手术修复要了解以下信息。

1. 哪些组织被修复了，是如何被修复的？
2. 修复的情况如何？
3. 修复的强度如何？
4. 已修复的组织上是否存在张力？
5. 为了保护已修复组织，应采用哪种矫形固定姿势？
6. 肌腱的强度如何，修复部位与滑车之间存在什么样的关系？
7. 骨折固定强度如何？有没有进行融合？关节活动性怎样？是否进行了骨缩短术？
8. 是否需要皮片或皮瓣移植的预防措施？
9. 是否有组织或关节活动需要进行保护？
10. 是否有组织活力堪忧并需要密切观察？
11. 手术是否会造成任何活动限制或禁忌动作？
12. 目标的愈合进度是怎样的？
13. 有无未修复的组织？若有，是否有针对性的治疗计划？

评估要点

- 与康复对象初次面谈前，收集阅读所有与损伤类型和治疗相关的信息，包括手术记录。

- 由于康复对象的疼痛或恐惧等原因，治疗师可以"不上手"进行初次评估。此时是与康复对象建立信任与和谐的医患关系的良好时机。初次评估时应对各系统的状态进行总体评估，并开展最基础但必要的早期治疗（例如，进行伤口治疗和制作矫形器）。

- 进行评估时，要结合康复对象的整体健康状况考虑可能存在的并发症。明确康复对象是否吸烟，是否患有糖尿病或其他健康问题。上述原因可能会导致各系统愈合延迟，造成再植失败。

- 一定要询问康复对象的人际关系与支持情况，包括朋友和家庭情况。积极观察康复对象与患手有关的行为。康复对象是否重视患手，是否会将患手当作他人的手来对待，或是否尝试摆脱患手？为了达到最佳的治疗效果，康复对象需要对患手有"拥有感"并对其恢复承担责任。

    对以下内容进行视诊。
- 血管状态（检查皮肤色泽）。
- 伤口状态（使用伤口颜色评估系统：黑色、黄色、红色）。
- 手指僵硬程度（初次评估时，测量完全主动关节活动范围，必要时在适当预防措施范围内测量被动关节活动范围）。
- 水肿（轻、中、重度）。
- 检查非受累关节的 ROM（例如，肩关节和肘关节）。

◎ 临床精要

初次评估时，对康复对象的状态进行整体评估并确定基础治疗计划的重要性高于完成具体的评估项目。

影响临床推理的特异性诊断信息

以下内容对评估各个系统的关键内容、预防措施与禁忌证，以及（组织）愈合的规律及时间轴进行了简要讨论。关于特定系统的具体信息，请查询本书其他部分。

骨骼损伤：骨折

对于复合性损伤，根据骨折类型和部位以及固定种类的不同，应在医生许可下尽早活动周围非受累关节，以促进骨折愈合。在评估时，应综合考虑预防措施、固定类型以及目标结构稳定性。有时外科医生在进行骨折固定时会选择缩短骨骼结构使其更加牢固，便于肌腱、神经和血管的断端修复，但同时手臂和手的肌肉——肌腱单元的力学也会产生一定的变化。

手术固定的方式包括且不限于钢针/克氏针、关节植入物、钢板和螺钉、骨间钢丝、关节融合等（图 34.1）。手术的目标是尽可能达到结构稳定，为后期康复活动提供框架[7, 8]。外科医生进行骨折固定术后，应尽早开始周围的 ROM 训练，并在允许范围内逐渐过渡到全范围关节活动。在此过程中同时注意预防肌腱、神经和血管结构损伤的措施[9]。

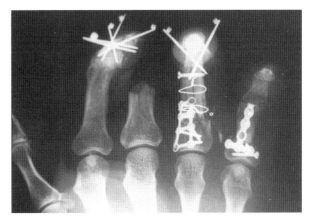

图 34.1　X 光片显示截指和内固定。

注意事项： 避免对骨折/融合/钢针所在部位施加过多压力，并注意观察感染征象。

如果同时进行了血管重建，由于血供的减少会抑制局部的营养供应，延迟愈合或者不愈合的概率会增加。

血管重建：动脉与静脉

由于动脉或静脉（或二者皆有）的损伤和血管重建会影响周围血流，从而影响手部其余结构的存活潜力，血管重建与再植术通常被归为最复杂的一种损伤。在某些复杂病例中，外科医生难以同时修复供应同一手指的 2 条动脉，由于修复手术的影响，加之仅存 1 条功能动脉，导致该手指的血供减少[8, 10]。

术后，康复对象通常被安置于加温病房（75~80 ℉/24~27 ℃）。由于肢体动脉修复术后周围循环受损以及局部营养供应减少，在理想情况下，在舒适、温暖、远离空调通风口的治疗室内进行治疗能增加创面、肌腱和骨折的愈合概率。训练时让康复对象裸露受伤侧肢体，可以方便治疗师观察血管及血流情况；同时应在治疗时注意观察患手的（皮肤）色泽、毛细血管充盈状态和皮温。

注意事项： 颜色暗淡（灰色）常提示动脉供血不足导致的严重血流受限，紫色常提示静脉淤血。以上任意一种征象的出现都可能意味着存在压迫，提示再植手术失败的可能性，需及时提醒主治医生[11]。

血管重建术后最重要的一项预防措施是避免一切影响已受损的周围血管系统的情况。康复对象应避免摄入任何血管收缩性食物（如咖啡因或巧克力）；禁止吸烟，避免血管收缩抑制周围循环而影响血液的携氧能力[12]。术后 3~8 周内避免在血管不稳定的情况下使用加压绷带（如弹力织带、绷带或手套）。若使用矫形器，应注意材料和扎带可能引起的组织压迫；定期检查手指的颜色，观察局部血流情况。

另一项预防措施是术后急性期内（3~6 周或更长时间）避免使用冷疗。若创伤发生于寒冷季节，应建议康复对象佩戴手套、隔热手套或围巾进行手部保暖，以保证舒适和安全。应避免使用涡流水浴，因它会将手置于无支撑状态，若必须使用，应在中性温度下运行[13,14]。冷热交替浴的使用可能会导致血管痉挛从而引起血管收缩，因此也不推荐。

术后 4~8 周，康复对象血管状况稳定后可以使用温和热疗。但需要注意的是，由于患手的感觉功能受损，缺乏感知过热物质的警戒系统，不能主动脱离热源（即组织更容易发生烧伤）。血管重建后，可以适当抬高患肢以减轻水肿，但过度抬高会影响血管系统，若高于心脏水平，则会对刚修复的动脉产生压迫，可能导致手术失败[13]。

由于神经血管束通常位于掌侧，动脉和静脉修复术后常需要一个与屈肌腱修复术后相似的保护位（即屈腕、屈指的背侧矫形器）。若未进行骨骼缩短术，医生可能需要进行静脉移植以避免血管张力增加，确保充分血供。若无法避免系统张力的增加，应及时注意采取预防措施（如在矫形器制作和治疗中屈曲更大的角度。合并肌腱损伤或骨折时，应按最高级别的预防措施对这些结构进行保护）。

神经损伤：撕裂和修复

与血管损伤类似，神经损伤通常伴随屈肌腱损伤；此时应遵循适当的屈肌腱修复方案实施治疗。神经的张力决定了治疗决策的方向。与肌腱损伤一样，进行神经早期滑动非常关键。

神经损伤常导致感觉障碍，需要及时关注，尤其是脱掉矫形器进行日常生活活动时。

注意事项：教会康复对象在日常生活活动中进行自我保护（避免热、尖锐物体的伤害）；学会视觉代偿；治疗师在使用矫形器（尤其是动态或静态渐进式矫形器）、压力治疗以及冷热疗法时要小心谨慎，因为感觉损伤的康复对象难以感知过冷或过热的物品。

创伤性手外伤早期可进行简略评估来明确感觉缺损的部位。由于神经修复后再支配某区域需要一

定时间，术后 1 个月之内进行完整的感觉评估缺乏必要的临床价值。由于神经从近端向远端再生缓慢，应一个月左右随访一次，进行感觉评估。

当康复对象的保护性感觉恢复后，应及早进行感觉再教育以指导大脑重新认识周围神经的信号[13]。从持续压力觉和移动触觉开始，从睁眼训练逐渐过渡到闭眼训练，并在受累和非受累侧（区）之间不断变换。镜像治疗也可用于易化神经修复后感觉再教育训练[15]。当康复对象合并感觉过敏时，还需进行脱敏训练。

> **◎ 临床精要**
>
> 在神经损伤后两年甚至更久时间内，冷过敏和畏寒都是可能存在的[12,16]。

屈肌腱和伸肌腱：肌腱修复

大多数手治疗师都会常规接诊大量的屈肌腱或伸肌腱修复的康复对象。屈、伸肌腱同时损伤的发生率较低；当两种损伤修复必须同时进行时，决定优先级会较为困难。再植手术后，普遍认为屈肌修复应优先于伸肌（因为屈肌腱对手功能更为重要）；当然，最理想的情况是保持屈、伸肌腱之间的正常平衡。再植术后的手常置于屈肌腱修复体位，这种体位下屈肌和伸肌相对平衡，对屈肌和神经血管束的益处优于伸肌。术后应尽快开始受累结构的滑动，这可以增加营养输送、促进愈合、减轻水肿、减少粘连的风险。

再植术后应该根据临床医生选择的屈肌腱修复方案确定治疗方案。通常先进行腕关节和掌指关节的 ROM 训练，同时进行近端指骨间关节和远端指骨间关节的部分 ROM 训练。限制指骨间关节的屈曲有助于预防伸肌松弛，腕关节及掌指关节通过协同运动促进肌腱滑动，增加 ROM。术后注意事项与肌腱修复术后相似。在愈合前避免指关节的全范围活动（如握拳或手指完全伸展），避免抗阻。如果进行了骨骼缩短术，屈肌和伸肌的生物力学会发生改变，再能实现正常 ROM 的可能性较小。

水肿

对于较复杂的创伤性手外伤来说，早期开始 ROM 训练时需考虑到水肿因素。水肿会导致主动关节活动的阻力增大；长期的持续水肿会导致纤维化

和瘢痕形成。临床上将水肿分为轻度、中度和重度，可以通过肢体周径测量法、8 字形测量法、容量测量法（创面愈合后）或视觉观察法（快速但非客观的）进行评估。

水肿的常规治疗是将患手抬至高于心脏水平，但血管修复术后例外（不可过度抬高），避免影响已修复的动脉系统[14, 17]。血管重建术后 6~8 周，在强健稳定的血循环再次形成之前，应避免造成压迫；根据治疗方案指示，同时可以利用 AROM 训练产生的泵机制来促进水肿消退。创伤性手外伤容易导致长期水肿及纤维化，引起手指粗大，因此，康复对象可能需要重新更改戒指的尺寸。术后 6~12 个月，手指维度趋于稳定。

血供稳定后，可以使用压力治疗。可用的设备与技术包括弹力绷带、压力手套、弹力织带、水肿手法松动以及向心性按摩等。

创面愈合与瘢痕管理

开放性伤口的情况可以改变治疗的优先等级。创面评估应包括部位、大小、色泽（红 / 黄 / 黑）以及引流（类型、颜色和引流量）。在评估时应注意观察感染征象，例如，局部发红并超出创面范围、皮温升高、水肿加剧、疼痛加重、引流量过多，以及异常的颜色和气味。

植皮区稳定之前都需进行特殊护理治疗，治疗过程中要特别注意避免对植皮区施加摩擦力或过多的压力。处理创面时，需要小心避免敷料造成的剪切力和机械压力；在保持创基湿润的同时避免创周区域浸渍。良好的营养状态是创面愈合的关键，例如，摄入足够量的蛋白质和维生素。

注意事项： 细胞毒性药物（如过氧化物和聚维酮碘）能够影响新生组织的活性。虽然对于减少创面的污染有益，但应避免在伤口肉芽组织上直接使用。

早期创面治疗的重点是促进愈合、创面封闭、预防感染和保护愈合结构[14]；后期创面管理包括瘢痕按摩，使用硅酮凝胶贴、弹力纤维压力垫（Otoform elastomer）、纸绷带或弹力绷带，旨在管理和控制瘢痕的同时预防一些并发症（如粘连和挛缩）。瘢痕是愈合的必然结果，但必须对其进行控制以使粘连（限制肌腱滑动）和瘢痕挛缩（可引起手的结构牵拉变形）最小化，避免限制 ROM 并影响手功能。

瘢痕组织不同于正常的皮肤组织，它的弹力更小，因此更容易磨损撕裂。瘢痕组织容易被晒伤，在前 6 个月内或在瘢痕颜色变浅、变软和变柔顺之前都应该注意避免日光直接照射。

> **◎ 临床精要**
> 保护手部瘢痕最简单的办法之一是涂抹具有高防晒因子的唇膏。这种厚重的蜡膏能停留于瘢痕表面，且便携、廉价。

疼痛

疼痛会影响康复对象创口处理和完成家庭训练计划（HEP）的能力。复合性损伤中常产生疼痛；挤压伤和复合性损伤中发生复杂性区域疼痛综合征（complex regional pain syndrome，CRPS）的概率更高。当疼痛过量或持续时间较长的，可考虑转介康复对象进行精神健康咨询[18]。

矫形器

恰当地使用矫形器对于保护患手、维持手内平衡姿势、保护受损和修复的结构，以及预防畸形非常重要。再植术后的矫形器与屈肌腱修复矫形器相似：前臂背侧支撑矫形器，掌指关节屈曲，指骨间关节伸展。具体的腕关节姿势取决于受损的结构和外科医生的决策。

> **◎ 临床精要**
> 制作矫形器时，要考虑到钢针的位置、血供与扎带和受压区域的关系以及神经或肌腱修复的张力。应避免将扎带直接固定在修复区上，推荐使用宽扎带来分散压力。

> **◎ 临床精要**
> 应对问题处理和矫形器设计进行优先级排序以支持和保护最重要的结构，并维持屈肌和伸肌之间的平衡。

关节松动术的方案

由于损伤类型多样，临床上进行关节松动一般遵循以下两个方案：延迟活动与早期活动。

延迟关节松动

在一些病例中，延迟关节松动有助于各组织结构在平衡状态下愈合，减少早期炎症反应。延迟关节松动常用于年幼的儿童和无法充分配合的康复对象；制动期结束后的注意事项也较少。

如果医生没有特殊说明，术后应将手置于保护性姿势固定（屈腕、屈指，如背侧保护性屈肌腱修复矫形器姿势）并用厚绷带加压包扎 3 周。3 周后，为康复对象适配可穿脱背侧保护性矫形器（屈腕 15°，掌指关节屈曲 50°~70°，近端 / 远端指骨间关节完全伸展至 0°，除非外科医生另外指定说明）。随后，开始对再植的手指进行温和的 AROM 训练，对非受累手指进行全范围的 AROM 和 PROM 训练。尽早开始轻度、实用的操作性活动，以加强 ROM 训练。

术后 4 周，可考虑使用神经肌肉电刺激（NMES）以促进肌腱滑动。获得医生许可后，在术后 6 周开始进行再植手指的 PROM 训练。若骨折已临床愈合，可酌情加用动态或静态渐进式矫形器。6 周后，可在强调感觉障碍区安全的情况下，让患手脱离矫形器进行轻度的 ADL 能力训练；从使用患手进餐开始，逐渐参与更多的 ADL。术后 8~10 周，一旦确定骨折愈合牢固，即开始增加力量训练（表 34.1）[19]。

表 34.1　再植手的延迟松动方案	
术后时间	训练或干预措施
0~3 周	不进行 ROM 训练
3 周	受累结构的 AROM 训练；非受累结构的 PROM 训练
4 周	NMES
6 周	动态矫形器；受累结构的 PROM 训练；开始使用患手参与 ADL
8~10 周	力量强化训练

注：ADL，日常生活活动；AROM，主动关节活动范围；NMES，神经肌肉电刺激；PROM，被动关节活动范围；ROM，关节活动范围。

早期运动

术后早期在保护下进行活动可促进肌腱滑动，维持屈伸肌之间的平衡，通过协同运动使修复结构的张力最小化[21]，是很多文献中推荐的再植术后的康复方法。协同运动指通过关节的腱性连接或屈伸肌的联系来活动关节，常见的有伸腕时手指的自然屈曲和屈腕时手指的自然伸展。此方案适用于伤口清洁并固定牢固的手指或手的再植。

早期保护下活动 I 期

治疗的第一阶段是早期保护下活动 I 期（Early Protective Motion Phase I，EPM I）。这一阶段开始于术后 4~10 周（或停用抗凝药物 24 小时后），此时再植部位的活性已确认。在此阶段，治疗师为康复对象适配背侧矫形器，将腕关节置于中立位至轻度屈曲位，手指置于最大的掌指关节屈曲和指骨间关节伸直位。在治疗进程中，持续调整矫形器以适应掌指关节逐渐增加的屈曲伸展角度，并开始院内或家庭康复训练。

活动的重点是利用轻柔的协同运动来活动掌指关节、指骨间关节和腕关节，帮助康复对象在轻微屈曲腕关节（尽量主动）的同时被动伸展掌指关节、指骨间关节（自然活动的同时给予少量辅助）（图 34.2）以及帮助康复对象主动伸展腕关节至中立位（必要时给予被动辅助），同时在重力和治疗师的辅助下屈曲手指掌指关节（图 34.3）。理想情况下，可以借助手的黏弹性来改善指骨间关节的伸展，但在运动中必须维持屈伸肌间的平衡。EPM I 的目标是使手内外屈伸肌开始滑动，活动腕关节和掌指关节，在保护结构的同时减少僵硬。

注意事项：如果掌指关节紧张或由于水肿或僵硬导致 ROM 严重受限，骨骼固定不稳定、无法耐受邻近关节的活动，或相邻结构在张力下修复，都应对 EPM I 进行调整。

对所有受累和非受累关节每天规律进行 AROM 训练。若康复对象能注意避免对修复的远端结构施压，可以增加对近端肌肉组织的强化训练。为了尽可能避免力量的弱化，可以使用运动神经再教育的方法来进行对侧强化。

早期保护下活动 II 期

术后 7~14 天，在进行了一段时间的 I 期活动后，可将活动方案进展到 II 期。此期的目标是减少肌腱粘连，预防 / 最小化近端指骨间关节僵硬，进行差异化肌腱滑动，并改善肌腱的抗张强度。康复对象应继续坚持 I 期活动，同时进行手内在肌阳性（"tabletop" position，"桌面"姿势）和手内在肌阴性（"hook" position，"钩状"姿势）的训练以强化差异化滑动和收缩。钩状姿势时，腕关节应保持中立位，被动伸展掌指关节并轻微辅助屈曲近端和远端指骨间关节（图 34.4）。

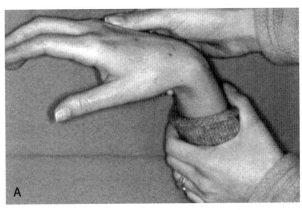
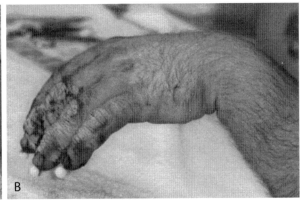

图 34.2 早期保护下活动Ⅰ期腕关节屈曲和掌指/指骨间关节伸展

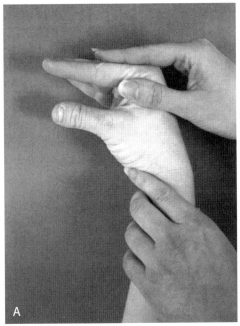
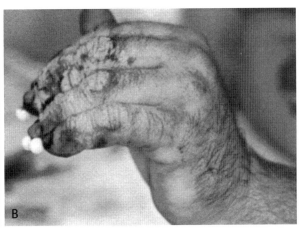

图 34.3 早期保护下活动Ⅰ期腕关节伸展的同时掌指关节屈曲

注意事项：术后 4~6 周，将近端指骨间关节屈曲限制在 60° 以内以保护中央束。如果活动受阻，应停止进行 ROM 训练。

在重力作用下，协助掌指关节屈曲、近端和远端指骨间关节伸展，从"钩状"姿势逐渐过渡到"桌面"姿势（图 34.5）。此内在肌加强（桌面）训练中的掌指关节屈曲和近端指骨间关节伸展主要通过骨间肌和蚓状肌的收缩实现，指浅屈肌（flexor digitorum superficialis, FDS）和指深屈肌（flexor digitorum profundus, FDP）的肌腱未被激活。因此，不会对修复的长屈肌或伸肌造成过度压力。

需注意的是，严重的水肿或伸肌腱损伤会限制近端指骨间关节的活动，导致治疗进度减慢。

◎ **临床精要**

缓慢、轻柔的活动有助于减轻水肿，适当的压力有利于促进组织愈合，伸肌腱的滑动能够减轻限制伸展的粘连[19, 20]。在此过程中，从"钩状"姿势到"桌面"姿势过渡的活动是最安全和有效的，有助于手指关节的活动，并能让长屈肌（FDS 和 FDP）和所有的背侧腱帽和伸肌腱、侧腱束构成结构以及外在伸肌（指总伸肌）得到滑动[19, 20]。

主动早期保护下活动期常在术后 14~21 天开始，通过将手置于内在肌最弱的"钩状"姿势进展到"抓和放"训练，维持轻微的主动收缩，随后将手变为内在肌加强的"桌面"姿势，嘱康复对象进行主动收缩。此时，在允许的情况下加入指浅屈肌

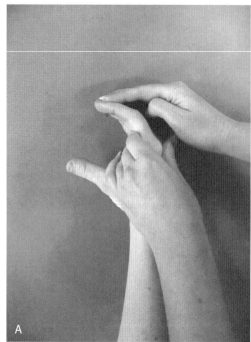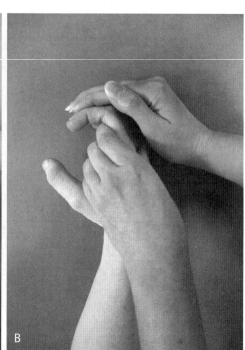

图 34.4　早期保护下活动 Ⅱ 期的"钩状"姿势活动。要完成"钩状"姿势，需将腕关节固定在中立位，被动伸展掌指关节。随后轻柔地辅助近端和远端指骨间关节从伸展（A）到轻微屈曲（B）

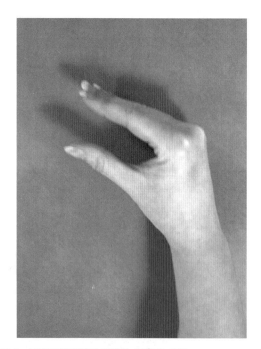

图 34.5　早期保护下活动 Ⅱ 期的"桌面"姿势

的单独主动滑动训练，使用内在肌活动强化骨间肌强度。这样的升级训练能在维持内外肌平衡且避免过大压力的情况下，利用协同运动允许非复合角度下肌腱的主动滑动。同时，应尽早开始启动功能性活动［如利用改良动作拾起大珠子并将它们放进容器（图 34.6）］，及尽早回归"正常"的活动，帮助

康复对象重新获得大脑与手之间积极的功能联系。

术后 4 周，康复对象可以开始在保持手指放松屈曲的情况下，逐渐增加腕关节过中立位的伸展，增加协同运动相关的 ROM。这一时期的康复对象也应该缓慢进展到完全复合性主动屈曲和伸展（取决于紧密度）运动。同时，治疗师应对矫形器进行持续评估以确保适配度和正确的摆位。

术后 6 周以上时，应轻柔增加被动牵伸的角度，存在粘连征象时可使用 NMES 并进行更积极的抗阻训练和更复杂的功能性活动。由于再植或血管重建术后的血供和营养状态受损，愈合时间可能会延迟，需要谨慎地持续推进治疗。若康复对象伴有关节僵硬时，可考虑在确保血供正常的情况下使用动态或静态渐进式矫形器。宽扎带和臂套的使用、良好的矫形器塑形，持续轻柔的牵引力有助于最大面积地分散压力。夜间可佩戴系列静态牵伸矫形器提供长达数小时的轻柔牵伸，而不会对日间的功能活动造成困扰。

术后 8 周左右，在医生认为骨折已经愈合牢固的情况下，可开始增加捏和握的强化训练。表 34.2 整理了早期保护下活动的时间表和干预措施的重点。（关于这一方案更加具体的描述，详见 Silverman 与其同事［19, 20］以及 Chan 和 LaStayo［13］的报道）。

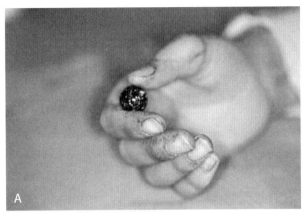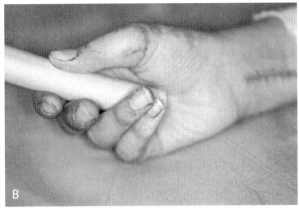

图34.6 （A）功能性持物训练。（B）功能性握物训练

表34.2	早期保护下运动方案的重点
术后时期	训练或干预措施
4~10天	EPM Ⅰ： MCP伸展的同时腕关节屈曲 MCP屈曲的同时腕关节伸展
7~14天	EPM Ⅱ被动： 继续EPM Ⅰ活动 在"桌面"姿势〔即MCP关节屈曲、IP关节伸展（内在肌阳性）〕和"钩状"姿势〔即指关节伸展、IP屈曲（<60°，内在肌阴性）之间〕，被动活动康复对象的手指
14~21天	EPM Ⅱ主动： 继续EPM Ⅰ和EPM Ⅱ的被动活动 "钩状"姿势和"桌面"姿势的放置与维持 进展到主动的"钩状"和"桌面"动作 单独的FDS腱训练 骨间肌强化训练（内在肌加强） 轻微的功能性活动
28天	腕关节伸展达到全范围的同时屈曲手指 进展到全范围的AROM和手指的PROM训练 开始轻微的抗阻训练
6周	NMES 受累结构的被动牵伸 进行ADLs的非抗阻充分使用（感觉缺损的手需要注意预防措施） 动态矫形器的使用
8周	轻度强化练习

注：ADL，日常生活活动；AROM，主动关节活动范围；EPM，早期保护下活动；FDS，指浅屈肌；IP，指骨间（关节）；MCP，掌指（关节）；NMES，神经肌肉电刺激；PROM，被动关节活动范围；ROM，关节活动范围。

截肢

通常情况下，手外科医生会尽全力保留康复对象手部有活力的组织；然而，若受累手指僵硬、感觉缺损、功能丧失，尤其是可能影响其余手指的功能时，与其花时间和精力去尝试挽救手指，不如选择截肢，以保留更多功能[9]。

截肢术后需要的注意事项较少，治疗的重点应放在促进无并发症的创面愈合和感觉过敏的组织脱敏上。若合并有神经瘤形成，可以通过脱敏和使用一些凝胶垫制品来处理。

截肢者常有较为严重的心理影响。虽然各种创伤都可能导致畸形手，但截肢引起的心理压力和焦虑最为严重。此时，治疗师可以通过强调截肢对于总体功能恢复的积极意义帮助康复对象适应肢体丧失，展示相关的功能性或美观性假肢也可能起到一定的积极作用。在合适的情况下，可考虑心理健康专业人员的介入[22]。

二次手术

即使康复对象和治疗师努力完成治疗，康复对象进入临床平台期时进行二次手术仍然较为常见。因此，在为康复对象进行出院准备时，治疗师需要考虑到可能进行二次手术的组织情况，对相应关节囊的松紧，内在肌、外在肌的松紧，肌腱和瘢痕的粘连情况，以及对瘢痕挛缩情况进行评估和处理，为将来可能进行的肌腱松解、关节囊切除、关节挛缩松解、虎口整形、肌腱移植和肌腱转移等手术进行提前准备[23]。尽可能恢复PROM和肌力是进行肌腱松解和其他许多后续治疗的重要环节。与医生提前交流了解手术的过程和目标，并向康复对象解释手术进程及后续康复治疗，帮助康复对象在治疗开始前树立合理的时间规划和期待值。

总结

创伤性手外伤的治疗同时涵盖了多种类型的结构缺损和修复的评估和治疗。条理化、逻辑化的多系统治疗策略有助于对各系统分别进行评估并确定治疗优先级，并在治疗时谨慎地遵循注意事项。

手治疗的治疗进程（从初次评估到出院）常需要花费数月，以期改善患肢的外观和功能。因此，手治疗师的工作是非常有成就感的。

关于特异性诊断信息的观点总结

- 明确受累系统，确定治疗的优先顺序。
- 明确每个系统所处的阶段，制订恰当的治疗方案。
- 骨折固定类型会影响早期 AROM 和 PROM 训练的选择。
- 年龄、健康状况、营养状况、吸烟会影响愈合进度，血管修复术可能导致愈合延迟。
- 水肿可能会增加活动阻力、产生粘连和纤维化、使疼痛加重而影响肌腱滑动和 ROM。
- 尽可能积极地改善病情和过于激进的治疗之间应有条分界线。适当应力有助于愈合，但过度的压力可能导致骨不连、肌腱破裂或其他问题。最理想的情况是尽早活动每个结构而不影响手术修复。预防措施：重视疼痛，密切监控组织反应，并在出现警示信号时调整相应的治疗方案。
- 尽早将功能性活动纳入治疗中。在医生允许的情况下进行 AROM 训练，进行拾取、拿握和旋转轻量物品或两手交替传递物品的活动。

◎ 临床精要

与低频率、持续时间长的训练相比，持续时间短、较为频繁、重复较少的训练效果更佳。

- 在合理的疼痛范围内进行治疗，让康复对象主动活动至 ROM 末端并维持。
- 治疗应富有趣味性、创造力，具有功能性和目的性。
- 综合考虑功能性目标相关的成分，如达到工作或 ADLs 目标的主要需求是力量还是耐力。
- 在能达到的最大范围内强化关节活动；但康复对象出现代偿或无法在完全 ROM 移动重物时，需要考虑减少阻力。
- 治疗中应尽早进行近端关节和对侧肢体的强化训练，采用双侧训练和活动引导患手活动，进行运动再学习。

➢ 预防措施和注意事项

血管重建术后（动脉和静脉血管）

- 动脉修复后的循环受阻会减少局部营养输送，从而影响创面、肌腱和骨折的愈合，因此通常需要将治疗方案时间进度延伸数周左右。
- 避免将患手暴露于冰冷或突然 / 极端的温度变化中，可使用手套 / 隔热手套或围巾来帮助维持患手温度。
- 愈合早期更换敷料时要注意动作轻柔，避免在冰冷、吹风的地方更换（如在空调出风口下方）。
- 嘱咐康复对象避免食用或饮用任何血管收缩性食物或饮料，如咖啡或巧克力，同时注意禁烟。适当的保湿和充足的营养对促进愈合非常重要。
- 在血管状态稳定前，禁止使用压力绷带（弹力带、手套、袖套）。
- 预防矫形器材料和扎带产生的压迫。
- 对手指颜色进行持续观察以了解毛细血管充盈情况。
- 急性期避免使用冷疗。
- 禁用涡流水浴（会将手置于下垂位置）。
- 禁用冷热交替浴，防止血管痉挛和过度收缩。
- 血管状态稳定后，可以使用轻微热疗。需注意，若患肢出现感觉缺损，康复对象则无法对过热物质产生预警以知晓和脱离热源（即更容易烧 / 烫伤）。
- 血管重建术后若需要尝试减轻水肿，可考虑适当抬高患肢，但不能高于心脏平面，过度抬高会对血管系统造成影响。

肌腱修复术后

- 避免关节全范围屈曲（握满拳）和伸展活动。
- 早期避免过度协同收缩产生的阻力。
- 水肿会导致早期 ROM 训练时的阻力增加，应及时调整治疗方案。

骨折后

- 在对复合性损伤的关节进行松动时，应避免对骨折、愈合点或钢针过度加压。

- 若骨折固定的同时进行了血管重建，由于局部营养输送减少，可能会出现骨折延迟愈合或不愈合的情况。

神经损伤和修复术后

- 对于神经损伤导致手的部分感觉受损的康复对象，应积极宣教，强调在进行 ADLs 时保持警惕（即避免暴露于热源或使用尖锐物体导致的损伤）。
- 由于康复对象对缺血的预警系统受损，在使用动态或静态渐进式矫形器或其他外源性压迫时需特别注意。
- 谨慎地使用热疗和冷疗。
- 对康复对象进行宣教，明确在神经损伤后 2 年甚至更长时间内怕冷和疼痛是常见的[24]。

切口、创面和植皮

- 确保敷料不会对愈合期的创面产生剪切力或机械压迫。
- 保持创基湿润，同时避免创口周围区域浸渍。
- 避免对创面肉芽组织使用细胞毒性药物（如过氧化物、聚维酮碘）。

案例分析

案例分析 34.1

Michael 是一名 15 岁、右利手的高中学生，在手工课上用锯切割木材时右手发生复合性撕裂伤。由于他当时正在切割木材，创面相对比较清洁。然而，因为锯很旧，造成了中等程度的撕脱损伤。损伤如下。

- 拇指：掌指关节处离断
- 示指：指浅屈肌和指深屈肌、桡侧和尺侧神经血管束撕裂
- 中指：指浅屈肌和指深屈肌撕裂，掌骨颈开放性骨折，手指的桡侧和尺侧指动脉和静脉撕裂［桡侧指神经（radial digital nerve, RDN）、尺侧指神经（ulnar digital nerve, UDN）、桡侧指动脉（radial digital artery, RDA）和尺侧指动脉（ulnar digital artery, UDA）］
- 环指：指浅屈肌、RDN、UDN 和 UDA 撕裂

- 小指：伸肌腱撕裂

他接受了以下手术。

- 拇指：再植和掌指关节融合术，静脉移植，拇长屈肌腱修复，伸肌修复，神经修复，动脉修复。
- 示指：血管重建，指总动脉向 UDA 修复，Ⅱ区的指浅屈肌 / 指深屈肌修复，RDN/UDN 修复。
- 中指：掌骨头、颈清创（关节内骨折），掌板修复，指总动脉向 UDA 修复，Ⅱ区的指浅屈肌 / 指深屈肌修复，神经修复。
- 环指：RDN/UDN 修复，Ⅱ区的指浅屈肌修复，指深屈肌切开，植入 Hunter 硅胶棒。
- 小指：清创，修复近端指骨间关节近端 50% 的伸肌撕裂。

Michael 在术后第 6 天在手外科医生处进行了第一次门诊就诊。医生为他更换了敷料，并转介他接受矫形器和手治疗。矫形器医嘱上写明："矫形器塑形至指尖、拇指外展位固定，腕关节屈曲 10°，掌指关节屈曲 90°。"转介治疗单上要求"采用改良版 Duran 方案，拇指不能活动，小指伸肌可以暂不处理（仅部分损伤）"。

第一次来接受手治疗时，Michael 的手被以尽可能薄的敷料再次包扎，并给他适配了背侧保护性矫形器，保持腕关节轻度屈曲和最大合理程度的 MCP 关节屈曲。拇指置于中度外展位以保护安全并减少虎口挛缩的风险（图 34.7）。

这位康复对象有一定程度的复合性损伤，采用系统策略进行问题分析后提出了一些制订治疗计划时需要格外考虑的重点。

- 拇指发生了再植损伤。由于这个手指的重要性，外科医生采取了延迟松动方案以保护血管再生和骨融合。同时，由于拇指相对独立，它可以与其他手指分开考虑和治疗。当最初拇指仍在制动时，其余手指的协同运动训练能对拇指内和附近一些结构的滑动产生部分作用。
- 大部分肌腱损伤发生于屈肌，因此可以与单纯屈肌腱撕裂合并血管重建和神经修复一样处理。根据外科医生的医嘱，小指伸肌腱损伤不需要给予预防措施，因此可以尝试改良版的 Duran 屈肌腱修复方案。
- 血管重建的注意事项应贯穿治疗全程以保护已修复的血管。
- 拇指掌指关节的骨折已进行融合，治疗上以融合

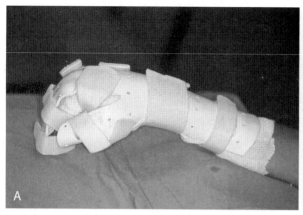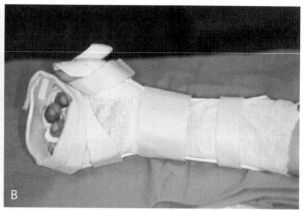

图 34.7　背侧保护性矫形器，腕关节轻度屈曲，掌指关节最大合理程度屈曲。拇指置于中度外展位置。

处理。中指掌指关节的骨折不会明显影响其他治疗方案。

初次评估

初次评估显示以下结果。

- 疼痛：在 1~10 分评分为 3~5 分（3~5/10）
- 水肿：手指和手掌中度水肿
- 感觉：没有进行评估，预计会有继发于神经损伤的感觉障碍
- 创面：轻度血性渗出
- ROM：被动屈曲至距离手掌 1 英寸（约 2.5 cm）；中指、环指、小指可伸展至触及矫形器；示指近端指骨间关节有 30° 屈曲挛缩；拇指和腕关节的 ROM 没有进行测量。

治疗师进行了简明扼要的初次评估以对目前康复对象的情况进行总体概括。

治疗目标
短期目标

1. 利用保护性矫形器和宣教来保护创伤和手术修复的部位。

2. 增加被动屈曲的角度至手掌以加强肌腱滑动，改善 ROM，并为 AROM 做好准备。

3. 促进创面愈合。

4. 开始瘢痕管理程序以最小化瘢痕和粘连的形成，尽最大可能改善 ROM。

长期目标

1. 在正常范围内（within normal limits, WNL）改善手指的 PROM 和功能。

2. 改善示指、中指和小指的 AROM 至正常范围的 60% 以抓握 / 释放直径 1 英寸（约 2.5 cm）左右的物体。

3. 康复对象使用患手完成超过 50% 的 ADL。

4. 若治疗师不是特别清楚应怎样预判治疗结果时，应对受累肢体的功能和 ROM 进行基本预测。若患肢在后续手术后有希望恢复全范围 AROM 和治疗结局，治疗师应尽可能改善其 PROM。

家庭训练计划

医疗团队对 Michael 及其母亲进行了大量有关手术过程、手术预期、进行后续手术将硅胶棒置换为活性肌腱移植物的需求的教育，同时对他进行了创口治疗、更换敷料以及 ROM 训练的指导，并对其进行了以下的初级家庭训练计划的指导。

每 2 小时一次

- 将所有指关节向掌心推拢并维持 5 秒（被动掌指关节屈曲）。

- 将每个手指依次从指根至指尖推向掌心，每次维持 5 秒；每个手指重复 3~5 次（被动复合屈曲）（图 34.8）。

- 将指关节向掌心推拢后依次伸直手指（一次 1 个），然后放松，每个手指重复 5 次（被动屈曲掌指关节的同时主动伸展指骨间关节；促进长屈肌滑动和内在肌活动）。

需要注意的是，所有书面的家庭训练内容应通俗易懂，便于康复对象及家属理解。

康复对象再次来进行治疗时，治疗师加入了协同运动内容，指导康复对象主动伸腕带动手指自然

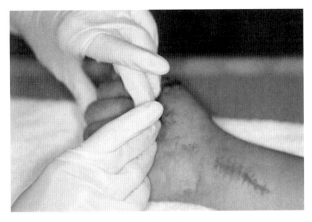

图 34.8　术后第二次就诊时的早期活动

屈曲，以及主动屈腕带动手指自然伸展。加入协同运动的目标是使拇指肌腱不影响患处愈合与骨融合的同时产生一些最轻微的滑动。

术后 3~4 周

大约术后 3 周时，Michael 在医生的允许下开始进行主动握拳并维持的活动以尝试减轻瘢痕形成的严重程度。Michael 出现了瘢痕限制关节活动的情况，代表 Michael 的创面愈合过程中形成了明显的瘢痕，需更加快速地推进治疗方案。治疗师使用经皮神经电刺激辅助管理疼痛，但效果不佳。术后 4 周后，治疗师又增加了主动屈伸指和抗阻屈指训练。

内部商讨后，医生同意治疗师在充分保护尚处于愈合期的掌指关节融合处的情况下开始指间关节的抗阻训练和内收／外展训练。此时主动的手指关节活动现在是相对安全、可接受的，Michael 开始在指导下于门诊和家中进行轻微抓握训练。为避免过度使用患手（尤其是拇指），治疗师强调不允许他使用患手进行 ADL。Michael 开始进行功能性抓握训练，如拾取珠子和抓泡沫管（见图 34.6）。伴随着瘢痕问题日益严重，治疗中加入了对掌指关节掌面瘢痕的按摩。由于 Michael 年轻，身体仍处于生长期，因此并没有出现再植或血管重建后常见的延迟愈合现象；同时，他的身体产生新组织的能力较强，因此瘢痕组织的形成比大多数成人都要快。当瘢痕成为日益严重的问题时，应考虑加速进展 Michael 的治疗方案。

术后 5~6 周

术后 5 周时，Michael 的 ROM 评估显示掌指关节的主动屈曲在正常范围内，近端指间关节屈曲平均约达到 60°，远端指骨间关节约 20°。掌指关节平均欠伸 15°，但示指、中指和环指的近端指骨间关节伸展受限非常明显，约欠伸 5°；被动屈曲时所有手指均能完成全范围关节活动。拇指的虎口在桡侧外展（35°）和掌侧外展（25°）时紧张，拇指指骨间关节屈曲仅有 10°。他的腕关节 ROM 较好，伸腕 55°、屈腕 75°。感觉功能存在，保护性感觉减弱；Semmes-Weinstein 评估显示拇指、示指、中指和环指是 4.31，小指为 3.61。

此时，治疗师向医生出具报告表明 Michael 现有状态为"组织粘连，但 ROM 有改善"，而且虎口的瘢痕／挛缩成为主要问题之一，同时询问何时可以进行拇指的 PROM 训练，是否能用超声治疗瘢痕，以及能否将适量的伸展范围增加至手指全范围活动末端。医生表示可以停止佩戴保护性矫形器，改为使用被动伸展矫形器；建议修改矫形器以实现增加拇指虎口 ROM；并同意用超声进行瘢痕治疗。医师告诉治疗师，"我怀疑他的拇指指骨间关节活动能否改善，但可以开始进行 PROM 训练了"。通常在术后 5 周就去除保护性矫形器较为罕见，但 Michael 看起来已有大量瘢痕形成，愈合明显快于受同样伤的成人。Michael 的感觉功能虽然减退，但足够保护他免受其他损伤，所以允许功能性地使用患手参加轻度的 ADL。

治疗方案的调整包括将背侧限制矫形器更换为掌侧支撑，并使用 Otoform 弹性胶泥处理影响近端指骨间关节伸展的瘢痕，同时在矫形器中增加了虎口牵伸部分（图 34.9）。Michael 开始使用泡沫握笔器进行书写、拾取弹珠和手内操作技巧练习。术后 6 周时，增加了湿热治疗，同时针对掌侧瘢痕增加了超声治疗和牵伸，以增加手指的被动伸展。

术后 7 周

术后 7 周时，家庭训练计划包括了以下内容：

- Otoform 弹性橡胶虎口矫形器，日间佩戴 4 个小时和夜间佩戴。
- AROM 和 PROM 训练，内容包括抗阻、对指、姿势放置与维持，以及腕 ROM 训练，每组重复 10 次，每天 4~6 组。
- 瘢痕按摩。
- 轻至中度使用患手完成 ADL，包括书写和进食

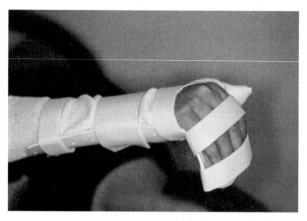

图 34.9　术后 6 周时，背侧限制矫形器被修改为掌侧支撑设计，增加了拇指虎口牵伸部分

（图 34.10）。

　　在康复门诊中，Michael 继续接受湿热治疗、超声治疗瘢痕，以及着重抗阻的一对一 ROM 训练，同时开始轻微抗阻活动，包括使用有少许张力的握力器（图 34.11）。康复对象在正常姿势下使用握力器，并翻转握力器使用拇指按下活动部分。利用治疗泥活动来帮助牵伸手指，诱发手指、腕屈肌和腕伸肌的收缩。康复对象继续练习了书写和拾取夹子及弹珠的活动。

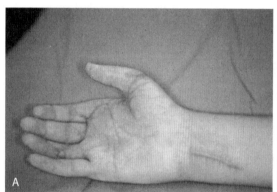
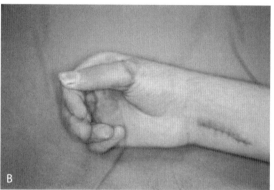
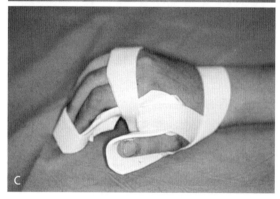

图 34.10　（A）和（B）　术后 7 周，康复对象的家庭训练计划包括了 ROM 训练。（C）开始使用虎口矫形器

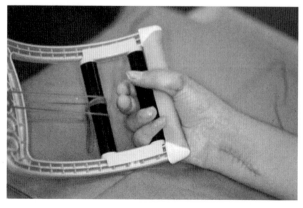

图 34.11　术后 7 周，康复对象开始使用抓推器

术后 8 周

术后 8 周时，开始进行基础的抓握评估。康复对象右手握力平均 10 磅（约 4.5 kg），左手平均 45 磅（约 20.4 kg）。在医生的允许下 Micheal 开始进行温和的肌力强化训练，包括在家庭训练计划中增加治疗泥活动、抓握、捏物以及滚动训练。Michael 的目标之一是能够提起一桶水或者饲料以便他能够重返农场的暑期工作岗位，因此以 20 磅（约 9 kg）为最终目标，他开始了进行渐进性的拾取和提携重物训练。同时，门诊加入了 Baltimore 治疗仪工作模拟项目以帮助改善肌力和耐力。术后 12 周时，Michael 的家庭训练计划主要是升级强化训练。

术后 4~6 个月

Michael 的末次评估在大约术后 4 个月时进行。提到他受伤的右手时，他说，"我可以用它干任何事"，并展示了拿起 20 磅（约 9 kg）重的物体的动作。他右手的握力增加到了 40 磅（约 18 kg）。此次评估的结果如下。

术后 4 个月的力量评估

	ROM				
	拇指	示指	中指	环指	小指
MCP		0°~90°	0°~100°	0°~105°	0°~95°
PIP		−40°~95°	0~80°	0°~80°	0°~95°
DIP		0°~20°	0~15°	0°~0°	0°~80°
Semmes−Weinstein 单丝测试	3.22	3.22	3.22	2.83	2.83

注：DIP，远端指骨间关节；MCP，掌指关节；PIP，近端指骨间关节。

	右手	左手
握力	40 lb	60 lb
侧捏	15 lb	15 lb
三指捏	15 lb	20 lb

注：1 磅 ≈ 0.45 kg。

术后 6 个月时，Michael 再次去外科医生处就诊。他已决定不接受环指指深屈肌的肌腱移植术；他感觉手功能已经恢复，不想再次经历康复过程。这一次，他接受了一些其他的外科治疗。包括松解拇指虎口挛缩（使用 Z 字成形术）；松解示指的掌侧皮肤挛缩（Z 字成形术）；移除了环指的 Hunter 硅胶棒，使他的环指只有指浅肌（也就是说，他的该手指远端指骨间关节没有屈曲的力量，意味着可能最终会出现纽扣畸形）。

术后 9 天，Michael 再次回来接受治疗，进行了矫形器适配以帮助维持虎口活动性，并将示指固定在完全伸展位。他有轻度的疼痛（0~1/10）和水肿。评估得知 Michael 的 ROM 为示指欠伸 30°，拇指桡侧外展 65°，拇指掌侧外展 60°。治疗师针对伤口护理和全范围 ROM 训练进行了宣教，并将重点放在限制示指近端指骨间关节伸展和虎口牵伸上。鉴于 Michael 对治疗已经很熟悉了，只需要一周来一次完成训练项目以及进行矫形器调整，包括增加肌力强化训练和凝胶垫的应用。

术后第 7 周时，Michael 最后一次就诊。他主诉在所有的 ADLs 中会充分地功能性使用患手，并表示他已经做好准备很快重返暑期工作岗位。该康复对象末次评估的结果如下。

末次评估

	ROM			
	示指	中指	环指	小指
MCP	0°~90°	0°~100°	0°~95°	0°~90°
PIP	−20°~95°	0°~85°	0°~90°	0°~95°
DIP	0°~25°	0°~20°	0°~0°	0°~80°

注：DIP，远端指骨间关节；MCP，掌指关节；PIP，近端指骨间关节。

肌力测试

右手	45 磅
左手	60 磅
拇指桡侧外展	60°
拇指掌侧外展	60°

注：1 lb ≈ 0.45 kg。

（李攀　译，肖剑秋　董安琴　王骏　审）

参考文献

1. Sturm SM, Oxley SB, Van Zant RS: Rehabilitation of a patient following hand replantation after near-complete distal forearm amputation, J Hand Ther 27:217 - 224, 2014.

2. Wilhelmi BJ, Lee WP, Pagensteert GI, et al.: Replantation in the mutilated hand, Hand Clin 19:89 - 120, 2003.

3. Moran SL, Berger RA: Biomechanics and hand trauma: what you need, Hand Clin 19:17 - 31, 2003.

4. Morrison WA, McCombe D: Digital replantation, Hand Clin 23:1 - 12, 2007.

5. Ng ZY, Askari M, Chim HL: Approach to complex upper extremity injury: an algorithm, Semin Plast Surg 29:5 - 9, 2015.

6. Win TS, Henderson J: Management of traumatic amputations of the upper limb, BMJ 348, 2014.

7. Huish SB, Hartigan BJ, Stern PJ: Combined injuries of the hand. In Mackin EJ, Callahan AD, Skirven TM, et al.: Rehabilitation of the hand and upper extremity, ed 5, St Louis, 2002, Mosby.

8. Rizzo M: Complex injuries of the hand. In Skirven TM, Osterman AL, Fedorczyk J, et al.: Rehabilitation of the hand and upper extremity, ed 6,Philadelphia, 2011, Mosby, pp 1227 - 1238.

9. Freeland AE, Lineaweaver WC, Lindley SG: Fracture fixation in the mutilated hand, Hand Clin 19:51 - 61, 2003.

10. Walsh JM, Chee N: Replantation. In Saunders RJ, Astifidis RP, Burke SL, et al.: Hand and upper extremity rehabilitation: a practical guide, ed 4, St. Louis, 2016, Elsevier.

11. Maricevich A, Carlsen B, Mardini S, et al.: Upper extremity and digital replantation, Hand 6:356 - 363, 2011.

12. Jones NF, Chang J, Kashani P: The surgical and rehabilitative aspects of replantation and revascularization of the hand. In Skirven TM, Osterman AL, Fedorczyk J, et al.: Rehabilitation of the hand and upper extremity, ed 6, Philadelphia, 2011, Mosby, pp 1252 - 1272.

13. Chan SW, LaStayo P: Hand therapy management following mutilating hand injuries, Hand Clin 19:133 - 148, 2003.

14. Pettengill KM: Therapist's management of the complex injury. In Skirven TM, Osterman AL, Fedorczyk J, et al.: Rehabilitation of the hand and upper extremity, ed 6, Philadelphia, 2011, Mosby, pp 1238 - 1252.

15. Rosen B, Lundborg G: Training with a mirror in rehabilitation of thehand, Scand J Plast Reconstr Surg Hand Surg 39:104, 2005.

16. Gustafson M, Hagberg L, Holmefur M: Ten years follow-up of health and disability in people with acute traumatic hand injury: pain and cold sensitivity are long-standing problems, J Hand Surg Eur 36(7):590 - 598, 2011.

17. Beris AE, Lykissas MG, Korompilias AV, et al.: Digit and hand replantation, Arch Orthop Trauma Surg 130:1141 - 1147, 2010.

18. Savas S, Inal EE, Yavuz DD, et al.: Risk factors for complex regional pain syndrome in patients with surgically treated traumatic injuries attending hand therapy, J Hand Ther 31:250, 2018.

19. Silverman PM, Willette-Green V, Petrilli J: Early protective motion in digital revascularization and replantation, J Hand Ther 2:84 - 101, 1989.

20. Silverman PM, Gordon L: Early motion after replantation, Hand Clin 12:97 - 107, 1996.

21. Novak CB, von der Hyde RL: Rehabilitation of the upper extremity following nerve and tendon reconstruction: when and how, Semin Plast Surg 29:73 - 80, 2015.

22. Grob M, Papadopulos NA, Zimmerman A, et al.: The psychological impact of severe hand injury, J Hand Surg Eur 33(3):358 - 362, 2008.

23. Neumeister MW, Brown RE: Mutilating hand injuries: principles and management, Hand Clin 19:1 - 15, 2003.

24. Cannon NM: Diagnosis and treatment manual for physicians and therapists, ed 4, Indianapolis, 2001, Hand Rehabilitation Center of Indiana, 196 - 200.

第 35 章　僵硬手

Susan Weiss

"我们应该把手视为一个活动的器官，避免使它变得僵硬，要变得有力。"

—Sterling Bunnell, 1947

有趣的是，僵硬手是临床实践中总会遇到的问题。僵硬手是诸多常见或不常见的问题导致的并发症。偶尔也会有几年前受伤后导致手部僵硬的康复对象来治疗，治疗师则要面临恢复其无痛功能性活动的挑战。治疗师治疗的许多功能障碍都可能出现僵硬后遗症。本章阐释了如何预防、评估和治疗僵硬手；介绍常用的治疗干预方案，帮助康复对象恢复其最期望的功能。

诊断

广义上讲，僵硬意味着形变过程中的机械阻力。这种阻力会引起关节活动受限，并由多种原因导致，如肌肉紧张、肌腱粘连、瘢痕、皮肤和皮下组织缺损、关节囊紧张、关节问题或综合这些和（或）其他因素。僵硬还可由身心问题或失用引起。疼痛、失神经支配或制动等一系列问题会导致患手的失用，并进一步导致僵硬的永久化。失用会引起肌肉萎缩（以及肌力逐渐减退）、肿胀、肌肉胶原纤维粘连和异常的运动模式（图 35.1）。短时间的制动有时也会导致本体感觉下降以及出现异常运动模式。必须克服机械阻力和大脑本体感觉改变的困难，才能重新获得僵硬手的运动功能。必须改变此循环，才能消除僵硬。

时间轴和伤口愈合

手僵硬可以发生在愈合的任何阶段。当软组织受损时，身体开启愈合的炎症阶段（inflammatory phase）。反应指局部白细胞浸润以清除组织碎片并帮助对抗感染。尽管一些炎症是正常的且对愈合是有必要的，仍应在早期积极处理。水肿在整个愈合过程中会引起疼痛、粘连、失用，所有这些最终会导致僵硬。通常来说，在这一阶段可以通过抬高患肢、被允许的轻柔的主动关节活动范围（AROM）训练、压力疗法、冷疗法（允许条件下）以及矫形器等来控制水肿。

愈合的增生期（proliferative phase）（成纤维细胞期）开始于受损

区域变清洁且没有受损的组织、异物和细菌时。这个时期的典型特征是形成无序的胶原蛋白来填充伤口和弥合间距。这一过程需要花费几周时间。让患手尽早且安全地运动是非常重要的（这取决于受伤的性质）。如果长时间制动，胶原蛋白紊乱会持续存在，并会导致手部无力和继发僵硬[1]。在这个阶段进行 AROM 训练可以促进与功能相符的有条理的胶原形成[1]。在这个阶段，失用会导致肌肉萎缩而加重僵硬。这个阶段早期的僵硬有一个特征性的柔和的关节终末感。水肿在这个阶段通常是凹陷性的（图 35.2）。如果在这个阶段应用合适的压力，可能会避免慢性僵硬。

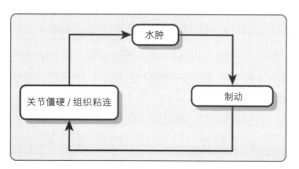

图 35.1　失用循环（引自 Skirven TM, Osterman AL, Fedorczyk JM, et al. eds. Rehabilitation of the Hand and Upper Extremity. 6th ed. Philadelphia, PA: Mosby; 2011, p.896.）

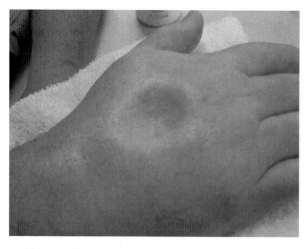

图 35.2　凹陷性水肿（Courtesy S.Weiss）

　　在愈合的成熟阶段（maturation phase），胶原蛋白的形成过程正常化，胶原纤维之间形成强大的交叉连接。成熟期的时间长短取决于许多因素，部分可以持续 2 年[2]。成熟期过后，考虑到干预时机，

治疗师干预僵硬的选择变得更少。之后会在本章节讨论石膏塑形松动僵硬（casting motion to mobilize stiffness，CMMS），它是一种治疗慢性期僵硬手的有效策略。

◎ 临床精要

水肿和疼痛使失用持续→持续的运动无力和运动程序改变→导致僵硬→造成更进一步的疼痛和肿胀→失用更进一步持续化→循环往复
这个循环必须被打破以让康复对象重新获得运动和功能。

评估要点

　　评估一名手部僵硬的康复对象，首先应搜集以下背景资料：①康复对象的病史；②发病或手术日期；③详细的医嘱；④注意事项（应避免的运动和活动）。这些可以通过回顾医疗记录，与转诊医生沟通及与康复对象交谈得知。这些数据有助于治疗师在评估和制订治疗计划过程中的临床推理。治疗师需要经常观察康复对象参与手部操作活动时的动手情况，这有助于治疗师进行功能性评估。观察康复对象如何使用整个上肢，有助于了解康复对象的运动模式、运动质量和代偿模式。摄影和录像等方式对此非常有帮助。

　　视诊患侧肢体包括检查萎缩、皮肤颜色、瘀伤、伤口、瘢痕、皮肤皱褶、营养表现、畸形和掌弓的状况。治疗师的触诊和实操检查有助于发现任何小结节、压痛点、瘢痕和皮肤限制、骨突和毛细血管再填充等问题。面谈可确定康复对象的主诉，日常活动 / 功能受限情况和治疗目标。

关节活动性评估

　　评估 ROM 能判断关节僵硬的性质和程度，是关节活动性评估最常用的方法[3]。为了判断 ROM 受限是源于无力、软组织限制还是骨性限制，治疗师应进行 AROM 和 PROM 的测量。通常来说，手部 ROM 的测量误差是 5°[4]；因此，ROM 测量需要有大于 5° 的差异才能被认为存在"真正的差异"[5]。出于研究人员的兴趣，手机上的测量尺可用于评估腕关节活动度的精确性，结果显示对比传统的测量尺，两者差异小于 2°[6]。这项技术有助于促使康复对象作为伙伴参与自己的手功能康复过程。

力量

通常，在愈合的早期不可进行力量评估。但是一旦条件允许，应评估并记录握力和捏力。

感觉

如果康复对象的感觉受损，它将干扰正常的手部功能。基础的感觉评估是必要的，因为治疗师需要意识到这种受限。治疗师可以使用如 Semmes-Weinstein（单丝触压觉），两点辨别觉或 Moberg 拾物测试来评估感觉功能。

水肿

治疗师应为任何一名因创伤、炎症、姿势异常、无力或失用而导致僵硬的康复对象评估水肿[7]。如果把水肿看成胶水，便可理解为何治疗师要尽一切努力去避免水肿；如果水肿不可避免，治疗师会尽最大努力去尽快减轻水肿。水肿会随着日常饮食、运动、关节活动、温度及一天中的时间而变化。尽可能每次在相同的时间进行评估并记录双手的水肿情况，这是非常重要的[7]。双手体积差异可作为指标来比较每周的水肿变化。

◎ **临床精要**

当康复对象坚持认为其有水肿，但是客观测量结果提示水肿时，要考虑康复对象其实并未撒谎。在肉眼或任何测量工具检测到水肿之前，水肿的间质液可能有高达 30% 的过载[7]。

肌张力评估

伴有痉挛或软瘫的康复对象也可能会有僵硬。在所有情况下，治疗师都应该避免使康复对象长期保持有助于挛缩发展的姿势。

内在肌紧张测试

当近端指骨间（PIP）关节被动屈曲受限，治疗师想要确定是否为手外在伸肌、内在肌（蚓状肌）或关节囊紧张等原因时，可以使用下列这些测试。如果掌指（MCP）关节屈曲会减少 PIP 关节的被动屈曲，则判断为外在伸肌紧张（图 35.3）。如果将 MCP 关节伸展会减少 PIP 关节的被动屈曲，则判断为内在肌（蚓状肌）紧张（图 35.4）[8]。如果 MCP 关节的姿势位置并不影响 PIP 关节的被动屈曲，同

时 PIP 关节的被动运动仍然受限，则判断为关节囊挛缩[8]。

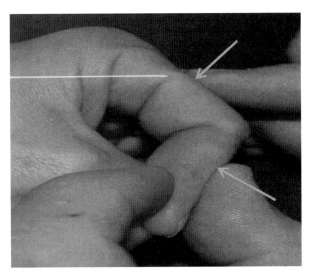

图 35.3　外在伸肌紧张性评估。位置：将 MCP 关节放置于最大屈曲位。测试：被动屈曲 PIP 关节，如箭头所示。通过 MCP 关节重复伸展来排除 PIP 关节的挛缩。解释：如果当 MCP 关节伸展时 PIP 关节的 ROM 更大而 MCP 关节屈曲时 PIP 关节的 ROM 更小，表明是外在伸肌紧张。如果 MCP 关节的位置并未影响 PIP 关节的屈曲，则表明 PIP 关节存在挛缩（箭头为施力的方向）

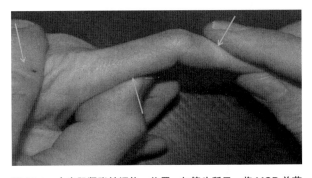

图 35.4　内在肌紧张性评估。位置：如箭头所示，将 MCP 关节放置在最大伸展位置。测试：被动屈曲 PIP 关节。通过 MCP 关节重复屈曲来排除关节囊挛缩。解释：如果 MCP 关节屈曲时，PIP 关节的 ROM 更大而 MCP 关节伸展时 PIP 关节 ROM 更小，则表明内在肌紧张。如果 MCP 关节的位置并未影响 PIP 关节屈曲的 ROM，则表明 PIP 关节存在挛缩（箭头为施力的方向）

内在肌紧张这一情况在手挤压伤、掌骨骨折、关节炎的康复对象中经常存在。内在肌紧张除了会导致抓握功能减弱外，还有证据表明，在一些情况下手内在肌紧张会在一定程度上引发腕管综合征[9]。

远端指骨间关节评估

远端指骨间 DIP 关节屈曲受限经常由关节囊挛

缩或斜支持韧带（ORL）紧张引起（图 35.5）。通过
ORL 测试可用来检查 DIP 关节屈曲受限的原因（图
35.6）。如果治疗师将 PIP 关节伸展，康复对象 DIP
关节被动屈曲受限程度较 PIP 关节屈曲时更加明显，
则表明是 ORL 紧张所致。如果改变 PIP 关节的位置
并不影响远（DIP）关节被动屈曲的角度，关节挛
缩则可能是其原因。ORL 紧张经常并发钮孔畸形，
随着 PIP 关节屈曲挛缩的治疗，也需要介入治疗
（图 35.7）。

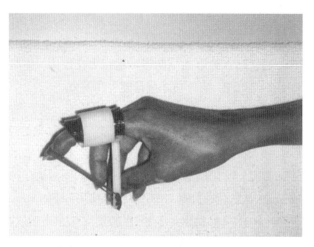

图 35.7　动态斜支持韧带伸展矫形器，增加 DIP 关节被动屈曲
（Courtesy S. Weiss.）

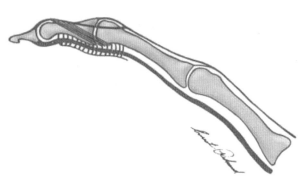

图 35.5　斜支持韧带的解剖。斜支持韧带起自掌侧近节指骨 A2/
C1 滑车，斜向上延伸到远节指骨的背侧嵌入伸肌（引自 Skirven
TM, Osterman AL, Fedorczyk JM, et al. eds. Rehabilitation of the
Hand and Upper Extremity. 6th ed. Philadelphia, PA: Mosby; 2011）

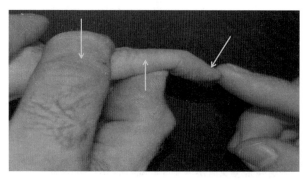

图 35.6　测试斜支持韧带的紧张度。位置：如箭头所示，将 PIP 关
节置于最大伸展位。测试：被动屈曲 DIP 关节。通过重复 PIP 关节
屈曲来排除 PIP 关节挛缩。解释：如果当 PIP 关节屈曲时 DIP 关节
被动屈曲的 ROM 大，而当 PIP 关节伸展时，DIP 关节的 ROM 小，
则表明斜支持韧带紧张。如果 PIP 关节的位置并不影响 DIP 关节
的被动屈曲范围，则表明为 DIP 关节挛缩（箭头为施力的方向）

治疗的干预方法

　　当康复对象表现出潜在手僵硬的趋势时，须重点
关注早期的预防和干预。如果未进行预防或预防不

成功时，僵硬则是待治疗的最困难的问题之一。充
分利用每一个可预防的时机。如果能够说服当地的
医生尽早转介，灾难性的手部僵硬案例将会减少很
多。早期的管理非常简单，只需要 1~2 次的复诊。
治疗师可以教授康复对象居家训练方案，包括呼吸
技术、放松技术、抬高患肢、水肿控制和姿势性矫
形器。治疗师可以指导康复对象进行未累及关节的
适当早期运动，同样鼓励康复对象进行被允许的功
能性活动。

　　许多康复对象害怕使用受伤的肢体而进入到保
护模式，这样一来便强化了图 35.1 中描述的循环。
1~2 次的治疗可以增加康复对象开启早期运动训练
的信心。这样能够限制水肿并减少关节僵硬和（或）
组织粘连。治疗师同样可以教授康复对象应该留意
哪些问题，例如，MCP 关节会趋向于伸展，而 PIP
和 DIP 关节会趋向于屈曲，这是最常见的僵硬畸
形姿势，应提醒康复对象注意观察。这些早期的治
疗为治疗师提供了与康复对象及转诊医生沟通的开
放途径。出现问题时，康复对象与治疗师更容易沟
通。一名受过宣教的康复对象更能够察觉早期征兆，
并联系治疗师或医生来进行早期干预以避免潜在的
问题。

矫形器的使用

　　作为治疗师，矫形器的使用是干预手部僵硬
问题众多方法中最独特的。尽管绝大多数是案例研
究，但这些文献中有一致的证据表明，使用矫形器
可改善僵硬手的 ROM [10]。以治疗师的知识和技能，

可以为康复对象提供一系列矫形器进行干预。当康复对象需要处于一个受保护的位置时，手治疗师可以为其制作一个安全舒适的矫形器（图 35.8），或提供一个更复杂的静态渐进式矫形器以改善 ROM（图 35.9）。

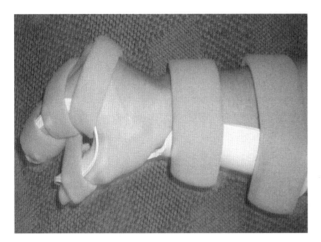

图 35.8 前臂掌侧"安全位"手矫形器（Courtesy C. McGee.）

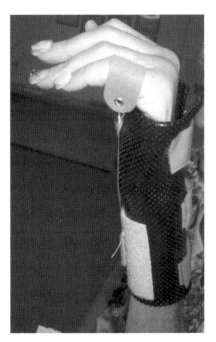

图 35.9 环形前臂支撑的静态渐进型 MCP 关节屈曲矫形器（Courtesy S. Weiss.）

下文将阐述手治疗师在使用矫形器时必须掌握的一些重要概念。这些概念涉及康复对象佩戴矫形器的时间以及需要提供的拉力值。为了安全地拉长软组织，组织应力必须维持在弹性范围内。如果软

组织被拉长超过临界值，将导致轻微撕裂、炎症和纤维化。文献表明，200 g 或半磅（约 250 g）的力足以拉长软组织[11]。然而在实践中，很少会进行动态矫形器组件的力量测试；治疗师通常依赖康复对象对矫形器张力的主观感觉来判断。理想情况下，康复对象使用任何类型的矫形器时，都应该反馈有拉伸的感觉且没有疼痛[12]。

虽然组织应力的大小很关键，但外加应力的持续时间也很关键。总终点时间越长，挛缩关节处于其最大位置的持续时间越长，效果越好[13]。研究表明，低负荷延长应力（lowload prolonged stress）和总终末位时间（total end-range time，TERT）是解除软组织挛缩及恢复僵硬关节运动的重要因素[13, 14]。

对紧绷和挛缩的软组织施加压力的目的是达到软组织的永久性伸长并促进胶原纤维的重塑和重新排列，从而改善关节运动。软组织的永久伸长可以通过蠕变（creep loading）或低负荷持续牵伸（stress relaxation loading）来实现[11]。利用动态矫形器，以恒定的力和变化的位移来获得蠕变（图 35.10）。相反，利用静态渐进式矫形器，通过力的增量变化和恒定位移来实现低负荷持续牵伸（图 35.11）[11]。

◎ 临床精要

治疗师需要考虑到使用矫形器促进活动在僵硬出现的前 2 个月内最为有效[14]。

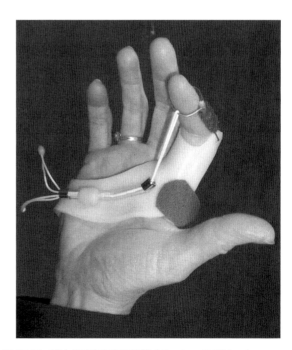

图 35.10 弹力线动态屈曲矫形器（Courtesy S. Weiss.）

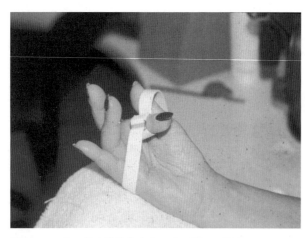

图 35.11　使用橡皮筋的静态渐进式屈曲矫形器（Courtesy S. Weiss.）

对软组织施加牵伸力有助于改变关节周围结构和肌肉组织，可改善 ROM 和功能。当僵硬存在时，矫形器干预的目的是重塑胶原纤维，缓解肌腱粘连，延长紧张的组织[10、14]。矫形器干预也可用于炎症期组织的制动，有利于愈合，并防止与慢性炎症有关的硬化发生（如创伤性肱二头肌腱炎）；它还可以用来为愈合组织提供可控的应力，以防止粘连并促进适当的愈合（如屈肌腱修复）[15]。

确定在某特定情况下使用何种矫形器，对新手治疗师来说是个挑战。Flowers 介绍了一种叫作改良 Week 测试（Modified Week's Test）的筛选工具[16]，该工具可以帮助治疗师选择合适类型的矫形器[14]。改良 Week 测试有助于手治疗师确定何种类型的矫形器最有利于康复对象的治疗。测试包括对受累关节进行 ROM 测量，应用热疗法 15~20 min，然后对僵硬的关节进行手法治疗（关节松动和治疗性牵伸），再重新测量。如果关节活动改善了 10°~20°，则给康复对象适配一个系列静态或动态矫形器。如果增加小于 10°，静态渐进式矫形器将是最有效的选择。

治疗师还会被康复对象问及矫形器的使用时间。这最终取决于活动障碍的类型（屈曲与伸展）以及僵硬持续的时间。例如，根据 Glasgow、Fleming 和 Tooth[17] 的报告，PIP 关节伸展位挛缩在 12 周内使用动态矫形器干预的效果最佳；然而，PIP 关节屈曲挛缩需要 17 周或更长时间才能达到最佳效果。同样，这些研究者描述了针对伸展性挛缩，每日 6 小时的 TERT 的效果最好；而针对屈曲挛缩，超过 11 小时的效果最好。最后，无论是哪种类型的运动障碍，当僵硬已经存在 8 周或更少时，相对于僵硬已经存在 3 个月或更长时间，使用矫形器干预的效果更好[17]。

（ ）对康复对象说的话

为了最大限度地提高康复对象对治疗计划的依从性，并帮助他们理解治疗师使用活动矫形器的原因，告诉康复对象这些话是很有帮助的，"我们手臂上的大部分软组织就像橡皮筋一样，橡皮筋拉得太长太快就会断，你的肌肉和肌腱是有弹性的，就像橡皮筋一样，当被拉得太长或太快时也会撕裂，这就是为什么需要一个温和的、长时间的牵伸，其目的是放松而不伤害组织。谚语'没有疼痛，则没有收获'在这里并不适用，太过用力的牵伸可能会使你的功能退步"。

石膏塑形松动僵硬

Colditz 描述了一种用于促进慢性僵硬手回归较为正常运动模式的石膏技术（图 35.12A）[18]。CMMS 技术有选择性地将近端关节放置在特定位置，以便远端关节可以在指定范围内运动（图 35.12B）。这些指定位置被设计来建立新的运动模式，以恢复正常运动（图 35.12C）。这是一个通过近端关节的石膏塑形来实现的主动运动方案[18]。石膏位置不是任意的，而是根据受损的运动模式和治疗师试图促进的运动模式来决定的。Colditz 建议至少进行 2~4 周的石膏固定。然而，非常严重的僵硬手通常需要 8 周或更长时间的石膏固定。一些治疗师已经用 CMMS 替代了前文提及的静态渐进式矫形器和动态矫形器，因为 CMMS 可以通过 AROM 来处理运动模式。躯体感觉皮质不受被动运动的影响，而是受主动运动的影响。石膏提供了一个安全的避风港，以促进具有认知参与的正常运动模式。康复对象维持石膏固定至能自主地进行所需的运动模式 2 周后，可开始逐步脱离石膏[18]。

按摩

手治疗师很早就认识到控制水肿是预防僵硬的关键，并应用逆行性按摩来对抗水肿。逆行性按摩传统上是以强有力的、由远端至近端的方式进行。这种"挤奶"的动作对于脆弱的淋巴系统来说可能

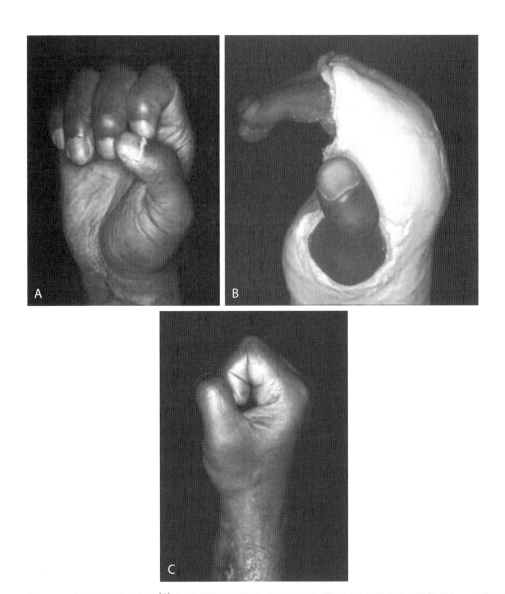

图 35.12　石膏塑形松动僵硬[4]。（A）慢性僵硬的手。（B）应用石膏。（C）正常运动（引自 Skirven　TM, Osterman AL, Fedorczyk JM, et al. eds. Rehabilitation of the Hand and Upper Extremity. 6th ed. Philadelphia, PA: Mosby; 2011 ）

过于激进[19]。有证据表明，按摩应轻柔，只对皮肤造成最小的牵拉力[19]。它应该在近端开始和结束，以清理淋巴管并允许液体流动。这种技术称为徒手水肿引流[19]。徒手水肿引流对于上肢外伤及手术后出现的各种水肿是有益的。

贴扎技术

肌内效贴（也称为 K 贴带）可用于僵硬肿胀手的治疗，因为它是模拟我们皮肤的弹性特征。肌内效贴可以拉起皮肤，使间质空间更大，并能促进水肿消退[20]。肌内效贴减轻水肿和预防手部僵硬的作用是有必要的。

早期主动运动

如果没有禁忌证，早期主动运动可能会打破水肿 – 失用 – 僵硬的循环。如果存在特定关节的活动受限，应主动活动固定节段远端和近端的关节，以避免过度肿胀、关节囊韧带缩短和粘连形成。这也说明早期接受手治疗师的干预是有益的。当医生指导康复对象每天活动手指时，康复对象会遵从指导，提醒他们只是轻轻地活动，而未活动到位。当这些康复对象接受手治疗时，他们的手已经变得僵硬了。如果早期（在此之前）接受治疗，手治疗师可以为康复对象制订主动运动计划，以防止组织适应性缩短。主动运动结合抬高患肢是非常有效的，并可以作为一个泵协助减轻水肿。

主动运动类型的矫形器在治疗师的治疗中也是很有价值的工具。练习性矫形器可以定制，以促进肌腱滑动，并改善缩短的内在肌的主动滑动。图35.13 是为促进内在肌功能而定制矫形器的一个例子。这些矫形器很容易用废旧材料制造，康复对象可以在诊所和家中使用。

物理因子疗法

物理因子疗法可以与手治疗师的治疗方案相结合，并有助于减轻疼痛和水肿。这种疼痛的减轻使手治疗师能够与康复对象一起进行活动和治疗干预，以增加 ROM。物理因子疗法也可以与牵伸技术相结合（图 35.14）。

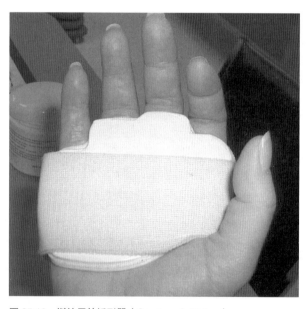

图 35.13　训练用的矫形器（Courtesy S. Weiss.）

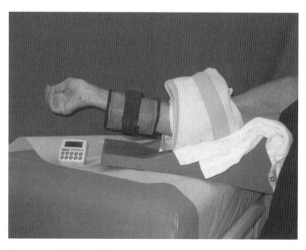

图 35.14　热敷和牵伸技术（Courtesy S. Weiss.）

> ◎ 临床精要
>
> 神经肌肉电刺激（NMES）与生物反馈可以帮助重建由于制动和失用造成的"失去"的运动程序。当关节活动性受限与康复对象在首次募集和后续运动遇到困难相关时，请尝试使用这些理疗来帮助康复对象更新他们的"运动记忆"。

> ◎ 临床精要
>
> 当表面的瘢痕限制了浅表肌腱的滑动时，手治疗师可能会注意到瘢痕的移动与肌腱协调一致。在肌腱滑动类运动过程中，结合超声、按摩，以及用一小块 Dycem 或 Theraband 稳定表面瘢痕，可以促进非手术的粘连松解。

整体护理

作业／物理治疗实践范围内的辅助医疗方法与促进手治疗的良好结果呈正相关。冥想、正念、穴位按摩和瑜伽都是可行的方法，可以用于上肢临床实践或康复对象的家庭训练计划。

> ◎ 临床精要
>
> 简单的技术（如腹式呼吸），可以协助康复对象放松并减少对受伤肢体的监护。

家庭计划

手治疗干预需要康复对象、家庭、护理者的持续跟进。这可能具有挑战性，尤其是当相对复杂的训练和矫形器被用作家庭计划的一部分时。以下是有助于促进学习、家庭训练和活动开展的建议和方法。

- 康复对象可使用手机记录治疗活动、锻炼或矫形器使用的表现。
- 口头指示应始终伴随书面指示和（或）视频指导。
- 确保康复对象的宣教材料在六年级左右的阅读水平。考虑使用可读性的记分卡来评估材料的可读性[21]。
- 考虑为老年人设计材料，以提高易读性。使用大号字体、清晰字体以及良好的对比度（白纸黑字打印）。
- 考虑提供给康复对象常用的语言制作的材料，或用更多的图片和更少的文字设计材料。
- 每次在治疗师指导过后，都要让康复对象、其家人以及照护者演示一遍如何进行练习以及使用矫形器。治疗师可能需要这样重复几次，直到确保对方真正掌握了所教授的内容。

牵伸、手法治疗和力量训练

在确定康复对象安全的前提下，仔细地制订 ROM 和力量训练方案。与许多干预措施一样，治疗剂量、力量和速度几乎没有明确的数据支持，必须依赖临床的专业知识和经验，确定每位康复对象每次应该进行的训练次数、频率和时间。对此，本书第 10 章提供了部分指导建议。

干预软组织是获得有效疗效的重要因素。主动运动的方法通常优于被动运动，因为它可刺激淋巴系统，有助于减轻水肿。当康复对象有关节囊挛缩或局部炎症时，关节松动的手法治疗是一种有效的策略。但是，过度运动会使康复对象再次回到图 35.1 中所示的不良循环中。文献中对于使用手法关节松动术可缓解关节僵硬有一定的证据支持[10]。

以下是康复对象进行临床或家庭的创造性活动训练方法的部分示例：

- 不同的肌腱滑动练习（图 35.15）；
- 使用橡皮泥牵伸挛缩的指长屈肌（图 35.16）；
- 骨间肌的力量训练（图 35.17）；
- 手部内在软组织的牵伸，康复对象可以将手放在 MCP 关节上，以提供大强度的牵伸（图 35.18）；
- 康复对象使用手部内在肌将圆柱状物品从手掌向上卷至勾拳位置（图 35.19）；
- 手部内在肌功能受限明显时，使用大号的圆柱状物品进行训练（图 35.19A）；
- 手部内在肌功能增强后，使用铅笔进行训练可以更好地增加关节末端范围的活动（图 35.19B）。

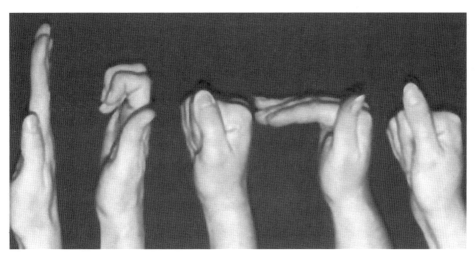

图 35.15　屈肌腱的滑动练习（引自 Skirven TM, Osterman AL, Fedorczyk,J M, et al. eds. Rehabilitation of the Hand and Upper Extremity. 6th ed. Philadelphia, PA:Mosby;2011.）

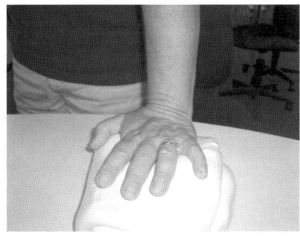

图 35.16　外在屈肌挛缩的牵伸（Courtesy S. Weiss.）

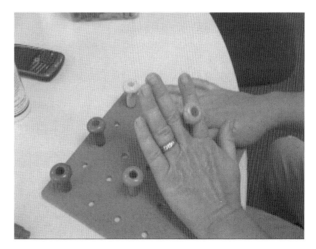

图 35.17　骨间肌的力量训练（Courtesy S. Weiss.）

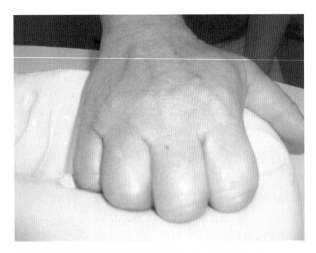

图 35.18　手部内在软组织的牵伸（Courtesy S. Weiss.）

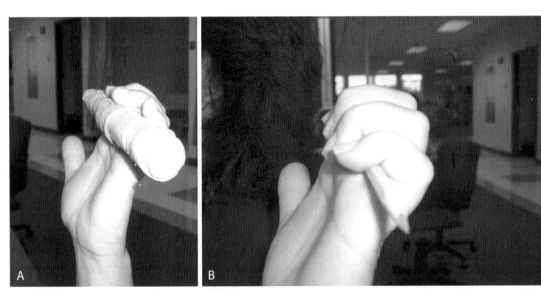

图 35.19　A. 使用大号的木棒进行手部内在软组织的活动。（B）使用铅笔进行手部内在软组织功能改善后的进阶训练（Courtesy S.Weiss.）

◎ 临床精要

1. 必须教会康复对象进行轻柔地牵伸和力量训练的方法，暴力会导致软组织损伤。

2. 疼痛会妨碍活动。轻者可存在轻微的肌肉收缩，严重者可完全避免活动至不使用患手的功能。递进性运动想象治疗可以帮助减轻疼痛并促进手部的功能活动（图 35.20）。

♡ 专业提示

　　表 35.1 针对组织修复愈合的三个阶段介绍了多个关节受限干预治疗处方的快速制定要点。此表格并非旨在阐述关于合理使用或限制使用这些活动的临床推理。

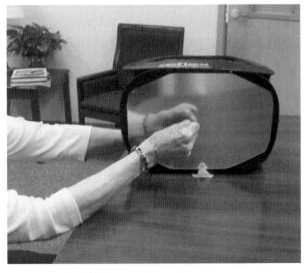

图 35.20　利用镜子进行运动想象治疗（Courtesy S.Weiss.）

表 35.1	愈合的不同阶段和生理障碍的干预重点			
愈合期	生理障碍		治疗师的干预措施	矫形器
炎症期	水肿		• 抬高患肢 • PAMs －冷疗（多数康复对象使用） －高频电疗法 －脉冲超声 • 疏通近端淋巴管 • 肌肉泵运动／近端运动 • 轻柔按压	静态矫形器有利于制动炎症部位，以减轻炎症
	疼痛／焦虑		• 抬高患肢 • PAMs －冷疗（多数康复对象使用） －高频电疗法 －脉冲超声 －TENS • 可活动手指／部位的早期控制下运动 • 意念想象／放松引导	静态矫形器有利于制动炎症部位，以减轻疼痛
	患肢失用		• 可活动手指／部位的早期控制下运动 • 想象治疗／镜像治疗 • 对被允许的远端和近端关节进行 AROM 训练（理想状态为伤后 2 天内），每隔 2 小时重复 5~10 次，每次持续 5 秒。	依据疾病临床治疗的需要，使用限制性最小的矫形器。避免对相邻关节进行不必要的限制
	疾病认知水平降低		• 教育 －保护 －家庭训练	关于矫形器的使用和佩戴时间的教育
增生期	水肿		• 参考炎症期 • 在作业活动中，控制下主动使用患肢 －必须在进行主动活动和抬高患肢休息之间找到平衡 －不从事主动活动时就抬高患肢 －设置休息时间来抬高患肢	
	疼痛／焦虑		• 参考炎症期 • 监控 CRPS	静态／保护性矫形器可在高强度的作业活动中控制疼痛并辅助患肢
	前臂紧张（桡尺关节）	旋前	• AROM 训练 • 温和的 PROM 训练	旋前／旋后矫形器
		旋后	• AROM 训练 • 温和的 PROM 训练	旋前／旋后矫形器
	腕关节紧张（桡腕关节和尺腕关节）	外在肌（由于肌肉或皮肤紧张引起）	• 对伸肌和屈肌群进行热敷 • 使用牵伸肌腱的原理进行腕关节主动活动和复合运动（腕关节掌屈／手指屈曲，和腕关节背伸／手指伸展） • 轻柔的被动运动（腕关节掌屈／手指屈曲和腕关节背伸／手指伸展）	如需制动（有其他禁忌证除外），腕关节应背伸 15° 以防止屈肌挛缩。腕关节掌侧存在瘢痕时，应保持腕关节轻度背伸位。腕关节背侧存在瘢痕时，更倾向保持腕关节中立位，防止伸肌挛缩

续表

愈合期	生理障碍		治疗师的干预措施	矫形器
增生期	MCP/PIP 关节紧张	内在肌	• 手部内在肌主动牵伸	固定在手部的内在肌牵伸静态渐进式矫形器，促进 MCP 关节的主动牵伸。在组织愈合增生中期，可以增加动态支架配件
		外在肌（由于肌肉、皮肤挛缩或粘连引起）	• 对伸肌和屈肌群进行热敷 • PIP 关节阻断训练 • 控制下的主动运动 • 轻柔的被动运动 • 保护下进行日常生活活动 • 肌腱的滑动训练	夜间和休息时，使用静态或系列静态矫形器。改善伸肌挛缩和粘连，最常用增加手部屈曲的姿势；改善屈肌挛缩和粘连，最常用改良的平板托（手指伸直矫形器）。在组织愈合增生中期，常使用动态矫形器
	DIP 关节紧张	ORL	• PIP 关节保持伸直时，DIP 关节阻断训练	屈曲 PIP 关节矫形器促进 DIP 关节单独屈曲
		FDP（由于肌肉、掌侧皮肤挛缩或粘连引起）	• 肌腱的滑动训练 • 腕关节 AROM 训练和复合运动（腕关节背伸/手指伸展） • 轻柔的被动运动（腕关节背伸/手指伸展）	静态或系列静态改良的平板托（手指伸直矫形器）
	患肢废用/肌力弱		• 生物反馈治疗以协助募集/重新激活大脑皮质功能 • NMES 治疗启动困难的肌肉 • 尽早在保护下使用并进行日常活动 • "被遗忘"肌群早期进行独立的主动运动（如 ECRB、FDS 等） • 抗重力受限时，提供主动辅助训练	阻挡训练矫形器有助于促进启动困难肌肉的单独运动
	疾病认知水平降低		• 教育 – 保护下的主动使用/限制不使用的条件 – 家庭训练 – 矫形器的穿戴时间	关于矫形器的使用和佩戴时间的教育
成熟期	水肿		• 水肿的手法治疗 • 如果有纤维化，在压力套内塞入碎的海绵 • 主动活动 • 压力治疗 • 肌内效贴技术	——
	疼痛		• 参考炎症期 • 想象治疗/镜像治疗	——
	前臂紧张（桡尺关节）	旋前	胶原纤维相互交联明显时，通过热疗和手法治疗都没有改善，那么被动或主动牵伸的效果也会不明显。在此情况下，需要矫形器的干预	旋前/旋后静态渐进式矫形器
		旋后	胶原纤维相互交联明显时，如果通过热疗和手法治疗都没有改善，那么被动或主动牵伸的效果也会不明显。在此情况下，需要使用矫形器的干预	旋前/旋后静态渐进式矫形器

表 35.1 愈合不同阶段和生理障碍的干预重点

续表

表 35.1　愈合不同阶段和生理障碍的干预重点

愈合期	生理障碍		治疗师的干预措施	矫形器
成熟期	腕关节紧张（桡腕关节和尺腕关节）	外在肌（由于肌肉或皮肤引起）	• 对皮肤瘢痕进行热敷和保湿 • 瘢痕按摩	• 系列矫形器 • 静态渐进式矫形器
		关节囊	• 超声治疗	• 系列矫形器 • 静态渐进式矫形器
	MCP/PIP 关节紧张	内在肌	——	• 固定在手部的内在肌牵伸静态渐进式矫形器 • 石膏塑形松动僵硬
		外在肌（由于肌肉、皮肤挛缩或粘连引起）	• 粘连部位进行超声治疗 • 皮肤瘢痕进行热敷、保湿和按摩	• 固定在前臂的静态渐进式矫形器 • 系列石膏固定 • 石膏塑形松动僵硬[15]
		关节囊	• 超声波治疗	• 手部或手指静态渐进式矫形器 • 系列石膏固定 • 石膏塑形松动僵硬
	DIP 关节僵硬	ORL	• 超声波治疗	在 PIP 关节屈曲阻断矫形器的基础上，增加静态渐进式 DIP 关节屈曲的外支架
		FDP（由于肌肉、掌侧皮肤挛缩或粘连引起）	• 粘连部位进行超声治疗	• 静态渐进式矫形器
		关节囊	——	• DIP 关节静态渐进式伸展矫形器
	患肢失用／肌力弱		• 生物反馈治疗以协助募集／重新激活大脑皮质功能 • NMES 治疗启动困难的肌肉 • 尽早在保护下使用并进行日常活动 • "被遗忘"肌群早期进行独立的主动运动（如 ECRB、FDS 等） • 抗重力受限时，提供主动辅助训练	• 阻断训练的矫形器有助于促进启动困难的肌肉进行单独运动
	疾病认知水平降低		• 教育 – 保护下的积极使用／限制不使用的条件 – 家庭训练 – 矫形器的穿戴时间	• 关于矫形器的使用和佩戴时间的教育

注：AROM：关节主动活动范围；CRPS：复杂区域疼痛综合征；DIP：远端指骨间关节；PIP：近端指骨间关节；MCP：掌指关节；ECRB：桡侧腕短伸肌；FDP：指深屈肌；FDS：指浅屈肌；NMES：神经肌肉电刺激；ORL：斜支持韧带；PAM：物理因子方法；TENS：经皮神经电刺激。

疗效评估

手治疗师以康复对象为中心，会经常评估康复对象的满意度、参与度和实现目标的进展。虽然文献并没有明确地描述再次评估的频率，但是推荐的干预剂量或持续时间可以帮助治疗师再次评估。例如，系列石膏连续应用 6 天最有效[13]。因此，通常每周去除石膏后进行一次关节活动功能的再评估。一般来说，再次评估的频率和评估工具的选择取决于干预频率 / 持续时间、第三方（医保）付费机构的限制条款和机构的政策。

大部分针对僵硬手的干预措施旨在干预水肿、疼痛、主动 / 被动关节活动和力量。因此，应经常进行再次评估，以确定干预措施的治疗疗效。再次评估时，最好由同一位治疗师、以相同的标准及相同的时间进行评估。再次评估时可能需要增加新的评估方法（如力量训练），因为在愈合的早期阶段这些评估方法是禁用的。

影像技术有助于记录力学和大脑功能的改善，多数手治疗师都会每周进行特定关节的关节活动评估。Cummings 和 Tillman[22] 报告，结缔组织重塑时 ROM 每周增加 3° 是可接受的标准。当然，鉴于手部 ROM 测量时存在 5° 的误差，如果 ROM 的改善值在 5° 以上，则是因干预措施带来改善最有说服力的证据。

如果进展缓慢该怎么办

有时制订的干预措施没有取得成功。当经过全面的治疗后 ROM 毫无进展时，则需要重新评估之前制订的干预措施。首先，咨询康复对象以确定其习惯、角色和日常活动是否会妨碍家庭训练计划的执行。需要帮助康复对象以最好地方式将治疗性活动、锻炼和矫形器等干预措施融入其日常生活中。有时，治疗缺乏进展提示干预方法的选择不正确或干预方法需要改进。可查阅更多有关最佳实践的文献，因为这些信息在不断更新。在尝试新的治疗方法时，既要有创新性又要保证其科学性。最后，虽然不愿意放弃康复对象，但必要时需要把他们转诊回主治医生处。如果这是必要的，请知晓这并非是对康复对象不负责；相反，这有助于他们加快康复进度并降低成本。

手术的干预措施

当手治疗师在补偿和防治关节僵硬的疗效停滞不前时，需要考虑手术干预或其他医疗方法。如果手部康复干预未能达到康复对象的目标，偶尔需要接受手术干预。以下为部分外科手术的建议。

- 关节囊切开术：用于保守治疗无效的关节囊挛缩。手术后，建议尽早进行手部康复治疗和活动。
- 肌腱延长术：通过外科手术延长肌腱长度，缓解肌肉肌腱长期的紧绷感。
- 肌腱松解术：手术切除影响肌腱滑动的瘢痕组织。术前，手部康复治疗最重要的任务是最大限度改善 PROM。术后早期建议进行手部康复治疗以保持肌腱的滑动和尽量减少新粘连的出现。
- 肌腱鞘减压术或滑车减压术：当狭窄性腱鞘炎严重限制关节活动时，可以进行此手术干预。
- 手术松解和植皮术：当皮肤瘢痕阻碍关节运动时，可以进行此手术干预。
- 掌筋膜或掌腱膜切开术：当患手的掌筋膜限制了手指伸展时，可以进行此手术干预。

? 咨询医生的问题

康复对象开始治疗前，除了需要按该疾病的标准训练方案进行治疗外，还需要清楚了解该康复对象手术后的注意事项。向医生咨询以下问题。

- 康复对象可以开展主动运动、阻断训练、被动运动或抗阻训练吗？
- 康复对象的活动状态怎么样？他们手部什么时候可以开始进行轻微抗阻活动，如自我完成口腔护理或进食活动？
- 如果治疗师对目前训练方案存在顾虑时，是选择继续推进原方案，还是尝试不同的训练方法？

与医生交流时，需讲述自己的临床推理，并需要一些沟通策略。例如，"康复对象为一名 17 岁的乐器演奏者，她非常谨慎。那么，治疗方案可以尝试早期的被动运动而并非矫形器固定吗？"必要时，需要使用循证依据和最新的文献来支持自己的训练方案。与医生建立良好的工作关系，这对治疗师的学习和康复对象取得较好的疗效至关重要。

总结

衡量干预措施最终疗效的标准是恢复康复对象手部的功能使用。表 35.2 是上肢功能性 ROM 的目标指南。如果康复对象 AROM 可达到此目标，应该能够完成大多数日常活动。

治疗性干预和开放式沟通将影响康复对象参与有意义的游戏、工作和休闲娱乐活动的能力。手治疗师的治疗目标是最大限度地提高上肢功能障碍康复对象的功能和生活质量。治疗师要使用专业的知识帮助康复对象实现这些治疗目标。

表 35.2　上肢的功能性关节活动度

关节		关节主动活动（°）
手部[23]	第 2~5 指 MCP 关节屈曲	61
	第 2~5 指 PIP 关节屈曲	60
	第 2~5 指 DIP 关节屈曲	39
	拇指 MCP 关节屈曲	21
	拇指 IP 关节屈曲	18
腕关节[24]	掌屈	54
	背伸	0
	尺偏	40
	桡偏	17
前臂[25]	旋后	60
	旋前	40
肘关节[26, 27]	屈曲	130
	伸展	−30

注：DIP：远端指骨间关节；IP：指骨间关节；MCP：掌指关节；PIP：近端指骨间关节

（黎景波　刘昭臣　译　张莹莹　董安琴
王骏　审）

参考文献

1. Madden JW: Wound healing: the biological basis of hand surgery, Clin Plast Surg 3(1):3–11, 1976.

2. Cyr LM, Ross RG: How controlled stress affects healing tissues, J Hand Ther 11(2):125–130, 1998.

3. Flinn NA, Jackson J, McLaughlin Gray J, et al.: Optimizing abilities and capacities: range of motion, strength, and endurance. In Radomski M, Latham CA, editors: Occupational therapy for physical dysfunction, ed 6, Philadelphia, 2008, Wolters Kluwer/Lippincott Williams & Wilkins, pp 81–185.

4. Long C: Intrinsic-extrinsic muscle control of the fingers: electromyographic studies, J Bone Joint Sur 50(5):973–984, 1968.

5. Groth GN, VanDeven KM, Phillips EC, et al.: Goniometry of the proximal and distal interphalangeal joints, Part II: placement preferences, interrater reliability, and concurrent validity, J Hand Ther 14(1):23–29, 2001.

6. Modest J, Clair B, DeMasi R, et al.: Self-measured wrist range of motion by wrist-injured and wrist-healthy study participants using a built-in iPhone feature as compared with a universal goniometer, J Hand Ther, July 2018. In Press.

7. Villeco JP: Edema: therapist's management. In Skirven TM, Osterman AL, Fedorczyk JM, Amadio PC, editors: Rehabilitation of the hand and upper extremity, ed 6, Philadelphia, PA, 2011, Mosby, pp 845–857.

8. Bunell S: Surgery of the hand, ed 2, Philadelphia, 1948, JB Lippencott.

9. Cobb TK, An KN, Cooney WP: Effect of lumbrical muscle incursion within the carpal tunnel on carpal tunnel pressure: a cadaveric study, J Hand Sur Am 20(2):186–192, 1995.

10. Michlovitz SL, Harris BA, Watkins MP: Therapy interventions for improving joint range of motion: a systematic review, J Hand Ther 17(2):118–131, 2004.

11. Brand PW, Hollister A: Clinical mechanics of the hand, ed 3, St Louis, 1999, Mosby.

12. Colditz JC: Therapist's management of the stiff hand. In Skirven TM, Osterman AL, Fedorczyk JM, et al.: Rehabilitation of the hand and upper extremity, ed 6, Philadelphia, 2011, Elsevier Mosby, pp 894–921.

13. Flowers KR, LaStayo P: Effect of total end range time on improving passive range of motion, J Hand Ther 7(3):150–157, 1994.

14. Glascow C, Tooth L, Fleming J, et al.: Dynamic splinting for the stiff hand after trauma: predictors of contracture resolution, J Hand Ther 24:195–206, 2011.

15. Klein L: Early active motion flexor tendon protocol using one splint, J Hand Ther 16(3):199–206, 2003.

16. Flowers KA: Proposed hierarchy for splinting the stiff joint, with emphasis on force application parameters, J Hand Ther 15(2):158 - 162, 2002.

17. Glascow C, Fleming J, Tooth L: The long-term relationship between duration of treatment and contracture resolution using dynamic orthotic devices for the stiff proximal interphalangeal joint: a prospective cohort study, J Hand Ther 25:38 - 47, 2012.

18. Colditz JC: Plaster of Paris: the forgotten splinting material, J Hand Ther 15:144 - 157, 2002.

19. Miller LK, Jerosch-Herold C, Shepstone L: Effectiveness of edema management techniques for subacute hand edema: a systematic review, J Hand Ther 30:432 - 446, 2017.

20. Morris D, Jones D, Ryan H, Ryan CG: The clinical effects of Kinesio Tex taping: a systematic review, Physiother Theory Pract 29(4):259 - 270, 2013.

21. Seubert D: Design readability scorecard. 2010, Health communications (website) www.healthcommunications.org: Accessed October, 20, 2012.

22. Cummings GS, Tillman LI: Remodeling of dense connective tissue in normal adult tissues. In Currier DP, Nelson RM, editors: Dynamics of human biologic tissues, Philadelphia, 1992, FA Davis, p 45.

23. Hume MC, Gellman H, McKellop H, et al.: Functional range of motion of the joints of the hand, J Hand Surg 15(2):240 - 243, 1990.

24. Ryu JY, Cooney WP, Askew LJ, et al.: Functional ranges of motion of the wrist joint, J Hand Surg 16(3):409 - 419, 1991.

25. Safaee-Rad R, Shwedyk E, Quanbury AO, et al.: Normal functional range of motion of upper limb joints during performance of three feeding activities, Arch Phys Med Rehabil 71(7):505 - 509, 1990.

26. Morrey BF, Askew LJ, Chao EY: A biomechanical study of normal functional elbow motion, J Bone Joint Surg Am 63(6):872 - 877, 1981.

27. Carswell A, McColl MA, Baptiste S: The Canadian Occupational Performance Measure: a research and clinical literature review, Can J Occup Ther 71(4):210 - 222, 2004.

第 36 章　神经手

Gillian Porter
Lara Taggart

神经手（neurological hand）的情况可能很复杂。运动和感觉障碍、痉挛/高张力、习得性失用和知觉问题使这类手的康复成为一项挑战。由于并非所有康复对象的神经损伤或损伤症状都相同，因此预测神经系统疾病康复对象的手部进展情况可能很困难[1]。然而，当有神经系统疾病的康复对象在手部技能上取得进步或手部功能使用经验增加时，效果反馈是显著的。本章旨在帮助临床专业人员评估和治疗神经手，并提供选择矫形器的建议，从而将神经手维持在理想的休息位和功能位。

与神经手相关的常见诊断

与神经手相关的疾病诊断范围包括但不限于以下诊断：多发性硬化症（multiple sclerosis，MS）、脑性瘫痪（cerebral palsy，CP）、脊髓损伤（spinal cord injury，SCI）、脑血管意外（cerebrovascular accident，CVA）、创伤性脑损伤（traumatic brain injury，TBI）、帕金森病（Parkinson disease，PD）和肌张力障碍。

获得性脑损伤：脑血管意外和创伤性脑外伤

脑损伤可导致广泛的症状和失能。CVA和TBI导致的获得性脑损伤的康复对象可表现出运动障碍，其中上肢常表现出痉挛、肌力下降、协调障碍、感觉障碍和不能对称性负重等临床症状[2]。

脑卒中后的功能恢复是非线性的，在前3个月恢复最快。在过去，治疗师在接受专业学习时，被教授的理念是在脑卒中后的3~6个月内大脑的恢复几乎停止。然而，最新的科学研究已经否定了这种观点。研究表明，尽管上肢（upper extremity，UE）的肌力在脑卒中后的最初6个月实现最大的恢复，但有些人在CVA后很多年仍然可以实现运动恢复。有研究表明，实验室诱导CVA的大鼠，其大脑最终可以完全或几乎完全恢复。神经科学家发现，即使没有证据表明运动改变或功能改善，大脑仍能继续自我修复。没有研究表明脑卒中的恢复会在6个月后停止。

据估计，脑卒中3个月后，只有20%的康复对象上肢功能完全恢复，其中30%~66%的康复对象无法使用患侧上肢进行有意义的活动[3]。提高手功能的干预是非常个性化的，而且功能恢复的水平因人而异。因此，作为治疗师，评估康复对象当前手的功能状态以及使用手的优先次序是很重要的。

研究人员和临床工作者在使用术语描述脑卒中后运动能力变化方面的一致性较差。恢复是一个动态过程，不能被固定在某个时间点。然而，使用描述性上肢功能指南来协助目标书写和干预计划是有帮助的，这将在本章后面进一步讨论。

Wenzelburger 和其同事利用神经成像技术诊断急性囊性脑卒中，发现内囊后部的病变与患侧上肢慢性灵巧性缺陷相关[4]。在基线评估中，肌力是与脑卒中后 6 个月灵巧性手功能显著相关的唯一预测指标[5]。Duncan 和其同事报告，利用 Fugl Meyer 评估（Fugl-Meyer Assessment，FMA）方法对康复对象脑卒中后第 5 天的运动功能和感觉功能进行评估，评分解释了康复对象 6 个月后综合评分中 74% 的变化。然而，无法从上肢感觉运动功能的这种复合评分中描述上肢感觉对手功能灵活性恢复的贡献[5]。

多发性硬化症

MS 是最常见的自身免疫性、炎症、中枢神经系统脱髓鞘疾病。MS 的特征是灰质和白质均受损，同时伴随组织的丧失导致皮质萎缩。与手有关的神经症状包括感觉障碍、运动障碍、意向性震颤、共济失调和运动协调障碍。MS 的临床症状会根据中枢神经系统受累的部位和程度表现出极大的变化[6]。然而，即使患有轻度 MS 的康复对象，由于手部灵活性退化所导致的物体操控困难也是常见而且重要的临床特征[7]。此外，上肢功能障碍似乎与轻触压力和手部两点辨别觉的减弱或丧失以及肘关节屈曲力量的减弱有关。上肢力量训练和手部感觉再训练可能有助于 MS 康复对象上肢功能的改善。为了更全面地评估不同人群的手部功能，需要对静态和动态操作任务进行测试。然而，对于 MS 患者来说，还缺乏确切的上肢和手部训练方案的概述。

脑性瘫痪

偏瘫性 CP 是一种常见的影响儿童感觉运动功能和发育的神经系统疾病。研究证明，患儿患侧上肢功能性运动发育迟缓或退化会增加健侧的代偿性使用，而不是尝试使用患肢。随后，受影响的肢体就会发生肌肉减少或萎缩及相关的肌肉无力。现在，

神经促进疗法（neurofacilitation approaches）将负重训练和肌力训练与神经肌肉电刺激（neuromuscular electrical stimulation，NMES）、生物反馈（biofeedback）、强制使用（foced use）、重复训练（repetitive training）和双侧手臂训练（bilateral arm training）整合起来。这些方法基于当代运动学习和控制理论，最大限度地提高神经损伤康复对象的运动恢复。

脊髓损伤

颈段脊髓损伤（cervical spinal cord injury，cSCI）可导致毁灭性的损伤。然而[8]，迄今为止，没有可靠的医疗手段来扭转这种状况。在人类中，cSCI 包括完全性和不完全性四肢瘫痪，约占所有脊髓损伤的 62%[9]。这种类型的损伤会导致严重的功能损伤，影响上肢的使用。恢复部分或全部上肢和手部功能可以显著改善康复对象的生活质量，这被认为是 cSCI 康复对象优先需要考虑的方面[8]。对于康复治疗师来说，使用敏感可靠的方法来评估上肢运动功能是非常重要的。Donnelly 等发现 cSCI 人群的功能局限性与几个广泛的领域相关[10]。该研究调查了 41 名处于康复早期阶段的 cSCI 康复对象对这些领域的满意度和表现的感知水平。最受关注的 5 个领域是：功能性移动（包括转移和轮椅使用）（19%）、穿衣（13%）、洗漱梳妆（11%）、进食（8%）和洗浴（7%）。

◎ **临床精要**

最近，患有神经系统疾病的康复对象在康复过程中可以同时接受康复医师（专门从事物理医学和康复治疗的医生）[11] 和神经科医师（专门治疗神经系统疾病的医生）的治疗。许多康复对象在受伤的急性阶段会被指定一位神经科医师，之后他们可能需要寻求不同的内科医师或神经科医师，以便在他们恢复的后期阶段继续管理他们的恢复。神经科医师通常会审视康复对象的需求，如日常检查以监测康复过程中的任何变化。神经科医师和康复医师都可以针对康复对象的神经损伤进行药物治疗，如治疗癫痫、痉挛和神经性疼痛。医师对康复对象进行持续随访至关重要，特别是当康复对象正在经历一些最常见的挑战时，如神经手出现痉挛、疼痛和水肿。

神经手常见挑战

神经系统疾病通常表现为以下一种或多种上肢情况，包括偏瘫、水肿、痉挛 / 高张力、协调性

下降、震颤、感觉障碍、肌肉萎缩、无力、疼痛和（或）关节僵硬/活动范围减小。

痉挛

神经手最常见的情况之一是痉挛。在一项对500 多名脑卒中幸存者的调查中，58% 的人经历过痉挛，但只有 51% 的痉挛康复对象接受过治疗[12]。痉挛很难控制，并且有可能妨碍恢复。

首先，要确定康复对象的痉挛是否正在通过药物（肌肉松弛剂或抗痉挛药），如口服巴氯芬（Baclofen）、替扎尼定（Zanaflex）、盐酸环苯扎林（Flexeril）、安定（Valium）、丹曲林（Dantrium），以及肉毒毒素（Botox）注射或使用鞘内巴氯芬泵（intrathecal baclofen pump，ITB）进行治疗[13,14]。其次，了解康复对象的常规口服药物、肉毒毒素注射周期和（或）ITB 计划非常重要[14]。在理想情况下，康复对象在痉挛管理和干预措施的有效性监控方面与医生保持持续联系。然而，更常见的是治疗师鼓励康复对象寻求药物治疗来控制痉挛，或向康复对象的医生建议更全面的包括药物治疗的肌张力管理方案。

众所周知，痉挛会在脑损伤后的几周、几个月甚至几年内发生和改变，如果不加以诊断或管理不善，会导致上肢功能退化。无法控制的痉挛会干扰患侧上肢功能的成功恢复，增加患侧上肢习得性失用的可能性，而且这种失用很难纠正[15]。

当康复对象正在进行药物治疗痉挛时，了解康复对象的口服药物或 ITB 治疗的剂量和常规、上一次注射肉毒毒素的时间和（或）下次注射肉毒毒素的时间是很有价值的。了解康复对象常规使用的抗痉挛药物可以制订更好的治疗计划。例如，肉毒毒素注射通常每 3~4 个月接受一次，第一个明显的效果通常发生在注射后的前 2 周内。如果康复对象在注射周期结束时寻求治疗，干预可能不那么成功[16]。

明白口服药物或 ITB 剂量计划非常重要，因为通常在接受一个剂量治疗后很快就能获得最佳效果。一些 ITB 剂量计划可以与康复对象的治疗计划和（或）康复对象一天中最有可能将患侧上肢纳入功能活动的时间相关联。口服药物治疗后可能会在减少痉挛方面提供积极的结果，有利于干预；然而，这些肌肉松弛剂也可能会降低康复对象对治疗保持

警惕和注意的能力。

对于治疗师来说，与康复对象的医师合作确定康复对象痉挛的程度和位置及其对功能的影响是很好的实践。治疗师通常使用如 Ashworth 量表、改良Ashworth 量表（Modified Ashworth Scale，MAS）或Tardieu 量表等措施来评估特定上肢肌肉的痉挛水平，然后向医生提供这些评估结果。这种交流应该包括痉挛对功能影响的评论，特别是在不同的够物模式（reaching patterns）中对抓握和释放方面的需求。这种协作将全面了解康复对象在痉挛影响下使用患侧上肢的能力。同样重要的是向医生反馈康复对象在注射肉毒毒素后在功能活动和（或）训练中使用患手的程度。这一信息对医生来说很重要，因为医生希望避免注射作用太强的肉毒毒素，否则会导致手抓握无力，无法拿起物品或无法完成重复性手抓握 - 放开训练。

严重的痉挛病例可能会导致软组织缩短和 ROM减小。在这些病例中，肉毒毒素可以在矫正姿势或穿戴抗痉挛支具之前注射，这样可以创造增加软组织长度和 ROM 的最佳条件。

如果康复对象因为痉挛而没有康复进展，那就在采取更全面的痉挛管理策略后进行治疗随访。这样，康复对象就有机会获得最大的治疗性干预效果。

鼓励康复对象向他们的医生询问控制痉挛的可行方案以及潜在的风险和副作用是很重要的。

疼痛

疼痛对康复对象将患手有效地融入有意义的任务中是一个明显的挑战。将康复对象转介给神经科医师、康复医师或疼痛专家对控制疼痛至关重要，尤其是神经性疼痛。康复对象可以从询问医生药物干预可能的副作用中以及从讨论导致最小干扰日常的活动和康复的治疗剂量方案中获益。康复对象也可以询问关于疼痛管理的整体干预。

水肿

水肿会降低手的 ROM、协调性、抓和捏的有效性。水肿可由创伤、患侧上肢不良体位放置（dependent positioning）、多病共存、不良坐姿或躺卧姿势习惯以及药物引起。对于基本的水肿处理技术无效或怀疑是药物导致的持续性水肿的病例，可将

康复对象转介给适当的医生（神经科医师、康复医生或心内科医师）讨论减轻水肿的方案是非常重要的。当康复对象出现严重水肿时，可能需要咨询淋巴水肿专家，不仅要解决问题，而且要确保液体的流动不会影响康复对象的心血管状况。

◎ **临床精要**

为神经系统疾病康复对象提供治疗的治疗师经常能从向医生提出的问题和反馈中获益，这些问题包括血压、氧饱和度或其他任何可能影响康复对象参与治疗的医疗问题。

◎ **临床精要**

从事神经系统疾病所导致的上肢及手功能障碍康复的治疗师，经常请医生开具有利于患侧上肢和手部神经再教育和体位摆放的处方，这些处方包括矫形器、经皮神经电刺激（transcutaneous electrical stimulation，TENS）、NMES 和压力衣。

（●）对康复对象说的话

康复对象经常问"我的（患侧）手能恢复 100%的功能吗？"这是一个很难回答的问题，因为没有两个康复对象的神经系统状况是相同的[1]。预后取决于许多因素，首先是诊断的类型。CVA 和 TBI 等情况取决于损伤的位置和程度、面临的挑战数量和程度（即痉挛、水肿、疼痛、认知、视觉知觉等问题）、运动的代偿模式、骨科问题、习得性失用模式以及其他问题。了解神经手在不同康复阶段的临床表现差异也很重要。例如，对于在 CVA 急性期瘫痪的上肢康复对象，这个问题的答案将不同于那些受伤多年后患有慢性神经手的康复对象。更多的退行性疾病，如 MS 和 PD，需要不同的方法。功能维持、预防和适应，特别是在这些疾病的慢性阶段，可能比恢复失去的功能更合适。以下内容为有进行性病情的偏瘫 / 轻偏瘫的康复对象提供了一些建议和注意事项。

偏瘫 / 轻偏瘫

在治疗 CVA 或 TBI 康复对象时，上肢中的无力（轻偏瘫）或瘫痪（偏瘫）是最常见的挑战之一。偏瘫 / 轻偏瘫上肢的恢复通常分为 3 个阶段：急性期、急性后期和慢性期。

急性期

急性期开始于初次受伤时，持续到出院 / 住院康复时。这是一个困难的阶段，因为许多康复对象伴随的担忧（即活动能力、ADL、语言、视觉、认知等方面的问题）使偏瘫手的恢复复杂化。这一阶段治疗的重点往往包括但不限于 ADL 表现、床上活动能力、转移、社区活动能力、体位摆放训练和上肢矫形器的使用。

患侧手的 ROM、精细运动协调、感觉以及其他挑战的存在（如康复对象的视觉知觉和认知能力）会影响治疗师部分治疗方法的运用，即训练康复对象用患侧手进行自我照护。针对瘫痪、水肿的神经手，需要治疗师教授康复对象及其家人如何进行体位摆放训练、自我 PROM 训练和水肿处理技术。患侧手出现运动并开始痉挛时，需进行 AROM 训练、使用矫形器以及对康复对象及家人进行功能恢复方面的教育。伴随而来的视觉、知觉障碍和（或）认知障碍（如视野偏盲 / 忽视、认知注意力下降和感觉障碍）额外增加了康复对象在提高患侧上肢注意力时的困难程度。提高对患侧上肢的意识对于感觉再教育和减少在转移和功能移动过程中受伤的风险非常重要。

由于脑损伤后急性康复的首要重点是 ADL 训练，在这些活动中是否包括患侧手取决于这只手对功能表现的贡献程度。如何让患侧上肢协助自我照护将在本章后面进行讨论。现阶段的挑战是平衡提高康复对象自理能力和解决患侧上肢恢复问题之间的重心。如果是瘫痪，那么患侧手在自我照护中的参与能力是有限的。因此，训练康复对象如何穿衣、淋浴和洗漱时往往依赖于单侧手技巧。如果神经手障碍仅限于精细运动技能下降，鼓励康复对象在精细运动中继续使用患侧手作为惯用手或辅助手是很重要的。人类倾向于寻找最高效、最有效的方法来完成任务以节约能量[17]。如果病情较轻的那只手能够更快、更好地完成任务，或康复对象在使用患手方面没有足够的成功经验，可能会产生习得性失用手模式。患侧手习得性失用在手功能开始恢复阶段是个重大挑战。

急性期的注意事项和建议如下。

1. 鼓励功能性使用，并让患侧手参与到日常活动中。神经科学家在发育期间的脑细胞以及脑卒中、阿尔茨海默病和其他运动神经元疾病后的成人大脑中发现了一种"用进废退"的现象[18]。

◎ **临床精要**

不受活动刺激的脑细胞会自我消亡。鼓励患侧上肢参与有意义的日常任务（如梳头）可以刺激更好的运动质量，并增加任务对康复对象的相关性。在这个阶段，增加患侧上肢参与有目的活动，有助于维持那些经过多年重复而深深嵌入大脑的与活动相关的神经元的连接。

2. 制定口头禅："重复，重复，重复（多样化）"。对运动学习的研究表明，在一个治疗过程中，以随机练习形式重复任务训练（即以不同的顺序重复特定的任务）比以固定练习形式重复任务训练（即重复相同的任务）更好[13]。这一概念也被称为"运动可变性"或"没有重复的重复"[19]，它表明特定任务（如系鞋带）所需的动作需要在各种情境中高度重复，以促进更成功地完成实际任务。换句话说，康复对象需要大量的练习来学习 / 再学习如何在功能性任务中使用他们的患侧手。

3. 康复对象新出现的运动通常与受伤前的运动不同。随着运动的恢复，康复对象可能在弄清楚如何使用他们的患侧手或者如何阻止使用他们的患侧手方面存在困难[13]，因为他们对新出现的运动不熟悉。例如，康复对象在受伤之前知道如何系鞋带，所以他们很可能不会考虑完成任务所需的手部运动。当他们在受伤后尝试熟悉的任务（如系鞋带）时，患侧手可能不能起到预期的作用。帮助康复对象认识到他们现在所看到的只是一个开始。康复对象需要知道，虽然他们的运动可能看起来不一样，但不同的运动模式可以用来成功地完成一项任务，并将在整个恢复过程中不断演变。

◎ **临床精要**

有人提出，协同运动模式可以作为策略的一部分，可允许运动表现差异[20]。
这些运动模式有可能代表"正常"运动的开始或导致代偿性运动策略。虽然一些治疗方法建议最好避免异常的运动模式[1]，但阻止这种运动可能会阻止受影响手的运动，并导致习得性失用。

4. 在讨论康复预期时要谨慎。康复对象报告说，他们从医疗专业人员那里听到的建议是没有康复的希望。悲观的评论会给康复对象留下持久的印象，使他们不再努力恢复，并对他们的手产生消极的态度。我们已经见过一些康复对象，他们的手一开始在急性期没有功能，然而在出院时他们可以用他们的患侧手进行书写和打字。

5. 不要相信脑损伤后 6 个月内恢复停滞的理论。一项涉及脑卒中幸存者大脑成像的研究显示，功能的改善与大脑多个区域的活动增加相关[22]。诸如此类的研究支持了这样一种观点，即使在恢复的后期阶段，可塑性也会发生。此外，康复对象在受伤后的很长一段时间内都不会充分利用手指进行往返动作（returning movement）。让康复对象发现他们可以在运动中进行动作计划并让这些动作实现变化是需要时间的，大脑解决问题也是需要时间的，例如，思考如何将侧捏动作融入日常活动中，并在这些日常活动中正式使用指尖对捏动作。

◎ **临床精要**

神经可塑性被认为是受伤的大脑在解剖和功能上发生改变的能力，其结果是：①激活平行通路以维持受损区域内的功能；②激活沉默通路；③产生突触，或形成新连接[21]。

6. 在这个阶段，可以通过对康复对象及其家人和卫生保健工作者进行培训来解决 ROM、体位摆放训练和矫形器需求问题[13]。康复对象及其家属和护理人员需要知道如何穿脱矫形器，如何维护矫形器及标记出不合适的部分。必要时，需张贴带有说明和图片的标识以帮助医护人员按照说明或标识坚持体位摆放训练和（或）日常使用矫形器。

7. 对康复对象及其家人在痉挛（如果适用）方面进行宣教，并鼓励他们通过经常与医生保持联系来管理肌张力。

8. 强制双侧上肢参与自我照护。

◎ **临床精要**

研究表明，双侧训练可以改善受影响的上肢的功能表现[23]。

一项涉及经颅磁刺激的研究表明，在对双上肢进行训练后，受试者在使用患侧上肢完成任务时的速度和功能性能力都有所提高[24]。与此同时，患侧肢体在病侧大脑半球内的皮质运动表现显著增加。

有关双上肢训练的更多细节，请参阅本章后文的专业提示内容。

急性后期

这一阶段从康复对象出院或院内康复结束开始，持续到受伤后 12 个月。在许多情况下，新出现的运动和感觉恢复都发生在这个阶段。尽管仍有一些相关问题需要解决，但这一阶段可以开始更加专注于手部康复。理想情况下，康复对象将由他的专职神经科医师和（或）康复医师转介来治疗，已经配有手休息位矫形器，痉挛也已经得到了很好的控制。如果没有上述相应处理，除了手部功能的恢复外，这些方面都需要解决。康复对象在接受门诊治疗时可能会说，"我想要回我的手"，或"当我的手恢复时，我会……"。家庭成员也可能要求治疗"修复（康复对象的）手"。提供现实的反馈可以在维持康复对象积极性的同时使他们接受可能无法达到 100% 恢复的现实情况。当然，恢复取决于受伤的严重程度和个人[25]。无论如何，重要的是要强调神经手有不断改善的潜力。

当康复对象开始注意到其他康复对象和手恢复表现存在差异时，他们可能会意识到每个康复对象手恢复的表现都是独一无二的。作为一名治疗师，进行不同的康复对象之间的比较既有好处也有坏处。当康复对象的手部恢复有进步时，与其他康复对象对比可能是有益的，如果对比会影响治疗师所采取的康复方案，那么与其他康复对象对比是不利的。康复对象也可能想知道为什么他们患侧下肢比手有更大的进步。对康复对象就脑卒中的位置、肢体运动对应大脑皮质面积的大小的影响，以及脑损伤对上肢的影响通常比下肢多等知识进行宣教对康复对象有益，如在 CVA 后，对康复对象宣教[26]。

现阶段用一只很难控制的手重新学习曾经可以自主完成的任务常常会导致挫败感，并可能导致习得性失用。同时出现的认知问题和运动计划问题有可能阻碍康复，增加康复对象的挫败感。

急性后期的注意事项和建议如下。

1. 没有两种神经系统疾病是相同的。认识到这一点很重要，因为康复对象可能会将自己与其他康复对象进行比较。

2. 功能的恢复需要时间、练习和坚持。提醒康复对象，他们最初也不是通过一次尝试就学会了系鞋带的。考虑给他们计时，为他们的努力提供现实的反馈，因为康复对象通常会觉得一项任务花了"很长时间"，而实际上可能只花了几分钟。

3. 营造一个鼓励康复对象自我学习和探索意外的环境。当康复对象想象出如何独立完成一项困难任务时，将有更大的潜力延续到治疗之外。

4. 康复对象需要成功体验。计划"恰当的挑战"活动，并据此打分，以促进成功。无论从哪个方向为一个活动的成功结果打分，康复对象的参与对于实现手的潜力至关重要。

5. 鼓励实现现实的短期目标。当面对诸如"我想再次弹奏我的古典吉他"这样的目标时，通过追踪一个脑卒中 4 个月的康复对象手指运动开始，重要的是要避免放弃这个目标。相反，治疗师可以提供这样的建议："这是一个很好的长期目标。但为了实现你的长期目标，我们首先需要实现一个短期目标。"

6. 当康复对象将患侧手融入日常活动中时要积极支持。康复对象可能是他们自己最坏的批评者，因为他们患侧手的功能恢复可能不及之前的功能水平。提供积极的反馈可能有助于增加他们更加持续使用患侧手的信心。

7. 认识习得性失用模式，并坚持寻找方法，包括将患侧手作为功能协助手来打破这些模式。越早打破习得性失用手越好。如果合适，可以考虑评估强制性运动治疗方案，或引入活动日志（motor activity log，MAL）等工具，以帮助康复对象认识到需要将患侧上肢融入功能活动中。

8. 尊重患侧手先前的角色，要求康复对象用患侧非利手完成原本由健侧利手完成的活动不太可能被康复对象接受。

慢性期

这个阶段开始于受伤后的 12 个月，可以持续数月或数年。这个阶段的康复对象可能正在寻求更新他们的家庭训练计划，或已经经历了手部状态的变化以及对探索在日常活动中融入他们患侧手的其他方式感兴趣。一些慢性期康复对象在急性期和急性后期很少接受治疗，他们可能第一次想要治疗以解决患侧手所存在的问题。在慢性期康复阶段的康复对象通常由专职神经科医生和（或）康复医生来接诊，他们需要穿戴手部休息位矫形器，并使痉挛得到控制（如果适用的话）。如果没有休息位矫形器，需要在治疗期间完成矫形器的配置。康复对象可能需要更新矫形器，以适应手部矫形变化和（或）痉挛的变化。

慢性期的注意事项和建议如下。

1. 重要的是要向康复对象强调在脑损伤数年后仍然可以恢复功能。

2. 由于习得性失用模式有可能在慢性康复对象中根深蒂固，专注于双侧上肢任务可能是有益的，因为这有助于鼓励康复对象在功能性任务中更多地主动使用患侧手。

3. 对于习得性失用的康复对象，鼓励他们确定患侧手可以定期完成特定数量的任务作为功能活动中患侧手主动使用的起点。例如，为了协助健侧手，让康复对象接受在移动过程中使用患侧手搬运物品或稳定物品。

进行性疾病

对于被诊断患有 PD、MS 或其他导致精细运动技能下降或握力和捏力下降的康复对象，治疗的重点可能有所不同。这取决于精细运动障碍的严重程度、距离首次诊断或首次症状出现的时间以及同时还伴有关节炎、感觉减退、疲劳和认知能力下降等问题。距离首次诊断或首次症状出现的时间长短并不一定是精细运动表现或治疗技术对功能恢复的预测因子，因为这些情况的表现往往具有可变性。因此，评估和治疗每个康复对象的病情进展非常重要，并重点关注与功能相关的精细运动技能（如扣扣子、书写、打字、准备饭菜、进食、洗漱等）。

一项研究表明，在 Hoehn 和 Yahr Ⅱ 期到 Ⅲ 期的 PD 康复对象对改良限制诱导治疗（modified Constraint Induced Therapy，mCIT）有积极的反应，这体现在上肢动作研究测试（action research arm test，ARAT）、Fugl-Meyer 运动功能评估和箱盒试验（box and block test，BBT）得分的改善[27]。特别有趣的是，通过 mCIT 活动可以减少运动迟缓。然而，本研究的一个重大局限性是，研究人员没有评估日常活动中的功能表现。因此，他们不能推断他们的研究结果可以证明患侧手在需要精细运动技能的日常活动

中使用增加或更有效[28, 29]。研究表明，在 MS 和 PD 康复对象中，症状持续时间越长、越严重，灵活性就越差，这导致他们需要更多的帮助和调整涉及灵活性的任务[28]。

PD 康复对象在完成涉及精细运动协调的任务时面临的挑战包括但不限于震颤、运动启动困难（"冻结"）、捏握无力、药物"中断时间"和任务注意力下降（特别是在任务不在视野范围内时）[1]。PD 康复对象对高振幅和高强度运动的完成反应良好[30]。尽管只是趣闻，但康复对象报告说，在开始这些任务之前，当他们处于坐位，躯干伸展增加，并通过完成高振幅的"手指弹动"来"激活"他们的手时，他们在精细运动活动（如书写或按按钮）方面变得更加容易。

MS 康复对象面临的挑战包括（但不限于）疲劳、捏握无力、感觉下降和注意力下降。目前的研究仅限于恢复功能的 MS 康复对象[1]。治疗应注重通过精细的运动锻炼和在有意义的活动中持续使用手来保持现有的技能，同时教育康复对象避免疲劳。

进行性疾病的注意事项和建议如下。

1. 一天中的不同时间可能会影响敏捷的有效性，因为药物治疗方案、觉醒水平或疲劳程度可能与表现相关。试着用一天中最好的时间来完成对灵活性需求高的任务。

2. 虽然疾病时间较长和症状比较严重的康复对象可能无法恢复失去的功能，但调整和适应可以帮助他们增加参与日常生活任务中需要灵巧性的基本活动和工具活动，同时减少对照护者支持的依赖。

3. 鼓励 PD 康复对象在进行精细运动任务前（或在整个过程中）保持直立的姿势和"轻弹手指"。

4. 促进强化现有精细运动技能的任务以保持当前的功能水平。从长期来看，这可能会减缓疾病的发展，减轻照护者的负担。

5. 在康复对象整体展示的背景下，尊重他们熟练的技能水平，推动他们及其家人实现现实的功能目标。例如，患有 PD 的康复对象如果同时存在认知、精细运动控制和运动计划方面的障碍，那么在用餐中有更多可用手抓握的食物，则可以保持进食的独立性。患有严重认知障碍和运动计划障碍的康复对象，用具使用（utensil management）往往令人沮丧，培训这些康复对象使用适应性设备（adaptive

equipment，AE）可能不会成功。

神经手评估要点

常用的神经手功能评估方法如下：

- 箱盒测试（box and block test，BBT）
- 九孔插柱测试（nine hole peg test，NHPT）
- 上肢动作研究测试（action research arm test，ARAT）
- Fugl-Meyer 运动功能评估（Fugl-Meyer Assessment，FMA）
- 运动活动日志（motor activity log，MAL）
- 脑卒中影响量表（stroke impact scale，SIS）
- 功能独立性量表（functional independence measure，FIM）
- Wolf- 运动功能测试（Wolf-Motor Function Test，WMFT）
- 偏瘫上肢功能性测试（functional test for the hemiplegic/paretic upper extremity，FTHUE）
- Jebsen-Taylor 手功能测试（Jebsen-Taylor Hand Function Test）
- 握力和捏力测力计测试（grip and pinch dynamometer testing）

改善运动功能障碍，增加日常功能，提高生活质量是脑卒中康复的主要目标。上面列出的评估代表了一些用于评估手部神经的工具。选择一个合适的评估工具，使用治疗师的临床观察是很重要的。有些评估更适用于功能较好的手，而其他评估更适合于功能较差的手。

BBT 通过计算在 1 min 内可以单独从一个箱子的一个隔间转移到另一个隔间的方块数量来评估单侧手的灵巧度。分数越高，说明手的灵巧性越好。脑卒中康复对象的信度、效度和反应性已被证实。NHPT 是对精细手灵巧度的计时测试。参与者将 9 个插柱放入 9 个孔中，然后以最快的速度取出它们。完成任务所需的时间是以秒为单位计算的，得分越低，说明熟练程度越高。NHPT 已经被证实在脑卒中康复对象中具有高信度、效度和反应性。ARAT 对 19 个项目的处理能力进行了评估，这些项目被分为 4 个子量表，包括抓、握、捏和粗大运动，评分从 0（没有运动）到 3（正常运动）。量表总分最大

值 57 分表示表现正常。ARAT 已经在脑卒中康复对象中建立了信度、有效性和反应性。

另外三种成熟的评估量表被广泛用于评估肌痉挛和偏瘫康复对象的上肢运动功能障碍[31]。FMA 评估运动障碍（据报道与偏瘫 FTHUE 评分高度相关）[13]，MAL 评估日常功能，SIS 表评估生活质量。所有这些量表都有足够的信度和效度。MAL 和 SIS 评估依赖于自我报告数据。

对于急性脑卒中、MS 和脑外伤康复对象以及上肢受损的老年康复对象，BBT 已经建立了足够的有效性。ARAT 在测量慢性脑卒中康复对象上肢运动功能方面具有良好的结构效度。在治疗前和治疗后，BBT 和 ARAT 相比 NHPT 有更好的同时效度，与 FAM 和 MAL 相比有更好的相关性，这些发现证实了运动损伤和日常功能之间的关系。

FIM 是急性期康复统一数据系统的一部分。FIM 是目前应用最广泛的评估残疾人的功能状态的方法之一[32]。FIM 共有 18 个项目，每个项目最高 7 分，最低 1 分。FIM 总分从 18 到 126。FIM 内容包括自我照护、括约肌控制、转移、运动、交流和社会认知[33]。这些内容被进一步划分为运动和认知领域。FIM 旨在作为残疾严重程度的基本指标。

WMFT 用于评估中度至重度上肢运动障碍康复对象的功能性运动能力，它被证明了可以用于描述经历了脑卒中或脑外伤的慢性期康复对象的更高的运动功能状态的特点。在表现时间和功能性能力评定方面有非常高的内在一致性信度和评分者信度。然而，该测试对功能较低的慢性康复对象的有效性有限。问题是，这样的康复对象只能完成 WMFT 上不到一半的评估项目，这有助于对他们的运动能力进行分段随机抽样。为了解决这个问题，研究者开发了一个分级版本的测试。

FTHUE 是一种上肢评估，用于测试康复对象按复杂度递增顺序完成 ADL 的能力。它基于 Brunnstrom 运动恢复层级原理设计，包括 7 个层次，要求康复对象完成 17 个任务[34]。任务的复杂性从健侧上肢抗阻屈肘时患侧上肢出现的联合反应，到在不使用健侧上肢情况下拆除放置在患侧上肢手指外侧的橡皮筋所需的精细运动技能。根据运动评估质量，对活动进行计时和分级。这个评估的重测信度非常可靠。

最后，Jebsen-Taylor 手功能测试通过 7 项子测试来评估手功能。这 7 项测试包括：书写文字，翻卡片，拾起和摆放细小物体（如硬币、回形针），堆放棋子，用勺子拾起和放下豆子，抓握和释放大而轻的罐头瓶，抓握和释放大而重的罐头瓶。与其他上肢灵活性测试相比，该测试具有良好的重测信度和同时效度。

选择一个合适的评估工具是评估康复对象在日常工作中使用患侧手的一个步骤。获得其他资料也很重要，如以下资料。

- 主诉及转介原因
- 现病史；初次损伤时间
- 既往史
- 矫形器使用既往史和现状
- 先前治疗情况：询问康复对象接受过的其他治疗服务以及类型（住院或门诊），时间，治疗持续时间
- 社会史
- 生活现状；支持系统
- 移动能力；辅助设备使用
- 驾驶状况
- 就业情况：询问康复对象是否考虑重返全职工作或志愿工作。重要的是要评估患侧手参与如搬运、稳定、书写、打字、使用工具等活动的程度
- 交流；辅助技术的使用（如果适用）
- ADL；耐用医疗设备（durable medical equipment，DME）和辅助设备的使用；独立水平
- PROM/AROM：评估局限性的存在和原因，如疼痛、水肿、软组织限制、关节挛缩和痉挛
- 水肿
- 痉挛评估：使用 Ashworth 量表、MAS 或 Tardieu 量表进行评估，询问过去和现在的肌张力管理方法
- 感觉评估：轻触觉、两点辨别觉、钝 / 锐觉
- 运动觉
- 痛觉 / 温度觉
- 实体辨别觉
- 小脑测试：轮替运动障碍，辨距不良
- 认知测试
- 视觉知觉测试：视力的许多方面都与手的功能有关，因为视力经常指导上肢的参与活动。妨碍康复对象手部活动的视力缺陷包括但不限于视野忽视 / 注意力不集中、视野偏盲、追踪困难、复视和注视困难
- 确认康复对象目标

影响临床推理的特异性诊断信息

神经手功能性进展

在用上述客观方法评估康复对象和患手后，重要的是评估康复对象在日常活动中如何使用患手。通过如 WMFT 和 Jebsen Taylor 手功能测试等测试来评估手的表现，只反映了手的部分运动潜力。治疗师需要了解康复对象在一天中用手做了什么。如果他们在日常活动中最有效和常用的捏法是侧捏，那么就没有必要使用 WMFT 评估康复对象能否在拇指和示指之间实现完美的指尖对指尖捏住回形针的能力。康复对象虽然可以通过评估得到正常或接近正常的分数，以及能够通过患侧手完成功能性任务，但由于习得性失用，他们无法将患侧手融入日常活动中。无论受伤前患侧手是康复对象的惯用手还是非惯用手，习得性失用都可能发生。

关于优势手对脑卒中恢复的影响的研究有限。一项研究得出的结论是，当病变位于右侧大脑半球时，更依赖于同侧上肢，这表明在右手占优势的康复对象中，有强烈的右手偏好[35]。这意味着如果一个右侧大脑半球占优势的个体有右半球损伤，那么在日常工作中更倾向于使用右手。相反，当左侧大脑半球受伤时，左手占优势的康复对象并没有表现出更多的左手偏好，而是表现出更多的双侧上肢参与任务[35]。

为了实现基本的抓握技能和发展更复杂的抓握技能，了解抓握动作的发展过程有助于识别 ROM 和运动控制的需求。通过这种方式对手功能进行检查可以帮助治疗师在抓握技能方面设定现实的目标，因为根据发育进程，对于神经手来说，先掌握粗大的抓握动作然后再发展精确的对捏才是合乎逻辑的。然而，在手部技能的恢复过程中，神经手的恢复可能不会遵循手功能发育的里程碑顺序。很多挑战如痉挛、运动计划困难、关节畸形、缺乏协调性和感觉减退会干扰神经手的发展进程。与其使用这些参数来设定手部功能的目标，还不如识别康复对

象最有可能实现的抓握类型，以及它对日常活动的潜在影响，然后可以根据功能潜力确定目标。专栏 36.1~36.3 是从原始资料中完整地提取出来的，可以提供一个参考，从中获得功能目标。

专栏 36.1　偏瘫上肢功能分级[36]

Ⅰ. 功能分级——7 级
1 级——没有随意运动，没有功能性使用
2 级——开始主动运动，没有功能性使用
3 级——依赖稳定，少量随意运动，能够做以下活动。
　①健侧上肢将患侧衣服塞入裤子里时患侧上肢可以移开
　②健侧上肢整理衣服侧面或后面时患侧上肢可以移开
　③健侧上肢在扣衣服前面的扣子时患侧上肢可以稳定衣服底部
　④健侧上肢在湿布上擦肥皂时患侧上肢可以在大腿水平稳定湿布
　⑤健侧上肢在写字时患侧上肢可以压住纸张
4 级——独立稳定：中度身体屈曲模式，包括一些肩部抗重力运动，中度粗大抓握能力，可以完成以下活动。
　①患侧上肢在如厕前后可以提拉裤子
　②健侧手在挤牙膏时患侧手可以握住牙刷
　③握住把手并帮助打开抽屉或冰箱
　④当混合 / 搅拌时，患侧手可以将碗稳定在桌面上
　⑤当拧开瓶盖时，患侧手可以稳定瓶子
5 级——粗大运动协助：严重屈曲模式，有少量肘部伸展控制，有中度粗大抓握能力（一些放松是有帮助的，但不是必需的），有少量侧捏能力，可以完成以下活动。
　①协助穿 / 脱短袜 / 尼龙长袜
　②触及和清洗上肢和腋窝
　③拿着盘子，并用患侧手清洗 / 擦拭
　④握住并协助使用扫把进行清扫
　⑤协助上肢拧抹布或海绵
6 级——功能性辅助：能够联合强大的屈伸模式，包括肩部控制，用力抓握 / 释放，强捏 / 释放，能够执行以下类型的活动。
　①帮助系蝴蝶结
　②协助拉上拉链
　③拿起餐具，当健侧手切食物时可以稳定食物
　④握住 / 稳定锅盖，患侧手倒出液体
　⑤拿起铅笔，开始清楚地写字

7 级——精细功能辅助：肩部、肘部和腕部的独立控制良好，有力地抓握 / 松开、侧捏和对掌捏，可以操作手指以便能够进行以下活动。
　①穿鞋带
　②穿针
　③管理安全别针以固定物料
　④将螺母拧到螺栓上
　⑤捡起硬币
Ⅱ. 功能分级——4 级
1 级——手臂放置
　①没有抓握
　②移开手臂，固定在特定位置（压住 / 固定纸张）
2 级——固定物品
　①肩关节内收将物品夹在腋下
　②前臂可以勾起来以便携带物品
　③手指可以勾起来以便携带物品
　④将手固定在物品上，并将其稳定好，同时可以推拉物品
3 级——抓握运用
　①支持能力：抓握扶手
　②转移能力：移动物品
　③使用工具：使用工具完成某项任务
4 级——娴熟独立的手指活动
　①打字
　②弹钢琴
目标案例
1. 康复对象将持续展示上肢手腕 / 手指控制以保持水瓶的圆柱形握持，将其作为日常活动的整体辅助。
2. 康复对象将正确的使用上肢作为功能性协助，在穿上衣服和裤子时展示其 25% 或以上的手指捏或松开技能。
3. 康复对象将在用餐准备需求（即切割、砍 / 剁、切丁、混合、搅拌等）期间将上肢作为一个同等熟练的功能辅助。

专栏 36.2 基于偏瘫上肢功能水平的评估

1 级——评估测量不合适

2 级——FTHUE

3 级——FTHUE、WMFT（简单任务）、FMA、握力和捏力测试、SIS、MAL

4 级——FTHUE、WMFT（简单任务）、FMA、握力和捏力测试、SIS、MAL

5 级——FTHUE、WMFT（简单任务和复杂任务）、FMA、握力和捏力测试、SIS、MAL

6、7 级——FTHUE、WMFT（简单任务和复杂任务）、FMA、捏力和握力测试、SIS、ARAT、BBT、NHPT、Jebsen-Taylor 手功能测试、MAL

专栏 36.3 妨碍功能性抓握和释放的常见表现 / 生理变化

1. 内在肌阴性位（Intrinsic minus position）或"爪形手"（PIP/DIP 关节屈曲位与 MCP 关节中立位）

2. 屈肌协同模式，腕 / 指处于僵硬屈曲的位置，不足以抓握 / 释放

3. 内收或内扣拇指，将拇指内卷在手掌中的姿势

4. 痉挛 / 高张力模式，包括在 PIP/DIP 关节伸展时手指 MCP 关节屈曲和腕关节伸展〔腕关节伸展时蚓状握持〕

5. 大鱼际隆起痉挛 / 高张力〔拇指内收和（或）与腕掌关节和 MCP 关节相对立，无法进行抓住〕

6. 屈肌腱缩短（主动不足）与伸肌腱延长（被动不足）

7. 共济失调 / 运动障碍导致协调困难

8. 感觉减退

9. 前臂旋后形成的模式使手的抓握和释放姿势无效

10. 弓形控制降低限制了抓握能力（即康复对象只能完成跨度抓握，然后再降低内在控制，才可以形成柱状抓握或蚓状抓握所需的弓形控制）

11. 手指发起的腕部运动限制手的抓握姿势

12. 手指复合运动或缺乏操作单个手指的能力，使捏控困难或不存在

13. 关节不稳定 / 畸形：半脱位、副韧带松弛、掌板移位、钮孔畸形、天鹅颈

14. 挛缩

♡ 专业的提示

以下小提示改编自临床人员使用循证实践开发的方法。

提示 1：关注痉挛

在本章中，中度至重度上肢痉挛指神经系统康复对象由于痉挛加剧，对腕和手指的屈伸缺乏随意控制。人们会认为立即完全消除痉挛是有利的。然而，一些康复对象已经学会了利用痉挛来为自己增加优势。因此，治疗师应注意到康复对象可能采用了依赖于痉挛 / 高张力的运动模式。例如，痉挛性

偏瘫康复对象可能已经学会利用增加他们偏瘫下肢中的肌张力来支持功能性转移和步行。通过治疗痉挛来消除这种增加的肌张力可能会暴露出下肢潜在的无力并妨碍这些功能。手的痉挛可帮助康复对象实现功能性握力，如果减少 / 消除痉挛，康复对象的握力减退，可能无法继续发挥其功能作用。重要的是要教育康复对象痉挛和肌肉力量不是同一概念，随着痉挛的减少，有机会增加肌力和运动控制，改善在功能活动中的随意参与。相反，康复对象的痉挛可能非常严重，会妨碍任何程度的功能性参与。撇开功能不谈，痉挛有可能导致其他的问题，如畸形、疼痛和卫生不良。

痉挛康复对象难以抑制不想要的肌张力和促进随意肌肉控制。因此，对康复对象进行促进技术和抑制技术的教育是很重要的（专栏 36.4）。

专栏 36.4 促进技术和抑制技术

促进技术 / 建议：

• 快速牵伸
• 振动
• 使用肌内效贴
• NMES
• 联合运动
• 拍打肌腹
• 敲击肌腹
• 利用协同模式

抑制技术 / 建议

• 负重训练
• 使预期运动拮抗肌疲劳
• 电刺激（快速连续收缩放松屈肌，以训练 / 增强伸肌），或使用 Bioness H200 手部康复系统"Fast 3"治疗方案
• 使用肌内效贴
• 心理想象疗法
• 振动（刺激痉挛肌的拮抗肌以减少痉挛）
• 牵伸
• 使用矫形器
• 管型支具
• 转介给临床医生进行痉挛医疗管理

提示 2：感觉再教育

脑卒中后的躯体感觉功能障碍很常见，并可伴随其他神经系统疾病出现。在这一领域的文献强调了广泛的干预措施，以解决感觉缺陷。然而，证据是相互矛盾的，因为没有一个方案明显地优于另一

个方案[37]。有趣的是，康复对象的感觉表现和对干预的反应存在显著的差异性，需要个体化方法来管理感觉缺陷。感觉表现和对干预反应的可变性通常与同时存在的运动和（或）认知缺陷有关。最值得注意的发现是躯体感觉电刺激可改善手部运动功能[38]。

躯体感觉训练包括以下内容：

- 冷热交替
- 热刺激
- 间歇气压治疗
- 利用机器人进行感觉刺激
- 擦刷
- 负重训练
- 将电极片放置于感觉在教育特定区域进行 TENS/NMES 或利用导电手套进行感觉再教育
- 实体辨别觉训练
- 振动训练
- 触觉输入

提示 3：水肿治疗

研究人员研究了三种不同的治疗方法，包括被动运动锻炼、神经肌肉刺激和间歇性气压治疗，以帮助减轻脑卒中后的手部水肿[39]。研究结果表明，连续被动运动和电刺激比间歇性气压治疗更有效。手的容积评估可以提供水肿变化的最佳纪录（12 ml 或以上的变化被认为有临床意义）。然而，比较中指、MCP 关节近端和手腕的周长也可以显示水肿的手的变化。[40]

解决水肿的治疗方法有以下几种：

- Medifit 手套（压力手套）
- 肌内效贴
- 冷热交替
- 软组织松动
- 体位摆放
- 手放置于胸前，高于心脏水平
- 照护者教育

提示 4：增加患侧上肢注意力

- 本体感觉反馈
- 融合主动辅助运动和抗阻运动
- 抗阻训练
- 振动训练
- 摇动训练
- 视觉注意
- 镜箱盒治疗

提示 5：优势手

关于优势手和神经系统疾病的研究是有限的。如本章前面所述，右脑损伤的右利手个体更喜欢使用右侧上肢，而左脑损伤的左利手个体更喜欢使用双侧上肢[35]。有新的研究将手功能的缺陷与特定的大脑半球损伤联系起来。例如，大脑半球特异化在自动够物 – 抓取动作控制方面的证据显示，左侧大脑半球特异化体现在抓取动作形成前的视觉 – 运动转换方面，而右侧大脑半球特异化体现在转移 – 抓取协调方面[41]。

提示 6：负重训练

在脑损伤后，为了使肌张力正常化，将上肢负重活动纳入治疗范畴是一项重要和常见的临床实践。重复的上肢负重可抑制高肌张力，促进主动肌和拮抗肌的激活。虽然关于单侧和双侧训练的客观评价和干预信息有限，但一项研究得出上肢负重测量和 FIM 运动评分之间有很强的相关性。双侧上肢负重情况产生的相关性最高。基于这些发现，治疗师应该考虑利用双侧运动训练来改善患侧上肢的负重能力[42]。

一项研究调查了影响负重的外部和内部因素。Serrien 等认为外部因素来自运动产生的环境所提供的信息[43]。因此，单侧或双侧病情本身就是改变上肢负重压力的外部因素。内部因素指个体中枢神经系统的相关状况。例如，康复对象的注意力会影响肢体的运动和对称负重[43]。

在临床中，常使用静态手形维持 MCP/IP 关节伸展位和中立位，从而使腕关节背伸支撑上肢体重。当手腕向外伸展时，应考虑手指位置、压力和舒适度的变化，因为痉挛和屈肌腱缩短的程度可能影响手板的有效性和舒适度。

提示 7：强制性运动疗法和改良强制性运动疗法

限制诱导治疗（constraint induced therapy，CIT）方案（即强制使用）已被证明对改善 CVA 康复对象的上肢功能有效，受益持续时间超过 1 年。CIT 和改良 CIT 方案有特定的纳入和排除标准以及实践方案，并在有专门的治疗师 / 护理人员和有积极性的康复对象的支持下产生最佳的结果[44]。如果没有适当的监督，可能会导致康复对象不遵守治疗方案，产生低于预期的结果[45]。

提示 8：双侧训练

涉及成像的研究表明，在双侧训练后，患侧上肢功能性表现有所改善[23]。确定双侧上肢是否应同时移动，是否同步，是否使用有节奏的提示或视觉反馈（如镜像成像）的最有效方案尚未有定论。需要进一步的研究来确定在双侧训练中学习到的动作在多大程度上可以转化为其他任务。理论上，较少的患肢使用通过上肢间的易化耦合作用（facilitative coupling effects）可以促进患肢的功能恢复[46]。

一项研究指出，双侧同时运动比单侧运动更重要[47, 48]。临床工作者的经验报告表明，双侧训练在帮助康复对象在患侧上肢中发起运动以及解决问题的运动模式方面是有效的，否则他们无法单独使用患侧上肢。

提示 9：电刺激

神经肌肉电刺激（NMES）/ 功能性电刺激（functional electrical stimulation，FES）常用于神经手治疗。FES 指应用 NMES 帮助完成一项功能性任务。FES 是一种通过刺激运动神经元或反射路径，利用短电脉冲的爆发使肌肉产生收缩的技术。

NMES 有以下三种形式。

（1）循环式 NMES：它按照预先设定的时间计划使瘫痪肌肉收缩，不要求康复对象参与。

（2）肌电触发（electromyogram，EMG）式 NMES：适用于可以激活一块肌肉某部分的康复对象，可能有更大的治疗效果。

（3）神经修复应用式 NMES：最终可以改善或恢复典型 ADL 所需的抓取和操作功能[49]。

然而，使用 NMES 也有一些需要考虑的因素，其中一个因素就是由于痉挛引起的肌腱缩短。

◎ 临床精要

如果一个人有中度到重度的紧张性肌腱缩短，使用电刺激会引起手指关节过伸，从而影响关节的完整性。如果发生这种情况，重要的是要减小刺激强度使腕关节和手有更好的功能位，保护关节，促进肌腱更好地滑动。

通过在注意手指过伸前伸展或屈曲的程度来评估刺激强度。改变位置以减小缩短的肌腱张力或考虑使 PIP 关节处于中立位或轻微屈曲位，从而使远端肌腱更好地滑动。

几项文献综述和 Meta 分析已经对 NMES 治疗效果进行了检验。有一项 Meta 分析对四项研究进行了分析，得出的结论是 FES 可以增强肌力[50]。然而，结论受到试验方法学的限制（样本量小，盲法不

足），很难将改善的肌力与改善的功能相关联起来。de Kroon 等完成的一项系统综述评估了治疗性电刺激对患侧上肢在改善脑卒中后运动控制和功能性能力方面的作用。作者在他们的综述中进行了 6 组随机对照试验，并得出了电刺激对运动控制有积极作用的结论。然而，关于它对功能性能力的影响尚未得出结论[51]。

经皮神经电刺激（TENS）

TENS 利用传入刺激来增加感觉信号的流入，从而增强神经可塑性，在康复治疗中获得更好的结果[52]。已有几项试验研究了 TENS 治疗在脑卒中后运动功能恢复中的应用。许多试验评估了上肢和下肢的运动功能、疼痛、痉挛和各种其他结果[51]。关于使用 TENS 改善运动恢复、痉挛和 ADLs 疗效的证据是相互矛盾的。

肌电与 NMES

有些设备结合了 EMG 和电刺激，需要在完成目标运动时进行随意肌肉收缩。电刺激的一个缺点是康复对象倾向于被动地让机器来完成工作。然而，随着 EMG 能力的增加，电刺激将不会被唤起，直到有一个 EMG 读数反映了目标运动轨迹 AROM。EMG 生物反馈是利用外电极安装在康复对象肌肉上的仪器来捕获运动单元电位。当仪器将电位转换为视觉或音频信息时，康复对象可以获得视觉图片和（或）听觉指示，显示他们激活肌肉的程度。

提示 10：重塑手 / 掌形

抓握缺陷被描述为当手接近物体时手的运动方向发生了改变，这可能与手臂和躯干的代偿运动策略有关[53]。近端上肢和躯干的代偿性运动可能是由于抓握过程中手部形状或孔径的缺陷造成的。因此，在评估和治疗够物 – 抓握动作时，考虑手的位置和形状是很重要的。

对有抓握缺陷的康复对象，康复干预应强调对不同大小和形状的物体所要求的预期手形的预先成形。重要的是，不仅要知道哪里有缺陷（如抓握孔径的不同），还需要了解其原因（例如，大鱼际或小鱼际肌肉的不足导致手部弓形控制减轻或抓握不协调）。为了重塑手形，应考虑以下几点。

- 开链 / 闭链训练
- 体位摆放以支持远端运动（即减少近端偏移以增

加对远端控制的关注）

- 分级运动力
- 关闭感觉回路
- 在协同模式下工作

提示 11：适应性运动

当康复对象尝试使用患侧手时，观察肌肉无力模式、关节间协调程度以及由于软组织长度缩短或痉挛 / 高张力而导致关节和肌肉缺乏灵活性。值得注意的适应性运动包括以下几点。

- 抓握前：手指没有末端伸展，手不成比例地张开来弥补肌肉的不平衡和（或）腕部控制减少以获得最佳的手抓握位置。
- 抓握过程：如果康复对象有能力伸展手指，由于难以估计需要的抓握力量，可能会出现过度用力抓握。有时，康复对象会用同样的力量去抓握空塑料杯，就像他们抓装满水的杯子一样。同时，掌侧拇指外展减少，拇指 IP 关节外展会阻碍有效地实现对指捏的能力。
- 释放物体：康复对象可尝试利用腱鞘来带动抓握。虽然主动腕部运动可能受到限制，但腕部屈曲可以通过放松高张力肌肉来完成，而不是通过 AROM 来实现，从而使指肌腱延长（被动或主动）进行放松。这种技术的缺点是抓取和释放较大物体的能力受到限制，特别是在主动手指伸展受限的情况下。

提示 12：镜箱盒治疗

镜箱盒治疗可以帮助减少单侧忽略，因为它引起了对患侧上肢的关注[54]。虽然镜箱盒治疗可以是一种有效的治疗方式，但它并不适用于所有人。主观上，它需要相当的技巧来持续保持注意力。康复对象观察他们的健侧上肢在镜子反射下完成运动任务，以此来让患侧上肢模拟相同的运动[55]。相关经颅磁刺激和大脑成像的研究表明，当被试者观看他们健侧上肢完成运动任务的镜像时，单侧手运动的同侧半球出现初级运动皮质兴奋[56]。在患侧上肢中，该活动在没有任何主动运动的情况下完成，患侧视野需要被遮挡。

提示 13：使用 SaeboFlex 和 SaeboReach 矫形器

近来，神经康复矫形器的使用越来越受欢迎。Saebo 功能性神经动态矫形器 SaeboFlex 和 SaeboReach 是用于治疗手部和手臂功能受限的设备。对于本章的使用目的，最远端矫形器 SaeboFlex 将是重点。SaeboFlex 允许中度至重度上肢偏瘫康复对象通过将其患手纳入高度重复的特定任务训练，参与最新的治疗进展。这种矫形器通过引入"远端到近端"的恢复来挑战传统的"近端到远端"恢复的神经康复理念。SaeboFlex 是一个动态定制的腕 - 掌 - 手指矫形器，旨在加强紧握和协助释放的需要。

提示 14：使用 Bioness H200 手部康复系统

Bioness H200 手部康复系统（Ness H200）是一种先进的 FES 系统，旨在为康复对象提供一种功制以恢复其患侧上肢的功能和运动。该装置允许将特定模式 FES 精确递送到前臂和手部被选定的肌肉，从而促进各种抓握和释放模式。

提示 15：使用 TheraTogs

TheraTogs 是一种有弹性的矫形服和捆扎系统，可以将手和腕摆放在适当位置从而促进抓握和释放动作。TheraTog 可促进上肢近端和远端的功能对齐，包括手腕和拇指。

提示 16：机器人 / 虚拟现实 / 远程康复

机器人

机器人设备可以在多种情况下帮助康复对象。机器人设备可以帮助康复对象被动活动关节以保持 ROM 和灵活性，暂时降低高张力或抗阻被动运动。当康复对象无法独立实现 AROM 时，机器人设备也可以辅助 ROM。虽然机器人技术可以通过抗阻运动来增加力量，从而使更高水平的康复对象受益，但是机器人技术也可能最适合重度偏瘫的康复对象[57]。

Hand Mentor 是由 Kinetic muscle, Inc. 设计，它是一款基于运动学习原理的运动治疗机器人设备，用于吸引用户在重复性活动中为用户提供有意义的反馈，以及开展集中训练计划。Hand Mentor 的持续性、重复性和渐进性可能会增加所提供给康复对象的感觉运动信息的数量和质量，已被证明可以调节运动皮质的功能和兴奋性，促进运动学习。Hand Mentor 要求康复对象使用腕关节和手指的屈肌和伸肌，理想情况下是主动的，但如果在提供运动反馈的计算机化视听任务中需要，也可以提供被动协助。

虚拟现实

虚拟现实训练是一种可以增强脑卒中后大脑皮层重组的新型治疗方法。迄今为止，只进行了少数随机对照试验。其中一项研究涉及两种流行的游戏系统——PlayStation EyeToy 和 Nintendo Wii[58]。作者假设脑卒中后上肢功能的改善可归因于避免习得性失用行为或通过重复性任务练习。

远程康复

正式参与远程康复方法测试的病例很少。一项研究强调了通过 Java 疗法软件远程再训练脑卒中康复对象手臂运动的可行性[59]。一名参与者在家里接受训练，使用电脑鼠标和键盘作为输入设备，同时与基于网络的游戏库和进度表进行互动。该程序自动记录参与者的表现，并将信息传输到中央数据库进行分析。研究得出的结论是，经过几次训练，参与者的运动参数有所改善。

提示 17：辅助医疗

辅助医疗倾向于非侵入性和减压技术，可以补充或与更传统的治疗方法结合使用。某些亚洲国家，如中国和韩国，已经将针灸用于治疗脑卒中。然而，这一领域的科学研究存在争议。用受到质疑的研究设计方案所得到针灸在帮助脑卒中恢复方面的有效性研究结果是喜忧参半的。例如，有几项研究没有使用控制组，而对于那些包括控制组的研究，参与者也没有被明确地随机分组。然而，一些研究表明，当针灸与其他疗法结合使用时，这种技术可以有效改善脑卒中后肢体的特定运动功能。这项技术最大的好处是脑卒中后的早期干预[60]。

矫形器

治疗师需要在康复对象是否需要佩戴上肢矫形器和在恢复的哪个阶段佩戴矫形器方面做出重要决定[13]。治疗师还必须为康复对象选择最合适的矫形器类型。在评估康复对象矫形器时，有许多变量需要考虑。设计方案包括静态 – 固定型、动态 – 活动型、静态渐进式、以手部或前臂为基础、放置于掌侧或背侧表面、预制 / 定制。材料性能包括但不限于一致性、抗拉伸性、记忆性、刚性、黏接、工作时间、厚度、穿孔或不穿孔和氯丁橡胶[61]。预制选项包括 SaeboStretch、Softpro、Dynasplint Systems 和 FREEDOM Omni Progressive 等公司提供的产品。在整个康复过程中，神经手经常会发生变化。因此，选择矫形器的类型和决定何时将其介绍给康复对象及其照护者需要深思熟虑。例如，为住院的康复对象制作的固定的、基于前臂的静态手部矫形器可能需要调整、更换，或在几个月后由于手部的变化而停止使用。如果在没有接受全面教育的情况下使用矫形器（如何穿上 / 脱下，如何进行佩戴，如何识别可能的伤害迹象），佩戴矫形器实际上可能会导致并发症。畸形、疼痛、损伤和水肿可能是矫形器应用和使用不当的结果，或是手部的改变导致矫形器不再发挥其原来的作用。

神经系统康复对象使用矫形器的目的包括减少痉挛和（或）疼痛，延长软组织，维持关节对齐，改善功能结果，预防挛缩 / 畸形和水肿。关于使用矫形器治疗痉挛型上肢的证据是有争议的。有证据表明，在 CVA 中使用矫形器不能长期减少痉挛，也不能减少康复对象的损伤 / 残疾[62]。然而，也有文献支持使用提供末端低负荷延长拉伸的矫形器来减少痉挛 / 高张力和挛缩。长期以来，治疗师和康复对象都提供了一些关于佩戴矫形器期间和之后手指和腕关节的放松程度增加和张力降低的趣闻报告。此外，有证据表明，使用矫形器可以增加屈肌腱长度，减少由伸肌腱延长引起的被动功能不全的可能性，并促进腕关节、手指关节和肌腱处于中立位[63]。

研究表明，对于 CVA 手，一个特定的矫形器设计优于另一个是有限的。历史上，两种不同的夹板固定 CVA 手的方法一直存在争论，分别是：①生物力学方法，强调支持关节对齐、软组织长度和预防挛缩；②神经生理学方法，它考虑了反射性反应、感觉输入和体位摆放的易化 / 抑制，以及痉挛的神经基础。对于治疗师来说，考虑康复对象对矫形器的生物力学需求以及对矫形器的神经反应潜力是很重要的[13]。例如，康复对象可能会因为身体接触矫形器或因他们的手腕和手指在矫形器中的位置而出现痉挛 / 高张力。前者可以通过考虑不同的材料或输入位置（支持掌侧或背侧或增加近端关节支持以减少远端关节的拉伸）来解决，后者可以通过调整腕关节和手指的角度来解决。这通常意味着减少对高张力肌肉的拉伸量，如调整矫形器以增加手指和手腕的屈曲，从而减少对痉挛 / 高张力屈肌的拉伸量[61]。评估矫形器对康复对象日常生活的影响也很重要，因为有些矫形器可能过于复杂，无法独立使用，或者可能会让已经紧张的照护者不知所措。这两种情况都有可能导致并发症、矫正器使用不当或康复对象不使用矫正器。

除了这些考虑，专栏 36.5~36.8 也是评估康复对象手部矫形器时需要考虑的评估技巧和管理策略[13,61]。

专栏 36.5　以下情况需要佩戴矫形器

1. 软组织限制手指屈伸（内在肌和外在肌），限制拇指 – 示指蹼空间，腕关节运动时缺乏功能性手指偏移（即腕关节从中立位到伸展位置时手指屈曲增加）。
2. 关节挛缩。
3. 关节 ROM 减小，肌肉无力，肌腱松弛，协调性下降导致功能性抓握困难。
4. 中度至重度痉挛或关节挛缩引起的卫生问题。
5. 手休息位姿势不在中立位。

专栏 36.6　配置矫形器时的注意事项

1. 康复对象 / 照护者是否有能力穿脱矫形器并管理矫形器的佩戴时间表。
2. 感觉缺陷影响了矫形器适配度的准确反映，导致潜在的伤害。
3. 对功能使用的影响，因为矫形器可能会阻碍功能性运动。阻碍运动的矫形器最好在康复对象用手抓握和释放可能性最小时佩戴。
4. 水肿。
5. 潜在的压力可能会导致受伤。
6. 指导矫形器的使用、维护和后续清洁，这些内容对康复对象及照护者非常实用。考虑为康复对象和照护者制订矫形器佩戴时间表，随访他们的穿戴进度。考虑提供矫形器穿戴过程以及反映矫形器最终正确位置的系列照片。确保康复对象和照护者能够演示穿 / 脱矫形器，使他们在家中可以成功和持续使用矫形器。

专栏 36.7　常见的用于解决神经手问题的矫形器

1. 静态或动态前臂支撑式手部矫形器，SaeboStretch、Softpro、Dynastyplint Systems 和 FREEDOM Omni Progressive 等公司提供预制选项。定制的固定矫形器可采用或不采用手指分离和增加拇指外展来促进反射抑制。这些矫形器通常在支撑位佩戴一夜，因为它们倾向于限制参与抓握和释放，并对近端关节造成不必要的负荷。
2. 带有可调刻度盘或棘轮组件的静态渐进式矫形器，包括 Joint Active Systems, Inc. 和 Dynasplint Systems 两个公司提供的矫形器。穿戴矫形器是为了在一天的特定时间段内提供持久的、逐渐的拉伸。佩戴静态渐进式矫形器后，康复对象应继续在较低负荷拉伸时佩戴 Dynasplint，或佩戴静态或动态前臂支撑手矫形器，以实施低负荷持续牵伸。这有助于维持静态渐进式矫形器所获得的组织长度。维护这些类型矫形器的注意事项包括需要由治疗师持续随访，康复对象 / 照护者必须警惕管理穿戴时间计划并观察他们的担忧和采取的行动，以及通常由公司代表或矫形师进行大的调整和修理。

3. 腕矫形器：预制的选择包括各种可以在药店购买的非处方品牌，以及通过 DME 供应商提供的品牌。商业矫形器提供掌侧、背侧或周向支持。定制的固定或活动矫形器也可以由治疗师制作。佩戴腕矫形器是为了支持手腕的位置，以促进手指的最佳位置，满足抓握和捏的需求。这可能需要让腕关节处于中立位或轻微屈曲位，以促进肌腱固定抓握。腕矫形器也可以在转移过程中保护手腕，特别是那些有视觉忽略 / 偏盲的康复对象。最好的腕矫形器是对抓和捏的干扰最小的。

4. 促进神经再教育的矫形器：一种再教育矫形器将第 2~5 指 MCP 关节置于中立位，使 IP 关节自由活动。这使得康复对象可以在没有 MCP 关节干扰的情况下阻断 PIP 关节屈伸。其他类型矫形器对手和手指进行功能性放置以促进抓握和释放（MCP 阻断夹板、内在肌阴性手夹板、基于手的防爪夹板、椭圆 8 字形或银环夹板、拇指 spica 夹板、手指 IP 关节和拇指外展固定夹板、手指活动夹板等）。这些矫形器的注意事项包括需要经常穿戴 / 脱矫形器，持续监测皮肤发红和肿胀情况，康复对象在适当使用矫形器和管理复杂的佩戴时间表时要保持警惕。此外，这些矫形器的静态性质并不预示着在功能使用期间可以很好地适应痉挛的变化。

5. 布料矫形器：如氯丁橡胶绑带，Comfort Cool 拇指内收带，Benik 拇指绑带或基于拇指或拇指 – 示指的支持绑带，TheraTogs 以及手指绑带。这些矫形器通过动态阻滞或易化促进手指的功能性位置摆放。这些矫形器的注意事项涉及需要频繁地穿戴 / 脱下，穿戴的过程可能很复杂，以及克服矫形器支撑的痉挛 / 高张力。

6. 连续管型固定：连续管型固定可用于治疗挛缩，并已被证明在促进组织长度延长方面有效[61]。连续管型固定的一个好处是几天或几周提供了一个对痉挛 / 高张力或挛缩的关节和软组织施加低负荷持久性牵伸的极好机会。另一个好处是由管型材料提供的适宜温度降低了痉挛[61]。管型固定通常用于低于最大范围和（或）在激活痉挛之前进行持久性牵伸[61]。在检查皮肤完整性和对治疗的反应之前，管型固定会保留 3~5 天，可以使用 3~5 周[61]。一个成功的结果显示管型固定可以增加 10°~20°ROM[64]。排除标准包括水肿、手指或腕关节半脱位、骨折、异位骨化 / 开放性伤口或康复对象不耐受。感觉受损也是一个问题。管型固定的注意事项包括管型固定的上肢功能使用会减少、皮肤完整性和压力问题、耐受性差或康复对象躁动、水肿加重、循环改变和瘙痒[13,61]。主观上，康复对象受益于使用棉絮材料包裹在手指上，在没有添加管型材料的情况下提供持久拉伸。这一技术提供了一个较不具侵略性的治疗牵伸，并有潜力通过适宜温热来降低张力。柔软的棉絮材料也使治疗师更容易接触到手指，以评估康复对象对长时间牵伸的反应。

专栏 36.8　神经手治疗的常见挑战

- 痉挛上肢无力［近端和（或）远端］
- 协调性下降（共济失调、辨距不良）
- 视觉感知障碍
- 认知障碍
- 感觉障碍
- 照护者支持减少
- 个案管理不佳
- 社会经济问题导致资源获取减少
- 运动计划障碍（失用症）

- 水肿
- 疼痛
- 软组织限制
- 关节挛缩
- 抑郁症
- 习得性失用 / 停止使用
- 行为问题
- 失语症

（教学恒　译，鲁智　董安琴　王骏　审）

参考文献

1. Pedretti L, Early MB: Occupational therapy: practice skills for physical dysfunction, ed 5, St Louis, 2001, Mosby.

2. Rosenstein L, Ridgel AL, Thota A, et al.: Effects of combined robotic therapy and repetitive-task practice on upper-extremity function in a patient with chronic stroke, Am J Occup Ther 62(1):28 - 35, 2008.

3. van der Lee JH, Beckerman H, Lankhorst GJ: The responsiveness of the Action Research Arm test and the Fugl-Meyer Assessment scale in chronic stroke patients, J Rehabil Med 33(3):110 - 113, 2001.

4. Wenzelburger R, Kopper F, Frenzel A, et al.: Hand coordination following capsular stroke, Brain 128(1):64 - 74, 2005.

5. Duncan P, Reker D, Kwon S, et al.: Measuring stroke impact with the stroke impact scale: telephone versus mail administration in veterans with stroke, Med Care 43(5):507 - 515, 2005.

6. Reddy H, Narayanan S, Woolrich M, et al.: Functional brain reorganization for hand movement in patients with multiple sclerosis: defining distinct effects of injury and disability, Brain 125(12):2646 - 2657, 2002.

7. Verheyden G, Nuyens G, Nieuwboer A, et al.: Reliability and validity of trunk assessment for people with multiple sclerosis, Phys Ther 86(1):66 - 76, 2006.

8. UAB School of Medicine Department of Physical Medicine and Rehabilitation: The UAB-SCIMS information network, Spinal Cord Injury Model System Information Network (website) http://www.spinalcord.uab .edu/show. asp?durki=21819: Accessed August 20, 2012.

9. Augutis M, Anderson CJ: Coping strategies recalled by young adults who sustained a spinal cord injury during adolescence, Spinal Cord 50(3):213 - 219, 2012.

10. Donnelly C, Eng JJ, Hall J, et al.: Client-centered assessment and the identification of meaningful treatment goals for individuals with a spinal cord injury, Spinal Cord 42(5):302 - 307, 2004.

11. Health library: Rehabilitation for stroke, John Hopkins Medicine (website) http://www.hopkinsmedicine.org/ healthlibrary/conditions/adult/cardiova scular_diseases/ rehabilitation_for_stroke_85, P00805/: Accessed August 19, 2012.

12. National Stroke Association: New survey emphasizes need for more, better care after stroke, The National Stroke Association (website) http://www.str oke.org/site/DocServer/ NSA_Stroke_Perceptions_Survey_Press_Release_final_. pdf?docID=1943: Accessed August 21, 2012.

13. Gillen G, Burkhardt A: Stroke rehabilitation: a function-based approach, ed 2, St Louis, 2004, Mosby.

14. Corey Witenko, Robin Moorman-Li, Carol Motycka: Spasticity skeletal muscle relaxers, eMedExpert (website) www.emedexpert.com/classes/skele tal-muscle-relaxers. shtml: Accessed July 4, 2013.

15. Gallichio JE: Pharmacologic management of spasticity following stroke, Physical Journal (website) http://ptjournal. apta.org/content/84/10/973: Accessed July 4, 2013.

16. Eric Chang, Nilasha Ghosh, Daniel Yanni: Spasticity management, Stroke Survivors Association of Ottawa (website) http://www.strokesurvivors.ca/ new/ SpasticityManagement.php: Accessed August 21, 2012.

17. Herzfeld R, Kramer H: Re-wiring the brain, re-shaping the mind: an integral approach to transformation, Integral New York's Ken Wilber Meetup (website) http://www.meetup. com/kenwilber-58/events/61658802/: Accessed August 20, 2012.

18. Queensland Brain Institute (QBI): More brain research suggests "use it or lose it," Science Daily (website) http:// www.sciencedaily.com/releases/2008/02/080207091859. htm: Accessed August 21, 2012.

19. Bernstein NA: The co-ordination and regulation of movements, Oxford, 1967, Pergamon Press.

20. Latash L, Scholz JP, Schoener G: Motor control strategies revealed in the structure of motor variability, Exerc Sport Sci Rev 30(1):26 - 31, 2002.

21. Font MA, Arboix A, Krupinski J: Angiogenesis, neurogenesis and neuroplasticity in ischemic stroke, Curr Cardiol Rev 6(3):238 - 244, 2010.

22. Zorowitz R, Brainin M: Advances in brain recovery and rehabilitation 2010, Stroke 42:294 - 297, 2011.

23. Cauraugh J, Summers J: Neural plasticity and bilateral movements: a rehabilitation approach for chronic stroke, Prog Neurobiol 75(5):309 - 320, 2005.

24. Summers J, Kagerer F, Garry M, et al.: Bilateral and unilateral movement training on upper limb function in chronic stroke patients: a TMS study, J Neurol Sci 252(1):76 - 82, 2007.

25. Mayo Clinic staff: Stroke rehabilitation: what to expect as you recover, Mayo Clinic (website) http://www.mayoclinic.com/health/stroke-rehabilitation/BN00057: Accessed August 21, 2012.

26. Twitchell TE: The restoration of motor function following hemiplegia in man, Brain 74(4):443 - 480, 1951.

27. Lee K-S, Lee W-H, Hwang S: Modified constraint-induced movement therapy improves fine and gross motor performance of the upper limb in Parkinson disease, Am J Phys Med Rehabil 90:380 - 386, 2011.

28. Poole J, Nakamoto T, Skipper B, et al.: Dexterity, visual perception, and activities of daily living in persons with multiple sclerosis, Occupational Therapy In Health Care 24(2):159 - 170, 2010.

29. Pradhan S: Use of sensitive devices to assess the effects of medication on attentional demands of precision and power grips in individuals with Parkinson disease, Med Biol Eng Comput 49(10):1195 - 1199, 2011.

30. Farley BG, Fox CM, Ramig LO, et al.: Intensive amplitude-specific therapeutic approaches for Parkinson's disease: toward a neuroplasticity-principled rehabilitation mode, Top Geriatr Rehabil 24(2):99 - 114, 2008.

31. Fugl-Meyer AR, Jääskö L, Leyman I, et al.: The post-stroke hemiplegic patient. 1. A method for evaluation of physical performance, Scand J Rehabil Med 7(1):13 - 31, 1975.

32. Berglund K, Fugl-Meyer A: Upper extremity function in hemiplegia, Scand J Rehabil Med 18:155 - 157, 1986.

33. Stineman MG, Shea JA, Jette A, et al.: The functional independence measure: tests of scaling assumptions, structure, and reliability across 20 diverse impairment categories, Arch Phys Med Rehabil 77:1101 - 1108, 1996.

34. Winstein CJ, Rose DK, Tan SM, et al.: A randomized controlled comparison of upper-extremity rehabilitation strategies in acute stroke: a pilot study of immediate and long-term outcomes, Arch Phys Med Rehabil 85:620 - 628, 2004.

35. Rinehard JK, Singleton RD, Adair JC, et al.: Arm use after left or right hemiparesis is influenced by hand preference, Stroke 40(2):545 - 550, 2009.

36. Occupational therapy: functional levels of the hemiplegic upper extremity, Terapia-Ocupacional.Com (website) http://www.terapia-ocupacional.co m/articulos/LevelsoftheHemiplegic.shtml: Accessed August 8, 2012.

37. Doyle S, Bennett S, Fasoli SE, et al.: Interventions for sensory impairment in the upper limb after stroke, Cochrane Database Syst Rev (6):CD006331, 2010.

38. Schabrun SM, Hillier S: Evidence for the retraining of sensation after stroke: a systematic review, Clin Rehabil 23:27 - 39, 2009.

39. Leibovitz A, Baumoehl Y, Roginsky Y, et al.: Edema of the paretic hand in elderly poststroke nursing patients, Arch Gerontol Geriatr 44:37 - 42, 2007.

40. Post MW, Visser- Meily JM, Boomkamp-Koppen HG, et al.: Assessment of edema in stroke patients: comparison of visual inspection by therapists and volumetric assessment, Disabil Rehabil 25:1265 - 1270, 2003.

41. McCombe-Waller S, Whitall J: Hand dominance and side of stroke affect rehabilitation in chronic stroke, Clin Rehabil 19:544 - 551, 2005.

42. Reistetter T, Abreu BC, Bear-Lehman J, et al.: UE weight-bearing after brain injuries, Occup Ther Int 16(3-4):218 - 231, 2009.

43. Serrien DJ: Interactions between new and pre-existing dynamics in bimanual movement control, Exp Brain Res 197(3):269 - 278, 2009.

44. Wolf SL, Winstein CJ, Miller J, et al.: Effect of constraint-induced movement therapy on upper extremity function 3 to 9 months after stroke: the EXCITE randomized clinical trial, JAMA 296(17):2095 - 2104, 2006.

45. Ploughman M, Shears J, Hutchings L, et al.: Constraint-induced movement therapy for severe upper-extremity impairment after stroke in an outpatient rehabilitation setting: a case report, Physiother Can 60(2):161 - 170, 2008.

46. Latimer CP, Keeling J, Lin B, et al.: The impact of bilateral therapy on upper limb function after chronic stroke: a systematic review, Disabil Rehabil 32:1221 - 1231, 2010.

47. McCombe-Walle S, Whitall J: Bilateral arm training: why and who benefits? NeuroRehabilitation 23:29 - 41, 2008.

48. Mudie MH, Matyas TA: Can simultaneous bilateral

movement involve the undamaged hemisphere in reconstruction of neural networks damaged by stroke? Disabil Rehabil 22:23 – 37, 2000.

49. Popovic DB, Popovic MB, Sinkjaer T, et al.: Therapy of paretic arm in hemiplegic subjects augmented with a neural prosthesis: a cross-over study, Can J Physiol Pharmacol 82:749 – 756, 2004.

50. Glanz M, Klawansky S, Stason W, et al.: Functional electrostimulation in poststroke rehabilitation: a meta-analysis of the randomized controlled trials, Arch Phys Med Rehabil 77(6):549 – 553, 1996.

51. de Kroon JR, van der Lee JH, IJzerman MJ, et al.: Therapeutic electrical stimulation to improve motor control and functional abilities of the upper extremity after stroke: a systematic review, Clin Rehabil 16(4):350 – 360, 2002.

52. Sonde L, Kalimo H, Fernaeus SE, et al.: Low TENS treatment on poststroke paretic arm: a three-year follow-up, Clin Rehabil 14(1):14 – 19, 2000.

53. Sangole AP, Levin MF: Palmar arch modulation in patients with hemiparesis after a stroke, Exp Brain Res 199:59 – 70, 2009.

54. Altschuler EL, Wisdom SB, Stone L, et al.: Rehabilitation of hemiparesis after stroke with a mirror, Lancet 353(9169):2035 – 2036, 1999.

55. Mirror box therapy/mirror visual feedback, Research and Hope (website) ht tp://researchandhope.com/stroke/mirror-box-therapy: Accessed August 21, 2012.

56. Garry MI, Loftus A, Summers JJ: Mirror, mirror on the wall: viewing a mirror reflection of unilateral hand movements facilitates ipsilateral M1 excitability, Exp Brain Res 163:118 – 122, 2005.

57. Burgar CG, Lum PS, Shor PC, et al.: Development of robots for rehabilitation therapy: the Palo Alto VA/Stanford experience, J Rehabil Res Dev 37:663 – 673, 2000.

58. Fischer HC, Stubblefield K, Kline T, et al.: Hand rehabilitation following stroke: a pilot study of assisted finger extension training in a virtual environment, Top Stroke Rehabil 14:1 – 12, 2007.

59. Piron L, Tonin P, Trivello E, et al.: Motor tele-rehabilitation in poststroke patients, Med Inform Internet Med 29(2):119 – 125, 2004.

60. Laures JS, Shisler RJ: Complementary and alternative medical approaches to treating adult neurogenic communication disorders: a review, Disabil Rehabil 26(6):315 – 325, 2004.

61. Jacobs ML, Austin N: Splinting the hand and upper extremity: principles and process, Baltimore, 2003, Lippincott Williams & Wilkins.

62. Lannin NA, Herbert RD: Is hand splinting effective for adults following stroke? A systematic review and methodologic critique of published research, Clin Rehabil 17(8):807 – 816, 2003.

63. Tyson SF, Kent RM: The effect of upper limb orthotics after stroke: a systematic review, NeuroRehabilitation 28(1):29 – 36, 2011.

64. Hill J: Management of abnormal tone through casting and orthotics. In Kovich KM, Bermann DE, editors: Head injury: a guide to functional outcomes in occupational therapy, Gaithersburg, MD, 1988, Aspen, pp 107 – 124.

第 37 章

复杂性区域疼痛综合征

Susan W. Stralka

复杂性区域疼痛综合征（complex regional pain syndrome，CRPS）是一个具有挑战性的问题，可能会阻碍一个认真负责的治疗师的最大努力。CRPS 通常发生在损伤或手术后，并表现出不成比例的持续性灼痛等临床症状，而这些表现又不能用最初的损伤来解释。CRPS 的一个较老的术语是反射性交感神经营养不良（reflex sympathetic dystrophy，RSD）。这个名字源于最初时人们认为这种情况只是由于交感神经系统引发的，然而随着我们对这个综合征的深入了解，"RSD"一词被弃用了。最近对 CRPS 发病机制的研究使人们对该综合征及其涉及周围和中枢神经症状以及异常炎症反应的多种机制有了更好的了解[1]。最初，CRPS 的病理生理学主要由参与免疫系统的创伤后炎症反应所主导。在大多数情况下，如果没有早期的识别和适当的治疗，中枢敏感性会因为持续的伤害性输入而加重。尽管确切的病因尚不清楚，但现在对其发生、发展和维持的机制已经有了更好的了解[2]。

与 CRPS 相关的疼痛通常始于受伤的肢体，如手或脚，有时会扩散到身体的其他部位。CRPS 的经历与损伤或手术的大小程度不成正比，因为即使非常小的（或没有）损伤也可能发生 CRPS。自发性CRPS（无致病事件的 CRPS）确实会发生，需要对风湿性、炎症性或神经性疾病进行进一步的检查和鉴别诊断。疼痛、感觉、运动和营养情况在 CRPS 发病过程中由于病理生理学机制的不同会发生变化[1,3,4]。

CRPS 的治疗具有挑战性，部分原因是这一领域的研究证据相对较少。治疗和干预通常只针对外周症状，而忽略了中枢症状。由于CRPS 的症状在整个过程中会发生变化，因此必须解决反映潜在病理生理机制的临床体征和症状。越早发现和治疗 CRPS，慢性疼痛障碍继续存在的可能性就越小[5]。

诊断标准

清晰的病史和体格检查对于识别 CRPS 至关重要，其诊断主要是基于临床表现。CRPS 的第一个诊断标准于 1994 年由国际疼痛研究协会提出[6]。2007 年，一个国际专家小组在布达佩斯召开会议，以制定更准确和有效的标准。更新后的标准被称为"布达佩斯标准"[6]。布达佩斯标准在识别 CRPS 方面具有很高的准确率，现已被广泛接受（专栏 37.1）。

专栏 37.1　复杂性区域疼痛综合征的症状和体征

布达佩斯标准分别描述了康复对象主诉的症状和检查者所看到或感觉到的体征。

根据布达佩斯 CRPS 诊断标准，以下 4 类症状中康复对象至少有 3 类且每类中必须至少有 1 个症状体现。

1. 感觉。感觉过敏（敏感性异常增加）和（或）异常性疼痛（通常由非疼痛刺激引起的疼痛）

2. 血管舒缩。皮肤颜色或温度的变化和（或）四肢之间皮肤颜色的变化

3. 出汗 / 水肿。四肢水肿（肿胀）和（或）出汗变化和（或）出汗差异

4. 运动 / 营养。关节活动范围降低和（或）运动功能障碍（无力、震颤、肌肉痉挛、肌张力障碍）和（或）营养变化［毛发和（或）指甲和（或）肢体皮肤的变化］

在临床检查时，以下分类体征中康复对象至少有 2 类或 2 类以上且每类中必须至少有 1 个体征。

1. 感觉。痛觉过敏（针刺）和（或）异常性疼痛［轻触和（或）深层身体压力和（或）关节运动］

2. 血管舒缩。肢体之间的温度差异和（或）皮肤颜色变化和（或）肢体之间的皮肤颜色变化

3. 出汗 / 水肿。四肢水肿和（或）出汗的变化和（或）肢体间出汗的差异

4. 运动 / 营养。关节活动范围降低和（或）运动功能障碍（即无力、震颤或肌肉痉挛）和（或）营养相关变化［毛发和（或）指甲和（或）皮肤变化］

最后，重要的是，没有其他的诊断可以解释这些体征和症状

引自 Harden RN, Bruehl S, Stanton-Hicks M, Wilson PR. Proposed new diagnostic criteria for complex regional pain syndrome. Pain Med. 2007; 8:326–331.

X 线、磁共振成像（MRI）、功能性磁共振成像（fMRI）、三相骨扫描、皮肤活检、交感神经测试和肌电图检查等在 CRPS 的诊断中不是必需的，但可用于鉴别诊断（识别与 CRPS 有类似症状和体征的其他诊断）。然而，脑成像研究（如 fMRI）已经证明了 CRPS 康复对象中枢运动处理过程的改变，这些最近的发现可能会对康复治疗产生影响[7,8]。

复杂性区域疼痛综合征的发生率及影响因素

CRPS 确切的发病率尚不清楚，据估计，美国每年有 2 万 ~8 万新确诊的 CRPS 病例[1]。女性患这种综合征的可能性是男性的 3~4 倍[9]。手腕骨折中并发 CRPS 的概率为 3.8%。一项研究报道了桡骨远端骨折的 CRPS 发生率为 25%[10]。像风湿病康复对象一样，创伤后 1 周出现剧烈疼痛的复杂骨折的女性可能更容易发生 CRPS。其他危险因素包括基线疼痛、高能量损伤和制动[11,12]。

2018 年发表在《手治疗杂志》（*Journal of Hand Therapy*）上的一项研究评估了手部创伤性损伤手术后发生 CRPS 的危险因素。这些研究人员发现，有挤压伤的康复对象患 CRPS 的风险更高[13]。这项研究也支持了早期的研究结果，即在手术后的前几天出现剧烈疼痛的康复对象，在本研究中，如术后前 3 天的疼痛评分超过 5 分（VAS 10 分制），患 CRPS 的风险会增加。

临床表现

CRPS 分为两个亚型：CRPS 1 型（CRPS type 1）和 CRPS 2 型（CRPS type 2）。1 型发生在没有明确的严重神经损伤证据的个体中，可以是自发。2 型发生在有已知神经损伤的个体中。重要的是可能需要进一步检查来确定是否有神经性问题，但两种类型的表现和处理是相似的。两种 CRPS 都表现为神经性疼痛的特征：自发性烧灼痛；异常疼痛（allodynia）（通常不引起疼痛的刺激也会导致疼痛）；痛觉过敏（hyperalgesia）（对疼痛刺激的敏感性增加，且症状扩散至神经或受支配的组织之外）；运动障碍，如震颤、肌肉痉挛、肌张力障碍和运动速度下降；血管张力的变化；皮肤温度波动、皮肤和指甲颜色变化、水肿、低汗症或多汗症（出汗变化）[14]。80% 的病例会发生远端水肿，这是血管舒缩不稳定和缺乏运动的结果。

中枢疼痛或中枢敏化（central sensitization）是由中枢神经系统（CNS）功能障碍引起的一种 CRPS 机制，这可能解释了为什么这些症状有时会扩散至全身[15]。随着中枢敏化，会出现大脑皮质重组、身体感知觉障碍和运动障碍，如肌张力障碍等。知觉障碍或大脑构图中患肢支配区域的功能失调会导致手指错误感知、受损一侧识别障碍、身体图式异常、实体感觉缺失，以及肢体是外来物的感觉[14]。在某些情况下，CRPS 的这些表现是如此严重，以至于有

些康复对象诉说想要截肢。显然，必须针对这些障碍进行治疗。

当异常性疼痛伴随运动症状出现时，康复的预后较差，除非治疗的目的是缓解灼烧感或其他异常的疼痛。在实现任何运动改善之前，首要策略是缓解疼痛，是否存在异常的疼痛都必须立即实施。无干预的持续性异常疼痛可能妨碍康复对象的耐受或参与 CRPS 的康复[14]。

此外，躯体感知觉障碍必须解决。传统疗法往往不能解决这些症状，只治疗 CRPS 的外周症状可能会获得有限的改善，但康复对象无法发挥其功能潜力。了解 CRPS 的发病机制有助于手治疗师设计适当的干预措施，包括外周（自下而上）和中枢（自上而下）症状的治疗。这种理解使治疗师能够制订一个基于特定机制的康复计划[16]（参见下面的治疗部分，以自上而下的方法治疗异常性疼痛和躯体感知觉障碍）。

外周机制包括炎症、外周敏化和症状 – 传入耦合。中枢机制包括神经可塑性变化，如大脑皮质重组、传入 – 传出反馈冲突和中枢自主神经失调[2, 14]。它们在体征和症状的表现上有很大的差异性。如否认受累肢体的存在（忽略样现象）和身体图式的丧失等迹象表明，其机制正在从周围神经系统转变到中枢神经系统（皮质的破坏）[16]。2014 年，Gierthmuhlen 等[2]提出了 8 种 CRPS 临床体征和症状可能的机制（专栏 37.2）。

专栏 37.2　复杂性区域疼痛综合征的 8 个关键机制

1. 炎症反应
2. 神经源性炎症
3. 儿茶酚胺循环增加
4. 外周感觉
5. 症状 – 传入耦合
6. 中枢敏化
7. 不适应的可塑性
8. 心理症状

只有后 3 种机制被认为有可能通过多学科康复治疗获得改善。

引自 Gierthmuhlen J, Binder A, Baron R. Mechanism based treatment in complex regional pain syndromes. *Nat Rev Neurology*. 2014;10:518–528.

病理生理学

CRPS 的病理生理机制尚不完全清楚，但目前

的研究表明，是适应不良的促炎反应、交感神经介导的血管舒缩控制障碍以及周围和中枢神经可塑性不适应等多种机制的作用[16]。最初的外周损伤触发促炎细胞因子的释放，导致损伤部位以及背角的炎症反应过度，导致持续的 CRPS 症状。这种持续的伤害性输入维持了中枢敏化。其结果是中枢神经系统的反应性增加，增强了周围神经源性炎症和机械压力敏感性，如异常疼痛和温度不耐受。如前所述，必须同时处理周围变化和中枢变化。重要的是让这些康复对象立即去找专门从事疼痛管理的医生，这样他们就可以开始接受系统性炎症的治疗。

疼痛的生物—心理—社会医学模式

手治疗师在治疗 CRPS 时必须从生物医学模式转向生物—心理—社会医学模式。这种模式解决了疼痛对个体在生物、心理和社会领域的潜在影响。科学证据表明，疼痛是一种多维的体验。除了恢复上肢的感觉和运动功能，治疗师还必须解决 CRPS 康复对象的情感和心理方面的问题。许多心理因素，如康复对象的信念、认知功能和情绪状态都会影响结果。

Louw 和其同事[17]提出了令人信服的证据，让康复对象了解关于 CRPS 的神经生物学和神经生理学原理对改善疼痛、失能、焦虑和压力有积极的影响。情绪体验也会影响研究结果。生物—心理—社会的方法从教育康复对象关于 CRPS 的神经科学病因学开始。康复对象和治疗师都必须了解导致不适症状的机制，并愿意改变他们对传统治疗方法的看法。同样重要的是，康复对象要明白疼痛或运动并不意味着组织损伤。这是大脑在保护身体。为了达到最好的效果，应采取以下措施：①早期识别 CRPS；②从康复对象教育开始立即启动治疗。

生物—心理—社会医学模式的治疗

遗憾的是，CRPS 难以管理，故关于 CRPS 康复对象康复的高质量多中心随机对照研究很少。CRPS 影响了康复对象的工作和参与社会活动的能力，导致生活质量显著下降，抑郁发病率增高[18]。应该建立多学科治疗团队，并由擅长治疗神经性疼痛和 CRPS 的医生领导。非麻醉药物、局部阻滞、物理治疗、作业治疗和心理支持的干预必须被涵盖在整个

团队中。

有效的治疗从早期识别、早期干预和康复对象教育开始。在教育康复对象关于 CRPS 的知识后，再专注于症状的缓解。由于不同康复对象的症状可能有所不同，因此进行个体化治疗可能具有挑战性。在最初评估时，必须确定具体的周围和中枢症状，以便制订个性化的治疗计划。需要建立一种减轻疼痛和减少异常疼痛或痛觉过敏的策略。神经性症状表明神经系统的超敏问题不容忽视。在疼痛得到一定程度的控制之前，康复对象可能不会有什么进展。

除了对 CRPS 的教育外，使神经系统放松下来应该是早期治疗的一个重要组成部分。放松神经系统的干预措施包括认知行为技术、正念、放松和膈肌呼吸。这些技术减少了无助感，增加了康复对象的控制感，因为他们为康复对象提供了一些可以完成的事情，而不仅仅关注他们的症状。这些策略应该成为康复对象家庭康复计划中的一部分。

◎ 临床精要

McManus 和其同事[19]开发了主动的自我管理策略以解决中枢神经系统性疼痛，例如，正念、放松、认知行为训练、分级运动想象和睡眠管理。持续的压力反应只会增强对疼痛的记忆。将这些策略纳入治疗计划可以帮助调整功能失调的神经可塑性变化。

持续评估组织激惹性有助于手治疗师管理和治疗外周症状。Packman 等[15]指出，机制导向的管理在帮助治疗师选择最有可能对康复对象的体征和症状改善有效的治疗方法方面仍有前景。

由于 CRPS 有一种持续的血管舒缩不稳定的问题，因此不能使症状加剧。CRPS 的康复对象经常会因为经历过痛苦的被动运动而害怕活动。这可能导致康复对象害怕主动运动，进而可能会使康复对象非常虚弱。治疗的基本原则是不加重症状或增加疼痛。同时要使中枢神经系统放松。重要的是，如果使用传统的治疗方法，就不应该放大症状，而是应该改善运动，减少组织激惹性，减少疼痛。绝不能让康复对象陷入难以忍受的疼痛。练习的重点应该是计算重复次数或时间，而不是被告知"当症状加重时就停止"。在整个治疗过程中应不断安抚康复对象，让他们相信带着疼痛活动不会造成伤害。温和的瑜伽运动对 CRPS 康复对象有帮助，它是一种经济有效的运动形式，有助于恢复身心健康。

躯体感觉皮层重组治疗

在 CRPS 康复对象中，中枢神经系统发生了功能和结构上的变化。持续的伤害性感受输入导致了中枢敏化。据估计，70%~75% 的 CRPS 康复对象有异常疼痛，这是一个中枢机制。在 CRPS 的治疗中，促进躯体感觉改善的康复治疗应尽早开始。持续性神经性疼痛不仅会降低功能，还会继续导致中枢神经系统的神经可塑性适应不良。

感觉再教育和感觉再学习同样有赖于神经可塑性（即大脑重塑的能力）。Rosen 和其同事指出，随着手部神经的修复，"手向大脑发出了一种新的语言"[20]。感觉再教育的目的是加强感觉功能的恢复，使手和脑"说同一种语言"。Rosen 博士和其他人表示，在神经修复之后，应该立即开始对 CRPS 康复对象进行感觉再教育。感觉再教育有助于改善功能是基于使扭曲的脑图或变异正常化。其目标是通过处理大脑中紊乱的变化来恢复手与大脑皮质区的关系。许多康复对象报告说，通过改变大脑的无序状态，症状得到了改善。

躯体感觉康复的切入点是皮肤，它有一个皮肤末梢网络作为入口与神经系统产生连接。脱敏和躯体感觉康复都被用于治疗异常疼痛。脱敏时，先在疼痛区域以外使用不同材质和纹理的物体进行刷擦，用振动、压力或敲击的方式对皮肤进行脱敏，然后再慢慢进展到疼痛区域的脱敏。脱敏措施不应该使症状加剧。这种方法背后的理论是用强烈的感觉刺激覆盖感觉变化的区域，并允许感觉调节。然而，有时这会增加异常疼痛，所以手治疗师应该要始终警惕症状的加重。

MRI 显示，镜箱盒治疗与大脑皮质听觉 – 触觉交互作用联合可以改善皮质组织[20]。有趣的是，有异常疼痛的康复对象报告说使用镜像疗法后症状有所改善。方法是将正常的手放在镜子前面，患侧手放在镜子后面的相同位置。触摸健侧手会在镜子中给人一种患侧手被触摸的错觉。康复对象通常会感觉到受伤的手受到触觉刺激，而受伤的手仍在镜子后面，这可能是由于视觉 – 触觉交互作用而激活了手在大脑中映射的皮质区域。

Spicher[21]描述了一种用于控制疼痛的躯体感觉康复方法，该方法可能有助于调节周围和中枢的敏化。Spicher 指出，神经性疼痛（如 CRPS）是中枢神经系统损伤的结果，是异常疼痛的原因。他的研究是基于识别特定的神经损伤分支，然后对与同一神经相关但远离损伤的区域使用舒适的躯体感觉刺激。他相信，在痛苦的感觉区域上会感受到一种舒适的刺激。他的方法被称为躯体感觉康复模型（somatosensory rehab model，SRM），可以通过舒适的刺激产生正确的神经递质，以减少异常的信号传导。Packman 等（2018）[15] 在《手治疗杂志》上发表的一篇文章，深入介绍了关于 SRM 的详细信息。

◎ **临床精要**

Nijs 和其同事[22] 描述了中枢神经对强光、触摸、噪声、机械压力、高温和低温存在广泛的超敏反应。在治疗 CRPS 时需要避免这些刺激（避免继续增加中枢神经系统的敏感性）。选择合适的治疗环境是很重要的，这样中枢神经系统才会开始放松下来。

◎ **临床精要**

分级运动想象和镜像疗法可能有助于减轻疼痛和残疾[23]。这些技术通过减少运动指令和感觉反馈之间的不一致来帮助纠正大脑皮质的身体构图[24]。分级运动想象是一种以大脑为基础的治疗方法（自上而下），它以分级的方式对不同的大脑区域进行激活[25]。分级运动想象治疗包括 3 个不同的组成部分：左 / 右辨别能力的康复、运动想象练习和镜像治疗。

社会心理因素的干预

CRPS 治疗应从神经科学的教育开始。应该与处理认知 - 行为成分和感觉 / 运动策略紧密配合，使康复对象能够在不加重症状的情况下活动。与此同时，我们必须记住，心理社会因素是存在的，并且经常与生理因素交织在一起。通常情况下，极度疼痛的康复对象会感到无助。教育康复对象并提供解决 CRPS 症状的具体策略，可以帮助他们感受到他们有一定的疼痛控制能力。

由于存在中枢敏化，临床方法应旨在同时处理精神和身体方面的问题。开始治疗时，应立即启动生物—心理—社会医学模式和策略。教育可以对疼痛和残疾、灾难化和身体活动能力产生积极的影响[17]。神经科学的教育可以通过减少促进作用和开启下行抑制性疼痛通路来减少认知 - 情感的影响。康复对象必须理解疼痛是复杂的，大脑会做出反应来保护个体。神经科学教育的内容必须容易被康复对象理解，并由手治疗师不断进行巩固和强化。

CRPS 的康复对象需要一个支持系统，有时手治疗师的存在本身就是这样的一个支持系统。康复对象在接受 CRPS 治疗之前、期间和之后可能需要心理咨询。对于有虐待史和（或）伴随精神健康问题（如创伤后应激障碍或重度抑郁症）的康复对象尤其如此。要想治疗获得成功，身心都必须兼顾。

总结

许多研究表明，认知 - 行为教育、周围和中枢神经机制的早期识别，以及纠正感觉图式异常的方法可以改变异常的皮质紊乱[19]。为了达到最佳效果，治疗目标应该是功能的恢复和症状的自我管理，而不是单纯的缓解疼痛。每个病例都为阐明症状和机制，以及确定衡量进展的方法提供了独特的机会。CRPS 的治疗需要一个多学科的团队，通过解决 CRPS 的所有机制（包括精神和身体方面）就能产生最好的效果[26]。

（耿超 译，张玉婷 董安琴 王骏 审）

参考文献

1. Marinus J, Moseley L, Birklein F, et al.: Clinical features and pathophysiology of complex regional pain syndrome, The Lancet Neurology 10(7):637‐648, 2011.

2. Gierthmuhlen J, Binder A, Baron R: Mechanism based treatment in complex regional pain syndromes, Nat Rev Neurology 10:518‐528, 2014.

3. Birklein F, Oneil D, Schereth T: Complex regional pain syndrome: an optimistic perspective, Neurology 84(1):89‐96, 2015.

4. Zyluk A, Puchalski P: Complex regional pain syndrome of the upper limb. A review, Neurol Neuro Chir Pol 48:200‐2005, 2014.

5. Hamasaki T, Pelletier R, Bourbonnais D, et al.: Pain-related psychological issues in hand therapy, J Hand Therapy vol. 31(2):215‐228, 2018.

6. Harden RN, Bruehl S, Stanton-Hicks M, Wilson PR: Proposed new diagnostic criteria for complex regional pain syndrome, Pain Med 8:326‐331, 2007.

7. Lebel A, Becerra L, Wallin D, et al.: fMRI reveals distinct CNS processing during symptomatic and recovered complex regional pain syndrome in children, Brain 131:1854－1879, 2008.

8. Kuttikat A, Noreika V, Chennu S, et al.: Neurocognitive and neuroplastic mechanisms of novel clinical signs in CRPS, Front Hum euroscience 2016.

9. Shipton E: Complex regional pain syndrome–mechanisms, diagnosis and management, Curr Anaesth Crit Care vol. 20(issue 5):209－214, 2009.

10. Cowell F, Gillespie S, Cheung G, Brown D: Complex Regional Pain Syndrome: how to implement changes to reduce incidence and facilitate early management, J Hand Therapy vol. 3(2):201－205, 2018.

11. Royal College of Physicians: Complex regional pain syndrome in adults in uk, guidelines for diagnosis, referral and management in primary and secondary care, World Press, 2012.

12. Moseley L, Herbert R, Parsons T, et al.: Intense pain soon after wrist fractures strongly predicts who will develop Complex Regional Pain Syndrome, J Pain 15:16－23, 2014.

13. Savas S, Inai E, Yavuz, et al.: Risk factors for complex regional pain syndrome with surgically treated traumatic injuries attending hand therapy, J Hand Therapy vol. 31: number 2:250－254, 2018.

14. Bruehl S, Harden R, Galer B, et al.: Complex Regional Pain Syndrome: are there distinct subtypes and sequential stages of the syndrome? Pain 95(1–2):119－124, 2002.

15. Packman T, Holly J: Mechanism–specific rehabilitation, management of complex regional pain syndrome, proposed recommendations from evidence synthesis, J Hand Therapy vol. 31(2):238－249, 2018.

16. Cohen H, McCabe C, Harris N, et al.: Clinical evidence of parietal cortex dysfunction in correlation with extent of allodynia in CRPS, Eur J Pain 17(4):527－538, 2013.

17. Louw A, Diener I, Butler D, Puentedura E: The effect of neuroscience education on pain, disability, anxiety and stress in chronic musculoskeletal pain, Arch Phys Med Rehab 92(12):2041－2056, 2011.

18. Walsh M: Therapist management of complex regional pain syndrome, in rehabilitation of the hand and upper extremity, ed 6, 2011. Philadelphia.

19. McManus C: Mindfulness and physical therapy practice, APTA PT in Motion 9(1):24－32, 2017.

20. Rosen B: Sensory reeducation in rehabilitation of the hand and upper extremity, ed 6, 2011. Philadelphia.

21. Spicher C, Fehlmann P, Maihofner C, et al.: Management algorithm of spontaneous neuropathic pain and/or touch–evoked neuropathic pain illustrated by prospective observation in clinical practice of 66 chronic neuropathic pain patients, E–news Somatosensitive Rehabilitation(1) 4－28, 2016.

22. Nijs J, Ickman K: Chronic whiplash–associated disorders: to exercise or not, The Lancet 384(9938):109－111, 2014.

23. Smart K, Ward B, O'Connell N: Physiotherapy for pain and disability in adults with complex regional pain syndrome type 1 and 2, Cochrane Library 24, 2016.

24. Flor H: New developments in the understanding and management of persistent pain, Current Opinion Psychiatry 25(2):109－113, 2012.

25. Butler D, Moseley L: Explain pain supercharged, Noigroup, 2017.

26. Stralka S: Hand therapy treatment for pain in hand clinics–pain management by eds. Curtin,C and Chung K. vol. 32(1):63－69, 2016.

第 38 章

Cynthia Cooper

化疗诱发的周围神经病变

许多接受化疗的康复对象抱怨上肢神经病变干扰了他们的日常生活和工作。上肢神经病变的康复对象会反映病变对他们的整体生活质量产生了负面影响。有些化疗药物已明确会引起这些问题，但在治疗过程中又必须使用[1]。有时因为化疗后神经病变，用药指南会要求康复对象减少化疗药剂量或停止化疗方案，而这种抉择又会缩短他们的寿命。

肿瘤学文献中，没有文献描述或承认手治疗对化疗引起的上肢神经病变康复对象的价值。肿瘤学杂志的文章中提到了康复，但似乎只将康复定义为药物治疗，没有提到手治疗的潜在价值。同样，手治疗的文献也没有将这一特征性人群定义为可从我们的服务中获益的群体。更具挑战性的是，肿瘤学家通常不习惯让他们的神经病变康复对象接受手治疗。为了鼓励肿瘤医生转诊，我们必须激发他们的兴趣，让他们了解我们作为手治疗师的服务价值。

化疗诱发的周围神经病变的定义

化疗诱发的周围神经病变（chemotherapy-induced peripheral neuropathy, CIPN）指化疗药物引起周围神经系统（PNS）或自主神经系统（NAS）损害，导致躯体或自主神经的体征及症状[2]。在已经存在神经压迫或神经病变的个体中，CIPN 会加重其恶化程度[3]。专家指出，CIPN 的发病率远高于报道的 30%~40%。伴随着更加强烈的化疗药物的研发和存活率的提高，这个数字预计还会逐渐增长。

CIPN 会对生活质量产生不利影响。此外，症状可能会干扰化疗方案，导致化疗药物剂量的减少，甚至停止使用某些维持生命的药物，这叫作剂量限制因素[4, 5]。目前还没有一种被证明有效治疗 CIPN 的方法。

化疗诱发的周围神经病变的解剖和生理机制

周围神经由具有不同髓鞘、形态、功能和化学特征的神经纤维组成。这些不同的神经纤维对化疗药物毒性的耐药性和反应各不相同。大多数营养、代谢和毒性神经病变是轴突病变，这意味着病理是轴突病变。化疗毒性可影响神经系统的各个组成部分，包括从近端的背根神经节的感觉细胞体到远端的轴突。

◎ 临床精要

神经对化疗损伤的易感性受其长度的影响。长的神经比短的神经更脆弱。一般来说，感觉纤维与运动纤维相比，受抗癌药物毒性影响的风险更高[6]。

抗癌药物可以损伤 PNS 或 CIPN 的任何部分，甚至肌肉。对称性远端多发性神经病变是最常见的症状。CIPN 的其他类型有神经根病、神经丛病、多神经根病、单神经病和多发性单神经病（也被称为多发性单神经炎）。

症状

◎ 临床精要

虽然 CIPN 导致的症状可以是感觉的、运动的或自主的，但大多数多发性神经病变仅表现为感觉病变。

据报道，袜套样感觉障碍常对称性地出现在肢体远端，以手掌面和足底面为重。作者在治疗过的很多 CIPN 康复对象中观察到，他们手部感觉症状并不总是对称的，并不总呈现手套、袜套样分布。这些观察是基于对这些康复对象使用 TEN 测试的结果（见下文）。

在 CIPN 中，痛觉超敏（allodynia，在通常无痛的刺激下感到疼痛）很常见，常发生在对热或冷的反应中。运动障碍的发生率很低，而且通常发病较晚。单纯的自主神经症状并不常见，但一些自主神经受累合并 PNS 受累是常见的。

精细运动受损会影响如扣扣子、戴耳环、操纵卡环、操控小物件等活动。感觉性共济失调（sensory ataxia）是一种由感觉输入丧失引起的运动协调障碍，当闭眼或光线昏暗时症状会更加严重。本体感觉障碍也会发生，表现为 Romberg 征阳性，即个体闭眼站立时失去平衡。运动神经病变表现为肌力下降、痉挛、肌肉萎缩和肌束震颤。和感觉症状一样，运动神经病变的发病部位通常是肢体远端。近端肢体无力可能提示其他疾病，所以一定要向转诊医生提及这一发现。

伤害性疼痛（nociceptive pain）被定义为由结构性功能障碍引起的疼痛，如骨折引起的躯体疼痛或肠易激综合征引起的内脏疼痛。神经病理性疼痛又称神经痛，是由躯体感觉神经系统受损而引起的疼痛，这种类型的疼痛康复对象常难以描述，但如锐痛、冷痛、刺痛、灼痛等词汇经常被使用。

◎ 临床精要

神经病理性疼痛与躯体疼痛相比，与抑郁症的相关性更高。在作者的临床经验中，不仅是那些 CIPN 康复对象，许多接受手部功能康复的康复对象都经历过神经病理性疼痛。手治疗师应该在他们的临床推理和治疗计划中解决这个问题。

小纤维神经病

大多数 CIPN 被描述为混合性纤维神经病变，因为大、小神经纤维均被累及。小纤维神经病是 A-delta 和 C 纤维损伤的结果，它们是最小的无髓鞘纤维。这些纤维可传递温度觉和钝痛觉。小纤维神经病康复对象有强烈的神经痛，比大纤维神经病康复对象更严重。小纤维神经病也表现出自主神经症状，因为自主神经纤维是小的无髓鞘纤维。临床上诊断小纤维神经病比大纤维神经病更困难，部分原因是神经传导检测只检查有髓鞘和快速传导的大纤维。

化疗诱发的周围神经病变的症状的时间轴

CIPN 的症状在化疗药物中断后可能消失，但一些症状可能在完全停药后持续存在。这就是由于生理病理反应缓慢或药物清除缓慢造成的所谓"滑行现象"（coasting phenomenon）。

诱发周围神经病变的化疗药物

某些化疗药物已被确定为导致 CIPN 的药物。截至撰写本文时，它们包括微管稳定剂、铂化合物、泼尼松、奥沙利铂、卡铂、长春花生物碱、蛋白酶体抑制剂、沙利度胺和来那度胺[7]。

化疗诱发的周围神经病变的诊断

简单的临床评估通常足以诊断 CIPN。如前所述，神经传导检测有助于识别大的有髓鞘快速传导神经纤维受累，但不能识别小的神经纤维功能障碍。在肿瘤学文献中，多种量表描述了包括 ADLs 在内的功能影响水平[8, 9]。其中，国家癌症研究所的分级如下：根据不良事件的通用术语评分标准，将神经病理性疼痛分为1~4级[10]。另一个量表为总神经病理评分，使用1~4级来反映感觉、运动、自主和肌力症状[2]。美国国家癌症研究所通用毒性标准把运动和感觉症状的评分分为1~5级[11]。

神经可塑性

手治疗师是感觉康复方面的专家。治疗方案是基于神经可塑性的概念，即大脑可以对刺激做出神经重组的反应。神经可塑性涉及学习、习惯、记忆和细胞恢复[12, 13]。神经可塑性的关键概念如下。

- 感知觉由中枢神经系统体验，而且是一个动态的过程。
- 手的使用影响感受器的形态。换句话说，用进废退。手的失用会导致感觉感受器的退化，而促进手的使用会刺激新的感受器形成[14]。
- 由于某些神经纤维的感受域重叠，一个单一的刺激可以刺激多个感受器。

( ) 对康复对象说的话

"我们对感觉的感知非常复杂，受到许多变量的影响，包括姿势、水肿、运动和感觉刺激，如触摸不同的材料。研究表明，手的失用会加重感觉症状，运用光线、视觉想象和触觉刺激可以帮助改善症状。

化疗诱发的周围神经病变康复对象的评估与治疗

根据CIPN人群的独特特点，为了使治疗更有针对性，作者改良了传统手治疗中的感觉干预措施，并进行了拓展和修正。鼓励治疗师根据自己的临床推理和康复对象的临床表现为目前的方案增加额外的干预措施。之后将进行详细描述。

评估

从交谈和建立融洽的关系开始。询问康复对象的现病史（用药方案、手术方式等）和既往史，包括既往的上肢损伤或神经压迫史。了解康复对象的淋巴状态，包括是否有淋巴结被切除。询问康复对象的社会保障系统。评估症状对康复对象ADLs能力的影响。考虑使用加拿大作业量表评估，以便制

订个性化并与康复对象密切相关的治疗目标和计划。

询问康复对象的疼痛状态。辨别它是神经病理性的还是伤害性的，或两者兼有。是持续性的还是间歇性的？如果是间歇性的并且有诱因，诱因是什么？疲劳是不是影响他们感觉问题或疼痛的因素？

如果有感觉症状，表现为痛感（灼痛或剧烈疼痛）还是感觉障碍（麻木或针刺感），或两者兼有。画出感觉不适的区域。询问有无感觉异常，如果有，是否可以定位？作者并没有发现压力阈值测试或动静态两点辨别觉测试对这一人群有大的临床意义，而且根据作者的经验，这些测试往往太痛苦，并不具有临床使用的合理性。对作者来说，TEN测试能为这个群体的感觉测试提供信息，并具有意义。事实上，作者发现TEN测试[15]不仅适用于CIPN康复对象，也同样适用于所有手治疗的康复对象。

观察康复对象的姿势。术后康复对象通常会通过调整自身姿势来缓解疼痛。而这些适应性姿势可能会导致神经压迫或使神经变得脆弱。测量康复对象的水肿状态。观察指深屈肌和指浅屈肌的外在或内在的紧张度和滑移度。运用治疗师的临床判断进行适当的、温和的刺激动作，但一定要避免造成疼痛。这些操作包括但不限于颈椎筛查（cervical screening）、抬臂应力试验（elevated arm stress test）、触诊肱骨外上髁、中指试验（middle finger test）、屈肘试验（elbow flexion test）、Phalen试验、腕管和肘管的Tinel征试验、拇指腕掌关节的研磨试验和Finkelstein试验（握拳尺偏试验）。进行上肢张力测试时要小心，因为这可能会诱发疼痛。

治疗

作者发现以下三种手治疗干预方法相结合是治疗CIPN者最有效的手段：①徒手治疗技术；②主动关节活动和神经及肌腱滑动技术；③脱敏/感觉再教育。每个康复对象的反应都是不一样的，所以应探索并确定这些手段中哪一个是最有效的。首先应对康复对象进行有关神经可塑性的教育。在这个过程中，欢迎与康复对象关系重要的人士参与进来。

◎ 临床精要

一些与CIPN康复对象关系重要的人常感到无助，他们希望能够在治疗和家庭训练计划中帮助到康复对象。在治疗中应尽可能地让他们参与到缓解CIPN症状的过程中。

手法治疗

　　强调控制水肿。尝试使用轻的、非自粘性的压力敷料，但要确保避免使用时过紧。如果康复对象有任何淋巴结的切除，则不可进行徒手水肿松动或逆向按摩。如果手术破坏了淋巴系统，须将康复对象转介给经过训练的淋巴水肿治疗师，以进行后文介绍的其他治疗措施。

　　酌情指导康复对象进行呼吸训练，特别是当他们胸部呼吸较浅时。轻柔的手法治疗非常有效。当康复对象主动伸直和外展手指时，尝试舒适地拉伸腕管，并询问这是否对缓解疼痛和（或）感觉症状有帮助。可以考虑指导对康复对象关系重要的人士如何进行轻微的腕管牵伸。温和的掌筋膜牵伸和松动，如掌骨间滑动。若指骨间关节疼痛，沿尺侧副韧带和桡侧副韧带轻抚两侧，从掌侧移动至背侧。肌筋膜技术也可常规使用，尤其是前臂掌侧和前臂背侧。所有的手法操作必须轻柔。

主动关节活动范围（AROM）训练 / 神经和肌腱滑动

　　解释并强调近端运动与远端感觉症状的相关性。指导康复对象在无痛范围内进行 AROM 训练，包括躯干运动和肩胛骨稳定，以及酌情进行肩关节环动，肩、肘、腕和手的 AROM 训练。在适当的情况下，进行轻柔的肌腱和神经滑动练习。包括指深屈肌腱和指浅屈肌腱的滑动。尝试进行腕屈肌和伸肌在中立位的轻柔等长收缩。

脱敏 / 感觉再教育

　　向康复对象解释，由于疼痛或失能导致的失用将导致并强化感觉方面的症状。探索手耐受度的使用策略。如果康复对象有疼痛，试着在疼痛区域使用纸带（图 38.1）。作者发现这对缓解疼痛非常有效。一些康复对象表示指甲会痛。如果是这种情况，试着用胶带缠绕指甲（图 38.2）。作者曾见过这个简单的策略帮助康复对象再次无痛地使用电脑。

　　根据康复对象的需要，以手治疗的传统知识体系为基础进行脱敏和感觉再教育。从近端到远端进行干预。包括受累区域外围的非受累区域，实施双侧治疗。指导康复对象思考感觉在哪里是正常的，感觉缺失的分界线在哪里。寻找对康复对象有意义的脱敏材料（图 38.3 和图 38.4）。作者的大多数

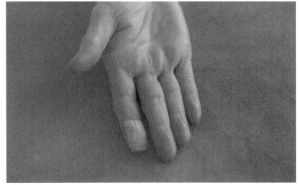

图 38.1　用纸带贴在感觉疼痛的部位（经 Cynthia Cooper 许可使用）

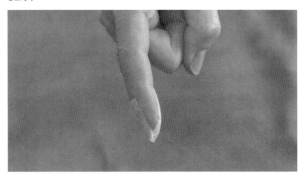

图 38.2　用胶带贴在疼痛的指甲上（经 Cynthia Cooper 许可使用）

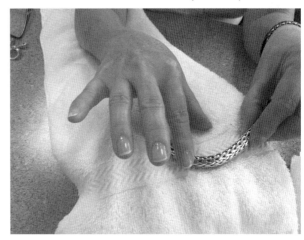

图 38.3　康复对象用喜欢的手镯进行感觉再教育（经 Cynthia Cooper 许可使用）

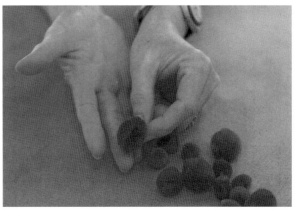

图 38.4　许多康复对象喜欢使用柔软的绒球来进行舒适而愉快的感觉刺激（经 Cynthia Cooper 许可使用）

CIPN 康复对象喜欢通过振动来进行感觉刺激。

使用单侧训练、分级运动想象和镜像干预（图 38.5）[16, 17]。尝试故意混淆，例如，让康复对象戴上检查手套完成灵巧性任务，然后脱下手套再执行同样的任务（图 38.6）。这种形式的感觉训练似乎有助于康复对象感知或领会残存的感觉，从而促使产生功能改善的感觉，这是基于专家们对周围神经系统令人振奋的研究[18]。

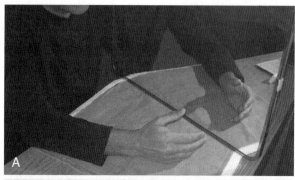
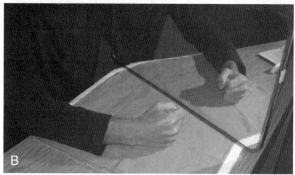

图 38.5　镜箱治疗（引自 Skirven T, Osterman AL, Fedorczyk JM, et al. Rehabilitation of the Hand and Upper Extremity. 6th ed. Philadelphia, PA: Mosby; 2011. ）

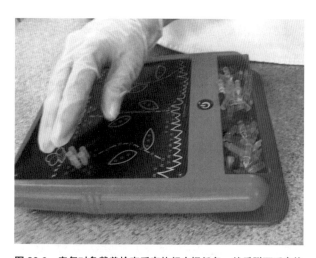

图 38.6　康复对象戴着检查手套执行夹捏任务，然后脱下手套执行同样的任务（经 Cynthia Cooper 许可使用）

? 咨询医生的问题

- 康复对象是否进行了破坏淋巴系统的手术？
- 给药的时间表是什么？

影响临床推理的特异性诊断信息

CIPN 康复对象不同于接受传统手治疗的伴有周围神经损伤或修复的康复对象。CIPN 康复对象往往表现出不遵循特定周围神经分布的感觉症状。这是因为化疗的毒性不同于周围神经损伤或修复的病理学。

因为疲劳因素，CIPN 康复对象可能需要较短的疗程。监测他们对治疗的耐受程度，并为他们需要缩短或取消治疗做好准备，如果他们对当天的治疗感到不适，可能并不会预先告知。

♡ 专业提示

- 轻柔的手法对 CIPN 康复对象来说也可能过于用力。要对康复对象及其家属波动的情绪做好应对准备。
- 利用治疗师在关节保护、工作简化和节约效能方面的培训知识，最大限度地恢复 CIPN 康复对象的功能。
- 关注 ADLs 能力训练。一些能够提高康复对象功能的简单辅助设备会赢得康复对象及其家人的赞许。

市场困境 / 策略

CIPN 康复对象告诉作者，当他们向医生诉说他们的神经病变症状时，他们被告知这个问题没有非药物类的康复方案。在过去的 10 年里，作者一直努力让肿瘤学家推荐康复对象进行手治疗，但结果却让人失望。其中一个原因是，临床医生认为这些康复对象的医疗预约已经超负荷了，并没有真正的时间和兴趣去进行其他预约。而个人经验却表明情况并非如此。许多人问作者，为什么没有更早地介绍他们来进行康复治疗。有些康复对象因为第一次治疗后症状就缓解而喜极而泣。在作者看来，对这些人来说，感觉功能有着深切的、难以言述的重要性。手治疗师正处于探索这一新领域的最佳位置。

致肿瘤学家的建议模板参见专栏 38.1。专栏 38.2 中提供的筛选工具模板可起到参考作用。

专栏 38.1　推荐模板

致有关人员：

　　我是一名作业治疗师/物理治疗师/执业手治疗师，单位在＿＿＿＿＿＿＿。我对合并上肢神经病变的肿瘤康复对象的治疗工作很有热情。虽然手治疗师经常治疗患有其他神经疾病的康复对象，但肿瘤康复对象似乎被我的执业领域所忽视，这让我感到担忧。我认为任何主诉感觉变化或任何手无力/萎缩迹象的康复对象都是很好的手治疗对象。到目前为止，我发现温和的软组织训练、神经松动和感觉再教育技术是有用的，可以作为脱敏疗法和其他代偿策略，包括使功能最大化的适应性工具，大多数康复对象只需要接受几次治疗。

　　我非常有兴趣与您进一步沟通，了解您的康复对象并很荣幸有机会参与他们的治疗。

　　诚挚欢迎您来电或面谈。

　　谢谢！

专栏 38.2　筛选工具模板

手治疗转诊筛选问题：

• 您的手或手指有麻木或刺痛的感觉吗？
• 您有过上肢或手无力的感觉吗？

转诊流程

• 为康复对象开具手治疗处方，转诊给＿＿＿＿＿＿＿（治疗师姓名）。
• 新康复对象请致电＿＿＿＿＿＿＿（电话号码）进行预约。您将收到关于康复对象临床状态和进展的报告。

结论

　　对感觉问题感兴趣的手治疗师可以为这些尚未在手治疗或肿瘤学文献中被确认的潜在康复对象群体提供很多帮助。认识到这一群体并为他们提供手治疗服务可以改善他们的生活质量，协助他们的医疗管理，并为手治疗师提供有回报的个人工作和新的发展项目。

（徐远红　译，杨荔勃　董安琴　王骏　审）

参考文献

1. Park SB, Goldstein D, Krishnan AV, et al.: Chemotherapy-induced peripheral neurotoxicity: a critical analysis, CA Cancer J Clin 63(6):419–437, 2013.

2. Gutiérrez-Gutiérrez G, Sereno M, Miralles A, et al.: Chemotherapyinduced peripheral neuropathy: clinical features, diagnosis, prevention and treatment strategies, Clin Transl Oncol 12(2):81–91, 2010.

3. Sioka C, Kyritsis A: Central and peripheral nervous system toxicity of common chemotherapeutic agents, Cancer Chemother Pharmacol 63(5):761–767, 2009.

4. Wolf S, Barton D, Kottschade L, et al.: Chemotherapy-induced peripheral neuropathy: prevention and treatment strategies, Eur J Cancer 44(11):1507–1515, 2008.

5. Majithia N, Temkin SM, Ruddy KJ, et al.: National cancer institute-supported chemotherapy-induced peripheral neuropathy trials: outcomes and lessons, Support Care Cancer 24(3):1439–1447, 2016.

6. Kaley TJ, DeAngelis LM: Therapy of chemotherapy-induced peripheral neuropathy, Br J Haematol 145(3):14, 2009.

7. Kajih RN, Moore CD: Management of chemotherapy-induced peripheral neuropathy, US Pharm 40(1):HS5–HS10, 2015.

8. Kaplow R, Iyere K: Grading chemotherapy-induced peripheral neuropathy in adults, Nursing 47(2):67–68, 2017.

9. Brewer JR, Morrison G, Dolan ME, et al.: Chemotherapy-induced peripheral neuropathy: current status and progress, Gynecol Oncol 140(1):176–218, 2016.

10. Barbour SY: Caring for the treatment-experienced breast cancer patient: the pharmacist's role, Am J Health Syst Pharm 65(10 Suppl 3):S16–S22, 2008.

11. Windebank AJ, Grisold W: Chemotherapy-induced neuropathy, J Peripher Nerv Syst 13:27–46, 2008.

12. Calford MB: Mechanisms for acute changes in sensory maps, Adv Exp Med Biol 508:451–460, 2002.

13. Malaviya GN: Sensory perception in leprosy-

neurophysiological correlates, Int J Lepr Other Mycobact Dis 71(2):119‒124, 2003.

14. Rosen B, Balkenius C, Lundborg G: Sensory re‒education today and tomorrow: a review of evolving concepts, Br J Hand Ther 8(2):48‒56, 2003.

15. Strauch B, Lang A, Ferder M, et al.: The TEN test, Plast Reconstr Surg 99(4):1074‒1078, 1997.

16. Rosen B, Lundborg G: Training with a mirror in rehabilitation of the hand, Scand J Plast Reconstr Surg Hand Surg 39(2):104‒108, 2005.

17. Rosen B, Lundborg G: Sensory reeducation. In Skirven TM, Osterman AL, Fedorczyk JM, et al.: Rehabilitation of the hand and upper extremity, ed 6, Philadelphia, 2011, Mosby, pp 634‒645.

18. Rosén B, Bjorkman A, Lundborg G: Improved sensory relearning after nerve repair induced by selective temporary anaesthesia—a new concept in hand rehabilitation, J Hand Surg Br 31(2):126‒132, 2006.

第 39 章

Joel Moorhead

伴有功能性躯体综合征或具有挑战行为的康复对象

功能性躯体综合征

功能性躯体综合征（functional somatic syndrome，FSS）是一种不能用器质性疾病解释的身体病症，不涉及可见的结构病变或明确的生化改变[1]。区分疾病与病症十分重要。疾病是一种在结构或生化过程中的解剖或生理上的功能损害，而病症是康复对象健康状况不佳的个人体验。多数康复对象常有不能完全用现代医学解释的病症。

治疗师通常会遇见伴随复杂生物心理社会状况的康复对象，而这些状况会随着对疾病和病症的关注而得到最快的改善。相反，多数FSS康复对象无法被早期识别并且得到个性化的治疗。FSS康复对象可以分为未分化型躯体形式障碍、躯体化障碍、伪功能障碍、诈病，具体取决于他们的行为是有意的还是无意的，动机是有意识的还是潜意识的。

作为治疗师，如何给予FSS康复对象令人满意的康复治疗并促进健康发展是一件特别有挑战的事情。当康复对象的痛苦与损伤的医学证据不成比例时，降低损伤程度可能不会减轻他们的痛苦。本章节旨在帮助治疗师熟悉临床实践中常见的各类FSS康复对象，并帮助建立治疗关系。

未分化型躯体形式障碍

症状超出疾病正常表现范围的康复对象常常会出现下意识或无意识地放大某种躯体障碍的症状。

疑病症（hypochondriasis）也被称为疾病焦虑障碍，表现为过度地担心身体较小的健康失调或者过度紧张未来的健康状况。身体畸形恐惧症（body dysmorphic disorder，BDD）的康复对象会专注于想象中的或不存在的外貌变化。转化症的康复对象常常存在心理源性身体活动障碍（例如，无力、麻痹或者癫痫发作）。心因性疼痛和无明确精神生理障碍的康复对象常有持续性症状，无组织器官原发病症，也无其他分类特征。伴有医学上原因不明的疼痛且无特征性诊断的康复对象常被诊断为以下的某种躯体化障碍。

躯体化障碍

躯体化障碍（smatization disorder）更具争议性，康复对象经历的症状常具有持续性或周期性，且无法进行客观的医学评估测量。这些康复对象常发作频繁，但是缺乏明确的病因和治疗，甚至缺乏合理的诊断。然而，即使诊断是正确的，也几乎无法帮助康复对象改善功能和弥补治疗关系的损伤。本章对躯体化障碍诊断的合理性不做判断，但患有这些疾病的康复对象常表现得非常痛苦。

纤维肌痛综合征是最常见的躯体化障碍疾病。1990 年美国风湿病学院建立了纤维肌痛综合征的诊断标准，即双侧肢体和腰部上下力疼痛并伴有多于 10 个特定痛点的疼痛（共 18 个特定痛点）[2]。大约 2% 的康复对象患有纤维肌痛综合征，然而只有 10%~20% 的康复对象会去风湿科就诊。调查显示，纤维肌痛患病率与收入和教育程度成反比，女性患病率与男性患病率约为 6 : 1，59% 的纤维肌痛综合征康复对象觉得他们的健康一般或较差[3]。纤维肌痛综合征的康复对象一般伴随非恢复性睡眠、乏力、头痛、腹泻、便秘、麻木、刺痛、僵硬、兴奋、焦虑、抑郁等情况。根据量表评估研究得知，纤维肌痛综合征康复对象的痛苦指数与类风湿关节炎和骨关节炎的康复对象的痛苦相似[4]；然而，在焦虑、抑郁、睡眠障碍、总体的严重程度、乏力方面，纤维肌痛综合征康复对象痛苦水平更高[4]；同时乏力也是慢性疲劳综合征的一个突出表现。

慢性疲劳综合征

慢性疲劳综合征（chronic fatigue syndrome，CFS）或慢性疲劳与免疫功能障碍综合征（chronic fatigue and immune dysfunction syndrome，CFIDS）的诊断包含以下几个重要标准：①乏力的症状需排除其他相关疾病诊断；②症状持续 6 个月以上；③有确定的发病时间；④必须是活动水平减少的结果而不是持续努力活动以后的结果；⑤在休息后不能得到缓解[5]。CFS 的诊断如纤维肌痛综合征一样，主要是为了确定临床研究主题。Salit[6] 表格里的这些标准"不能作为确定病症的存在及严重程度的判断，也不能放入一般医疗法律或保险目的的医疗设置中""临床管理应该基于对康复对象的评估"（专栏 39.1）。

纤维肌痛综合征与 CFS 的定义大致相同。约 70% 的 CFS 康复对象符合纤维肌痛综合征的定义，70% 的纤维肌痛综合征康复对象也符合 CFS 的定义[7]。这两种疾病都会导致工作失能的高发生率。Bombardier 和 Buchwald[8] 发现 37% 的 CFS 康复对象会面临失业，而 CFS 和纤维肌痛综合征的康复对

象失业率达到了 52%。

专栏 39.1 慢性疲劳综合征的诊断标准

主要诊断标准
- 乏力的症状需排除其他疾病诊断
- 症状持续 6 个月以上
- 有确定的发病时间
- 必须是活动水平减少的结果而不是持续努力活动以后的结果
- 在休息以后不能得到缓解

次要诊断标准
出现以下 4 种或者 4 种以上症状：
- 短期记忆或注意力受损
- 咽喉疼痛
- 淋巴结压痛
- 肌肉疼痛
- 关节疼痛
- 头痛
- 非恢复性睡眠
- 劳累后不适（持续超过 24 小时）

多发性化学敏感性综合征

能够影响工作感知能力的躯体化障碍还有多发性化学敏感性综合征（multiple chemical sensitivity，MCS）。MCS 康复对象或特发性环境不耐受康复对象暴露在低水平、可识别的环境中会出现医学上无法解释的症状[9]。MCS 的发病机制的假说包括时间依赖敏感（time-dependent sensitization，TDS）和条件反应的发展。在 TDS 中，反复出现的压力事件使个体对低水平环境的刺激越来越敏感[10]。在条件反应中，心血管、呼吸、胃肠反应或免疫反应是由对环境刺激的高度敏感性触发的[11]。

心因性震颤

与 MCS 一样，压力可能是产生心因性震颤的原因之一。心因性震颤的手和手臂的症状多变，严重程度与目标任务相关，当康复对象注意力分散时震颤常得到改善[12]。四肢或身体常会有比较夸张的抖动，基本没有手指的抖动；肢体的扭转或四肢的挥动与舞蹈症的症状有些相似[13]。心因性震颤常是无意地出现的，且无主动意识的动机。

人为障碍

人为障碍是康复对象无动机的主观意识行为的结果，是出于心理需求，而非有意识地追求物质需

求[14]。人为障碍康复对象明知自己疾病的病因，却意识不到其行为潜在的真实原因。少数人为障碍会影响到康复对象的手功能。

孟乔森综合征（Munchausen's syndrome）的名字来源于一位 18 世纪的贵族 Baron Karl Friedrich Hieronymous von Munchausen，以讲述生动不实的故事而闻名。孟乔森综合征康复对象可能会存在割伤、擦伤、咬伤或进行手部注射，并向医疗专业人员提供不真实的病史来源[15]。

握拳综合征的康复对象表现为手部握拳，僵硬紧张，手指蜷曲抵抗伸展[15]。拇指和示指常保持正常功能，使康复对象能维持受累手的功能水平。患肢在神经阻滞或麻醉下可有些许放松，但往往不能完全伸展患侧手指。康复对象手部可能有水肿，但不如反复受伤性水肿严重（见案例分析 39.1）。

康复对象反复用手撞击墙壁或其他硬物，最终导致慢性手背部水肿，这种情况被称为"塞克雷坦综合征（secretan's syndrome）"[15]。反复创伤使手出现纤维化改变，最终临床表现与慢性血管性功能不全康复对象的小腿肌肉硬性水肿相似。

诈病

诈病（Malingering）可被定义为故意提供虚假或误导性的健康信息以获取个人利益，而这种个人获益大多为次要收益，不同于病症恢复的主要获益。一些诈病康复对象是在寻求经济收益，而另一些则是在有意识地寻求社会或人际收益[16]。虽然公认诈病现象并不普遍（发病率 ≤ 5%），但是 Mittenberg 和同事们[17]预计 29% 的个人损伤事件、30% 的残疾事件、19% 的刑事事件、8% 的医疗事件可能涉及诈病和夸大症状[17]。

评估要点：找寻提示康复对象在模仿或夸大上肢功能缺陷的信息

力量产生不一致

徒手肌力测试（MMT）提供给检查者很多方法。第一，通过筛查康复对象能够以正常的力量活动关节至功能活动范围，可以确认康复对象无异常。第二，对器质性力弱的康复对象（如神经病变或肌病引起的）进行检查时，康复对象无法抵抗检查者施加的阻力。例如，尽管康复对象全力保持手腕伸直，检查者依然能够轻松地弯曲康复对象的手腕。在进行此类评估时，有经验的检查者需考虑康复对象的年龄、肌肉质量和整体健康状况。第三，疾病或受伤的康复对象可能由于疼痛或结构不稳定而无法维持力的产生，从而导致突然失去抵抗力。康复对象可以清楚地描述失去抵抗力的原因，提供对诊断和治疗方案有帮助的信息。第四，康复对象的对抗力是变化的，且无其他器质性损伤征象，无报告失能性疼痛或不稳定现象。据 Waddell 和其同事报告[18]，这种"齿轮样"或"失去对抗力""力弱"都是暗示非器质性疼痛的体征之一[18]。

非生理性疼痛与运动模式

假装或夸大上肢缺陷的康复对象可能会表现出额外的 Waddell 征，包括对轻触的极端反应（反应过度）、与既定肌节不一致的压痛，以及与既定皮节不一致的感觉障碍[18]。其他类似且易于观察的检查包括 Mannkopf 征和 O'Donoghue 征。

Mannkopf 征指当康复对象出现急性疼痛时，可观察到其脉搏的增加。据研究报道，疼痛区域触诊时心率增加不超过 5% 以上，则提示症状夸大综合征。O'Donoghue 征是当关节内和周围的结构疼痛时，可观察到其 PROM 通常大于 AROM。当 AROM 大于 PROM 时，则增加了症状放大的可能性[19]。

联合运动和代偿运动

以假装手腕伸肌无力为例，可以使用几种方法来评估判断康复对象主诉的真实性。当没有人观察康复对象时，他可以正常使用手腕的伸肌。要求假装腕下垂的康复对象握拳时，检查者可以观察到其手腕伸肌的活动。当一个人握拳时，手腕通常是伸展的；只有在手腕伸肌真正瘫痪时（如桡神经完全损伤时），康复对象才能强力握拳而不伴有伸腕[16]。

即使桡神经损伤导致伸腕瘫痪的康复对象，正中神经支配未受损的情况下他们也能够伸展拇指指骨间关节。这种代偿动作是由拇短展肌和拇短屈肌造成的，它们都止于拇指伸肌腱帽[20]。此种运动的缺失可能是症状夸大的一个指标。

正确诊断症状放大或 FSS 包括以下几个重要标准。首先，根据康复对象的主诉给予准确的解剖或生理诊断，并确定还需要哪些额外的诊断检查（如果有，请明确）；其次，临床医生要意识到管理这样一个康复对象的复杂性，可能需要花费额外的时间和精力去实现联合治疗，并达到一个良好的结果；最后，正确的诊断对于制订成功的治疗方案至关重要。

❤ 专业提示

功能性躯体综合征康复对象的治疗

如前所述，在 FSS 康复对象的治疗中，区别疾病和病症是非常重要的。疾病是一种明显的解剖或生理上的改变，会导致不良的结果；病症是康复对象对于健康状况不佳的主观体验和感知。对于康复对象和负责治疗的医务人员而言，疾病和病症都需要得到合理且重点的关注。

◎ 临床精要

疾病出现的时候才需要治疗；病症需要一直治疗。

游离转换障碍（conversion disorder）（又称癔症）康复对象不知道他们的身体症状存在心理根源。躯体化障碍康复对象主观感觉不适，并可能开始真正相信自己存在危及生命或丧失能力的疾病或损害，这种现象被称为掩饰（dissimulation）[16]。人为障碍康复对象常伴有需要治疗的疾病或损伤，此外，为了预防未来可能发生的疾病或损伤，必须关注导致这些康复对象自伤的因素。正如希波克拉底所说："了解一个患病的人比了解一个人患的病更重要。"[21]

躯体症状和治疗目标

现在主要的诊断分类都认识到了躯体症状的重要性。《精神障碍诊断与统计手册》（DSM-5）明确了将躯体症状障碍作为诊断分类[22]，2018 年的ICD-10-CM[23]手册中也包括了许多 FSS 的特定代码（表 39.1）。躯体症状负担也逐渐成为健康相关生活质量的一个独立领域[24]。

躯体症状量表 -8（SSS-8）[24]通过对 8 种症状的调查，运用从 0 分（根本不困扰）到 4 分（非常困扰）的评分方法，了解受访者在过去一周内对每种症状的主观"困扰"程度。躯体症状负担由程度数值的总和表示，范围为 0~32。大多数受访者预计报告最小或最低症状负担（总分 0~7）。8~32 分表示中度、高度或重度症状负担。总分可以预测过去 12个月的医疗就诊率。

表 39.1　功能性躯体综合征的分类诊断

诊断	ICD-10 Code[23] - All ICD-10-CM 代码分配基于内科医师手册.如有需要，可以咨询内科医生
未分化型躯体形式障碍	F45.1
疑病症	F45.21
身体畸形恐惧症	F45.22
转化症	F44.4–F44.7
心因性疼痛	F45.4
未指明的精神生理障碍	F59
躯体化障碍	F45.0
纤维肌痛综合征	M79.7
慢性疲劳综合征	R53.82
特发性环境不耐受	可能是 T78.40，需要内科医生查清楚
心因性震颤	F44.4
人为障碍	F68.1

注：ICD（International Classification of Diseases），国际疾病分类；ICD-10-CM（International Classification of Diseases, 10th revision, Clinical Modification）国际疾病分类，第 10 版，临床修订。

SSS-8 总评分每增加 1 分，过去一个月中疾病相关的就诊次数就增加 12%[24]。如果治疗能减轻康复对象的症状负担，可以带来两个有利的结果：①康复对象健康相关的生活质量可以提高；②康复对象对医疗服务的使用可以减少。这些发现表明，症状可能是独立于任何和所有的共病条件而存在的重要的"本身"[25]。考虑"与躯体症状相关的高患病率和功能障碍"[24]，手治疗计划中，一个可以减轻症状的功能性目标可能会使 FSS 康复对象拥有功能独立性并提高与健康相关的生活质量。

具有挑战行为的康复对象

在治疗的各个阶段达成治疗计划

FSS 康复对象的治疗需要注意影响其疾病情况的生物、心理和社会因素（即生物 - 心理 - 社会医学模式）[26]。Kleinman[27]观察到，临床医生倾向于通过疾病症状的改善来评估治疗的有效性，而康复对象将病症治愈视为治疗成功。Kleinman 的五步策略中认为，临床医生和康复对象找到充分的共同目标以达成治疗计划是非常重要的（专栏 39.2）。

并不是每个康复对象都需要或想要这种五步法访谈式协议。当康复对象和临床医生对病症的解释模式几乎没有共同之处时，每一步的讨论均可能长达 10~15 min。一般情况下，随着自然节奏及康复对象和治疗师之间的信任不断增长，治疗师通常可以在 2~3 次治疗中完成这五个步骤，及时发现可能导致康复对象病症的心理或社会因素。

专栏 39.2　达成治疗计划的五步策略

第一步：临床医生能逐步理解康复对象对其病症的解释模式和病症对他们的意义。

第二步：临床医生用非技术术语展现康复对象的解释模式。

第三步：临床医生和康复对象比较彼此的模式。

第四步：临床医生和康复对象讨论病症问题。

第五步：临床医生和康复对象制订并商定具体的干预措施和治疗病症的计划。

时机窗口

　　Branch 和 Malik[28] 在研究中观察了康复对象与五位经验丰富的医生进行互动的过程，他们将"时机窗口"描述为康复对象与医生简单讨论个人、家庭或情感问题的独特时刻。基于研究，他们建议临床医生可以通过以下四种方式有效地探索重要问题。

- 专注地倾听。
- 问一些开放式的问题，如"今天我还能为您做些什么吗？"
- 倾听并识别康复对象的情绪、表情、姿势或声音的变化。这些时机窗口常出现在访谈过程中。用更柔和的语气询问第二个问题。当治疗师倾听时，用安静聆听、点头和简短的评论来鼓励康复对象继续述说。
- 知道什么时候终止访谈，总结访谈并表达理解和同理心。

　　其他研究者也提出了一些别的建议，来帮助与挑战性康复对象建立治疗关系（专栏 39.3）。

专栏 39.3　与挑战性康复对象建立治疗关系

- 建立信任关系。积极的康复对象 – 治疗师关系需要信任基础，而行动和言语都能促进信任的建立。例如，回复康复对象的电话，并按承诺提供资料。
- 提供良好的指导。尽可能地关注康复对象的日常生活和工作，明确给出指导是适合康复对象的，可以提高他们的满意度和改善功能结果。

- 在访谈开始时，不要打断康复对象的讲话。确定哪些问题可以在现有的时间内解决，哪些问题可以在随后的访谈中解决。
- 注意可能出现的个人挫败感，因为这可能是发现康复对象"难对付"的信号（见案例分析 39.2）。
- 以康复对象为中心。使用简单易懂的模式进行解释。避免责备康复对象，以防治疗关系受到损害（见案例分析 39.3）。
- 如果在同理倾听的情况下无法与康复对象达成共识，最好将他们转介其他地方进行治疗。共识达成的障碍包括来自康复对象的额外阻力和沟通不畅；康复对象不遵守或反对治疗计划是典型的否认疾病，并有意或无意地破坏治疗，或尝试控制每一个细节（见案例分析 39.4）。
- 尝试培养和传达对康复对象、家庭和照护者无条件的积极关怀。尊重康复对象的自主性和个性，愿意了解他们不同的个人背景。
- 要注意满意度不高的康复对象。不满意的康复对象会告诉 20 个人，满意的康复对象只会告诉 3 个人。
- 当太累或太忙的时候，避免与难缠的康复对象沟通并处理问题。
- 不要轻视康复对象对投诉的主观感受。给每位康复对象时间使他完整地描述其病症情况。强调反应式倾听，但同时要避免打断。
- 陈述时富有同理心。争取与康复对象建立良好的关系，而不是自我防卫。传递出想与康复对象合作而不是与他们对抗的信息。
- 抛出问题并控制局面。询问康复对象想要做什么，或他们认为问题可以如何解决。创建一个行动计划，并用积极的语言描述这个计划。
- 提前解释治疗中可能出现的变化。意外事件越少，出现的问题也越少。
- 及时跟进并记录情况。

　　最有可能被起诉的医护人员是那些康复对象觉得他们匆忙敷衍了事，没有给康复对象足够的信息，和忽视康复对象抱怨的人[29]。与医疗事故诉讼有关的医生的特征包括态度冷漠、缺乏良好的沟通技巧，以及满足或取悦康复对象的不合理要求。治疗过程中如实记录康复对象的参与程度，以及注意不要过分迎合不恰当的要求是十分重要的（见案例分析 39.4）[30]。

参与式决策

　　积极参与决策制订进程的康复对象比其他康复对象而言在决策落实方面表现得更好，即那些表达意见、在访谈期间表明治疗偏好和提出问题的人。医生应展现出治疗合作模式，定期将康复对象纳入治疗决策进程，为他们提供意见并讨论治疗选择的优缺点，询问他们的偏好，寻求治疗方案的共同目标。这种模式能够促进医患合作并促进更好的健康结果[31]。

参与式决策指在多种治疗方案中为康复对象提供选项，给予他们一种对治疗的控制感和责任感[31]。Kaplan 及其同事[31]的研究显示，医生们的实践习惯决定了展现参与式决策的形式。他们发现，使用参与式决策的医生愿意花额外的时间与康复对象在一起，且需要的实践量更少。

参与式医生对他们在个人生活中体验到的自主权的满意度更高。工作繁忙，办公室访谈时长过短会导致较差的结果，且就诊时间小于 18 分钟通常会导致较差的信息获取质量。与医生在一起的治疗时间越长的康复对象对医生的评价更高。沟通方式不那么具有主导性的医生比沟通方式更具主导性的医生会获得更高的满意度[31]。不幸的是，由于费用和商业问题，医生和治疗师提供参与式治疗的能力可能会受到限制。

康复对象治疗的伙伴关系

Quill[32] 提出了以下意见和建议。

- 治疗师和康复对象之间的关系是双方自愿的，而不是强制性的。治疗师可以以权威的方式说话，但不应该是独裁的。康复对象可以问问题，提出替代方案，寻求他人意见或选择不同的照护者。
- 双方必须相互尊重、相互信任。
- 康复对象治愈、好转和（或）缓解疼痛。服务者从提供帮助中获得快乐，从解决问题中获得个人或知识上的满足，并获得经济报酬。
- 康复对象的要求可能与健康护理专业人员认为的康复对象最佳利益是矛盾的，或可能与专业人员的个人信念相冲突。照护者不应因康复对象的要求而损害道德、医疗或个人标准。
- 不是所有的康复对象都能平等地参与他们的治疗。治疗人员可能需要鼓励康复对象参与。在适当的时候，要求康复对象更积极地参与他们自己的治疗可能会有帮助。

案例分析

案例分析 39.1

一名 58 岁的女性左手（非利手）的中指、环指和小指紧握，持续了 2 年，肌张力障碍和肌松药物治疗无效。她能够一定程度上使用拇指和示指。临床诊断为握拳综合征。随后了解到这种情况开始于工作场所的压力变化。

治疗方法

确保康复对象了解她的病情并确认需要治疗，且治疗后改善的可能性非常大。在局部麻醉阻滞下进行检查，并在她的手臂仍处于麻醉状态时为其定制腕手矫形器。至少 2 周内每天与她见面，加强腕手矫形器的佩戴，以保留麻醉阻滞所获得的 ROM。考虑定制动态腕手矫形器来加速完全 ROM 的恢复。通常在她对治疗师述说感到悲伤或焦虑的时候，考虑心理健康咨询介入的时机。与转诊医生密切合作，以达到心理健康转诊的最佳结局。

案例分析 39.2

一位女性行政主管在切除左手（非利手）小指的复发性血管球瘤后就诊。她经历了一次由麻醉药引起的紧急抢救（code blue）。她表明，在她第二次就诊时和手治疗师讨论她的治疗授权时，让她心烦意乱，从而再次导致出现需要紧急抢救的情况。

治疗方法

认同康复对象的忧虑。告诉她，你意识到关于治疗的讨论可能会让她难过，并且感到抱歉。询问她希望在未来如何获知授权情况。建议康复对象与她的医生讨论导致紧急抢救的因素。打电话给医生，以便准备与康复对象讨论紧急抢救。作为一个医疗小组，协调所有的治疗并仔细记录情况。

案例分析 39.3

一名 60 岁退休的前男性行政主管在骑自行车时右手（右利手）小指桡侧副韧带受伤。当他得知这次受伤需要 2 周以上的时间才能恢复时，他很震惊且无法接受，并要求在 2 周内恢复正常的 ROM 和消除水肿。

治疗方法

密切监督他的家庭治疗计划。每次就诊时都要对典型的康复时间轴做好解释，这个解释的主体也包含医生。认同康复对象的进步，让他的康复过程变得有意义。

案例分析 39.4

一名手术室护士因利手中指钮孔畸形接受非手术治疗。她拒绝预约，经常在没有预约的情况下进行手治疗，且不愿意等待就诊。她打电话向科室主任投诉，还写了投诉信，并向手外科医生投诉关于她被告知需要预约进行手治疗的情况。

治疗方法

向科室主任和医生提供非情绪化的、真实的解释，并始终如一地要求所有康复对象预约治疗。如果康复对象愿意的话，可以让他们选择去其他地方寻求治疗。

总结

理想情况下，手治疗的康复对象和手治疗师有相近的目标。康复对象会如期参加治疗，诚实并准确地描述其病症，提出适当的临床需求，积极参与治疗并遵循治疗计划。当治疗师和康复对象的关系不能从这些积极的属性中获益时，治疗关系就会恶化。

通过认识 FSS 的各种模式和挑战性康复对象的特点，手治疗师可以更有效地塑造有益的治疗关系。良好的治疗关系可以对临床结果产生积极的影响。治疗具有挑战性的康复对象的过程是专业成长的机会，能激发手治疗师为患者提供最佳治疗的决心。

（徐睿　译，肖剑秋　董安琴　王骏　审）

参考文献

1. Manu P: Functional somatic syndromes, Cambridge, 1998, Cambridge University Press.

2. Wolfe F, Smythe HA, Yunus MB, et al.: The American College of Rheumatology 1990 criteria for the classification of fibromyalgia: report of the Multicenter Criteria Committee, Arthritis Rheumatism 33:1863‐1864, 1990.

3. Wolfe F, Anderson J, Harkness D, et al.: Health status and disease severity in fibromyalgia: results of a six-center longitudinal study, Arthritis Rheumatism 40:1571‐1579, 1997.

4. Wolfe F, Skevington SM: Measuring the epidemiology of distress: the rheumatology distress index, J Rheumatol 27:2000‐2009, 2000.

5. Fukuda K, Straus SE, Hickie I, et al.: The chronic fatigue syndrome: a comprehensive approach to its definition and study, Ann Intern Med 121:953‐959, 1994.

6. Salit IE: The chronic fatigue syndrome: a position paper, J Rheumatol 23:540‐544, 1996.

7. Aaron LA, Buchwald D: A review of the evidence for overlap among unexplained clinical conditions, Ann Intern Med 134(9 pt 2):868‐881, 2001.

8. Bombardier CH, Buchwald D: Chronic fatigue, chronic fatigue syndrome, and fibromyalgia: disability and health-care use, Med Care 34:924‐930, 1996.

9. Cullen MR: The worker with multiple chemical sensitivities: an overview, Occup Med 2:655‐661, 1987.

10. Sorg BA, Prasad BM: Potential role of stress and sensitization in the development and expression of multiple chemical sensitivity, Environ Health Perspect 105(Suppl 2):467‐471, 1997.

11. MacPhail RC: Evolving concepts of chemical sensitivity, Environ Health Perspect 105(Suppl 2):455‐456, 1997.

12. Koller W, Lang A, Vetere-Overfield B, et al.: Psychogenic tremors, Neurology 39:1094‐1099, 1989.

13. Deuschl G, Koster B, Lucking CH, et al.: Diagnostic and pathophysiological aspects of psychogenic tremors, Mov Disord 13:294‐302, 1998.

14. Iverson GL, Binder LM: Detecting exaggeration and malingering in neuropsychological assessment, J Head Trauma Rehabil 15(2):829‐858, 2000.

15. Kasdan ML, Stutts JT: Factitious disorders of the upper extremity, J Hand Surg Am 20(3 Pt 2):S57‐S60, 1994.

16. Green LN: Malingering, dissimulation, and conversion-hysteria, Trauma 6:3‐21, 2002.

17. Mittenberg W, Patton C, Canyock EM, et al.: Base rates of malingering and symptom exaggeration, J Clin Exper Neuropsychol 24(8):1094‐1102, 2002.

18. Waddell G, McCulloch JA, Kummel E, et al.: Nonorganic physical signs in low back pain, Spine 5:117‐125, 1980.

19. Kiester PD, Duke AD: Is it malingering or is it real? Eight signs that point to nonorganic back pain, Postgrad Med 106:77‐84, 1999.

20. Parry CBW: Trick movements, Proc Royal Soc Med 63:674‐676, 1970.

21. Novack DM, Epstein RM, Paulsen RH: Toward creating physician-healers: fostering medical students' self-

awareness, personal growth, and wellbeing, Acad Med 74(5):516–520, 1999.

22. American Psychiatric Association: Diagnostic and statistical manual of mental disorders, ed 5, Arlington, VA, 2013, American Psychiatric Publishing.

23. International Statistical Classification of Diseases and Related Health Problems, 10th Revision, Clinical Modification. National Center for Health Statistics: 2018.

24. Glerk B, Kohlmann S, Kroenke K, et al.: The somatic symptoms scale – 8, JAMA Intern Med 174(3):399–407, 2014.

25. Barsky AJ: Assessing somatic symptoms in clinical practice (Invited Commentary), JAMA Intern Med 174(3):407–408, 2014.

26. Goldberg RJ, Novack DH, Gask L: The recognition and management of somatization: what is needed in primary care

training, Psychosomatics 33:55–61, 1992.

27. Kleinman A: Clinical relevance of anthropological and cross-cultural research: concepts and strategies, Am J Psychiatry 135:427–431, 1978.

28. Branch WT, Malik TK: Using "windows of opportunity" in brief interviews to understand patients' concerns, JAMA 269:1667–1668, 1993.

29. Eisenberg L: Medicine: molecular, monetary, or more than both? JAMA 274:331–334, 1995.

30. Lerner AM, Luby ED: Error of accommodation in the care of the difficult patient, J Psychiatry Law 20:191–206, 1992.

31. Kaplan SH, Greenfield S, Gandek B, et al.: Characteristics of physicians with participatory decision-making styles, Ann Intern Med 124:497–504, 1996.

32. Quill TE: Partnerships in patient care: a contractual approach, Ann Intern Med 124:228–234, 1983.

术语

A1 滑车 (A1 pulley)：位于掌指关节掌侧，屈肌腱经常在此受到卡顿，如存在扳机指或狭窄性腱鞘炎时。

脓肿 (abscess)：局灶性的脓液聚集。

近端指骨间关节侧副韧带 [accessory collateral ligament (ACL) of the proximal interphalangeal (PIP) joint]：侧副韧带的纤维更多地走向掌侧，汇聚于掌板。

粘连 (adhesion)：瘢痕附着于肌腱、韧带、筋膜或关节囊等周围组织，从而限制关节活动范围的状态。

原动肌 (agonist)：最直接参与运动的肌肉，也被称主原动肌 (prime mover)。

痛觉过敏 (allodynia)：对通常不会导致疼痛的刺激而产生痛感的现象。

同种异体移植物 (allograft)：见同种移植物 (homograft)。

解剖鼻烟窝 (anatomic snuffbox)：位于桡骨茎突远端的腕背表侧区域。当拇指外展时，解剖鼻烟窝边界的肌腱变得更加突出。

血管成纤维细胞增生 (angiofibroblastic hyperplasia)：在肌腱变性的患者组织中观察到的病理改变。

血管成纤维细胞肌腱变性 (angiofibroblastic tendinosis)：是血管成纤维细胞增生或肌腱变性的另一种说法。

血管再生 (angiogenesis)：在开放性伤口组织中产生新血管的过程。

关节强直 (ankylosis)：由于疾病、损伤或手术而使关节变得僵硬。

纤维环 (annulus fibrosis)：椎间盘外的多层韧带。

拮抗肌 (antagonist)：帮助关节稳定、保护韧带和软骨表面免受潜在破坏力影响的肌肉。拮抗肌和主动肌相对抗，可以减慢或阻止运动的发生。

前骨间神经综合征 (anterior interosseous syndrome)：正中神经运动分支卡压的神经疾病。

尺神经前置术 (anterior ulnar nerve transposition)：松解并将尺神经重置于肘前。

抗畸形位（手内在肌阳性位）[antideformity (intrinsic-plus) position]：腕伸展或中立，掌指关节屈曲，指骨间关节伸展，拇指对掌位外展。

猿手畸形 (ape hand deformity)：由于正中神经完整性受损而导致的典型姿势。特点是拇指不能对掌和向掌侧外展。

失语症 (aphasia)：一种影响交流能力的语言功能障碍。

失用症 (apraxia)：不同于虚弱、感觉丧失、语言理解障碍或一般智力退化之外的技能动作的丧失。

小动脉（arteriole）：体内最小的动脉，通常供给毛细血管并成为毛细血管的一部分。

小动脉静水压（arteriole hydrostatic pressure）：小动脉内的血液对动脉壁施加的压力。

关节融合术（arthrodesis）：进行关节融合以稳定关节并使其处于功能位。

关节运动学（arthrokinematics）：关节面的运动和围绕机械轴的运动；这是关节内发生的运动。

关节镜下关节囊紧缩术（arthroscopic capsular plication）：将皱褶缝合在关节囊中。

关节病（arthrosis）：关节的退行性改变。

关节软骨（articular cartilage）：连接于关节骨末端的透明软骨，关节软骨没有神经支配和血液供应，依靠关节运动（关节囊中富含营养的滑膜液浸润关节软骨）来维持健康。

联合反应（associated reaction）：身体某些部位的用力活动可能会引起瘫痪肢体肌肉不恰当的收缩，导致非自主运动（例如，在行走过程中，瘫痪肢体的肘部屈曲，进而影响平衡）。

共济失调（运动失调）[ataxia (ataxic)]：在走路或捡物品等随意运动时缺乏肌肉协调。

衰退（attenuating）：衰减 / 减弱。

真实性（authenticity）：以真诚和诚实的态度对待自己。忠于自己，尊重自己的价值观和独特的个性。了解自己的个人特质如何，以便对客户的关怀做出积极贡献。

自体移植（autograft）：使用移植对象自身的皮肤、组织或器官进行移植。

自溶清创（autolytic debridement）：人体所具有的自行清理伤口处坏死组织的能力。

自主神经紊乱（autonomic instability）：交感神经系统非正常激惹状态。

缺血性坏死（avascular necrosis，AVN)：由于血供减少或缺失导致的骨坏死。

中轴骨（axial skeleton）：包括颅骨、胸廓、脊柱和骨盆的骨骼。

参照轴（axis of reference）：铅垂线是特定平面内的假想最佳平衡轴，用以确定矢状面对称与否和冠状面的前后偏差。

轴突（axon）：从神经元的细胞体（轴突丘处）发出并延伸到靶细胞的突起。它传递动作电位或神经信号。信号通常通过轴突从细胞体传播出去。轴突分为有髓鞘或无髓鞘两种。

轴突病（axonopathies)：轴突正常功能被破坏所导致的疾病。

轴索断裂（axonotmesis)：神经压迫损伤，损伤远端的轴突变性。然而，神经束膜仍然存在，所以通常可以完全恢复功能。也称为桑德兰 2 型神经损伤。

轴浆流（axoplasmic flow）：轴浆在周围神经轴突内的流动。主要有三种流动：快速顺行流、缓慢顺行流和逆行流。轴浆在神经稳态中的作用包括神经递质和递质囊泡的运输，在突触中传递冲动，并将再循环的递质小泡从神经末梢运送到胞体。

Ballentine 征（Ballentine sign）：在试图捏物时拇指、示指和中指远端指骨间关节塌陷，这可能表明正中神经的前臂运动支存在病变。

Bankart 病变（Bankart lesion）：前盂肱关节囊盂唇的损伤。

基底细胞瘤（basal cell carcinoma）：一种恶性上皮细胞肿瘤。

Bennett 骨折脱位（Bennett fracture dislocation）：拇指掌骨底部关节内不稳定的两段骨折，导致拇指腕掌关节脱位或半脱位。

双髁（bicondylar）：常指肱骨内外、上髁或股骨内、外侧髁。

双侧上肢训练（bilateral arm training）：一种用双侧上肢完成一项任务的康复干预方法，两侧动作对称呈镜像。

双手使用（bilateral hand use）：使用双手共同完成一项活动。

双手不同步使用（bimanual hand use）：完成活动过程中，双手的动作都是各不相同的。例如，系鞋带或用剪刀剪东西。

生物反馈（biofeedback）：一种人们学习使用大脑控制身体功能（如心率）的补充和替代医学技术。

活检（biopsy）：通过外科手段从肿瘤中提取样本。

锁定练习（blocking exercises）：指将某一关节的近端固定使其可以进行单独活动。相对于非锁定的主动关节活动练习，锁定关节练习需要更大的力量。

体形（body conformation）：由身体各部分的排列决定的身体的结构或轮廓。

体像障碍（body dysmorphic disorder）：个人专注于对外表不真实的构想。

骨性锤状指损伤（bony mallet finger injury）：伴有伸肌腱止点损伤的末节指骨骨折。

Bouchard 结节（Bouchard node）：生长在近端指骨间关节的异常骨突，常见于骨关节炎。

钮孔畸形（boutonnière deformity）：近端指骨间关节屈曲和远端指骨间关节过伸的手指姿势，这种病理情况发生在中央束断裂和侧束掌侧移位。

弓弦现象（bowstringing）：这是滑车系统没有牢固地约束住肌腱的结果。当肌腱被拉向近端时，肌腱会远离关节牵拉皮肤，产生弓弦效应。

拳击手骨折（boxer's fracture）：掌骨颈骨折，是关节外的骨折，最常发生在第四、第五掌骨。

动作迟缓（bradykinesia）：自发性和运动性下降的状态，是锥体外系疾病（如帕金森病）的特征之一。当开始执行需要几个连续步骤的动作时，动作的缓慢最为明显。

肌肉硬性水肿（brawny edema）：硬而厚的水肿，不会在压力下移动或变形。（译者注：是由于结缔组织增多而引起的致密且感觉紧实的肿胀，和凹陷性水肿不同。）

滑囊（bursa）：不同结构间的潜在腔隙，内有滑液，起减少摩擦的作用。

滑囊炎（bursitis）：滑囊的炎症。

灼热（calor）：烧灼感。

肱骨小头（capitellum）：肱骨远端外侧的隆起，与桡骨小头凹相互关节。

关节囊挛缩（capsule tightness）：关节被动活动紧张的一种模式，其状态不受远端或近端关节位置影响。

关怀时刻（caring moment）：治疗师和康复对象带着他们独特的生活经历走到一起，在特定的空间和时间焦点上进行深入的交流。

腕背隆突（carpal boss）：见 carpometacarpal boss。

腕关节不稳（carpal instability）：与桡尺关节有关的，远排腕骨相对于近排腕骨间的脱位或失去接触。

腕管松解术（carpal tunnel release）：通过切断腕横韧带来减轻腕管内正中神经压力的手术。

腕管综合征（carpal tunnel syndrome，CTS)：正中神经在腕管内被压迫的症状。

腕掌骨间隆突（carpometacarpal boss）：位于第二或第三腕掌关节基部的关节骨赘，当腕关节屈曲时就更加明显。

腕掌关节成形术（carpometacarpal interposition arthroplasty）：在腕掌关节间隙放置供体肌腱或植入物，通常用于稳定和对齐关节。可以用于治疗拇指腕掌关节炎。

腕骨（carpus）：用来描述腕部 8 块腕骨的术语。

运送（carry）：将手中的物品放到另一个地方。

提携角（carrying angle）：当上肢处于解剖学姿势观察时，手偏离身体，肘部呈现正常的外翻表现。（译者注：指上肢处于解剖学姿势时手臂与前臂之间形成的锐角。）

咔哒声（catch-up clunk）：腕中关节不稳定的侧位透视经常会显示当腕关节从桡偏向尺偏移位时，近排腕骨位置突然发生明显移位。这通常伴随着一声咔哒声。这种咔哒声的发生是因为近排腕骨在掌屈向背伸移动中，桡侧向尺侧偏移动作不能同步。近排腕骨的运动先慢后快，产生一个较大的咔哒声，回复原位。

蜂窝织炎（cellulitis）：一种涉及皮肤和皮下组织的浅表感染，通常没有局部脓肿。

指伸肌中央腱（central extensor tendon）：近端指间关节背侧肌腱的一部分，附着于中节指骨的背侧结节处。

中枢敏化（central sensitization）：大脑协调的疼痛抑制机制的缺失和疼痛通路的超活化上升。

颈臂痛（cervicobrachial pain）：从颈部到肩部和手臂疼痛。

碎屑袋（chip bags）：内有不同密度的小块泡沫海绵包，放置在压力衣或低牵伸力的绷带和矫形器内，用于减轻肿胀和软化瘢痕。

成软骨细胞（chondroblasts）：形成软骨的细胞，是不成熟的软骨细胞。

软骨细胞（chondrocytes）：软骨的功能单位。

慢性疲劳与免疫功能障碍综合征（chronic fatigus and immune dysfunction syndrome，CFIDS）：有明确的发病时间、其他诊断无法解释的持续超过 6 个月的疲劳，不能通过休息得到实质性缓解。

慢性疲劳综合征（chronic fatigue syndrome，CFS)：见慢性疲劳与免疫功能障碍综合征。

爪形手畸形（claw hand deformity）：提示尺神经麻痹。特别是第 4 和第 5 指的姿势为掌指关节的过伸和指骨间关节的屈曲。

拳头击打伤（clenched-fist injury）：拳头击打口部形成的手部的伤口。

握拳综合征（clenched fist syndrome）：患者表现为手指紧握、僵硬且抗拒伸展。拇指和示指一般不受影响。

自我报告结果测量（client self-report outcome measures）：测量健康相关结果的客户问卷。

闭链运动（closed chain exercises）：是指手（用于手臂运动）或足（用于腿部运动）固定在空间中而不能移动的运动方式。肢体始终与固定的表面保持接触。

关节紧锁位（close packed position）：在关节表面接触最大的情况下，关节囊和韧带处于最紧张状态的关节位置。

共同激活训练（co-activation exercise）：跨关节的主动肌和拮抗肌的同时收缩。

反弹现象（coasting phenomenon）：治疗停止后症状加重。

共同收缩 (co-contraction)：关节周围主动肌和拮抗肌的同时收缩。

胶原蛋白（collagen）：人体中最丰富的蛋白质，包括筋膜、纤维软骨、肌腱、韧带、骨、关节囊、血管、脂肪组织和真皮等结缔组织的基本组成部分。

胶原酶法筋膜松解术（collagenase enzymatic fasciotomy）：向病变条索结构内注射酶，次日再进行手法操作技术。

侧副韧带（collateral ligaments）：是制约外侧和内侧偏离力的主要因素。在近端指骨间关节处厚2~3mm。它们对关节的内外侧方稳定性非常重要。由固有副韧带和副侧副韧带组成，前者附着在骨上，后者附着在掌板上。

集合淋巴管（collector lymphatic）：是一种具有双瓣瓣膜的三细胞淋巴管，每6~8mm就有一个双瓣瓣膜，负责在身体内将淋巴向近端引流。

科利斯骨折（Colles's fracture）：桡骨远端完全骨折，伴有远端碎片背侧移位和桡骨缩短。通常是关节外、轻微移位、稳定的骨折。

俗称（colloquial names）：像街头行话一样，这些名字反映了地域性。它们在外人看来往往意义不大，但在本地区却有着特殊含义。

粉碎性骨折（comminuted fracture）：有多个骨碎片的骨折。

代偿性运动模式（compensatory movement patterns）：人体下意识地用来弥补肌肉正常功能不足的运动模式。

复杂性肘关节脱位（complex elbow dislocation）：关节移位或伴骨折。

复杂区域疼痛综合征 (complex regional pain syndrome，CRPS)：以交感神经活动增加和血管舒缩不稳定最明显的一系列症状。常表现为皮肤疼痛、变色、有光泽、蜡样特征、受伤的肢体与未受伤的肢体有温差、肌肉水肿和持续不缓解的僵硬。以前被称为反射性交感神经营养不良。

复杂性旋转（complex rotation）：在指腹上旋转或滚动物体180°~360°。为了使用橡皮擦的一端而转动铅笔就是一个例子。

复合运动（composite motions）：腕关节、掌指关节和指骨间关节的联合运动。

向心收缩（concentric）：肌肉起点和止点相互靠近的肌肉收缩。

条件反射（conditioned responses）：由心血管、呼吸、胃肠或免疫反应，对环境刺激的高度感知所引发。

先天性动静脉畸形（congenital arteriovenous malformations）：先天的动脉和静脉发育异常。

结构效度（construct validity）：新测量指标与相关测量指标之间的比较。

内容效度（content validity）：对特定领域的准确度量。（译者注：反应的是测验内容与测验目标之间的相符程度。）

转化性障碍（conversion disorder）：一种源于心理的身体事件（如癫痫发作或瘫痪）。

条索状结构（cord）：条索状胶原增生形成短缩导致屈曲挛缩。

冠状面（coronal plane）：将身体分成前后两部分的垂直平面。

共价键（covalent bonds）：由一对电子共享而形成的强化学键。成熟的胶原蛋白比不成熟的胶原蛋白更强，因为它有共价键。

Cozen 测试（Cozen test）：检查者用拇指稳定患者肘关节外上髁。前臂旋前，患者握拳，并在检查者的抵抗下主动伸展手腕，外上髁剧烈而突然的疼痛表明试验呈阳性。

弹响音（crepitus）：手指屈伸时发出磨擦声或破裂音。

标准效度（criterion validity）：一种与金标准作比较的新的测量方法。

横桥（cross-bridges）：在肌肉细胞的肌节中，肌球蛋白丝在肌肉收缩时将肌动蛋白丝拉向肌节中心的部分。

肘管（cubital tunnel）：肘关节肱骨内上髁和尺骨鹰嘴之间的沟。

肘管综合征（cubital tunnel syndrome）：肱骨内上髁和鹰嘴之间的尺神经受压而表现的症状。

皮肤纤维组织细胞瘤（cutaneous fibrous histiocytoma）：见皮肤纤维瘤。

发绀（cyanosis）：由于缺氧使皮肤呈现蓝紫色的现象。

柱状抓握（cylindrical grasp）：掌横弓贴合物体帮助手指持物，如手抓罐子。

细胞毒素（cytotoxic）：任何能杀死细胞的物质。

清创术（debridement）：从伤口上清除坏死组织，使健康组织暴露。

减压术（decompression）：减轻神经所受的压力的手术。

深Ⅱ度烧伤（deep partial-thickness burn）：涉及表皮和真皮深层的烧伤。

自由度（degrees of freedom）：关节运动的方向或类型。

延迟（或二期）神经修复［delayed (or secondary) nerve repair］：损伤后1周以上才对切断的神经进行的外科修复。

脱髓鞘（demyelination）：一种对周围神经轴突损伤的病理反应，导致沿损伤节段神经传导的短暂中断状态。

树突（dendrite）：从神经元胞体延伸并将信息传导到细胞体的结构。它们是神经细胞的输入单位。树突是从相邻神经元接收信息的典型树状结构。

脱屑皮肤（denuded skin）：表皮层被破坏的皮肤。

桡骨茎突腱鞘炎（de Quervainn's tenosynovitis）：一种疾病，表现为桡骨茎突疼痛，可向近端或远端放射。拇指抗阻伸展或外展也会引起疼痛，而且Finklestein试验经常呈阳性，也称为狭窄性腱鞘炎。

皮肤纤维瘤（dermatofibroma）：一种由成纤维细胞和一些散在的组织细胞组成的上皮性肿瘤。

真皮（dermis）：含有血管、神经、毛囊、汗液、皮脂腺和上皮层的较厚的皮肤层。

感觉脱敏（desensitization）：系统性地利用非刺激性刺激作用于周围组织，对神经系统进行再教育和再训练的过程。

腹式呼吸（diaphragmatic breathing）：口唇紧闭，空气通过鼻吸入，以膈肌舒偏运动为主的一种呼吸方式。

骨干（diaphysis）：由皮质骨或致密骨组成的中心骨干部分。

差异性肌腱滑动训练（differential tendon gliding exercise）：指浅屈肌腱和指深屈肌腱之间的相对自由运动。肌腱间的粘连会对这种相对滑动产

生负面影响，并严重限制完全抓握的能力。这些练习是保守治疗腕管综合征的主要方式。

指屈肌腱狭窄性腱鞘炎（digital stenosing tenosynovitis）：又称扳机指，是屈肌腱与滑车管腔的直径存在差异所导致。问题通常发生在A1滑车，A1滑车位于掌指关节的掌侧，靠近远侧掌横纹。

远端指骨间关节欠伸（DIP extensor lag）：见远端指骨间关节欠伸。

复视（diplopia）：一个物体被视为两个物体的情况。

最适方向（directional preference）：可减轻或使脊柱源性放射性疼痛向心化的运动方向。

椎间盘突出（disc herniation）：椎间盘环形壁损伤导致的当髓核移位到病变部位时的椎间盘变形。

疾病（disease）：是指解剖结构或生理、生化功能的丧失。

疾病的特异性检查方法（disease-specific measures）：指专门针对某种疾病的特殊检查方法。

盘状抓握（disk grasp）：根据物体的大小调整掌指关节过伸和手指外展的抓握方式。例如，打开罐子的盖子。

癔症（dissimulation）：患者认为自己患有危及生命或丧失功能的疾病或伤害的一种现象。

远端指骨间关节伸肌滞后［distal interphalangeal (DIP) extensor lag］：锤状指姿势，患者不能主动伸展远端指骨间关节，但该关节可以被动伸展。

远端指骨间关节屈曲挛缩［distal interphalangeal (DIP) flexion contracture］：指骨间关节下垂，不能被动地伸展到中立位的一种手指姿势。

远端桡尺关节（distal radioulnar joint，DRUJ）：桡骨远端和尺骨远端之间的关节。

远侧手横弓（distal transverse arch of the hand）：指手部两个横弓中远端的那一个，有助于手保持正常休息位(手掌凹面)和手功能的正常使用。

痛值（dolor）：表示疼痛的单位。

供区（donor site）：取皮或皮瓣的部位。

腕背腱鞘囊肿（dorsal wrist ganglion）：腕背腱鞘囊肿是位于腕部的背侧或舟月关节的背侧的囊肿。

剂量限制因素（dose limiting factor）：严重到足以阻止治疗剂量进一步增加，或阻止治疗在任何剂量水平上继续的副作用。

双卡综合征（double crush syndrome）：指神经

在一个以上的部位受到刺激。沿神经连续发生的轻微撞击会产生叠加效应，导致最初病变部位远端的神经卡压病变。

Dupuytren 症（Dupuytren' disease）：即掌腱膜挛缩，是导致掌腱膜增厚和挛缩的疾病过程。

动态矫形器（dynamic orthoses）：使用运动部件（如橡皮筋或弹簧丝）施加柔和力的矫形器。

动态姿势（dynamic posture）：在运动过程中不断变化的一系列姿势，具有稳定性和流动性。

协同收缩失调（dyscoordinate cocontraction）：拮抗肌协同收缩导致的不良运动障碍。

轮替运动障碍（dysdiadochokinesia）：快速交替运动能力的障碍。

辨距不良（dysmetria）：在伸手抓握目标时，对距离的判断不当，导致错过目标。

张力异常（dystonia）：一种引起肌肉不自主收缩的运动障碍，导致扭曲和重复的运动。

离心收缩（eccentric contraction）：肌肉收缩以稳定运动，导致起点和止点之间的距离增加的肌肉收缩方式。

离心训练（eccentric strengthening）：通过施加负荷来增加力量的运动，同时在身体上拉长被激活的肌肉。

离心（eccentrically）：肌肉收缩以稳定运动，导致肌肉起止点之间的距离增加。

水肿 / 浮肿（edema/ edematous）：肿胀。

本我（ego self）：自我。

弹性（elasticity）：肌肉在被拉伸或缩短后恢复到正常长度的特性。

肘屈曲挛缩（elbow flexion contracture）：丧失肘关节伸展的能力。

肘屈试验（elbow flexion test）：一种旨在再现尺神经压迫症状的刺激性手法。将肘部完全屈曲 5 分钟，症状再现即为试验阳性。

肘关节（elbow joint）：是一个复杂结构，包括肱尺关节、肱桡关节和近端尺桡关节。

抬臂加压实验（elevated arm stress test，EAST）：用于检查胸廓出口神经血管是否存在损害的特殊测试，也被称为 Roos 测试。

共情（empathy）：试着把自己放在对方的位置上，以正确地了解对方的内在主观世界的态度、能力，以及相应的反应。

软骨骨化（enchondral ossification）：骨痂（在骨折后骨愈合的第二阶段形成）通过钙化过程逐渐转化为骨组织的过程。

内生软骨瘤（enchondroma）：手部最常见的原发性骨肿瘤，良性软骨病变，占骨肿瘤的 90%。

神经内膜管（endoneurial tube）：由紧密排列的胶原组织组成的可膨胀的弹性结构。这个管为神经纤维提供了一个最佳的环境，将单个神经纤维彼此隔开。

神经内膜（endoneurium）：环绕周围神经纤维的基底膜。它紧密地排列在一起，使轴突彼此间隔离。

内窥镜下腕管松解术（endoscopic release）：借助内窥镜对周围神经减压的技术。

骨内膜（endosteum）：皮质骨髓腔的内衬，它由破骨细胞（骨破坏细胞）和成骨细胞（骨形成细胞）组成。

酶清创术（enzymatic debridement）：用局部酶分解伤口坏死组织的方法。

表皮包涵囊肿（epidermal inclusion cyst）：受伤后发生的囊肿，其中一段角化上皮被迫进入皮下组织，产生角质并形成肿瘤。多发于 30~40 岁的男性，最常见的部位是左手拇指和中指的远节指骨。

上皮（epidermis）：位于皮肤最外层的无血管的薄组织，仅占皮肤厚度的 5%。

神经外膜（epineurium）：包围神经干的外周保护性结缔组织，是起包围和缓冲神经束作用的最外层覆盖物。

骨骺（epiphysis）：长骨的末端，这部分骨骼主要由松质或海绵骨组织组成。

上皮化（epithelialization）：上皮细胞穿过肉芽组织完全覆盖愈合伤口的行为。

甲床脓炎（eponychia）；一种累及整个甲床及侧襞的感染。脓液通常发生在月牙附近。

镇静（equanimity）：在压力下保持冷静和平和的品质，有耐心或坚定的思想。

红斑（erythema）：皮肤发红。

焦痂（eschar）：伤口上厚厚的一层坏死的胶原蛋白，通常为黑色或深褐色。

Essex-Lopresti 病变（Essex-Lopresti lesion）：桡骨头骨折伴骨间膜破裂。

兴奋性（excitability）：肌肉对刺激作出反应并

在其细胞膜上维持化学电位的特性。

可供转移的肌肉（expendable donor muscles）： 执行肢体的某种功能的肌肉。由于还有其他肌肉也能执行同样的功能，将这部分肌肉转移并不会导致其运动功能的缺失。

延展性（extensibility）： 肌肉在需要时被反复地、相当程度地拉伸而不受损伤的特性。

伸指支架矫形器（extension outrigger orthoses）： 一种矫形器，用于支持手指的伸展，并允许一定程度的屈曲以使肌腱滑动。带弹性附件的吊带支持手指的伸展。

伸肌状态（extensor habitus）： 手指伸直的习惯性姿势。示指尤其常见，这种姿势会导致关节僵硬和功能障碍。

伸肌支持带囊肿（extensor retinacular ganglion）： 较为罕见，通常涉及第一伸肌间室（拇长展肌和拇短伸肌），可与桡骨茎突狭窄性腱鞘炎相关。

伸肌腱粘连（extensor tendon adhesion）： 周围瘢痕组织对伸肌腱的限制性附着，防止或限制伸肌腱的滑动。

外固定支架（external fixator）： 一种用于保持骨折对齐的装置。它由钢针、导线或螺钉组成，并将适当对齐和稳定的受伤骨连接到其外部的低轮廓支架上。

关节外骨折（extra-articular fracture）： 没有通过关节间隙、影响关节软骨的末端骨折。

细胞外基质（extracellular matrix）： 由活细胞排出的、包围和支持活细胞的纤维和液体物质组成的网络。它对细胞的生长和维持至关重要。

外在伸肌紧张（extrinsic extensor tightness）： 当掌指关节被动屈曲时，近端指骨 / 远端指骨间关节屈曲受限的表现。

外在肌（extrinsic muscles）： 起点位于前臂的手部肌肉。

外在肌腱紧张（extrinsic tendon tightness）： 指的是一种阻止手指正常活动的状况，尤其是在腕关节活动时。外在肌腱是指起源于腕关节近端并贯穿手内部的肌腱。因为外在肌腱跨过腕关节，当腕关节活动时，外在肌腱会紧绷。

渗出物（exudate）： 由于免疫细胞的吞噬活性增加，蛋白质水平升高，从伤口流出奶油色或黄色的分泌物。

渗出水肿（exudate edema）： 渗出血浆蛋白分子的水肿。

关节突关节（facet joints）： 将推带有纤维囊的成对的滑膜关节。

促通（facilitation）： 通过外部输入刺激来维持对肌群的控制，如振动、肌腹叩击等。

促进技术（facilitation techniques）： 在肌腱转位后，利用特定的策略使供体肌腱发挥新的功能。

假性障碍（factitious disorders）： 一种心理障碍，患者故意制造或伪装疾病症状，以获得关注、同情或治疗。患有假性障碍的患者明是个人造成了疾病，却不知道其行为的根本原因。

手伸展位跌倒 (fall on outstretched hand，FOOSH)： 腕关节或前臂远端骨折，通常是由于摔倒时手和腕关节伸展位而受到冲击造成的。

纤维束（fasciculus）： 中枢神经系统内的一束轴突通路。

筋膜切除术（fasciectomy）： 通过一个或多个切口切除病变的筋膜。

筋膜切开术（fasciotomy）： 切开未病变的筋膜。

发热（febricity）： 发热的状态。

化脓性指头炎（felon）： 指尖的深层感染，涉及骨髓的小腔室。

成纤维细胞阶段（fibroblastic stage）： 见成纤维细胞期。

成纤维细胞（fibroblasts）： 通过产生 1 型胶原纤维对机械刺激作出反应的细胞，这种纤维存在于肌腱、韧带和关节囊中。它们也产生糖胺聚糖。

纤维肌痛（fibromyalgia）： 一种影响整个肌肉骨骼系统的疼痛综合征。症状包括慢性的、广泛的肌肉骨骼疼痛、睡眠障碍、晨僵、疲劳、焦虑和抑郁症状。临床通常很难诊断。

纤维化（fibrosis）： 纤维组织增加或退化的情况。

纤维黄色瘤（fibrous xanthoma）： 巨细胞瘤的别称。

丝虫病（filariasis）： 主要在南半球发现，由受感染的蚊子向血液中注入幼虫引起。幼虫可以长成 20cm 长的丝状蠕虫，死后会破坏淋巴结和血管，导致严重的淋巴水肿。

手指向手掌转移（finger-to-palm translation）：

用拇指和其余手指尖抓取物体，然后将物体移动到手掌。

第一滑车 [**first annular (A1) pulley**]：见 A1 滑车。

皮瓣（**flap**）：包括肌肉和（或）筋膜层的部分皮肤。

屈肌协同模式（**flexor synergistic pattern**）：肢体肌肉的随意收缩产生一种典型的肢体运动模式。屈肌协同作用通常见于上肢的肩、肘、腕和手指屈曲。

屈肌腱粘连（**flexor tendon adhesion**）：周围瘢痕组织对屈肌腱的限制性附着，防止或限制屈肌腱的滑动。

力偶（**force couple**）：两组大小相等、方向相反的合力使结构改变。

强制性使用（**forced use**）：固定未受影响的手臂，同时迫使受影响的手臂参与活动。

恶臭脓性渗出物（**foul purulent exudate**）：浓稠的、臭味的伤口引流物，颜色范围从黄色到绿色不等，是感染的征兆。

骨折（**fractures**）：骨骼的机械完整性受损，通常导致功能障碍和疼痛。

骨折固定（**fracture consolidation**）：用固定的方法治愈骨折。

游离肌肉转移（**free muscle transfer**）：整个肌腱单位转移，神经和血液供应保持完整。

夹纸试验（**Froment sign**）：一种用于检查尺神经是否受损的试验。

全层烧伤（**full-thickness burn**）：涉及表皮和整个真皮的烧伤。

全层烧伤伴皮下损伤（**full-thickness burn with subdermal injury**）：烧伤涉及表皮、整个真皮和脂肪、肌肉，可能还有深层的骨骼等组织损伤。

全层皮肤移植 (full-thickness skin graft，FTSG)：表皮和整个真皮移植。

功能性躯体综合征 (functional somatic syndrome，FSS)：一种不能用器质性疾病、结构损伤或生理变化来解释的生理疾病。

近端指骨关节的功能稳定性 (functional stability of the PIP joint)：可采用主动或被动测试。如果患者表现出正常的活动范围（AROM）（即近端指骨间关节无半脱位），则该关节具有足够的功能稳定性；如果 AROM 伴有半脱位，则表明可能发生了严重的韧带断裂。

梭形肿胀（**fusiform swelling**）：肢体两端变细的水肿。

滑雪者拇指（**gamekeeper's thumb**）：拇指掌指关节尺侧副韧带慢性损伤造成不稳定。

滑膜囊肿（**ganglion**）：由关节或腱鞘的滑膜内膜形成的黏液填充的软组织囊肿。

腱鞘囊肿（**ganglion cyst**）：起源于关节或腱鞘的滑膜内膜的囊肿。

闸门学说（**Gate theory**）：由 Melzack 和 Wall 在 20 世纪 60 年代中期提出。他们假设，刺激大的、有髓的非伤害性的 a-β 感觉纤维可以有效地将主要的疼痛通路（脊髓丘脑束）扩散到大脑的高级中枢，有效地将疼痛信号控制到大脑皮质，从而减少疼痛的感知。后来的调查表明，原始理论的一些细节是不正确的。目前的研究表明，疼痛信号似乎是"封闭的"大脑激活的 a-β-淀粉样蛋白纤维导致在脊髓背角的中间神经元释放的神经递质结合激动的痛觉感受器。这种神经递质（称为脑啡肽）有效地抑制了神经递质 P 物质的释放，从而减轻疼痛感觉。

一般测量（**generic measures**）：用于检测健康状况的工具。

巨细胞瘤（**giant-cell tumors**）：最常见的手部的实体肿瘤。肿瘤呈灰褐色伴黄色斑块。

屈戌关节（**ginglymus joint**）：铰链关节，手指的远端指骨间关节就是一个屈戌关节。

血管球瘤（**glomus tumor**）：由血管球细胞构成的具有器官样结构的良性错构瘤。往往发生在趾/指远节。会引起冷敏感、刺痛和压痛。随着时间的推移，血管瘤会侵蚀骨质。

黏多糖（**glycosaminoglycan**）：由成纤维细胞产生的一种蛋白质多糖，占据胶原纤维间的空隙，为胶原纤维提供润滑和营养。

高尔基肌腱器（**Golgi tendon organs**）：位于肌腹和肌腱交界处的梭形结构。该器官通过肌腱拉伸感觉肌肉张力，抑制原动肌的肌肉收缩，促进拮抗肌的收缩。

痛风（**gout**）：一种由组织中尿酸盐结晶沉积或细胞外液中尿酸过高引起的疾病。

肉芽组织（**granulation tissue**）：在开放性伤口中形成的组织，由新生毛细血管及增生的成纤维细胞构成。

抓握（grasp）：用手抓住一个物体。

骨擦音（grating）：与捻发音类似，通常发生在骨折处。

研磨试验（grind test）：通常在拇指腕掌关节处进行评估，以确定软骨是否受损。挤压腕掌关节，按压掌骨头部，并轻轻旋转掌骨。阳性结果是出现疼痛和捻发音。

基质（ground substance）：见细胞外基质。

尺管（Guyon canal）：在腕骨中豆骨和钩骨之间的浅层通道，尺神经和动脉通过其进入手部。

硬性终末感（hard end feel）：当两个坚硬的表面接触时，运动突然停止，被动关节活动范围末端有一种不能继续弯曲的感觉，表明这是一个较僵硬的关节且改善的潜力不大。

Heberden 节结（Heberden nodes）：原因不明所致的远端指骨间关节的背侧结节，常见于骨关节炎。

血管瘤（hemangioma）：源于血管的良性肿瘤。

半关节成形术（hemiarthroplasty）：一个关节面的人工置换。

轻偏瘫［hemiparesis (hemiparetic)］：影响身体一侧的轻微瘫痪或无力。

偏瘫［hemiplegia (hemiplegic)］：只影响身体一侧的瘫痪。

异种植皮（heterograft）：取自另一物种的临时皮肤移植，如猪。也被称为异种移植（xenograft）。

异位骨化（heterotopic ossification）：在软组织中出现成骨细胞，并形成骨组织。

高位桡神经麻痹（high radial nerve palsy）：由肱骨中段损伤引起。桡神经在这一水平特别脆弱，它穿过肱骨桡神经沟，从内侧向外侧移行。

希尔 - 萨克斯损伤（Hill-Sachs lesion）：肩关节在外伤性前脱位时造成肱骨头后外侧部分的凹陷性骨折。

铰链式外固定支架（hinged external fixator）：用于稳定并控制关节运动的铰链装置。

内稳态（homeostasis）：细胞需要相对稳定的条件才能有效地发挥功能，并有助于整个身体的生存。内稳态是指身体内部环境保持在一定生理范围内的状态。疾病则是内软态失衡。

同种移植物（homograft）：从另一个人身上（通常取自遗体捐赠者）临时的皮肤移植，也被称为同种异体移植（allograft）。

钩状抓握（hook grasp）：有助于保持抓握以提拉物体。

充血（hyperemic）：身体局部的血流量增加。

肉芽组织过度增生（hypergranulation tissue）：伤口中肉芽组织异常的过度生长。

活动性过度（hypermobility）：围绕生理轴发生的关节运动，但超出正常范围。

痛觉过敏（hyperpathia）：比正常预期更强烈和（或）持续时间比正常预期更长的疼痛。

超敏反应（hypersensitivity）：当一个人对非有害刺激产生的疼痛反应。

高张性（hypertonicity）：肌肉紧张，常包括强直、挛缩和屈肌痉挛三种主要类型。

增生性瘢痕（hypertrophic scars）：隆起且增厚的瘢痕。

肥大（hypertrophy）：组织结构的过度增生。

疑病症（hypochondriasis）：对轻微的健康问题过分担心或担心未来健康不佳的可能性。

甲床（hyponychium）：含有白细胞和淋巴细胞，能够抵御真菌和细菌对指甲的侵袭。

特发性环境不耐受（idiopathic environmental intolerance，IEI）：对低水平、可识别的环境暴露有多种化学敏感性，并出现医学上无法解释的症状。

疾病（illness）：康复对象对自己健康状况不佳的个人体验。

渗吸（imbibition）：是无血管组织获得营养的主要途径。

即时主动运动方案（immediate active motion protocols）：在肌腱修复后，结合肌腱修复方案进行的主动运动，一般在修复后 5 天内开始。

即时被动运动方案（immediate passive motion protocol）：在肌腱修复后，结合肌腱修复方案进行的被动运动，一般在修复后 5 天内开始。

撞击（impingement）：骨性结构之间的软组织受到压迫。

硬化（induration）：组织的增厚和硬化。

拇内扣（indwelling thumb）：拇指内收并向手掌屈曲。

感染（infection）：致病微生物对人体的入侵。

炎症（inflammation）：组织对刺激、损伤或感染的局部所做出的保护反应，它的特点是红、肿、热、痛，有时会导致功能丧失。

骨愈合的炎症期（inflammatory phase of bone healing）：骨折后骨愈合的初始阶段。这一阶段的特征包括促进血肿形成的细胞和血管反应，这为早期骨折提供了一些稳定。

炎症阶段（inflammatory stage）：伤口愈合的初始阶段，由即时的血管和细胞反应组成，试图清除伤口上的碎屑或坏死组织。炎症阶段的完成促进了伤口愈合的修复阶段，也称为炎症期。

手内操作（in-hand manipulation）：调整握在手中的物体的位置。

稳定手内操作（in-hand manipulation with stabilization）：在手内稳定其他物体的情况下执行任何手内操作技能。

抑制技术（inhibition techniques）：通过外部输入，如负重、加热等，使过度活跃的肌群安静、放松、抑制。

毛细淋巴管（initial lymphatic）：所有淋巴管中最小的一种，在组织的真皮层最浅。它由厚的、内衬重叠的、类似树叶状的内皮细胞构成。

神经支配密度（innervation density）：一个区域内神经末梢的数量。

不稳定（instability）：关节出现非生理轴的运动。

同步（interactional synchrony）：在给定的交互过程中，双方保持同频。互动中的行为可能是不随机的，在时间和模式上可能是一个接一个的模式化的。例如，当一侧向前倾时，另一侧也会向前倾。

骨间韧带（interosseous ligament）：在桡骨和尺骨之间倾斜的纤维组织薄片。

骨间肌紧张（interosseous muscle tightness）：当掌指关节被动伸展时，近端指骨间关节/远端指骨间关节屈曲受限。

内置位关节成形术（interposition arthroplasty）：在清创的关节表面间插入软组织的手术。

间质（interstitium）：在毛细血管水平上，细胞之间的空间。

椎间孔（intervertebral foramen，IVF）：包含脊神经的骨管。

关节内骨折（intraarticular fractures）：关节间隙内的骨折，使关节软骨中断的骨折。

神经内（intraneural）：包含在神经内的。

骨内腱鞘囊肿（intraosseous ganglion）：在腕骨内发现的囊肿。

内在肌阴性位（intrinsic minus position）：掌指关节伸展伴指骨间关节屈曲。

内在肌（intrinsic muscles）：起源于腕关节远端和手部的肌肉。

内在肌阳性位（intrinsic-plus position）：掌指关节屈曲与指骨间关节伸展，又称安全姿势。

内在肌紧张（intrinsic tightness）：骨间肌和蚓状肌的肌腱紧绷限制了关节的动作，即掌指关节的伸展和指骨间关节的屈曲。

离子通道（ion channels）：沿着神经细胞膜的入口或开口，允许离子流入神经细胞（轴突）。这导致细胞膜两侧的电荷发生变化。

缺血（ischemia）：某一区域的血流减少的情况，长期缺血可导致缺氧和组织坏死。

等速练习（isokinetic exercises）：当肢体运动的速度通过速率控制装置保持一致时的运动训练。

等长练习（isometric exercises）：一种在收缩过程中关节角度和肌肉长度不发生变化的力量训练。

等长最大运动（isometric maximum，IM）：通过等距收缩 1 s（1 IM）所能维持的力量。

等张收缩（isotonic contractions）：肌肉缩短、张力不变的运动。

球衣指（jersey finger）：指指深屈肌从手指远节指骨的附着点断裂，通常是由于强力伸展弯曲手指尖所致。

关节挛缩（joint contractures）：关节运动的被动限制。

关节紧张（joint tightness）：在重新定位近端或远端关节后，关节被动活动范围仍无变化，则可确认为关节紧张。

腱联合（juncturae tendinum）：将坏指伸肌腱连接到相邻手指的伸肌腱，以及中指肌腱和示指肌腱。

Kanavel 征（Kanavel's cardinal signs）：四种迹象表明手指屈肌腱鞘炎：受累手指轻度屈曲；受累手指掌侧均匀肿胀；沿腱鞘有压痛；受累手指被动伸展时疼痛。

Keinböck 疾病（Keinböck's disease）：月骨缺血性坏死。月骨缺血性坏死的表现包括骨质硬化和骨质减少。月骨缺血性坏死可能是自发的或过度使用的结果，也可能是继发于局部创伤或全身性疾病。

角质细胞（keratinocytes）：产生角蛋白的细胞。

角化棘皮瘤（keratoacanthoma）：是皮肤纤维瘤的另一种名称。

运动链（kinematic chains）：几个相邻的关节相互连接，可以打开或关闭。

运动觉（kinesthesia）：由本体感受器提供给中枢神经系统的身体部位在空间中的位置的意识，肌肉、关节和肌腱的感觉感受器监测肌肉–腱复合体的长度/张力。也被称为动觉意识。

了解患者（knowing the client）：以一种有目的且有意义的方式与患者建立联系，这甚至可以在有限的时间内发生。了解患者的需求及患者的整体生活是如何受到患者的健康状况和治疗的影响。

指节垫（knuckle pads）：位于近端指骨间关节或掌指关节背侧的坚固结节。

滞后（lags）：关节的被动活动范围超过主动运动范围。

标志（landmarks）：用于描绘身体部位的视觉线索、突出物或身体明显部分。

侧腱束（lateral bands）：起自掌指关节轴掌侧，参与连接到近端指骨间关节轴的背侧，联合起来形成伸肌腱终端。

侧副韧带复合体（lateral collateral ligament complexes）：支持肘关节外部的一组坚韧的纤维组织。

侧捏（lateral pinch）：用于操纵或握住小物体，如转动钥匙。

尺骨外侧副韧带（lateral ulnar collateral ligament，LUCL）：肘关节外侧副韧带复合体的组成部分。

L 代码（L-Codes）：骨科计费的基础，在 20 世纪 70 年代后期由矫形师开发，目的是使矫形器和义肢的收费标准化。

习得性失用（learned disuse/nonuse）：由于活动尝试失败而导致功能丧失。

Ledderhose 病（Ledderhose disease）：足底结节。

长度 - 张力（length-tension）：纤维的长度和纤维在该长度上产生的力之间的关系。

整复术（ligamentotaxis）：对粉碎性骨折施加连续的纵向力，以使骨折碎片排列更加一致。通过施加这种牵张力，骨折周围的软组织通过造复位骨碎片来促进愈合。

Likert 量表（Likert scale）：一种基于同意/不同意程度的总结性量表。

脂肪瘤（lipomas）：一种常见的由成熟脂肪细胞构成的肿瘤，其特点是触诊时柔软黏稠。脂肪瘤可以发生在任何脂肪组织存在的部位。

李斯特结节（Lister's tubercle）：位于桡骨背侧远端的骨突出物，拇长伸肌腱环绕这个结节的尺侧。

局限性结节性腱鞘炎（ocalized nodular tenosynovitis）：见巨细胞瘤。

锁定（locking）：在主动活动范围内，手指锁定在屈曲位，但常可以被动地伸直。

掌纵弓（longitudinal arch）：手的纵向骨弓，由中指腕掌关节处固定或刚性部分组成。

月牙（lunula）：一些指甲基部可见的白色圆拱状。

淋巴（lymph）：在四肢分布，是一种清澈的黄色液体，充满水分子和大分子物质，如血浆蛋白质、脂肪细胞、激素、矿物质、离子、细菌和组织废物。

淋巴结（lymph nodes）：圆形、椭圆形或肾状结构，大小从针头到橄榄不等。它们是淋巴系统的一部分，负责免疫功能和淋巴过滤。

淋巴管瘤（lymphangioma）：淋巴管的肿瘤。

淋巴管（lymphangion）：又称收集器淋巴管，输送淋巴的管道。当管腔内充满淋巴液时，管型平滑肌细胞收缩，淋巴被推向近端进入下一段淋巴管。

淋巴管炎（lymphangitis）：一种进展迅速的严重的手部感染。手和前臂的淋巴管出现红色条纹，如果不及时治疗，可能会在肘部或腋窝形成脓肿。

淋巴管束（lymphatic bundles）：小淋巴管的分组（即起始淋巴管和收集淋巴管），一般不包括淋巴结。

毛细淋巴管（lymphatic capillary）：即最小的淋巴管。

淋巴条纹（lymphatic streaking）：皮肤下可见的红色条纹，从感染部位向腋窝或腹股沟延伸。

淋巴水肿（lymphedema）：一种由淋巴管（即淋巴结）丧失、破坏、损伤或清除，导致某种程度的永久性肿胀或潜在的肿胀。在美国，该术语通常与淋巴结切除术和（或）淋巴结放疗引起的淋巴水肿、原发性或丝虫病淋巴水肿有关。

淋巴渗漏（lymphorrhea）：手或臂部极度充血、水肿时，会出现这种现象。淋巴是一种淡黄色的透明液体，从间质扩散到皮肤外部。

淋巴静脉吻合术（lymphovenous anastomoses）：小淋巴管和静脉血管的"连接"。

浸渍皮肤（macerated skin）：软化、非常脆弱的皮肤，由于长期浸泡在液体中所致。通常是呈白色。

巨噬细胞（macrophages）：出现在伤口愈合的炎症期和早期纤维增生阶段的特定类型的细胞，它帮助清理坏死的组织和碎片。

不适（malaise）：一种感觉不舒服的状态。

诈病（malingering）：为了个人利益而故意提供虚假或误导性的健康信息。

槌状指（mallet finger）：远端指骨间关节下垂的手指姿势。可能涉及撕脱性骨折。

畸形愈合（malunion）：一种愈合后伴有异常生物力学结构的骨折。骨折后桡骨远端畸形愈合提示骨折愈合时桡骨远端背侧角度大于 10°，而不是正常的掌侧角度。

Mannkopf 试验（Mannkopf test）：触诊疼痛的部位时，心率未上升至少 5%，提示症状放大。

手法消肿技术（manual edema mobilization，MEM）：肢体创伤、手术或脑卒中后亚急性或慢性水肿，淋巴系统超负荷但完好无损的一种淋巴水肿消除方法。

手法淋巴引流（manual lymphatic drainage，MLD）：通过按摩、低张力绷带等方式激活淋巴吸收，从而手动消除淋巴充血。

手法淋巴治疗（manual lymphatic treatment，MLT）：用于描述淋巴水肿按摩原理的通用术语，在所有的淋巴引流术中都很常见。

映射（mapping）：是指用于确定姿势缺陷的技术。

肥大细胞（mast cells）：分泌抗感染的炎性物质的细胞。

成熟（重塑）期［maturation (remodeling) phase］：组织愈合的第三个阶段。这个阶段可以持续几个月或几年，随着组织结构的改变和胶原纤维组织的改善，拉伸强度也在增加。也被称为成熟期。

机械清创（mechanical debridement）：常用冲洗、水疗或干 - 湿敷料清除伤口上的坏死组织。

机械感受器（mechanoreceptors）：传递位置和运动信息的特殊神经末梢。

内侧副韧带复合体（medial collateral ligament complexes）：一组支持肘关节内侧坚韧纤维组织。

黑色素瘤（melanoma）：一种恶性上皮肿瘤，由于迅速扩散到淋巴结，可能危及生命。

神经膜（mesoneurium）：围绕周围神经干的松散网状组织。

代谢物（metabolites）：代谢产生的物质。

耐甲氧西林金黄色葡萄球菌（methicillin-resistant Staphylococcus aureus，MRSA）：一种对通常使用的抗生素具有高度耐药性的病原体。

腕骨不稳定（midcarpal instability，MCI）：归类为非分离型腕关节不稳定，指近排腕骨和远排腕骨之间的不稳定。

腕中移位试验（midcarpal shift test）：将患者的腕关节置于中立位，前臂旋前，在头状骨远端水平上施加力量，腕关节同时受到轴向负荷和尺向偏移，如果出现疼痛，则认为该检测呈阳性。

米尔斯网球肘试验（Mills tennis elbow test）：该技术源于一种按摩手法，但也可以用作临床试验。受试者的肩部处于中立状态。检查者触诊肱骨外上髁处或附近最柔软的区域，受试者的前臂旋前，并在将肘关节从屈曲移动到伸直的同时完全屈曲受试者腕关节。外上髁疼痛为阳性表现。

正念（mindfulness）：以一种特殊的、有意识的方式关注某个事情的行为。

最小可侦测变化值（minimal detectable change）：非偶然的有效分数变化。

微小临床差（minimal clinically important difference，MCID）：患者功能上有意义的差异。

镜箱盒治疗（mirror box therapy）：这种方法最初是为了帮助人们治疗幻肢痛而开发的。原理是利用一个人的非受累的手或腿的反射来骗过大脑，让它认为是受累手或足在活动，在脑卒中治疗中，用于刺激脑卒中患者虚弱或瘫痪的肢体功能。

混合纤维神经病（mixed fiber neuropathies）：包括小纤维和大纤维的神经病。

改良艾伦试验（Modified Allen's Test）：通过腕部尺侧和桡侧动脉评估手部血液供应的状态。

改良威克斯试验（Modified Weeks Test）：一

种用于确定是否需要矫正以及需要哪种矫正干预的筛选方法。记录热疗和手法治疗后关节被动测量值的变化，根据这些变化决定需要或不需要某种矫正方法。

调制（modulation）：神经元细胞膜电势的长期变化。例如，学习和记忆需要突触连接强度的持久变化。

单一神经病变（mononeuropathy）：指单一神经的损伤。

孟氏骨折（Monteggia fracture）：尺骨骨折并伴有桡骨头脱位。

黏液囊肿（mucous cysts）：只出现在远端指间关节骨赘上的囊肿，并通过黏蛋白蒂与关节相连。

多关节（multiarticulate）：跨越多个关节。

多重化学敏感性（MCS）综合征〔multiple chemical sensitivity (MCS) syndrome〕：由于低水平可识别环境暴露而出现医学上无法解释的症状，也称为特发性环境不耐受。

多发性神经病变（multiple mononeuropathy）：多发性神经灶性不对称损伤。

孟乔森综合征（Munchausen's syndrome）：一种异常行为，患者可能会割伤、擦伤、咬伤或针刺手部，然后向照护他们的医疗专业人员提供不真实的病史。

肌纤维长度平衡（muscle fibers length equilibrium）：肌肉不受外力影响时所保持的长度。

肌肉肌腱紧绷（musculotendinous tightness）：当关节的被动活动范围随着相邻关节的重新定位而发生变化时，该肌肉肌腱紧绷可确认为肌肉肌腱紧张。

有髓神经纤维（myelinated nerve fiber）：被髓鞘包围的神经纤维（轴突）。髓磷脂为神经元传导电信号提供物理支持和绝缘。

肌成纤维细胞（myofibroblasts）：在损伤后的组织重建中起关键作用的细胞。它们是高度特化的成纤维细胞，有助于伤口收缩。

肌肉可塑性（myoplasticity）：肌肉组织在结构和功能上适应活动水平的变化而延长肌肉的长度的原则。

掌骨颈（neck）：在掌骨头和骨干之间的区域。

囊内负压（negative intracapsular pressure）：关节囊内气压低于关节囊外气压。

尺骨负变异（negative ulnar variance）：尺骨比桡骨短的一种情况。这可能导致桡骨在前臂旋转时撞击腕关节近端，经常导致腕背侧和桡侧疼痛的可能性。

神经（nerve）：周围神经系统中的一束传导轴突。

神经减压（nerve decompression）：为使神经免于受压迫或撞击而进行的外科干预。

神经移植术（nerve grafting）：一种外科神经修复术。神经移植物作为一个临时的隧道或管道，再生轴突可以通过它生长。

神经滑动（nerve sliding）：促进神经在其组织床内滑动，同时降低该范围近端或远端的张力。

神经移动性（neural mobility）：神经结构通过滑动和延伸的组合来适应鞘膜长度变化的能力。

神经可塑性（neural plasticity）：神经元的结构、功能和组织对新状态的反应。大脑通过形成新的神经连接进行自我重组的能力，使神经元能够对损伤和疾病作出反应，以应对新的情况或环境的变化。

神经敏化（neural sensitization）：神经内部小直径疼痛纤维的激活。

神经鞘瘤（neurilemomas）：一种罕见的、生长缓慢的良性神经肿瘤，起源于雪旺细胞。

神经炎（neuritis）：神经的炎症。

神经纤维瘤（neurofibromas）：一种罕见的良性神经肿瘤，起源于雪旺细胞，但也累及神经组织。

神经源性（neurogenic）：起源于神经或神经组织，因神经引起或受神经或神经系统影响。

神经再教育（neurological reeducation）：对坐姿和站立活动的运动、平衡、协调、动觉、姿势和（或）本体感觉进行再教育的治疗过程，重新训练身体的某个部分去完成它以前能够完成的任务。

神经松解术（neurolysis）：通过手术分离和暴露受损神经，使其脱离软组织限制和（或）瘢痕粘连。

神经元（neuron）：神经系统的基本单位。

神经性疼痛（neuropathic pain）：由周围神经功能障碍引起的疼痛。这是一种典型的感觉疼痛，患者难以用语言描述，可能是灼烧感或电击样疼痛。提供感觉保护和减少周围神经刺激可以减少这种疼痛。

神经病变（neuropathy）：神经病理学改变。

神经可塑性（neuroplasticity）：神经元改变其功能、化学成分或结构的能力，大脑根据各种刺激来适应和改变神经元在损伤后神经系统的适应能力或再生能力。

神经失用症（neuropraxia）：神经干内的局部传导阻滞，通常是由于神经受到压迫造成的。

神经移植术（neurotization）：将供体运动神经植入无神经血管的肌肉。

神经断伤（neurotmesis）：一种完全性的神经断裂或神经损伤，具有非常严重的内部组织紊乱，不经手术干预无法恢复。

伤害感受性（nociceptive）：机械感受器内的游离神经末梢会对疼痛刺激做出反应。

伤害性疼痛（nociceptive pain）：由结构障碍（如骨折或手腕关节炎）引起的疼痛。

痛觉感受器（nociceptors）：专门传递疼痛信号的神经末梢部分。

郎飞结（nodes of Ranvier）：髓鞘中断后留下的小片无髓鞘的轴突。这些无髓的斑块包含高密度的电压门控钠通道，有助于动作电位的产生。

非封闭性敷料（non-occlusive dressing）：一种允许水、水蒸气和细菌通过的敷料。

非抓握运动（nonprehensile movements）：用手指或整只手举起或推一个物体。

不愈合（non-union）：骨愈合或融合的失败。

正常静息平衡状态（normal resting balance）：主动肌和拮抗肌同样处于静息状态。

正常参考值（normative data）：对具有相似诊断和功能的大量患者的平均得分。

髓核（nucleus pulposus）：椎间盘中心半液体样物质。

斜支持韧带（oblique retinacular ligament，ORL）：起源于屈肌腱鞘，向掌侧延伸至近端指骨间关节轴，并在背侧止于伸肌腱终端。

斜支持韧带紧张［oblique retinacular ligament (ORL) tightness］：当近端指骨间关节伸展时，远端指骨间关节的被动屈曲受到限制。

封闭性敷料（occlusive dressing）：一种不允许任何水、水蒸气和细菌通过材料的敷料。

隐形腕背腱鞘囊肿（occult ganglions）：不能通过表面解剖可视化观察到，并且刺激性姿势可以产生囊肿。

奥多诺休手法（O'Donoghue's maneuver）：是指在进行关节活动范围测试时发现主动活动范围大于被动活动范围的情况，这可能提示症状被放大的可能性。

尺骨鹰嘴（olecranon）：尺骨近端滑车切迹的后部。

鹰嘴窝（olecranon fossa）：在滑车近端的肱骨后部凹陷处。

间质压力（oncotic pressure）：由血浆蛋白引起的间质压力。

开链（open chain）：肌肉起点固定，而终末关节自由活动的运动。

开链练习（open chain exercises）：克服阻力使肢体远端在空间中自由运动的活动。

开放下囊移位（open inferior capsular shift）：盂肱下韧带的手术分离和前置。

开放位（open packed position）：关节囊和韧带最松弛、关节表面分离最大的关节位。

切开复位内固定术（open reduction internal fixation，ORIF）：外科骨折复位技术，用内固定设备（如钢板、螺钉、克氏针）直接固定到骨折部位。

对掌成形术（opponensplasty）：恢复拇指对掌的肌腱移植手术。

骨炎（osteitis）：骨的炎症。

骨关节炎（osteoarthritis，OA）：由退行性关节疾病和化学因素引起的关节软骨的逐渐丧失和基础骨的改变。

成骨细胞（osteoblasts）：骨骼的功能组成单元。这些细胞合成有机化合物、矿化成骨，存在于骨组织的表面。

破骨细胞（osteoclasts）：负责骨溶解和吸收的细胞。

骨细胞（osteocytes）：成熟的成骨细胞。

类骨基质（osteoid matrix）：新生骨的非钙化基质，骨的前身。

骨髓炎（osteomyelitis）：骨髓的感染。

骨赘（osteophyte）：发生在关节内或其他软骨部位的骨的异常生长。也称为骨刺。

骨质增生（osteophytosis）：由于关节侵蚀而形成的新骨。

截骨术（osteotomy）：截骨的外科手术。

外支架（outrigger）：用于指导渐进静态或动态

矫形器力量的结构。可以是高支架也可以是低支架。

溢出（**overflow**）：非自主或无意识的运动，没有明确的原因，与有意识的运动有关，并且通常与明确的神经系统疾病无关。也称为运动溢出、神经溢出或联带运动。

指尖对捏（**pad-to-pad pinch**）：见两点捏。

苍白（**pallor**）：比正常肤色更白的皮肤。

手掌抓握（**palmar grasp**）：分为标准握法、圆柱握法、圆盘握法和球形握法。

掌 - 指转移（**palm-to-finger translation**）：将一个物体从手掌移动到拇指和指尖。

血管翳（**pannus**）：类风湿关节炎引起的滑膜增生。

大多角骨关节炎（**pantrapezial arthritis**）：影响大多角骨附近关节（如舟骨和小多角骨）的疾病。

感觉异常（**paresthesias**）：麻木、刺痛等异常感觉。

甲沟炎（**paronychia**）：甲襞或甲板的细菌感染。甲沟炎是最常见的手部感染。其分为急性和慢性两种。

通路（**pathway**）：神经系统中传递信息的神经元链。

经皮针筋膜切开术（**percutaneous needle aponeurotomy/fasciotomy**）：用针切断多节段收缩的条索状结构。

神经周围（**perineural**）：在神经和神经床之间。

神经束膜（**perineurium**）：包围每一个神经束的中间结缔组织。

甲周膜（**perionychium**）：由甲床、甲板、甲上皮、甲下皮和甲周表皮组成手指的整个甲结构。

骨膜（**periosteum**）：覆盖在骨骼的外层。它在损伤后的骨愈合中起着不可或缺的作用。

伤口周围皮肤（**periwound skin**）：伤口边缘的皮肤。

阴茎纤维性海绵体炎（**Peyronie disease**）：即阴茎纤维瘤病。

吞噬细胞（**phagocyte cell**）：一种可以阻止并消灭细菌和其他对身体有害的外来生物的细胞。这些细胞对于伤口愈合的炎症阶段的"清除"至关重要。

吞噬作用（**phagocytosis**）：清除坏死组织和异物。

相位肌（**phasic muscle**）：无氧肌，与姿势肌相比，其收缩速度更快、力量更大、疲劳更快。它们更适合短时间、高强度的活动。

黑色素绒毛结节性腱鞘炎（**pigmented villonodular tenosynovitis**）：巨细胞瘤的另一种名称。

Pillar 痛（**pillar pain**）：腕管切口两侧的疼痛。确切的病因尚不清楚，可能继发于手术后韧带或肌肉的刺激或腕弓的改变。通常在手术后一年内疼痛会减弱。

动毛（**pilomotor**）：由于坚毛肌收缩，毛囊处隆起如鸡皮状。pilus 在拉丁语中是"头发"的意思。

钳式抓握（**pincer grasp**）：见两点捏。

近端指骨间关节挛缩（**PIP contracture**）：见近端指骨间关节屈曲挛缩。

凹陷性水肿（**pitting edema**）：软的水肿，对水肿组织施加压力后仍保持凹陷状态。被按压的区域被称为"凹陷区"。

放置和主动保持练习（**place and active hold**）：轻柔地帮助患者进行被动活动，然后撤出辅助力量，让其主动保持同一体位。

平面滑膜关节（**plane synovial joint**）：有滑膜内衬的关节囊和相对平坦的表面。

神经丛（**plexuses**）：神经网络。人体有 4 丛神经，最大的 2 丛是臂丛和腰丛。

爆发力训练（**plyometrics exercises**）：把力量和运动速度联系在一起，以产生一种爆发性肌肉反应的练习。

多发性神经病变（**polyneuropathy**）：双侧多处周围神经损伤。周围多发性神经病变既可累及手，也可累及足。

尺骨正变异（**positive ulnar variance**）：尺骨比桡骨长的情况。在这种情况下，尺骨可能撞击三角纤维软骨复合体，特别是在前臂旋转时。这种运动学改变可导致三角纤维软骨复合体"磨损"，从而影响尺腕关节的稳定性。

骨间背侧神经受压综合征（**posterior interosseus nerve，PIN**）：桡神经的运动神经分支位于旋后肌下方，穿过前臂桡侧通道。该隧道长度 3~4 指宽，位于桡骨近端前侧。运动分支的损伤会使桡侧腕伸肌免于损伤，桡侧腕伸肌接受肘关节上方的神经支配。

后外侧旋转不稳（**posterolateral rotatory instability**）：与肱骨滑车上尺骨外旋相关的尺骨和肱桡关节复发性部分移位。

后外侧旋转半脱位（posterolateral rotatory subluxation）：与肱骨滑车上尺骨外旋相关的肱尺关节和肱桡关节的部分移位。

后验概率（post-test probability)：与预测试相比，条件存在的概率。

错误姿势（postural fault）：偏离身体正常的功能和结构，会导致疼痛和残疾。

力性抓握（power grasp）：根据任务控制需要，手指屈曲以抓握物品。

精细抓握（precision grasp）：使用拇指对示指指尖相对的抓握。

适于抓握的动作（prehensile movements）：抓住一个物体，可细分为精细抓握和力性抓握。

发病前（premorbid）：在受伤之前。

直接敷料（primary dressing）：直接与伤口接触的敷料。

一期愈合（primary healing）：在骨折后使用内部刚性装置，允许骨折线上的骨直接再生。

原发性不稳定（primary instability）：通常是肩关节囊整体松弛及肩袖和肩部肌肉病理性失衡的结合。

原发性愈合（primary intention）：用缝合线或订书针缝合的伤口愈合后，称为原发性愈合。

初期神经修复（primary nerve repair）：在损伤后 1 周内对切断的神经进行的外科修复。

前胶原（procollagen）：胶原蛋白的前体。

伤口愈合增殖阶段（proliferative phase of wound healing）：伤口愈合的第二阶段，在此阶段身体开始填补由伤口所造成的开放空间。

旋前肌综合征（pronator syndrome）：一种由前臂近端正中神经受压引起的疾病，其特征是前臂内侧弥漫性疼痛。

近端指骨间关节固有侧副韧带［proper collateral ligament（PCL）of the proximal interphalangeal (PIP) joint］：起源于近节指骨髁外侧，纤维从中节指骨外侧结节向掌侧和远端插入。

本体感觉（proprioception）：对关节位置的感知。

本体感觉练习（proprioception exercises）：增强位置和运动感觉 / 控制的训练。

蛋白多糖（proteoglycans）：是结缔组织的基本成分。它们由与多肽相连的糖组成，存在于身体的组织和器官中。

近端指骨间关节屈曲挛缩［proximal interphalangeal (PIP) flexion contracture］：近端指骨间关节不能被动伸展的情况。

近端桡尺关节（proximal radioulnar joint）：桡骨头和尺骨近端桡骨切迹之间的关节。

手近端横弓（proximal transverse arch of the hand）：手的两个横弓中近端的部分。横弓有助于手的正常休息姿势（手掌凹形）和正常的手功能。

心因性震颤（psychogenic tremors）：一种躯体化障碍，患者在无意识和无察觉的情况下意识到动机，则肢体或身体的抖动可能会显得夸张，而当患者转移注意力时往往会改善。

心理测量特征（psychometric properties）：一个工具的效度、信度和反应性。

搏动的（pulsatile）：一种对脉搏跳动的描述。

泵点刺激（pump point stimulation）：同时按摩两组淋巴结、淋巴管束或分流区（解剖引流分隔区）的方法，理论上可以加速淋巴液通过淋巴结的运动。

化脓（purulence）：一种黏稠的、黄白色的液体，提示感染。

脓性渗出物（purulent exudate）：脓液样伤口引流。质厚或薄，颜色从黄褐色到黄色。

化脓性屈肌腱鞘炎（purulent flexor）：屈肌腱鞘感染。

化脓性肉芽肿（pyogenic granuloma）：一种获得性血管肿瘤，表现为容易出血的红色肿块，被认为是由创伤引起的。

战车效应（quadriga effect）：以指深屈肌共享肌腹为例，握拳时，如果一根手指僵硬，那么主动屈曲其他手指的能力就会受到限制。

定性的（qualitative）：主观信息，通常由患者叙述组成。

定量的（quantitative）：以标准化方式测量并产生的数值数据。

桡骨头（radial head）：桡骨近端隆起。

桡骨切迹（radial notch）：尺骨近端与桡骨头相连的隐窝。

桡管综合征（radial tunnel syndrome，RTS）：一种由前臂近端桡神经受压引起的症状，其特征是沿前臂外侧的钝痛或灼痛。

桡腕关节（radiocarpal joint）：桡骨远端与舟

骨和月骨之间的关节。

肱桡关节（radiohumeral joint）：桡骨头和肱骨远端小头之间的关节。

伸够（reach）：移动并伸展手臂来放置或抓住一个物体。

复位（reduction）：移位骨折的重新位置排列。

牵涉痛（referred pain）：起源于非发病部位的疼痛。

反射障碍（reflex disturbance）：由于过度或不足刺激而引起的细胞、组织器官或有机体的异常活动。

区域措施（regional measures）：旨在展示系统层面变化的工具。

信度（reliability）：工具或评估者测量一个变量的一致性程度。

骨愈合重塑阶段（remodeling phase of bone healing）：骨折后骨愈合的最后阶段。修复后的骨组织在数月至数年的时间内被替换和重组，以恢复骨损伤前的强度和结构。也被称为骨成熟阶段（maturation phase）。

骨愈合的修复阶段（repair phase of bone healing）：在这一阶段，受损的细胞（包括血肿）被移除，取而代之的是骨痂。愈合组织通过一种叫做软骨骨化的矿化过程逐渐转化为骨组织。

特定性任务训练（task-specific training）：在日常生活中完成一项典型的任务（如用玻璃杯喝水），然后把任务分成更小的部分来完成。

移植（replant）：切除的器官、组织或肢体通过外科手术重新接上以恢复其生存能力和功能。

最大阻力（resistance maximal，RM）：一组肌肉一次能克服的最大阻力（1rm）。

响应性（responsiveness）：测试演示变更的能力。通常被称为对（临床）变化的敏感性，如果分数的变化准确地代表了临床状态的变化，则被确定。

血管重建术（revascularization）：修复切断的动脉或静脉以恢复肢体血液供应的外科手术。

反锁定练习（reverse blocking exercises）：在掌指关节屈曲时，积极伸展指骨间关节，使掌指关节的伸展力最大化。

反向"咔哒"声（reverse catch-up clunk）：通常在透视下表现为腕关节从尺偏回到中立位。这种"咔哒"声代表腕关节回到了原来的半脱位位置。

类风湿关节炎（rheumatoid arthritis，RA）：一种以滑膜炎症为特征的慢性全身性疾病。

类风湿结节（rheumatoid nodules）：这些结节由肉芽肿和纤维组织组成，50% 的类风湿关节炎患者可出现。通常在肘关节处最大。

Rolando 骨折（Rolando's fracture）：第一掌骨基底关节内粉碎性骨折。它形成 Y 形或 T 形的三个不同的骨片段。

Romberg 征（Romberg sign）：共济失调患者两脚并拢闭目站立时，会失去平衡感觉。也叫龙贝格试验。

肩袖间隙（rotator interval）：肩胛下肌上缘和冈上肌腱前缘之间的区域。

发炎（rubor）：通常指皮肤红肿的样子。

安全位（safe position）：腕关节轻微伸展，掌指关节屈曲，指骨间关节伸展。也称为手内肌阳性位。

矢状面（sagittal plane）：把身体分成左右两半的垂直平面。

SAM 方案（SAM protocol）：见短弧运动（short arc motion，SAM）方案。

血性渗出（sanguinous exudate）：稀薄、鲜红、带血的伤口渗出物。

周六晚麻痹（Saturday night palsy）：一种外部挤压造成的肱骨桡神经损伤。

舟骨骨不连进行性塌陷腕［scaphoid non-union advanced collapse（SNAC）wrist］：一种由舟骨骨折不能愈合引起的并发症。

进行性舟月骨分离性塌陷腕［scapholunate advanced collapse（SLAC）wrist］：一种影响桡腕关节和腕中关节的退行性腕关节疾病，表现为关节不稳定、关节炎和畸形。

舟月关节（scapholunate joint）：由舟骨和月骨形成的关节，见于近排腕骨。

肩胛面外展（scaption）：手臂在肩胛骨平面上的抬高。

肩胛骨运动学（scapular kinematics）：肩胛骨与肱骨运动的顺序和比例。

肩肱节律（scapulohumeral rhythm）：肩胛骨在胸廓上运动，以及肱骨与肩胛骨一起实现手臂的完全抬高的方式。

瘢痕收缩（scar contraction）：瘢痕在愈合过程

中变得更紧的过程。

瘢痕挛缩（scar contracture）：紧缩的瘢痕限制了关节活动。

施万细胞（Schwann cells）：一种仅在周围神经系统中发现的胶质细胞，提供包裹神经轴突的髓磷脂。

施万细胞瘤（schwannomas）：神经鞘瘤（neurilemoma）的别称。

科学术语系统（scientific nomenclature systems）：成功而准确地对项目进行分类的系统，并经常利用从整体到局部逐步过渡的组织结构。将生物实体划分为 8 个等级（生命、界、门、纲、目、科、属和种）的科学分类，是这种分类系统的一个很好的例子。

第二层敷料（secondary dressing）：置于主要敷料之上的敷料，以固定主要敷料或吸收从主要敷料下渗出的任何渗出物。

二期愈合（secondary healing）：由一系列信号因子协调的骨组织修复和重组的有序过程。它涉及一个中间阶段，在这个阶段，结缔组织或骨痂首先形成，然后被骨替代。也称为骨痂愈合、间接愈合或内生软骨骨化。

二期愈合（secondary intention）：未通过手术修复的开放性伤口的愈合过程，随着时间的推移，伤口会自行闭合。

二期神经修复（secondary nerve repair）：见延迟神经修复，继发性神经修复。

线段（segments）：在骨头上用虚线表示的两点（关节）之间的线。

半闭塞敷料（semiocclusive dressing）：一种敷料，通常不允许水或细菌通过材料，但允许水蒸气通过。

感觉运动（sensorimotor）：常与感觉和运动有关。

感觉性共济失调（sensory ataxia）：由于失去对运动控制的感觉输入而引起的协调性障碍。

死骨（sequestrum）：骨的坏死。

系列石膏固定法（serial casting）：使用一系列渐进式石膏，通过低负荷长时间的应力来增加肌肉长度。每隔一段时间更换石膏，使组织能够对增加的长度位置做出反应。

系列静态矫形器（serial static orthoses）：用矫形器拉伸组织，并定期性地调整位置。

血性渗出物（serosanguinous exudate）：粉红色、稀薄、带血的伤口引流液。

浆液性渗出物（serous exudate）：清澈、稀薄、水样的伤口引流液。

骨干（shaft）：骨的骨体部。

锐器清创术（sharp debridement）：用锐器清除坏死组织。

转移（shift）：在手指桡侧表面上线性移动一个物体，以便将其重新放置在指尖。比如握笔后重新调整位置。

短弧运动方案[short arc motion (SAM) protocol]：一种由 Evans 设计的方案，允许修复后的肌腱进行受控的主动运动，以实现肌腱滑动。

单纯肘关节脱位（simple elbow dislocation）：无相关骨折的关节移位。

简单旋转（simple rotation）：在指尖上转动或滚动一个物体，角度小于或等于 90°。例如打开一个小瓶盖。

滑雪者拇指（skier's thumb）：拇指掌指关节尺侧副韧带 (UCL) 损伤。如果是慢性的，就叫做猎人拇指（gamekeeper's thumb）。

肌丝滑行理论（sliding filament theory）：肌凝蛋白丝上的交叉桥附着在肌动蛋白丝的活性位点上。当一个肌肉的所有交叉桥在一个周期内缩短时，肌肉缩短约 1%。肌肉有能力缩短至多 60% 的休息长度，因此，收缩周期必须重复多次。

腐肉（slough）：伤口内由纤维蛋白、细菌、死细胞和伤口渗出物组成的柔软、黄白色、潮湿的坏死组织。

史密斯骨折（Smith's fracture）：桡骨远端完全骨折，伴有远端碎片掌部移位。它是第二常见的桡骨远端骨折，且常不稳定。

SNAC 腕（SNAC wrist）：见舟骨骨折不愈合引起的并发症，即舟骨骨不连进行性塌陷腕。

软性末端感觉（soft end feel）：被动关节活动的末端出现海绵状的感觉，证明有进步的空间。

软组织肉瘤（soft tissue sarcoma）：起源于肌肉和结缔组织的恶性肿瘤。前臂和手很少出现。

胞体（soma）：细胞的代谢中心。

躯体化障碍（somatization disorders）：没有可测量的或客观的医学证据表明存在损害的持续或反

复出现的症状。

痉挛（spasticity）：临床痉挛是速度依赖性的抗拉伸状态，因为缺乏抑制而导致肌肉过度收缩，最终导致关节过度屈曲。

球形抓握（spherical grasp）：包括腕关节伸展、指外展、掌指关节和指骨间关节屈曲。如握网球，这需要控制和平衡内在肌和外在肌。

脊神经（spinal nerve）：由感觉神经和运动神经根形成的周围神经。

精神（spiritual）：McLain、Rosenfeld 和 Breitbart 对精神的定义是人们从生命的终极意义和价值来理解生命的方式。

分层皮片移植（split-thickness skin graft，STSG)：表皮和部分真皮层的移植。

鳞状细胞癌（squamous cell carcinoma）：一种恶性的上皮性肿瘤，可扩散到更深的组织。

标准防范（standard precautions）：源于疾病控制和预防中心的关于在卫生保健环境中减少体液病原体传播风险的指南。

斯塔林平衡（Starling's equilibrium）：体液从小动脉流出，进入间质，再回到小静脉或淋巴管的平衡运动，在高压到低压的梯度系统中发挥作用。

静态矫形器（static orthoses）：用于固定组织，防止畸形和软组织挛缩，并防止代偿运动。

静止姿势（static posture）：保持不动的姿势。

静态渐进式矫形器（static progressive orthoses）：使用非运动部件（如单丝、尼龙搭扣或螺钉）施加动力的矫形器。

稳态呼吸率（steady state respiratory rate）：运动强度水平使人能够维持长期的呼吸系统的平衡状态。

斯特纳病变（Stener's lesion）：拇指掌指尺侧副韧带近端移位，内收肌腱膜错位。这种损伤需要手术矫正，因为会阻止韧带愈合。

实体觉（stereognosis）：通过触觉感知和理解物体的形状和性质的能力。

应力（strain）：应力的结果用数学表达为（软组织长度的变化 ÷ 原始长度）× 100。

压力（stress）：每单位面积施加在软组织上的力。

应力松弛（stress relaxation）：一种在材料最初被拉伸，然后在适度的拉伸下保持很长一段时间后

应力的降低。

脑卒中（stroke）：由于血流不足导致局部脑细胞的突然死亡。

尺神经皮下转位术（subcutaneous ulnar nerve transposition）：一种手术方法，将尺神经前移置于前臂皮下筋膜下、正中神经内侧的位置。

尺神经肌下转位术（submuscular ulnar nerve transposition）：指移动尺神经并将其置于前臂掌侧血管蒂良好的肌肉上的外科手术。它包括分离屈 - 旋前肌的起点，然后将它重新连接到肱骨内上髁的起点上。

甲下血肿（subungual hematoma）：甲下的血肿，引起搏动感和疼痛。

排汗（sudomotor）：意为"出汗"。

浅表部分厚度烧伤（superficial partial-thickness burn）：累及表皮或部分真皮的烧伤。

上盂唇前 - 后向撕裂损伤〔Superior Labral tear Anterior to Posterior (SLAP) lesions〕：被认为是由于肱二头肌腱的扭转力增加导致二头肌和后唇从肩胛盂边缘"剥离"。SLAP 损伤增加了已经不稳定的肩部的动态和静态不稳定。

锁骨上斜角肌切除术（supraclavicular scalenectomy）：切除前斜角肌的手术。

鹅颈畸形（swan neck deformity）：近端指骨间关节过伸，远端指骨间关节弯曲。掌指关节趋于弯曲的畸形状态。

滑膜（synovium）：分泌关节内润滑液。

滑膜囊（synovial bursa）：一个富含滑液的囊状结构，滑液囊使肌腱以更少的摩擦滑动，并为肌腱提供营养。

滑膜炎（synovitis）：滑膜组织的炎症，可导致疼痛。

系统性红斑狼疮（systemic lupus erythematosus）：一种以炎症和血管异常引起的多种临床症状为特征的系统性自身免疫性疾病。

肌腱炎（tendinitis）：一种肌腱损伤的急性炎症反应，产生典型的发热、肿胀和疼痛的症状。

肌腱病（tendinopathy）：肌腱的病理改变。

肌腱变性（tendinosis）：一种反应性肌腱炎。

肌腱滑动（tendons gliding）：当肌肉收缩时肌腱移动一定的距离，偏移量取决于肌腱的位置。

腱效应（tenodesis）：由一个更近端的关节产

生关节的自动运动。例如，腕关节伸展时手指屈曲。手术可以通过将横断的肌腱重新连接到更近端的关节上，并将其与更近端连接，从而增强或创造肌腱固定术的效果。

腱鞘炎（tenosynovitis）： 腱鞘滑膜内膜的炎症，可影响关节的运动和力量。

抗拉强度（tensile strength）： 使肌腱断裂所需的力的大小。肌腱的抗张强度在损伤修复后逐渐增加。

骨折恐怖三联征（terrible triad of the elbow）： 肘关节脱位伴桡骨头和冠状突骨折。

三期愈合（tertiary intention）： 外科医生在冲洗和清创手术后让伤口保持开放，并计划几天后让患者返回手术室进行伤口闭合，这被称为延期伤口闭合，伤口通过三期愈合。

四肢瘫（tetraplegia）： 是指颈髓损伤并伴有四肢肌力丧失的状态。

关节囊热挛缩（thermal capsulorrhaphy）： 对关节囊部分进行选择性加热，导致关节囊收缩。

胸导管（thoracic duct）： 淋巴系统在胸导管中达到顶点，胸导管是最大的淋巴结构。

三指捏（three-jaw chuck）： 见三点捏。

三点捏（three-point pinch）： 见三指捏。用拇指、示指和中指指捏物品。这种夹捏比两点夹捏能提供更好的抓取稳定性。也称三指捏（three-jaw chuck）。

时间依赖性敏感（time-dependent sensitization，TDS）： 反复的压力事件使个体对低水平的环境刺激越来越敏感。

蒂内尔征（Tinel's sign）： 在受伤和/或正在愈合的神经上敲击，产生的暂时的刺痛感。也被称为Hoffman-Tinel's征。

指尖对捏（tip pinch）： 拇指与示指指尖相对，拇指与示指各关节轻微屈曲，形成一个圆圈。

肌紧张（tone）： 肌肉的连续和被动/部分收缩。静息状态下肌肉对被动拉伸的抵抗力。

姿势肌（tonic muscles）： 一种能够长时间保持收缩状态的肌肉，通常用于维持身体的姿势和平衡。

总体表面积（total body surface area，TBSA）： 用于估计相对于患者全身表面比例的烧伤程度。

全肘关节成形术（total elbow arthroplasty）： 用假体关节替换肱尺关节。

关节活动末端总时间（total end range time，TERT）： 关节被动保持在末端范围的时间。理论上，僵硬关节被动活动范围的增加与活动矫形干预的持续时间成正比。

超个人关怀关系（transpersonal caring relationship）： 指在反思框架内，个体之间和群体内部分享真实自我的关系类型。它传达了对他人内心世界的关注。所有各方都在关系中发生了变化。

超我（transpersonal self）： 能够知道自己的力量和意义的来源，能够并且愿意挖掘这种力量，而从不向患者分享他们的价值观。这种方法要求治疗师能够保持健康的个人界限，并抛开个人担忧，以照顾康复对象的心理需求。

渗出性水肿（transudate edema）： 在炎症或组织损伤的早期阶段发现的水肿，但毛细血管高通透性尚未发生。它主要由溶解的电解质和水分子组成。

手横弓（transverse arch of the hand）： 一种由近端横弓和远端横弓组成的手掌横弓。近端横弓位于腕掌关节水平，头状骨为楔骨。远端横弓位于掌指关节水平，第二和第三掌骨为楔骨。

横向支持韧带（transverse retinacular ligament，TRL）： 起自掌侧腱束表面，包裹副韧带，并从近端指骨间关节屈肌腱鞘内插入，从而防止掌侧腱束背侧移位。

三角纤维软骨复合体（triangular fibrocartilage complex，TFCC）： 由软骨和韧带组成的吊床状结构。它连接尺骨和腕骨，同时作为尺骨头和三角骨之间的力分配器和远端尺桡关节的主要稳定器。

扳机点（trigger point）： 可触及的紧绷的肌肉区，在受压时会引起疼痛，又称为触发点。

触发（triggering）： 当屈肌腱通过滑车时，肌腱可能会发出咔嗒声或锁住感。

滑车（trochlea）： 位于肱骨远端内侧面，与尺骨滑车切迹相连的轴线形区域。

滑车切迹（trochlear notch）： 由尺骨近端冠状突和鹰嘴形成的圆形关节面，也称为半月切迹。

营养变化（trophic changes）： 以毛发生长异常、甲床改变、寒冷耐受和软组织萎缩（最明显的是指髓）为特征的组织变化。

原胶原（tropocollagen）： 胶原纤维的基本分子单位，由三个多肽链组成。

指尖（tuft）： 手指远节指骨的远端。

肿块（**tumor**）：肿胀。

瘘管（**tunneling**）：从主创口延伸到完整皮肤下其他组织的开放空间（组织损伤）的狭窄通道。

两点捏（**two-point pinch**）：拇指与食指相对的捏法。也叫指对指捏或钳抓。

Ⅲ型畸形（**type Ⅲ deformity**）：根据 Nalebuff 分类，拇指畸形包括掌骨内收、掌指关节过伸、腕掌关节半脱位和远端关节屈曲。腕掌关节在对捏时滑出其在大多角骨上的位置。

尺骨撞击综合征（**ulnar impaction syndrome**）：尺腕临界综合征（ulnocarpal abutment syndrome）的另一名称。

尺神经（**ulnar nerve**）：起源于臂丛内侧束的神经，支配手的大部分内在肌，并为手的内侧边缘、小指和环指的内侧半提供皮肤感觉。

尺管综合征（**ulnar tunnel syndrome**）：在 Guyon 管中压迫腕部尺神经。也叫 Guyon 管卡压（entrapment at Guyon's canal）。

尺腕连接综合征（**ulnocarpal abutment syndrome**）：当尺骨比桡骨长，并在腕关节和前臂运动时撞击三角纤维软骨复合体和尺腕骨时，可出现这种综合征。通常可见尺腕关节疼痛和创伤性关节炎的发展，腕关节尺偏受限，握力减弱与此综合征相关。

肱尺关节（**ulnohumeral joint**）：尺骨近端滑车切迹与肱骨远端滑车之间的关节。

钩突（**uncinate processes**）：是指颈椎骨的上部与上节颈椎骨下部相连的翼状突起。

深部损害（**undermining**）：伤口边缘底部的开放空间（组织损伤）。

单轴关节（**uniaxial pivot joint**）：单轴关节是一种允许有 1 个自由度运动的滑膜关节。如远端尺桡关节允许旋转运动，称为旋后和旋前。

不稳定骨折（**unstable fractures**）：自发移位或有运动的骨折。这需要某种固定方法，以确保愈合时不发生畸形、成角或骨旋转。

外翻（**valgus**）：远离身体中线，呈外展状态。

外翻不稳定（**valgus instability**）：容易反复发作，如肘关节外翻（外展）与内侧副韧带功能不全有关。

效度（**validity**）：测量一种评估工具的有效程度。

内翻（**varus**）：向身体中线内收。

内翻不稳定（**varus instability**）：容易反复发生，与侧副韧带功能不全有关。

血管瘤（**vascular tumors**）：直接累及血管的肿瘤，通常可以分为先天性和后天性。

血管收缩（**vasoconstriction**）：血管收缩以减少通过的血液量的行为。

血管舒张（**vasodilation**）：血管打开以允许更多血液通过的行为。

血管舒缩（**vasomotor**）：血管直径的变化，伴有手的颜色和（或）温度的明显变化。

小静脉（**venule**）：最小的静脉结构。

寻常疣（**verruca vulgaris**）：上皮细胞的良性肿瘤。也被称为普通疣。

椎体终板（**vertebral end plate**）：椎间盘和椎体之间的软骨界面。

视觉模拟量表（**visual analog scale，VAS**)：一种用于主观评估疼痛程度的量表。

偏盲（**visual field hemianopsia**）：一侧或两侧眼睛一半视野的丧失。

单侧忽略（**visual field neglect**）：一种神经心理状态，在大脑的一侧半球受损后，观察到患者对身体 / 空间的一侧的注意和意识出现缺陷。它被定义为一个人不能处理和感知来自身体或环境一侧的刺激，而这不是由于缺乏感觉引起的。也被称为视觉不集中（visual inattention）。

掌板（**volar plate**）：一种在掌指关节和指骨间关节中发现的纤维软骨结构，可以增强关节囊及关节稳定性，并限制过伸。

近端指骨间关节的掌板〔**volar plate of the proximal interphalangeal (PIP) joint**〕：见掌板。

手掌支持带囊肿（**volar retinacular ganglion**）：手掌支持带处的囊肿，在近端指骨间关节或掌指关节附近可触及并有症状。

腕掌腱鞘囊肿（**volar wrist ganglion**）：常位于舟月关节或腕关节背侧。

福尔克曼挛缩（**Volkmann contracture**）：即缺血性挛缩，高组织压力导致肌肉、神经和血管坏死和脱氧。严重水肿、前臂屈曲疼痛和被动伸展疼痛是这种严重紧急情况的征兆。

主动释放（**voluntary release**）：在特定的地点和时间有意地放开手中的某物。

冯·雷克林豪森病（von Recklinghausen's disease）：是一种神经纤维瘤病。

Waddell 征（Waddell's signs）：模拟或夸大的缺陷表现，包括对轻触的极端反应（过度反应）、不符合特定肌节或节段模式的压痛，以及不符合特定皮肤病或节段类型的感觉障碍。

沃勒变性（Wallerian degeneration）：轴突远端损伤部位的破坏。

瓦滕贝格征（Wartenberg's sign）：。提示尺神经损伤；第五指呈外展姿势，第四指的内收较弱或不能完成。这表明骨间肌无力。

分水岭区（watershed areas）：淋巴组织内的引流区，将淋巴引导到不同的区域。但它们不是实际存在的结构。类似于水在大陆两侧的流动方式一样。

沃森试验（Watson test）：即舟骨漂浮试验。一种用于判断舟月韧带是否存在撕裂或不稳定的试验。也被称为舟骨移位试验（scaphoid shift test）。

屈曲功（work of flexion）：为克服阻力因素（肿胀、僵硬、内摩擦、大量修复）而进行主动运动时，肌腱产生的张力。

伤口收缩（wound contraction）：伤口床中的特化细胞将伤口边缘拉在一起，使伤口变小的过程。

伤口碎片（wound debris）：伤口床上不应该有任何物体。

伤口边缘（wound margins）：伤口的周围。

腕关节（wrist）：包括远端桡骨、尺骨和 8 块腕骨之间的多个关节。

垂腕畸形（wrist drop deformity）：与高位桡神经损伤相关的典型畸形。当前臂旋前时，手腕和手指无法主动伸展。

腕腱固定练习（wrist tenodesis exercise）：通过腕关节运动而被动移动手指和滑动肌腱的运动。腕伸展导致手指被动屈曲，这是由于腕伸展时屈肌腱的张力造成的；腕关节屈曲时导致手指被动伸展，这是由于腕关节屈曲时指伸肌的张力造成的。

零度位（zero position）：正常的休息时站立平衡的位置，上肢自然下垂，运动停止，负荷消失。手臂置于身体两侧、前臂于旋后和旋前之间的休息的位置。

（屠金康　译，王骏　李奎成　审）

索引